中华影像医学

头颈部卷

第3版

主　编　王振常　鲜军舫

副 主 编　陶晓峰　李松柏　胡春洪

编　委（以姓氏笔画为序）

丁长伟　中国医科大学附属盛京医院	张竹花　北京协和医院
马　辉　华中科技大学同济医学院附属协和医院	张征宇　首都医科大学附属北京友谊医院
王　冰　首都医科大学附属北京同仁医院	罗德红　中国医学科学院肿瘤医院深圳医院
王振常　首都医科大学附属北京友谊医院	周正荣　复旦大学附属肿瘤医院
月　强　四川大学华西医院	郝大鹏　青岛大学附属医院
巩若箴　山东省医学影像学研究所	胡春洪　苏州大学附属第一医院
朱　凌　上海交通大学医学院附属第九人民医院	袁庆海　吉林大学第二医院
邬海博　北京大学第三医院	夏　爽　天津市第一中心医院
刘　筠　天津市人民医院	徐雷鸣　浙江大学医学院附属第二医院
苏丹柯　广西医科大学附属肿瘤医院	陶晓峰　上海交通大学医学院附属第九人民医院
李松柏　中国医科大学附属第一医院	曹代荣　福建医科大学附属第一医院
杨军乐　西安市中心医院	董　珉　江苏省肿瘤医院
杨智云　中山大学附属第一医院	韩　丹　昆明医科大学第一附属医院
吴飞云　南京医科大学第一附属医院	满凤媛　中国人民解放军火箭军特色医学中心
沙　炎　复旦大学附属眼耳鼻喉科医院	鲜军舫　首都医科大学附属北京同仁医院
张水兴　暨南大学附属第一医院	潘　初　华中科技大学同济医学院附属同济医院

编写秘书　张征宇

人民卫生出版社

图书在版编目（CIP）数据

中华影像医学. 头颈部卷 / 王振常, 鲜军舫主编
. —3 版. —北京：人民卫生出版社, 2019
ISBN 978-7-117-28718-0

Ⅰ. ①中… Ⅱ. ①王…②鲜… Ⅲ. ①影象诊断②头部－疾病－影像诊断③颈－疾病－影像诊断 Ⅳ. ①R445②R650.4

中国版本图书馆 CIP 数据核字（2019）第 142716 号

| 人卫智网 | www.ipmph.com | 医学教育、学术、考试、健康，购书智慧智能综合服务平台 |
| 人卫官网 | www.pmph.com | 人卫官方资讯发布平台 |

中华影像医学·头颈部卷
第 3 版

主　　编：王振常　鲜军舫
出版发行：人民卫生出版社（中继线 010-59780011）
地　　址：北京市朝阳区潘家园南里 19 号
邮　　编：100021
E - mail：pmph @ pmph.com
购书热线：010-59787592　010-59787584　010-65264830
印　　刷：人卫印务（北京）有限公司
经　　销：新华书店
开　　本：889×1194　1/16　印张：41.5
字　　数：1286 千字
版　　次：2002 年 6 月第 1 版　　2019 年 10 月第 3 版
　　　　　2024 年 8 月第 3 版第 2 次印刷（总第 6 次印刷）
标准书号：ISBN 978-7-117-28718-0
定　　价：248.00 元

打击盗版举报电话：010-59787491　E-mail：WQ @ pmph.com
（凡属印装质量问题请与本社市场营销中心联系退换）

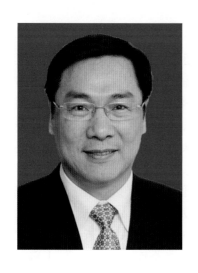

王振常

　　教授、博士研究生导师，现任首都医科大学附属北京友谊医院副院长、医学影像中心主任，首都医科大学耳鸣临床诊疗与研究中心主任、医学影像学系主任。任中国医师协会放射医师分会会长、中华医学会放射学分会常务委员、北京医学会放射学分会主任委员、中国医学救援协会影像分会会长、中国民族卫生协会放射学分会会长、中国影像技术研究会副会长等。任《中华医学杂志》《中华放射学杂志》等 23 种专业杂志副主编、编委。

　　主编或主译《头颈部影像学丛书》《中华影像医学·头颈部卷》等专著或教材 43 部。主编的 *Diagnostic Imaging of Ophthalmology* 被 Springer 出版社国际出版发行。作为第一完成人，获国家科学技术进步奖二等奖 1 项，教育部科学技术进步奖一等奖 2 项，专利 5 项。

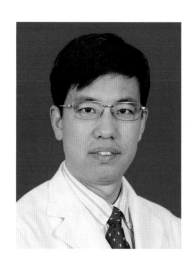

鲜军舫

　　教授、博士研究生导师，现任首都医科大学附属北京同仁医院医学影像中心主任、放射科主任，首都医科大学眼部肿瘤临床诊疗与研究中心主任，北京市医院管理中心"扬帆计划"眼耳鼻喉影像重点医学专业负责人。中华医学会放射学分会常务委员、中华医学会放射学分会头颈放射学专业委员会主任委员、中国医疗保健国际交流促进会放射学分会副主任委员兼秘书长。国家百千万人才工程及人社部"有突出贡献中青年专家"、享受国务院政府特殊津贴专家、北京市卫生系统高层次人才培养计划学科带头人。《中华医学杂志英文版》（SCI 收录期刊）编委、《中华放射学杂志》编委、《放射学实践》副总编辑、《中国医学影像技术》《临床放射学杂志》等期刊常务编委。

　　获国家科学技术进步奖二等奖 1 项，省部级科学技术进步成果奖一等奖 2 项、二等奖 2 项、三等奖 1 项。发表 SCI 论文 46 篇，中文核心期刊 226 篇，主编专著 5 部，主译专著 3 部。作为负责人获国家高科技支撑计划和国家自然科学基金等课题资助 16 项。

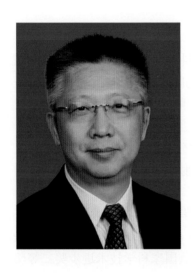

陶晓峰

　　教授、博士研究生导师，现任上海交通大学医学院附属第九人民医院放射科主任，影像组学和分子影像实验室主任和学科带头人。目前担任上海市医学会放射学专业委员会副主任委员、中国医师协会放射医师分会副总干事兼头颈专业委员会主任委员、中华口腔医学会放射专业委员会副主任委员、中华医学会放射学分会头颈放射学专业委员会副主任委员等。

　　主要研究方向为头颈部及神经功能影像学、分子影像学。近年发表SCI文章50余篇，以通讯作者和第一作者发表于 *Nano Letter*、*Radiology*、*Eur Radiol*、*Carcinogenesis* 等期刊，最高影响因子12.08。近年主持国家自然科学基金重点项目1项，国家自然科学基金面上项目3项，上海市科学技术委员会、市教育委员会、市卫生健康委员会资助课题10余项。2016年获得上海市科学技术进步奖二等奖，获得华夏医疗保健国际交流促进科技奖（华夏医学科技奖）三等奖。

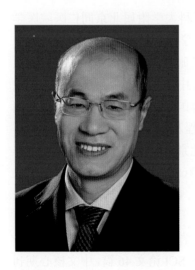

李松柏

　　教授、博士研究生导师，现任中国医科大学附属第一医院放射科主任。中华医学会放射学分会常务委员、头颈放射学专业委员会副主任委员、法律与维权工作委员会主任委员；中国医疗保健国际交流促进会放射学分会委员；辽宁省放射学会主任委员，辽宁省医师协会影像医师分会副会长，辽宁省抗癌协会理事，辽宁省卫生工作者协会常务理事。

　　从事放射诊断工作38年，擅长神经、头颈部、骨关节影像诊断。主持完成国家自然科学基金等科研项目5项；发表学术论文百余篇，其中作为通讯作者发表SCI论文10篇；主编学术专著3部，参加高等学校教材编写3部；培养博士研究生和硕士研究生60余人。获辽宁省科学技术进步奖二等奖1项，辽宁省医学进步奖二等奖1项。

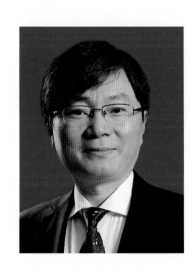

胡春洪

　　教授、博士研究生导师,现任苏州大学第一临床医学院副院长,苏州大学附属第一医院放射科主任。兼任中华医学会放射学分会心胸放射学专业委员会副主任委员,江苏省放射学会候任主任委员等。

　　从事临床教学工作33年。参编国家"十二五""十三五"规划教材各1部。主编教材(参考书)10部,其中江苏省"十二五"高等教育重点教材1部。国家精品在线开放课程《医学影像学》负责人。作为主要完成人获得国家教学成果奖二等奖1项,江苏省教学成果奖一等奖1项。主持国家重点研发计划、国家自然科学基金面上项目共4项,获省部级科技成果奖2项。培养硕士研究生、博士研究生120余名。2003年入选江苏省医学重点人才,2018年被授予江苏省有突出贡献中青年专家荣誉称号。

第3版修订说明

中华影像医学丛书是人民卫生出版社萃集国内影像医学一流专家和学科领袖倾心打造的学术经典代表作,其第1版和第2版分别代表了我国影像学界当时最高的学术水平,为国内医学影像学的学科发展、人才培养和临床诊疗水平的提升发挥了巨大的推动作用。作为医学的"眼睛",影像学的发展除了需要专家经验的积累外,还有赖于科学技术的不断进步和影像设备的不断更新。该套丛书第2版出版以来,医学影像学又取得了更多的进展,人工智能也越来越多地应用于医学影像学,书中的有些内容已经落后于时代需要。此外,近几年来,书籍的出版形式也在从传统的纸质出版向纸数融合的融媒体图书出版转变。

正是基于上述分析,本次修订在第2版的基础上与时俱进、吐陈纳新,并以"互联网+"为指引,充分发挥创新融合的出版优势,努力突出如下特色:

第一,权威性。本次修订的总主编由中华医学会放射学分会主任委员金征宇教授担任,各分卷主编由中华医学会放射学分会和中国医师协会放射医师分会的主要专家担任,充分保障内容的权威性。

第二,科学性。本次修订将在前一版的基础上,充分借鉴国内外疾病诊疗的最新指南,全面吸纳相应学科领域的最新进展,最大限度地体现内容的科学性。

第三,系统性。修订后的第3版以人体系统为基础,设立12个分卷,详细介绍各系统的临床实践和最新研究成果,在学科体系上做到了纵向贯通、横向交叉。

第四,全面性。修订后的第3版进一步发挥我国患者基数大、临床可见病种多的优势,全面覆盖与医学影像学诊疗相关的病种,更加突出其医学影像学"大百科全书"的特色。

第五,创新性。在常规纸质图书图文结合的基础上,本轮修订过程中将不宜放入纸质图书的图片、视频等素材通过二维码关联的形式呈现,实现创新融合的出版形式。同时,为了充分发挥网络平台的载体作用,本次修订将在出版纸数融合图书的基础上,同步构建中华临床影像库。

第六,实用性。相对于国外的大型丛书,该套丛书的内容以国内的临床资料为主,跟踪国际上本专业的新发展,突出中国专家的临床思路和丰富经验,关注专科医师和住院医师培养的核心需求,具有更强的临床实用性。

▎公众号登录 >>

扫描二维码
关注"临床影像库"公众号

点击"影像库"菜单
进入中华临床影像库首页

临床影像库
中华临床影像库内容涵盖国内近百家大型三甲医院临床影像诊断中所能见... ∨

7位朋友关注

关注公众号

影像库

▎网站登录 >>

输入网址 medbooks.ipmph.com/yx
进入中华临床影像库首页

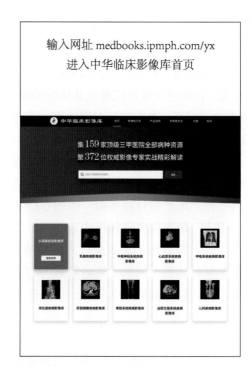

进入中华临床影像库首页

注册或登录

PC 端点击首页"兑换"按钮
移动端在首页菜单中选择"兑换"按钮

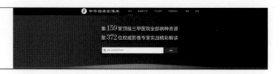

输入兑换码,点击"激活"按钮
开通中华临床影像库的使用权限

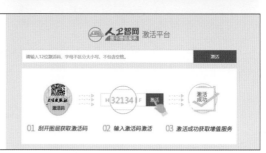

分卷	主编			副主编				
头颈部卷	王振常	鲜军舫		陶晓峰	李松柏	胡春洪		
乳腺卷	周纯武			罗娅红	彭卫军	刘佩芳	汪登斌	
中枢神经系统卷	龚启勇	卢光明	程敬亮	马 林	洪 楠	张 辉		
心血管系统卷	金征宇	吕 滨		王锡明	王怡宁	于 薇	夏黎明	
呼吸系统卷	刘士远	郭佑民		伍建林	宋 伟	陈起航	萧 毅	王秋萍
消化道卷	梁长虹	胡道予		张惠茅	李子平	孙应实		
肝胆胰脾卷	宋 彬	严福华		赵心明	龙莉玲			
骨肌系统卷	徐文坚	袁慧书		程晓光	王绍武			
泌尿生殖系统卷	陈 敏	王霄英		薛华丹	沈 文	刘爱连	李 震	
儿科卷	李 欣	邵剑波		彭 芸	宁 刚	袁新宇		
介入放射学卷	郑传胜			孙 钢	李天晓	李晓光	肖恩华	
分子影像学卷	王培军			王 滨	徐海波	王 悍		

　　《中华影像医学·头颈部卷》前两版出版后，深得同行认可，成为影像学专科医师及相关医务工作者必备专业参考资料之一。近几年来，随着多学科交互发展，新知识、新技术带动的头颈部影像诊断水平与临床学科诊疗水平相互促进。在这种多学科知识技术水平快速发展的背景下，我们启动了《中华影像医学·头颈部卷》的修订工作。为了增加本书的实用性，再版过程中，我们在眼部及耳部章节中增加了以症状导向的影像检查路径及规范，在耳部章节中加入了耳鸣影像学及眩晕影像学，融入了临床知识，突出了国内专家的临床思路及丰富经验。本着全面性的原则，本次再版扩充了病例类型，增加了眼部影像学"眼睑和泪囊病变"、口腔颌面部影像学"舌及口底病变"及颅底影像学"颅底骨折"内容，使本书包含的病例类型更为全面，力争成为头颈部影像医师的"百科全书"。同时，在编写过程中，我们对眼部影像学与神经眼科中的重复病例"视神经胶质瘤"和"视神经鞘脑膜瘤"进行了删减，使得内容分布更为合理。

　　由于编写时间相对较短，加之编者水平有限，书中疏漏不足之处在所难免，不妥和谬误之处恳请同道和读者指正。

王振常　鲜军舫

2019 年 7 月

目　录

第一章　眼部影像学 1

第一节　影像学检查方法 1

一、X线 1

二、CT 1

三、MRI 2

四、DSA 2

第二节　以症状导向的影像检查路径及规范 3

一、常见眼部症状 3

二、以症状导向的影像检查路径选择 3

第三节　影像解剖 4

一、影像解剖基础 4

二、CT影像解剖 7

三、MRI影像解剖 9

第四节　外伤 10

一、眼部异物 11

二、眼球损伤 12

三、眼眶壁骨折和眼外肌损伤 14

四、视神经管骨折和视神经损伤 15

五、眼眶骨膜下间隙血肿 15

第五节　先天发育性病变 20

一、永存原始玻璃体增生症 20

二、Coats病 20

三、视盘缺损和牵牛花综合征 22

四、先天性小眼球 24

五、先天性无眼球和先天性巨眼球 24

六、眼眶皮样囊肿和表皮样囊肿 24

七、骨纤维异常增殖症 25

八、神经纤维瘤病Ⅰ型眼眶改变 27

九、眼眶畸形 30

十、眼外肌萎缩或发育不良 31

第六节　炎性病变 31

一、概述 31

二、甲状腺相关性免疫眼眶病 31

三、眼球筋膜炎 32

四、眼部蜂窝织炎和眼部脓肿 34

五、特发性眼眶炎症 34

第七节 淋巴增生性病变 37

一、概述 37

二、淋巴瘤 38

三、良性反应性淋巴组织增生 40

第八节 眼球内病变 41

一、概述 41

二、视网膜母细胞瘤 41

三、葡萄膜黑色素瘤 43

四、葡萄膜转移瘤 46

五、葡萄膜神经源性肿瘤 48

六、脉络膜血管瘤 48

七、脉络膜骨瘤 50

八、眼底出血 51

九、视网膜脱离 52

十、脉络膜脱离 53

十一、眼球炎性病变 54

第九节 眼睑及泪囊病变 56

一、眼睑炎性病变及脓肿形成 56

二、眼睑血管瘤 57

三、眼睑基底细胞癌 59

四、眼睑鳞状细胞癌 59

五、眼睑皮脂腺癌 60

六、泪囊炎 63

七、泪囊肿瘤 64

第十节 脉管性病变 65

一、概述 65

二、海绵状血管瘤 65

三、淋巴管瘤 67

四、毛细血管瘤 68

五、静脉曲张 70

六、颈动脉海绵窦瘘 70

七、血管内皮瘤和血管外皮瘤 71

第十一节 肿瘤及肿瘤样病变 74

一、概述 74

二、视神经胶质瘤 74

三、视神经鞘脑膜瘤 74

四、神经鞘瘤 74

五、神经纤维瘤 76

六、横纹肌肉瘤 79

七、转移瘤 79

八、绿色瘤 81

九、泪腺肿瘤 82

十、眶壁骨瘤 ·· 87

十一、扁平肥厚型脑膜瘤 ································· 87

第十二节　术后影像学 ····································· 89

一、视网膜脱离术后 ····································· 90

二、眼外伤术后 ·· 91

三、眼球肿物切除术后 ··································· 93

四、眼眶手术术后 ······································· 95

第二章　神经眼科影像学 ··································· 101

第一节　视路和视皮质解剖及影像定位 ················· 101

一、视路和视皮质影像检查方法 ······················ 101

二、视路及视皮质影像解剖 ··························· 102

三、视觉症状及体征与相关视路疾病定位 ·············· 112

第二节　视觉症状相关视路疾病的影像学表现 ··········· 113

一、视网膜及视盘病变 ································· 113

二、视神经病变 ·· 115

三、视交叉病变 ·· 123

四、视交叉后视路病变 ································· 130

第三节　眼球运动系统解剖及影像定位 ················· 147

一、眼球运动系统临床影像 ··························· 147

二、眼球运动系统影像解剖 ··························· 148

三、眼球运动异常及相关通路疾病定位 ················ 155

第四节　眼球运动异常相关疾病的影像学表现 ··········· 156

一、先天性病变 ·· 156

二、继发性病变 ·· 163

第五节　自主神经系统与神经眼科 ····················· 167

一、概述 ·· 167

二、自主神经异常相关疾病定位 ······················ 167

第六节　感觉神经与神经眼科 ························· 167

一、三叉神经和面神经影像检查方法 ·················· 167

二、三叉神经和面神经影像解剖 ······················ 167

三、三叉神经和面神经异常相关 ······················ 170

四、三叉神经相关疾病影像表现 ······················ 170

五、面神经相关疾病影像表现 ························· 174

第三章　耳部影像学 ······································· 175

第一节　影像学检查方法 ······························· 175

一、X 线 ·· 175

二、CT ·· 175

三、MRI ·· 176

第二节　以症状导向的影像检查路径及规范 ············· 176

一、常见耳科症状 ····································· 176

二、以症状导向的影像检查路径选择 ·················· 176

第三节　影像解剖 ······································· 178

一、影像解剖基础 …………………………………………………………………… 178

二、CT 影像解剖 …………………………………………………………………… 180

三、MRI 影像解剖 …………………………………………………………………… 182

第四节　发育与遗传性病变 ………………………………………………………… 186

一、概述 …………………………………………………………………………… 186

二、先天性外耳畸形 ……………………………………………………………… 186

三、先天性中耳畸形 ……………………………………………………………… 188

四、先天性内耳畸形 ……………………………………………………………… 193

五、内耳道及听神经发育畸形 …………………………………………………… 202

第五节　外伤 ………………………………………………………………………… 204

一、概述 …………………………………………………………………………… 204

二、颞骨骨折 ……………………………………………………………………… 204

三、听骨链外伤 …………………………………………………………………… 205

四、乳突积液 ……………………………………………………………………… 206

第六节　炎性病变 …………………………………………………………………… 207

一、概述 …………………………………………………………………………… 207

二、恶性外耳道炎 ………………………………………………………………… 207

三、中耳乳突炎 …………………………………………………………………… 208

四、迷路炎 ………………………………………………………………………… 212

五、岩尖炎 ………………………………………………………………………… 214

六、胆固醇肉芽肿 ………………………………………………………………… 215

七、中耳结核 ……………………………………………………………………… 216

第七节　肿瘤及肿瘤样病变 ………………………………………………………… 219

一、概述 …………………………………………………………………………… 219

二、先天性胆脂瘤 ………………………………………………………………… 219

三、继发性胆脂瘤 ………………………………………………………………… 219

四、面神经瘤 ……………………………………………………………………… 219

五、听神经瘤 ……………………………………………………………………… 222

六、副神经节瘤 …………………………………………………………………… 224

七、血管瘤 ………………………………………………………………………… 225

八、外、中耳癌 …………………………………………………………………… 228

九、颞骨横纹肌肉瘤 ……………………………………………………………… 230

十、朗格汉斯细胞组织细胞增生症 ……………………………………………… 232

十一、外耳道骨瘤 ………………………………………………………………… 233

第八节　耳硬化症 …………………………………………………………………… 234

第九节　面神经非肿瘤性病变 ……………………………………………………… 239

一、概述 …………………………………………………………………………… 239

二、外伤 …………………………………………………………………………… 239

三、炎性病变 ……………………………………………………………………… 242

四、面肌痉挛 ……………………………………………………………………… 244

第十节　耳鸣影像学 ………………………………………………………………… 246

一、动静脉畸形与动静脉瘘 ……………………………………………………… 246

二、颈动脉内膜剥脱症 …………………………………………………………… 248

三、动脉粥样硬化 ………………………………………………………………… 248

　　四、乙状窦沟骨质异常及乙状窦憩室 …………………………………………………… 249
　　五、颈静脉球高位、开裂及憩室 …………………………………………………………… 251
　　六、副神经节瘤 …………………………………………………………………………… 252
　第十一节　眩晕影像学 …………………………………………………………………… 255
　　一、概述 …………………………………………………………………………………… 255
　　二、梅尼埃病 ……………………………………………………………………………… 255
　　三、迷路炎 ………………………………………………………………………………… 256
　　四、前庭神经炎 …………………………………………………………………………… 258
　　五、前庭阵发症 …………………………………………………………………………… 258
　　六、上半规管裂综合征 …………………………………………………………………… 258
　第十二节　常见病术后影像学 …………………………………………………………… 261
　　一、概述 …………………………………………………………………………………… 261
　　二、乳突根治术后影像学改变 …………………………………………………………… 261
　　三、鼓室成形一期术后影像学改变 ……………………………………………………… 262
　　四、鼓室成形二期术后影像学改变 ……………………………………………………… 266
　　五、鼓膜置管后影像学表现 ……………………………………………………………… 269
　　六、人工电子耳蜗植入术后的影像学评估 ……………………………………………… 270

第四章　鼻和鼻窦影像学 …………………………………………………………………… 273
　第一节　影像学检查方法 ………………………………………………………………… 273
　　一、X 线 …………………………………………………………………………………… 273
　　二、CT ……………………………………………………………………………………… 274
　　三、MRI …………………………………………………………………………………… 274
　　四、DSA …………………………………………………………………………………… 274
　第二节　影像解剖 ………………………………………………………………………… 274
　　一、影像解剖基础 ………………………………………………………………………… 274
　　二、CT 影像解剖 ………………………………………………………………………… 279
　　三、MRI 影像解剖 ……………………………………………………………………… 280
　第三节　发育与遗传性病变 ……………………………………………………………… 283
　　一、概述 …………………………………………………………………………………… 283
　　二、先天性后鼻孔闭锁 …………………………………………………………………… 283
　　三、鼻部脑膜脑膨出 ……………………………………………………………………… 283
　　四、先天性鼻皮样囊肿、表皮样囊肿和瘘管 …………………………………………… 285
　　五、鼻前庭囊肿 …………………………………………………………………………… 288
　第四节　外伤 ……………………………………………………………………………… 290
　　一、概述 …………………………………………………………………………………… 290
　　二、鼻骨骨折 ……………………………………………………………………………… 290
　　三、鼻窦和面骨骨折 ……………………………………………………………………… 290
　第五节　炎性病变 ………………………………………………………………………… 297
　　一、概述 …………………………………………………………………………………… 297
　　二、鼻窦炎 ………………………………………………………………………………… 297
　　三、鼻窦炎并发症 ………………………………………………………………………… 300
　　四、真菌性鼻窦炎 ………………………………………………………………………… 306
　　五、黏膜下囊肿及黏液囊肿 ……………………………………………………………… 313

六、鼻息肉 316

七、上颌窦后鼻孔息肉 318

八、出血坏死性鼻息肉 318

九、鼻硬结病 323

十、Wegener 肉芽肿 325

第六节 良性肿瘤及肿瘤样病变 327

一、概述 327

二、骨瘤 327

三、内翻性乳头状瘤 327

四、血管瘤 330

五、骨化性纤维瘤 332

六、骨纤维异常增殖症 333

第七节 恶性肿瘤 335

一、概述 335

二、鳞状细胞癌 336

三、腺样囊性癌 338

四、未分化癌 340

五、腺癌 340

六、黑色素瘤 341

七、嗅神经母细胞瘤 343

八、淋巴瘤 343

九、转移瘤 348

十、横纹肌肉瘤 348

第八节 鼻内镜术后影像学 349

第五章 咽部影像学 352

第一节 影像学检查方法 352

一、X 线 352

二、钡剂造影 352

三、CT 353

四、MRI 355

五、数字减影血管造影 355

第二节 影像解剖 356

一、影像解剖基础 356

二、CT 正常影像解剖 357

三、MRI 正常影像解剖 359

第三节 异物 361

第四节 感染性病变 363

一、概述 363

二、慢性咽炎 363

三、扁桃体肥大、增生 364

四、扁桃体周围脓肿 364

五、咽后脓肿 366

六、咽部炎性增生性病变 367

第五节　肿瘤及肿瘤样病变 ……………………………………………………………… 369
　　一、概述 ……………………………………………………………………………… 369
　　二、鼻咽腺样体增生 ………………………………………………………………… 369
　　三、咽部囊肿 ………………………………………………………………………… 371
　　四、鼻咽纤维血管瘤 ………………………………………………………………… 371
　　五、鼻咽癌 …………………………………………………………………………… 373
　　六、口咽癌 …………………………………………………………………………… 378
　　七、下咽癌 …………………………………………………………………………… 380
　　八、淋巴瘤 …………………………………………………………………………… 383
第六节　茎突综合征 ……………………………………………………………………… 386
第七节　吞咽障碍 ………………………………………………………………………… 387
第八节　阻塞性睡眠呼吸暂停综合征 …………………………………………………… 392
第九节　常见手术术后影像学 …………………………………………………………… 395
第十节　影像新技术在咽部肿瘤中的应用 ……………………………………………… 396
　　一、体素内不相干运动扩散加权成像 ……………………………………………… 396
　　二、影像组学 ………………………………………………………………………… 397

第六章　喉部影像学 ……………………………………………………………………… 399
第一节　影像学检查方法 ………………………………………………………………… 399
　　一、X线 ……………………………………………………………………………… 399
　　二、CT ……………………………………………………………………………… 399
　　三、MRI ……………………………………………………………………………… 401
第二节　影像解剖 ………………………………………………………………………… 401
　　一、影像解剖基础 …………………………………………………………………… 401
　　二、CT影像解剖 …………………………………………………………………… 403
　　三、MRI影像解剖 ………………………………………………………………… 405
第三节　外伤 ……………………………………………………………………………… 408
　　一、医源性喉损伤 …………………………………………………………………… 408
　　二、暴力性喉外伤 …………………………………………………………………… 410
第四节　炎性病变 ………………………………………………………………………… 411
　　一、概述 ……………………………………………………………………………… 411
　　二、慢性增生性喉炎 ………………………………………………………………… 411
　　三、声带息肉 ………………………………………………………………………… 412
　　四、喉结核 …………………………………………………………………………… 412
第五节　肿瘤和肿瘤样病变 ……………………………………………………………… 414
　　一、喉乳头状瘤 ……………………………………………………………………… 414
　　二、喉血管瘤 ………………………………………………………………………… 414
　　三、喉淀粉样变 ……………………………………………………………………… 416
　　四、喉癌 ……………………………………………………………………………… 419
第六节　术后影像学 ……………………………………………………………………… 425
　　一、术后改变 ………………………………………………………………………… 425
　　二、肿瘤局部的残留、复发 ………………………………………………………… 426
　　三、常见术后并发症 ………………………………………………………………… 430
　　四、喉癌放疗后改变 ………………………………………………………………… 431

第七章 口腔颌面部影像学 433

第一节 影像学检查方法 433

一、X线 433

二、超声 435

三、锥形束CT 435

四、常规CT 435

五、MRI 436

六、同位素扫描 436

第二节 影像解剖 437

一、上颌骨 437

二、下颌骨 437

三、颞下颌关节 439

四、腮腺间隙 440

五、下颌下间隙和颏下间隙 442

六、舌及口底间隙 442

第三节 颌面骨骨折 444

一、上颌骨骨折 444

二、下颌骨骨折 445

第四节 颌面骨病变 448

一、颌面骨炎症 448

二、颌骨囊肿 452

三、颌骨肿瘤 459

四、骨纤维异常增殖症 475

第五节 涎腺病变 477

一、先天发育性病变 477

二、涎石病和涎瘘 487

三、炎症性和反应性病变 488

四、涎腺囊肿和肿瘤 500

第六节 舌及口底病变 524

一、口底炎性病变 524

二、皮样囊肿 525

三、脉管畸形 528

四、神经鞘瘤 529

五、口底鳞癌 531

六、口底腺样囊性癌 533

第七节 颞下颌关节病变 535

一、颞下颌关节紊乱病 535

二、颞下颌关节强直 540

三、颞下颌关节肿瘤 543

第八章 颈部影像学 545

第一节 影像学检查方法 545

一、X线 545

二、CT 545

三、MRI··546

四、超声··546

五、同位素扫描··546

第二节　影像解剖··546

一、影像解剖基础··546

二、CT 影像解剖··548

三、MRI 影像解剖··550

第三节　淋巴结病变··552

一、概述··552

二、头颈部淋巴结的分区··552

三、颈部淋巴结结核··553

四、颈部淋巴结转移瘤··554

第四节　肿瘤及肿瘤样病变··559

一、概述··559

二、神经源性肿瘤··559

三、淋巴管瘤及血管瘤··563

四、脂肪类肿瘤··567

五、颈部先天性囊肿··567

第五节　甲状腺病变··570

一、概述··570

二、甲状腺炎··570

三、甲状腺良性结节 / 肿物··574

四、甲状腺癌··578

五、异位甲状腺··584

第六节　甲状旁腺病变··585

一、概述··585

二、原发性甲状旁腺功能亢进··586

三、甲状旁腺囊肿··589

第九章　颅底影像学···591

第一节　影像学检查方法··591

一、X 线··591

二、CT··591

三、MRI··592

第二节　影像解剖··594

一、前颅底··594

二、中颅底··595

三、后颅底··598

四、颅颈交界区··600

五、侧颅底··600

第三节　先天性病变和脑脊液漏··602

一、概述··602

二、扁平颅底··602

三、颅底凹陷··603

四、寰枕融合 ·· 606

五、小脑扁桃体下疝畸形 ··· 607

六、脑膜膨出和脑膜脑膨出 ·· 609

七、脑脊液漏 ·· 610

第四节 骨折 ··· 611

第五节 肿瘤及肿瘤样病变 ··· 613

一、概述 ··· 613

二、软骨源性肿瘤 ·· 614

三、脊索瘤 ·· 614

四、转移瘤 ·· 615

五、垂体腺瘤 ·· 617

六、神经源性肿瘤 ·· 619

七、脑膜瘤 ·· 619

八、朗格汉斯细胞组织细胞增生症 ································· 622

九、骨纤维异常增殖症 ·· 622

中英文名词对照索引 ·· 627

致谢 ·· 635

第一章　眼部影像学

第一节　影像学检查方法

一、X线

（一）X线平片（radiograph, plain film）

1. **眼眶正位片**　主要用于显示眼眶的外形、大小、眼眶骨折、不透X线的眼球和眼眶内异物等。

2. **眼眶侧位片**　需结合眼眶正位片，主要观察不透X线异物。

3. **眼球异物定位**　用于眼眶和眼球内不透X线异物的定位，较常用的方法包括巴尔金扣圈法和缝圈法。

目前由于计算机体层成像（computed tomography, CT）广泛应用，眼眶X线检查已很少应用，基本被CT所取代。

（二）泪囊泪道造影

用碘油使泪囊及鼻泪管显影，主要用于了解泪囊的形态和大小、泪道是否阻塞以及阻塞的程度和部位。

二、CT

（一）CT检查

1. **非螺旋方式扫描**　眼眶CT检查需要同时进行横断面和冠状面扫描。横断面扫描：一般取仰卧位，扫描基线为听眶下线（外耳孔到眼眶下缘连线）。冠状面扫描：可取仰卧位也可取俯卧位，一般取仰卧位，扫描基线为硬腭的垂直线。扫描参数：眼眶扫描一般选用层厚2mm，层间距2～5mm，疑眼球或眼眶异物时层间距小于或等于层厚；眼眶CT包括骨算法重建和软组织算法重建，骨窗窗宽采用3 000～4 000HU，窗位500～700HU，软组织窗窗宽采用300～400HU，窗位40～50HU。眼球及眼眶软组织病变一般使用软组织窗。增强扫描：眼眶软组织肿块或脉管性病变需要行增强扫描确定病变范围及鉴别诊断。

视神经管CT检查，横断面扫描基线为鼻骨尖至后床突上缘连线的平行线，冠状面扫描基线为硬腭的垂直线。扫描参数：视神经管扫描一般选用层厚1～2mm，层间距1～2mm，骨算法重建加边缘强化效应，骨窗窗宽采用3 000～4 000HU，窗位500～700HU。

2. **螺旋方式扫描**　多排螺旋CT可采集容积数据，利用多平面重组（multiplanar reconstruction, MPR）技术可获取包括横断面、冠状面、矢状面等任意方位二维断面图像，利用表面阴影显示（surface shaded display, SSD）、容积再现（volume rendering, VR）技术实现眼眶结构的三维显示，能更准确地对眼眶骨折进行空间定位和确定骨折范围并能在此三维结构上进行模拟手术，制定最佳手术方案。为获取较高质量的图像，推荐使用4排或4排以上的多排螺旋CT方式扫描。

一般采用横断面螺旋扫描进行原始图像数据采集，层厚≤1.25mm，螺距≤1.5。原始图像的横断面重建参数：基线为听眶下线，重建层厚等于采集层厚，层间距小于层厚50%，使用骨算法重建和软组织算法重建。

其他方位图像MPR重组方法：横断面重组基线为听眶下线，冠状面重组基线为硬腭的垂直线，斜矢状面的重组基线平行于视神经。层厚≤2mm，层间距2～5mm，疑眼眶或眼球异物时可适当减小层间距。使用骨算法重建和软组织算法重建，骨窗窗宽采用3 000～4 000HU，窗位500～700HU，软组织窗窗宽采用300～400HU，窗位40～50HU。

视神经管MPR重组方法：横断面重组基线为鼻骨尖至后床突上缘连线的平行线，冠状面为听眶下线的垂直线，斜矢状面的重组基线平行于视神经管。层厚1mm，层间距1mm，骨算法重建，骨窗窗宽采用3 000～4 000HU，窗位500～700HU。

三维重建：利用 SSD 对三维图像进行切割，去除表面的一些结构，可从不同角度观察病变；利用 VR 技术观察所需结构的整体情况。

增强扫描：对眶内软组织病变或脉管性病变一般推荐行磁共振增强扫描，如无磁共振设备可行 CT 增强扫描，推荐使用高压注射器静脉注射非离子型碘造影剂，注射速率 2～5ml/s，根据病变情况确定延迟时间，软组织算法重建图像。

3. CT 血管成像（CT angiography，CTA）　根据临床需要，可以进行动脉成像或静脉成像，静脉注射碘造影剂后，在血管期进行 CT 扫描，获得原始图像，采用最大密度投影（maximum intensity projection，MIP）及 VR 技术重建获得三维血管图像。在眼部主要用于观察颈动脉海绵窦瘘的瘘口和引起眼球运动障碍的动脉瘤。

（二）CT 在眼部病变的临床应用及其优缺点

CT 应用于眼部病变的诊断大大增加了眼部病变的诊断范围和准确率，能够显示眼球和眼眶病变的大小、位置和内部结构，尤其是能很好地显示眶骨的细微结构、骨质改变和病变内的钙化。CT 可准确地显示眼眶骨折的直接征象和间接征象以及不同种类的异物，到目前为止，CT 是诊断眼眶骨折和眶（球）内异物的最佳检查方法，定位准确。钙化是诊断某些病变如视网膜母细胞瘤的重要依据，因此，CT 是诊断这些病变的首选方法。但 CT 软组织分辨力较 MRI 差，对软组织病变的显示不如 MRI。

三、MRI

（一）磁共振成像（magnetic resonance imaging，MRI）检查技术

线圈选择头部线圈或眼表面线圈。眼眶病变或颅眶鼻沟通病变应采用头部线圈，可以很好地显示球后、眶尖、管内段视神经以及颅内海绵窦、视交叉的病变。表面线圈信噪比及空间分辨率较高，有利于显示眼球病变，但是与头部线圈相比，表面线圈扫描野较小，靠近线圈的结构信号高，远离线圈的结构信号有衰减，对于球后深部病变显示能力有限；对眼球运动比较敏感，扫描时需要嘱患者闭眼制动或注视视标以减少运动伪影；使用表面线圈常采用薄层扫描，导致 T_2 信息获取时间减少，短 T_2 组织或病变表现尤为明显，如葡萄膜黑色素瘤由于含有黑色素，T_2WI 表现为低信号，使用表面线圈时其 T_2WI 低信号程度不如使用头线圈时显著，进行眼球黑色素瘤检查及诊断需要考虑到这一点。

MRI 扫描参数：眼部 MRI 一般采用横断面和冠状面扫描，扫描基线同 CT 扫描基线；视神经病变、眶顶、眶底以及视交叉病变应增加斜矢状面扫描，扫描基线与视神经平行；对于每位患者必须在病变显示较清楚的某一个断面进行 T_1WI 和 T_2WI 扫描，对其他断面可只进行 T_1WI 或 T_2WI 扫描。T_1WI 扫描参数：TR 350～500ms，TE 15～20ms；T_2WI 扫描参数：TR 2 000～4 000ms，TE 80～120ms，激励次数（NAQ 或 NEX）2～4 次，矩阵 256×256，视野（FOV）为 16～20cm，层厚为 3～5mm，层间距为 0.3～0.5mm。平扫发现眼部病变时，应行增强 MRI 检查，了解肿瘤供血情况及定性。静脉注射顺磁性造影剂 Gd-DTPA，剂量为 0.1mmol/kg。占位性病变建议先行动态增强扫描（dynamic contrast-enhanced MR imaging，DCE-MRI），再行常规增强扫描。

由于眼眶内含有较多脂肪，使正常结构的边缘和病变的范围显示欠清，而且会产生化学位移伪影，因此，眼部 MRI 扫描常需要使用脂肪抑制技术。脂肪抑制技术有多种，但是目前常用以下两种，即短反转时间反转恢复序列（STIR）和频率选择预饱和（化学饱和法）。化学饱和法是一种被广泛应用的脂肪抑制技术，与 SE 序列合用比较容易，常用于增强后扫描。

磁共振血管成像（magnetic resonance angiography，MRA）：MR 成像时在血管内流动的血液产生流空效应，利用此效应无需造影剂即可使大血管结构显示。临床怀疑颈动脉海绵窦瘘时，可行眼部及颅底的 MRA，观察眼上静脉及海绵窦的变化。

（二）MRI 在眼眶检查中的适应证和禁忌证

适应证：球内及眶内肿瘤和肿瘤样病变、球壁病变、眼部炎性病变、眼外肌病变、视神经病变、外伤及非金属异物、神经眼科疾病等。

禁忌证：装有心脏起搏器、球内金属异物、动脉瘤夹闭术后、幽闭恐惧症。

四、DSA

数字减影血管造影（digital subtraction angiography，DSA）主要用于颈动脉海绵窦瘘、硬脑膜动静脉瘘、眼眶内动静脉畸形和动静脉瘘以及眼动脉的动脉瘤等血管病变的诊断和血管内介入治疗。

（王　冰　鲜军舫）

第二节 以症状导向的影像检查路径及规范

一、常见眼部症状

眼部常因局部外伤、异物、畸形、炎症、肿瘤或全身性疾病等病因导致出现一系列症状，主要包括视力下降、复视、眼球突出等，根据这些症状选择最佳的影像学检查方法，从而做出准确及时的诊断尤为重要。

二、以症状导向的影像检查路径选择

(一) 视力下降

视力下降为眼科常见症状之一，引起视力下降的病变所在部位甚为广泛，因而造成视力下降的原因也多种多样。炎性病变、屈光不正、先天发育异常、外伤、青光眼、视网膜血管性病变及视网膜脱离、眼眶及眼内肿瘤、视路病变等均可引起视力下降。屈光不正等病变通常临床检查即可明确诊断，而如眼外伤、肿瘤、先天发育异常、视路病变等通常需要影像学检查帮助做出准确诊断。由于引起视力下降的原因复杂，对于其影像检查方法的选择需密切结合临床病史及体征，依据不同的病因做出相应的选择。

例如眼外伤导致的视力下降，可首选 CT 检查，将 MRI 作为补充检查。CT 需采用骨算法及软组织算法重建，多排螺旋 CT 利用多平面重组(multiplanar reconstruction，MPR)技术可获取包括横断面、冠状面、矢状面等任意方位二维断面图像。对眼眶骨折患者，CT 一般平扫即可，利用表面阴影显示(surface shaded display，SSD)、容积再现(volume rendering，VR)技术实现眼眶结构的三维显示，能更准确地进行空间定位和确定骨折范围。若需重点观察眶内软组织病变，一般推荐行磁共振增强扫描，如无磁共振设备可行 CT 增强扫描。对于异物所致眼球破裂如需行 MRI 检查时，需先排除存在金属异物的可能，否则不能进行 MRI 检查。

如临床考虑肿瘤引起的视力下降，由于 MRI 显示软组织较好，对肿瘤的定性诊断优于 CT，可首选 MRI 检查。眼部 MRI 一般采用横断面和冠状面扫描，视神经病变、眶顶、眶底以及视交叉病变应增加斜矢状面扫描。平扫发现眼部病变时，应行增强 MRI 检查，了解肿瘤供血情况及定性。由于眼眶内

含有较多脂肪，眼部 MRI 增强扫描常需要配合使用脂肪抑制技术。钙化是诊断某些肿瘤如视网膜母细胞瘤的重要依据，因此，诊断这些病变可首选 CT。

眼球先天发育异常所致的视力障碍，可首选 CT 检查，可明确诊断大多数的先天畸形，MRI 检查用于合并其他畸形的复杂病例鉴别诊断。

视路病变引起的视力下降详见第二章。

(二) 复视

复视为眼科常见症状之一，引起复视的病因繁多，种类复杂。复视在临床上分为单眼复视及双眼复视，以双眼复视多见。双眼复视大多数为眼肌运动障碍所致。

复视的影像学检查可首选 CT，可发现大多数病变。例如眼外伤骨折所致眼肌嵌顿，表现为眼外肌嵌顿于骨折凹陷处；外伤后眼肌损伤表现为眼肌增粗，边缘模糊；眶骨膜下血肿亦可引起复视；Graves 眼病可见眼肌增粗，以肌腹增粗为主，肌腱多不增粗；眼肌炎性病变眼肌增粗，肌腹及肌腱均增粗。

对于眼运动神经麻痹及肿瘤所致复视，需首选 MRI，便于发现眼运动神经神经发育异常及帮助肿瘤定性。MRI 增强扫描检查亦可有助于鉴别 Graves 眼病的急性期及慢性期。

对于动脉瘤、颈内动脉海绵窦瘘引起的眼运动神经麻痹，可进行头颅 CTA 或 MRA 检查。

(三) 眼球突出

眼球突出为眼科常见症状之一，引起复视的病因可为外伤、感染、血管异常、Graves 眼病、肿瘤、出血等。

眼球突出的影像学检查可首选 CT，可发现大多数病变。例如外伤后突眼，CT 可见骨折所致眶腔容积减小、眶腔内渗出、血肿、眼肌增粗等。

CT 可明确显示 Graves 眼病的眼肌增粗，MRI 增强扫描检查有助于鉴别 Graves 眼病的急性期及慢性期。

在炎性病变中，CT 可见软组织肿胀，同时可显示周围鼻窦炎症。病变范围较大时可行 MRI 增强扫描检查，对于病变范围观察更加准确。炎性假瘤亦为眼球突出常见原因之一，需与肿瘤进行鉴别，MRI 检查可提供帮助。

对于肿瘤及血管病变所致眼球突出，则可首选 MRI，有助于病变定性。

(王 冰)

3

第三节　影像解剖

一、影像解剖基础

(一)眶壁解剖

眼眶为四棱锥形骨性深腔,开口向前外,尖向后内,由额骨、筛骨、蝶骨、腭骨、泪骨、上颌骨和颧骨7块骨构成。成人眶深40~50mm。

1. **眶顶壁**　呈三角形,由额骨的眶板及蝶骨小翼构成。眶顶壁厚薄不均,脑回压迹处骨质菲薄。部分老年人的眶顶壁可吸收变薄,造成眶骨膜和颅前窝脑膜可直接接触。不同发育程度的额窦可向外伸入眶顶壁骨质内。眶顶壁有以下解剖结构:①泪腺窝:位于额骨眶突之后,为眶顶前外方一浅凹陷,容纳泪腺。②滑车小凹:在眼眶内上角,距眶缘约4mm处,邻近突出部为滑车棘,滑车软骨或韧带可发生骨化,呈点状高密度影,需要与眶内异物鉴别。③眶上切迹(眶上孔):位于眶顶壁前缘内中1/3交界处。其可表现为切迹、孔或切迹与孔同时存在,内有眶上神经及血管通过。眶上切迹内侧有时可见眶上神经内侧支走行的切迹,眶上神经内侧支由此经过。在眶上切迹内侧10mm处可另有一沟,为滑车上神经和额神经经过所致。

2. **眶内壁**　呈长方形,由上颌骨额突、泪骨、筛骨纸板、蝶骨体(仅很小一部分)四块骨从前向后连接而成。前下部为泪囊窝,由上颌骨额突及泪骨构成,向下借鼻泪管与鼻腔相通,CT上可清晰显示。筛骨纸板构成眶内壁大部分,是眶壁骨质中最薄的部分,厚度仅为0.2~0.4mm,骨壁薄如纸,是外伤后骨折最好发部位。筛骨纸板与额骨眶部交接处有筛前孔和筛后孔。

3. **眶下壁(底壁)**　大致呈三角形,是眶壁中最短的壁,由上颌骨眶面、颧骨眶面和腭骨眶突构成,最薄处仅为0.5~1mm,以眶下沟或眶下管处最薄。眶下裂处可见眶下沟,向前形成眶下管,开口于眶下孔,有眶下血管和神经通过。有时眶下管的顶和底骨质可不完整。

4. **眶外壁**　为三角形,与矢状面呈45°。由蝶骨大翼的眶面和颧骨眶面组成,是眶壁中最厚的部分。眶外缘最坚固。眶外壁可见如下解剖结构①外直肌棘:在眶上裂宽窄二部交界处的下缘,呈钝圆形的骨性小突起,为外直肌一部分的起始点。②颧骨沟:自眶下裂前端达颧孔,移行为颧管,再分支成

颧面管及颧颞管,有同名神经、血管通过。③眶外侧结节:为颧骨眶面的小突起,眶外缘稍后,位于颧额缝之下约11mm,是眼外侧支持带的附着处。

5. **眶壁间的裂和管**

(1)眶上裂:是蝶骨大、小翼间的裂隙,位于眶外壁及顶壁之间。长约22mm,外段窄而内段宽,外段被硬脑膜封闭,无任何组织通过。内段则有动眼神经、滑车神经、展神经及三叉神经第一支眼神经以及眼上静脉通过。眶上裂是眼眶与颅中窝间最大的通道,该区域病变可引起眶上裂综合征。

(2)眶下裂:在眶外壁与眶下壁之间,前界为上颌骨和腭骨眶突,后界全部是蝶骨大翼眶面的下缘。眶下裂构成眼眶与翼腭窝、颞下窝的通道。其内有三叉神经的第二支、颧神经、蝶腭神经节的眶支及眼下静脉与翼丛的吻合支经过。

(3)视神经管:由蝶骨小翼的两个根与蝶骨体外上面形成,沟通眶尖至颅中窝,视神经管向后内方走行,与正中矢状面呈36°。视神经管内侧是蝶窦,有时还有后筛窦,当蝶、筛窦手术时应注意避免损伤视神经管。视神经及其鞘膜(硬脑膜、蛛网膜和软脑膜)、交感神经的分支及眼动脉等在视神经管内走行。视神经管外壁长5~7mm、顶壁10~12mm、眶口(6~6.5)mm×(4.5~5)mm、颅口(5~6)mm×(4~5)mm、中部5mm×5mm。

(4)筛前动脉管和筛后动脉管:位于眶顶壁和眶内壁间的额筛缝或缝附近的额骨内。由额骨和筛骨组成,筛前管在前,筛后管在后,分别借筛前孔、筛后孔开口于眶壁,向内开口于颅前窝,其内分别有筛前动脉及筛前神经、筛后动脉及筛后神经通过。眼动脉经视神经管入眶,分出筛前动脉、筛后动脉,通过筛前动脉管和筛后动脉管进入前颅窝,再经筛板进入鼻腔。鼻睫神经发出的筛前神经、筛后神经,与同名动静脉伴行。

6. **眶缝**　成人眶骨之间均为骨性连接,此处眶骨膜与之粘连紧密。

(1)蝶额缝是额骨和蝶骨大翼、额骨和蝶骨小翼的连接。位于眶顶后方,缝不明显。

(2)颧额缝是颧骨和额骨间的骨缝,位于眶外壁的前上部。

(3)蝶颧缝是蝶骨大翼和颧骨的连接。

(4)颧颌缝是颧骨和上颌骨的连接。

(5)泪颌缝是泪骨和上颌骨间的骨缝。

(6)筛颌缝是筛骨纸板和上颌骨的连接,位于眶内壁和眶底之间。

（7）泪筛缝是泪骨和筛骨的连接。

（8）额颌缝是额骨和上颌骨额突间的骨缝。

（9）额泪缝是泪骨的上缘和额骨鼻突的下缘之间的骨缝。

（10）额筛缝为额骨下缘和筛骨纸板上缘间的骨缝，又是眶顶和内壁的交界。

（11）蝶筛缝在视神经孔的前方，是筛骨纸板和蝶骨的连接。

（12）腭筛缝和腭颌缝是腭骨眶突与筛骨和上颌骨之间的骨缝。

（13）眶下缝不是两块眶骨间的骨缝，而是眶下管上盖的骨板闭合不全的痕迹。

以上诸骨缝在高分辨率 CT 可以显示。眼眶外伤时可致骨缝分离增宽。

7. 眶骨膜 衬在眶骨眶面上，一般与眶骨连接疏松，但在骨缝处紧密粘连。于眶缘处增厚形成缘弓并与面部骨膜连续，经眶上裂、视神经管及筛前、后管与硬脑膜相连。经眶下裂连接颞下窝骨面的骨膜，经颧孔与颞窝及颧骨前面的骨膜连续，还可沿鼻泪管向下与下鼻道的骨膜连续。由于眶骨膜与眶骨结合比较松弛，所以可因积血、积脓而与眶面分离，手术时也易剥离骨膜。

（二）眼球解剖

1. 眼球大小 根据 Duke-Elder 测量，正常成人眼球矢状径内轴为 22.12mm，外轴 24.15mm，横径 24.13mm，垂直径 23.48mm，圆周长 74.91mm，眼球的质量 7g，体积为 6.5ml，占眶腔体积约 1/5。

2. 眼球的位置 眼球位于眼眶前部，距眶顶和外壁较近，离眶底和眶内壁稍远。国人角膜顶点与眶外缘的距离一般在 12～14mm。在 CT 检查时，眼球 1/3 位于眶内外缘连线前方，2/3 位于此线之后。正常双侧眼球突出度相差在 1mm 左右，如超过 3mm 则有病理意义。

3. 眼球壁 由三层构成。

（1）外层：为角膜和巩膜，前 1/6 是透明的角膜，后 5/6 是瓷白色不透明的巩膜，二者交界处为角膜缘。

（2）中层：为葡萄膜，因富有血管，又称血管膜，又因有很多色素，也称色素膜。前端圆形缺损部为瞳孔，中国人正常成人瞳孔直径平均值约为 3.35mm。瞳孔周边是虹膜。睫状体位于虹膜与脉络膜之间，前面与虹膜根部附着，后端以锯齿缘与脉络膜分界。脉络膜为葡萄膜的最后部，是一层富有血管的棕色薄膜，厚 0.10～0.22mm，黄斑部最厚。

（3）内层：为视网膜，厚度 0.2～0.3mm。

目前 CT 不能分辨眼球壁各层结构，CT 显示眼球壁呈密度均匀的环状，称之为"眼环"。MRI 检查 T_1WI 及 T_2WI 可显示眼球壁呈两层结构，外层呈中低信号，代表角膜与巩膜，内层呈略高信号，代表脉络膜与视网膜（眼球壁中层与内层）。但脉络膜与视网膜信号不能区分，有学者称之为"脉络膜视网膜复合体"。

4. 眼球内容

（1）晶状体：是一个双凸透镜状结构，为外胚层发育而来，直径 9～10mm，厚度 4～5mm，借晶状体悬韧带悬挂于虹膜和玻璃体之间。晶状体内含水分 66%～77%，蛋白质 29%～34%，脂肪和胆固醇 1%，无机物 2%～3%，为人体中蛋白质含量最高的物质，所以其 CT 值也是人体软组织中最高的，正常 CT 值 120～140HU。白内障时，晶状体水分增多，蛋白含量减低，CT 值可明显降低，甚至可与玻璃体密度相似。

（2）玻璃体：填充于眼球后部 4/5 的玻璃体腔内，为完全透明、无色的胶状质。玻璃体含有 98.5% 的水分，所以 CT 上呈低密度，CT 值为 20～30HU，MRI 呈长 T_1 长 T_2 信号。玻璃体中央有自视神经乳头的前方起始、向前止于晶状体的 Cloquet 管，正常时此管在 CT 或 MRI 上不显影，在永存原始玻璃体增生症（PHPV）时此管走行区有明显高密度影。

（3）眼房：晶状体及其悬器与角膜之间的间隙称为眼房，被虹膜分为前房和后房。虹膜较薄，且后房甚小，故 CT、MRI 上前房显示清楚，后房不易辨认。眼房内充满房水，房水呈循环状态，维持及调节眼内压。房水主要成分为水分，占 98.1%，所以 CT 上呈低密度，MRI 上呈长 T_1 长 T_2 信号。

（三）眼外肌解剖

眼外肌包括上睑提肌及眼肌，均为横纹肌，支配眼球转动的六条眼肌为上、下、内、外直肌和上、下斜肌。四块直肌均起自眶尖视神经孔周围的总腱环（Zinn 氏环）。

1. 上直肌 在视神经孔的外上方起始于总腱环的上部和视神经鞘，始端在上睑提肌下方，内、外直肌之间，向前行于上睑提肌下方，与视轴呈 25°角，穿过球筋膜囊，附着于距角膜上缘后方 7.7mm 处的巩膜表面，全长 41.8mm，肌腱长 5.8mm。上方为上睑提肌，再上为额神经和眶顶部骨膜，下方为眶脂体、鼻睫神经和眼动脉，外侧有泪腺动脉和泪腺神经，内侧有眼动脉和鼻神经。上直肌由动眼神经上支支配。

2. 下直肌 起于总腱环的下部，与视轴呈 25°角，附着于距角膜下缘后方 6.5mm 处的巩膜表面，全长 40.0mm，肌腱长 5.5mm。上方后部为动眼神经下支及视神经；中部为眶脂体；前部为眼球；下方为眶底壁，有眶下血管和神经经过，内、外侧为眶脂体。下直肌由动眼神经下支支配。

3. 内直肌 起于总腱环及视神经鞘，附着于距角膜鼻侧缘后方 5.5mm 处的巩膜中，全长 40.8mm，肌腱长 3.7mm，其上方为上斜肌，二肌之间有眼动脉、筛前、后动脉及鼻神经，下方内、外侧均被眶脂体包围。内直肌由动眼神经下支支配。

4. 外直肌 一部分起自总腱环的外侧，另一部分起自蝶骨大翼的外直肌棘处，附着于距角膜颞侧缘后方 6.9mm 处的巩膜表面，全长 40.6mm，肌腱长 8.8mm。在眶尖部毗邻复杂，在总腱环内有动眼神经上支、鼻睫神经、睫状神经节的交感根、动眼神经下支、展神经经过，在总腱环上有滑车神经、额神经、泪腺神经和眼上静脉通过。在前部，外直肌上面是泪腺动脉和泪腺神经，前上方为泪腺，内侧与视神经之间有睫状神经节和眼动脉，下方及外侧邻接眶脂体。外直肌由展神经支配。

5. 上斜肌 起始于视神经孔的内上方，在眶内上隔角处前行达滑车，滑车是一 U 形纤维软骨，位于眶缘后约 4mm 处，借纤维组织封闭其口，上斜肌腱穿过滑车再向后向外转折，在上直肌之下呈扇状附着于眼球赤道稍后外上象限，上斜肌与眶骨膜之间有一薄层脂肪，下方为内直肌，二者之间为眼动脉、筛前、后动脉和鼻神经，上斜肌与上睑提肌之间，后部是滑车神经，前部有滑车上神经、额动脉和眼上静脉的属支。上斜肌由滑车神经支配。正常成人滑车常见骨化，有外伤史者不要误认为异物。

6. 下斜肌 起始于鼻泪管上端开口外侧的上颌骨眶面，向后向外行于下直肌和眶底壁之间，附着于眼球赤道稍后外下象限。由动眼神经下支支配。

7. 上睑提肌 起始于视神经孔前上方的蝶骨小翼下面，肌腱混入上直肌的始端中。在上直肌与眶顶壁间前行，腱膜呈扇形附着于眼睑。在上睑提肌与眶顶壁之间有滑车神经、额神经和眶上血管，下方为上直肌。由动眼神经上支支配。

（四）视路解剖

视路包括六部分：视神经、视交叉、视束、外侧膝状体、视辐射及视皮质。

1. 视神经 全长 4.2～4.7cm，其中视神经颅内段长约 1.0cm，管内段长约 0.6cm，眶内段长 2.5～3.5cm，球内段长约 0.7mm，直径约 3mm。视神经不是真正的周围神经，而是脑组织及其被膜的延伸，是视网膜神经节细胞的轴突集合形成的纤维束。视神经有鞘膜，但其中无施万细胞。视神经鞘膜自内向外由软脑膜、蛛网膜、硬脑膜构成，其间也存在硬膜下间隙、蛛网膜下间隙，并与颅内同名间隙沟通。硬脑膜在视神经管眶口处分为二层，内层形成视神经的硬脑膜，外层形成眶骨膜。当颅内压增高时可引起视神经鞘的蛛网膜下间隙增宽，MRI 可清晰显示。

2. 视交叉 呈长方形的扁带，横径 10～20mm，前后径 4～13mm，厚 2～5mm，位于鞍膈上方。据 Schaeffer 对 125 例标本分析，5% 靠前，位于蝶鞍交叉沟内，12% 稍后，位于垂体窝前上方，79% 位于垂体窝上方，4% 位于垂体窝后上方。视交叉位于鞍膈上方 1～10mm，前上方为大脑前动脉及前交通动脉，两侧为颈内动脉，下方为脑垂体，后上方为第三脑室。视交叉包被在软脑膜中。

3. 视束 为视神经纤维经视交叉后位置重新排列的一段神经束。每侧视束包括来自同侧视网膜的不交叉纤维和对侧视网膜鼻侧的交叉纤维，自视交叉开始绕大脑脚至外侧膝状体。

4. 外侧膝状体 位于大脑脚外侧，为后丘脑的一部分，视束的视觉纤维止于外侧膝状体的节细胞。在此交换神经元后发出神经纤维形成视辐射。

5. 视辐射 神经纤维离开外侧膝状体后呈扇形分布，形成视辐射，经内囊后部投射至距状裂两旁的视皮质。

6. 视皮质 枕叶纹状区为视觉皮质中枢，每侧纹状区与双眼同侧一半的相关联。与视网膜上半部关联的纤维终止于距状裂上唇，与视网膜下半部关联的纤维终止于其下唇。黄斑纤维终止于枕叶纹状区后极部。

随着影像技术的进展，显示视路的能力逐渐增加。目前 MRI 能较好地显示视路结构的形态、走行及病理改变等。

（五）眶内间隙解剖

眶内有四个间隙，不同病变好发于不同间隙，引起不同的临床表现。熟悉眶内间隙解剖，对病变定位定性诊断均有帮助。

1. 骨膜下间隙 是介于眶骨膜和眶壁之间的潜在性腔隙。在眶缘、泪囊窝、各裂孔、骨缝以及眶尖部二者紧密结合，其他区域连接疏松。眶骨膜易因炎症渗出物、出血或肿瘤而剥离，此间隙常见骨瘤、骨巨细胞瘤、鼻源性肿瘤的眶内侵犯、脓肿或血肿等。

2. **肌锥外间隙（周边间隙）** 位于四条直肌及其肌间膜所构成的肌锥与眶骨膜之间，前界为眶隔。此间隙常见病变包括炎症、神经源性肿瘤、脉管性病变等，病变常较早引起复视、眼球突出等。

3. **肌锥内间隙** 位于四条直肌及其肌间膜所围成的肌锥内。其内有眶脂体及神经、血管组织，肌间膜与眼球筋膜及眶隔连接较紧密，故此间隙内的炎症渗出一般不累及眼睑或结膜。

4. **巩膜外隙** 眼球筋膜又称眼球鞘或 Tenon 囊，为眼球与眶脂体之间的薄而致密的纤维膜，包裹在眼球的大部，前方起自角膜缘，并与巩膜融合在一起，后连于视神经鞘。眼球筋膜和眼球之间是一潜在性腔隙，称为巩膜外隙，也有学者称为眼球囊内间隙，积液或炎症可导致此腔隙扩大。

5. **眶隔及其隔前结构** 眶隔是一层纤维膜，连接于眶缘骨膜与睑板之间，其后方为眶内结构，其前方为隔前结构，主要包括眼睑及其血管神经等。目前影像学检查方法尚不能完整显示眶隔结构。

（六）眼部神经血管解剖

1. **眼部神经** 主要包括动眼神经、滑车神经、眼神经及展神经。动眼神经支配上、内、下直肌、下斜肌、瞳孔括约肌和睫状肌，滑车神经支配上斜肌，展神经支配外直肌。眼神经为三叉神经第一支，从半月神经节发出后经海绵窦外侧壁向前达眶上裂，分支成泪腺神经、额神经和鼻睫神经并经眶上裂入眶，是眼部感觉神经。当前 MRI 检查可以显示三叉神经脑池段、眼神经海绵窦段及部分眶内段。

2. **眶内循环**

（1）眶内的动脉：主要来自颈内动脉的眼动脉以及颈外动脉的上颌动脉分支眶下动脉。眼动脉自颈内动脉发出后行于视神经鞘内视神经的内下方，经视神经管入眶，穿出视神经鞘并转至视神经外侧，再绕视神经上方移行至视神经内侧前行，沿途发出眼动脉各分支供应不同的结构。

（2）眶内的静脉：有眼上静脉和眼下静脉，收集全部眶内组织的静脉血液，经眶上裂汇入海绵窦。同时与面静脉及翼静脉丛等存在丰富的吻合。眼上静脉接受筛前静脉、筛后静脉、肌静脉、泪腺静脉、视网膜中央静脉、涡静脉及睫状前静脉的血液，眼下静脉起于眶底前部附近，向后走行在下直肌上方，与眼上静脉汇合或单独进入海绵窦。

（3）海绵窦：是硬脑膜静脉窦，位于脑垂体和蝶骨体的两侧，眶上裂内段至颞骨岩尖之间，颈内动脉穿行于其中。海绵窦两外侧壁上有动眼神经、滑车神经、眼神经通过，展神经走行于颈内动脉下方。海绵窦属支包括：前方为眼静脉和蝶顶窦；外侧为大脑中静脉和穿过卵圆孔与破裂孔的导静脉、脑膜中静脉；下面为 Vesalius 导静脉，并与翼丛相交通；后方为岩上窦及岩下窦；内侧为海绵间窦。

（七）泪器解剖

泪器包括泪腺、泪点、泪小管、泪囊及鼻泪管，影像学检查可显示泪腺、泪囊及鼻泪管。

1. **泪腺** 位于眶顶前外方的泪腺窝中，形如杏仁，分为眶部和睑部，眶部为泪腺上部，较大，睑部为泪腺下部，较小，约为眶部的 1/3。泪腺前达睑结膜，后达眼球后极。内端在上睑提肌之上，外端在外直肌之上。

2. **泪囊** 位于泪骨和上颌骨额突所构成的泪囊窝内，其上方为盲端，中部外侧壁上有泪小管的开口，下方开口连接鼻泪管。泪囊呈梨形，平均长 12mm、前后径 4～8mm、宽 2～3mm，容积 20mm^3。泪囊内正常可以含气。泪囊内侧的上方是前筛窦、下方为中鼻道、外侧为泪筋膜。

3. **鼻泪管** 由上颌骨泪沟、泪骨泪沟和下鼻甲泪突所构成，可含气。鼻泪管沟通眼眶与下鼻道。

二、CT 影像解剖

CT 图像上，眶壁骨质呈高密度，球壁、泪腺、眼外肌及视神经呈等密度，玻璃体呈低密度，眶内脂肪呈更低密度。晶状体呈均匀高密度，CT 值达 120～140HU。眼外肌厚薄不同，肌腹处较肌腱处及总腱环处厚，眼外肌厚度因眼位不同而发生变化。

（一）眼眶横断面

横断面可显示大部分眶内及颅中窝结构，可良好显示眶内壁、外壁、内直肌、外直肌、视神经（图 1-3-1），眼上静脉亦可清楚显示，但很难在同一层面内显示上直肌、下直肌及上斜肌、下斜肌的全程。眶尖区可观察到眶上裂、眶下裂及视神经管。仅凭横断面难确定球后肿瘤与视神经的位置关系，需要结合冠状面等。

（二）眼眶冠状面

上睑提肌与其下的上直肌很靠近，自肌腹以后难于完全区分，故合称眼上肌群。眼上静脉在其下，呈小圆形影。内直肌之上可见上斜肌。眼球赤道层面眼球与眶下壁之间可见自外上向内下斜行的下斜肌，其上靠眼球下壁可见下直肌肌腱断面（图 1-3-2）。眼眶内上象限前层近眶内壁处偶可见点状钙化，两侧对称，为骨化的滑车纤维软骨。眼球后层面可见

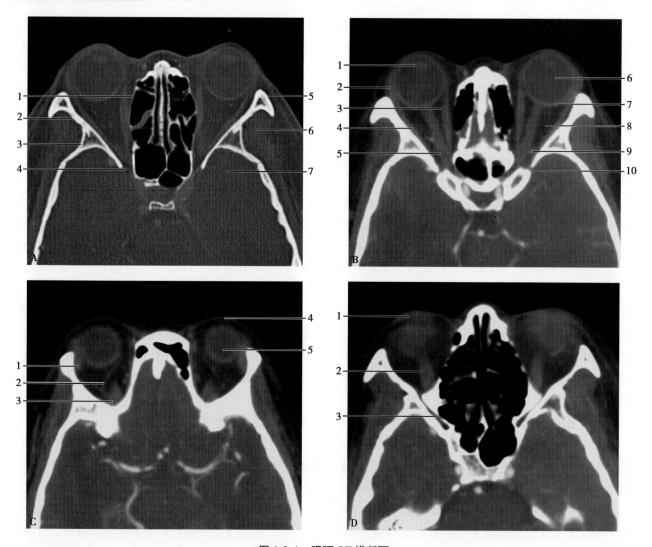

图 1-3-1 眼眶 CT 横断面

A. 视神经层面骨窗, 1. 眼眶内壁; 2. 眼眶外壁; 3. 蝶骨大翼; 4. 眶上裂; 5. 颧骨眶突; 6. 颞窝; 7. 中颅窝; B. 视神经层面软组织窗, 1. 晶状体; 2. 泪腺睑部; 3. 内直肌; 4. 外直肌; 5. 视神经; 6. 眼球; 7. 眼环; 8. 眼眶脂肪; 9. 眼动脉; 10. 眶上裂; C. 眼眶上部层面软组织窗, 1. 泪腺眶部; 2. 眼上静脉; 3. 眼上肌群; 4. 上眼睑; 5. 眼球; D. 眼眶下部层面软组织窗, 1. 下眼睑; 2. 下直肌; 3. 眶下裂

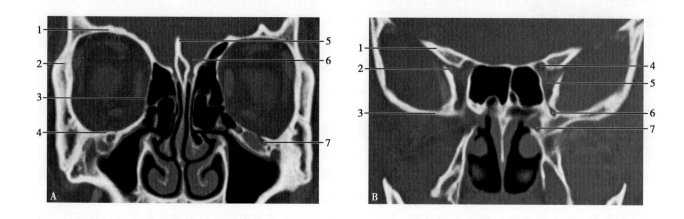

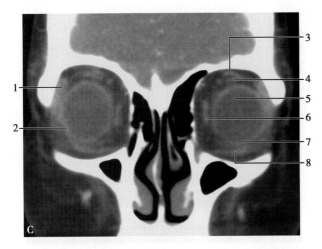 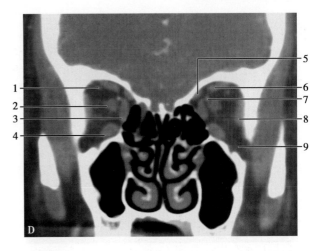

图 1-3-2 眼眶CT冠状面

A. 眼球层面骨窗，1. 眼眶上壁；2. 眼眶外壁；3. 眼眶内壁；4. 眼眶下壁；5. 鸡冠；6. 前颅窝底；7. 眶下管；B. 眶尖层面骨窗，1. 蝶骨小翼；2. 眶上裂；3. 蝶骨大翼；4. 视神经管；5. 眶尖区；6. 眶下裂；7. 翼腭窝；C. 眼球层面软组织窗，1. 泪腺；2. 眼环；3. 提上睑肌；4. 上直肌；5. 眼球；6. 内直肌；7. 下直肌腱；8. 下斜肌；D. 球后层面软组织窗，1. 眼上静脉；2. 视神经；3. 内直肌；4. 下直肌；5. 上斜肌；6. 眼上肌群；7. 眼动脉；8. 外直肌；9. 眶下裂

四个直肌及上斜肌围成肌锥内间隙，中央有视神经通过，眼动脉与其并行。下直肌外侧、外直肌内下的小点状血管影为眼下静脉。此层面仍可见眼上静脉位于上直肌之下。冠状面显示眶尖区各孔、裂优于横断面，眶上裂及眶下裂呈"八"字形结构，眶上裂将蝶骨大翼和蝶骨小翼分开，眶下裂位于蝶骨大翼眶板与上颌骨眶板之间。视神经管由蝶骨小翼的两个根和蝶窦外上壁围成。

（三）视神经管横断面（图 1-3-3）
（四）视神经管冠状面（图 1-3-4）

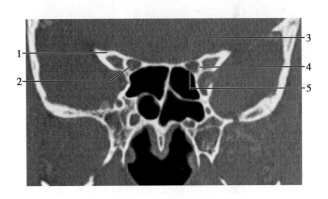

图 1-3-4 视神经管CT冠状面
1. 蝶骨小翼；2. 视神经管；3. 视神经管上壁；4. 视神经管外壁；5. 视神经管内下壁

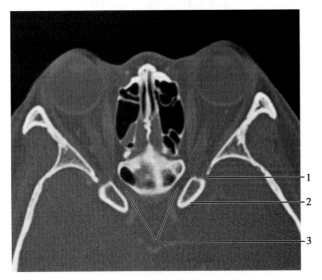

图 1-3-3 视神经管CT横断面
1. 眶上裂；2. 前床突；3. 视神经管

三、MRI影像解剖

MRI图像上，眶壁骨皮质无信号，骨髓腔呈高信号，T_1WI上，球壁、眼外肌及视神经呈等信号，玻璃体呈低信号，眶内脂肪呈高信号，晶状体为等低信号。T_2WI上，眼外肌信号较低，玻璃体呈高信号，眶内脂肪呈较高信号，晶状体为低信号。眶内血管呈流空信号（图 1-3-5）。脂肪抑制增强T_1WI图像上，脉络膜明显强化，但与视网膜区分不清，合称视网膜脉络膜复合体，巩膜由于含纤维结构而呈低信号。眼外肌及泪腺均匀强化。视神经无强化。眶内脂肪由于脂肪抑制无信号（图 1-3-6）。

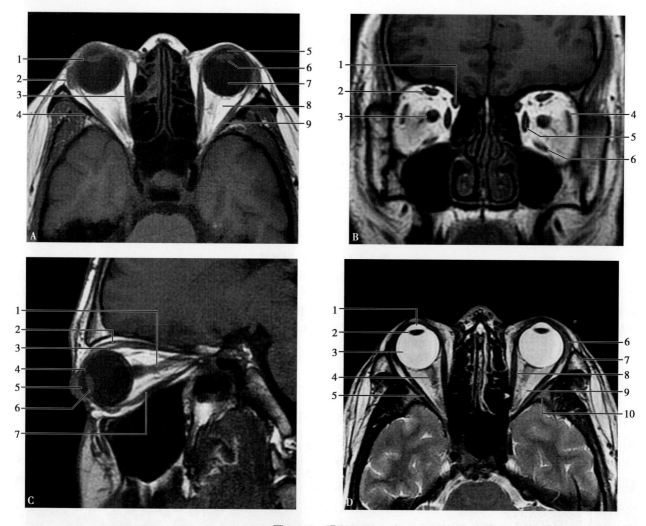

图 1-3-5　眼眶 MRI

A. T$_1$WI 横断面，1. 睫状体；2. 泪腺；3. 内直肌；4. 眼眶外壁；5. 前房；6. 晶状体；7. 玻璃体；8. 球后脂肪；9. 外直肌；B. T$_1$WI 冠状面，1. 上斜肌；2. 眼上肌群；3. 视神经；4. 外直肌；5. 内直肌；6. 下直肌；C. T$_1$WI 斜矢状面，1. 视神经；2. 提上睑肌肌腱；3. 上直肌肌腱；4. 睫状体；5. 前房；6. 晶状体；7. 下直肌；D. T$_2$WI 横断面，1. 前房；2. 晶状体；3. 玻璃体；4. 视神经；5. 外直肌；6. 泪腺；7. 颧骨眶突；8. 内直肌；9. 球后脂肪；10. 蝶骨大翼

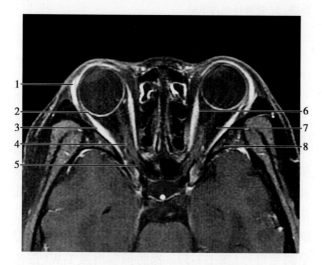

图 1-3-6　眼眶 MRI 增强横断面

T$_1$WI 联合脂肪抑制序列，1. 泪腺；2. 视网膜脉络膜复合体；3. 外直肌；4. 视神经眶内段；5. 视神经管内段；6. 内直肌；7. 眶内脂肪；8. 蝶骨大翼

（王　冰　鲜军舫）

第四节　外　伤

　　眼部外伤很常见，如砸伤、拳击伤、撞伤、扎伤、爆炸伤等，是目前致盲的主要原因之一。外伤后失明原因复杂，但及早合理地进行处理，可减少或避免部分失明的发生。根据明确的病史、典型的临床症状、详细的临床检查基本可做出正确诊断，但对屈光间质浑浊、玻璃体积血、晶状体脱位、眼球破裂、眼部异物、眼眶骨折以及其他复杂的眼外伤或合并有其他组织结构损伤时，仅临床检查往往不够，常需借助影像学检查明确诊断。因此，影像学检查在早期、全面掌握外伤后眼眶及其内容物的病理变化和早期诊断、治疗并合理评估眼外伤预后方面发挥着不可替代的作用。本节介绍眼部异物、眼球损伤、眶壁骨折及眼外肌损伤、视神经管骨折和视神

经损伤、眼眶骨膜下间隙血肿。外伤性颈内动脉海绵窦瘘见"眼眶脉管性病变"。

一、眼部异物

【概述】

眼部异物是一种常见的眼部创伤，往往后果严重。根据异物的类型可分为金属异物和非金属异物，金属异物包括钢、铁、铜、铅及其合金等，非金属异物包括玻璃、塑料、橡胶、沙石、骨片和木片等。根据异物存留部位可分为眼内异物、球壁异物及眶内异物。眼部异物可产生较多并发症如眼球破裂、晶状体脱位、眼球固缩、出血及血肿形成、视神经创伤、眼外肌创伤、眼眶骨折、颈内动脉海绵窦瘘及眶内动静脉瘘以及感染等。

【临床特点】

根据异物进入眼部的路径、异物存留部位以及异物对眼部结构损伤的程度不同其临床表现各异。眼球内异物的主要表现有视力障碍、眼球疼痛等；眶内异物若损伤视神经则表现为视力障碍，若损伤眼外肌则可出现复视、斜视和眼球运动障碍等。

【影像检查技术与优选】

X线技术简单，易于测量，不需贵重器械设备，但测量容易产生误差。对较高密度的异物容易显示，对于密度不很高的异物则很难显示。对于球壁附近的异物，X线平片不易确定异物位于眼球内、外或眼球壁上。多层螺旋CT联合MPR技术可明确显示异物及其与眼球各结构的关系。然而对密度与玻璃体相近的异物，CT无法显示，在MRI显示较好，尤其当异物累及眼眶深部或累及颅内结构时，MRI检查有明显优势。但铁磁性金属异物为MRI检查禁忌证。

【影像学表现】

1. **X线平片** 仅高密度异物在平片上可显示，较小的高密度异物常需拍摄薄骨像，甚至无骨像。由于CT密度分辨率较平片高，大部分异物CT均能显示，而且定位较平片更准确，目前眼眶X线平片检查临床应用日益减少。

2. **CT表现** 金属异物表现为异常的高密度影，CT值在2 000HU以上，其周围有明显的放射状金属伪影（图1-4-1）。CT能准确地显示异物的位置、数目以及产生的并发症，并对眼球内高密度异物进行

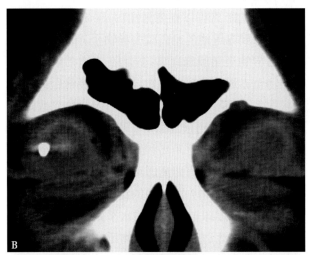

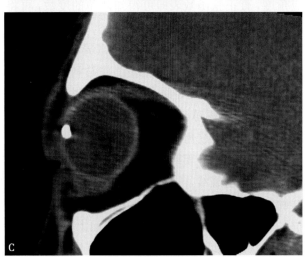

图1-4-1 眼球内金属异物

A. CT横断面软组织窗，示右侧眼球前部近颞侧睫状体部位结节状高密度异物，周围可见放射状伪影。晶状体边缘模糊，密度变低；B. CT冠状面软组织窗示异物位于晶状体颞侧相当于9点处；C. CT斜矢状面，示异物位于眼球前部近前房处

准确定位。但明显的金属伪影对异物大小的测量及准确定位有一定影响，且CT无法了解金属异物是否具有磁性。

非金属异物在CT上又可分为高密度和低密度非金属异物，高密度非金属异物包括沙石、玻璃和骨片等，CT值多在 +300HU 以上，一般无明显伪影；低密度非金属异物包括植物类、塑料类等，植物类如木质异物的 CT 值在 −199～−50HU 之间，在 CT 上与气体相似，表现为明显低密度影，有时很难与眼眶气肿区分。塑料类异物的 CT 值常为 0～+20HU。CT能显示较大的低密度非金属异物，如木质异物；对于较小的木质异物或其他低密度非金属异物常难显示（图 1-4-2A）。

单层 CT 异物定位法：为减小误差，眼球轴附近和异物附近使用 1.5～2mm 层厚和层间距。与眼球轴平行的横断面为基本层面。在通过晶状体中心的眼球横断面上标出眼球轴（解剖轴）线、赤道线及角膜缘线，并以眼球轴线与赤道线的交点作为眼球中心点；另外在异物中心所在的横断面上也标出相应的眼球轴线和赤道线，并在此层面分别测出异物中心到赤道面和到眼球轴垂直面的水平距离。角膜缘到赤道线的距离可以直接测知，位于赤道前的异物从角膜缘到赤道线的距离减去异物至赤道线距离即可求出异物至角膜缘距离；异物在赤道后者同理加上异物至赤道线距离即得知异物至角膜缘距离。在冠状面上可测出异物的时钟方位以及异物到眼球轴的距离。亦可只用横断面 CT 测量：即根据异物到眼球轴垂直面的水平距离和异物所在横断面到眼球轴所在横断面的垂直距离即可求出异物到眼球轴的距离。再利用异物到眼球轴的距离作为直角三角形的弦，异物到眼球轴垂直面的水平距离作为直角三角形的对边，此边的对角即异物所在时钟方向的相应角度，查正弦函数表即可得知此角的度数，再将此角度换算为时钟方向。

多层螺旋 CT 联合 MPR 后处理异物定位方法：应用多层螺旋 CT 扫描数据在工作站利用 MPR 软件，横断面与矢状面相结合，①建立眼轴线：通过晶状体最大径与眼球赤道部最大径的中点垂直平分线，前后延伸通过角膜顶点和球后极点，即为眼轴线；②设定角膜巩膜缘：在晶状体前缘做垂直于眼轴线的角巩膜缘线，与球壁的交叉点即为角巩膜缘；③确定异物方位：在 MPR 冠状面图上调节纠正偏位，在纠正偏位后的横断面或矢状面上垂直于眼轴线行冠状面重组，异物所在层面为方位测量图，测

量出异物方位；④异物的角巩膜缘距：在异物所在的 MPR 冠状面，以经眼中心点与异物的连线做矢状面重组，在重组的矢状面图像上测量异物的半径距角巩膜缘的距离即可。

3. MRI 表现　金属异物可产生较多伪影，而且铁磁性金属异物在磁场中会发生位置变迁而导致眼球壁或包括视神经在内的眶内结构损伤，因此铁磁性金属异物属于 MRI 检查的禁忌证。非金属异物含氢质子较少，在 T_1WI、T_2WI 和质子密度像上均为低信号（图 1-4-2B、C），眼球内异物在 T_2WI 上高信号玻璃体衬托下显示清楚，球后异物在 T_1WI 上眶内脂肪高信号衬托下显示好。MRI 还可显示异物与颅底的关系、颅内并发症如脑挫裂伤等。

【诊断要点】

有明确外伤史，眼眶／眼球内异常密度／信号影。

【鉴别诊断】

1. 眼球内钙斑　见于视网膜母细胞瘤、脉络膜骨瘤等，多无外伤史，CT 上视网膜母细胞瘤多表现为球内肿块伴钙化。钙斑也可见于创伤性病变的退行性改变，如晶状体脱位后钙化、眼球内出血钙化等，它们与无金属伪影的高密度异物很难鉴别，密切结合有无外伤史可资鉴别。

2. 球后眶内钙化　常见于肿瘤如脑膜瘤、血管性病变如海绵状血管瘤、静脉曲张等，可见明确的软组织肿块影。

3. 人工晶状体及义眼　询问病史有助于确诊。

4. 眶内气肿　眶内木质异物与眼创伤的眶内气肿的 CT 密度相近，异物具有固定形状有助于鉴别，短期复查后眶内气肿体积减小，形态多发生变化。

二、眼球损伤

【概述】

眼球损伤包括眼球挫伤和穿孔伤。眼球挫伤是由于钝力作用于眼球产生压力，使眼球内精细结构发生震荡而严重受损，甚至眼球破裂、内容物脱出，引起结构和功能的紊乱或丧失，即使无伤口，也可出现眼组织细胞坏死、血管反应、组织撕裂和位置改变，从而引起视力下降乃至失明。眼球穿孔伤多由锐器所致，除合并感染外，一般损伤较轻，仅表现为锐器经过结构的损伤，如受损的晶状体密度减低或玻璃体内小斑片状积血，损伤较重时可引起眼球破裂。

【临床特点】

临床表现有明确外伤史后，出现眼部疼痛、视力下降，伴或不伴液体流出。

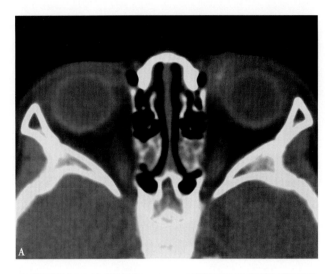

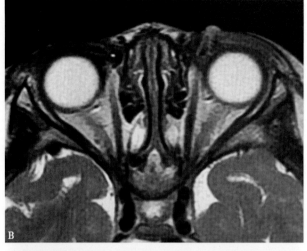

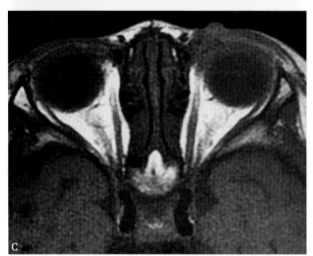

图 1-4-2　眼眶木质异物

A. CT 横断面软组织窗示短 T_2 信号影呈弧形略高信号（异物周围出血），被周围增厚的等密度软组织影包绕，异物自身未见确切显示；B. 横断面 MRI T_2WI 示左眼睑及内眦部软组织增厚，内眦部可见条状低信号影自皮下穿行达眼眶，局部与内直肌前缘分界不清，低信号周围环绕高信号；C. 横断面 MRI T_1WI 示上述短 T_2 信号影呈略低信号，与周边增厚的等信号软组织影分界不清

【影像检查技术与优选】

首选 CT 检查，需要进一步鉴别诊断或合并颅眶部位损伤需进一步明确病变范围和性质时选择 MRI 检查。

【影像学表现】

玻璃体积血：CT 表现为玻璃体内斑片状密度增高影（图 1-4-3A、B），出血可来自睫状体、脉络膜或视网膜。MRI 上可见玻璃体内信号不均匀，因出血时间不同信号各异。

晶状体脱位：因部分或全部晶状体悬韧带断裂引起晶状体位置改变（图 1-4-3C、D）。

晶状体损伤致外伤性白内障：CT 表现为晶状体密度减低，甚至晶状体可低至与玻璃体等密度而不显影。正常两侧晶状体 CT 值相差 0～7HU，患侧晶状体 CT 值低于健侧 10HU 以上则提示外伤性白内障。但晶状体破裂后 3 小时内其 CT 值可在正常范围内，因此即使 CT 上晶状体密度正常也不能排除外伤性白内障，需结合临床密切观察。MRI 亦可显示外伤性白内障，晶状体信号不同程度地向玻璃体 /

前房信号转变。有些外伤性白内障还可见晶状体增大或变小。

眼球破裂：在 CT 和 MRI 上表现包括以下几点：①眼环不连续，伴或不伴有眼环局部不规则增厚；②眼球变小、变形，眼内容物明显减少，严重者不能看清眼球结构；③球内积气；④眼内异物；⑤晶状体脱位或缺如，晶状体可移位至前房、玻璃体内或脱出球外；⑥可伴球内出血，可表现为前房积血、晶状体出血和玻璃体积血；⑦伴或不伴视网膜脱离（图 1-4-3）。

【诊断要点】

1. 明确外伤史。

2. 眼球及其内容物形态、密度 / 信号异常。

【鉴别诊断】

1. **眼球内肿瘤**　眼球内可见软组织肿块，并有不同程度强化。

2. **视网膜脱离并视网膜下积液 / 积血**　病变边界清晰，呈"V"字形。

3. **老年退行性白内障**　无外伤史，晶状体变扁、密度浅淡。

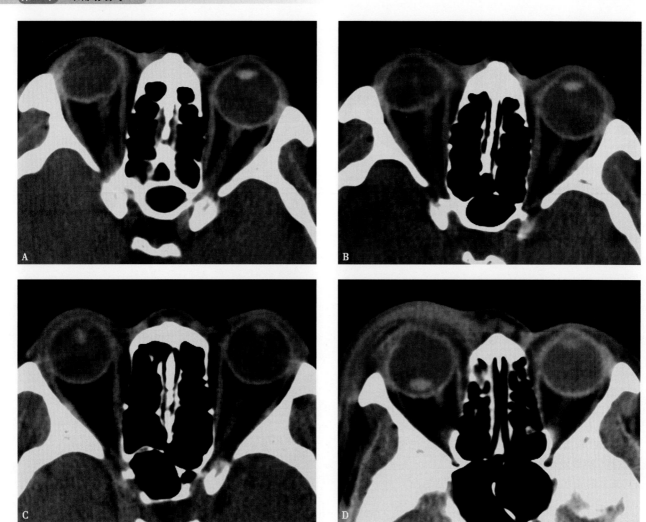

图 1-4-3　眼球破裂、外伤性白内障，晶状体脱位

A. CT 横断面软组织窗示右侧眼球变小、后极部鼻侧眼环不规则，局部凹陷；B. A 图下方层面，示眼球变小，晶状体变扁、密度浅淡（提示外伤性白内障），赤道后鼻侧眼环局部不连续，玻璃体内条片状稍高密度影为玻璃体积血；C. CT 横断面软组织窗示右侧晶状体向后移位，呈前后走行，形态基本正常；D. CT 横断面软组织窗示右侧晶状体移位达眼球后极部，形态尚可，右侧睑面部软组织增厚、肿胀

三、眼眶壁骨折和眼外肌损伤

【概述】

眼眶壁骨折在眼眶外伤中常见。引起骨折的原因多而复杂，较常见的有车祸、撞伤、摔伤、砸伤、扎伤、刀砍伤、拳击伤、踢伤及某些体育活动，尤其是后 3 种原因时，临床上往往忽视存在骨折的可能性。其临床表现不一，严重者可导致复视、眼球运动障碍甚至失明；因此，早期诊断对决定治疗方法和预后很重要，对法医学鉴定也有重要意义。

【分型】

眼眶骨折分型标准较多，可按骨折范围分为单侧眶壁、双侧眶壁和多眶壁复合骨折；也可按骨折部位分为眶底骨折、眶缘骨折、颧骨三脚架骨折及面部复合型骨折；根据外力作用部位不同，可分为眼眶爆裂骨折、眼眶直接骨折和眼眶复合型骨折。爆裂骨折指外力作用于眼部使眼眶内压力骤然增高致眶壁薄弱部发生骨折而眶缘无骨折，即骨折不是外力直接作用而是外力经过眶内容物的传导间接作用于眶壁所致，常发生于眶内、下壁。眼眶直接骨折指外力直接作用而发生的骨折，多见于眶缘，亦可见于眶壁，发生于内、下壁者必须兼有眼眶前缘的骨折。眼眶复合型骨折指上述两种骨折同时存在。骨折发生时常常伴有邻近眼外肌的损伤和不同程度眶内容物脱出。

【临床特点】

眶壁骨折后临床表现不一，常见的有复视、眼球运动障碍、视力下降甚至失明，后期可表现为眼球内陷或突出、眼球固定、斜视等。也有少数患者无明显上述临床表现，急性期可仅表现为眼睑肿胀瘀血。

【影像检查技术与优选】

首选 CT 检查。合并眼眶周围结构或颅脑损伤，或为进一步明确病变与周围软组织结构的关系时，选用 MRI 检查。

【影像学表现】

1. **CT 表现**　包括直接征象和间接征象（图 1-4-4 A～C）。常伴眼眶周围骨质结构骨折，如鼻骨、颧弓、上颌窦骨折等。

直接征象为眶壁或视神经管的骨质连续性中断、粉碎及骨折片移位。

间接征象主要是骨折引起的软组织改变，包括眼外肌增粗、移位、嵌顿及离断，血肿形成或眶内容物脱出，即眶内容物通过骨折处疝入附近鼻窦内。眶内容物疝入上颌窦者形如泪滴，称为"泪滴征"，此征象平片即可显示，有助于眶壁无明显中断或移位的爆裂骨折的诊断。

2. **MRI 表现**　骨皮质在 MRI 上无信号，因此骨折直接征象骨质中断在 MRI 上显示欠佳，但 MRI 可显示骨折继发改变，如眶壁变形、眶内容物疝入邻近鼻窦内（图 1-4-4D～F）。

骨折整复术后 CT 检查可用于显示人工骨板植入位置和眼外肌复位情况。

【诊断要点】

1. 有外伤史。

2. 眶壁骨质连续性中断，伴或不伴邻近眼外肌增粗。

四、视神经管骨折和视神经损伤

【概述】

外伤后视神经管骨折是造成视神经损伤而导致失明的重要原因，视神经管骨折引起管内段视神经损伤致盲率可高达 67%。视神经自眼球后极向后走行，通过眶尖、视神经管、视交叉、视束、外侧膝状体、视辐射到达视中枢，沿途与眶尖、视神经管及蝶窦顶壁紧密相邻，上述 3 部位发生骨折均可造成视神经的损伤，其中视神经管骨折导致管内段视神经受损最多见。

【视神经损伤分型】

分为两类，即直接损伤和间接损伤。直接损伤是由锐物或异物穿通伤所致，可造成视神经离断；间接损伤是由外伤后剧烈的震荡与冲击使视神经管变形，视神经营养血运受损或视神经鞘内出血或邻近骨折压迫、损伤视神经。

【临床特点】

主要表现为视力明显下降或失明。合并眼眶骨折和眼外肌损伤时可合并眼球的运动障碍等。

【影像检查技术与优选】

显示视神经管骨折首选 CT 检查，显示视神经损伤首选 MRI 检查的 STIR 序列。

【影像学表现】

1. **CT 表现**　明确视神经管骨折的部位和范围，多方位综合观察还可明确其他部位的伴发骨折。直接征象：管壁骨质连续性中断、粉碎或移位；间接征象：邻近蝶窦内软组织影或蝶窦内积血。伴有视神经损伤时可见视神经增粗、边缘模糊，伴有视神经鞘内出血时软组织窗可表现为高密度影（图 1-4-5A、B）。

2. **MRI 表现**　MRI 检查对视神经骨折直接征象显示率低，但对于视神经管骨折的间接征象和视神经损伤敏感。视神经损伤早期表现为视神经增粗，晚期则显示为视神经萎缩，STIR 序列可明确显示视神经信号增高、增强后无强化（图 1-4-5C～F）。此外，MRI 检查对视神经鞘内出血检出率高，不同时间表现为不同的信号。在显示伴有视神经管周围颅内结构的损伤方面，MRI 有明显优势。

3. **视神经离断**　在 CT、MRI 图像上均可显示视神经连续性中断。

【诊断要点】

1. 外伤史。

2. 视神经管骨质中断。

3. 视神经损伤在 MRI STIR 序列显示高信号。

【鉴别诊断】

病史是鉴别诊断的重要依据。

1. **缺血性视神经炎**　无外伤史，反复发作的视力下降，增强扫描可见视神经呈节段性强化，激素治疗效果明显。

2. **视神经鞘膜脑膜瘤**　无外伤史，渐进性视力下降，增强扫描可见"双轨征"。

五、眼眶骨膜下间隙血肿

【概述】

眼眶骨膜为一层致密有韧性的筋膜组织，覆盖于眶骨表面，和眶骨连接较疏松，仅在骨缝处连接紧密。眼眶骨膜下间隙是位于眼眶骨膜和眶骨之间的潜在间隙。眶壁骨膜下间隙血肿为骨膜或骨的营养血管裂伤出血、积聚于骨膜和骨壁之间所致，多见于眶上壁。外伤是骨膜下间隙血肿的主要原因，其他可见于医源性损伤和凝血功能障碍者。

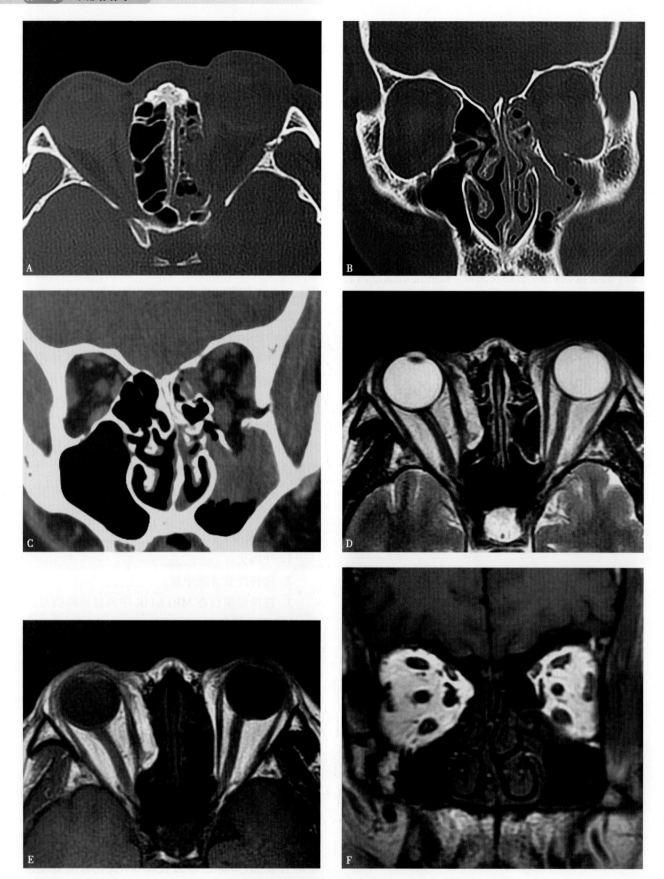

图 1-4-4 眼眶爆裂骨折、眼外肌嵌顿

A～C 为同一患者。A. CT 横断面骨窗示左侧眼眶内壁（筛骨纸板）骨折，部分眶内脂肪向筛窦内突入；B. CT 冠状面骨窗示左侧眼眶内壁、下壁骨折，下壁骨折累及眶下神经管，眼眶内脂肪向邻近筛窦、上颌窦内疝出；C. CT 冠状面软组织窗示内直肌和上斜肌、下直肌嵌顿，眶内脂肪间隙模糊；D～F 为同一患者。D. 横断面 MRI T_2WI 示右侧眼眶内壁凹陷，部分眶内脂肪突向邻近筛窦；E. 横断面 MRI T_1WI 示右侧眼眶内壁凹陷，部分眶内脂肪突向邻近筛窦；F. 冠状面 MRI T_1WI 示右侧眼眶内壁骨折累及内上隅角

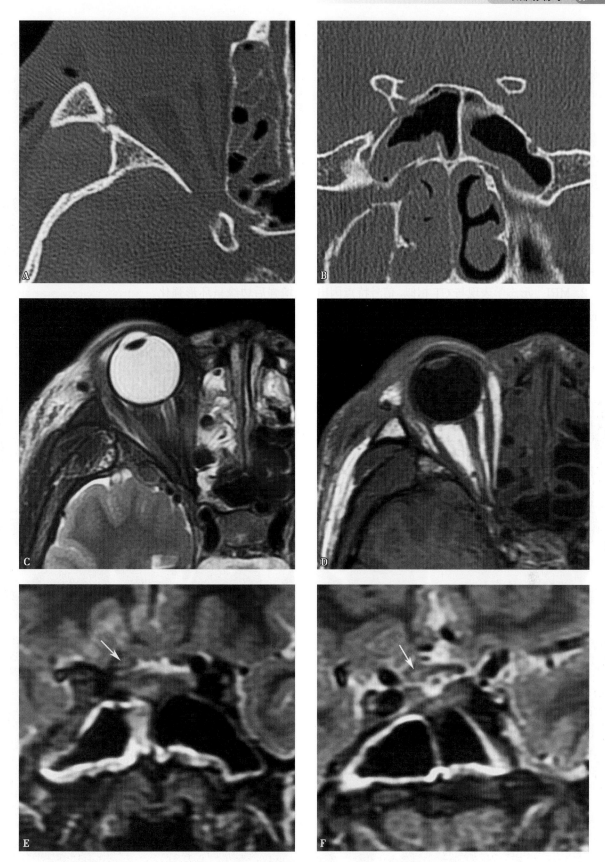

图 1-4-5 视神经管骨折、视神经挫伤

A～F 为同一患者。A. CT 横断面示右侧视神经管内壁骨折,眼眶外壁(蝶颧缝附近)骨碎片,右侧睑面部软组织肿胀并少许积气;B. CT 冠状面示右侧视神经管颅口内下壁骨折;C. 横断面 MRI T$_2$WI 脂肪抑制序列示右侧视神经眶内段前部信号增高,右侧睑面部软组织肿胀、少许积气,双侧筛窦内渗出性病变呈高信号;D. 横断面 MRI T$_1$WI 示右侧视神经眶内段少许高信号,右侧睑面部软组织创伤呈等信号,双侧筛窦内渗出性病变呈低信号;E. 冠状面 STIR 序列示右侧视神经颅内段信号增高(箭),左侧正常;F. 冠状面 STIR 序列示右侧视神经异常信号向后延伸累及视交叉,视交叉右侧信号增高(箭),左侧信号正常

【临床特点】

主要见于儿童，可表现为眼球突出、眼球运动障碍、复视等，少数患者可合并有视力下降。

【影像检查技术与优选】

CT 检查有利于显示邻近眶壁骨质，应列为首选检查；多层面、宽窗观察有利于发现薄层血肿。MRI检查用于鉴别诊断及对合并颅内损伤的观察。

【影像学表现】

1. CT　表现为沿眶壁走行的梭形或扁平状肿块、密度均匀、边界清晰，与眶壁骨质呈宽基底相连，病变一般不跨越骨缝。可伴或不伴眶壁骨折，伴或不伴有颅内损伤（图1-4-6A～C）。

2. MRI　形态学表现与CT相似，信号特点因出血时间不同信号各异，其演变过程与颅内硬膜外血肿一致（图1-4-6D～I）。

【诊断要点】

1. 有或无明确外伤史。

2. 沿眶壁走行的梭形或扁平状软组织密度影，以宽基底与眶骨相连。

3. 病变不跨越骨缝。

4. MRI可明确病变性质。

【鉴别诊断】

1. 眶壁皮样囊肿　呈脂肪样密度或信号，邻近眶壁骨质受压变形。

2. 眶壁骨膜下间隙脓肿　多同时有鼻窦炎，邻近眶壁骨质硬化或吸收。MRI呈长 T_1 长 T_2 信号，增强后边缘呈环形强化。

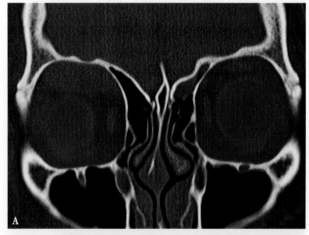

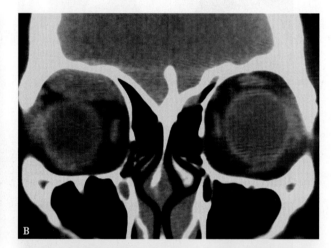

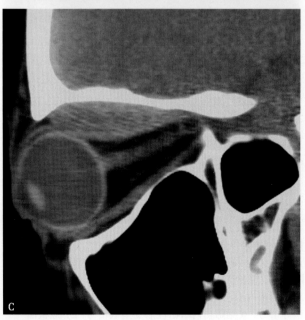

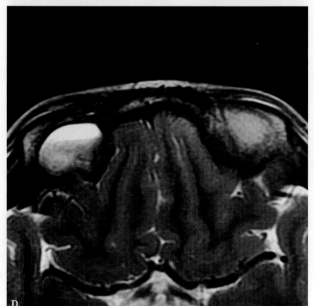

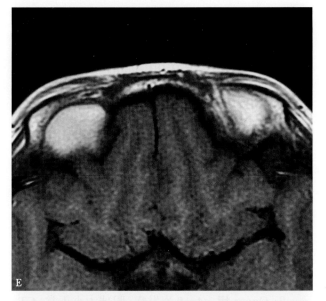

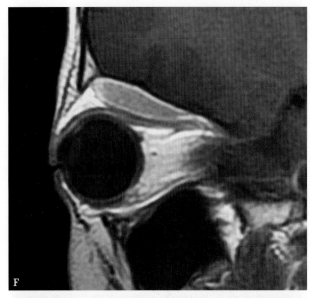

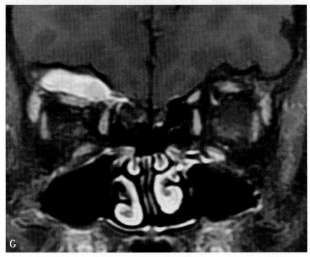

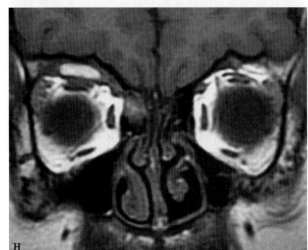

图 1-4-6 眼眶骨膜下血肿

A~C 为同一患者,颈部外伤后复视 10 余天。A. CT 冠状面骨窗,右侧眶壁骨质未见骨折,眼眶上方肌锥外间隙可见密度增高影;B. CT 冠状面软组织窗示右侧眼眶上方肌锥外间隙梭形软组织影,呈均匀等密度,以宽基底与上壁相连;C. CT 斜矢状面软组织窗示病变位于上直肌群上方的肌锥外间隙,前后走行,以宽基底附着于眼眶上壁,上直肌群受压下移,局部与病变分界欠清。D~I 为同一患者,乒乓球击中后右侧眼球突出 10 日。D. 横断面 MRI T_2WI 示右侧眼眶上方团片状高信号影,边界清晰,其内信号不均,可见液-液平面;E. 横断面 MRI T_1WI 示病变呈高信号,边界清晰;F. 矢状面增强后 T_1WI 示病变位于上直肌群上方的肌锥外间隙,前后走行,边界清晰,边缘可见环形强化,其内容物无强化,以宽基底附着于眼眶上壁,上直肌群受压下移;G. 冠状面增强后 T_1WI 脂肪抑制序列示病变呈梭形高信号,以宽基底与眼眶上壁相连,边界清晰;H. 治疗 28 天后复查,冠状面 T_1WI 示病变范围缩小,仍呈高信号;I. 矢状位 T_1WI 示与 F 图比较病变范围明显缩小

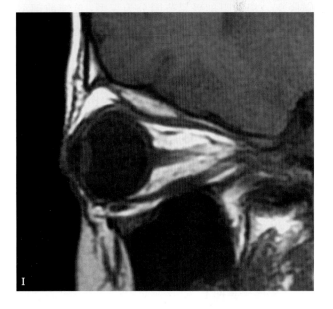

(王 冰)

第五节 先天发育性病变

眼部先天发育性病变是胚胎期间发育异常形成的眼眶、眼球和眼附属器的发育畸形。眼部发育性病变不多见，但是种类较多，本节仅介绍 CT 和 MRI 能显示的眼部先天畸形。另外，眼眶淋巴管瘤及眼眶毛细血管瘤见"眼眶脉管性病变"。

一、永存原始玻璃体增生症

【概述】

永存原始玻璃体增生症（persistent hyperplastic primary vitreous，PHPV）为胚胎期原始玻璃体动脉未退化或未完全退化并发生增殖所致。大多数为单眼发病（约 90%），少数双眼发病。双眼发病的常伴有 Norrie 综合征或 Warburg 综合征等。

【临床特点】

临床表现为足月生产史、白瞳症、晶状体浑浊、视网膜脱离、玻璃体积血和不能矫正的视力下降，还有斜视、眼球震颤等，常伴先天性小眼球、白内障，有时还可继发青光眼。部分患者合并其他器官畸形，如唇腭裂、多指、趾畸形及小头畸形等。

【病理特点】

视盘与晶状体之间的原始玻璃体纤维和血管残余物增殖，增殖的纤维膜可牵拉视网膜导致视网膜脱离。根据眼部受累范围分为三型：单纯前部型（约占 25%），仅可见晶状体后方较小纤维增殖混合物；单纯后部型（约占 12%），表现为视盘前部增殖膜状物；前部伴后部型（约占 63%），为最常见类型，表现为大块纤维血管性增殖物，前方附着于晶状体后囊和睫状突，后方连于视盘。

【影像检查技术与优选】

首选 CT 检查，MRI 用于不典型病例或复杂病变的鉴别诊断。MRI 可更明确地显示晶状体后肿块影和视网膜下积液，更清楚地显示视网膜下积液内有无肿块，有助于鉴别 PHPV 和视网膜母细胞瘤。仅凭 MRI 图像鉴别困难时可参考 CT 软组织窗有无钙化予以鉴别。

【影像学表现】

1. 眼球小，伴晶状体小而不规则，前房小。

2. 晶状体后可见三角形略高密度（CT 表现）或等信号（MRI 表现）的纤维血管性增殖物与残余的玻璃体管相连，二者形成"高脚酒杯"形，增强后明显强化，矢状面显示最佳。

常合并视网膜脱离，CT 表现为玻璃体密度弥漫性增高或玻璃体内片状模糊影，但无钙化；MRI 表现为玻璃体在 T_1WI、T_2WI 上信号增高，增强后无强化。合并玻璃体积血时，可见液平面（图 1-5-1）。

【诊断要点】

1. 足月生产史。

2. 单侧小眼球。

3. 晶状体后软组织影呈"高脚酒杯"形，增强后明显强化。

【鉴别诊断】

主要包括表现为"白瞳症"的几种病变。

1. **视网膜母细胞瘤** 眼球大小多正常或增大；CT 表现为球内偏后部不规则肿块影，内有钙化。

2. **Coats 病** 4～8 岁发病，眼球大小正常；CT、MRI 表现为视网膜下积液，视网膜脱离、不均匀增厚，增强扫描视网膜可见强化，视网膜下积液无强化。

3. **早产儿视网膜病**（retinopathy of prematurity） 有早产史、吸氧和缺氧史以及双眼发病。

二、Coats 病

【概述】

本病亦名原发性视网膜血管扩张症（primary retinal telangiectasis），又名大量渗出性视网膜病（massive exudative retinopathy），是一组以视网膜毛细血管和微血管异常扩张为特征，常伴视网膜内或视网膜下脂质渗出、甚至发生渗出性视网膜脱离的渗出性视网膜病变。本病为先天性，好发于儿童及青少年，高峰年龄 4～8 岁，也可见于成人。男性占 69%～85%，80%～90% 为单侧眼发病。

【临床特点】

主要表现为白瞳症、斜视及有痛性青光眼。眼底镜可见眼底周围小血管尤其是小静脉呈梭形或动脉瘤样迂曲扩张，视网膜内及视网膜下有黄白色或青灰色渗出块，视网膜增厚并可伴有视网膜脱离及玻璃体积血。

【病理特点】

视网膜毛细血管明显扩张，血管周围水肿，内皮细胞肿胀，基底膜增厚，有时有空泡和多发微动脉瘤形成，管壁增厚而且有大量 PAS 阳性物质沉积。血管壁屏障破坏，产生大量渗出物，可在视网膜内，也可在视网膜下。渗出物中含有大量胆固醇、胆固醇结晶、巨噬细胞及少量红细胞等，渗出量较大时可造成视网膜劈裂或视网膜脱离。视网膜组织本身可继发变性，外层可出现坏死、瘢痕组织形成，

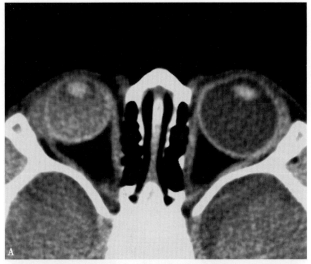 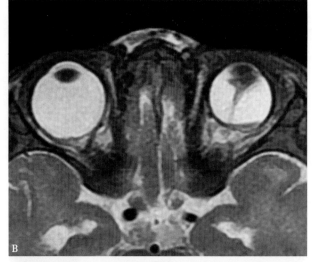

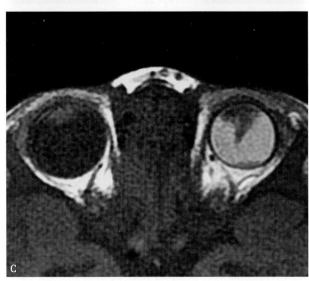 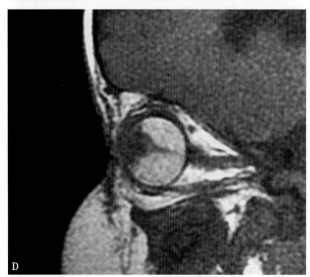

图 1-5-1　永存原始玻璃体增生症

A. CT 横断面软组织窗示右侧眼球小，晶状体形态异常并前房变浅，玻璃体密度增高，其内未见钙化；B～D 为同一患者，B. 横断面 MRI T₂WI 示左侧眼球小，晶状体形态异常并前移、前房变浅，晶状体后可见类三角形等信号影，向后延伸至眼球后极视盘区；C. 横断面 MRI T₁WI 示左侧晶状体后类三角形影，呈等信号，周围视网膜下积液呈高信号；D. 斜矢状面 MRI T₁WI 示晶状体后类三角形等信号影，后端连于视盘区

黄斑下偶见钙化灶。

【影像检查技术与优选】

对典型病例 CT 检查可明确诊断，对不典型者 MRI 检查能起到鉴别诊断的作用。

【影像学表现】

早期 CT 和 MRI 可无异常发现，晚期表现为视网膜脱离，常为完全性视网膜脱离。

1. CT 表现　视网膜下积液因含有较多蛋白质，在 CT 呈较高密度，部分视网膜脱离呈"V"形，当发生完全性视网膜脱离时则表现为玻璃体密度普遍增高，罕见钙化（图 1-5-2A）。

2. MRI 表现　视网膜下积液在 T₁WI 和 T₂WI 呈均匀高信号影，少数在视网膜下由胆固醇、出血机化和纤维化形成块状，表现为高、低混杂信号，增强

后仅增厚脱离的视网膜明显强化，主要是由于视网膜内有毛细血管扩张和微动脉瘤，但无肿块影强化（图 1-5-2B～D）。

【诊断要点】

1. 临床症状常发生于 4～8 岁。

2. 眼球大小多正常。

3. 早期眼底镜下可见视网膜小血管尤其是小静脉扩张并可见微动脉瘤，晚期 CT、MRI 表现为视网膜脱离和视网膜下积液，增强后脱离的视网膜强化而积液无强化。

【鉴别诊断】

主要与有"白瞳症"临床表现的几种疾病鉴别。

1. 视网膜母细胞瘤　常发生于 3 岁以下儿童；CT 显示含有钙化的肿块；增强后肿瘤强化。

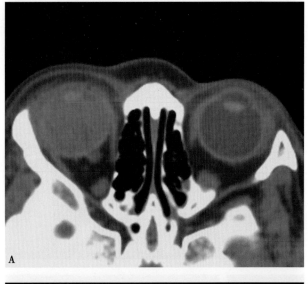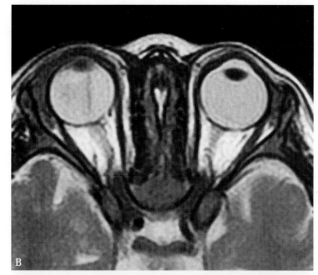
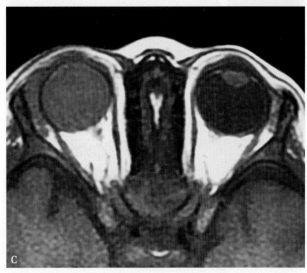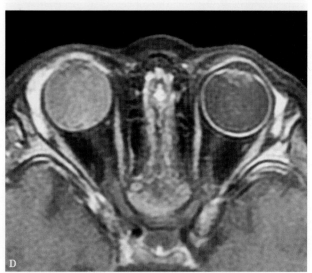

图 1-5-2 Coats 病

A~D 为同一患者。A. CT 横断面软组织窗示右侧眼球玻璃体密度普遍增高,密度尚均匀、未见钙化,自晶状体后达后极部视盘区似可见条状稍低密度影,晶状体前移、边缘较模糊,前房变浅;B. 横断面 MRI T₂WI 示右侧眼球玻璃体信号不均匀,自晶状体后缘至视盘区可见线状等信号影,晶状体前移、前房变浅;C. 横断面 MRI T₁WI 示右侧玻璃体信号普遍增高;D. 横断面 T₁WI 增强后脂肪抑制示右侧玻璃体内异常信号未见明确强化,提示视网膜完全脱离,眼球后极部颞侧眼环下可见斑点状略低信号影。病理证实为 Coats 病

2. PHPV 出生后不久即出现临床症状;先天性小眼球;晶状体后可见锥形软组织影并明显强化。

三、视盘缺损和牵牛花综合征

【概述】

视盘缺损为胚胎期眼泡胚胎裂闭合不全所致的先天性病变。分为两型,一型为单纯的视神经入口处缺损,缺损完全位于视神经鞘内,是真性视盘缺损,由原始视盘发育不良及胚胎近端未融合或视杯内层过度增生所致;另一型为合并脉络膜和视网膜缺损,系胚裂近端闭合不全所致。前者较少见,后者相对多见。单侧视盘缺损和脉络膜视网膜缺损(chorioretinal coloboma)少见,双侧多见。

牵牛花综合征(morning glory syndrome)为一特殊类型的先天性视盘缺损,视盘呈漏斗样凹陷,周边倾斜扩大,周围环绕脉络膜、视网膜萎缩带,形似牵牛花而得名。病变常累及视盘区域的视神经,伴有特征性视网膜血管异常、视神经胶质增生和视盘周围的色素沉着,视盘向后突入呈漏斗状凹陷,累及视神经和视盘周围的视网膜。多为单眼发病,偶见双眼发病,可合并其他眼部先天异常及神经系统疾病,如斜视、无裂孔性视网膜脱离、永存玻璃体动脉、小眼球、先天性白内障、视盘前膜、慢性单纯性青光眼等。此外,还可伴有颅底脑膨出、moya-moya 病和胼胝体发育不良等。确切发病原因不明,一般认为无遗传倾向。

【临床特点】

临床表现为视力障碍,眼底检查所见:视盘较大,缺损区呈淡青色、边界清晰、凹陷深,见不到巩膜筛板。

牵牛花综合征表现为儿童时期视力减退或斜视,视力多为眼前指数至 0.02 之间。眼底检查所见:视盘范围扩大,中央呈漏斗形深凹陷。

【病理特点】

视盘及周边可见呈放射状排列的纤细血管;视盘周围有一灰白或灰黑色隆起的脉络膜视网膜色素环。牵牛花综合征者缺损的中央凹陷底部为白色绒毛样增殖的胶质组织充填。

【影像检查技术与优选】

眼底镜检查一般可诊断,当屈光间质浑浊眼底镜不能窥入时首选 CT 检查,MRI 检查用于合并其他畸形的复杂病例鉴别诊断。

【影像学表现】

1. 眼球后壁视神经头附着处局灶性缺损伴玻璃体向后凸出,缺损呈壁龛或隧道状,少数为单侧;如果不伴有眼球后缺损性囊肿,缺损常较小,只有几毫米;如果伴有眼球后缺损性囊肿,缺损可较大,且眼球后缺损性囊肿可与玻璃体相通。

2. 可伴有小眼球、视束和视交叉萎缩。

3. CT 表现　视盘缺损与玻璃体密度相等,少数缺损边缘可有营养不良性钙化;伴有的眼球后缺损性囊肿为液体密度;如伴有出血,则表现为视网膜下高密度。

4. MRI 表现　视盘缺损与玻璃体等信号,如有出血,信号表现由出血的时期决定;牵牛花综合征的缺损区内有增生的胶质组织,信号与脑白质相等;除牵牛花综合征的缺损区内胶质组织增强后 T_1WI 可显示有强化外,其他缺损无强化(图 1-5-3)。

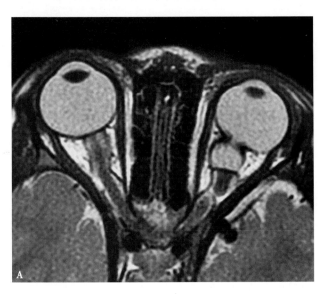

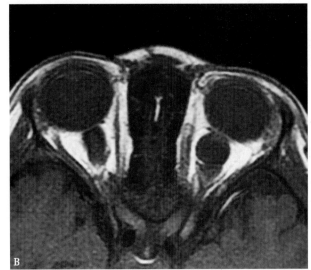

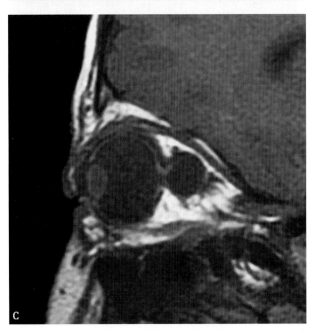

图 1-5-3　视盘缺损伴球后缺损性囊肿

A～C 系同一患者。A. 横断面 MRI T_2WI 示左侧眼球小,后极部视盘缺损,球后可见类圆形囊性高信号影与玻璃体相通;B. 横断面 MRI T_1WI 示球后囊肿与玻璃体呈等信号;C. 斜矢状面 MRI T_1WI 示眼球后极部视盘缺损,玻璃体与球后囊肿呈等信号,囊壁与眼环相延续

【诊断要点】

1. 眼球后极部视盘局部缺损与玻璃体等密度 / 信号。

2. 伴或不伴球后缺损性囊肿与玻璃体相通。

3. 伴或不伴有小眼球。

【鉴别诊断】

1. **获得性后巩膜葡萄肿**（acquired posterior staphyloma） 指巩膜和葡萄膜一起向后膨出，表现为后部巩膜和葡萄膜扩张、变薄，眼球增大，多与高度近视有关。

2. **小眼囊肿** 为严重的先天性眼球畸形；小眼球变形伴有邻近的囊肿。

四、先天性小眼球

【概述】

先天性小眼球（microphthalmia）是胚胎发育过程中眼球发育异常所致。可单独发生，也可伴有其他先天畸形。在先天性眼球畸形中其发病率居第二位，男女发病率相似。小眼球的诊断标准为眼球前后径小于 20mm。临床分为以下几种：①单纯性小眼球（眼球体积小于正常但不伴其他显著眼部畸形，临床上称为真性小眼球，常为双侧性，可为散发性或常染色体显性或隐性遗传）；②缺损性小眼球（colobomatous microphthalmia），包括先天性小眼球伴视盘缺损及囊肿、先天性小眼球合并眼眶囊肿；③并发性小眼球，以并发 PHPV 最常见，单侧多见。

【临床特点】

先天性小眼球有多种临床表现：单纯性小眼球常伴有前房浅、远视等。眼晶状体约占眼球体积的 11%～32%（正常为 3%～4%），因而增加了瞳孔阻滞和闭角型青光眼的危险性。缺损性小眼球包括先天性小眼球伴视盘缺损及囊肿、先天性小眼球合并眼眶囊肿等；若缺损少、囊肿较小、眼球结构和大小基本正常者有一定的功能；若缺损明显、囊肿大、眼球发育不好，则小眼球无功能。并发性小眼球（并发 PHPV）表现同 PHPV。

【影像检查技术与优选】

一般通过眼底检查和荧光血管造影可以诊断，患儿不能配合检查或伴有晶状体或玻璃体浑浊时选择 CT 检查，MRI 检查用于合并其他眼部及中枢神经系统异常者。

【影像学表现】

1. **单纯性小眼球** 主要表现为眼球变小，晶状体相对较大，边缘圆钝，玻璃体密度正常，眼外肌及

视神经细小。眼眶容积较健侧减小（图 1-5-4）。

2. **缺损性小眼球** 视盘缺损时主要表现为眼环不完整，视盘区可见"V"形突起至眶后；眼环缺损伴有囊肿时可见椭圆形、不规则形囊性低密度影，与不完整的眼环相连或紧邻，边界较清。

3. **并发性小眼球** 表现为眼球体积小，晶状体后方与视盘之间可见带状或圆锥状软组织影，并明显强化。

【鉴别诊断】

1. **先天性囊肿眼** 由于视泡未发生凹陷，导致眼球发育成一个或多个囊肿，无眼内结构，个别病例可有晶状体发育。

2. **眼球后极部巩膜葡萄肿** 任何先天性或获得性眼球壁局部膨胀扩张，不局限于视盘，膨出部分与眼球呈钝角，眼球体积一般不减小。

五、先天性无眼球和先天性巨眼球

先天性无眼球（anophthalmia）：双侧先天性无眼球罕见，在 CT 或 MRI 上显示为原始组织，无眼球形态。

先天性巨眼球（macrophthalmia）：主要见于先天性青光眼。继发性大眼球主要见于轴性近视或青光眼，可见于神经纤维瘤病。

六、眼眶皮样囊肿和表皮样囊肿

【概述】

眼眶皮样囊肿和表皮样囊肿起源于胚胎时期，在胚胎发育过程中外胚层隔膜被嵌入眶壁或眼睑所致，多数病变都在出生后数年被发现，多见于 10 岁以内。在眼眶肿瘤中比较常见，约占眼眶肿瘤的 7.4%。可发生于眼眶任何部位，最常发生于骨缝部位，约半数以上位于眼眶外上方，其余少见部位包括眶内侧、颞窝等，可向颅内及泪道蔓延。少数可发生于肌锥内间隙。

【临床特点】

临床表现为眼球突出、移位及眼球运动障碍、渐进性眼睑肿胀等。触诊常可发现硬度不一、大小不等、圆形或卵圆形肿块，与骨相连、与皮肤游离。

【病理特点】

表皮样囊肿囊壁为复层鳞状上皮内衬囊壁，绕以纤维结缔组织；而皮样囊肿囊壁除鳞状上皮外，尚有真皮、不等量的皮下组织和皮肤附件，如毛囊、皮脂腺、汗腺等。囊内容物可含脂质、汗液、囊壁脱落物和毛发等。

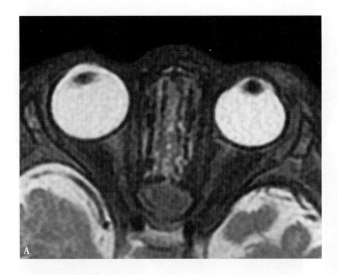

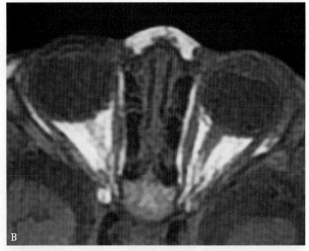

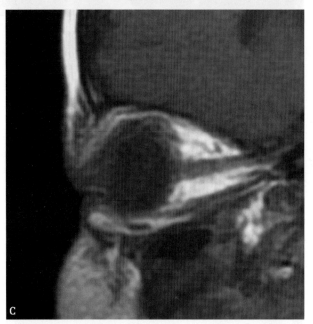

图 1-5-4　单纯性小眼球

A～C 为同一患者。A. 横断面脂肪抑制 T₂WI 示左侧小眼球，晶状体相对较大、边缘圆钝，前房变小，玻璃体信号均匀一致；B. 横断面 MRI T₁WI，左侧玻璃体、晶状体信号未见异常；C. 斜矢状面 MRI T₁WI 示左侧小眼球，后极部视盘完整无缺损，眼眶容积较小

【影像检查技术与优选】

CT 检查既可显示病变本身的密度特点，也可明确邻近眶壁的骨质改变，应首选；MRI 检查用于囊内容物复杂或合并感染等不典型病例的鉴别诊断。

【影像学表现】

1. **CT 表现**　眼眶内、肌锥外间隙囊性病变，卵圆形或分叶状、境界清楚，囊液呈脂肪样极低密度，多附着于眶周骨壁。相邻眶骨呈压迫性凹陷或骨质缺损，边缘光滑并轻度硬化。增强扫描一般不强化，但当发生感染时囊壁增厚并可出现强化。可伴有眼球突出，眼外肌移位等（图 1-5-5A、B）。

2. **MRI 表现**　囊肿壁 T₁WI 和 T₂WI 均呈低信号。囊内容物由于成分不同，其信号可显示为多样性，既有汗液又有皮脂者，T₁WI 和 T₂WI 均呈高信号，如其中含有较多的囊壁脱落物和毛发，则显示高、中、低混杂信号（图 1-5-5C～F）。

【诊断要点】

1. 眼眶肌锥外间隙、骨缝周围囊性占位性病变。

2. 囊内容物含有脂类密度或信号。

3. 邻近眶壁骨质受压变形。

【鉴别诊断】

1. **额窦黏液囊肿**　多见于中老年人，囊壁可强化，囊液 CT 多呈正值，邻近骨质变薄或吸收破坏。

2. **位于肌锥内间隙的皮样囊肿需与囊性神经鞘瘤鉴别**　后者囊内容物为非脂类密度/信号。

七、骨纤维异常增殖症

【概述】

骨纤维异常增殖症（fibrous dysplasia of bone）又称骨纤维结构不良，是一种较特殊的骨骼发育异常，主要特点是骨髓腔内大量纤维组织增殖，患骨膨大变形、结构紊乱。多见于儿童和青年，女性居

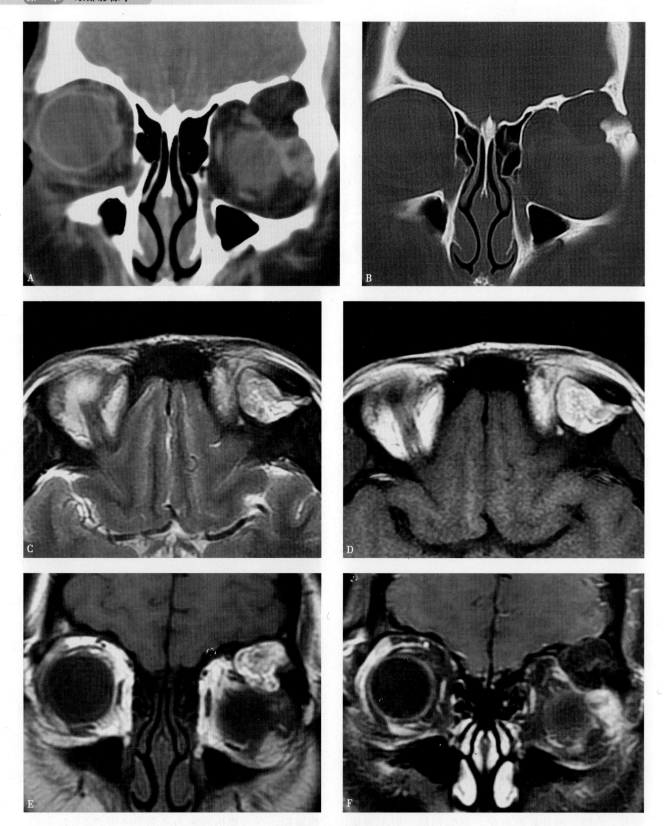

图 1-5-5　眼眶皮样囊肿

A～F 系同一患者。A. CT 冠状面软组织窗示左侧眼眶外上象限肌锥外间隙类圆形囊性病变，其内以极低密度脂肪样组织为主，边界清晰，眼球受压向内下方移位，眼上肌群、外直肌及泪腺受压变形、移位，邻近眶壁骨质受压变形；B. CT 冠状面骨窗示邻近眶壁骨质受压变形、变薄，边界光滑、清晰；C. 横断面 MRI T$_2$WI 示病变呈不均匀长 T$_2$ 信号，边界清晰、锐利；D. 横断面 MRI T$_1$WI 示病变呈不均匀短 T$_1$ 信号，边界清晰；E. 冠状面 MRI T$_1$WI 示病变呈短 T$_1$ 信号，位于左侧眼眶外上象限肌锥外间隙，边缘呈分叶状，部分突向肌锥内间隙；F. 增强后脂肪抑制 T$_1$WI 示病变呈低信号，未见强化

多。临床分为单骨型、多骨型,伴有皮肤色素斑和性早熟或其他内分泌异常者称 Albright 综合征,其中以多骨型最多见。本病病因不明,多数学者认为系原始间叶组织发育异常,骨骼内纤维组织异常增生所致。

【临床特点】

一侧面部隆起变形,称为"骨性狮面",眼球突出、复视,很少有视盘水肿、视神经萎缩或视野缺损。其损害程度取决于骨病变部位。骨纤维异常增殖症亦常累及肢体骨,表现为多骨畸形,可发生病理性骨折。

【病理特点】

镜下病变内可见纤维结缔组织及新生骨组织,其构成比例可不同,骨小梁形态排列不规则;可伴慢性出血、囊变、坏死或黏液样变。常累及单侧多个颅面骨。

【影像检查技术与优选】

平片和 CT 骨窗均可显示眶骨形态和结构改变,CT 软组织窗可观察眶骨周围是否有软组织肿块,一般 CT 检查可明确诊断。MRI 仅用于因骨质形态学改变引起的继发病变的鉴别诊断。

【影像学表现】

根据病变内纤维组织和新生骨组织的构成比不同,密度/信号差异较大。影像学根据其密度差异分为四型:变形性骨炎型、硬化型、囊型和混合型。

1. **CT 表现** 常累及同侧的多个颅面骨,较易累及的眶骨为蝶骨大翼、额骨和颧骨等,受累眶骨肥厚、膨大,骨质结构及密度异常,可呈高、低混杂密度,典型者呈毛玻璃样密度,周围无软组织肿块影。骨质膨大可导致眶腔狭小、视神经管和眶上裂狭窄等(图 1-5-6A、B)。

2. **MRI 表现** 受累骨正常高信号的骨髓腔被低信号影取代,信号不均匀,增强后轻至中度强化(图 1-5-6C~F)。

【诊断要点】

1. 一侧多个面颅骨受累。

2. 受累骨肥厚,结构紊乱,有磨玻璃样密度区。

3. 受累眶骨周围无软组织增厚或肿块影。

【鉴别诊断】

1. **蝶骨大翼扁平肥厚型脑膜瘤(en plaque meningioma)** 蝶骨大翼骨壁肥厚,但其两侧可见软组织肿块影,增强后软组织肿块明显强化。

2. **眶壁纤维骨瘤** 表现为局限性肿块,一般不累及多骨。

3. **眶壁转移瘤** 眶骨骨质破坏,边缘毛糙,周围有软组织肿块影。

八、神经纤维瘤病Ⅰ型眼眶改变

【概述】

神经纤维瘤病Ⅰ型眼眶改变主要包括眼眶丛状神经纤维瘤,又称为 Von Recklinghausen 综合征或斑痣性错构瘤病(phakomatosis)。神经纤维瘤病是一种常染色体显性遗传性皮肤、神经、骨骼系统发育障碍性疾病,常在儿童期发病,但在青春期以后病变显著,男多于女。主要特征是皮肤咖啡色素沉着斑、皮肤多发神经纤维瘤、面部或肢体软而松垂的丛状神经纤维瘤、颅面骨或其他躯干肢体骨发育不良或部分缺损。发生于眼眶的神经纤维瘤病常伴有颅内胶质瘤、脑膜瘤和视神经胶质瘤、视神经脑膜瘤等。

【临床特点】

眼睑或眶部大小不一的丛状神经纤维瘤(plexiform neurofibroma),瘤组织侵及部位广泛,可累及眶周颞肌以及面部肌肉等,可出现眼睑橡皮肿或上睑下垂、眼球突出、眼外肌麻痹等。眶外壁骨质缺损者可伴搏动性眼球突出。

【病理特点】

生长于周围神经分布区,呈蔓状、咖啡色,形态及大小不一,神经纤维瘤体主要由梭形细胞组成。

【影像检查技术与优选】

CT 检查有利于直接显示骨质改变,MRI 能较好地显示神经纤维瘤病的范围及颅内其他伴发肿瘤,二者结合在病变诊断中是必要的。

【影像学表现】

1. **X 线表现** 主要为一侧眼眶扩大、蝶骨大翼或(和)小翼(眼眶外壁)骨质缺损。轻者仅显示一侧眶上裂扩大,蝶骨大小翼缺损较大时,则患侧形成"空眶征"。眶骨缺损为发育性,而不是骨质破坏。颞叶、脑膜、脑脊液等通过眶壁骨缺损疝入眼眶内导致眶内容物增多,可引起眼球突出、眼眶扩大,眶内丛状神经纤维瘤占位效应也是眼眶扩大的因素。眼眶扩大常以纵向为主的普遍性扩大,表现为"立卵征"。蝶骨小翼变薄并上移,蝶骨嵴抬高可超出眶顶水平。眶下壁下移而使上颌窦受压变小。伴有视神经胶质瘤时,可显示视神经孔扩大。

2. **CT 表现** 在眶面部的表现分为四部分:①丛状神经纤维瘤表现为边界不清楚、形状不规则的软组织肿块,颞肌、眼睑以及眼外肌不规则增粗变形,增

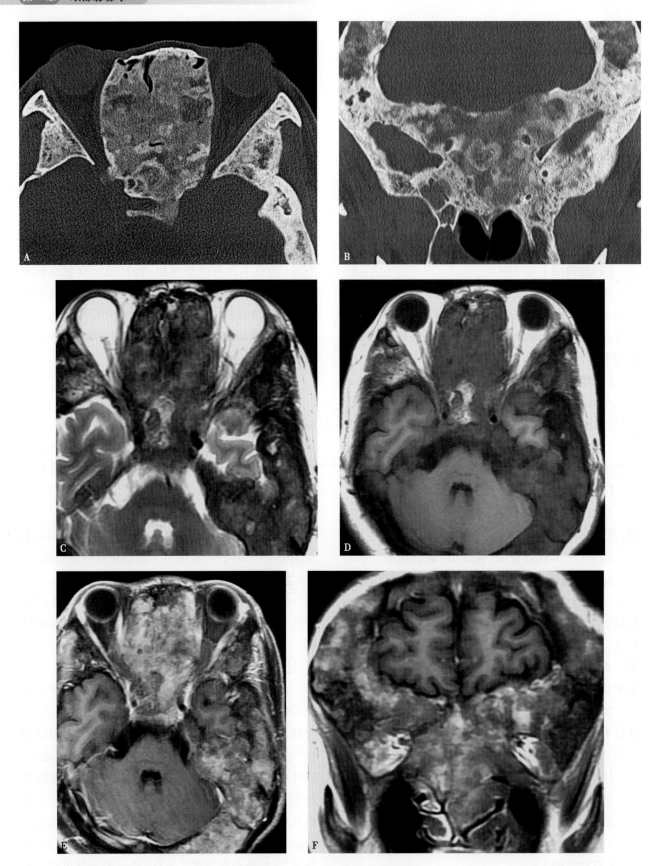

图 1-5-6 眶骨骨纤维异常增殖症

A～F 系同一患者。A. CT 横断面骨窗示双侧眼眶眶腔窄小，周围诸骨不同程度膨大、密度不均，大部分呈磨玻璃样改变，其间夹杂斑片状致密影及片状较低密度区，病变累及双侧眼眶外壁（蝶骨大翼、颧骨眶突）、左侧颞骨鳞部、蝶骨体及筛骨；B. CT 冠状面骨窗示病变累及蝶骨体、双侧蝶骨大、小翼及双侧额骨，双侧视神经管变窄；C. 横断面 MRI T$_2$WI 示病变以等或稍长 T$_2$ 信号为主，其间夹杂斑片状长 T$_2$ 信号；D. 横断面 MRI T$_1$WI 示病变呈不均匀略低信号，内部见片状等信号影，除累及蝶骨、筛骨外，还累及左侧颞骨岩部、乳突部、斜坡及左侧枕骨；E. 横断面增强后脂肪抑制 T$_1$WI 示病变呈不均匀强化；F. 冠状面增强后 T$_1$WI 示病变不均匀强化，双侧眶腔明显窄小，病变累及右侧上鼻甲、左侧中上鼻甲

强后明显强化；②眶骨发育不全常表现为蝶骨大翼和蝶骨小翼骨质缺损、眶腔扩大等，眶骨骨质缺损严重者，可继发脑膜膨出或脑膜脑膨出伴眼球突出；③伴

发肿瘤，神经纤维瘤病最常伴发的眼眶肿瘤有视神经胶质瘤、颅内可伴发脑膜瘤等；④眼球增大。一个患者可有上述一种甚至四种表现（图1-5-7A、B）。

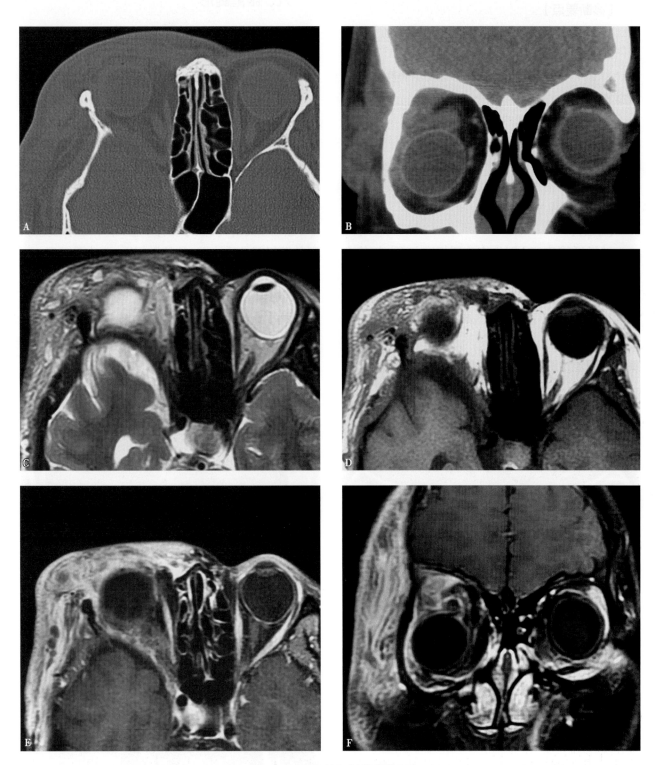

图 1-5-7 眼眶神经纤维瘤病 I 型

A～F 为同一患者。A. CT 横断面骨窗示右侧眼眶外壁（蝶骨大翼）骨质缺损，右侧眼睑及颞部软组织增厚；B. CT 冠状面软组织窗示右侧眶腔变形，眼眶外侧及外上象限肌锥外间隙可见软组织密度影附着于眶壁骨质，局部突向眶腔，眼球受压向内下方移位，邻近右侧颞部皮下软组织增厚并可见结节状软组织密度影；C. 横断面 MRI T_2WI 示右侧眼眶上方病变呈长 T_2 信号，右侧眼睑及颞部软组织弥漫性增厚，呈不均匀长 T_2 信号，边界不清，其间可见条索状等 T_2 信号，右侧颞极部蛛网膜下腔增宽；D. 横断面 MRI T_1WI 示相应部位病变呈不均匀等 T_1 信号；E. 横断面增强后脂肪抑制 T_1WI 示病变显示不均匀强化；F. 冠状面增强后脂肪抑制 T_1WI 示眶内及邻近颞部病变呈同等明显不均匀强化，病变范围广泛，累及眶内肌锥外间隙、右侧颞部及额部皮下软组织

3. MRI 表现　丛状神经纤维瘤为较长 T_1 较长 T_2 信号，增强后明显强化（图 1-5-7C～F）。脑白质常伴有多发灶性长 T_2 信号影。

【诊断要点】

1. 皮肤有典型的咖啡斑和（或）神经纤维瘤。

2. 眼睑及颞部不规则软组织肿瘤。

3. 眶骨骨质缺损、伴或不伴继发脑膜膨出或脑膜脑膨出。

4. 伴或不伴有视神经胶质瘤。

【鉴别诊断】

单发的丛状神经纤维瘤在影像上须与毛细血管瘤或淋巴管瘤鉴别，典型的皮肤色素斑或皮肤神经纤维瘤有助于鉴别诊断。

【小结】

神经纤维瘤病Ⅰ型临床诊断标准如下，如符合以下两条或两条以上表现就可诊断为 NF1：①≥6 个咖啡色素斑；②≥2 个 NF 或 1 个 PNF；③腋窝或腹股沟褐斑；④视路胶质瘤；⑤典型骨质改变；⑥ NF1

的一级亲属。全面观察眶部改变可有助于该病的诊断。

九、眼眶畸形

单独的眼眶畸形少见，主要是颅面部发育异常并发的眼眶形态异常。

1. 尖头并指畸形（Apert 综合征）　主要表现为头颅前后径缩短，并指畸形，两眼间距宽和眼球突出。CT 显示前颅窝短小和眶腔浅小（图 1-5-8）。

2. 颌面骨发育不全（mandibulofacial dysostosis, Franceschetti Klein 综合征，又称 Treacher Collins 综合征），常发生于单侧。主要是下颌骨、颧骨和蝶骨发育不良及小耳畸形。CT 表现为患侧下颌骨较窄小、颧骨隆突消失、颧弓发育不全、眶下缘骨质变薄、眶外壁局部骨质缺损、外耳道闭锁、听小骨畸形。

3. 颅面骨发育不全（craniofacial dysostosis, Crouzon 综合征），为两侧对称性畸形。主要表现为颅腔狭小、颅板指压痕加深。上颌骨或下颌骨发育

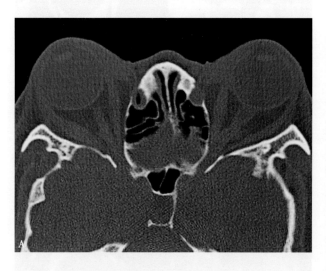

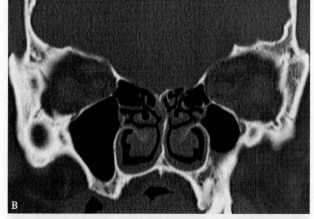

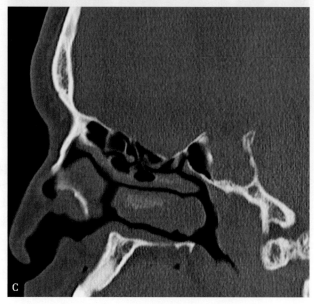

图 1-5-8　Apert 综合征
A～C 为同一尖头畸形患者图像。A. CT 横断面骨窗示双侧眶腔浅小、两侧眼球明显突出、眼球间距增宽、两侧蝶骨大翼走行异常，右侧中颅窝外侧壁颞骨鳞部脑回压迹显著增多、加深；B. CT 冠状面骨窗示双侧眼眶间距增大，眼眶内壁上下径变小，眶腔呈类三角形改变，左侧眼眶上壁颅内面脑回压迹增多、加深；C. CT 矢状面骨窗示前颅底位置明显降低，前颅窝前后径明显变短，蝶鞍加深扩大

不全，上颌骨发育不全者有反咬合。眶顶发育不良和眶腔狭小，蝶骨大翼向外移位。X线平片与眼眶CT结合能较好显示。

十、眼外肌萎缩或发育不良

眼外肌萎缩或发育不良CT表现为患侧眼外肌较对侧眼外肌细而薄，但是诊断时一定要保证双侧眼眶摆位对称，以免误诊。MRI检查可发现部分病变合并眼外肌支配神经的发育异常。

（王 冰 吴飞云）

第六节 炎性病变

一、概述

眼部炎性病变常见，分类方法较多。按病程可分为急性、亚急性和慢性；按病原体可分为细菌、真菌、病毒以及原因不明的非特异性炎症；按感染途径可分为外伤性、鼻窦源性、血源性，其中以鼻窦源性最多见。Graves眼病的基本组织学改变也属此类，故在本节中叙述。

二、甲状腺相关性免疫眼眶病

【概述】

甲状腺相关性免疫眼眶病（thyroid-related immune orbitopathy, TRIO），又称Graves眼病（Graves' ophthalmopathy）、内分泌眼病（endocrine ophthalmopathy）、甲状腺性眼眶病变（thyroid orbitopathy）及甲状腺毒性眼病等。Graves眼病是指甲状腺功能亢进伴有眼部病变，眼型Graves病是指实验室检查甲状腺功能正常（包括血清T_3、T_4水平等）而单纯具有眼征者。促甲状腺激素性眼球突出又称浸润性眼病变（infiltrative ophthalmopathy），也称恶性眼球突出，多发生于甲亢治疗效果欠佳或甲状腺功能低下时，甲亢的一般症状虽消失，眼球突出症状反而加重。研究发现眼型Graves病患者虽甲状腺功能正常，但甲状腺内分泌轴（即丘脑下部-垂体-甲状腺轴）异常，且在随访中有10%以下患者发生甲状腺功能亢进。另外甲状腺功能低下者同样伴有眼部病变。为了强调甲状腺内分泌轴任何部位的异常均可引起相似的眼部病变，Weetman提出了甲状腺相关眼病的命名。1992—1993年美国眼科学会出版的基础和临床科学教程中将其称为甲状腺相关性免疫眼眶病，包括甲状腺功能亢进、正常及低下者。为临床诊断方便，可将其分为3种类型：①凡具有甲亢者称为甲状腺相关性免疫眼眶病Ⅰ型；②甲状腺功能正常者称为甲状腺相关性免疫眼眶病Ⅱ型；③甲状腺功能低下者称为甲状腺相关性免疫眼眶病Ⅲ型。

甲状腺相关性免疫眼眶病是一种影响甲状腺、眼眶软组织和四肢皮下组织的自身免疫性疾病，是最常见的眼球突出病因，引起15%～28%的单侧眼球突出和80%的双侧眼球突出。男女均可发病，中年女性居多，发作缓慢，大多数伴有弥漫性甲状腺肿。眼型Graves病多见于中青年，男性多见。

【临床特点】

主要表现为眼球突出，其他依次为眼睑肿胀、复视及视力减退。多数患者有眼睑征，即上睑退缩（凝视）、迟落，部分伴有眼睑水肿、结膜充血。严重病例眼球明显突出固定、角膜暴露，甚至发生角膜溃疡。眼外肌明显肥大，在眶尖部可对视神经产生严重压迫症状，早期表现为眼底视盘水肿、静脉扩张，晚期多发生视神经萎缩，视力明显减退。早期眼外肌运动受限，中、晚期随眼外肌纤维化表现为眼位偏斜。

【病理特点】

病变一般发生在眼外肌的肌腹，大多数有肌肉肿胀，淋巴细胞、浆细胞等炎性细胞浸润及散在的肥大细胞，肌腱不受累。早期炎症发生在肌内膜结缔组织间隔内，成纤维细胞受刺激产生黏多糖，黏多糖进一步转变为胶原，晚期眼外肌纤维化和脂肪浸润可使肌纤维收缩，导致限制性甲状腺眼肌病（restrictive thyroid myopathy）。眶内脂肪常增多，同时眶内组织中糖胺聚糖聚积使眶组织水肿，致眼球突出及眼睑征。

【影像检查技术与优选】

CT和MRI均能较好地显示增粗的眼外肌。上直肌及下直肌在冠状面和斜矢状面上、内直肌及外直肌在横断面上显示较好，多方位成像使评价更准确。相对于单层CT来讲，MRI更易获得理想的冠状面和斜矢状面，显示眼外肌更佳。根据MRI信号可鉴别眼外肌早期肌肉水肿及后期纤维化，从而判断病变病程长短，对选择治疗方法帮助较大。

【影像学表现】

1. CT表现 眼球突出、眶脂体增厚、眼外肌肥大及眶壁压迫性改变。眼外肌肥大较显著，特点为双侧、多发、对称（图1-6-1A、B）。主要为肌腹增粗，肌腱不增粗，少数也可同时累及肌腹和肌腱。以下直肌、内直肌增粗最多见，其次是上直肌和提上睑肌，偶尔累及外直肌。少数还可见眶内脂肪片状密度增高影（炎性细胞浸润）、眶隔脂肪疝、泪腺增大、脱垂、视神经增粗等表现。

2. **MRI 表现**　增粗的眼外肌 T_1WI 呈等或低信号，急性期 T_2WI 呈稍高信号（图 1-6-1C、D），中晚期呈等或稍低信号（图 1-6-1E、F）。有报道受累眼外肌的 MRI 信号强度受病程影响，T_1WI 呈斑点状高信号提示脂肪变性，病程较长。增强扫描可见眼外肌轻至中度强化（图 1-6-1G、H）。

【诊断要点】

1. 眼球突出如伴有甲状腺功能亢进，临床即可确诊。

2. 眼球突出若甲状腺功能正常，有眼睑回缩及迟落征，双侧、多发眼外肌肌腹增粗，肌腱不增粗有诊断价值。

3. 球后脂肪组织增多。

【鉴别诊断】

1. **眶炎性假瘤**　累及眼外肌者（肌炎型）易与该病混淆。前者多为单条眼外肌受累，肌腹和肌腱同时增粗，上直肌、内直肌最易受累，极少累及提上睑肌，无眼睑回缩及迟落征。眶壁与眼外肌间脂肪间隙及眶尖脂肪间隙可被炎性组织取代而消失。

2. **颈动脉海绵窦瘘**　多有搏动性眼球突出、眼上静脉扩张及眶部血管杂音，无眼睑回缩及迟落。由于眼眶静脉压增高，眶软组织淤血，可见多条眼外肌增粗、海绵窦异常增宽强化。

3. **眼外肌转移瘤**　表现为眼外肌结节状增粗及强化。如果鉴别困难，可通过活检获得组织学结果确诊。

三、眼球筋膜炎

【概述】

眼球筋膜炎（ocular tenonitis）是发生于眼球筋膜囊（Tenon 囊）的急性炎症，分为浆液性和化脓性两种，临床上并不多见。浆液性病因不明，发病突然，进展较快，一般认为属自身免疫性疾病，常伴有风湿或类风湿关节炎、结节性动脉炎、红斑狼疮、复发性多发性软骨炎等全身免疫性疾病，双眼多见；

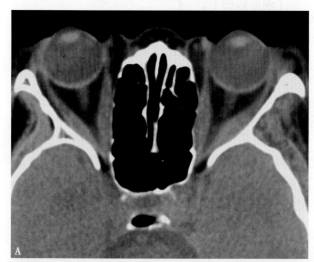

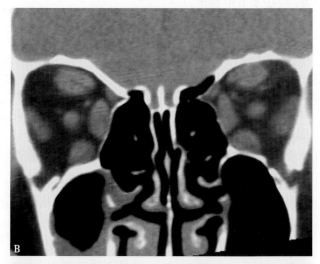

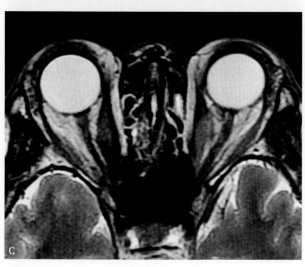

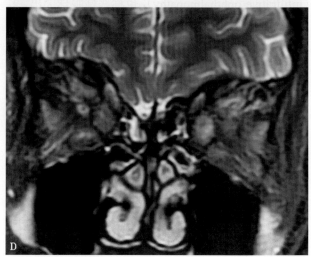

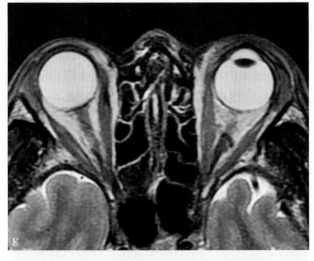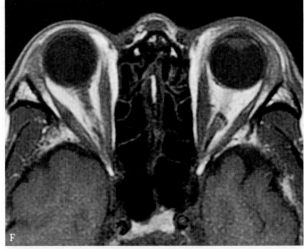

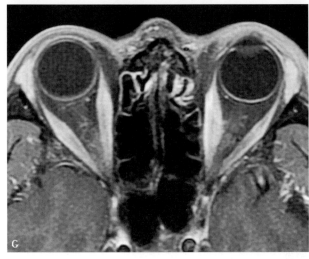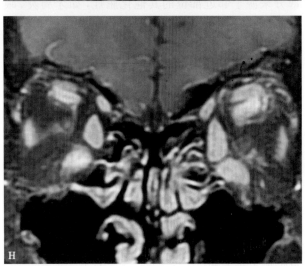

图 1-6-1　甲状腺相关性免疫眼眶病

A. CT 横断面平扫，示双侧内直肌及外直肌增粗，以肌腹增粗为著，眶尖容积变小；B. CT 冠状面平扫，示双侧诸眼外肌增粗，边界清晰；C. 横断面 T_2WI，示眼外肌增粗，与脑灰质比较呈稍高信号；D. 冠状面 T_2WI 脂肪抑制，示眼外肌增粗，与脑灰质比较呈稍高信号；E. 横断面 T_2WI，示眼外肌增粗，与脑灰质比较呈等信号；F. 横断面 T_1WI，示增粗眼肌与脑实质比较呈等信号；G、H. 增强后横断面、冠状面示增粗眼肌明显强化

化脓性眼球筋膜炎病因包括邻近结构化脓性炎症蔓延、外伤及医源性感染。一般无需影像学检查，怀疑球内或眶内并发症时影像学可明确诊断。

【临床特点】

浆液性眼球筋膜炎临床表现为突然发病，球结膜呈堤状水肿，邻近眼外肌受累则眼球运动受限转动疼痛，视力多不受影响。化脓性眼球筋膜炎症状较浆液性严重，甚至发生眼球固定，视力可受影响，球结膜下积脓，积脓侵入眶内、眼球内可引起眶内脓肿或眼内炎。本病早治疗治愈率高，但浆液性者多复发。化脓性眼球筋膜炎治疗不及时可形成急性眼眶蜂窝织炎，发生较严重并发症。

【影像检查技术与优选】

CT 和 MRI 均能很好地显示病变。MRI 对病变范围、性质的显示更有优势。

【影像学表现】

局部眼球壁增厚，边缘毛糙，增强后明显强化，Tenon 囊扩大，相邻球后脂肪模糊。部分患者可伴有眼外肌增粗，为肌腹和肌腱同时增粗，同时有球后脂肪受累，增强后球筋膜囊明显强化，可见环形强化。

【诊断要点】

1. 突然发病，双眼多见。球结膜呈堤状水肿；眼球突出，眼球运动受限，转动疼痛。化验检查显示化脓性眼球筋膜炎患者白细胞数增加，血沉加快。

2. 影像学表现为眼球壁轻度增厚、模糊，增强后球筋膜增厚并明显强化。

【鉴别诊断】

眼球淋巴瘤：多侵犯结膜或眶前部，可反复发生结膜炎，表现为眼睑或结膜水肿，眼睑球结膜部分增厚，结膜下无痛性粉红色鱼肉状肿块，多累及穹窿部。MRI 的表现具有特征性：T_1WI、T_2WI 等信号或略低信号，欠均匀，增强后中等或明显均匀强化。

四、眼部蜂窝织炎和眼部脓肿

【概述】

眼部蜂窝织炎和眼部脓肿是发生于眼眶软组织或骨膜下的急性化脓性炎症，可引起永久性视力丧失及向颅内蔓延，常被视为危症。眼眶蜂窝织炎可由多种原因引起，病原体多来自鼻窦化脓灶，病变通过血管周围间隙或直接侵蚀骨壁蔓延至眶内，少部分来源于邻近部位的其他化脓灶，如牙周炎、眼睑及颜面部疖肿的直接蔓延或静脉迁徙。眼眶外伤、骨折、医源性感染、免疫抑制状态、败血症、全眼球炎也是引起化脓性炎症的原因之一。细菌多为溶血性链球菌和金黄色葡萄球菌。

【临床特点】

炎症初期表现为发热畏寒、疼痛、水肿，继而眼球突出、眼球运动障碍、视盘水肿、充血，晚期可发生视盘萎缩。如果炎症蔓延至眶尖、海绵窦，可引起眶尖综合征及脓毒性海绵窦栓塞。根据 Chandler 分类法，眼眶炎症可分为眶隔前蜂窝织炎、眼眶蜂窝织炎、骨膜下脓肿、眼眶脓肿及海绵窦血栓静脉炎形成五种类型。

【病理特点】

蜂窝织炎可广泛累及眼部诸结构包括眼睑、眼球、眼外肌、肌锥内外间隙、泪腺甚至海绵窦，可见中性粒细胞浸润。眼眶脓肿包括骨膜下脓肿多为黄色脓液，周围可有较薄的脓肿壁。发生骨髓炎时可见眶骨骨质破坏、骨膜增厚。

【影像检查技术与优选】

CT 和 MRI 均能较好地显示眶内病变，CT 对眶壁骨质改变显示更清晰。MRI 对颅内病变的显示更有优势，增强扫描后能更好地显示海绵窦、脑膜、脑实质的累及。

【影像学表现】

1. **CT 表现**　眶内结构正常界面消失，眼眶脂肪间隙模糊，密度局限或弥漫性增高，眼球不同程度突出。根据炎症累及的部位可分为肌锥内、肌锥外、骨膜下、巩膜下及弥漫性感染。眼睑软组织肿胀，边界不清楚，眼外肌肿胀肥厚，泪腺增大，部分患者还可伴有眼球壁增厚，增强后病变明显不均匀强化。骨膜下脓肿表现为圆形、椭圆形或梭形不均匀低密度影，边界清楚，有占位效应，注射造影剂后周边强

化。骨髓炎表现为眶骨骨质破坏伴骨膜反应，表现为不均匀低密度。

2. **MRI 表现**　患侧眼眶脂肪间隙模糊，T_1WI 呈较低信号，T_2WI 呈较高信号，病变范围局限或弥漫，脂肪抑制后增强 T_1WI 显示眶内组织强化。骨膜下脓肿表现为眶壁下宽基底梭形软组织影，T_1WI 呈等或低信号，T_2WI 呈高信号（与正常眼肌对比），不跨越骨缝，边界清楚或模糊。注射造影剂后，脓肿壁强化，中央不强化。DWI 可显示脓肿弥散受限。巩膜下及眼球内炎症表现为眼环局部不规则增厚，眼球内见异常信号影，T_1WI 呈等或低信号，T_2WI 呈高信号（与正常眼肌对比），增强扫描明显强化（图 1-6-2）。骨髓炎示眶骨髓腔内高信号脂肪被低信号炎性组织取代。MRI 还可显示邻近部位的炎性病变。眼静脉血栓形成时，眼静脉流空信号消失，信号增高。眼眶蜂窝织炎如果沿眶上裂向颅内蔓延扩散，可并发海绵窦栓塞性静脉炎、脑膜炎、硬膜外脓肿、败血症等严重并发症，增强 MRI 可显示脑膜及脓肿壁明显强化。

【诊断要点】

1. 有眼外伤、眼部手术史或鼻窦炎病史。

2. 发热、眼痛、红肿。

3. 眶内结构弥漫性受累，出现骨膜下脓肿及骨髓炎。

4. 实验室检查提示为炎性病变。

【鉴别诊断】

1. **转移瘤**　主要根据病史及临床表现，鉴别有困难者可行活检获得组织学确诊。

2. **眶骨膜炎**　两者都有眼球突出、眼睑及结膜红肿、眼球运动受限、疼痛及压痛，但后者眼球突出常偏向炎症的对侧，且压痛比较局限。

五、特发性眼眶炎症

【概述】

特发性眼眶炎症（idiopathic orbital inflammatory syndrome, IOIS）亦称眼眶炎性假瘤（orbital pseudo-tumor）。Birch-Hirschfeld 于 1905 年首次报道。为无明确局部或系统性病因的非特异性肉芽肿性炎性病变，目前多数学者认为炎性假瘤是一种免疫反应性疾病。

炎性假瘤约占眼眶肿瘤及肿瘤样病变的 4.2%～13.0%，居第三位，是成人单侧突眼的常见原因。何彦津等的国内大宗病例报告显示炎性假瘤在 3 476 例眼眶占位性病变中有 347 例（9.98%），为良性肿瘤

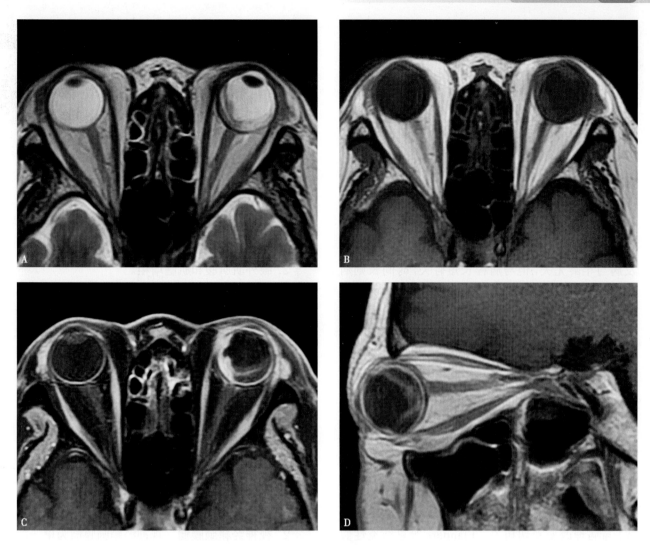

图 1-6-2 眼部脓肿

A、B. 横断面 T$_2$WI、T$_1$WI，示左侧眼球变形，眼环局部增厚，邻近眼球内见条片状影，T$_2$WI 呈略高信号（与眼外肌相比），T$_1$WI 呈等信号；C. 横断面 T$_1$WI 脂肪抑制增强扫描，示病变明显强化；D. 斜矢状面 T$_1$WI 增强扫描，示病变明显强化

的第 3 位。眶内炎性假瘤没有性别和种族差异，可发生于任何年龄，40 岁以上多见，男性多于女性，儿童少见。通常为单侧，双侧肿块提示有潜在的全身疾病。

【临床表现】

临床过程为急性、亚急性或慢性，可单侧或双侧交替发生。急性炎性假瘤在数小时至数天内发作，主要表现为眼球突出、疼痛，可伴球结膜充血水肿、眼球运动能力下降、复视、上睑下垂、眼睑皮肤红肿、眶缘肿物和视力下降等，15% 的患者出现严重视力下降。亚急性患者的症状和体征可于数周至数个月内发生，慢性患者的症状或体征可持续数个月或数年。根据病变侵及的部位和影像学所见可分为眶隔前型、肌炎型、泪腺炎型、巩膜周围炎型、神经束膜炎型、肿块型及弥漫型，每型的临床表现都不尽相同。弥漫型炎性假瘤眶内脂肪、视神经、

眼外肌和眼球周围均可纤维化，并存在混合性慢性炎性细胞浸润，形成硬化性炎性假瘤（idiopathic sclerosing orbital inflammation，ISOI）。发生于眶尖的炎症可扩散至海绵窦，产生 Tolosa-Hunt 综合征。Tolosa-Hunt 综合征是指各种原因引起的眶后或海绵窦附近的炎性病变，也有人认为是免疫功能异常引起。主要特征为顽固性眼球后疼痛，眼肌麻痹，海绵窦增宽，病理表现为眶上裂或海绵窦部非特异性炎症或肉芽肿，经激素治疗后肿块可消退。眼眶炎性假瘤治疗困难，糖皮质激素及放射治疗对弥漫性淋巴增生型炎性假瘤效果显著，但易复发；纤维增生型炎性假瘤对各种治疗方法均不敏感，综合治疗可提高治愈率。

【病理特点】

炎性假瘤的病理特点取决于手术所获得的眶内不同组织、不同部位及病变所处不同阶段。可分

为硬化型、肉芽肿型、血管炎型、嗜酸性粒细胞增多型，也可分为淋巴细胞增生型（以淋巴细胞增生为主，可见淋巴滤泡等结构，仅有少许纤维结缔组织增生）、纤维组织增生型（以纤维组织增生为主，炎性细胞浸润较少）和混合型（炎性细胞浸润及增生的纤维结缔组织混杂并存）。部分患者3种类型可相互转换。急性期主要为水肿和轻度炎性细胞浸润，包括淋巴细胞、浆细胞和嗜酸性粒细胞。亚急性期和慢性期大量纤维血管基质形成，病变逐渐纤维化，重者眼球固定。

史季桐等回顾性研究表明不同类型炎性假瘤的发病与年龄无关，但与病程长短有关，时间长则病变趋于硬化。有学者认为病理上的不同类型并非病程发展的不同阶段，即不是从弥漫浸润型发展至混合型，再至纤维增殖型。纤维硬化型炎性假瘤病理形态不同于其他类型，提示其发病机制不同。

【影像检查技术与优选】

CT可清楚显示眶上裂扩大等骨质改变，对鉴别诊断帮助较大。MRI可显示视神经改变及Tolosa-Hunt综合征的海绵窦软组织影，增强扫描显示更佳，优于CT。

【影像学表现】

1. CT表现　可表现为灶状或弥漫性软组织肿块，与病理改变密切相关。Flanders等总结炎性假瘤的CT表现包括：病变强化（95%），眶内脂肪浸润影（76%），眼球突出（71%），眼外肌增粗（57%），眶尖脂肪浸润影（48%），视神经增粗（38%）等。眶隔前炎型主要表现为隔前眼睑组织肿胀增厚；肌炎型为眼外肌增粗，典型表现为肌腹和肌腱同时增粗（图1-6-3A、B），以单块上直肌、内直肌、外直肌受累最常见，一般不伴眶内脂肪增多；泪腺炎型表现为泪腺增大，一般为单侧泪腺增大，也可为双侧；巩膜周围炎型为眼球壁增厚；视神经束膜炎型为视神经增粗，边缘模糊；弥漫型可累及眶隔前软组织、肌锥内外、眼外肌、泪腺及视神经等，典型表现为患侧眶内低密度脂肪被软组织密度影取代，泪腺增大，眼外肌增粗，眼外肌与肌锥内软组织影无明确分界，视神经可不受累而被眶内软组织影包绕，增强后软组织影强化呈高密度，视神经不强化呈低密度。骨质破坏及颅内累及罕见。Tolosa-Hunt综合征表现为眶内和海绵窦"哑铃状"肿块，肿块呈等密度，密度较均匀。

2. MRI表现　弥漫性淋巴细胞浸润型炎性假瘤T_1WI呈低或等信号，T_2WI呈高信号，明显强化。硬化型炎性假瘤T_1WI呈低或等信号，T_2WI低信号，增强后中度至明显强化。混合型炎性假瘤影像表现介于上述二者之间（图1-6-3）。Tolosa-Hunt综合征表现为眶上裂和海绵窦增大，眶内和海绵窦"哑铃状"肿块，MRI显示肿块T_1WI呈低信号，T_2WI等、低信号，信号均匀，增强后呈明显均匀强化。

【诊断要点】

具有下述任何一项并排除肿瘤后可提示诊断。

1. 泪腺增大。

2. 眼外肌肌腹和肌腱增粗。

3. 眼睑软组织肿胀增厚。

4. CT显示眶内脂肪密度增高或MRI显示脂肪高信号影被低信号软组织影所取代。

5. 眼环增厚。

6. 视神经增粗。

【鉴别诊断】

1. Graves眼病　一般为眼外肌肌腹增粗，肌腱不增粗，结合甲状腺生化检查和临床表现可诊断。肌炎型炎性假瘤的典型表现为眼外肌肌腹和肌腱同时增粗，眶壁骨膜与眼外肌间的低密度脂肪间隙为炎性组织取代而消失。

2. 视神经鞘脑膜瘤　视神经鞘脑膜瘤为单一肿块伴钙化灶，平扫其与视神经信号分界不清，增强扫描可见"靶征"或"双轨征"。炎性假瘤致视神经鞘不规则增生，多伴有泪腺、巩膜和眶脂肪炎性浸润或增生改变。

3. 肉芽肿病变　结节病在眼部以葡萄膜炎多见，常见纵隔、肺门淋巴结肿大。Wegener肉芽肿为血管炎伴坏死性肉芽肿病变，多有呼吸道、肾脏侵犯，眼眶病变常为双侧性。

4. 眶内淋巴瘤　好发于50～60岁的患者，一般无急性发作病史。肿块包绕眼球或向球后生长，CT呈稍高密度，MRI T_1WI呈低信号，T_2WI呈等信号，激素治疗不敏感，眼外肌肥大常比炎性假瘤严重，且多数是单条眼外肌肥大。

5. 转移性肿瘤　多有原发病史，CT、MRI示眼肌局限性、结节性增粗，多条眼肌同时受累，T_2WI呈高信号，边界不清，眶壁呈虫蚀样骨质破坏。炎性假瘤推压眶壁骨质变薄，但无破坏。慢性炎性假瘤由于纤维组织增生，T_2WI呈低信号。

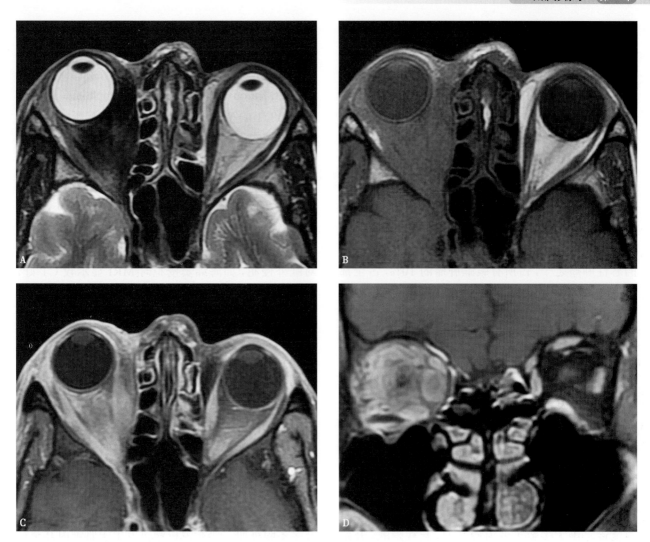

图 1-6-3　右眼眶炎性假瘤
A. 横断面 T_2WI，示病变与脑实质比呈明显低信号，广泛累及眼肌、视神经、眼睑部软组织；B. 横断面 T_1WI，示病变与脑实质呈等信号，信号均匀；C、D. 脂肪抑制增强后横断面及冠状面 T_1WI，示病变中等强化，强化不均匀

（马　高　许晓泉　吴飞云）

第七节　淋巴增生性病变

一、概述

眼眶淋巴组织增生性病变（lymphoproliferative disease of orbit）占眼眶实体肿瘤病变的 10%～15%，占第 2 位。组织学表现多样。免疫学可将眼眶淋巴组织增生性病变分为：①良性反应性增生，T 与 B 细胞呈多克隆增生；②肿瘤性增生（单克隆增生）。病理组织学分类与免疫学分类的有机结合，可为临床诊治提供更可靠的依据。一般根据病理组织学特征将眼眶淋巴组织增生性病变分为 3 种类型：良性反应性淋巴组织增生（reactive lymphoid hyperplasia，RH）、淋巴组织不典型增生（atypical

lymphoid hyperplasia，AH）和恶性淋巴瘤（malignant lymphoma，ML）。

1. 良性反应性淋巴细胞增生　具有淋巴滤泡、反应性生发中心及包括淋巴细胞、组织细胞和浆细胞的多种细胞。主要由弥漫增生的小而圆的成熟淋巴细胞组成。与炎性假瘤相比，淋巴增生更显著，淋巴滤泡更常见，滤泡周围细胞分化成熟，常见活跃的有丝分裂生发中心。部分滤泡增生显著，甚至与高分化滤泡型淋巴瘤难以区别。

2. 淋巴组织不典型增生　介于反应性淋巴细胞增生和恶性淋巴瘤间的过渡性病变，与反应性淋巴细胞增生的不同之处为不成熟的淋巴细胞数量较多，并生发中心外有核分裂象。主要由成熟细胞组成。淋巴细胞多呈弥漫性增生，体积小而一致，淋巴滤泡较少。

3. 淋巴瘤 某些高度 RH、不典型淋巴组织增生及高分化淋巴瘤三者间的鉴别十分困难。有人认为眼眶淋巴组织增生性病变病理组织学的误诊率高达 50%。也有学者认为反应性淋巴组织增生、不典型淋巴组织增生和淋巴瘤是同种疾病发生、发展的不同阶段。此三者临床表现和诊断技术均相似，故一并在淋巴瘤中叙述。

二、淋巴瘤

【概述】

眼眶淋巴瘤（orbital lymphoma）是眼眶最常见的恶性肿瘤之一，占所有眼眶肿瘤的 10%，占全部淋巴瘤的比率小于 1%。大多数原发于眼部，30%～50% 是全身淋巴瘤累及眼部。发病率受地域、种族影响。成人多见，发病高峰为 50～70 岁，女性略多。亚洲发病高峰为 40～50 岁。何彦津等的国内大宗病例报告显示非霍奇金淋巴瘤在 3 476 例眼眶占位性病变中有 65 例，占眼眶恶性肿瘤的 10.33%，为第 3 位。

【临床表现】

可单侧或双侧同时发病，单侧多见，双侧约占 1/4 以上，也可由单侧进展为双侧。临床分为急性型及慢性型。急性型起病急，发展快，多于 1～2 个月内就诊。绝大多数患者为慢性型，起病隐匿，开始症状轻，后进行性加重，病程长，预后较好。症状为眼睑肿胀及下垂、眼球突出移位、眼球运动障碍、球结膜充血水肿等。眶内可出现无痛性包块，位于眼睑、结膜、泪腺和肌锥内外间隙，质硬，呈索条或结节状，各型均无包膜。若眼眶淋巴瘤为系统淋巴瘤的局部表现时，可伴有全身症状，如发热、消瘦、疲劳、淋巴结肿大等。

【病理特点】

眼眶淋巴瘤绝大多数属于黏膜相关性淋巴组织肿瘤（mucosa associated lymphoid tissue，MALT type lymphoma）。MALT 淋巴瘤的概念由 Isaacson 和 Wright 在 1983 年首先提出，全身凡有黏膜上皮的部位，包括胃肠道、肺、涎腺、眼眶等均可发生。根据 1982 年美国国立癌症研究所制订的 NHL 国际工作分类（National Cancer Institute lymphoma panel Working Formulation，NCI IWF），绝大多数（约 84%）的原发眼眶淋巴瘤属边缘带弥漫性小 B 细胞非霍奇金淋巴瘤（non-Hodgkin's lymphoid tumors，NHL），为低度恶性肿瘤，由较单一、不成熟或明显异型性的淋巴细胞组成，多数呈弥漫分布，少数可见残留淋巴滤泡，细胞分化程度不一，内皮细胞增生也不明显。约 16% 为高度恶性，小于 1%～3% 为 T 细胞型淋巴瘤。1994 年修正的欧美淋巴瘤分类法（revised European and American Lymphoma，REAL）及 2000 年的 WHO 淋巴造血系统肿瘤新分类标准应用也较广泛。

【影像检查技术与优选】

CT 可清楚显示病变位置、形态、眶壁骨质改变，但有时对肿瘤与眼外肌、视神经的关系显示欠佳。MRI 敏感性及特异性较高，可清晰显示病变形态、信号改变，对诊断和鉴别诊断有一定帮助，尤其是对眶外侵犯，如海绵窦侵犯时 MRI 显示较 CT 好。增强后使用脂肪抑制技术使病变显示更清楚。

【影像学表现】

1. CT 表现 淋巴瘤可发生于眼眶任何部位，泪腺和眼球周围的眶前部为好发区域，其次为眼睑和结膜区，眼外肌区较少见。病变为局限性或弥漫性软组织影，边缘模糊，密度均匀，增强后轻至中度均匀强化（图 1-7-1A、B），一般不引起骨质破坏。病变发生于眼睑或结膜时常呈圆形或椭圆形，有分叶，常沿肌锥外间隙向眶内生长，呈"铸形样"改变，肿块后缘呈锐角。淋巴瘤亦常发生于泪腺，呈不规则长条形，可累及邻近眼外肌，尤其是上直肌，也可累及多条眼外肌。少数淋巴瘤可发生于肌锥内甚至视神经鞘，极少数为多发肿块，同时发生于眼睑、结膜及肌锥内外。有些病例还可通过眶下裂扩散至翼腭窝或颞下窝，通过眶上裂扩散至海绵窦。

2. MRI 表现 淋巴瘤在 T_1WI 呈中等偏低信号，在 T_2WI 呈稍高信号或等信号，极少累及肌腱，增强后轻至中度均匀强化（图 1-7-1C～F）。由于淋巴瘤细胞密度高，细胞间隙小，DWI 表现为弥散受限，ADC 值减低。MRI 动态增强成像（DCE-MRI）信号-强度曲线（TIC）类型以速升速降型为主。

【诊断要点】

1. 发生于成人，高发年龄为 50～70 岁。

2. 肿瘤沿眼球、眼外肌、泪腺、视神经、眶隔等蔓延并包绕上述结构，呈浸润性生长，密度或信号均匀，强化较明显。

3. T_1WI、T_2WI 呈低或等信号。

4. DWI 表现为弥散受限。

5. 部分为双侧发病，眶骨无异常。

【鉴别诊断】

1. 炎性假瘤 发病年龄较淋巴瘤小，有疼痛、复视、眼睑结膜充血水肿，眶缘肿物常有压痛。双侧眼眶发病者较少，密度不均匀者较多。累及眼外肌时肌腹、肌腱均增粗，可伴眼环增厚和泪腺增大。多数炎性假瘤在 T_2WI 上信号较低，但在急性炎症期 T_2WI 可呈高信号。增强后强化程度较淋巴瘤明显，激素治疗有效但易复发。淋巴瘤极少累及眼外肌肌腱，T_2WI 以稍高信号为主。

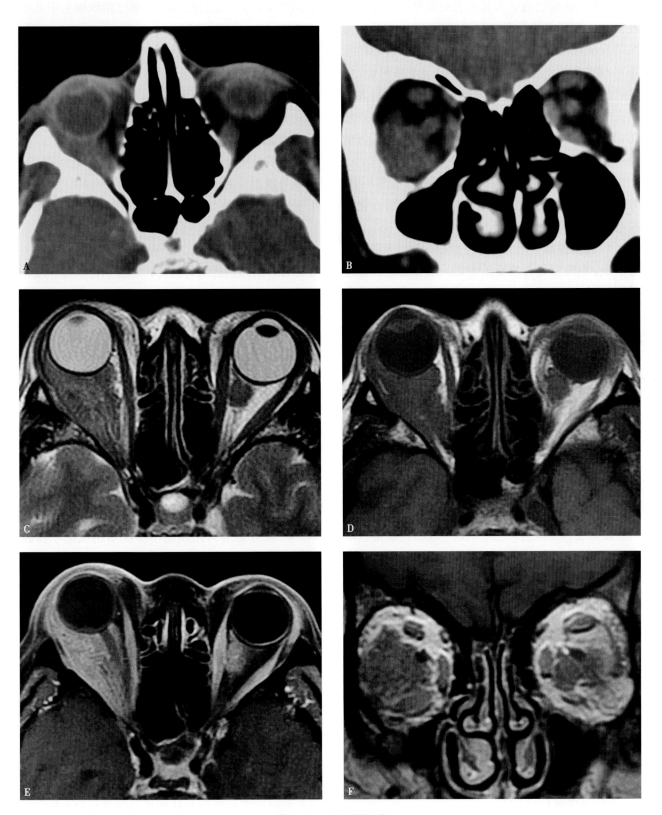

图 1-7-1 眼眶淋巴瘤

A、B. CT 横断面、冠状面平扫，示右眼眶肌锥内外间隙颞侧低密度软组织影，前部包绕眼球，后部与内直肌、外直肌、下直肌及视神经分界不清；C、D. 横断面 T_2WI、T_1WI，示病变信号不均，与脑实质比呈等、略低信号，前部包绕眼球，后部与内直肌、视神经分界不清；E、F. 脂肪抑制后横断面增强 T_1WI、冠状面增强 T_1WI，示病变明显均匀强化有包绕眼球生长的趋势，眼球壁与肿物接触面无凹陷及压迹，眼球内结构无异常，无明显移位

2. 良性反应性淋巴组织增生　许多研究证实反应性淋巴组织增生性病变中存在恶性单克隆组织成分，良性淋巴组织增生至淋巴瘤间存在渐进性演变过程，某些病变已被认为是淋巴瘤前期。上述病变在病理上密切相关且存在交叉，特别是一些反复发生的反应性淋巴组织增生，多年后可转为淋巴组织不典型增生或淋巴瘤，其影像学表现十分相似，病变密度、形态等均可相同，很难做出鉴别诊断，尤其是在病变早期。因此对诊断不明确的患者应密切随访，或做活组织检查，必要时运用免疫学方法方能确诊。

3. 眼眶蜂窝织炎　眼睑软组织肿胀，边界不清，眼外肌增粗，具有炎性病变的临床表现，结合化验检查较易诊断。

4. 泪腺肿瘤　泪腺多形性腺瘤一般呈光滑椭圆形肿块，泪腺窝处骨质受压变形。泪腺恶性肿瘤边缘不清楚，密度不均匀，伴邻近骨质吸收破坏。淋巴瘤较常发生于泪腺，早期形态和密度与肿大的泪腺相仿，增大后向前可侵犯颞侧眼睑，向后沿外直肌往肌锥外间隙深部发展，随眼球或眶骨塑型，骨质破坏极少见。

5. 眼眶转移瘤　约 50% 的眼眶转移瘤有明确的原发恶性肿瘤病史，CT 表现为眶内软组织肿块并眶壁局部骨质破坏。

三、良性反应性淋巴组织增生

【概述】

眼眶良性反应性淋巴组织增生仅占眼眶淋巴增生性病变的 10%。临床上，单纯根据患者的临床表现和影像学检查很难将其与淋巴瘤相鉴别。病理形态上的一些非典型病变也难于做出判断。目前免疫组化和分子生物学技术的发展有助于进一步明确诊断。

【临床表现】

发病年龄较淋巴瘤年轻。临床表现无特异性，包括眼睑肿胀、眼睑触及肿块、复视或视物模糊、眼球突出、轻度疼痛、眼睑红斑及无症状者。最常见的表现为眶前区无痛性肿块。部分患者可合并有自身免疫疾病。

【病理特点】

典型的良性反应性淋巴组织增生可有滤泡样结构，成熟的套区淋巴细胞环绕其周。细胞形态较成熟，细胞多形性，可见散在的浆细胞、组织细胞。对部分形态学上难于与淋巴瘤鉴别的病例，应用免疫

组化和 PCR 技术有助于进一步明确诊断。免疫组化中增生淋巴细胞抗原呈多克隆性或 PCR 检测免疫球蛋白重链呈多克隆性重排提示良性反应性淋巴组织增生。p53 在良性反应性淋巴组织增生中几乎不表达，Ki-67 往往呈弱表达。

【影像检查技术与优选】

CT 可清楚显示病变位置、形态、眶壁骨质改变。MRI 可清晰显示病变形态、信号改变，功能成像序列对诊断和鉴别诊断有一定帮助。

【影像学表现】

大多数病变位于眶隔前间隙和肌锥外间隙，可表现为仅累及某一两个间隙或结构的局限性肿块，也可弥漫累及整个眼眶。可包绕眼球或视神经生长。多为单侧发病。可累及泪腺。CT 呈均匀等密度。与眼外肌信号相比，T_1WI 和 T_2WI 一般表现为等信号。增强扫描均匀强化。一般无骨质破坏或骨质增生。部分患者可出现眶下神经增粗或眶下神经管扩大。有研究表明，与淋巴瘤相比，眼眶良性淋巴组织增生 T_2WI 流空信号多见，易合并副鼻窦炎征象，增强后病灶与颞肌的信号强度比更高，ADC值较高。（图 1-7-2）

【诊断要点】

1. 发病年龄较淋巴瘤年轻。

2. 临床表现多为眶前区无痛性肿块。

3. CT 呈均匀等密度；T_1WI 和 T_2WI 一般表现为等信号；增强扫描均匀强化；一般无骨质破坏或骨质增生。

4. 部分患者可出现眶下神经增粗或眶下神经管扩大。

【鉴别诊断】

1. **炎性假瘤**　发病年龄较小，有疼痛、复视、眼睑结膜充血水肿，眶缘肿物常有压痛。双侧眼眶发病者较少，密度不均匀者较多。累及眼外肌时肌腹、肌腱均增粗，可伴眼环增厚和泪腺增大。多数炎性假瘤在 T_2WI 上信号较低，但在急性炎症期 T_2WI 可呈高信号。增强后强化程度较明显，激素治疗有效但易复发。

2. **淋巴瘤**　许多研究证实反应性淋巴组织增生性病变中存在恶性单克隆组织成分，良性淋巴组织增生至恶性淋巴瘤间存在渐进性演变过程，某些病变已被认为是淋巴瘤前期。其影像学表现十分相似，病变密度、形态等均可相同，很难作出鉴别诊断。部分研究表明，淋巴瘤的 ADC 值较良性反应性淋巴组织增生低。病理学检查为诊断金标准。

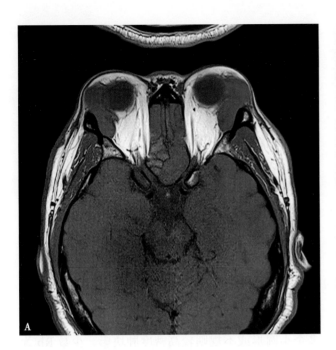

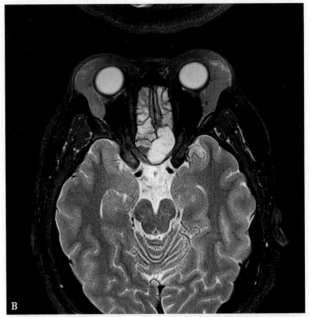

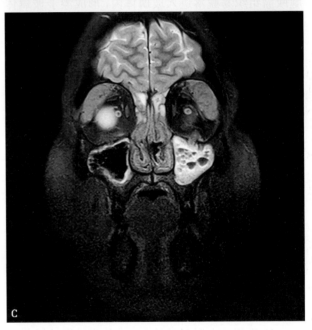

图 1-7-2 良性反应性淋巴组织增生

A～C. 横断面 T_1WI、T_2WI、冠状面 T_2WI。双侧泪腺区见软组织信号影,呈等 T_1 长 T_2 信号,T_2WI 示流空效应,病灶形状欠规则,边界欠清晰,与双侧眼球分界清晰,与双侧眼球外直肌关系密切,但尚存明显分界。左侧眶下神经增粗。可见全组副鼻窦炎征象

【小结】

单纯根据患者的临床表现和影像学检查很难将其与淋巴瘤相鉴别。免疫组化和分子生物学技术的发展有助于进一步明确诊断。

（马　高　许晓泉　吴飞云）

第八节　眼球内病变

一、概述

眼球内病变包括肿瘤及非肿瘤性病变,后者在临床上更常见,多数临床即可诊断,一般不需要影像学检查。眼球内占位性病变仅凭眼底镜不易确诊,往往需要影像学进一步检查。成年人眼球内最常见的恶性肿瘤是脉络膜黑色素瘤,儿童眼球内最常见的恶性肿瘤为视网膜母细胞瘤。

二、视网膜母细胞瘤

【概述】

视网膜母细胞瘤(retinoblastoma,Rb)是婴幼儿最常见的眼球内恶性肿瘤,多发生于 3 岁以下,6 岁以上幼儿少见,成人罕见。多数患者早期为单眼发病,约 1/3 患者为双眼发病。双侧眼球 Rb 伴松果体区或鞍区原发性神经外胚层肿瘤(neuroectodermal tumor)称为三侧性视网膜母细胞瘤(trilateral retinoblastoma),如果双侧眼球 Rb 伴鞍上和松果体原发性神经外胚层肿瘤称为四侧性视网膜母细胞瘤(tetralateral retinoblastoma)。目前认为肿瘤起源于视网膜

干细胞，*Rb* 基因缺失、突变或功能异常是视网膜母细胞瘤形成的重要原因。早期诊断和治疗可使 Rb 的 5 年生存率达 90% 以上，视神经或眶组织有无侵犯是影响 Rb 预后的最重要因素。少数分化好的 Rb 可自发退变，主要有两种形式：Rb 眼球痨（phthisis bulbi）、视网膜细胞瘤（retinocytoma）或视网膜瘤（retinoma）。

【病理表现】

肿瘤最初位于视网膜，向玻璃体内或视网膜下方生长，呈团块状，大多呈灰白色，常有钙化和坏死。根据生长方式 Rb 可分为内生型、外生型、混合生长型、弥漫浸润生长型和苔藓样生长型，以混合生长型最常见，后两种罕见。内生型 Rb 起自视网膜内层向玻璃体内生长，呈一个或几个团块，瘤细胞或瘤组织易脱落进入玻璃体内，形成漂于玻璃体内的小圆形或不规则形瘤细胞岛，可充满部分或整个玻璃体腔。外生型 Rb 起自视网膜外层，在视网膜下间隙内生长，肿瘤所在处视网膜呈实性隆起，其附近或对侧可继发视网膜脱离，外生型 Rb 晚期可通过 Bruch 膜侵入脉络膜内，可沿睫状血管及神经进入眼眶内，或侵入脉络膜血管引起血行扩散。

镜下 Rb 可分为未分化型和分化型，前者多见，前者瘤细胞排列不规则，形态差异大，恶性程度高；后者有典型的菊花团（rosette）形成，恶性程度低。组织病理学显示 Rb 主要是未分化的神经母细胞，起源于视网膜的任何一核层，绝大部分瘤细胞核深染，形态大小不一，胞质极少，核分裂象多，部分瘤细胞可发生凝固性坏死，坏死区内常见瘤细胞钙化，95% 的 Rb 连续组织切片中可发现钙质。

Rb 有以下几种转移途径：①肿瘤沿视神经蔓延至眶内，并可通过视神经管进入颅内；②侵犯软脑膜扩散到脑脊液中，继而经脑脊液种植到脑及脊髓，甚至到对侧视神经；③血行播散，转移至肺、脑及其他器官。在临床上 Rb 可分为四期：一期肿瘤（一个或多个）局限于视网膜，二期肿瘤局限于眼球内，三期肿瘤局部扩散，四期肿瘤远处转移，可转移到肺、骨和脑等器官。

【临床表现】

主要临床体征为白瞳症，经瞳孔可见黄白色反光，眼底见灰白色或黄白色半球形肿物，可多发，可伴视网膜脱离。由于发病时瘤体较小，且为婴幼儿，故早期无明显症状，当肿瘤增大到一定程度时，出现白瞳症、视力渐进性减退或丧失、失用性斜视。肿瘤阻塞前房角可引起继发性青光眼、眼球增大、

突出；球后扩散或视神经受侵导致眼球突出以及肿瘤向前生长而突出于眶外。

【影像检查技术与优选】

CT 是诊断 Rb 的首选检查方法，但增强 MRI 对显示肿瘤侵及视神经、球后、颅内以及三侧性或四侧性 Rb 优于 CT。

【影像学表现】

1. **CT 表现**　眼球内玻璃体后部可见圆形、椭圆形或不规则形肿块，与玻璃体密度相比为高密度，密度不均匀，肿块内部可见钙化，钙化可呈团块状、片状或斑点状（图 1-8-1A、B），钙化是本病的特征性 CT 表现，采用薄层、高分辨 CT 扫描可以很好地显示肿块内的钙化，CT 准确率可达 90% 以上。增强扫描后肿块轻度至中度强化。有时玻璃体内可见多个小圆形或不规则较高密度肿块影。少数 Rb 为视网膜弥漫性增厚，肿块内无钙化。Rb 常伴有视网膜脱离，呈新月形或"V"字形，密度可与肿瘤相似，但增强后视网膜下积液不强化，仅见脱离的视网膜强化，可鉴别肿瘤与视网膜脱离。Rb 侵至眼球外时表现为眼球外不规则肿块，与眼外肌等密度，肿块内无钙化，增强后肿块轻至中度强化。Rb 侵犯视神经表现为视神经增粗，累及视神经管内段时可导致视神经管扩大，进一步发展可累及视神经颅内段、视交叉、对侧视神经、视束及脑实质，局部可形成肿块，增强后轻至中度强化。如果双侧眼球 Rb 伴松果体区或（和）鞍区可强化的肿块，需要考虑到三侧性或四侧性 Rb。

2. **MRI 表现**　形态表现同 CT，与脑实质信号相比 T_1WI 上肿块呈等或略低信号，T_2WI 呈明显低信号、略低或等信号，信号多不均匀，增强后肿瘤中度至明显强化。钙化在 T_2WI 上呈低信号，如发生坏死 T_2WI 上可见片状高信号影，增强后无强化。Rb 球后肿块呈略长 T_1 长 T_2 信号影，增强后轻至中度强化。鞍区或松果体区肿块与脑实质信号相比呈长 T_1 长 T_2 信号，增强后轻至中度强化（图 1-8-1）。

【诊断要点】

三岁以下儿童眼球内肿块伴钙化，首先要考虑 Rb。

【鉴别诊断】

1. **永存原始玻璃体增生症**　①患儿眼球小，晶状体可小而不规则；②玻璃体内可见锥形软组织影，钙化少见；③增强后软组织影强化非常明显；④玻璃体腔内有时可见液平面。

2. **Coats 病**　①好发年龄为 5～10 岁，发病年

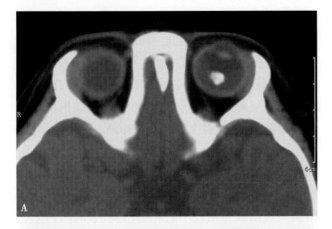

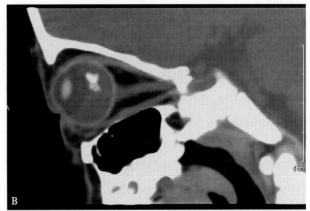

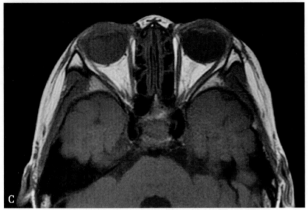

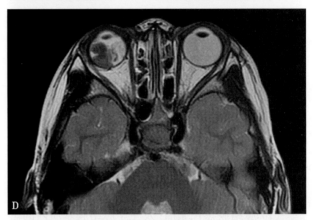

图 1-8-1 视网膜母细胞瘤
A、B. 同一患者 CT 横断面平扫及平行于视神经的斜矢状面 MPR 图像,左眼球内可见一不规则高密度影,边缘清楚;病变周围可见"V"字形稍高密度影(与玻璃体密度比较),为继发性视网膜脱离、视网膜下积液;C~E. 另一患者横断面 T_1WI、T_2WI 及增强后脂肪抑制 T_1WI,右眼球内可见不规则等 T_1 短 T_2 信号影,信号不均匀,增强后肿块实性部分强化,短 T_2 信号区强化不明显

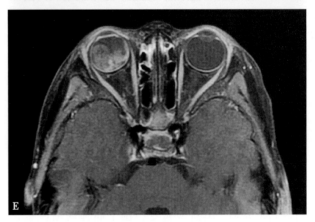

齢较 Rb 患儿大;②单眼发病,极少钙化;③ T_1WI 和 T_2WI 示 Coats 病的视网膜下积液为均匀高信号影,Gd-DTPA 增强后脱离的视网膜明显强化具有特征性。

3. **眼球内寄生虫病** 晚期可表现为玻璃体内高密度影,在 CT 上有时很难与 Rb 鉴别,临床上多有食用含囊虫肉史。

三、葡萄膜黑色素瘤

【概述】

葡萄膜黑色素瘤(uveal melanoma)又称色素膜黑色素瘤,是起源于葡萄膜黑色素细胞的恶性肿瘤或由黑色素痣恶变而来,主要发生于眼球后极部,约 90% 起自脉络膜,7% 起自睫状体,3% 起自虹膜,按发病

部位称为脉络膜黑色素瘤(choroidal melanoma)、睫状体黑色素瘤(ciliary body melanoma)和虹膜黑色素瘤(iris melanoma)。脉络膜黑色素瘤是成年人眼球内最常见的恶性肿瘤,发病率约 1/6 000,占全部眼球疾病的 0.02%~0.09%,男性患者略多于女性。多发生于 30 岁以上成年人,多为单眼、单灶性发病,无明显遗传性,有家族史者占 0.6%。目前病因不明。

【病理】

根据肿瘤细胞形态及预后,葡萄膜黑色素瘤可分为四型,即梭形细胞型、混合细胞型、上皮样细胞型和坏死型,前两者最常见,上皮样细胞型和坏死型较少见。梭形细胞型、混合细胞型多形成梭形、半球形或蘑菇状肿块,而弥漫性生长或扁平状肿块

多为上皮样细胞型。

肿瘤预后与肿瘤组织细胞类型、肿块大小、位置、肿瘤巩膜外蔓延和年龄有关。梭形细胞型预后较好，上皮样细胞型恶性程度最高，混合细胞型次之。美国多中心协作眼黑色素瘤项目（Collaborative Ocular Melanoma Study，COMS）把肿瘤分为3组研究，即小肿瘤组（高度<3mm）、中等大小肿瘤组（高度3～8mm，最大基底直径<16mm）和大肿瘤组（高度>8mm，最大基底直径>16mm），视网膜受侵犯者中中等大小肿瘤组为31%，大肿瘤组为59%；玻璃体腔内侵犯者中中等大小肿瘤组为13%，大肿瘤组为32%；已扩散至巩膜表层或穿出巩膜者中等大小肿瘤组占4%，大肿瘤组占11%；而巩膜导血管受侵或巩膜受侵者中中等大小肿瘤组与大肿瘤组间无显著差异。虹膜黑色素瘤预后最好，脉络膜黑色素瘤次之，睫状体黑色素瘤较差。葡萄膜黑色素瘤血管丰富，主要经血行转移，最常见转移部位为肝脏，也可转移至肺、胃肠道、皮肤、中枢神经系统或骨骼，一旦全身转移死亡率极高。

（1）脉络膜黑色素瘤：发生于脉络膜基质内的黑色素细胞的恶性黑色素瘤。早期受巩膜和Bruch膜双重限制，肿物多呈梭形、结节状或半球形，界限清楚，表面多呈淡褐色或灰色，极少数呈黑色，随着肿物不断生长，瘤细胞突破Bruch膜和视网膜色素上皮层，向视网膜下生长形成蘑菇状肿物，即肿瘤顶部呈球形膨大，在Bruch膜处呈一细颈，宽基底位于脉络膜，周围往往引起继发性浆液性视网膜脱离，部分肿瘤瘤体顶部可呈分叶状或多结节状；体积较大的肿瘤可侵入玻璃体，瘤体可充满整个眼球。肿瘤内可有坏死、出血或囊变。由于瘤体内黑色素含量不等，黑色素常分布不均，肿物表面色素颜色深浅不一，但是肿瘤恶性程度与黑色素含量关系不大，与肿瘤细胞类型有关。极少数脉络膜黑色素瘤为弥漫性扁平状生长，此型通常引起广泛视网膜脱离，容易侵及视神经和巩膜外扩散转移。

（2）睫状体黑色素瘤：是起自睫状体基质内的黑色素细胞的恶性肿瘤，肿瘤多呈结节状或球形，表面呈棕黑色，相邻局部巩膜常局限性充血，巩膜血管迂曲扩张，即"哨兵样血管"，肿瘤长大后易导致晶状体脱位和浑浊。较大肿瘤可蔓延至脉络膜。少数肿瘤沿睫状体弥漫性生长形成环状黑色素瘤（ring melanoma），表现为整个睫状体区弥漫性不规则增厚。

（3）虹膜黑色素瘤：好发于虹膜下部，分为局限性和弥漫性两类，后者罕见。局限性虹膜黑色素瘤表现为境界清楚、形状不规则的黑色素性肿物，直径一般大于3mm，高度1～4mm；大多数虹膜黑色素瘤为梭形细胞型。瘤细胞早期仅在虹膜基质内生长，随着瘤体增大，可向前房内或向虹膜后方生长，进一步发展可阻塞前房角而发生青光眼，也可向睫状体和巩膜发展，甚至可穿至眼球外。

【临床表现】

脉络膜黑色素瘤的临床表现与肿瘤位置和体积有密切关系。患者就诊主诉多为视力下降。靠近脉络膜周边部或体积较小的肿瘤，可较长时间内无症状；位于眼球后极部或黄斑部的肿瘤早期就可出现视力下降、视野缺损；伴有广泛视网膜脱离者视力明显下降甚至失明；肿瘤侵入玻璃体内时可出现继发性青光眼；如果肿瘤浸润巩膜或经巩膜导管蔓延至球外，则可出现眼球疼痛和眼球突出等症状。虹膜和睫状体黑色素瘤较小时一般无临床症状，在眼底镜下可见色素分布不均的肿物，较大时可使晶状体移位、白内障，也可阻塞前房角引起继发青光眼，睫状体黑色素瘤晚期可引起视网膜脱离。

【影像检查技术与优选】

葡萄膜黑色素瘤的CT表现不具有特征性，而且很难显示较小的肿瘤。体积较大的典型黑色素瘤MRI平扫即可诊断。如果肿瘤较小，容易漏诊，Gd-DTPA增强和使用脂肪抑制技术的T_1WI能提高肿瘤与周围结构的对比而得以显示。B超诊断黑色素瘤的特异性明显低于MRI。眼球外扩散CT和MRI都能显示，但以MRI为佳，而B超显示较差。综上所述，MRI是显示葡萄膜黑色素瘤的首选方法。

【影像学表现】

1. CT表现　虹膜、睫状体黑色素瘤一般体积较小，在CT上很难显示。脉络膜黑色素瘤CT表现为自眼球壁向玻璃体突出的高密度（与脑灰质密度相比较）肿块，典型者呈半球形（高度与基底直径之比≥1∶2）或蘑菇状（基底宽、颈细、头大），不典型者可呈较扁的梭形（图1-8-2）。多数密度均匀，增强后轻至中度强化，如肿块内有囊变或坏死，则强化不均匀。继发的视网膜脱离常表现为"V"字形的略高或高密度影（与对侧正常玻璃体密度相比），有时可掩盖较小的肿瘤，此时增强扫描可资鉴别，增强后视网膜脱离、视网膜下积液无强化，而肿瘤有较明显的强化。

2. MRI表现　肿瘤形态表现同CT。由于黑色素瘤内的黑色素是顺磁性物质，可缩短T_1和T_2，缩短程度与黑色素的多少成比例，典型黑色素瘤在MRI

上呈特征性短 T_1、短 T_2 信号，含色素较少的肿块呈稍短 T_1、稍短 T_2 信号，大多数肿块内部信号均匀，即使肿块内部有坏死区，因为坏死区内也存在黑色素。约 15% 肿块信号表现可不典型。增强后肿块多呈中度至明显强化，强化可均匀或不均匀，动态增强曲线呈速升平台型或速升速降型（图 1-8-3）。

普通增强扫描不易观察强化程度，动态增强扫描及其所获取的时间 - 信号曲线可揭示肿块强化特点。约 75% 的肿瘤可继发视网膜脱离、视网膜下积液，视网膜脱离可位于肿块一侧、两侧甚至可远离肿块，呈新月形、"V" 字形等，视网膜全脱离时冠状面 MRI 呈花环形，视网膜下积液呈长 T_1 长 T_2 信号、短 T_1

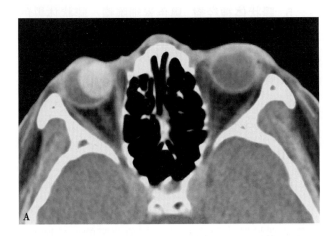
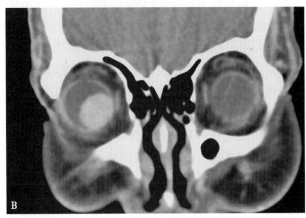

图 1-8-2　脉络膜黑色素瘤
A、B. CT 横断面、冠状面平扫，右眼球内鼻侧可见一半球形高密度影，边界清楚，密度均匀

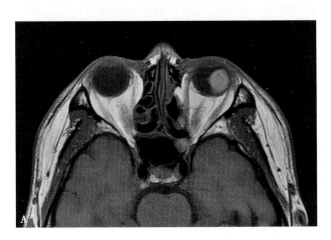
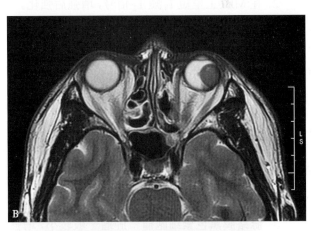
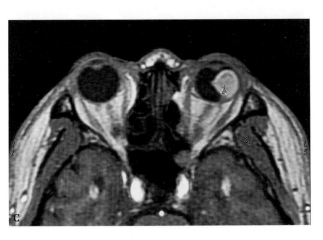
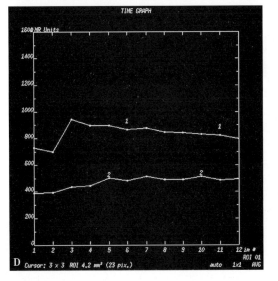

图 1-8-3　脉络膜黑色素瘤
A～C. 同一层面横断面 T_1WI、T_2WI、动态增强 3D FSPGR 图像，示左眼球后壁偏颞侧半圆形肿块，呈短 T_1 短 T_2 信号，内部可见点状长 T_1 长 T_2 信号，增强后肿块明显强化；D. 动态增强扫描时间 - 信号强度曲线图，时间 - 信号强度曲线呈速升速降型

长 T_2 信号等，信号均匀，增强后不强化，不同信号表现与视网膜脱离发生时间及视网膜下积液的成分有关。MRI 增强扫描有三方面的作用：①有助于发现较小的肿瘤，特别是能显示在 CT 上被高密度的视网膜下积液所掩盖的小肿块；②鉴别肿瘤与血肿或视网膜脱离；③鉴别恶性黑色素瘤与黑色素细胞瘤。脂肪抑制技术和增强扫描联合使用可更好地显示较小的肿瘤。

葡萄膜黑色素瘤可通过巩膜导管向眼球外扩散，在球后形成不规则的肿块，CT 上呈等密度，MRI 上多表现为等 T_1 等 T_2 信号，只有少部分表现为短 T_1 短 T_2 信号；增强后肿块中度至明显强化；少数黑色素瘤还可通过视神经扩散，表现为视神经增粗，增强后明显强化（图 1-8-4）。眼球外扩散在联合使用脂肪抑制技术和增强的 T_1WI 显示最佳。

【诊断要点】

1. 眼球壁后部肿块，呈半球形或蘑菇状；虹膜睫状体区呈结节样。

2. 在 MRI 上呈短 T_1 短 T_2 信号，增强后强化。

【鉴别诊断】

1. **脉络膜转移瘤**　多为弧形或梭形，隆起高度较小，多呈略长 / 等 T_1、等 / 略长 T_2 信号，患者年龄较大，多有原发恶性肿瘤病史。

2. **视网膜下出血或视网膜脱离**　如果表现为短 T_1 短 T_2 信号，需要与脉络膜黑色素瘤鉴别，增强扫描有助于鉴别，黑色素瘤多呈中度以上强化，出血或视网膜下积液无强化，但出血机化后边缘可有明显强化，短期复查出血体积可缩小。

3. **脉络膜黑色素细胞瘤**　肿瘤一般较小，增强后无强化，眼底镜下观察肿块多呈黑色，表面色素较多，而脉络膜黑色素瘤色素相对略少而呈棕色。

4. **脉络膜血管瘤**　多为梭形，具有典型信号特点，即长 T_1 长 T_2 信号，T_2WI 上与玻璃体信号相似，信号均匀，增强后强化非常明显，强化程度可高达 2 倍以上。

5. **睫状体神经瘤、黑色素细胞瘤**　睫状体黑色素瘤须与二者鉴别。睫状体神经瘤：包括神经鞘瘤和神经纤维瘤，二者在 T_1WI 与脑实质等信号，T_2WI 与脑实质相比为高信号，与玻璃体等信号，增强后明显强化。睫状体黑色素细胞瘤：呈短 T_1 短 T_2 信号，但增强后无强化。

四、葡萄膜转移瘤

【概述】

葡萄膜转移瘤（uveal metastases）是指体内其他部位的恶性肿瘤经血行转移到葡萄膜的恶性肿瘤。眼球内组织不存在淋巴管，因此，身体其他部位的恶性肿瘤一般是经过血行转移到眼球内。由于葡萄膜血流丰富且缓慢，因此眼球内转移瘤最常累及葡萄膜，尤其是后极部脉络膜。女性患者原发癌多为乳腺癌、肺癌等，男性患者原发癌多为肺癌、胃肠道癌、肾癌、前列腺癌等。约 34% 的患者就诊时无原发肿瘤病史，约 66% 的患者就诊时有原发恶性肿瘤病史，因此葡萄膜转移瘤的诊断有一定难度。

【病理表现】

约 88% 的葡萄膜转移瘤位于脉络膜，9% 位于虹膜，2% 位于睫状体。葡萄膜转移瘤约 71% 为单个病灶，12% 为两个病灶，17% 为 3 个以上病灶，约

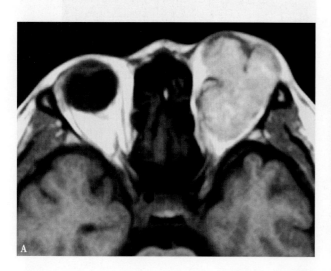
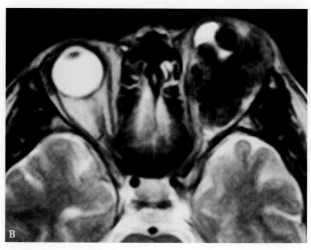

图 1-8-4　脉络膜黑色素瘤眼球外侵犯

A、B. 横断面 T_1WI、T_2WI，左侧眶腔扩大，眼球前移，眼球内及球后可见不规则短 T_1 短 T_2 信号肿块影，肿块与内直肌、外直肌分界不清，左眼玻璃体其余部分呈短 T_1 长 T_2 信号

1/3 葡萄膜转移瘤累及双眼。虹膜转移瘤多表现为位于下象限的孤立性的黄色至白色结节。睫状体转移瘤多表现为位于下象限的孤立性、无蒂的、圆顶状黄色肿块，但临床难于直接观察到。脉络膜转移瘤多表现为多灶性或弥漫性、黄色或无色素性的脉络膜肿物，其表面可有不均匀色素沉着，少数转移瘤可呈团块状或蘑菇状生长。脉络膜转移瘤形态扁平，病灶平均长度约 9mm，平均高度约 3mm，多伴有继发性视网膜脱离，约 80% 的脉络膜转移瘤位于赤道与黄斑区之间，12% 位于黄斑区，8% 位于赤道之前。

【临床表现】

视力下降、眼前黑影或继发性青光眼。

【影像检查技术与优选】

MRI 是葡萄膜转移瘤的首选检查方法。增强后MRI 可提高多发病灶和较小病变的显示率。CT 一般较少使用。

【影像学表现】

1. CT 表现　眼球壁弥漫性轻度增厚，或眼球壁多发、扁平的病灶，增强后中度以上强化，常伴有视网膜脱离。由于转移瘤多较小，CT 显示较差，而且与黑色素瘤不易鉴别。

2. MRI 表现　多表现为脉络膜局部轻度增厚、新月形增厚，或呈梭形，少数为结节状；与脑白质信号相比，多呈等 T_1 等 T_2 信号，少数呈略长 / 略短 T_1 信号、略长 / 略短 T_2 信号，增强后呈中度至明显强化，多数强化均匀（图 1-8-5）。少数来源于腺癌的转移瘤可产生黏液，黏液缩短了 T_1 和 T_2，呈与黑色素瘤相似的短 T_1 短 T_2 信号。

【诊断要点】

中老年患者眼球壁等 T_1 等 T_2 信号的弥漫性或扁平的多灶性病变，常提示为葡萄膜转移瘤。

【鉴别诊断】

1. 葡萄膜黑色素瘤　大多数脉络膜黑色素瘤具有特征性的蘑菇形和短 T_1 短 T_2 信号影，MRI 很容易鉴别，但不典型脉络膜黑色素瘤与葡萄膜转移瘤的鉴别有一定困难，临床表现有助于鉴别，脉络膜转移瘤病史一般较短，眼底镜表现为表面不光整的灰黄色或粉红色隆起，有原发肿瘤病史。

2. 视网膜脱离　增强后未见强化肿块。

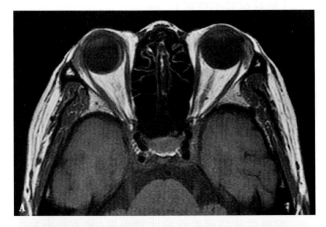
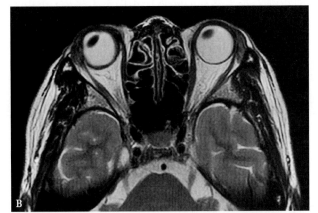
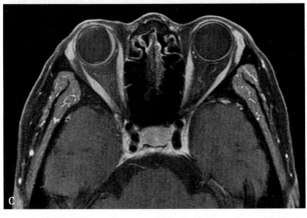
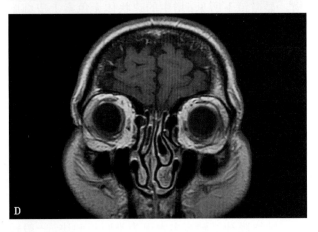

图 1-8-5　右脉络膜转移瘤

A～D. 同一患者横断面 T_1WI、T_2WI、增强后脂肪抑制 T_1WI、增强后冠状面 T_1WI，右眼球鼻侧壁至后壁视网膜脉络膜呈弧形增厚，以鼻侧壁为著，呈等 T_1 稍短 T_2 信号，边缘欠清晰，增强后明显强化

3. 视网膜或脉络膜血肿 T_2WI 上病变多呈高信号，增强后无强化，短期复查病变体积可缩小。

4. 脉络膜血管瘤 T_2WI 上病变呈高信号，与玻璃体信号相似，信号均匀，增强后显著强化。

五、葡萄膜神经源性肿瘤

【概述】

葡萄膜神经源性肿瘤包括神经鞘瘤（schwannoma）和神经纤维瘤（neurofibroma），多为良性肿瘤，还可发生神经胶质瘤、神经瘤（uveal neuroma）及副神经节瘤，但均罕见。神经鞘瘤可能起源于睫状神经周围的施万细胞，多为孤立性、局限性肿瘤，仅有极少数脉络膜神经鞘瘤并发神经纤维瘤病。神经纤维瘤是一种由周围神经纤维成分局限性或弥漫性增生所形成的良性肿瘤性团块，可为孤立性，亦可并发于神经纤维瘤病，主要发生在脉络膜部位，发生于睫状体者少见。

先天性睫状体无色素上皮发生的肿瘤起源于原始的髓上皮组织，被称为睫状体髓上皮瘤（medulloepithelioma），或称之为视网膜胚瘤（diktyoma），多见于儿童。获得性睫状体无色素上皮发生的肿瘤则起源于完全成熟的睫状体无色素上皮层，系由于睫状上皮良性增生所形成的肿物，多见于成年人。依据肿瘤组织的细胞学特征又分为睫状体良性无色素上皮腺瘤（adenoma）和恶性无色素上皮腺癌（adenocarcinoma）两种类别，后者极为罕见。

【临床特点】

临床表现多样，与肿块所在位置有关。

【病理特点】

睫状体无色素上皮腺瘤大体观为一境界清晰、圆形或类圆形、多呈灰白色或略呈淡棕色的实性肿物。显微镜下所见：增生的睫状体无色素上皮细胞构成肿瘤的主要成分。肿瘤组织由分化好、相似于成熟的无色素上皮细胞的增殖细胞组成规则排列的增殖巢或不规则条索样结构。光镜下，容易将睫状体无色素上皮腺瘤与恶性黑色素瘤进行鉴别诊断。

【影像检查技术与优选】

MRI 显示肿瘤的部位、形态以及信号具有一定的特征，有助于与黑色素瘤鉴别，因此是影像学检查的首选方法。

【影像学表现】

脉络膜神经鞘瘤多表现为类圆形肿块，一般较小，不呈典型的蘑菇状生长，在 T_1WI 上肿瘤与脑实质等或略高信号，在 T_2WI 与脑实质相比多呈高信号，与玻璃体相比呈等信号或略低信号，增强后肿瘤明显强化。睫状体无色素上皮腺瘤与黑色素瘤表现相似（图1-8-6）。

【鉴别诊断】

主要与黑色素瘤鉴别，典型的黑色素瘤呈蘑菇状短 T_1 短 T_2 信号影。鉴别诊断较困难，需进行活检。

【小结】

葡萄膜神经源性肿瘤罕见，影像缺乏特征性，诊断时需密切结合临床表现及眼科检查。

六、脉络膜血管瘤

【概述】

脉络膜血管瘤（choroidal hemangioma）属于良性、血管错构瘤性病变，分为孤立性和弥漫性两类，大多数为海绵状血管瘤。孤立性脉络膜血管瘤眼底镜下早期呈淡红色扁平隆起，界限清楚，临床易于诊断，但是伴视网膜脱离时可遮盖肿瘤，以至于眼底镜下无法直接观察到肿瘤，晚期时肿瘤与色素上皮间常有结缔组织增生，表面变为淡灰色或淡绿色，仅凭眼底镜检查与脉络膜黑色素瘤难以鉴别，此时影像学检查具有重要鉴别诊断价值。

【病理及临床表现】

孤立性脉络膜血管瘤多发生于后极部，界限清楚，不伴有面部、眼部或全身其他病变，早期一般无临床症状，往往出现视网膜脱离致视力下降才被发现，出现临床症状多在 20～50 岁；眼底表现为无色素性、圆形或椭圆形、橘红色或灰黄色扁平状肿物，常伴有视网膜脱离；瘤体多位于后极部，96% 占位于赤道后，86% 距黄斑区 3mm 以内，42% 部分或完全位于黄斑下。肿块大小 3～18mm 不等，平均 7mm；隆起 1～7mm 不等，平均 3mm。

弥漫性脉络膜血管瘤比较少见，通常伴有脑颜面部血管瘤病（Sturge-Weber 综合征），因常有颜面部血管瘤和患侧眼球结膜及巩膜表层血管扩张，多较早进行眼科检查，发现眼底改变多在 10 岁以前，病变无明显界限，眼底表现为后极部脉络膜弥漫性增厚，呈橘红色或暗红色，易引起广泛的视网膜脱离。

【影像检查技术与优选】

首选超声检查，表现为眼球后极隆起物，呈均匀强回声，基底部可见彩色血流，但特异性较低，由于费用低，可作为筛选手段及常规检查方法。CT 表现为局限性或弥漫性脉络膜增厚，如果肿瘤扁小，CT 平扫可能漏诊，而且由于晶状体对 X 线较其他器官敏感，因此 CT 不宜作为脉络膜血管瘤首诊或

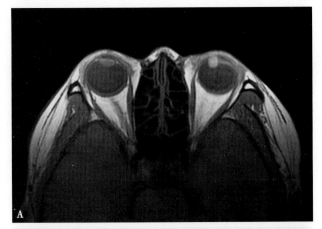
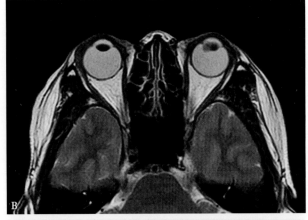
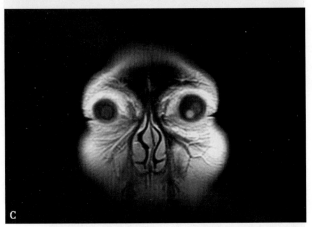
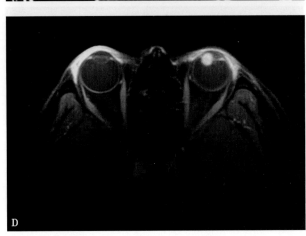

图 1-8-6 睫状体无色素上皮腺瘤

A～C. 横断面 T_1WI、T_2WI、冠状面 T_1WI；D. 增强后脂肪抑制 T_1WI，左眼虹膜睫状体区约 7 点处可见一圆形短 T_1 略长 T_2 信号影，增强后明显强化

复查方法。MRI 上脉络膜血管瘤具有特征性表现，是脉络膜血管瘤的最佳检查方法，尤其是 MRI 增强扫描可提高小肿瘤的显示率，同时也有助于诊断和鉴别诊断。

【影像学表现】

1. CT 表现 多表现为较扁的梭形软组织密度影，少数表现为弥漫性脉络膜增厚，增强后肿瘤明显强化。

2. MRI 表现 T_1WI 上呈等信号或略高信号（与玻璃体信号相比），在 T_2WI 上呈等信号（与玻璃体信号相比），较小的血管瘤在 T_2WI 上不易发现。增强扫描可见血管瘤明显均匀强化，信号强度可达原来的 2 倍以上，远高于眼球内其他病变。动态增强扫描显示肿块早期迅速强化，注射造影剂后第 2～3 时相（约 52～78 秒）即可达到最大强化，时间 - 信号曲线呈速升缓降型；较大病变有时可见"填充征"，即病灶内靠近玻璃体缘的区域先强化，远离玻璃体缘的区域后强化，即造影剂在肿块内自玻璃体缘向巩膜缘逐渐填充，推测可能是脉络膜血管瘤血供来自靠近玻璃体缘的脉络膜和视网膜的缘故。病变常继

发视网膜脱离，其信号表现多样，视网膜下积液在 T_1WI 上如果表现为高信号，则可清楚地勾画出等信号或略高信号的血管瘤瘤体，有助于发现病变，视网膜脱离及视网膜下积液形态可为"V"字形、新月形或弧形，增强后不强化。较小的血管瘤 MRI 平扫显示较困难，增强后显示较清楚，因此，临床怀疑脉络膜血管瘤时，均应行 MRI 增强扫描（图 1-8-7）。

【诊断要点】

肿块在 T_2WI 上与玻璃体信号相比呈等信号或高信号，增强后明显强化。

【鉴别诊断】

1. 脉络膜黑色素瘤 脉络膜黑色素瘤的典型形态呈蘑菇状，如果不呈典型的形状而呈椭圆形、梭形时，主要根据 MRI 信号和增强表现来鉴别。

2. 脉络膜转移瘤 T_1WI 与 T_2WI 均呈高信号与脉络膜血管瘤不同，增强后血管瘤强化很明显而转移瘤仅中度强化，有助于鉴别；如发现原发癌，诊断更明确。

3. 视网膜下积液 视网膜下积液与脉络膜血管瘤的鉴别主要根据 MRI 信号和增强后无强化鉴别。

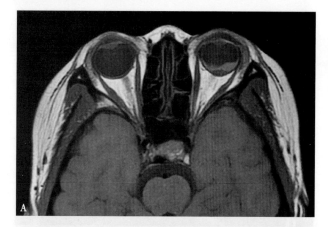

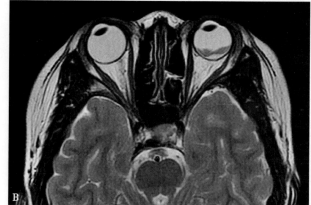

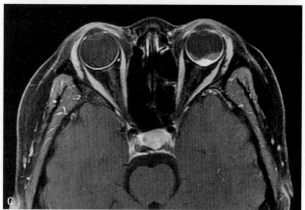

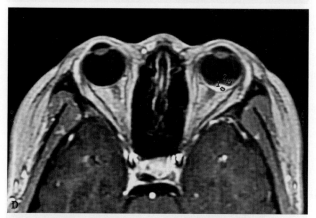

图 1-8-7　左脉络膜血管瘤继发视网膜下积液

A～C. 同一层面横断面 T_1WI、T_2WI、增强后脂肪抑制 T_1WI；D. 动态增强 3D FSPGR 图像；E. 动态增强扫描时间 - 信号强度曲线图。A～D 示左眼球后壁梭形肿块，与玻璃体相比呈等信号，信号均匀，增强后肿块明显均匀强化，时间 - 信号强度曲线呈速升型；肿块周围可见"V"字形略短 T_1 略短 T_2 信号影，信号均匀，增强后未见强化，时间 - 信号强度曲线为直线，为视网膜下积液

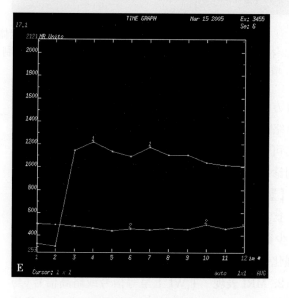

七、脉络膜骨瘤

【概述】

脉络膜骨瘤（choroidal osteoma）是由成熟骨组织构成的一种良性肿瘤，发病机制尚不明了，多数学者认为属于骨性迷离瘤（choristoma）。

【临床特点】

好发于 20～30 岁的女性，多单侧性，亦可双侧发病。大多数发生于眼球后极部视盘旁，亦可累及黄斑部。临床上可无任何症状，或有轻微视力减退、视物变形和视野缺损。

【病理表现】

脉络膜骨瘤一般为扁平状，或双凸透镜状，其隆起高度仅为 0.5～2.5mm，有些肿瘤表面不平坦，边缘不整齐。眼底可见瘤体多呈黄白色，椭圆形，轻度隆起，瘤体表面常可见小血管或簇状色素沉着。组织病理学示成熟骨组织，骨髓腔内有纤维血管组织。

【影像检查技术与优选】

CT 为首选检查方法，但继发视网膜脱离时，MRI 对于鉴别视网膜下积液内是否存在肿块优于 CT。

【影像学表现】

1. **CT 表现** 位于眼球壁的高 / 略高密度影，呈梭形或新月形，厚度较小，较大肿瘤突向玻璃体腔内，CT 值常为 200HU 以上，较具特征性。少数可伴有视网膜脱离。

2. **MRI 表现** 病变 T_1WI、T_2WI 上均呈低信号，且一般厚度较小，MRI 显示不如 CT 清楚（图 1-8-8）。

【诊断要点】

发生于成人、位于眼球壁的骨性高密度肿块可诊断本病。

【鉴别诊断】

1. **视盘玻璃疣（drusen of optic papilla）** CT 表现为视盘表面的孤立圆形高密度影，多为双侧对称性病变，病变在视盘表面。

2. **视网膜母细胞瘤** 多发生于 3 岁以下儿童，眼球内软组织肿块伴钙化。

八、眼底出血

【概述】

眼底出血包括脉络膜出血（choroidal hemorrhage）、视网膜下出血（subretinal hemorrhage）等，可表现为眼底弥漫性或局限性隆起，局限性出血量大者容易误诊为脉络膜黑色素瘤，多发生于老年患者，追问全身病史常有高血压、动脉硬化、糖尿病等血管疾病。

【临床特点】

脉络膜 / 视网膜下出血临床多表现为视力突然下降或丧失，病程一般较短。检眼镜下可见后极部视网膜下扁平状或半球状隆起，表面可呈灰色、棕黑色，局部有暗红色或边缘呈暗红色。激光、纤溶剂、抗血小板凝聚剂等方法治疗后，病变体积可缩小。

【病理特点】

引起视网膜深层出血的病变包括视网膜血管瘤

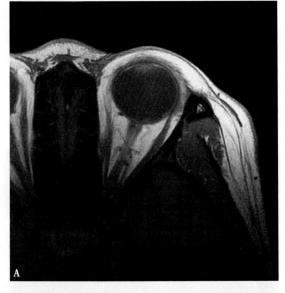
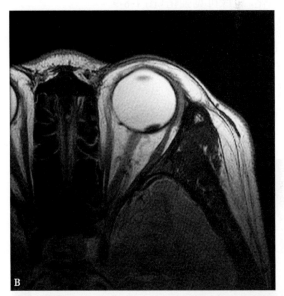
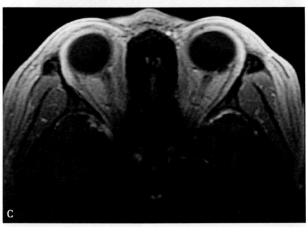
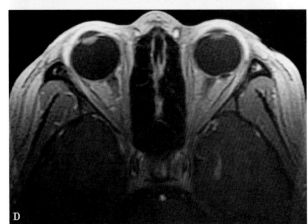

图 1-8-8 脉络膜骨瘤

A、B. 同一层面横断面 T_1WI、T_2WI；C、D. 动态增强 3D FSPGR 图像，左眼球后壁偏颞侧可见一梭形长 T_1 短 T_2 信号影略向眼球内突出，边缘清楚，信号均匀，增强后未见强化；显示病变表面的视网膜呈弧线样明显强化

样增生（retinal angiomatous proliferation，RAP）、特发性息肉状脉络膜血管病变（IPCV）、局灶隐匿型脉络膜新生血管（CNV）、视网膜大动脉瘤、视网膜毛细血管瘤、特发性黄斑旁毛细血管扩张（IPT）等。脉络膜 / 视网膜下出血可机化、伴瘢痕组织形成。

【影像检查技术与优选】

MRI 包括动态增强扫描是首选检查方法，动态增强扫描是关键；CT 和 B 超可作为筛查方法。

【影像学表现】

1. CT 表现　病变多位于眼球后极部，局限者多呈梭形，形态较扁平，边界清楚，呈中等密度，密度均匀或不均匀，增强后无强化或边缘可见强化。

2. MRI 表现　病变位置、形态同 CT 表现。由于出血时期不同、成分不同，信号表现多样。T_1WI 上多呈高信号或等信号（与眼外肌相比），T_2WI 呈低信号或等信号，信号不均匀，短 T_1 短 T_2 信号者与脉络膜黑色素瘤容易混淆。动态增强扫描显示病变内部无强化，边缘可见强化（图 1-8-9）。

【诊断要点】

老年患者，起病突然，病变形态较扁平，增强后无强化或边缘可见强化，短期复查病变体积可减小。

【鉴别诊断】

需与脉络膜黑色素瘤鉴别，典型的脉络膜黑色素瘤多为半球形或蘑菇形，呈短 T_1 短 T_2 信号，信号均匀，增强后中度或明显强化，动态增强曲线呈速升速降型或速升平台型。

九、视网膜脱离

【概述】

视网膜脱离（retinal detachment，RD）是指视网膜神经上皮层与色素上皮层分离，液体漏入两层之间的潜在间隙形成视网膜下积液。视网膜脱离后得不到脉络膜的血液供应，色素上皮易游离、萎缩，如不及时复位，视力将不易恢复。视网膜脱离是许多疾病如炎症、外伤、血管性疾病等产生视网膜下积液的一个共有表现，而不是一个具有特异性的疾病名称。按 RD 产生的原因，可分为原发性 RD 与继发性 RD。原发性 RD 指眼部无其他疾病，由于视网膜裂孔所致。继发性 RD 是由于眼部其他疾病如视网膜渗出性炎症、外伤、肿瘤及增殖性病变牵拉所致，任何脉络膜病变也可引起 RD。按视网膜有无裂孔出现，可将 RD 分为孔源性 RD 及非孔源性 RD二大类。按玻璃体视网膜增殖程度可将 RD 分为单纯性 RD 和复杂性 RD，后者是指合并有增殖性玻璃体视网膜病变的 RD。通常所说的 RD 主要指原发性、孔源性 RD。

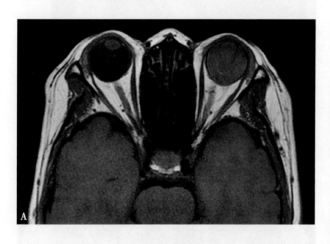
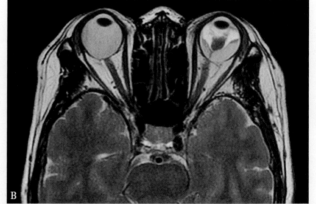
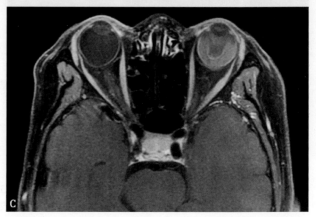

图 1-8-9　脉络膜 / 视网膜下出血

A～C. 同一患者横断面 T_1WI、T_2WI、增强后脂肪抑制 T_1WI，左眼球内可见不规则等 T_1 短 T_2 信号影，边缘较清楚，增强后未见强化（病理证实为血块），其后方可见"V"字形等 T_1 长 T_2 信号影，增强后未见强化，考虑为视网膜脱离及视网膜下积液

【临床表现】

原发性视网膜脱离多见于老年人、高度近视和眼外伤患者。临床症状主要有不同程度的视力下降，眼前黑影、视野缺损、视物变形，甚至失明。早期可有飞蚊症与闪光感。

【病理特点】

孔源性 RD 视网膜裂孔呈红色，裂孔多见于周边部与黄斑部，以颞上象限最多见，其次是颞下，鼻侧最少见。脱离的视网膜变为蓝灰色，不透明，呈波浪状起伏，其上有暗红的视网膜血管。

【影像检查技术与优选】

超声为首选方法。MRI 显示视网膜下积液较 CT 更准确，而且能够显示继发性 RD 的原发病变。CT 相对显示较差，但对于引起继发性网脱的脉络膜骨瘤显示较具特征性。

【影像学表现】

1. CT 表现 由于时间较长的视网膜下积液含有蛋白成分，CT 显示为眼球内"V"字形、新月形或弧形高密度影（与玻璃体密度相比），密度均匀，增强后不强化。"V"形最常见，其尖端连于视盘，末端指向睫状体，也可呈新月形、弧形，视网膜全脱离时在冠状面图像上呈花瓣形，少数 RD 可表现为球形，酷似肿块，称为球形 RD。脱离的视网膜很薄，在 CT 上不能直接显示。

2. MRI 表现 形态同 CT 表现，视网膜下积液蛋白浓度影响 T_1 和 T_2 值，因此 MRI 上信号表现多样（图 1-8-1，图 1-8-7，图 1-8-9），共同特点为增强后视网膜下积液无强化。视网膜下积液与玻璃体腔内液体信号往往不同，可勾画出脱离的视网膜神经上皮层呈纤细线状（图 1-8-10）。视网膜全脱离表现为整个玻璃体腔内信号异常。继发性 RD 多数在 MRI 上可检出原发病变。

【诊断要点】

典型 RD 呈"V"字形，增强后视网膜下积液无强化。

【鉴别诊断】

1. 脉络膜脱离 多位于赤道前，典型者呈半球形，由于受睫状后短动脉和涡状静脉的限制，一般不累及视盘区。

2. 脉络膜肿瘤 CT 上易被高密度的视网膜下积液掩盖，在 MRI 上易于鉴别，肿瘤与视网膜下积液信号不同，增强后肿块强化而视网膜下积液无强化。

十、脉络膜脱离

【概述】

脉络膜脱离（choroidal detachment，CD）为脉络膜与巩膜相脱离。色素膜除了在巩膜突后极部和涡状静脉处连接紧密外，其余部分与巩膜连接疏松，容易发生脱离，尤其睫状体和前部脉络膜静脉较为丰富而粗大，且仅有一层内皮细胞，液体容易透过而引起睫状体脉络膜脱离（cilio-choroidal detachment），常位于睫状体和赤道部之间，呈半球形，也可呈几个局限性隆起或者呈环形围绕周边部；如果波及后极部则呈多个半球形，在两个隆起之间，由于涡状静脉附着处阻挡而呈深谷样，形成所谓分叶状脱离。

主要分为特发性浆液性睫状体脉络膜脱离和渗出性脉络膜脱离。特发性浆液性睫状体脉络膜脱离多见于内眼手术如白内障、青光眼、视网膜脱离和角膜移植术后，多发生于手术当时或数日以后，也可在术后数个月甚至 1 年以上发生，但极为罕见，

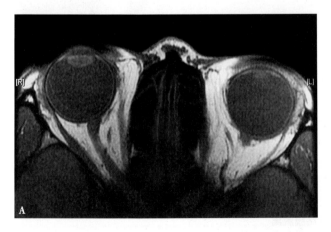
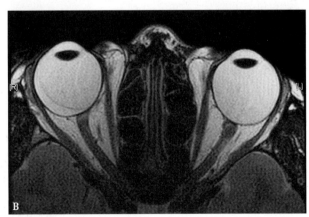

图 1-8-10 视网膜脱离

A、B. 同一层面横断面 T_1WI、T_2WI，右眼球后壁偏颞侧可见新月形长 T_1 长 T_2 信号影（为视网膜脱离、视网膜下积液），信号均匀，其内缘呈等 T_1 等 T_2 信号（为脱离的视网膜神经上皮层），边缘清楚

其机制是由于眼球切开后，眼压下降，血管扩张，液体漏出到脉络膜睫状体上腔。渗出性脉络膜脱离常见原因为①炎症性：周边性色素膜炎、交感性眼炎、原田小柳氏病、巩膜炎、眶内炎症和急性鼻窦炎等；②外伤性：眼球挫伤可直接或间接地伤及头部或眼眶，使色素膜血管急性充血，浆液渗漏，偶尔由于睫状动脉破裂而引起出血性脱离，外伤后的持续性低眼压也能引起脉络膜脱离；③血管性疾病：肾炎、高血压、结节性动脉炎和白血病等。

一般无需影像学检查，多在外伤后或某些眼科手术后进行眼眶 CT 或 MRI 检查时发现伴发的脉络膜脱离。

【临床特点】

患者多无自觉症状，有时出现视野和屈光的改变，当脱离波及黄斑部时发生视力减退和视物变形。

【影像检查技术与优选】

超声为首选检查方法。MRI 可用于复杂脉络膜脱离的鉴别诊断。

【影像学表现】

1. CT 表现　多位于睫状体和赤道部之间，呈半球形，如同时累及后极部则呈多个半球形或分叶状，密度均匀，增强后不强化，一般不累及视盘区。

2. MRI 表现　形态表现同 CT。信号表现多样，与渗入巩膜下间隙或脉络膜睫状体上腔内液体的成分有关（图 1-8-11）。

【诊断要点】

位于睫状体和赤道部之间的半球形异常密度 / 信号影。

【鉴别诊断】

累及后极部的脉络膜脱离需要与视网膜脱离鉴别：由于受睫状后短动脉和涡状静脉的限制，常呈半球形或分叶状，一般不累及视盘区；视网膜脱离不受血管限制，其累及范围较脉络膜脱离大，多为"V"字形或弧形，其一端常直接连于视盘。

十一、眼球炎性病变

【概述】

眼球壁各层均可发生炎症。视网膜炎以视网膜组织水肿、渗出和出血为主，引起不同程度的视力减退；一般继发于脉络膜炎，是因为视网膜外层的营养由脉络膜供给，后者发炎时常影响视网膜而形成脉络膜视网膜炎。葡萄膜炎指的是虹膜、睫状体、脉络膜的炎症；虹膜和睫状体的血液供给同为虹膜大环，故二者经常同时发炎，而总称为虹膜睫状体炎。如果脉络膜也同时发炎，则称为葡萄膜炎。葡萄膜炎是眼科急重症难治之病，由于发病急，变化快，反复发作，并出现严重并发症，严重影响视力，甚至失明。

葡萄膜炎多发于青壮年，种类繁多，病因复杂，可单眼或双眼发病。病因分外源性和内源性。外源性：由细菌、病毒、化学毒素等伴随异物进入眼内，或眼内

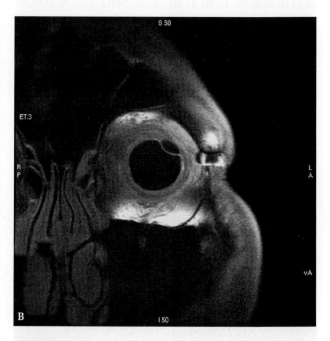

图 1-8-11　脉络膜脱离

患者外伤后视网膜脱离、行玻璃体切除及硅油填充术后。A、B. 同一层面冠状面 T_1WI、脂肪抑制后 T_1WI，左眼球偏颞上球壁可见半圆形等 T_1 信号影，边缘清楚，信号均匀，脂肪抑制后呈低信号（为脉络膜脱离、相应位置巩膜下间隙内容物为硅油），其内缘呈等 T_1 信号（为脱离的脉络膜及视网膜）；玻璃体腔内等 T_1 信号影为硅油

的寄生虫刺激等。内源性：是主要和最常见的病因，主要是由于免疫反应及对变性组织坏死、肿瘤组织的反应所致，也可继发于某些传染病，如犬瘟热、犬传染性肝炎、钩端螺旋体病等，出现菌血症或败血症，病原微生物经血液转移到视网膜血管，在眼组织中出现脓毒病灶，造成视网膜炎。化脓性葡萄膜炎病势猛烈，发展迅速，有大量脓性渗出物，如果不及时治疗，很快侵犯全色素膜形成全眼球炎，眼球组织完全被破坏。

色素膜-脑膜综合征是一种特殊类型的葡萄膜炎。Vogt（1906 年）和 Koyanagi（小柳）（1941 年）先后报告一种伴有白发、脱发、皮肤白斑和听力障碍的双眼慢性色素膜炎。1926 年 Harada（原田）报告一种伴有视网膜脱离的双眼渗出性色素膜炎，发病前有脑膜刺激症状，与此病有相似之处，故又称为 Vogt-小柳-原田综合征。临床上二者之间无一定的界限，都属于弥漫渗出性色素膜炎，仅是病变程度、损害的主要部位和症状出现的早晚有所不同。好发于青壮年，发病率与性别无关，黄种人多见，容易反复再发，病程有达数年或数十年者。

根据临床症状及眼底镜即可诊断，一般无需影像学检查，需要了解病变范围以及球后有无受累时可行影像学检查。

【临床表现】

后葡萄膜炎表现为视力严重下降，甚至失明，视力减退程度取决于病变部位和玻璃体浑浊的程度，闪光感，视物变形，飞蚊症。前葡萄膜炎表现为眼痛、畏光、流泪。化脓性及结核性葡萄膜炎患者常伴全身症状。Vogt-Koyanagi 氏综合征起病缓慢，视力下降开始后出现皮肤和毛发的改变，全身皮肤发生白斑，毛发脱落、变白，眉毛和睫毛也变白；并有一过性耳鸣耳聋；大多数病例在 5～8 个月后恢复正常。偶尔早期有头痛、恶心等脑膜刺激症状和脊髓液细胞增高。Harada 综合征（原田氏病）常是突然出现严重的进行性视力减退，双眼同时或先后发病，一般先有头痛、恶心、呕吐、食欲减退，有时发热，常有颅压增高，脑脊液淋巴细胞增多，2～3 周后眼底改变达到高潮，之后全身自觉症状逐渐消失。

【病理特点】

眼底检查可见眼底多处渗出灶，视网膜水肿及眼底出血，玻璃体内可见点状絮状物悬浮；晚期患者可见眼底色素沉着、晚霞状眼底、瘢痕、增殖性改变，以及视网膜下新生血管。某些色素膜炎如 Vogt-小柳-原田综合征、交感性眼炎和周边色素膜炎等，可能引起视网膜或脉络膜脱离。

【影像检查技术与优选】

MRI 软组织分辨率高，显示病变范围及定性优于 CT，首选 MRI 检查。

【影像学表现】

1. CT 表现　多数脉络膜视网膜炎表现为单眼或双眼眼环轻度增厚，边缘毛糙，增强后可见明显强化。化脓性及结核性葡萄膜炎患者还伴有玻璃体内密度异常，玻璃体内可见不规则条索影，增强后眼球壁及玻璃体内条索影明显强化，一般无肿块影。

2. MRI 表现　与 CT 表现相似，虹膜睫状体、视网膜-脉络膜、巩膜及 Tenon 囊可不同程度增厚，边缘毛糙，增强后可见明显强化，一般不形成肿块影，病变相邻球后脂肪模糊。可伴发玻璃体信号异常。眼底出血时可见弧形、新月形或梭形短 T_1 短 T_2 信号影，增强后无强化。可伴视网膜或脉络膜脱离，参见"视网膜脱离"和"脉络膜脱离"。化脓性及结核性葡萄膜炎患者还伴有玻璃体内异常信号影，玻璃体内可见不规则条索影，增强后眼球壁及玻璃体内条索影明显强化，一般无肿块影（图 1-8-12）。

【诊断要点】

眼球壁轻度增厚、毛糙，玻璃体可密度/信号不均匀，增强后明显强化。

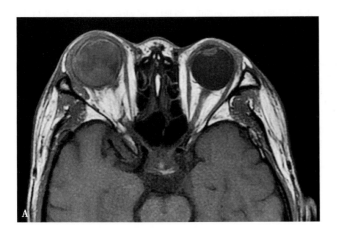

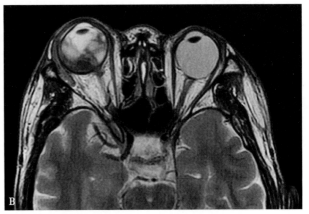

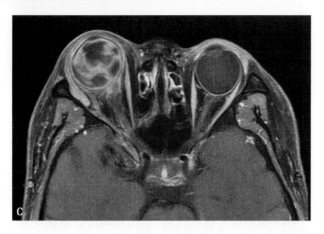
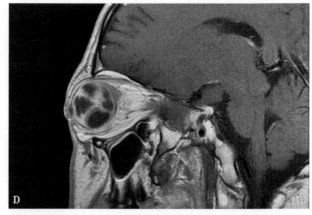

图 1-8-12 眼球结核

A～D. 同一患者横断面 T_1WI、T_2WI、增强后脂肪抑制 T_1WI 及增强后斜矢状面 T_1WI，右眼球增大，其内见梭形和不规则条索影，呈等 T_1 短 T_2 信号影，边缘不清，增强后眼球后壁梭形影未见强化，条索影明显强化，病变累及球后及视神经鞘前部，巩膜及视神经鞘前部增厚，边缘毛糙，增强后明显强化

【鉴别诊断】

需要与眼部淋巴瘤鉴别，二者不易鉴别。眼部淋巴瘤最多见于眼眶内，其次为结膜、泪腺和眼内，眼部症状及表现均呈现多样性，无特异性眼部体征，临床上易被误诊。淋巴瘤可浸润眼球壁各层，局部可形成肿块，MRI 动态增强曲线表现为速升速降型，流出率较高，具有较大鉴别诊断意义。眼球炎性病变一般无肿块形成，MRI 动态增强曲线多表现持续上升型。

（马　高　许晓泉　吴飞云）

第九节　眼睑及泪囊病变

一、眼睑炎性病变及脓肿形成

【概述】

眼睑炎性病变和脓肿多为葡萄球菌或链球菌感染所致的眼睑化脓性炎症。可由多种原因引起，主要是鼻窦炎，其次为面部及其他部位感染、眼眶外伤、医源性等。可发生于各个年龄阶段，以儿童和年轻人多见。

【临床特点】

可表现为眼睑红肿、皮肤表面脓头、破溃、结膜充血、水肿、眼球运动障碍，伴或不伴有疼痛，严重者可出现视力下降，甚至继发严重颅脑并发症。

【病理特点】

可见中性粒细胞浸润。脓肿多为黄色脓液，周围可有较薄的脓肿壁。

【影像检查技术与优选】

CT、MRI 对客观显示眼眶炎症的致病原因和累及范围具有重要价值。

【影像学表现】

表现为眼睑肿胀，眶周软组织肿胀，眶隔密度增高强化，脂肪间隙密度局限或弥漫增高。进展形成脓肿时，CT 平扫呈低密度，边界清楚，注射造影剂后，周边强化。MRI 显示周围脂肪间隙模糊，可见长 T_1、长 T_2 信号，病变范围局限或弥漫。增强 T_1WI 联合脂肪抑制技术显示炎性组织弥漫强化。脓肿表现为等 - 长 T_1、长 T_2 信号影（与正常眼外肌信号对比），边界清楚或模糊。注射造影剂后，病变周边均匀强化。DWI 呈弥散受限。要注意寻找是否有隔后肌锥外或肌锥内间隙的直接蔓延或脂肪浸润。（图 1-9-1）

【诊断要点】

1. 继发于鼻窦炎、创伤、血源性或医源性感染。

2. 眼睑肿胀，眶周软组织肿胀，眶隔密度增高强化，脂肪间隙密度局限或弥漫增高。

3. 脓肿形成增强扫描病变周边均匀强化，DWI 呈弥散受限。

【鉴别诊断】

1. **淋巴瘤**　成人多见，发病高峰为 50～70 岁。肿瘤沿眼球、眼外肌、泪腺、视神经、眶隔等蔓延并包绕上述结构，呈浸润性生长，密度或信号均匀，强化较明显。

2. **皮样囊肿和表皮样囊肿**　多数病变都在出生后数年被发现，多见于 10 岁以内。囊性占位性病变，囊内容物含有脂类密度或信号。

【小结】

临床表现为眼睑肿胀，易诊断。要注意寻找是否有隔后肌锥外或肌锥内间隙的直接蔓延或脂肪浸润。

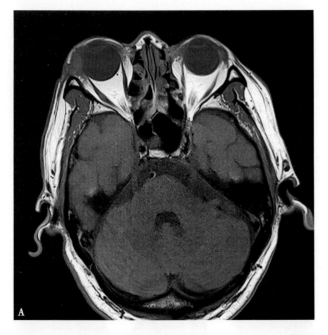

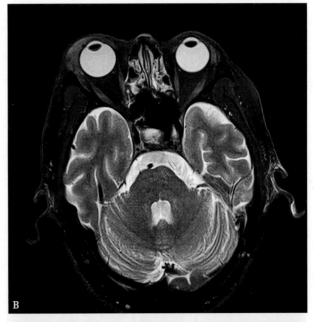

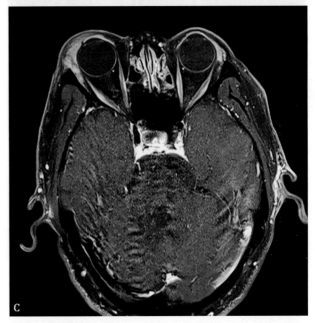

图 1-9-1 眼睑炎
A～C. 横断面 T_1WI、T_2WI 脂肪抑制、增强后脂肪抑制 T_1WI。右侧眼睑肿胀,呈长 T_1 长 T_2 信号,周围及邻近眶隔后脂肪间隙模糊,增强后明显强化,右泪腺增大,边缘模糊

二、眼睑血管瘤

【概述】

眼睑血管瘤多见于新生儿和婴儿,通常在出生时或出生后短期内出现。病变 6～12 个月内生长较快,之后开始消退。女婴多见。

【病理特点】

肉眼观肿瘤呈边界清楚无包膜的肿块,但边缘不规则,呈结节状。组织学上由大量毛细血管和血管内皮细胞增殖而成,供血及引流的大血管位于肿瘤边缘,肿瘤与大循环相通。血管组织为纤维结缔组织代替者,血管闭塞,肿瘤皱缩而消失,临床表现为自发消退。

【临床特点】

临床表现为眼睑表面红色或皮下蓝色肿块,出生后 3 个月内病变生长最为迅速,随后逐渐消退,76% 的患者 7 岁内可消退。消退后皮肤可遗留瘢痕、毛细血管扩张或松弛等。病变可向深部累及眶内,甚至累及颅内。当累及深部时可出现眼球突出、移位或弱视等。

【病理特点】

眼睑表面红色或皮下蓝色肿块,病变无包膜,组织学上由大量毛细血管和血管内皮细胞增殖而成,消退后为纤维结缔组织代替。

【影像检查技术与优选】

MRI 及增强检查是血管瘤诊断、评估病变范围、与周围组织关系的首选检查。

【影像学表现】

CT 表现为分叶状、边界不规则、密度不均匀，注射造影剂后显著强化。MRI 表现为长 T_1、等长 T_2 信号，增强后显著强化。病灶呈分叶状，其内出现分隔，或合并有病灶内或周围的流空血管影是其典型特征（图 1-9-2）。

【诊断要点】

1. 多见于新生儿和婴儿，通常在出生时或出生后短期内出现。病变 6～12 个月内生长较快，之后开始消退。

2. 临床表现为眼睑表面红色或皮下蓝色肿块，可向深部累及眶内，甚至累及颅内。

3. 病灶呈分叶状，其内出现分隔，或合并有病灶内或周围的流空血管影是其典型特征。

【鉴别诊断】

1. **横纹肌肉瘤**　儿童眶周最常见的恶性软组织肿瘤，也可出现眼睑红斑，但生长速度较快，常合并眼球突出或移位。

2. **静脉淋巴管畸形**　可累及眼睑，常伴有出血，出现液-液平面，少数合并静脉石，增强不强化或仅轻度强化。

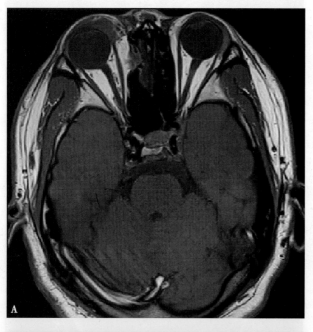
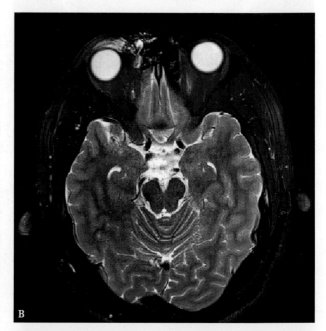
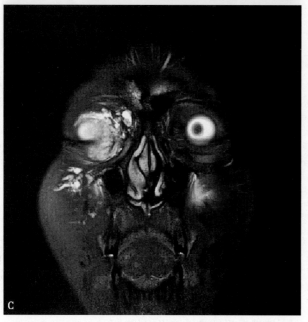
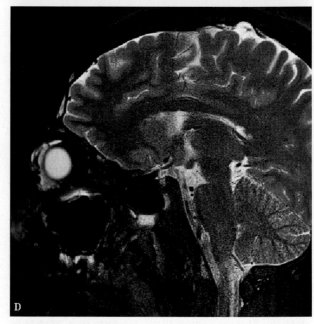

图 1-9-2　眼睑血管瘤

A. 横断面 T_1WI；B～D. 横断面、冠状面、矢状面 T_2WI。右侧眼睑、颌面部不规则片状长 T_1 长 T_2 异常信号影，其内及周围见流空信号影

三、眼睑基底细胞癌

【概述】

基底细胞癌，又名基底细胞上皮瘤、毛母细胞癌，起源于眼睑皮肤表皮基底层上皮生发细胞，占眼睑恶性肿瘤的第1位。可能危险因素为紫外线照射、放疗、免疫缺陷、烧伤、局部慢性炎症、溃疡和慢性砒霜中毒等。

【临床特点】

眼睑基底细胞癌平均诊断年龄约60岁，男性略多。多发于下眼睑及内眦，大部分表现为结节状皮损，边缘隆起内卷，有黑褐色素沉着。恶性程度较低，病程较长，一般局限性生长，很少发生转移，如未及时处理，可向眼眶、巩膜、泪囊、鼻窦和脑内侵犯。

【病理特点】

肿瘤细胞小、胞质少、核大、卵圆形、嗜碱性、核分裂象少见，癌巢周围细胞排列成栅栏状，中间细胞排列紊乱或漩涡状，间质结缔组织增生，围绕于癌巢周围，可有黏液变性，癌巢与间质之间可见收缩裂隙，间质和癌巢内可见多少不等的黑色素。典型的眼睑基底细胞癌无需做免疫组织化学或特殊染色。但向皮肤附属器分化或与其他肿瘤难于鉴别时，需免疫组织化学协助诊断。可选CK5/6、CD34、CK8/18、EMA和Ki-67常用抗体标记进行鉴别，并结合HE观察和判断。

【影像检查技术与优选】

MRI及增强扫描可较好地显示病变范围。

【影像学表现】

一般局限性生长，多发于下眼睑及内眦，大部分表现为结节状。部分病例可出现眶内或颅内侵犯。可有骨质破坏。MRI可较好地显示软组织受累范围，呈均匀、轻度强化，边界不规则的软组织肿块。可累及眼外肌、泪囊、筛窦、筛骨纸板，或者通过眶上裂累及硬脑膜、海绵窦甚至脑组织。也可出现病变沿神经播散。（图1-9-3）

【诊断要点】

1. 多发于下眼睑及内眦，大部分表现为结节状皮损，边缘隆起内卷，有黑褐色素沉着。

2. 恶性程度较低，病程较长。

3. 可向眼眶、巩膜、泪囊、鼻窦和脑内侵犯。

【鉴别诊断】

1. **皮脂腺癌** 多见于老年女性，上睑好发，一般不穿破皮肤和黏膜，为无痛性黄白色结节，表面皮肤常无溃疡。多与睑板腺囊肿或睑结膜炎相关。

2. **鳞状细胞癌** 起源于眼睑皮肤或黏膜上皮层，病程较短，发展较快，多见于男性，好发于下睑及睑缘，多表现为菜花样隆起肿块或形成一个凹陷的溃疡，溃疡深浅不一，基底高低不平，边缘外翻呈火山口样，溃疡的边缘处很少含有色素，这是与基底细胞癌溃疡的不同之点。

四、眼睑鳞状细胞癌

【概述】

眼睑鳞状细胞癌是起自皮肤或黏膜上皮层的一种恶性肿瘤，占眼睑恶性肿瘤发病率的第2位。好发于老年男性，发展快，可转移，恶性程度较高。

【临床特点】

早期多为无痛性的疣状、结节状硬结，晚期可形成菜花样巨大的肿块或溃疡，边缘常饱满外翻，可有角化物形成，色泽常不发黑反而带白。肿瘤晚期侵犯眼球、眼眶并可侵至颅内、耳前、腮腺、颌下淋巴结及全身转移。皮肤和结膜交界处的睑缘是好发部位。

【病理特点】

起源于眼睑皮肤或黏膜上皮层，好发于下睑及睑缘，多表现为菜花样隆起肿块或形成一个凹陷的溃疡，溃疡深浅不一，基底高低不平，边缘外翻呈火山口样，溃疡的边缘处很少含有色素。

【影像检查技术与优选】

MRI增强后使用脂肪抑制技术可较好地显示病变范围。

【影像学表现】

影像学检查缺乏特异性。早期可表现为眼睑结节样肿物，表面凹凸不平，可有溃疡形成。CT可表现为结节状稍高密度影，中央浅凹陷，界清，MRI可呈等T_1等T_2信号，增强扫描可呈轻度强化。病变侵袭性较强，不但可向周围组织侵蚀，还可侵犯皮下组织、睑板、眼球、眼眶和颅内（图1-9-4）。

【诊断要点】

1. 好发于下睑及睑缘。

2. 早期可表现为眼睑结节样肿物，表面凹凸不平，可有溃疡形成。

3. 病变侵袭性较强，可侵犯皮下组织、睑板、眼球、眼眶和颅内。

【鉴别诊断】

1. **皮脂腺癌** 多见于老年女性，上睑好发，一般不穿破皮肤和黏膜，为无痛性黄白色结节，表面皮肤常无溃疡。多与睑板腺囊肿或睑结膜炎相关。

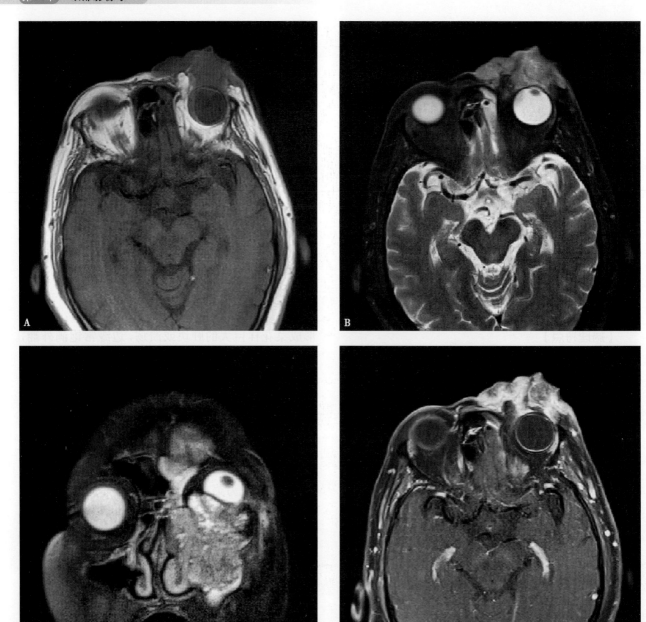

图 1-9-3 眼睑基底细胞癌

A～D. 横断面 T_1WI、T_2WI、冠状面 T_2WI、横断面增强后脂肪抑制 T_1WI。左眼睑团块样软组织肿块，主要位于左下眼睑，肿块向眶内、左侧筛窦、鼻腔及上颌窦内生长，左侧眼球受压变形，向上方移位，左眼内直肌眼球附着处、下直肌及下斜肌受侵犯（该层面未显示）。肿块边界不清晰，内部信号混杂，等长 T_1 等长 T_2 信号，T_2WI 信号混杂，增强后不均匀明显强化

2. 基底细胞癌 病变位置较浅，多位于下睑近内眦处，晚期形成蚕食性溃疡，男女比例相近，基本不发生转移。

五、眼睑皮脂腺癌

【概述】

皮脂腺癌，也称为睑板腺癌，是人体体表的主要恶性肿瘤之一。眼睑及其邻近组织是皮脂腺癌的最好发部位。眼睑皮脂腺癌起源于眼睑皮脂腺（包括睑板腺、Zeis 腺和毛囊周围的微小腺体），其中绝大多数起源于睑板腺。占眼睑恶性肿瘤第 2 位，仅次于基底细胞癌，占眼睑恶性肿瘤的 28%。恶性度较高，易侵袭邻近组织结构，甚至转移危及患者生命。

【临床特点】

多见于 60 岁以上人群，女性多于男性，最好发于上睑，其次为下睑。睑板腺癌的主要表现为上睑或睑缘部位淡黄色、境界清楚的眼睑孤立性肿块，质地较硬。有时也表现为弥散性病变，边界不清。睑板腺癌可为有蒂肿块或形成溃疡，但发生比例较低。睑板腺癌易被误诊为睑板腺囊肿、基底细胞癌

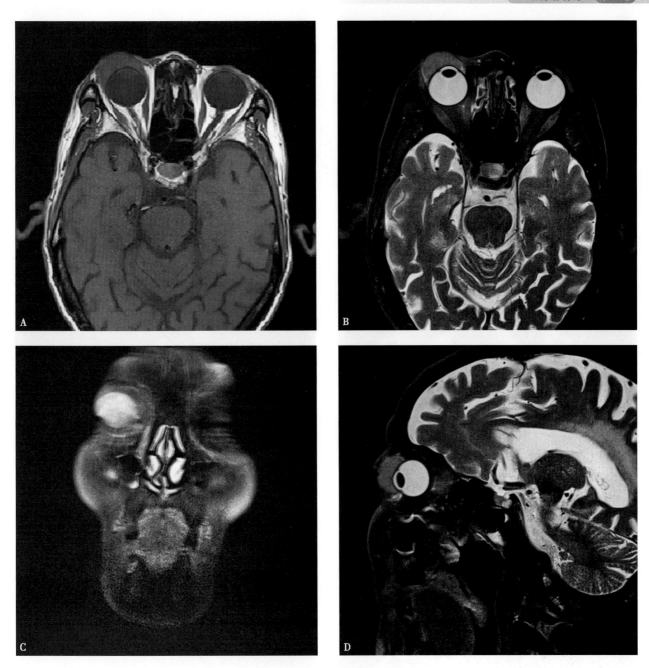

图 1-9-4　眼睑鳞状细胞癌

A~D. 横断面 T_1WI、T_2WI、冠状面 T_2WI、矢状面 T_2WI。右侧眼睑见软组织肿块信号影，呈等 T_1 长 T_2 信号，形状欠规则，边界欠清晰，邻近骨质未见明显破坏征象，与后方眼球分界可，与右眼上直肌肌腱附着点关系密切

或鳞状细胞癌。睑板腺癌经常存在 pagetoid 样浸润，病变位于皮肤或结膜上皮内，易误诊为睑缘炎和结膜炎。伴有 pagetoid 样浸润的睑板腺癌可呈跳跃性生长，即存在 1 个以上不连续的病灶。原发病灶不难诊断，但结膜炎样的浸润灶容易被忽略。病程进展到一定程度，睑板腺癌可向眼睑周围组织或眼眶侵袭，甚至形成转移，包括局部淋巴结和远处器官转移。

【病理特点】

　　大体形态：肿瘤组织多呈结节状及分叶状，切面呈黄白色，质地较硬，界限欠清，无包膜。组织形态：光镜下见肿瘤细胞呈巢状、小叶状分布，巢中心可见不同程度分化的皮质腺，间质内有炎症细胞浸润，小叶中心可见坏死，瘤细胞核大深染，异型性明显，癌细胞的上皮内浸润呈 pagetoid 样改变。组织病理学分为高分化型、中分化型及低分化型。免疫表型 CK8/18、CK7 均有阳性表达，具有特征性，以此鉴别于基底细胞癌。

　　临床诊断：中老年人；眼睑局限性肿块，位于睑缘、睑结膜面，淡黄色或黄白色，部分患者局限于皮下，质地较硬；病灶或不连续，或周围局限性结膜充血，类似结膜炎；反复发作的"睑板腺囊肿"；病灶表面乳头状隆起或溃疡形成；多无色素沉着。

【影像检查技术与优选】

MRI 软组织分辨力高，是皮脂腺癌的首选检查方法。

【影像学表现】

MRI 主要表现为眼睑结节状、菜花状、环条状或不规则形软组织肿块影，呈长 T_1 长 T_2 信号，增强扫描后可见不均匀强化。病灶早期阶段较小，不易发现，MRI 检查仅表现睑板局限性增厚，可见质硬小结节或米粒形肿块，信号均匀，与周围结构分界截然，此时常规 CT 检查多不能发现病变。随着病程进展，可见基底宽广的菜花状、环条状软组织肿块，密度或信号不均匀，在生长过程中由于后方眼环阻挡，影像上表现为病灶后方"弧形征"，该弧形结构可被破坏中断，具有特征性表现。较大病灶继发坏死液化呈不规则低密度影，局部溃疡及气体形成，部分病灶见小点片状稍高密度影，提示病灶有出血征象。晚期可侵犯眶内及眶周组织，互相融合，分界不清，病灶通过淋巴管可早期向耳前及颌下淋巴结转移（图 1-9-5）。

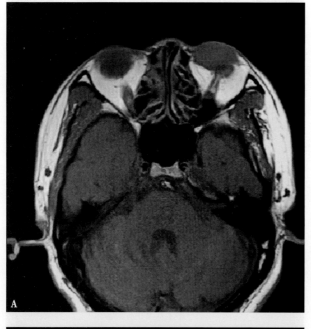
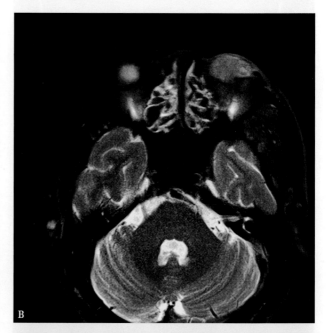
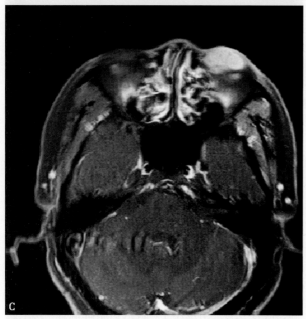
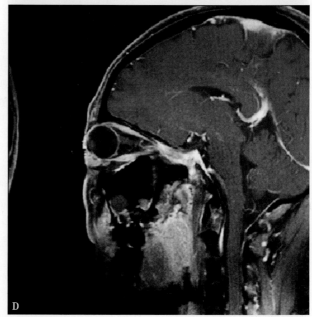

图 1-9-5 眼睑皮脂腺癌

A、B. 同一层面横断面 T_1WI、T_2WI；C、D. 增强后脂肪抑制横断面、矢状面 T_1WI。左侧下眼睑不规则软组织肿块，呈等 T_1 稍长 T_2 信号，邻近皮肤稍隆起，病灶向眶内生长，延伸至肌锥外，局部与眼环及下直肌起始处分界欠清，增强扫描病灶呈中度均匀强化

【诊断要点】

1. 最好发于上睑。

2. 睑板局限性增厚，眼睑及隔前间隙内弥漫的不规则强化区或肿块。

3. 可向眼睑周围组织或眼眶侵袭，甚至形成转移。

【鉴别诊断】

1. 霰粒肿　离睑缘较远，位于睑缘少见，表面光滑，青年时期容易发生，老年人腺体萎缩，分泌减少，比较罕见，如反复发作时，必须考虑睑板腺癌发生可能。

2. 鳞状细胞癌　多发生在下睑，起于皮肤表皮，位置较浅，早期似痣或乳头状瘤，男性远多于女性，比睑板腺癌的年龄小，远处转移概率小。

3. 基底细胞癌　病变位置较浅，多位于下睑近内眦处，晚期形成蚕食性溃疡，男女比例相近，基本不发生转移。

六、泪囊炎

【概述】

泪囊炎是由于泪道系统受损合并感染所引起的泪囊炎症。可以是先天性或获得性的。发病年龄具有双峰分布特点。先天性泪囊炎多见于婴幼儿，获得性泪囊炎多见于40岁以上成年人。

【临床特点】

常见的临床表现为溢泪、内眦区及泪小点区红肿，常因合并结膜炎而出现黏液脓性分泌物。若不及时治疗，可进展为眶隔前蜂窝织炎，坏死性筋膜炎，甚至是眶内蜂窝织炎。

【病理特点】

泪道系统阻塞或狭窄可导致泪囊炎。鼻泪管不完全管道化、泪囊突出或面裂等先天发育变异是婴幼儿泪囊炎的主要原因。而成年人泪囊炎多是由于鼻炎/鼻窦炎、鼻窦黏膜囊肿、鼻中隔脓肿、腺样体肥大等炎症/感染因素，鼻甲肥大、鼻中隔偏曲等解剖变异因素，鼻窦癌、鼻泪管癌等肿瘤性因素，医源性，创伤性或异物等原因引起。致病菌多为肺炎链球菌、葡萄球菌和假单胞菌。慢性泪囊炎可合并真菌感染。

【影像检查技术与优选】

多为临床诊断，CT 及 MRI 可更好地显示病变范围。

【影像学表现】

泪道造影可表现为鼻泪管的部分梗阻及泪囊扩大。合并脓栓或泪石时可表现为扩大泪道系统内的充盈缺损。泪道造影也可显示泪囊炎所引起的泪囊瘘。CT 和 MRI 可表现为内眦及隔前间隙软组织增厚，脓肿形成时增强扫描可呈环形强化（图 1-9-6）。

【诊断要点】

1. 继发于泪道阻塞的炎症/感染。

2. 可与泪石有关。

3. 内眦及隔前间隙软组织增厚。

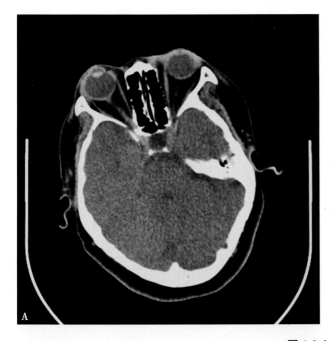
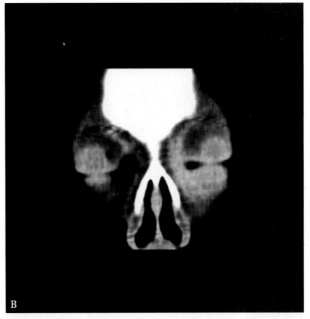

图 1-9-6　泪囊炎
A. CT 横断面平扫；B. CT 冠状面重建。左侧内眦泪囊区软组织增厚，周围脂肪间隙模糊，左侧下眼睑软组织稍肿胀

【鉴别诊断】

1. **假性泪囊炎** 邻近泪囊的前组筛窦炎，可有筛骨的骨质破坏。

2. **泪囊肿瘤** 主要根据临床表现，鉴别有困难者可行活检获得组织学确诊。

七、泪囊肿瘤

【概述】

泪囊肿瘤罕见。包括原发性和继发性肿瘤。

【临床特点】

患者可有溢泪、血性溢泪、鼻塞、脓性或血性分泌物等临床表现。当肿瘤较大或侵袭性较高时，患者可出现内眦或泪囊区肿块、眼球突出、运动障碍或移位等表现。良性肿块触诊时境界清晰，活动度好。恶性肿瘤生长迅速，触诊时病灶边缘不规则，质硬，皮肤固定。

【病理特点】

原发性肿瘤可分为上皮性和非上皮性肿瘤。上皮性肿瘤占71%，分为良性和恶性上皮性肿瘤。最常见的良性上皮性肿瘤是鳞状细胞和移行细胞乳头状瘤，占28%，与HPV-11/18感染有关。其他良性上皮性肿瘤包括嗜酸细胞瘤和混合瘤。最常见的恶性上皮性肿瘤为鳞状细胞癌，占19%。其余恶性上皮性肿瘤包括腺癌、嗜酸细胞腺癌、黏液表皮样癌、未分化癌、腺样囊性癌及外泌腺腺癌。非上皮性肿瘤包括淋巴瘤、黑色素瘤、粒细胞肉瘤、神经纤维瘤、化脓性肉芽肿、纤维组织细胞瘤、血管外皮细胞瘤、脂肪瘤、孤立性纤维瘤及血管纤维瘤。继发性肿瘤可由皮肤鳞状细胞和基底细胞癌累及泪囊形成，泪囊转移瘤罕见。

【影像检查技术与优选】

CT及MRI可更好地显示病变范围。

【影像学表现】

泪道造影时，乳头状瘤表现为泪囊内的不规则充盈缺损。其他良性肿瘤，如嗜酸细胞瘤和混合瘤则表现为边界锐利的充盈缺损。泪道造影延迟期，可因肿瘤部分阻塞泪道，而出现泪囊内造影剂潴留。CT检查一般不会出现骨质破坏。CT表现为体积较大，形态不规则的软组织肿块，同时合并骨质破坏时，高度提示恶性肿瘤。MRI上肿瘤多表现为长T_1、等长T_2信号。乳头状瘤呈不规则形态，信号不均匀（图1-9-7）；鳞状细胞癌可表现为特征性短T_2信号。泪囊黑色素瘤MRI可表现为特征性短T_1短T_2信号，增强后明显强化。

【诊断要点】

1. 内眦或泪囊区肿块。

2. 肿瘤生长迅速，体积较大，形态不规则。合并骨质破坏时，高度提示恶性肿瘤。

【鉴别诊断】

1. **黏液囊肿** 通常发生于邻近副鼻窦，因内容物水及蛋白含量不同而信号各异。可因蛋白含量增加而表现为T_1WI信号增高、T_2WI信号减低。

2. **泪囊炎** 主要根据临床表现，可与泪石有关。

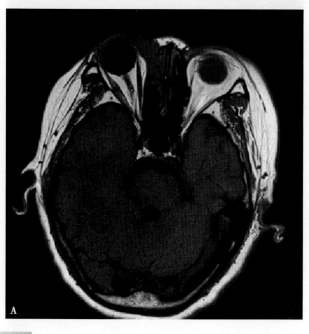

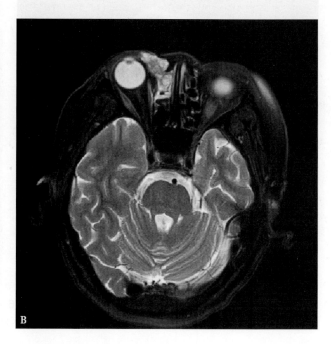

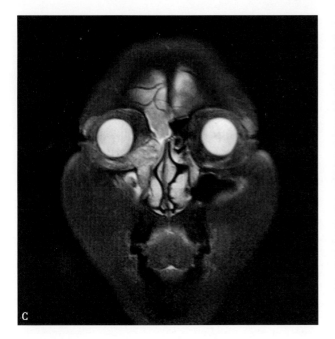

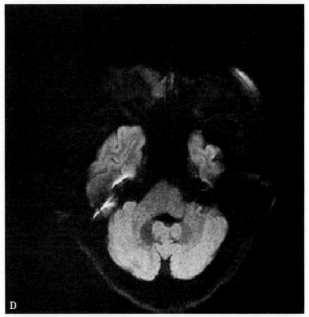

图 1-9-7　泪囊鳞状上皮乳头状瘤

A～C. 横断面 T_1WI、T_2WI、冠状面 T_2WI；D、E. 横断面 DWI 及 ADC 图。右侧泪囊区及鼻泪管区不规则团块状异常信号，呈长 T_1 长 T_2 信号，T_2WI 信号不均匀，DWI 呈等信号，ADC 呈稍等高信号，未见明确扩散受限程度加重

（马　高　许晓泉　吴飞云）

第十节　脉管性病变

一、概述

1982 年 Mulliken 和 Glowackt 根据脉管性病变（vascular anomalies）的临床表现、血管内皮细胞的组织病理学特点及生物学特性，将其分为血管瘤（hemangioma）和脉管畸形（vascular malformations），该分类系统有利于这类疾病的临床诊断、治疗，以及预后的评估，1996 年被国际脉管病变研究协会（ISSVA）所采纳。

二、海绵状血管瘤

【概述】

海绵状血管瘤（cavernous hemangioma）是成人眶内最常见的良性肿瘤，但实际上海绵状血管瘤并不是真正的肿瘤，属于低流量动脉性脉管性畸形，好发于中年女性（60%～70%），平均年龄 43～48 岁。

【临床特点】

临床表现为缓慢进行性、无痛性眼球突出。视力一般不受影响，少数肿瘤压迫视神经，可有相应的视野缺损。

【病理特点】

大体病理为椭圆形或有分叶的实性肿瘤，呈暗紫红色，外有完整的纤维包膜，瘤内主要由大小不等、形状各异的血管窦构成，内部充满血液，间质为纤维组织，含黏液样成分。

【影像检查技术与优选】

MRI 平扫及动态增强扫描是首选检查方法，动态增强扫描是关键；CT 和 B 超可作为筛查方法。

【影像学表现】

1. CT 表现　海绵状血管瘤多位于肌锥内，其次位于肌锥外，有少数位于眶骨内或眼外肌内。肿瘤呈圆形或椭圆形，部分肿瘤有分叶，边界清楚，大多数与眼外肌相比呈等密度，密度均匀，少数肿瘤

内可见小的钙化灶，为静脉石形成，是海绵状血管瘤的特征性表现之一，但出现率不高。常规 CT 增强扫描表现为不同程度的强化，强化程度主要取决于扫描的时相。CT 动态增强扫描表现为"渐进性强化"，即在注入造影剂后的早期可见肿瘤内部有小片状强化，主要由于低流量动脉血供，在随后时相可见强化范围逐渐扩大，至延迟期整个肿块呈均匀强化，且持续较长时间。

2. MRI 表现　海绵状血管瘤与眼外肌相比，T_1WI上呈低信号或等信号，T_2WI 上呈高信号（图 1-10-1A、B），与玻璃体信号相似，这主要是由于海绵状血管瘤内流动缓慢的血液和间质内有较多的液体。肿块信号多数均匀，空间分辨率较高的 T_2WI 上可显示高信

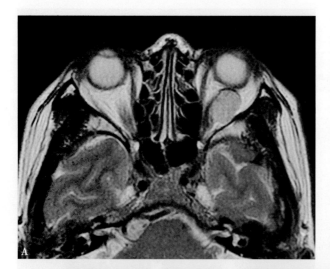
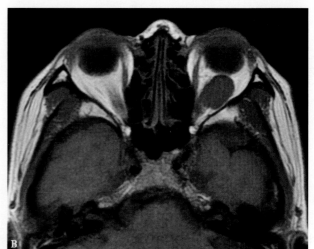

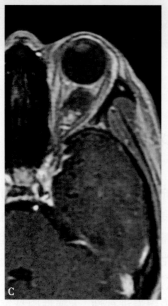
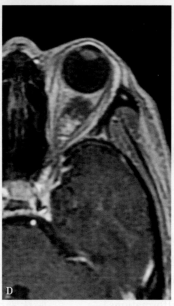
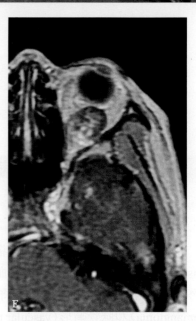

图 1-10-1　海绵状血管瘤

A. 横断面 T_2WI，示左眼眶肌锥内间隙类圆形软组织肿块影，呈均匀高信号，其内前缘可见弧形低信号影（为化学位移伪影）；B. 横断面 T_1WI，呈均匀低信号；C～E. 横断面动态增强系列图像，可见随着时间延长，肿块内强化范围逐渐扩大，即"渐进性"强化

号肿块内部有由纤维分隔形成的细线状低信号影，此征象有特征，但空间分辨率不高的 MRI 不能清楚显示此征象。由于海绵状血管瘤内富含液体，因此肿瘤与眶内脂肪的共振频率差别较大而在频率编码方向上形成化学位移伪影，即在肿瘤边缘一侧出现弧形极低信号影，另一侧出现很高信号弧形影。MRI 动态增强扫描可明确显示"渐进性强化"征象，即在注入造影剂后立即扫描的第一个时相可见肿瘤内出现小片状强化，随着扫描时间的延长，肿瘤内的强化范围逐渐扩大，一般在 5～10 分钟内肿块全部明显强化，整个"渐进性强化"过程在 MRI 动态增强扫描显示清楚、明确，其形成机制为肿瘤由大小不等的血管腔构成，血管腔之间为纤维组织分隔，注入造影剂后，造影剂从供血血管与肿瘤的连接点进入肿瘤，然后通过纤维间隔逐渐填充各个血管腔，最后肿瘤内所有血管腔全部为造影剂充填（图 1-10-1C～E）。

【诊断要点】

1. 多位于肌锥内间隙，少数位于肌锥外间隙、眶骨内或眼外肌内。

2. 圆形或椭圆形，边缘光滑，少数有分叶。

3. CT 呈均匀等密度，增强后明显均匀强化。

4. MRI 表现为略长 T_1 长 T_2 信号，信号均匀。

5. 动态增强扫描呈"渐进性强化"。

【鉴别诊断】

1. **神经鞘瘤** 典型的神经鞘瘤密度不均匀，内有囊变或坏死的低密度区，增强后肿瘤立即强化，强化不均匀，内有不强化的低密度区或长 T_2 信号区。MRI 更有助于二者的鉴别。

2. **局限性淋巴管瘤** 肿瘤内密度不均匀，常伴有出血，在 CT 上肿块内可见高密度区或液 - 液平面，或由于陈旧出血而表现为肿块内有低密度区，增强后部分肿瘤立即强化，出血区不强化。不典型者与血管瘤很难鉴别。

3. **血管内皮瘤或血管外皮细胞瘤** 肿块密度 / 信号较均匀，增强后肿瘤立即强化，一般无"渐进性强化"征象。

三、淋巴管瘤

【概述】

淋巴管瘤（lymphangioma），是由衬以单层内皮细胞的淋巴管构成的良性肿瘤，可能是胚胎时淋巴管发生、发育异常而形成的错构瘤，属于无血流的静脉—淋巴管畸形，多发生于儿童期，肿瘤在儿童生长期逐渐长大。

【临床特点】

主要表现为眼球突出，而且波动性大，若肿瘤内有自发出血可产生巧克力囊肿，引起明显的眼球突出。

【病理特点】

淋巴管瘤在病理学上可分为四种类型：毛细淋巴管瘤、海绵状淋巴管瘤、血管淋巴管瘤和囊性淋巴管瘤，但在一个标本中往往含有多种成分，常以一种为主。肉眼形态为无包膜的不规则肿块，有分叶，瘤体呈海绵状、蜂房状或囊状。镜下由透明的、含浆液的、内皮细胞被覆的管道及黏液样基质结构构成，可见陈旧或新鲜出血、淋巴细胞聚集和发育不良的小血管，偶见丛状的平滑肌细胞。

【影像检查技术与优选】

MRI 是首选检查方法，动态增强扫描有助于鉴别诊断；CT 和 B 超可作为筛查方法。

【影像学表现】

淋巴管瘤分为弥漫性和局限性。

1. **弥漫性淋巴管瘤** 广泛累及眼睑软组织和肌锥内、外结构，边界不清，CT 呈等密度或低密度，密度不均匀，T_1WI 上呈低信号，T_2WI 呈高信号，信号混杂不均匀。囊腔内若有新鲜出血，CT 为高密度区，并可出现液 - 液平面，MRI 根据出血的不同时期会有相应的信号改变。极少数淋巴管瘤内有钙化。弥漫性淋巴管瘤增强后不均匀强化，一部分区域可不强化，如果淋巴管瘤内有较大的血管，则在 CT 上可见肿块内条形的明显强化影，在 MRI 显示血管流空影。

2. **局限性淋巴管瘤** 多发生于肌锥内间隙，CT 表现为圆形或椭圆形肿块，边界清楚，肿瘤与眼外肌等密度，密度均匀或不均匀，MRI 上 T_1WI 呈低信号，T_2WI 呈高信号，若有出血，则 T_1WI 和 T_2WI 信号混杂，增强后肿块轻度至明显强化，强化均匀或不均匀（图 1-10-2）。海绵状血管淋巴管瘤及海绵状淋巴管瘤，由于肿瘤内血管及淋巴管呈海绵状排列，与海绵状血管瘤强化方式类似，增强后呈"渐进性强化"。

【诊断要点】

1. 弥漫性淋巴管瘤可广泛累及眼睑及肌锥内、外间隙，局限性淋巴管瘤多发生于肌锥内间隙。

2. 常伴有出血，出现液 - 液平面，临床表现为眼球明显突出。

3. CT 呈等密度或低密度，密度不均匀，新鲜出血呈高密度。

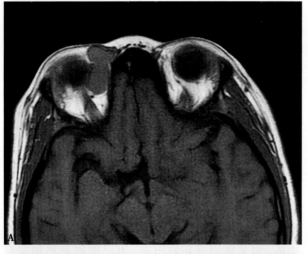
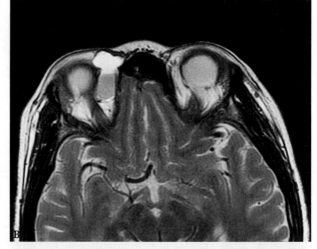
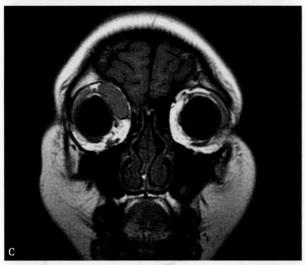
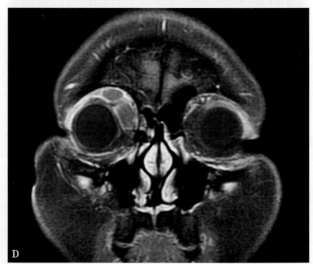

图 1-10-2　淋巴管瘤伴出血

A. 横断面 T_1WI，右眼眶内上象限可见一分叶状软组织影，边界较清楚，呈略低信号；B. 横断面 T_2WI，病变内可见液 - 液平面，前部为高信号，后部为等信号；C. 冠状面 T_1WI，肿块边界较清楚，位于肌锥外间隙，上直肌、内直肌受压移位；D. 脂肪抑制增强后冠状面 T_1WI，肿块边缘及内部分隔可见强化，余部分未见强化

4. MRI 上 T_1WI 呈低信号，T_2WI 呈高信号，增强后呈不均匀强化。

【鉴别诊断】

1. **毛细血管瘤**　好发于婴幼儿，出生时即可发现，一般累及眶隔前结构而较少累及眶内，增强后明显强化，有助于与弥漫性淋巴管瘤鉴别，但如毛细血管瘤同时累及眶内，影像上很难鉴别。

2. **炎性假瘤**　弥漫性炎性假瘤可广泛累及肌锥内、外间隙及眼睑，与弥漫性淋巴管瘤很相似，但炎性假瘤的密度 / 信号较均匀，病史较长，出现纤维化时 T_2WI 呈低信号，很少伴有出血，而淋巴管瘤密度 / 信号混杂，常伴有出血，有助于鉴别诊断。

3. **海绵状血管瘤**　与海绵状淋巴管瘤及海绵状血管淋巴管瘤很难鉴别。

四、毛细血管瘤

【概述】

毛细血管瘤（capillary hemangioma）又称草莓痣或焰痣，是婴幼儿最常见的眼眶脉管性肿瘤，一般出生后即有，或在出生后 3 个月以内发生，眼部毛细血管瘤多发生于眼睑。沿颜面部三叉神经第一支和第二支的分布区发生时，称为 Sturge-Weber 综合征，并可伴有脉络膜血管瘤或脑膜血管瘤。

【临床特点】

临床表现为眼睑暗红色肿块，质软，出生后 6 个月内生长较快，随后退化。肿块较大时可出现眼球运动受限，视力一般不受影响。多发生于眶隔前眼睑软组织内，但也可累及眶内，以眼眶内上象限最常见，偶可累及颅内。

【病理特点】

肉眼观肿瘤呈边界清楚无包膜的肿块，但边缘不规则，呈结节状。组织学上由大量毛细血管和血管内皮细胞增殖而成，供血及引流的大血管位于肿瘤边缘，肿瘤与大循环相通。血管组织为纤维结缔组织代替者，血管闭塞，肿瘤皱缩而消失，临床表现为自发消退。

【影像检查技术与优选】

MRI 及增强扫描是首选检查方法，CT 和 B 超可作为筛查方法。

【影像学表现】

CT 平扫示肿瘤位于眼睑深层或眶隔前结构内，常累及眶周结构如颞肌等，少数肿瘤可累及眶内甚至颅内。肿瘤形状不规则，边界尚清楚，大多数肿瘤与眼外肌等密度，密度不均匀，常有低密度区，极少数肿瘤内有钙化。增强后肿瘤呈轻度至明显强化，强化不均匀。

MRI 上毛细血管瘤在 T_1WI 呈低信号或等信号，T_2WI 呈等信号或高信号（图 1-10-3A、B），少数在病变内部或边缘可见血管流空影，增强后轻度至明显强化，强化不均匀（图 1-10-3C）。MRI 可清晰显示病变累及的范围，包括有无眶内结构受累，有助于术前评价。

【诊断要点】

1. 发生于婴幼儿，出生时即有或出生后 3 个月内发生，6 个月内迅速生长，部分可自发消退。

2. 好发于眼睑软组织或眶隔前结构，少数累及眶内。

3. CT 示肿瘤等密度或低密度，MRI 示肿瘤在 T_1WI 呈低信号或等信号，T_2WI 呈等信号或高信号，增强后轻度至明显强化。

【鉴别诊断】

1. 眶前部脑膜膨出 临床表现与毛细血管瘤相似，脑膜膨出可见额鼻移行部骨质缺损，脑膜膨出部为低密度，MRI 上为脑脊液信号，增强后无强化。

2. 横纹肌肉瘤 位于眶内的毛细血管瘤须与横纹肌肉瘤鉴别，横纹肌肉瘤生长速度较快，而毛细血管瘤生长缓慢。

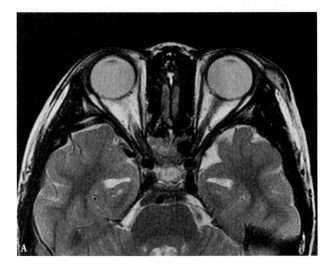
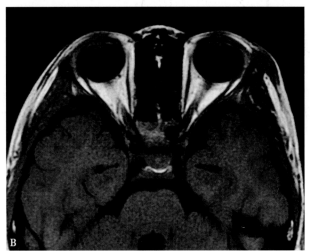
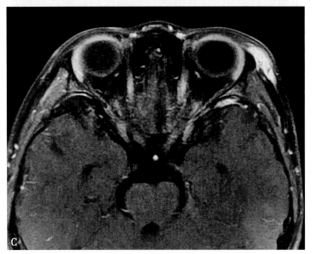

图 1-10-3 毛细血管瘤

A. 横断面 T_2WI，示左外眦部扁平状软组织影，呈高信号，其内可见点状血管流空影；B. 横断面 T_1WI，呈低信号，边界较清楚；C. 增强后横断面脂肪抑制像，示病变明显均匀强化

五、静脉曲张

【概述】

静脉曲张（varix）属于可扩张的静脉血流性畸形，不是真正的肿瘤。分为两类，一为原发性，无任何前驱因素所致的血管畸形扩张充血；二为继发性，静脉内压力增加驱使血管扩张，如颈动脉海绵窦瘘引起的眶内静脉曲张。其中原发性静脉曲张较常见，它是一种先天性发育性血管异常，出生时这些静脉管道已经存在，但无临床症状。在生长过程中，由于某种原因，这些潜在的静脉床与体循环沟通产生体位性眼球突出等临床症状。眶内静脉曲张是眼眶内自发出血的最常见原因。

【临床特点】

一般在青少年时期出现症状，多累及一侧眼眶，典型的临床表现为体位性眼球突出，在低头、弯腰、咳嗽或憋气（Valsalva 法）时，由于颈内静脉压力增高，引起患侧眼球突出。导入血管粗大者，可短时间内引起明显的眼球突出，当颈内静脉压力降低时眼球突出立即消失。导入血管较细者，在颈内静脉压力增高数分钟后才有眼球突出，消失也较慢。眼球突出后可伴眶区胀痛、视力减退、复视、眼球运动障碍等症状，这些症状在眼球突出消失后也随之消失。静脉曲张还可有眼球内陷、眼球搏动、反复眶内出血等临床表现。

【病理特点】

大体病理上根据静脉曲张的形态分为：①囊状血管扩张；②一条或数条血管扩张缠绕成块状；③畸形静脉血管高度扩张；④表现为许多大蜂窝状管腔。组织学上表现为血管腔大而壁薄，血管内皮细胞和平滑肌纤维疏松，管壁内缺乏内弹力层及弹力纤维组织，管腔内多有血栓形成。血管之间存在一定量的纤维组织，伴有炎性细胞浸润。输入和输出血管均为静脉。

【影像检查技术与优选】

颈静脉加压前后 CT 扫描可作为筛查方法，MRI 包括增强扫描是最佳影像学检查方法。不管是 CT 还是 MRI，颈内静脉加压前后扫描是诊断静脉曲张必不可少的检查项目。

【影像学表现】

1. **CT 表现**　表现为眼眶内不规则软组织影，边缘较清楚，与眼外肌等密度，密度不均匀，部分病例可见静脉石。增强扫描后病变明显强化，强化不均匀。在颈内静脉压力正常情况下，病变较小，有时 CT 横断面显示不明确，当采用仰卧位头低冠状面扫描或用血压计臂带加压颈内静脉或采用 Valsalva 法等使颈内静脉压增高时，病变明显增大，边界清楚，此征象为静脉曲张的特征性表现但不具有特异性。需要注意的是用血压计臂带加压颈部时压力一般加至 5kPa 左右，压力不可太大，以免压迫、刺激颈动脉体发生危险。少数静脉曲张可引起眼外肌增粗。

2. **MRI 表现**　在颈内静脉加压前，有些病变显示不明确，在颈内静脉加压后，病变明显增大（图1-10-4A、B），T_1WI 呈低信号，T_2WI 呈高信号（与玻璃体信号相似），边界较清楚，增强后明显强化（图1-10-4C、D）。可伴有血栓形成或出血。

【诊断要点】

1. 低头时眼球突出或明显加重。

2. 病变在颈内静脉加压前显示不明确或较小，加压后病变明显增大。

3. 病变形状不规则，但边界清楚，CT 与眼外肌相比呈等密度，MRI 呈长 T_1 长 T_2 信号，T_2WI 上与玻璃体信号相近，增强后明显强化。

【鉴别诊断】

1. **弥漫性淋巴管瘤**　广泛累及肌锥内、外间隙及眼睑软组织，边界不清，常伴有出血及液 - 液平面，增强后呈不均匀强化。

2. **炎性假瘤**　MRI 呈等 T_1 等或略短 T_2 信号，边界不清，无静脉石。

六、颈动脉海绵窦瘘

【概述】

颈动脉海绵窦瘘（carotid cavernous fistula, CCF）一般指颈内动脉海绵窦段本身或其在海绵窦区的分支破裂，与海绵窦之间形成异常的沟通。少数颈动脉海绵窦瘘主要或完全由颈外动脉供血，特称为颈外动脉海绵窦瘘。75% 以上的 CCF 由外伤引起，称为外伤性 CCF；其余无外伤史者，称为自发性 CCF。

【临床特点】

CCF 的临床表现与海绵窦充血、压力增高以及回流静脉的方向有关。常有搏动性突眼，患侧眼眶、额部、颞部、耳后血管杂音，球结膜水肿和充血，眼球运动障碍，视力减退以及神经系统功能障碍和蛛网膜下腔出血等。

【影像检查技术与优选】

CT 可作为筛查方法，MRI 加 MRA 可对本病做出明确诊断，如需同时进行介入治疗时，可选择 DSA。

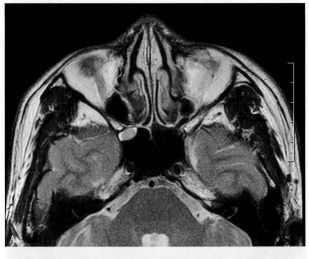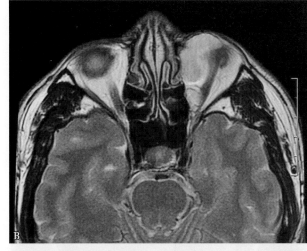
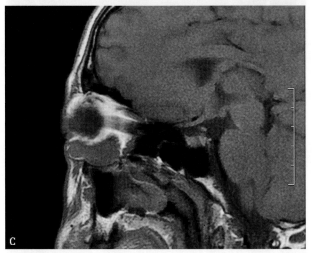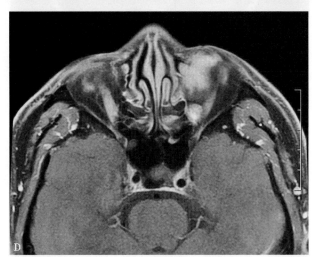

图 1-10-4 眼眶静脉曲张

A. 横断面 T$_2$WI，左眼眶内眦部可见不规则形软组织影；B. 加压后横断面 T$_2$WI，示病变明显增大，同时累及内眦部及眼眶内下象限，呈高信号；C. 加压后矢状面 T$_1$WI，病变呈等信号；D. 脂肪抑制增强后横断面，病变明显强化，强化欠均匀

【影像学表现】

CCF 主要表现为眼上静脉增粗（有时眼下静脉也可同时增粗），海绵窦增宽，眼外肌增粗，眼球突出，眼睑肿胀，CT 增强扫描显示增粗的眼上静脉和增大的海绵窦明显强化。由于血管流空效应，MRI 平扫就能清楚显示增粗的眼上静脉和扩大的海绵窦，增强扫描不能提供更多的信息而且也没有必要（图 1-10-5），但 MRA 可以直观显示海绵窦扩大、眼上静脉增粗的情况，特别要重视原始图像的观察。MRI 与 MRA 结合使用，基本上能代替 DSA 用于本病的诊断，但是如果需要实施介入治疗，进行经颈内动脉栓塞动静脉瘘时，仍然要选择 DSA。

【诊断要点】

1. 外伤后搏动性突眼，患侧眼眶、额部、颞部、耳后血管杂音，球结膜水肿和充血。

2. CT 或 MRI 显示眼上静脉增粗和海绵窦扩大。

3. MRA 明确显示海绵窦扩大及异常静脉引流。

【鉴别诊断】

主要与硬脑膜海绵窦瘘进行鉴别，常需要依靠 DSA。

七、血管内皮瘤和血管外皮瘤

【概述】

血管内皮瘤（hemangioendothelioma）是发生于血管内皮细胞的一种真正的肿瘤，而不是错构瘤。分为良性和恶性。良性血管内皮瘤多发生于婴幼儿的眼睑部，恶性者多见于头颈部皮肤、肌肉、肝和脾脏，发生于眶内者罕见。血管外皮瘤（hemangiope-

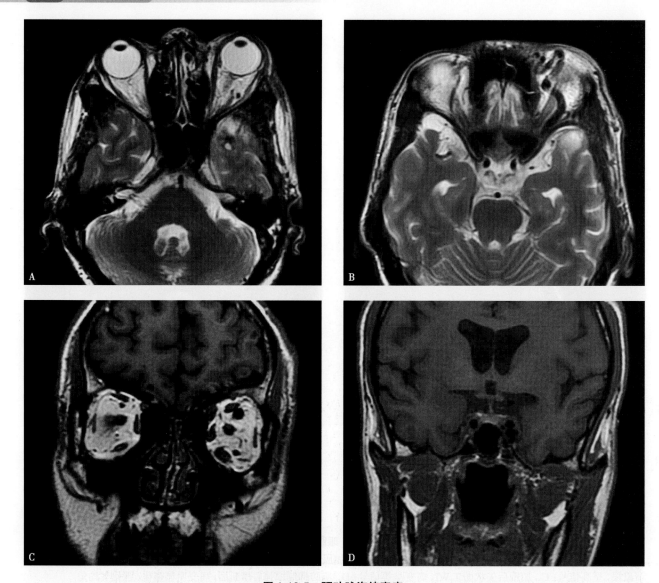

图 1-10-5　颈动脉海绵窦瘘

A. 横断面 T$_2$WI, 左侧海绵窦内及眼眶内可见较多迂曲流空的血管断面; B. 横断面 T$_2$WI, 左眼上静脉明显扩张; C. 冠状面 T$_1$WI, 左眼上、眼下静脉均增粗; D. 冠状面 T$_1$WI, 左海绵窦较对侧增宽, 其内可见较多迂曲的血管断面影

ricytoma) 是来源于毛细血管外皮细胞的一种肿瘤, 此肿瘤比较少见, 好发于深部组织, 如腹膜后、纵隔和下肢等处, 发生于眼眶者更少见。

【临床特点】

血管内皮瘤因发生部位不同而出现不同的临床症状和体征, 发生于眼睑者表现为眼睑局部隆起, 呈粉红至紫红色, 边界不清, 发生于眶内者一般有眼球突出, 如为恶性可出现眼睑水肿、结膜水肿和充血。血管外皮瘤表现为渐进性眼球突出, 1/3 患者有轻度疼痛, 任何年龄均可发生, 40 岁左右是好发年龄。男女比例是 4:3 至 2:1。常发生于眼眶上半部分, 少数可发生于泪腺窝区或视神经鞘膜。

【病理特点】

肿瘤呈浸润性生长, 缺乏包膜, 质地柔软, 良性血管内皮瘤镜下见瘤细胞呈小叶状或片状排列, 恶性者可见肿瘤由不同程度异形性内皮细胞构成, 其特征为内皮细胞形成不规则互相吻合的血管腔。因血管外皮瘤易复发和转移, 在临床上一般认为属于恶性肿瘤, 但从病理角度仍能分为良性、边缘性和恶性三类。大体上呈粉红色至紫红色、分叶状边缘光滑的肿块, 有时因浸润至周围组织形态不规则, 组织学上肿瘤内血管丰富, 许多血管分支呈"鹿角"样, 为增生的血管外皮细胞围绕大量的血管间隙, 血管间隙内层为扁平内皮细胞。

【影像检查技术与优选】

因MRI可显示肿瘤内部的血管流空影和强化特点,所以是首选的检查方法,CT可作为筛查方法。

【影像学表现】

血管内皮瘤(图1-10-6)和血管外皮瘤(图1-10-7)影像学表现相似,表现为眼睑或眶内边界较清楚的肿块,形态规则或不规则,CT呈等或略高密度,MRI呈等T_1等或略长T_2信号,因肿瘤内血管丰富,多可在肿瘤内部出现血管流空影,增强后明显均匀强化,强化程度明显高于眶内其他脉管性畸形,动态增强曲线呈速升速降型。

【诊断要点】

1. 眼睑或眶内边界清楚的肿块影。

2. 密度/信号较均匀,MRI上可出现血管流空影。

3. 增强后明显均匀强化,动态增强曲线呈速升速降型。

【鉴别诊断】

主要与眶内其他脉管性畸形及毛细血管瘤进行鉴别,血管内皮瘤和血管外皮瘤明显强化的特点是其他脉管性畸形所没有的,但良性血管内皮瘤与毛细血管瘤有时鉴别诊断较困难。

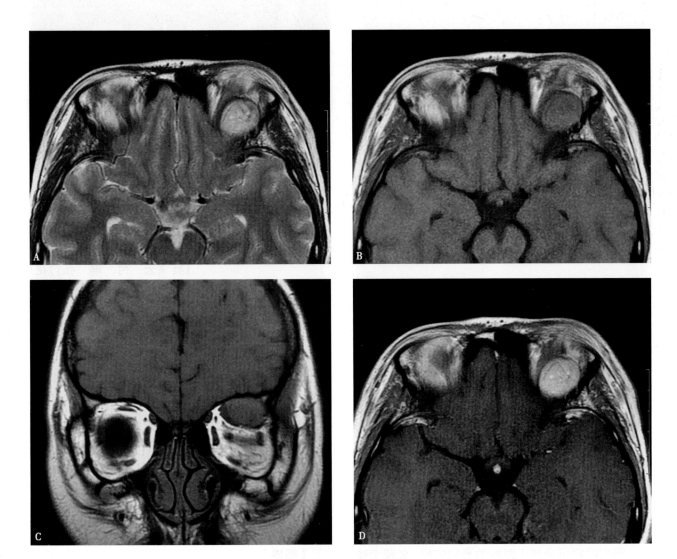

图 1-10-6 血管内皮瘤

A. 横断面T_2WI,左眼眶内可见类圆形肿块影,边缘光滑清楚,呈高信号;B. 横断面T_1WI,病变呈等信号,信号较均匀;C. 冠状面T_1WI,示肿块位于眼眶上象限肌锥外间隙;D. 增强后横断面T_1WI,肿块明显均匀强化

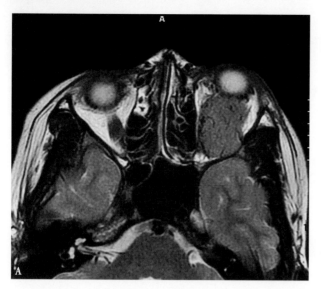

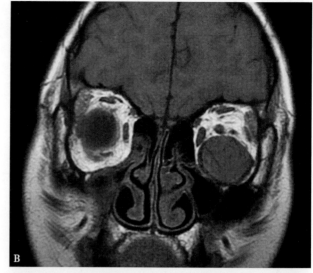

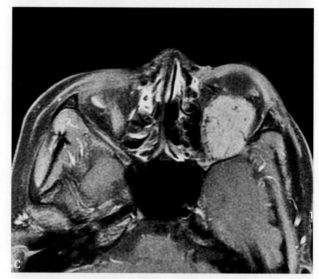

图 1-10-7　血管外皮瘤

A. 横断面 T_2WI，示左眼眶下象限肌锥外间隙类圆形肿块影，边界清楚，呈等信号，内部可见多发点、条状血管流空影；B. 冠状面 T_1WI，呈等信号，下直肌及视神经受压向上移位；C. 增强后横断面脂肪抑制，肿块呈明显均匀强化

（吴飞云　付　琳　张竹花）

第十一节　肿瘤及肿瘤样病变

一、概述

眼部肿瘤及肿瘤样病变虽不是常见病与多发病，但其对患者的健康却造成极大的威胁。CT 及 MRI 对眼部肿瘤的检查有着特有的优势，充分认识眼部不同肿瘤及肿瘤样病变的相关临床知识及影像学表现，可为临床诊断及治疗提供可靠依据。

眼部肿瘤可来源于眼眶的不同结构，来源于视神经者包括视神经胶质瘤、视神经鞘脑膜瘤，来源于眼眶内神经者包括神经鞘瘤、神经纤维瘤等，来源于泪腺者包括良、恶性混合瘤及腺样囊性癌等，来源于眶壁者包括眶壁骨瘤、骨纤维异常增殖症等，

其他还包括横纹肌肉瘤、转移瘤、绿色瘤、扁平肥厚型脑膜瘤等多种类型。

二、视神经胶质瘤

详见第二章第二节。

三、视神经鞘脑膜瘤

详见第二章第二节。

四、神经鞘瘤

【概述】

神经鞘瘤（schwannoma）是较常见的眼眶肿瘤，据国内统计其发病率占眼眶肿瘤的第 4～6 位。眼眶神经鞘瘤多数为良性，少数为恶性，良性者占眼眶良性肿瘤的 6.43%，恶性者占眼眶恶性肿瘤的

0.8%。眼眶神经鞘瘤起源于第Ⅲ、Ⅳ、Ⅴ、Ⅵ对脑神经、交感和副交感神经以及睫状神经的施万细胞，其中起源于三叉神经眼支者相对较多。由于视神经无施万细胞，所以视神经不发生神经鞘瘤。眼眶神经鞘瘤可发生于任何年龄，多见于 30～50 岁的成年人。男女患病率无明显差异。

【临床特点】

临床表现主要包括缓慢进行性无痛性眼球突出，常发生复视或斜视，如果视神经受压，则可发生视盘水肿和视神经萎缩并引起视力下降。起源于感觉神经者，可有触痛。神经鞘瘤发生在眼眶的上方明显多于下方，外侧多于内侧，可能与眼眶外上方有额神经及泪腺神经走行有关。恶性神经鞘瘤多伴有疼痛、眶周感觉减退、上睑下垂、视盘水肿、眼球运动障碍等，眶周可触及肿物，有压痛。

【病理特点】

大体标本可见神经鞘瘤为边界清楚、包膜完整的椭圆形或梭形肿瘤，内部常伴有黏液样变、囊性变或出血。组织学上可见肿瘤的包膜为神经起源的神经束膜，肿瘤内同时有实性细胞区和疏松黏液样组织区，实性细胞区称为 Antoni A 型（束状型），疏松黏液样组织区为 Antoni B 型（网状型）。恶性神经鞘瘤边界不清，没有包膜，呈浸润性生长，或呈结节状，伴有出血、坏死和囊性变。

【影像检查技术与优选】

MRI 平扫及增强扫描是首选的检查方法，对于显示肿瘤的信号特征具有优势。

【影像学表现】

1. CT 表现　神经鞘瘤可位于肌锥内或肌锥外间隙，多数呈椭圆形，长轴与眶轴一致，边缘清楚（图 1-11-1A）。神经鞘瘤在 CT 上多表现为等密度

或稍低，密度均匀，增强后均匀强化，无明显特征。少数病例密度不均匀，内有多个片状低密度区（图 1-11-1A），增强后肿瘤不均匀强化，低密度区不强化，此种表现较为典型。极少数病例整体呈囊性低密度，增强后无明显强化或包膜强化。邻近眶壁骨质可呈受压改变，边缘光滑（图 1-11-1B）。少数肿瘤同时累及眼眶和海绵窦，呈哑铃形，称为眶颅沟通性神经鞘瘤。

2. MRI 表现　多数神经鞘瘤的信号较有特征性，呈略长 T_1 略长 T_2 信号，信号不均匀，内有多发片状较长 T_1 较长 T_2 信号区，增强后略长 T_2 信号部分明显强化，较长 T_2 部分无强化，显示有囊变（图 1-11-1C～E），强化与无强化部分分别与肿瘤组织学 Antoni A 型和 Antoni B 型相对应。极少数神经鞘瘤整体呈较长 T_1 较长 T_2 信号，增强后无强化，全部为囊性结构。部分病例可在肿瘤后部显示出与肿瘤相连局部增粗的神经，此时较具诊断价值。邻近眼外肌或视神经呈受压移位表现（图 1-11-1F）。

【诊断要点】

1. 临床表现为缓慢进行性无痛性眼球突出。

2. 肿瘤呈卵圆形或哑铃形，边界清楚，部分可见肿瘤后部相连的神经。

3. MRI 表现为信号不均匀，内有多处较长 T_2 信号区。

4. 增强后不均匀强化。

5. 可与海绵窦沟通。

【鉴别诊断】

1. **海绵状血管瘤**　T_2WI 信号较高，信号均匀，增强后呈"渐进性强化"，海绵状血管瘤呈哑铃形者少见。

2. **视神经鞘脑膜瘤**　肿瘤包绕视神经生长，CT

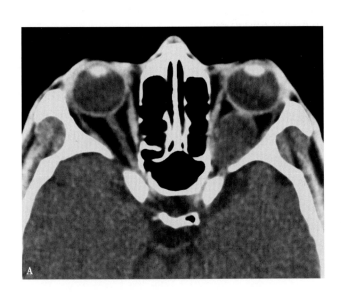

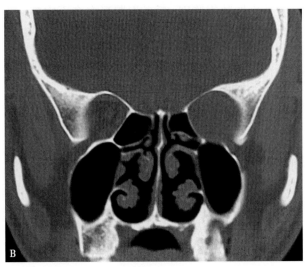

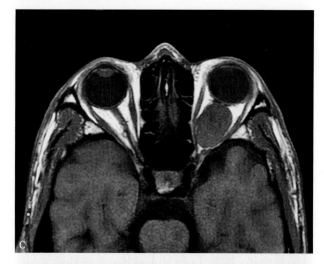
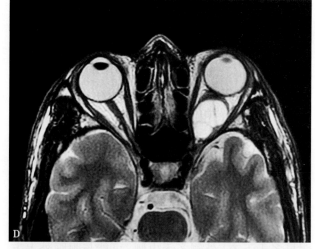
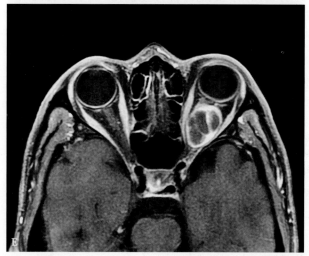
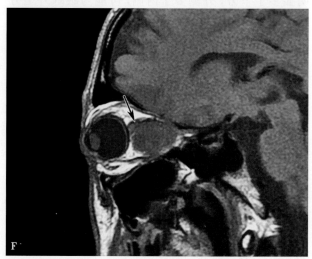

图 1-11-1 神经鞘瘤

A. CT 横断面软组织窗，示左眼眶肌锥内间隙卵圆形肿块，边界清，内部密度较低；B. CT 冠状面骨窗，示左眶腔扩大，眶壁呈受压改变，边缘光滑；C. 横断面 T_1WI，肿瘤呈等信号，信号稍不均匀；D. 横断面 T_2WI，肿瘤边缘呈等信号，内部呈高信号，信号不均匀，内可见线状等信号分隔；E. 横断面增强后脂肪抑制图像，示肿瘤边缘及内部分隔明显强化；F. 斜矢状面 T_1WI，示肿瘤位于视神经下方，视神经受压上移（箭）

密度较高，可见强化，增强后可见中心无强化的视神经。

3. 泪腺混合瘤 位于泪腺窝区的神经鞘瘤需与泪腺外生性肿瘤鉴别，后者泪腺形态多不完整，局部与肿瘤分界不清。神经鞘瘤多使泪腺呈受压表现，二者分界较清。

五、神经纤维瘤

【概述】

眼眶神经纤维瘤（neurofibroma）是一种起源于周围神经的良性肿瘤，可单发或多发，以多发较常见，称为神经纤维瘤病（neurofibromatosis，NF）。临床上根据神经纤维瘤表现及组织病理学改变分为三种类型：局限型、丛状型和弥漫型，其中丛状型绝大多数与神经纤维瘤病相关，而局限型和弥漫型各约

有 10% 与神经纤维瘤病相关，其余多为独立发生。局限型神经纤维瘤多发生于中青年，常单眼发病，无明显性别差异；丛状型及弥漫型神经纤维瘤多为出生或幼年时发病。

【临床特点】

不同类型的眼眶神经纤维瘤临床表现不同。局限型者若位置表浅，多可扪及，位置较深者，多表现为眼球突出和复视，若视神经受压，可出现视力下降。丛状型绝大多数合并神经纤维瘤病，早期表现为眼睑肿胀，软性肥厚，提上睑肌常首先受累，引起上睑下垂，病变多向眶内及邻近结构内蔓延，可引起眼球突出及移位。同时还可出现眶壁骨质缺损，相应区域脑膜脑膨出引起搏动性眼球突出。弥漫型多累及皮肤、眼睑，与丛状型眼睑表现相似。

【病理特点】

病理显示神经纤维瘤无包膜,与周围组织分界不清,肿瘤组织累及整条神经干时可呈串珠样表现。镜下观察,肿瘤主要由成束的神经纤维及胶原纤维组成,可伴发水肿或黏液变性,瘤体内可伴有小灶状神经鞘细胞增生,眶内一些组织成分如脂肪、血管、眼外肌等易被卷入其中。

【影像检查技术与优选】

对于局限型及弥漫型神经纤维瘤,MRI是首选的检查方法,可显示病变的信号特征及蔓延范围。对于丛状神经纤维瘤,CT可显示神经纤维瘤病相关眼眶变形及眶壁骨质缺损情况,MRI可显示丛状神经纤维瘤具体范围及眶内软组织的相关改变,两种检查方法对于诊断均能提供必要信息。

【影像学表现】

局限型神经纤维瘤:边界清楚的卵圆形或长扁形肿块,与眼外肌呈等密度,密度多较均匀(图1-11-2A),少数不均,增强后多数呈轻、中度均匀强化。MRI呈略长T_1略长T_2信号,信号多较均匀,增强后轻中度强化(图1-11-2B~D)。

丛状型及弥漫型神经纤维瘤:边界不清、形状不规则的软组织肿块,范围较广,呈等密度、较长T_1较长T_2信号,增强后较明显强化(图1-11-3)。丛状型多伴有神经纤维瘤病Ⅰ型,眼眶可表现为眶腔变形、变浅,眶壁骨质发育不良,局部骨质缺损(图1-11-3B)。

【诊断要点】

1. 局限型神经纤维瘤多发生于中青年;丛状型及弥漫型神经纤维瘤多为出生或幼年时发病。

2. 丛状型绝大多数与神经纤维瘤病相关。

3. 局限型神经纤维瘤边界清楚,密度/信号多数较均匀,均匀强化。

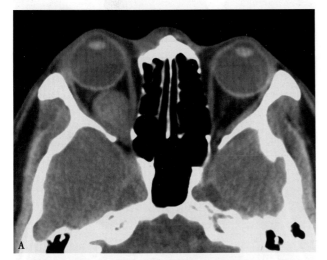
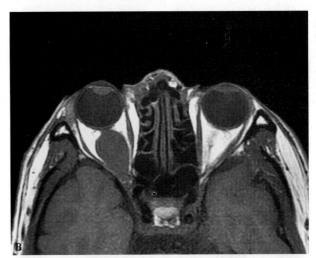
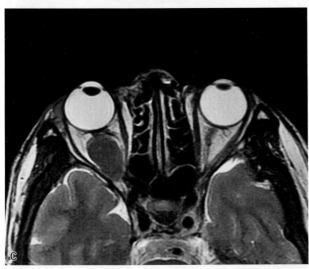
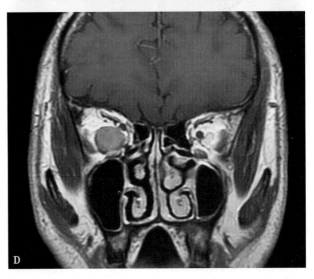

图 1-11-2 局限型神经纤维瘤

A. CT横断面软组织窗,示右眼眶肌锥内间隙卵圆形肿块,边界清晰,内部密度略高,密度均匀;B. 横断面T_1WI,示肿块呈等T_1信号,信号均匀;C. 横断面T_2WI,示肿块信号略低,信号均匀;D. 冠状面增强后图像,示肿块中度强化,强化均匀,视神经受压向内上方移位

4. 丛状型及弥漫型神经纤维瘤边界不清、形状不规则，范围较广。

【鉴别诊断】

1. 炎性假瘤或淋巴瘤 弥漫性神经纤维瘤需与炎性假瘤或淋巴瘤鉴别，弥漫性神经纤维瘤病史较长而且多在10岁以前就开始发病有助于诊断。

2. 神经鞘瘤 需与局限型神经纤维瘤进行鉴别。神经鞘瘤信号多不均匀，增强后不均匀强化。有时影像鉴别困难需行活检鉴别。

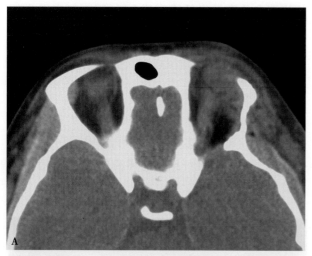

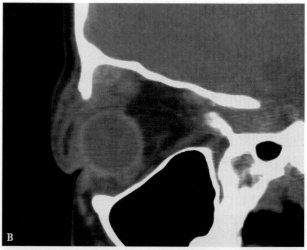

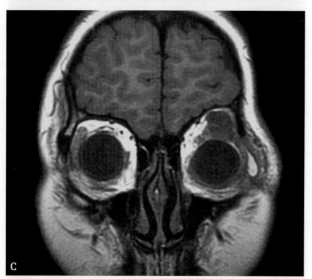

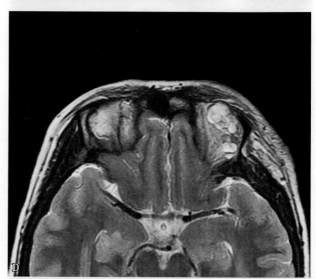

图 1-11-3 丛状型神经纤维瘤

A. CT 横断面软组织窗，示左眼眶上部、眼睑及颞窝弥漫软组织密度影，边界欠清，另可见双侧眶腔不对称，左侧蝶骨大翼发育较小；B. CT 斜矢状面软组织窗，示眼眶上部及上眼睑弥漫不规则软组织密度影，边界不清，包绕眼球上缘；C. 冠状面 T₁WI，示左眼眶上部及颞窝弥漫性病变，呈等低信号，信号不均匀，双侧眶腔形态不对称，左侧眶腔变形；D. 横断面 T₂WI，示病变呈略高信号，信号不均匀；E. 冠状面增强后脂肪抑制图像，示病变增强后不均匀明显强化

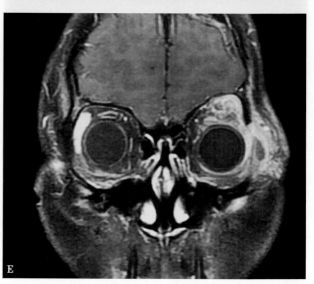

六、横纹肌肉瘤

【概述】

横纹肌肉瘤（rhabdomyosarcoma）是来源于横纹肌组织或向横纹肌分化的原始间叶组织的恶性肿瘤，由不同分化程度的横纹肌母细胞组成，属中胚层来源恶性肿瘤。横纹肌肉瘤可发生于全身任何部分，以发生于头颈部为多，其中最好发于鼻腔窦、颞骨及眼眶。眼眶横纹肌肉瘤占横纹肌肉瘤总数的 10%～20%，占眼眶肿瘤的 3% 左右。眼眶横纹肌肉瘤可发生于任何年龄组，主要发生在 10 岁之前的儿童，男性略多于女性。

【临床特点】

眼眶横纹肌肉瘤最具特征性的临床表现为迅速发生和发展的眼球突出及移位。随病情进展，可出现严重的球结膜及眼睑水肿，还可发生上睑下垂，可触及眶缘肿物、疼痛，甚至失明。因急性或亚急性眼球突出、水肿、充血常被误诊为眶内炎症而延误治疗。绝大多数病例进展较快，少数可呈缓慢性发病过程。发病初期，病变呈局限性肿瘤，进展期肿瘤易侵蚀骨壁，累及邻近鼻窦等结构，晚期可发生远处转移，但较为少见，主要为血行转移，淋巴途径罕见。

【病理特点】

肉眼形态多呈鲜红色或稍呈黄色的肿物，质地细腻，表面光滑，无结缔组织包膜包裹，但肿块界限清楚。横纹肌肉瘤病理形态多样、复杂，光镜下难诊断，免疫组化染色、肌红蛋白（myoglobin）、结蛋白（desmin）、肌动蛋白等呈阳性表达可确诊，其中结蛋白是肌源性肿瘤较敏感的诊断指标。2002 年国际病理学会（IAP）将横纹肌肉瘤分为三型（2002 年 IAP WHO 诊断标准）：胚胎性、腺泡性和多形性，并将葡萄状型、梭形细胞型和间变型归入胚胎性的亚型。胚胎性横纹肌肉瘤最为多见。胚胎性与腺泡性横纹肌肉瘤主要发生于婴幼儿，并常见于头颈部；多形性横纹肌肉瘤主要见于成年人。

【影像检查技术与优选】

CT 是检查眼眶横纹肌肉瘤的首选方法，检查时间短，可确切显示肿瘤大小、位置、形态，可清楚显示骨质受累情况。MRI 能够清楚显示肿瘤具体范围及周围结构受累情况。

【影像学表现】

眼眶横纹肌肉瘤的影像学表现无明显特征性。

1. **CT 表现**　眼眶横纹肌肉瘤发生于眼眶软组织内，多见于眶内上方及鼻上方，肌锥外常见。早期病变形态可规则或不规则，边界清楚，呈等密度，密度较均匀（图 1-11-4A），增强后中度至明显强化。进展期可见眶壁呈虫蚀状或筛孔状的骨质破坏（图 1-11-4B），并见肿瘤侵犯眶周结构如鼻窦、颞下窝、海绵窦等。

2. **MRI 表现**　肿瘤呈略长 T_1 长 T_2 信号影，尤其在 T_2WI 上信号较高，信号均匀（图 1-11-4C、D），增强后中度至明显强化。可合并囊变或出血，表现为信号不均。眶壁受累时，T_1WI 可见到骨髓腔内高信号被病变信号取代。

【诊断要点】

1. 多见于 10 岁以下的儿童。

2. 迅速发生和发展的眼球突出及移位。

3. 眼眶内肿块，边界较清，密度 / 信号较均匀，T_2WI 信号较高。

4. 眶壁骨质呈溶骨性破坏。

【鉴别诊断】

1. **急性炎性病变**　患者发热、眼部红肿痛明显，眼球突出程度轻于横纹肌肉瘤，使用抗生素和激素治疗效果较好，如果鉴别困难，应行活检确诊。

2. **神经母细胞瘤转移**　儿童多见，病变发展较快，眶壁骨质破坏，有腹部肿瘤病史。

3. **淋巴瘤**　儿童少见，多为成年人。病变多发生于眶前部，包绕眼球生长，出血、坏死少见，眶壁一般无骨质破坏。强化程度低于横纹肌肉瘤。

4. **朗格汉斯细胞组织细胞增生症**　青少年多见，临床表现较轻。眶壁骨质破坏明显，破坏边缘光滑、锐利。

5. **绿色瘤**　常见于儿童，病程较短，眶内不规则肿块，眶壁骨质破坏，颅底骨质可广泛受累，T_1WI 骨髓腔内信号减低并强化。患儿有白血病史。

七、转移瘤

【概述】

转移瘤（metastasis）发生于眼眶内相对少见，但由于现代医学的发展，肿瘤患者生存时间较长，转移瘤的发生率有升高的趋势。根据原发肿瘤的不同，眼眶转移瘤表现多样。因此，尽管影像学检查方法不断进步，眼眶转移瘤仍较易误诊。成人眶内转移瘤多发生于年龄较大的患者，多为一侧发病，双侧少见。转移瘤可发生于眼眶内任何部位，主要累及眶壁、眼外肌、肌锥内外间隙、视神经及眼睑等，也可同时累及数个结构。

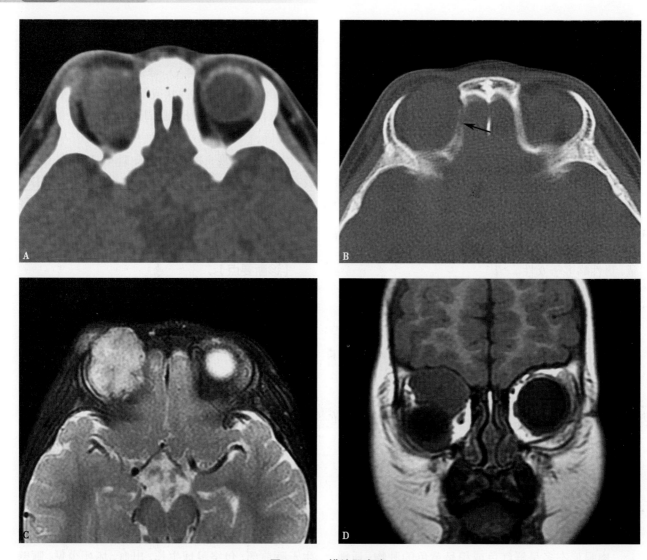

图 1-11-4 横纹肌肉瘤

A. CT 横断面软组织窗，示右眼眶上部较大长圆形肿块，边界欠清，内呈等密度；B. CT 横断面骨窗，示病变邻近眼眶内上壁骨质毛糙（箭）；C. 横断面 T_2WI 脂肪抑制图像，示肿块呈略高信号，信号欠均匀；D. 冠状面 T_1WI，示肿块位于眼眶上部，眼球明显受压向外下方移位

【临床特点】

成人眼眶转移瘤的原发肿瘤可来自身体的任何部位，较常见的为乳腺、肺，其次为胃、前列腺等。其临床表现主要为眼球突出、疼痛、复视、眼球运动障碍、视力减退等。儿童转移瘤最常见来自神经母细胞瘤和尤文肉瘤，症状发生迅速而严重，主要为迅速发生的进行性眼球突出，可伴有眼睑皮肤瘀血。

【影像检查技术与优选】

CT 是检查眼眶转移瘤的首选方法，既可显示肿瘤的位置、形态，又可清晰显示眶壁受累情况。MRI可进一步检查病变范围及具体信号特征。

【影像学表现】

1. CT 表现 转移瘤可发生在眼眶内某一个结构，也可为弥漫性分布，其中发生于肌锥外间隙者较多。约有 2/3 的患者同时伴有眶骨改变，大多为溶骨性骨质破坏（图 1-11-5A），少数可发生成骨性转移，表现为骨松质密度增高，多见于前列腺癌转移。转移瘤表现多样，可为多灶性局限性肿块、单发的圆形或椭圆形肿块，也可为眼眶弥漫性肿块。眼外肌转移瘤，表现为眼外肌呈结节状增粗。眼眶转移瘤密度与原发肿瘤一致，多为等密度（图 1-11-5B），少数可表现为高密度，主要见于黑色素瘤转移。密度可均匀或不均匀，增强后轻至明显强化。

2. MRI 表现 转移瘤信号多样，多数为略长或等 T_1 略长 T_2 信号影（图 1-11-5C、D），来自黑色素瘤的转移为短 T_1 短 T_2 信号，增强后轻度至明显强化（图 1-11-5E）。

【诊断要点】

1. 患者有原发肿瘤病史。

2. 眼眶症状发生迅速、严重。

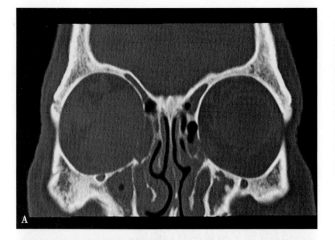

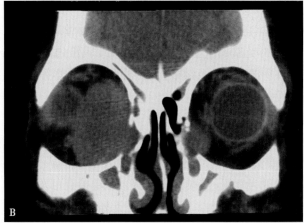

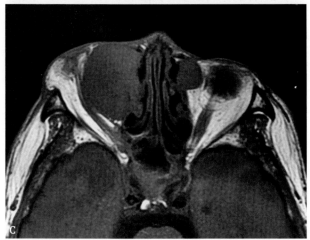

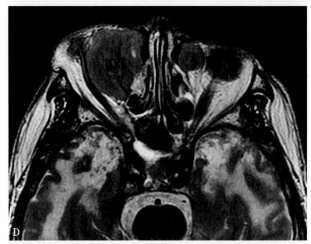

图 1-11-5 转移瘤

A. CT 冠状面骨窗，示双内眦部眶壁呈溶骨性破坏；B. CT 冠状面软组织窗，示双眼眶内眦部肿块，呈等密度，密度较均匀，边界较清；C. 横断面 T₁WI，示双侧肿块呈等信号，信号较均匀；D. 横断面 T₂WI，示肿块呈等 T₂ 信号，信号欠均匀，另可见双侧颞叶大片高信号影；E. 横断面增强后脂肪抑制图像，示病变明显强化，强化不均匀，双侧颞叶病变亦可见不均匀强化。经证实，该病例原发病变为鼻咽癌

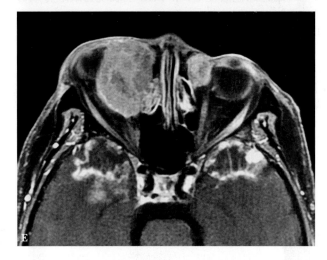

3. 眶内可见软组织肿块。

4. 眶壁骨质破坏。

【鉴别诊断】

1. **炎性假瘤** 形态多样，MRI T₂WI 多为低信号，一般不引起骨质改变。

2. **Graves 眼病** 单侧或双侧、一条或多条眼外肌增粗，多为肌腹增粗，肌腱不受累。患者常有甲亢病史。

3. **淋巴瘤** 病变发生于眶前部多见，一般无骨质破坏。

4. **眼眶内原发恶性肿瘤** 可根据有无原发病灶进行鉴别。

八、绿色瘤

【概述】

眼眶绿色瘤（chloroma）又称为粒细胞肉瘤（granulocytic sarcoma），为急性髓性白血病和慢性粒细胞性白血病侵犯眼眶而形成，为幼稚粒细胞在眼眶形成的局限性实体肿瘤。2.5%～9.1% 的急性粒细胞白血病可发生绿色瘤，慢性粒细胞性白血病的发生率较低。儿童和青少年绿色瘤的发生率高于成人。绿色瘤可累及全身任何部位,眼眶和颅骨最常受累。眼眶的受累部位主要包括眼外肌、肌锥内间隙、肌锥外间隙、视神经、眼球内结构和眼附属器等,可双侧发病。

【临床特点】

眼眶绿色瘤常在全身其他部位出现症状前发生,首先表现为眼球突出,病变发展较快。另外还可表现为复视、脑神经麻痹等。全身检查可发现肝、脾及淋巴结肿大。部分患者可无外周血象及骨髓象的异常。

【病理特点】

肉眼观肿瘤组织内含有大量骨髓过氧化物酶而使肿瘤呈绿色,因此被称为绿色瘤,在阳光下绿色消退,在亚硫酸钠溶液或过氧化氢中又恢复为绿色。

【影像检查技术与优选】

CT是眼眶绿色瘤的首选检查方法,可发现病变并清楚显示骨质破坏情况,而且CT检查速度快,儿童易配合。MRI可进一步观察骨髓腔内的信号改变,进一步提示诊断。

【影像学表现】

眼眶绿色瘤在CT和MRI上表现为眼眶骨质破坏、骨膜下间隙和肌锥外间隙内软组织肿块,肿块形状不规则,边缘多有分叶,可多发,在CT上呈等密度,可伴有眶壁骨质侵蚀破坏(图1-11-6A、B),骨质破坏一般表现为骨皮质边缘毛糙,眶壁轮廓存在(图1-11-6B)。在MRI上呈长T_1长T_2信号影,信号均匀,增强后可见强化(图1-11-6C～E)。MRI T_1WI

还可显示双侧眶壁、颅底甚至颅盖骨骨髓腔内高信号被略长T_1略长T_2信号取代,增强后可见强化(图1-11-6C～E),代表有白血病浸润。

【诊断要点】

1. 常见于儿童,病程短。

2. 眼眶骨质破坏,骨质破坏一般为骨皮质边缘毛糙,眶壁轮廓存在。

3. 眼眶内软组织肿块,可多发。

4. MRI显示双侧眶壁、颅底甚至颅盖骨骨髓腔呈略长T_1略长T_2信号,增强后可见强化。

5. 骨髓穿刺显示有白血病。

【鉴别诊断】

1. **朗格汉斯细胞组织细胞增生症**　患儿症状较轻,眶壁骨质破坏较明显,局部可缺损,破坏边缘锐利。

2. **横纹肌肉瘤**　多无眶壁及颅底广泛骨髓信号异常。

3. **眼眶转移瘤**　主要需与神经母细胞瘤转移至眼眶鉴别,二者影像学表现相似,需查找原发病灶并进行骨髓穿刺进行鉴别。

九、泪腺肿瘤

泪腺肿瘤可分为两大类:泪腺上皮性肿瘤和非上皮性肿瘤。非上皮性肿瘤包括炎性假瘤、淋巴瘤和淋巴瘤样增生等,请见其他相关章节,本节主要介绍上皮性肿瘤。

泪腺上皮性肿瘤是一类具有明显组织学变异和成分多样的泪腺肿瘤,可分为良性和恶性两大类,其

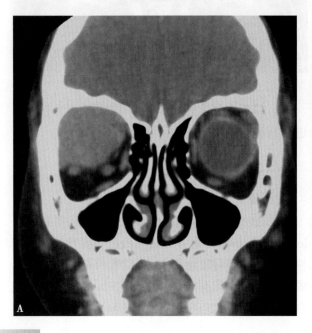

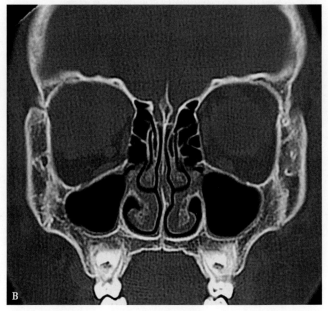

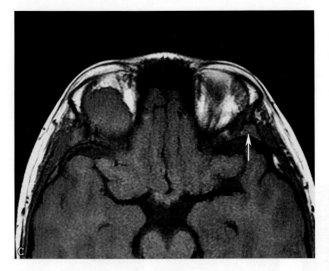

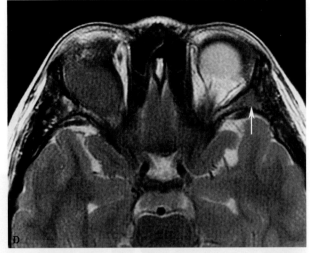

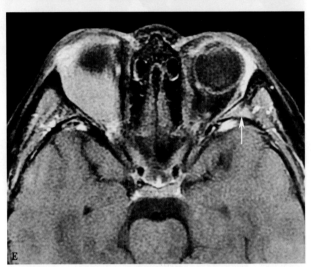

图 1-11-6 绿色瘤

A. CT 冠状面软组织窗,示右眼眶外上部肌锥外间隙较大肿块,呈等密度,密度较均匀,边界较清,外直肌及视神经受压下移;B. CT 冠状面骨窗,示右眼眶上壁骨皮质略毛糙,骨质形态存在;C. 横断面 T_1WI,示肿块呈等信号,信号较均匀,邻近眶壁骨髓腔信号减低,另可见左侧蝶骨大翼骨髓腔内呈等信号(箭);D. 横断面 T_2WI 示肿块呈等信号,信号较均匀,另可见左侧蝶骨大翼骨髓腔信号减低(箭);E. 横断面增强后脂肪抑制图像,示肿块中度强化,强化均匀,左侧蝶骨大翼骨髓腔内可见强化(箭)

中良性者包括多形性腺瘤(泪腺混合瘤)、腺瘤、嗜酸性细胞瘤及鳞状腺瘤等,恶性者包括腺样囊性癌、多形性腺癌(恶性混合瘤)、嗜酸性细胞癌、黏液上皮样癌、黏液上皮样腺癌、鳞状腺癌等。泪腺良性肿瘤易复发和恶变,恶性肿瘤复发率和病死率较高。

(一)多形性腺瘤

【概述】

多形性腺瘤(pleomorphic adenoma)是泪腺上皮性肿瘤中最常见的一种,占泪腺上皮性肿瘤的60%,占眼眶肿瘤的 10%~15%。因肿瘤组织中含中胚叶的上皮成分和外胚叶的间质成分,并且形态多样,又称为良性混合瘤。泪腺多形性腺瘤绝大多数起源于泪腺眶部,极少数发生于泪腺睑部或异位泪腺。好发人群为 20~50 岁的青壮年。

【临床特点】

典型体征为泪腺区无痛性包块,缓慢长大,病程较长,多累及单侧泪腺,眼球向内下方突出,上睑可轻度肿胀或下垂,局部可扪及质硬包块。肿瘤术后易复发,少数可恶变。

【病理特点】

肉眼形态为单个多叶性包块,常有被膜,包块表面常可见多个小结节状突起,为瘤细胞浸润被膜所致,切面可见软的黏液样区与纤维样组织。镜下示肿瘤假包膜外有瘤细胞,并可见正常残余泪腺组织附于肿瘤上,高倍镜下肿瘤为分化的上皮细胞构成的大量双层管状结构及形态各异的片状、条索状和乳头状上皮细胞巢,间质分化区可见大量、散在或密集的星形、梭形细胞和透明样、黏液样、假状软骨、钙化和骨组织样结构。

【影像检查技术与优选】

MRI 可明确病变发生的部位、范围及肿瘤信号特点,是泪腺多形性腺瘤的首选方法。CT 对于眶壁骨质显示清晰,可帮助进行鉴别诊断。

【影像学表现】

1. **CT 表现** 位于眼眶外上象限泪腺窝的椭圆形或圆形肿块,边界清楚,多数密度均匀,与眼外肌等密度(图 1-11-7A),较大的肿瘤内常有囊变或坏死,表现为密度不均匀,内有低密度区,少数肿瘤内有钙化。增强后肿块轻至中度强化。眶骨改变为受压性改变，呈现眶骨凹陷（图 1-11-7B），无骨质破坏。极少数肿瘤发生在泪腺睑部。部分病例可见残存的正常泪腺组织，局部与肿块分界不清。

2. MRI 表现　平扫 T_1WI 呈等信号（图 1-11-7C），T_2WI 由于组织结构复杂呈等高混杂信号，信号不均匀，可有囊变坏死（图 1-11-7D），增强后呈轻至中度均匀或不均匀强化（图 1-11-7E）。残存的正常泪腺组织多位于病变前下方，局部与病变分界不清。眼球受压移位，一般无变形。眼眶外上壁泪腺窝区骨质受压变形，骨皮质信号连续，骨髓腔信号正常。

【诊断要点】

1. 泪腺区无痛性包块，生长缓慢。

2. 肿瘤位于眼眶前外上象限，正常泪腺组织显

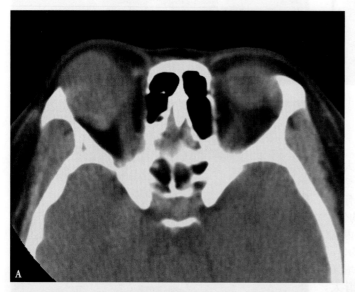
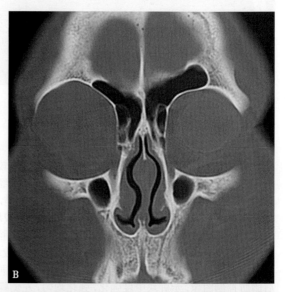
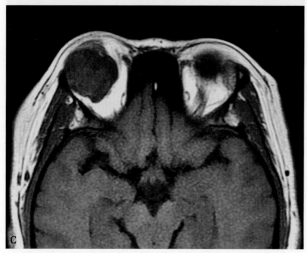
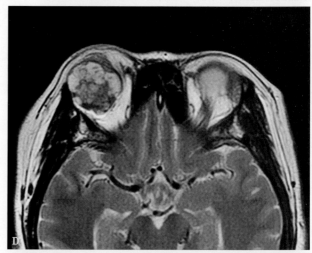

图 1-11-7　泪腺多形性腺瘤

A. CT 横断面软组织窗，示右泪腺窝区类圆形肿块，呈等密度，密度较均匀，边界较清；B. CT 冠状面骨窗，示右侧泪腺窝略扩大，骨质边缘光滑；C. 横断面 T_1WI，示肿块呈略低信号，信号欠均匀；D. 横断面 T_2WI，示肿块呈高信号，信号不均匀，E. 横断面增强后脂肪抑制图像，示肿块明显强化，强化不均匀

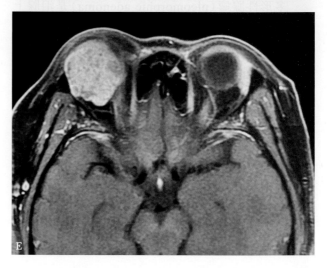

示不清或与病变分界不清。

3. 肿瘤呈类圆形或椭圆形,边界清楚。

4. 眶骨为压迫性改变,无骨质破坏。

【鉴别诊断】

1. **泪腺恶性上皮性肿瘤** 病程较短,疼痛较明显。肿瘤大多表现为边界不清,形态不规则,信号较混杂,病变有沿眼眶外侧肌锥外间隙向后蔓延的趋势。邻近眶壁骨质破坏,呈虫蚀状或锯齿状。

2. **泪腺窝非上皮性肿瘤** 形态多不规则,一般呈长扁形,肿块常包绕眼球生长,邻近骨质无破坏。

3. **泪腺窝区神经源性肿瘤** 正常泪腺组织呈受压表现,与病变分界清。肿瘤较大时较难鉴别。

(二)多形性腺癌

【概述】

泪腺多形性腺癌(malignant pleomorphic adenoma)也称为恶性混合瘤,在泪腺恶性上皮性肿瘤中占第2位,发病率占泪腺肿瘤的13%,可由多形性腺瘤复发、恶变而来。泪腺多形性腺癌发病年龄为20~50岁,比良性混合瘤稍大。

【临床特点】

典型的泪腺多形性腺癌有三种临床表现方式:①有多形性腺瘤手术切除病史,术后局部出现肿块,临床症状发展迅速时,应考虑到肿瘤复发恶变的可能;②多年前已被确诊的良性泪腺混合瘤,近期肿块突然增大并伴有压痛;③没有良性泪腺混合瘤的病史,眼球突出、眼眶包块等症状发展迅速。

【病理特点】

肉眼所见肿块无明显包膜,边缘多呈浸润性。

【影像检查技术与优选】

CT是泪腺多形性腺癌检查的首选方法,可直接观察肿瘤位置、形态及邻近骨质破坏情况。MRI能够帮助判断病变范围。

【影像学表现】

在CT/MRI上表现为泪腺窝圆形或卵圆形肿块,边界可清楚或不清楚,形态不规则,呈等密度,密度多均匀,较大者可有囊变坏死;MRI呈等 T_1 略长 T_2 信号,信号多不均匀,增强后较明显强化。邻近眶壁骨质破坏,骨皮质边缘毛糙。较大肿块可侵犯眶外结构或向前中颅窝及颞窝或鼻窦蔓延。少数肿瘤形态、边缘规则,而且未见明确骨质破坏,此时,诊断较困难,多被误诊为良性肿瘤。

【诊断要点】

1. 泪腺区肿块近期突然增大并伴有压痛。

2. 泪腺窝肿块,伴有眶壁侵蚀性骨质破坏。

【鉴别诊断】

1. **泪腺多形性腺瘤** 肿块生长缓慢,无压痛。影像学检查示泪腺窝肿块,邻近眶壁骨质呈受压改变,无骨质破坏。

2. **泪腺腺样囊性癌** 病变发展迅速,症状较重,肿块形态不规则,呈扁平状,早期即可沿眶外壁向眶尖生长。

3. **泪腺窝非上皮性肿瘤** 形态多不规则,一般呈长扁形,密度/信号多较均匀。肿块常包绕眼球生长。

(三)腺样囊性癌

【概述】

泪腺腺样囊性癌(adenoid cystic carcinoma)是泪腺恶性上皮性肿瘤中最为常见、恶性度较高的肿瘤。其发病率占所有原发眼眶肿瘤的4.8%,占泪腺上皮性肿瘤的29%。发病年龄一般较轻,发病高峰年龄为40岁左右,性别无明显差异。该病复发转移率高,预后不良。

【临床特点】

本病主要的临床表现为眼球突出伴运动障碍,颞上眶缘可触及固定、坚实的肿块。患者早期即可有严重的眶周和结膜水肿。肿瘤细胞浸润破坏周围神经、骨膜、眼外肌后,常伴有疼痛、视力下降、复视等症状。

【病理特点】

腺样囊性癌起源于表皮外胚层,是泪腺恶性上皮性肿瘤中最常见的类型。肿瘤无包膜或包膜不完整,切面可见乳头状及囊状结构。其组织学表现有3种类型:腺样(筛状)、小导管样及实性。肿瘤细胞有两种:导管衬里细胞和肌上皮细胞。无论何种组织类型,其生物学行为都具有侵袭性,原发肿瘤手术后多年可发生转移,沿神经和血管周围蔓延,或侵入血管形成瘤栓。

【影像检查技术与优选】

CT能直观、准确地显示骨质的改变,是诊断本病重要的检查方法。MRI能够清晰显示病变范围,是指导手术治疗、判断肿瘤复发、评估预后首选的影像检查方法。

【影像学表现】

1. **CT表现** 肿瘤发生于眼眶外上象限泪腺窝区,泪腺眶部正常结构消失。肿块形态、边缘大多不规则,呈扁平状,早期即可沿眶外壁向眶尖生长,与外直肌分界不清(图1-11-8A)。肿瘤呈等/略高密度,由于有出血、坏死、囊变、钙化等组织学改变导致病变密度不均匀,增强后不均匀明显强化。眶骨多有破坏。骨质破坏是本病常见的影像学征象,表现为虫蚀样或广泛骨质破坏(图 1-11-8B),少数可为骨质受压吸收、变薄或缺损。骨质侵蚀破坏可伴有骨质增生硬化。病变易侵犯颅内、颞窝、鼻窦等眶外结构。

2. MRI 表现 腺样囊性癌在 MRI 上无特异性信号特征,表现为等 T_1 略长 T_2 信号,信号不均匀,

增强后不均匀明显强化(图 1-11-8C~E)。MRI 可清晰显示肿瘤在眶内、眶外蔓延情况,对颅内、颞下窝、鼻窦等重要结构的显示较 CT 更可靠。

【诊断要点】

1. 病变发展迅速,症状较重。

2. 肿块位于眼眶外上象限泪腺窝区,形态不规则,呈扁平状,早期即可沿眶外壁向眶尖生长。

3. 骨质呈虫蚀样或广泛破坏。

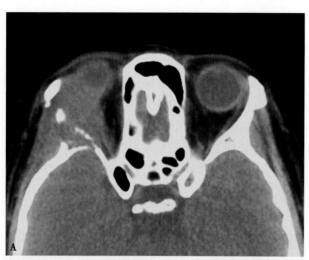
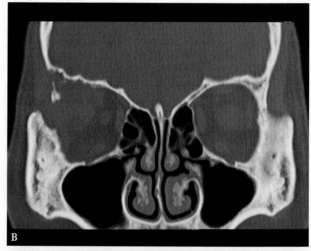
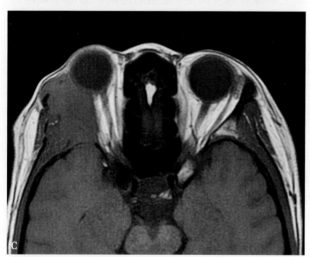
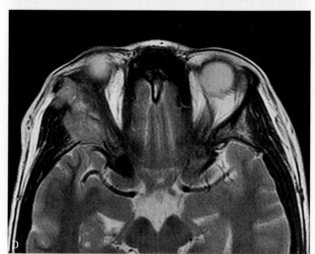
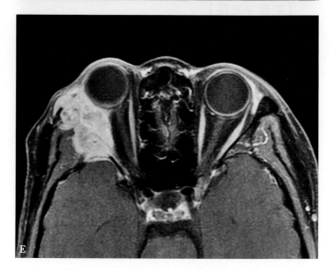

图 1-11-8 泪腺腺样囊性癌

A. CT 横断面软组织窗,示右眼眶外侧不规则形肿块,沿眶外壁向眶尖区蔓延,病变呈等密度,密度均匀,边界不清,眼球部分被包绕;B. CT 冠状面骨窗,示右眼眶外上壁骨质破坏,呈虫蚀状改变;C. 横断面 T_1WI,示病变呈等信号,信号均匀,右侧蝶骨大翼骨髓腔内高信号被等信号病变取代;D. 横断面 T_2WI,示病变呈略高信号,信号欠均匀;E. 横断面增强后脂肪抑制图像,示病变明显强化,强化欠均匀,病变累及右侧蝶骨大翼及颞窝,右颞极脑膜可见增厚强化

4.病变侵及眶外结构。

【鉴别诊断】

1. **泪腺良性上皮性肿瘤** 多为圆形或类圆形分叶状肿块,边缘光滑,与邻近结构分界清楚,骨质多为受压变形。

2. **泪腺炎性病变及淋巴增生性病变** 二者常同时累及泪腺眶部及睑部,故表现为泪腺弥漫性肿大,形态与肿大的泪腺相仿。炎性病变大多呈等 T_1 短 T_2 信号,淋巴增生性病变呈等 T_1 等 T_2 信号,信号相对均匀,增强扫描均匀强化,大多不伴有眶壁骨质的改变。

十、眶壁骨瘤

【概述】

眶壁骨瘤(osteoma)是一种良性的骨源性肿瘤,较为少见,文献报告发病率约占眼眶肿瘤的 1%~2%,多起自鼻窦后累及眼眶。眼眶骨瘤临床较为少见,多位于单侧眼眶,常始于青年时期,成年后才被确诊,发病年龄 11~73 岁,且多见于男性。对于眼眶骨瘤的病因目前有三种学说:胚胎残留、外伤、感染。真正病因尚在探讨中。

【临床特点】

本病呈慢性过程,骨瘤较小时多无明显的症状和体征,因此并不引起患者的重视。大多数眼眶骨瘤起源于鼻窦,因此不产生明显的眼部症状。较大的骨瘤根据其所在的部位及侵犯的范围而引起相应的症状,波及眼眶时可引起眼球突出、眼球运动受限、眼部胀痛等症状,触诊可触及眶内肿块,不活动,骨样密度,边缘光滑清楚。

【病理特点】

骨瘤的病理特征为含有成熟层状骨而无软组织成分。根据肿瘤组织结构和骨质密度可分为三种类型:①致密型或象牙质样骨,这种类型骨瘤致密、坚硬,如象牙样,密度非常高,边界清晰,少有分叶。骨瘤体积较小。②松质骨型或海绵样骨瘤,骨瘤质地比较疏松或完全为松质骨,外周围以骨皮质。可有分叶。③混合型,兼有前两者的成分,多表现为肿瘤外部为坚硬骨皮质成分,内部为松质骨。

【影像检查技术与优选】

CT 是眶壁骨瘤的首选检查方法,可显示肿瘤的起源和范围。

【影像学表现】

1. **CT 表现** 骨瘤可呈椭圆形、分叶状或不规则形肿块,密度和骨质相似,密度可不均匀,边缘清晰(图 1-11-9A),可导致眼球突出,眼外肌受压移位等。骨瘤多骑跨于眶壁,相邻鼻窦内亦可见征象一致的骨瘤。

2. **MRI 表现** 致密型骨瘤在 MRI 上表现为极低信号(图 1-11-9B、C)。

【诊断要点】

1.呈椭圆形、分叶状或不规则形肿块。

2.密度和骨质相似。

3.边缘清晰。

4.累及邻近鼻窦。

【鉴别诊断】

1. **骨纤维异常增殖症** 常累及多骨,CT 上受累骨呈磨玻璃状改变。

2. **眶壁脑膜瘤** 可引起眶壁骨质增厚,但眶壁两侧可见软组织肿块,增强后明显强化。

十一、扁平肥厚型脑膜瘤

【概述】

起源于眶骨骨膜的脑膜瘤多数位于眼眶蝶骨大翼区,造成局部骨质增厚,并有围绕蝶骨生长的扁平状软组织肿块,故被称为扁平肥厚型脑膜瘤(en plaque meningioma)。病变一般只发生于一侧眼眶。与其他脑膜瘤一样,好发于中年女性。

【临床特点】

临床病史较长,最常见的症状为眼球突出,约占 80% 以上。其他症状包括视力下降、头痛、复视、眼睑水肿以及颞部软组织肿胀等。

【病理特点】

病变供血丰富,多为紫红色,有时可见局部硬膜血管异常增多。病理类型以上皮样型为多见。

【影像检查技术与优选】

CT 可显示眼眶扁平肥厚型脑膜瘤的特征性骨质改变,MRI 对于显示肿瘤本身及其累及范围具有优势,二者相结合可为诊断提供充分的信息。

【影像学表现】

1. **CT 表现** 眼眶扁平肥厚型脑膜瘤多呈略高密度肿块,围绕蝶骨大翼呈扁平状生长,可压迫外直肌及视神经;突向颅内部分多呈半圆形,也可为扁平状,边缘清楚,主要分布于海绵窦区及颞极前部(图 1-11-10A)。多与脑组织分界清,推压颞叶,可造成颞叶大片水肿,外侧累及颞窝。受累骨质改变具有特征性,主要表现为蝶骨大翼骨质增生肥厚,可累及或不累及邻近骨质。增厚的骨质边缘毛糙,多呈毛刷状,不伴有骨质破坏和骨膜反应(图 1-11-10B)。

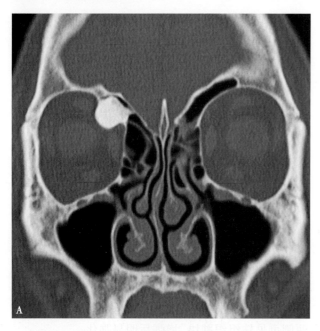

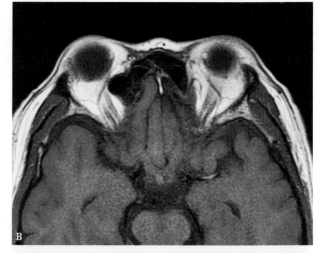

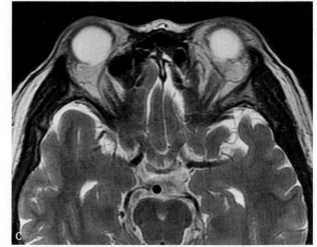

图 1-11-9　眶壁骨瘤

A. CT 冠状面骨窗，示右眼眶内上壁类圆形高密度影向眼眶内突出，边缘光滑；B、C. 横断面 T₁WI、T₂WI，示病变呈极低信号

由于脑膜瘤呈扁平状，围绕蝶骨大翼生长，颅内部分呈等密度，有时在 CT 上不易发现软组织肿块，尤其不易发现颅内肿块；增强扫描后肿块显著强化，可以为诊断提供帮助。

2. MRI 表现　肿瘤 T₁WI、T₂WI 均为等信号或略低信号，增强扫描后呈均匀明显强化（图 1-11-10C～

E）。MRI 软组织分辨率高，可显示 CT 不易发现的软组织肿块。MRI 能多方位成像，能更准确判断病变范围及与邻近结构的关系，尤其是增强扫描联合应用脂肪抑制序列，可使病变显示更为清晰。而且 MRI 可显示病变的颅内改变，如脑膜增厚（图 1-11-10F）、海绵窦有无受累，为临床提供更多的信息。

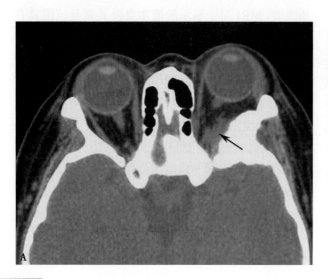

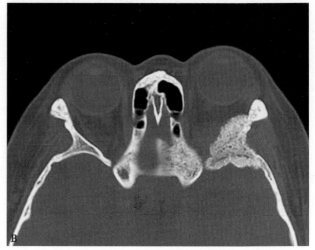

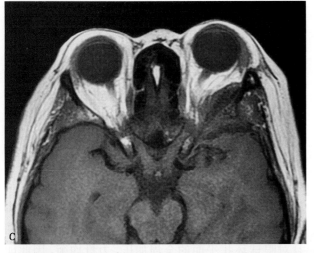
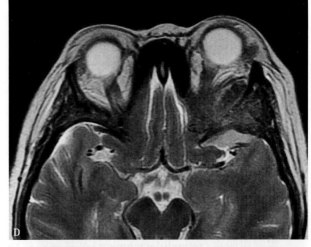
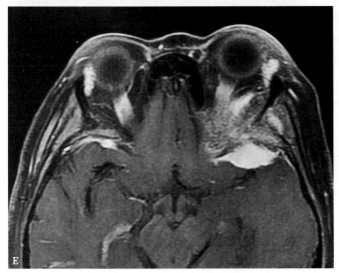
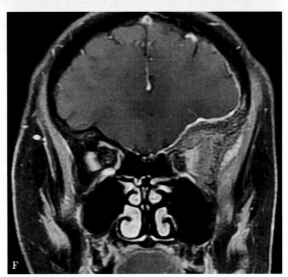

图 1-11-10　扁平肥厚型脑膜瘤

A. CT 横断面软组织窗，示左侧蝶骨大翼增厚，其前方可见软组织密度影（箭），边界欠清；B. CT 横断面骨窗，示左侧蝶骨大翼骨质增生肥厚，边缘毛糙；C. 横断面 T_1WI，示左侧蝶骨大翼增厚，骨髓腔内呈等信号，周围眼眶内及颞极前方可见等信号软组织影；D. 横断面 T_2WI，示左侧蝶骨大翼骨髓腔内呈等信号，周围软组织影呈略高信号；E. 横断面增强后脂肪抑制图像，示左侧蝶骨大翼轻度强化，周围软组织肿块明显强化，显示清晰；F. 冠状面增强后脂肪抑制图像，示左额部脑膜明显增厚强化

【诊断要点】

1. 围绕蝶骨大翼呈扁平状生长的肿块。

2. 蝶骨大翼增生肥厚，边缘毛糙，多呈毛刷状，不伴有骨质破坏和骨膜反应。

3. CT 上肿块呈略高密度，MRI 呈略低信号，增强后明显强化。

【鉴别诊断】

1. **骨纤维异常增殖症**　可发生于蝶骨累及眼眶，但一般累及多骨，典型者呈毛玻璃样改变。不伴有软组织肿块。尤其值得注意的是，当扁平肥厚型脑膜瘤的眶内侧软组织肿块不明显时，与骨纤维异常增殖症鉴别困难。

2. **成骨性转移瘤**　多有原发肿瘤病史，常见于前列腺癌。病变发展迅速。

3. **骨髓炎**　临床表现常有红、肿、痛等表现，发病迅速，且骨质改变为同时存在骨质破坏和骨质增生。

（付　琳　张征宇　陈　钰　张竹花）

第十二节　术后影像学

眼外科除了渗透着外科学的一般规律和原则外，由于眼的解剖、结构的精细和生理功能的特殊性，形成了专科性很强的特点。眼是视觉器官，包括眼球、视路和眼附属器，眼附属器包括眼睑、结膜、泪器、眼外肌和眼眶五部分。眼手术种类繁多，在眼疾治疗中所占比重很大，许多眼疾需要通过手术治疗才能痊愈或避免恶化，成功的眼手术能使患者重见光明，带来生活的快乐和希望，为恢复工作和学习创造有利的条件。而失败的眼手术可以使患者终生陷入黑暗中，丧失劳动能力，甚至不能生活自理，给患者、家庭、社会带来莫大的损失和沉重的负担。本节着重介绍视网膜脱离、外伤性骨折、眼球异物、肿瘤等几种眼科常见病变的相关手术情况及其主要的并发症，认识和了解眼手术并发症及术后改变对评价手术效果及术后随访有很重要的意义。

一、视网膜脱离术后

【概述】

视网膜脱离（retinal detachment）是视网膜神经层与视网膜色素层之间的分离，并非视网膜与脉络膜分离。视网膜神经层与视网膜色素层同源于神经外胚叶，两者除在视盘及锯齿缘处紧密粘连外，其余部分仅由色素上皮的突起及黏多糖物质将两者松松地贴在一起。因为色素上皮层内面与视网膜神经层仅为接触，而外面与脉络膜的玻璃膜牢固结合，故在一些致病因素作用下，色素上皮与神经上皮之间分离，形成临床的视网膜脱离。视网膜脱离临床常采用环扎带、球内注气、注重水、注硅油等手术帮助视网膜复位。

【临床特点】

视网膜脱离术中及术后的并发症很多，术中并发症包括角膜透明度降低、出血、低眼压、眼压升高、视网膜穿孔、新裂孔形成等；术后早期并发症有突发盲、感染、无菌性葡萄膜炎、眼前节缺血、脉络膜脱离及青光眼、白内障等；术后晚期并发症包括屈光不正、眼肌不平衡、持续性视网膜下积液、加压物（或填充物）脱出及融入眼内、黄斑部视网膜前膜形成及囊样黄斑水肿等。

【病理特点】

以往玻璃体腔注气仅作为视网膜脱离手术中恢复眼压的一种措施，或当巩膜外或层间加压术等方法封闭裂孔困难时使用。近年来注气开始单独作为一种视网膜脱离手术的方法应用，称为充气性视网膜固定术。

硅油作为玻璃体腔内长久填充物，成为玻璃体手术的一个组成部分，已有 20 多年的历史，优点是无色透明，屈光指数接近玻璃体，手术时不会改变其屈光力而便于手术操作，有一定黏度和表面张力，能封闭视网膜裂孔，不被组织吸收而能充分发挥眼内充填作用，不膨胀。缺点是后期可能有严重并发症。

全氟化碳液体是一组比重大于水的液体，故俗称"重水"，国内外经常使用的氟碳液体有三种：全氟辛烷、全氟癸烷和全氟三丁烷胺，近几年，国外临床上正在试用一种比重更大的氟碳液体——过氟菲；临床上应用氟碳液体处理复杂视网膜脱离已成为一种常规，主要用于巨大裂孔视网膜脱离、严重增殖性玻璃体视网膜病变、严重眼外伤脉络膜上腔积血或行视网膜切开或切除的病例、严重的糖尿病增殖性玻璃体视网膜病变、脱入玻璃体腔的晶状体或人工晶状体取出等。

巩膜环扎术包括单纯巩膜环扎术及巩膜外加压联合环扎术，环扎术能明显减小玻璃体腔容积，并且对眼球环扎平面的全周加压，力量均衡，因此能更有效地消除或减少玻璃体牵拉，但形成的环周巩膜嵴很窄，顶压裂孔的作用差，所以临床上多加用巩膜层间加压或巩膜外加压，增强封闭裂孔的作用。

巩膜环扎带一般采用 2mm、2.5mm 和 4mm 宽三种规格的弹性硅胶带。将巩膜环扎带固定在赤道区巩膜上，环扎带两端以相反方向穿过一段细硅胶管（约 4mm 长），也可用缝线结扎固定或用专门固定硅胶带的钽夹固定。加压物与眼球赤道平行摆放时多用硅胶轮胎，而取放射状摆放时常用硅胶海绵。

【影像检查技术与优选】

视网膜脱离术后复诊常进行超声检查，CT 及MRI 使用较少，常用于检查其他病变。平扫 CT 可以清晰显示环扎带位置及其形态，增强扫描没有帮助。MRI 可以清晰显示眼环及环扎带情况，观察视网膜脱离及网膜下积液时应选择超声或 MRI。

【影像学表现】

1. CT 表现　①巩膜环扎带表现为位于赤道附近的环状高密度影，环绕眼球一周，边缘清晰，形态规整（图 1-12-1A、B），邻近眼环带状凹陷，呈"束腰"征，眼球前后径常加大（图 1-12-1C）。②由于空气密度较低，玻璃体腔内注入的气体在 CT 上显示良好，表现为玻璃体腔内的低密度影，与眼球壁形成良好对比，可清晰观察视网膜复位情况。球内充气时表现为玻璃体腔密度减低，呈气体密度。③球内出血显示相应区域密度增高。④重水密度高于玻璃体。⑤硅油呈高密度，CT 值在 100HU 左右。

2. MRI 表现　T_1WI、T_2WI 上环扎带显示均为低信号，球内气体无信号；重水由于不含 H 质子，T_1WI、T_2WI 上均无信号；硅油呈短或略短 T_1、长 T_2 信号，增强扫描无强化，脂肪抑制后硅油信号减低（图 1-12-2）。

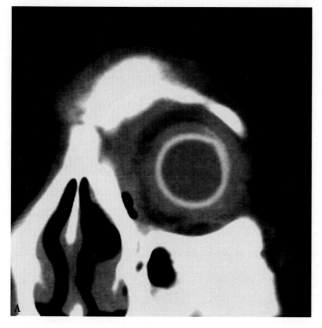

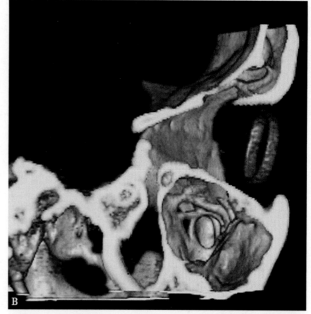

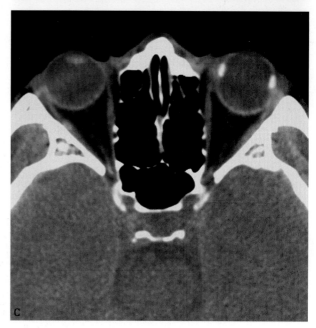

图 1-12-1　巩膜环扎带术后

A. 斜冠状面 CT 软组织窗,左侧眼球赤道区可见环状高密度影环绕,形态规整,密度均匀;B. VR 图像,显示环扎带呈"戒指"状;C. CT 横断面示左侧眼球前后径增大,赤道区眼环外可见小条状高密度影,为巩膜环扎带断面,左侧晶状体区可见线状稍高密度影,为人工晶状体

【诊断要点】

1. 环扎带位于赤道区域,环绕眼球一周,横断面及矢状面显示为眼环外缘条状影,斜冠状面显示为环状。CT 为高密度,MRI 检查 T_1WI、T_2WI 为低信号。

2. 眼内填充物由于密度、信号不同而表现各不相同。

3. 无论是环扎带还是眼内填充物都表现为形态规整、边缘清晰锐利,增强扫描无强化。

【鉴别诊断】

眼球异物:位于眼球边缘的阳性异物,在断层片上表现与环扎带相似,结合病史不难鉴别,眼球异物呈斑点状或团块状,位置不固定;环扎带环绕眼球一周,常位于赤道附近。球内填充物结合手术史不难诊断。

【小结】

位于眼球赤道附近,环绕眼球一周,CT 呈高密度,MRI 检查 T_1WI、T_2WI 为低信号,边缘清晰,结合手术史诊断不难,同时应注意眼球变形及球内病变。

二、眼外伤术后

【概述】

眼外伤是眼科重要的致盲性疾病,临床表现多种多样、千差万别,不同的处理可导致不同的结果及预后,及时正确地诊治可将眼外伤对视功能的损害降至最低。影像学在眼外伤的诊断、指导临床正

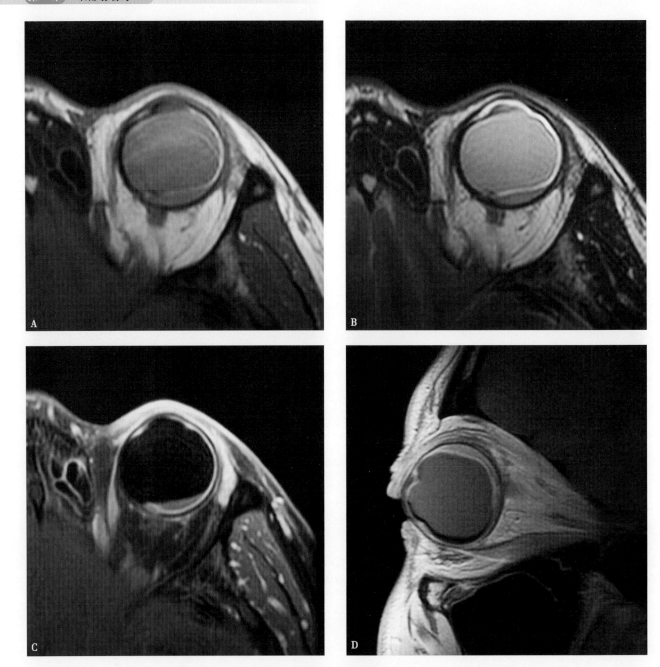

图 1-12-2　眼内硅油填充术后

A～D. 横断面 T_1WI、T_2WI、脂肪抑制后增强横断面 T_1WI 及矢状面，玻璃体腔内可见略短 T_1 长 T_2 信号影充填，增强扫描未见强化，增强扫描脂肪抑制 T_1WI 上信号明显减低。晶状体缺如，眼球后上部可见新月形短 T_1 长 T_2 信号影，边缘清晰，增强扫描未见强化，脂肪抑制后信号未见减低，为视网膜下少量积血

确处理及术后评估等方面起着越来越重要的作用。眼外伤手术与否，主要取决于伤后 2～3 周内复视、眼球内陷、眼球运动障碍和眼位的变化，异物是否取出由异物的理化性质及位置决定。包括眶壁骨折复位、内固定、人工骨板植入及异物取出术等，眼球破裂严重时常进行眼球摘除术，眼球摘除见"眼球肿物切除术"部分。

【临床特点】

眼外伤发病率很高，国内中山眼科一组数据显示眼外伤占同期住院患者的 8.25%，男女比例为

4.76：1，18～40 岁发生率最高。眼外伤种类繁多，累及眼球、视神经、眼外肌、眶壁、眼睑及眼眶周围软组织等。眼球伤包括眼球破裂、球内出血、眼球异物、视网膜脱离、晶状体脱位、外伤性白内障等；视神经及眼外肌肿胀、撕裂及断裂等；眶壁骨折在外伤中非常常见，常分为爆裂骨折、直接骨折及复合性骨折。

【病理特点】

钝力打击所造成的眼球壁全层裂开，称为眼球破裂，眼球破裂由于钝力作用于眼球后，首先压迫

眼球变形，引起眼内压急剧上升，当压力超过眼球壁的承受能力时，冲破眼球壁相对薄弱的部位而造成；眼球破裂曾作为眼球摘除的适应证，随着玻璃体手术的发展，已有相当多的眼球破裂患者的眼球被挽救。

眼球异物可以是金属或非金属，金属异物中又可以分为磁性或非磁性。眼球内异物对眼组织的损伤比单纯的眼壁损伤更严重，因为它可以产生各种并发症，如眼内出血、晶状体破裂、继发性青光眼、外伤性虹膜睫状体炎、视网膜脱离、眼内炎及全眼球炎等。异物取出术后并发症包括角膜水肿、浑浊、外伤性白内障、前房积血、继发性青光眼、视网膜脱离、眼内炎、交感性眼炎及眼球萎缩等。

常见的眼眶内异物有弹片、气枪子弹、玻璃、石块、木片、竹片或树枝，这些异物可以导致许多并发症，如眶内出血、眶蜂窝组织炎、眶内脓肿、眶内肉芽肿及瘘管等。异物取出术后主要并发症包括眼外肌损伤、视神经损伤、眶内血管损伤等。

眼眶外伤多见于交通或工伤等意外事故，其中以眼眶骨折最为常见。眶骨骨折手术的目的是保护生命、维持功能和恢复容貌。早期及时地处理眶壁骨折，给予复位，不但效果好，并可减少并发症的发生，同时也可以免去晚期处理的困难。外伤后眼球内陷和复视是眼眶爆裂性骨折的两个主要特征。手术取出碎骨片，较大缺损常需要修补，恢复受伤前眼眶的容积。修复物可用自体骨或人工材料，自体骨常用髂骨、肋骨、颅骨、上颌窦前壁、下颌支、鼻中隔软骨及耳软骨等；人工材料包括硅橡胶、聚乙烯海绵、聚乙烯、羟基磷灰石板（HA 板）、MEDPOR、羟基磷灰石复合体等，羟基磷灰石复合体是目前最理想的充填材料。眶缘骨折常用钛合金微型板、钛合金钉固定。

视神经管内段位于狭窄的视神经管内，骨管由蝶骨小翼上下两根相接形成，视神经由 3 层脑膜包裹，软脑膜上的小血管提供该段神经营养。视神经管内段损伤常见于视神经管骨折。手术治疗一般采用视神经管减压术，目的是使视神经管减压或切除蛛网膜粘连。手术入路常用从眶内经筛窦、从鼻外侧经筛窦、经前额开颅进入术及经鼻腔蝶窦内镜手术等，手术去除视神经管部分骨壁达到减压的目的。

【影像检查技术与优选】

X 线平片价值有限，可以显示部分骨折及残留异物；CT 平扫可以清晰显示眶壁骨质及眶内结构，一般不需要增强扫描；MRI 显示眶内结构及颅内并发症比 CT 清晰，可疑磁性异物存留或应用磁性置入物的患者不能应用 MRI 检查，目前多数眶壁骨折置入物为非磁性物质，可以使用 MRI 检查。

【影像学表现】

眼球破裂及眼球异物术后一般不需要影像学检查，眼球破裂术后表现为眼球形态正常、变小或缺如，眼环局部连续性欠佳及球内出血等并发症改变；眼球异物取出术后眼球可以表现为正常，异物取出失败或异物未全部取出时，影像表现与眼球异物相似，眼球内出血、视网膜脱离、晶状体异常等并发症影像表现请参见相应章节。

眼眶内异物取出术后随着术后时间不同可以出现不同表现，早期可见眶内间隙出血及眼外肌损伤等并发症改变，后期可表现正常或仅存少量纤维索条影，眶内感染或脓肿形成时出现相应影像学征象。

眼眶骨折术后表现为局部骨质缺如及相应置入物影，眶缘骨折可见内固定板及内固定钉；注意观察骨折断端复位、骨折愈合情况及修复物形状、位置及其与周围结构的相互关系（图 1-12-3）。

视神经管减压术不同入路可见相应部位骨质缺如。经筛窦进路手术显示上颌骨额突、额骨鼻突、泪骨、筛骨纸板、筛窦后壁（即蝶窦前壁）骨质部分缺如，视神经管内下壁骨质缺如；经前额开颅进入术可见前额部骨瓣及内固定后状态，视神经管上壁骨质缺如；经鼻腔内镜手术可见部分鼻甲、钩突及蝶窦前下壁骨质缺如，视神经管内下壁骨质缺如。

【诊断要点】

不同眼外伤影像表现不同，密切结合临床手术情况。

三、眼球肿物切除术后

【概述】

眼球是视觉器官最重要的组成部分，担负着重要的视觉功能，眼球内组织发生病变将直接影响视功能。根据肿物在眼球内发生的部位不同分为葡萄膜肿物、视网膜肿物、视盘肿物及玻璃体肿物，葡萄膜肿物又分为虹膜肿物、睫状体肿物及脉络膜肿物。手术包括肿物局部切除及眼球摘除。

【临床特点】

一般认为，眼球内恶性肿瘤和已有球外蔓延或全身转移的肿瘤禁忌局部肿瘤切除术，赤道以后、尤其是眼球后极部肿瘤，多早期影响视力，且多属于恶性，即使为良性，因后极部有重要的血管和神经，也难以局部切除，而应做眼球摘除或眶内容物

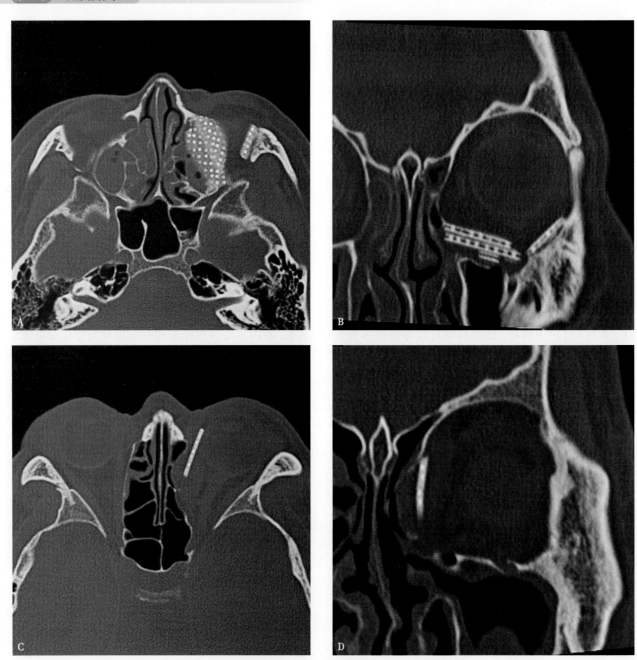

图 1-12-3 左侧眼眶内壁及下壁骨折，人工骨板植入术后

A、B. 同一名患者的 CT 横断面及冠状面，眼眶下部可见三层人工骨板影，排列整齐，偏颞侧人工骨板为单层，眶腔容积恢复；C、D. 同一名患者 CT 横断面及冠状面，人工骨板放置位置欠佳，未达到预定位置，与内直肌分界不清

剜除术，或用冷冻、电凝固、放疗或化疗等。仅部分良性肿瘤可以进行局部切除。

　　虹膜肿物通过透明的角膜和前房可以直接观察到，因此，虹膜肿物易于早期发现。虹膜肿物分为肿瘤和非肿瘤两类，非肿瘤性的有色素上皮增生、外伤植入性虹膜囊肿或虹膜珍珠状囊肿；虹膜肿瘤又分为原发性肿瘤和转移性肿瘤，原发性肿瘤有良性和恶性之分，良性肿瘤有先天性或自发性虹膜囊肿、虹膜血管瘤、虹膜神经鞘瘤、虹膜黑色素细胞瘤和虹膜色素上皮腺瘤，一般早期均可进行手术切除肿瘤而保留眼球；恶性肿瘤有恶性黑色素瘤，因其

恶性程度一般较低，术后很少复发，故可局部切除；另一种恶性肿瘤为转移性珍珠样虹膜黑色素瘤，因其易转移，不宜做局部肿瘤切除，而应做眼球摘除。虹膜转移性肿瘤均为恶性，有虹膜转移性鳞癌、皮肤恶性黑色素瘤、淋巴瘤、滤泡性甲状腺癌和食管癌转移至虹膜等，不宜做眼球局部肿瘤摘除，为解除患者的痛苦，可考虑眼球摘除术。

　　睫状体前面与虹膜相连，后面与脉络膜相连，三者在组织结构上有着密切的联系，因此，睫状体肿物有时会延伸到虹膜或脉络膜，而虹膜和脉络膜的肿物也可能延伸到睫状体。睫状体肿物以黑色素细胞

瘤较多见，其次是睫状体髓上皮瘤、恶性或良性睫状体上皮瘤和睫状体囊肿或睫状体上皮囊肿；恶性肿瘤以恶性黑色素瘤多见，因其恶性程度较低，通常不转移，可以局部切除。睫状体转移瘤以肺癌转移所致居多，亦有乳腺癌转移者，多为全身恶性肿瘤的晚期，不宜局部肿物切除，常进行眼球摘除术等治疗。

脉络膜肿瘤是成人最常见的眼内肿瘤，可分为良性、恶性和脉络膜转移瘤。良性肿瘤包括血管瘤、骨瘤、神经鞘瘤、黑痣等；脉络膜黑色素瘤是成年人最常见的眼内恶性肿瘤；脉络膜转移瘤是由全身其他器官的恶性肿瘤转移而来，眼内转移多数位于脉络膜。

视网膜肿瘤中，以视网膜母细胞瘤最为多见，是儿童期常见的眼内恶性肿瘤，在视网膜母细胞瘤中存在瘤细胞凋亡现象，这种瘤细胞凋亡积极参与了视网膜母细胞瘤退化的过程，而导致视网膜母细胞瘤的自发退化，因此应慎重选择临床治疗方案，而不宜做眼局部肿瘤切除术。视网膜神经胶质瘤或星形细胞瘤、视盘色素瘤等非常罕见。

玻璃体肿物极为罕见。

【病理特点】

肿物局部切除后常见并发症有眼内出血、玻璃体脱出、脉络膜或视网膜脱离、术后感染及肿瘤复发。

眼球摘除术是一种破坏性手术，是在眼球的视功能已完全丧失或无恢复之希望的前提下，为解除患眼剧痛之苦或对健眼的威胁，或眼球内恶性肿瘤为防止肿瘤扩散危及生命，以及有碍美容需要改善外观者方选择手术。眼球摘除分单纯眼球摘除术及眼球摘除后眶内充填物植入术。

眼球摘除术保持结膜完整，紧贴角膜缘环形一周剪开球结膜，紧贴巩膜面分别分离筋膜囊至四条直肌附着处，再在四肌之间的四个象限向球后分离。眼球摘除后，如不在眶内植入充填物，则把上、下直肌及内、外直肌配对结扎，形成十字形肌肉交叉；眼球摘除植入填充物后将四条直肌分别缝合在植入物相应的位置。

眼球摘除后眶内充填材料有生物组织材料及人工合成材料。生物组织材料包括自体组织、同种异体组织及异种异体组织；人工合成材料包括金属、生物性陶瓷及聚合物等，羟基磷灰石是目前应用较多的眶内充填材料，1985年Perry首先用于眼科临床，1993年国内开始应用，植入后周围血管可迅速长入，骨细胞沉积于其表面，连续和向心性长入植入物的微孔中，可使骨化及血管化，使其成为机体

的组织部分而不被排出。

眶内植入物植入术后常见的并发症有上睑下垂、义眼台偏移、运动不佳及感染、结膜囊狭窄及结膜囊肉芽组织等。

【影像检查技术与优选】

X线平片价值有限；CT平扫可以清晰显示义眼台、义眼片及眼外肌、视神经残端，增强扫描有助于显示肿瘤复发；MRI显示病变复发较CT敏感。

【影像学表现】

眼球内肿物局部切除术后CT及MRI可以无异常表现，出现并发症，如眼内出血、脉络膜或视网膜脱离、术后感染及肿瘤复发时表现各异，请参见相关章节影像学表现。

眼球摘除术后，影像学表现为正常眼球缺如，眼外肌及视神经短缩，义眼台置入者可见眼眶前部眼球区球形异常密度（信号）影（图1-12-4A～B），常见的置入物为羟基磷灰石，CT表现为高密度影，密度不均，边缘光整，其前方有或无义眼，部分患者无义眼台，义眼直接放置眶内（图1-12-4C）；MRI表现为长T_1短T_2信号，信号不均，呈网格状，血管长入后增强扫描可见强化。注意义眼台在眼眶内的位置及眼外肌附着点是否正常。

眼球恶性肿瘤术后复发，眶内出现异常密度（信号）影，与原发病变特点相似（图1-12-5），视神经残端复发时可见强化。

【诊断要点】

了解原发病变影像特点，详细了解手术方式，仔细辨认异常改变为术后状态还是病变复发。

四、眼眶手术术后

眼眶是一个窄小的解剖空间，内含许多重要结构，眶尖部神经、血管及肌肉密集，位置深在，所以眼眶手术是一种容易出现并发症的手术。

【临床特点】

眶内病变常引起眼球突出。成年人眼眶病变主要包括甲状腺相关性眼病、海绵状血管瘤、炎性假瘤、静脉性血管瘤、颈动脉海绵窦瘘、鼻窦黏液囊肿、神经鞘瘤、皮样或表皮样囊肿、脑膜瘤和静脉曲张；儿童时期常见病变是静脉性血管瘤、视神经胶质瘤、毛细血管瘤、神经纤维瘤、皮样囊肿等，恶性肿瘤主要是横纹肌肉瘤、绿色瘤。

引起眼球内陷的眶内病变主要有静脉曲张、眶壁骨折、硬化性炎性假瘤、转移癌及面部、眶部发育异常等。

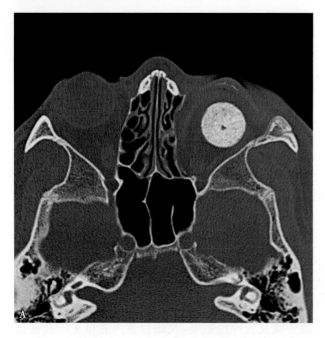

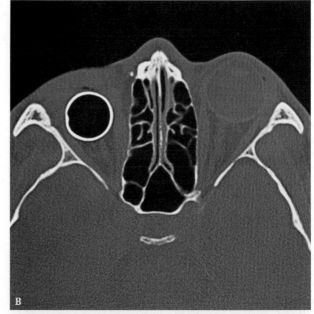

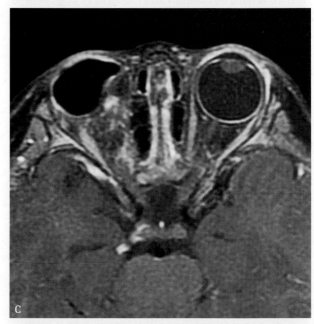

图 1-12-4 外伤后眼球摘除,义眼台植入术后

A、B. 不同患者 CT 横断面,图 A 所示患者左侧义眼台为常见的羟基磷灰石制成,呈球形,其前方可见片状义眼,呈新月形,其内条状更高密度影为义眼相当于虹膜区结构,与其周围的材质不同;图 B 义眼台为玻璃结构(目前临床应用较少);C. 脂肪抑制后 T_1WI,右侧眼眶前部不规则低信号影为义眼(由于眼眶残余空腔狭小、不规则,义眼台无法植入,所以按残腔形态制作义眼进行填充,本次检查为二次手术植入义眼台做准备)

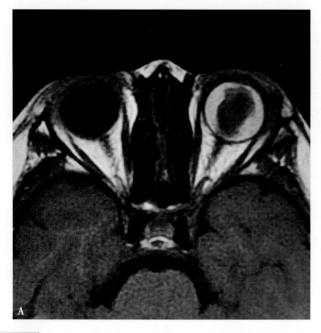

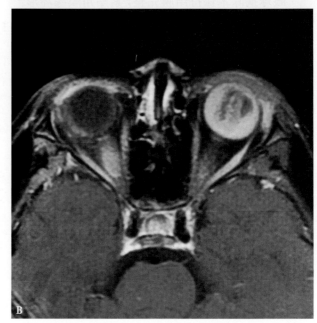

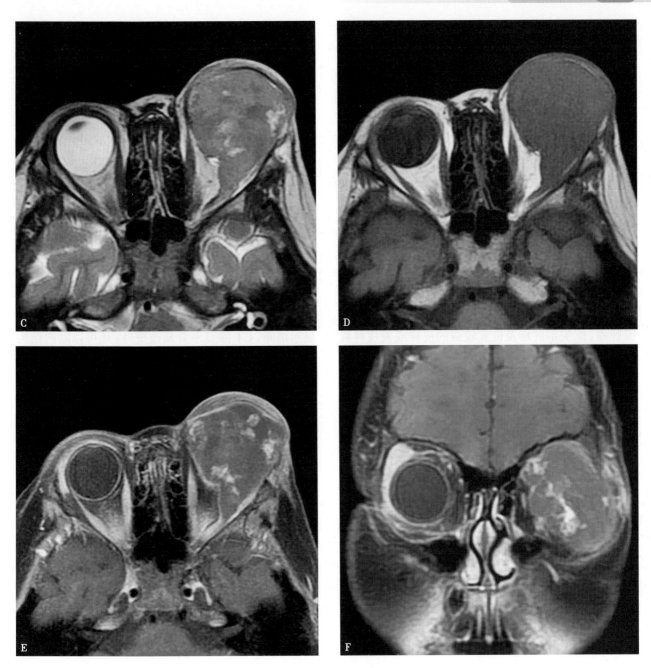

图 1-12-5 左侧眼球淋巴肉瘤术后复发
A、B. 术前横断面平扫及增强 T_1WI，左侧眼球内不规则等长 T_1 信号肿块影，增强扫描不均匀强化，病变周围为短 T_1 信号影包绕，增强扫描未见强化，为玻璃体腔积血；C～F. 横断面 T_2WI、T_1WI、脂肪抑制后横断面、冠状面 T_1WI 增强。为眼球摘除后病变复发，正常眼球未见，眼眶前部不规则等 T_1 混杂 T_2 信号团块影，增强后不均匀强化，强化特点与术前球内病变一致

【病理特点】

手术治疗是多数眼眶肿瘤的主要方法，根据病变的位置、性质和范围采取不同的手术入路。手术包括活检、肿瘤切除、眶内容物摘除、引流及减压术等，其中减压术包括视神经鞘减压、视神经管减压及眼眶减压。眼眶减压主要用于治疗甲状腺相关眼病引起的视神经压迫或明显眼球突出时的一种减压手术。眼眶手术入路分为前路开眶、经结膜入路、外侧开眶、内侧开眶、经颅开眶及眶内容摘除几种。

1. **前路开眶术式** 术式较多，包括以下几种，

根据病变的性质、范围不同而采用不同的入路。

（1）外上方皮肤入路主要用于赤道部前的肿瘤、睑部及邻近眶隔后的肿瘤及囊肿，切口位于外上方眉弓部。

（2）内上方皮肤入路经眼眶内上方眶缘开眶，用于眶中部以前眶内上方肿瘤、额筛窦黏液囊肿经眼上静脉栓塞颈动脉海绵窦瘘等，切口位于眶内上方眉弓下。

（3）眶上部皮肤入路也称眉弓下皮肤入路，适用于眶上部的肿瘤、球后视神经上方、内上方或眶尖

部内侧的肿瘤，切口位于眉弓下睑缘处。

（4）下睑睫毛下皮肤入路是眶下部皮肤入路的改良手术，其优点在于切口隐蔽，外观瘢痕小，术野较宽阔，适用于甲状腺相关眼病眶底减压、眼眶底爆裂骨折的修复及眶底部肿瘤等，切口位于下睑睫毛下1～2mm。

2. **结膜入路**　优点是术后遗留瘢痕不明显，缺点是术野较窄。主要用于眶前部静脉性血管瘤、囊肿、结膜下肿瘤、眼球附近肿瘤及肌锥内粘连不重的海绵状血管瘤等。切口位于肿物相应位置的结膜。

3. **外侧开眶术**　治疗球后肿瘤的一种标准手术入路，包括常规外侧开眶及"S"形切口外侧开眶，由于外侧开眶可以结合其他术式，所以，它已成为当今最常用的开眶术式。适用于球后肌锥内肿瘤、泪腺肿瘤、眶尖部肿瘤及位置较深的皮样或表皮样囊肿等，切口位于外眦角外侧水平直线或自眶上缘外上方眉弓下缘沿眶缘切口达外眦时水平转向外侧，切口呈"S"形，眼眶外壁被锯开。

4. **内侧开眶术**　一般需要切除部分筛窦以扩大术野，故也称为经筛窦内侧开眶。适用于视神经内侧或内直肌内侧的肿瘤、眶尖部视神经内侧的肿瘤及筛窦黏液囊肿、骨瘤等，皮肤切口距内眦4mm，上颌骨额突凿除范围：上界为鼻额缝，下界为泪囊窝中部，内侧保留一窄骨板与鼻骨相连。筛窦切除的范围：上界不超过鼻额缝，后界达后筛孔。

5. **眶内容摘除术**　是治疗恶性肿瘤的必要手段，对于眼眶的恶性和良性病变，为了挽救生命，解除疼痛，改进外观，有时需要眶内容摘除术。包括全眶内容摘除术、部分眶内容摘除术、扩大眶内容摘除术及超眶内容摘除术或全眶切除术（包括鼻窦等邻近结构）。全眶内容切除术包括眼球、眶内软组织和骨膜，有时包括眼睑的摘除；保留部分眶内软组织的眶内容摘除术称部分或次全眶内容摘除术；扩大眶内容摘除术是指将眶内容摘除后，再将肿瘤侵犯的骨壁一并切除的手术。

6. **经额入路开眶术切除眶内肿瘤**　始于1921年，目前，经颅开眶术的一些适应证已被外侧开眶术所代替，主要有以下四个步骤：开颅、硬膜内入路达视交叉、硬膜外打开眶顶和眶顶骨缺损区的修复。适用于视神经肿瘤、颅眶沟通性肿瘤及眶尖部肿瘤。

【**影像检查技术与优选**】

X线平片能够显示眶壁骨质改变情况，不如CT显示清晰，CT除显示骨质改变外，还可以眶内结构改变情况，MRI显示眶内结构优于CT，同时眶壁骨质破坏的显示较CT敏感，缺点是价格昂贵，检查所需时间较长，条件许可时可首选MRI检查。

【**影像学表现**】

不同手术入路，相应区域出现异常表现，包括骨质连续性中断，结构紊乱及内固定物等，MRI可以显示骨髓信号改变。肿物完全切除眶内可以无异常改变，或仅见少量瘢痕影；肿瘤部分切除或术后复发时，病变密度及信号特点与原发肿瘤相似。视神经肿瘤切除术后，视神经存在或部分缺如（图1-12-6）。眶内容物摘除术后眶内正常结构消失，术后早期眶腔内可见大量积血（图1-12-7A），以后眶内空虚或少量瘢痕形成（图1-12-7B）。

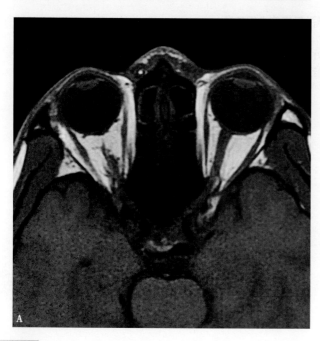

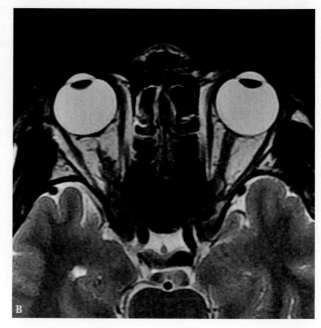

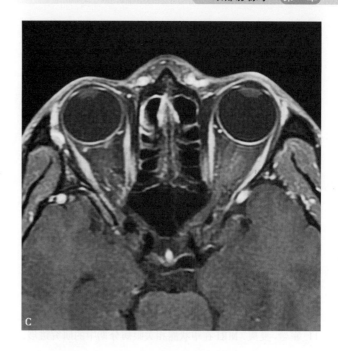

图 1-12-6 右侧视神经胶质瘤术后

A～C. 横断面 T_1WI、T_2WI、脂肪抑制后 T_1WI 增强，右侧视神经眶内段缺如，视神经走行区可见少量不规则长 T_1 等短 T_2 信号，未见明显强化；眼球及眼外肌形态、信号正常，增强扫描未见异常强化，右侧颧骨额突骨髓信号减低，未见异常强化，右侧视神经管内段较左侧略细

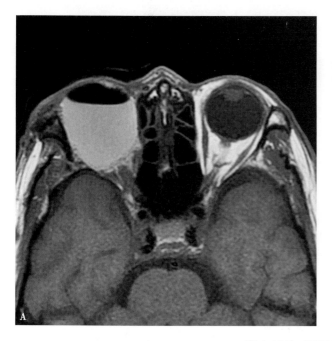

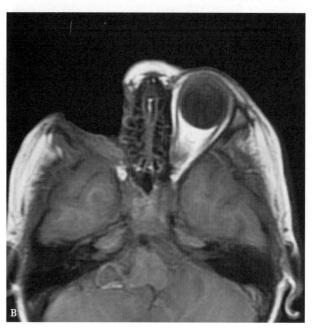

图 1-12-7 眼眶内容物剜除术后

A. 横断面 T_1WI，为一例眼眶黑色素瘤复发患者术后第三天，除眶尖部可见眼外肌及视神经少量残余外，右侧眶内正常结构大部分消失，代之为巨大积血腔，前部少量含气；B. 横断面 T_1WI，为另外一例患者，因视网膜母细胞瘤眼球摘除术后复发行眼眶内容物剜除术，眶内正常结构未见显示，近眶尖部外侧壁可见少量瘢痕组织影

【诊断要点】

了解原发病变影像特点，详细了解手术方式，仔细辨认异常改变为术后状态还是病变复发。

（陈 钰 张竹花）

参 考 文 献

1. 王振常，鲜军舫，张征宇. 同仁眼科影像诊断手册. 北京：人民军医出版社，2013.

2. 陈青华，王振常，李彬，等. 葡萄膜黑色素瘤 MRI 及动态增强研究. 中国肿瘤影像学，2009，5（20）：12-16.

3. Wang ZC, Xian JF, Mang FY, et al. Diagnostic Imaging of Ophthalmology: A Practical Atlas. Berlin: Springer, 2017.

4. 张越，常青林，周永，等. 先天性小眼球 82 例多层螺旋 CT 的影像学参数研究. 中华眼科杂志，2018，54（3）：199-204.

5. 郭鹏德，燕飞，张青，等. 眼眶淋巴瘤累及眼外肌的 MRI

分析. 放射学实践, 2015, 30(3): 232-235.

6. Nguyen VD, Singh AK, Altmeyer WB, et al. Demystifying Orbital Emergencies: A Pictorial Review. Radiographics, 2017, 37(3): 947-962.

7. 王飞, 陈旺生, 陈峰, 等. 急性眼眶炎性病变 CT、MRI 表现. 临床放射学杂志, 2015, 34(2): 190-193.

8. Smoker WR, Gentry LR, Yee NK, et al. Vascular lesions of the orbit: more than meets the eye. Radiographics, 2008, 28(1): 185-204.

9. Spence-Shishido AA, Good WV, Baselga E, et al. Hemangiomas and the eye. Clinics in Dermatology, 2015, 33(2): 170-182.

10. 周虹, 徐文荣, 唐静, 等. 眼睑基底细胞癌 91 例临床特征及病理学分析. 国际眼科杂志, 2012, 12(5): 997-999.

11. 霍蕾, 夏爽. MRI 在甲状腺相关眼病分期中的研究进展. 磁共振成像, 2015, 6(1): 62-65.

12. Yin VT, Merritt HA, Sniegowski M, & Esmaeli B. Eyelid and ocular surface carcinoma: Diagnosis and management. Clinics in Dermatology, 2015, 33(2), 159-169.

13. 中华医学会眼科学分会眼整形眼眶病学组. 我国睑板腺癌临床诊疗专家共识(2017 年). 中华眼科杂志, 2017, 53(6): 413-415.

14. 何杰, 吴海涛, 贾志东. 睑板腺癌的 MRI 及 CT 表现. 中国中西医结合影像学杂志, 2013, 11(6): 660-661.

15. Zhang Z, Shi J, Guo J, Yan F, Fu L, Xian J. Value of MR imaging in differentiation between solitary fibrous tumor and schwannoma in the orbit. AJNR Am J Neuroradiol, 2013, 34(5): 1067-1071.

16. 沈杰, 许晓泉, 胡昊, 等. 常规 MRI 联合扩散加权成像鉴别诊断眼眶淋巴增生性疾病的价值. 中华放射学杂志, 2016, 50(6): 412-415.

第二章　神经眼科影像学

神经眼科学属边缘交叉学科，1917年眼科医生Wilbrand和神经科医生Seanger合作编写的第一部神经眼科学专著奠定了这一学科的基础。自此，随着临床各科的分工越来越精细，该学科脱颖而出。任何兼有神经系统损害和眼表现的疾病均系神经眼科学的范畴，牵涉到神经科和眼科边缘领域的各个方面，包括一切有眼征的神经系统疾病、与两科都相关的全身性疾病以及各种有关综合征。

神经眼科按功能分为感觉部分、运动部分和自主神经部分，感觉部分即视觉传入系统，运动部分即传出系统，自主神经部分主要是瞳孔的调节和泪腺的分泌功能。涉及的解剖部位包括眼球及其附属器、视路和视皮质、眼球运动系统、自主神经系统、三叉神经和面神经。

以往因影像学检查手段的限制，对神经眼科相关疾病不能进行细致的检查，随着多层螺旋CT和高场强MRI的发展，细微结构能够逐步用影像来显示，因此神经眼科的临床也随之向前迈进了一大步。

第一节　视路和视皮质解剖及影像定位

视觉通路（visual pathway）即视觉的传导通路，简称视路，包括视神经、视交叉、视束、外侧膝状体和视放射，其中视神经、视交叉和视束为前视路，视放射为后视路，外侧膝状体是前后视路的中继站，视觉中枢为枕叶皮质即视皮质。

视路损害的临床表现：视力减退、视野变化、视网膜改变、视盘水肿及视神经萎缩。

一、视路和视皮质影像检查方法

视路行程较长，位于眶内和颅内，视皮质位于脑内。眼眶解剖结构细小复杂，颅内神经系统需要高分辨力，因此临床常用检查方法为CT和MRI，MRI为首选检查方法。由于解剖关系、各部分疾病

种类的区别，在这里将视路和视皮质的检查方法分为眶内部分的视神经和颅腔内的视路及视皮质两大部分来叙述。

（一）视神经

1. CT扫描方法　三维容积采集数据，进行横断面、冠状面及斜矢状面重建，层厚和层间距2~3mm，FOV 12~15cm，软组织和骨算法重建，软组织窗观察视神经及病变，骨窗显示视神经周围的骨质改变情况；视神经管扫描层厚和层间距1~1.5mm，骨算法重建，用来显示视神经管有无扩大或侵蚀。对于视神经病变，CT增强扫描价值有限，现不提倡使用。如有特殊需要，如观察视神经与眶内病变的关系，可采用MPR和CPR重建技术来显示。

2. MRI扫描方法　常规采用横断面、冠状面和斜矢状面，层厚3~4mm，层间距0~0.5mm，正交头线圈，FOV 14~16cm，矩阵256×256，T_1WI和T_2WI扫描。采用脂肪抑制技术的T_2WI和STIR不仅能清楚显示视神经和蛛网膜下腔脑脊液，而且还能显示视神经异常信号，是显示视神经的最佳序列，但一般只有在高场强的MRI扫描仪上才能获得质量较高的脂肪抑制后T_2WI，因此中低场强MRI扫描仪只能采用STIR。

3. 扫描基线　横断面采用神经-眼球基线（neuro-ocular plane，NOP）（图2-1-1），斜矢状面采用平行于视神经长轴的扫描基线，冠状面垂直于视神经长轴。视神经管横断面基线采用鼻骨尖与后床突连线。

（二）视交叉后视路和视皮质

1. CT　常规三维采集，横断面、冠状面及矢状面重建，层厚3~5mm，以神经-眼平面（NOP）作为扫描的参考基线，从解剖学角度讲，该平面在平视情况下通过晶状体、视盘及视神经管。该成像平面把视神经的部分容积效应降至最低。若单纯检查视交叉，横断面采用视交叉-连合平面（chiasmato-commissural plane，CH-PC），即视交叉点（chiasmatic

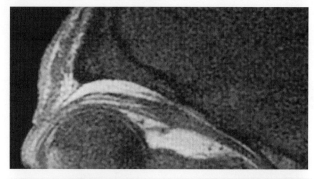

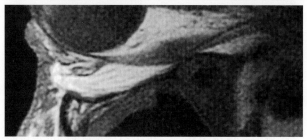

图 2-1-1 神经 - 眼球基线 NOP

point）上缘与后连合下缘切点的连线，在正中矢状面图像上进行定位；冠状面采用后连合 - 闩平面（posterior commissure-obex plane，PC-OB），即后连合前缘与闩后缘切点的连线，CH-PC 的垂线，几近垂直于后视路（图 2-1-2）；层厚 1.5～2.0mm。矢状面为正矢状面，观察视交叉、视束与外侧膝状体相连接处佳。

2. **MRI 检查** 是视交叉后视路的首选检查方法。

横断面采用 CH-PC 线，该线近似地平行于侧脑室颞角、脑岛的平分线、外侧裂及与其平行的脑沟、海马长轴、视放射及颞叶部分，垂直于脑干长轴，可在同一层面上同时显示颅内段视神经、视交叉、池

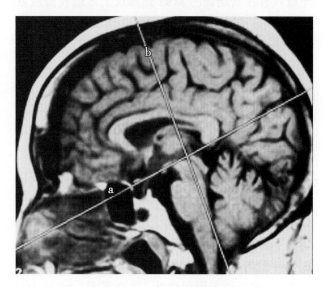

图 2-1-2 后视路成像基线
a. CH-PC 线；b. PC-OB 线

段及脚周段视束，外侧膝状体可显示，但边界欠清晰。冠状面采用 PC-OB 线。这两条基线近似平行及垂直于距状裂，可较清晰地显示枕叶初级视觉中枢的形态。扫描序列除常规 T_1WI 和 T_2WI 外，可使用 IR 序列显示脑白质，以中长反转时间较好。

二、视路及视皮质影像解剖

（一）视神经解剖

视神经位于视盘至视交叉之间，全程分为四段。

1. **大体解剖** 视神经与脑白质相似，大部分为有髓鞘的神经纤维，但无神经膜（Schwann 膜），少数为无髓鞘的神经纤维。管内段和眶内段视神经纤维周围的鞘膜分为三层即外鞘、内鞘和软膜鞘，是三层脑膜的延续。外鞘是硬脑膜内层的延续，起点为视神经管眶口，向前移行于巩膜外 2/3。内鞘续自细薄的蛛网膜，起点为视神经颅内段，在筛板处终止，与巩膜内层相续。软膜鞘续自软脑膜，富有血管，紧密包绕于神经周围，发出小隔进入神经束，大部分向四周连续于巩膜，少数和脉络膜及视神经边界组织相延续。内鞘与外鞘之间有硬膜下间隙，与软膜鞘之间为蛛网膜下腔，内充填脑脊液，两层间隙均与颅内相同的腔隙相连。

2. **分段** 视神经全长 42～50mm，可分为球壁段、眶内段、管内段和颅内段。

（1）球壁段：从视盘到穿出巩膜筛板的一段，长约 1mm，可细分为三段：筛板前段、筛板段和筛板后段，筛板前方为无髓纤维，直径为 1mm，筛板后方为有髓纤维，直径 3mm。

（2）眶内段：巩膜后孔至视神经管眶口之间，长 20～30mm，直径（包括鞘膜）为 3～5mm，视神经眶内段长度比眼球至视神经管眶口的距离长，呈"S"形弯曲，前段向下弯，后段向颞侧弯，因此，视神经略能伸展。视神经眶内段长轴与正矢状面的夹角约 36°。

（3）管内段：视神经经过视神经管内的一段，长约 9mm，三层脑膜在管的内上方紧密相贴，并粘连于骨管上，形成视神经的固定点，其意义在于避免视神经被拉入颅内或眶中。视神经管内段长轴与正矢状面的夹角约 40°。

（4）颅内段：视神经入颅腔到视交叉之间的一段，由于视交叉有三种位置，长度变化较大（3～16mm），直径约为 4.5mm。

3. **视神经内的纤维排列** 黄斑区纤维位于视神经的颞侧部位，黄斑区以外的纤维分为颞上、下区

和鼻上、下区四个区，进入视神经相应的区域。视神经接近视交叉时内旋45°，颞上象限的纤维居正上方，鼻下象限者居正下方，颞下者位于颞侧，鼻上者位于鼻侧。

4. 视神经血液供应 视神经的血管具有中枢神经系统血管的所有特征和性能，毛细血管内皮细胞之间没有空隙且紧密相连，微血管床在解剖学上类似视网膜和中枢神经系统的血管，具有自身调节的生理特性和血脑屏障的性能，因而不受血压和眼内压的影响。视神经各段的血供不同，分述如下。

（1）球内段：视盘为视网膜中央动脉的折返支供血；筛板前区接受脉络膜小动脉供血；筛板区为睫状后短动脉的向心支或Zinn-Haller动脉环供血；筛板后区为睫状后短动脉及其分支以及视网膜中央动脉的分支供血。

（2）眶内段：主要由眼动脉及其分支供血，其次也接受泪腺动脉及脑膜中动脉分支供血。中央部的血供来自轴心血管网（视神经中央动脉），周边部分来自软膜血管网。

（3）管内段：颈内动脉直接发出的软脑膜动脉供应。

（4）颅内段：颈内动脉、大脑前动脉及前交通动脉分别发出的分支供应。

5. 正常视神经影像学表现 按照解剖分为四段。球内段包括视盘和眼球壁内段，正常时显示的不是很清晰，如有病变累及时显示较清楚。眶内段是从球壁后缘至视神经管眶口，CT表现为与脑白质等密度，视神经与周围神经鞘及蛛网膜下腔密度不能区分。MRI T_1WI 和 T_2WI 显示视神经与脑白质等信号；环绕在视神经周围蛛网膜下腔内脑脊液呈长 T_1 长 T_2 信号；硬膜鞘在 T_1WI 呈低信号，与脑脊液信号不易区分；质子密度加权像上，视神经与周围脑脊液和神经鞘信号相似。由于视神经眶内段周围脂肪多，影响了视神经与周围脑脊液和神经鞘信号的显示，而且由于脂肪产生的化学位移影响，视神经直径的测量不准确，因此，对视神经眶内段及其病变的显示在脂肪抑制序列上较好。STIR显示视神经呈低信号，周围脑脊液呈高信号，采用脂肪抑制的 T_2WI 显示视神经与周围脑脊液更清楚，但周围脂肪信号被抑制呈低信号，低信号的硬膜鞘与呈低信号的周围脂肪分界不清（图2-1-3）。管内段和颅内段视神经与视神经管邻近，CT显示差，但MRI显示较好，T_1WI 和 T_2WI 显示视神经与脑白质呈等信号，管内段和颅内段蛛网膜下腔内脑脊液很少，

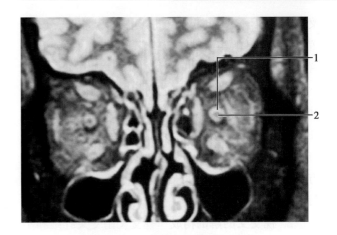

图 2-1-3 视神经冠状面 STIR
视神经呈圆形低信号，蛛网膜下腔呈环形高信号。1. 蛛网膜下腔；2. 视神经

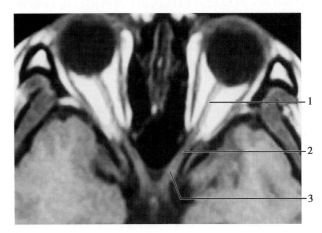

图 2-1-4 视神经 T_1WI NOP 线横断面
清楚显示视神经的三段，1. 眶内段视神经；2. 管内段视神经；3. 颅内段视神经

T_1WI 和 T_2WI 均不能显示（图2-1-4）。Gd-DTPA增强后视神经与周围神经鞘都不强化，联合使用脂肪抑制技术显示更清楚。由于目前MRI的分辨率有限，不能显示视神经纤维束，也不能显示正常球内段和穿过筛板的神经纤维束。

（二）视交叉

视交叉位于鞍上池内，由两侧颅内段视神经在颅底交叉汇合而成。视交叉解剖构成复杂，位置深在，毗邻许多重要结构，病变累及视交叉常引起复杂的临床表现。

1. 视交叉解剖 位于蝶骨视交叉沟的后上方，为第三脑室底的向前延伸。其横径约15mm，前后径约8mm，厚3～5mm。由于颅内段视神经的长短不同，以及汇成视交叉的角度不同，视交叉与蝶鞍和垂体的位置关系亦不同。在尸检中，常以蝶鞍或垂体为对比基点，把视交叉分为三型：①正常型，视交

叉直接位于垂体和鞍膈中央部上方,占79%;②前置型,视交叉前缘至鞍结节或其前方,占17%;③后置型,视交叉的后缘位于鞍背或其后方,占4%。

视交叉前缘与鞍结节之间的间隙称为视交叉前间隙。颈内动脉床突上段位于视交叉的两侧;鞍膈在视交叉下方,之间为交叉池;漏斗位于视交叉后方。视交叉上方为第三脑室,其底部在视交叉的前方和后方各有一个隐窝,前方者为视隐窝,后方者为漏斗隐窝。

2. 视交叉的解剖构成 视交叉由交叉纤维和不交叉纤维组成。交叉纤维来自视网膜鼻侧,下象限的纤维形成交叉前膝,上象限的纤维形成交叉后膝,共同进入对侧视束;不交叉者来自颞侧并位于视交叉的外侧,向后进入同侧视束;黄斑的纤维占据视交叉的中部,不交叉纤维于视交叉侧部进入同侧视束,交叉纤维于视交叉后部进入对侧视束。

3. 视交叉的血供 视交叉由基底动脉环即Willis环及其分支供血。其供血常分为两组:上组起源于大脑前动脉,供应视交叉的外侧部分;下组起源于基底动脉、后交通动脉、大脑后动脉以及颈内动脉,供应整个视交叉。视交叉中心部仅由下组供血。

4. 视交叉正常MRI表现 与正常脑白质呈等信号。

(1)横断面:视交叉下部层面,视交叉和部分颅内段视神经组成一个"U"字形结构;视交叉上部层面,视交叉与部分视束呈"回飞棒"(boomerang)形,中心有视隐窝形成的低信号影;视交叉中部层面,其形态介于"U"形和"回飞棒"形之间,由部分视神经、视交叉和部分视束组成。其前方两侧颅内段视神经之间为视交叉前间隙,两侧为颈内动脉由前向后呈弧形走行并向外移行为大脑中动脉,后方为漏斗起始部、灰结节及成对的位于中线两旁的乳头体(图2-1-5)。

(2)冠状面:视交叉后部层面,视交叉和邻近下丘脑组成一个"V"形结构,视隐窝呈"泪滴状"位于视交叉之上;视交叉前部层面,视交叉与颅内段视神经则呈"哑铃状",视交叉之上的脑脊液由视隐窝向上延伸而成;视交叉中部层面,视交叉、漏斗和垂体组成一个"工"形结构。上方为鞍上池的视交叉以上部分,下方为位于垂体柄两侧的交叉池及其下方的垂体,外下方为颈内动脉断面,两侧为侧裂池的内侧部分(图2-1-6)。

(3)正中矢状面:视交叉呈条形,在第三脑室前下方、漏斗隐窝与视隐窝之间,由前下向后上斜行,通常与鞍结节呈45°角。下方以交叉池与鞍膈和垂体相隔。大脑前动脉位于视交叉前上方(图2-1-7)。

(三)视束

1. 大体解剖 视束(optic tract)是指从视交叉向后至外侧膝状体之间的视路,长约4cm,外观呈扁圆形,状如条带。起自同侧视交叉的后外侧角,

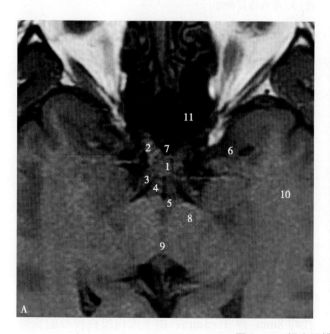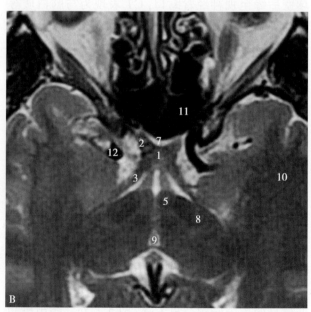

图2-1-5 视交叉横断面形态及毗邻

A. T₁WI;B. T₂WI

1. 视交叉;2. 颅内段视神经;3. 视束;4. 灰结节;5. 乳头体;6. 侧裂池;7. 交叉前间隙;8. 中脑大脑脚;9. 中脑导水管;10. 颞叶;11. 蝶窦;12. 大脑中动脉

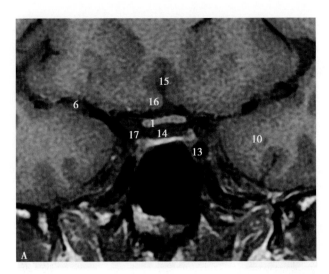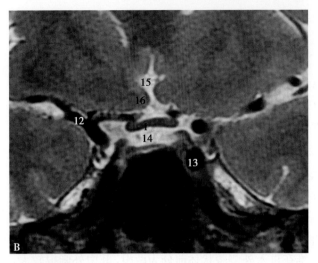

图 2-1-6　视交叉冠状面形态及毗邻
A. T₁WI; B. T₂WI

1. 视交叉；6. 侧裂池；10. 颞叶；12. 大脑中动脉；13. 颈内动脉；14. 垂体柄；15. 第三脑室；16. 下丘脑；17. 鞍上池

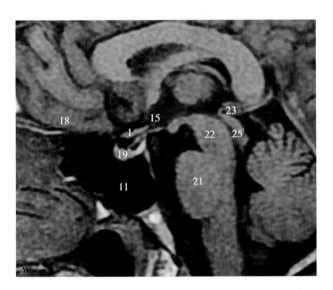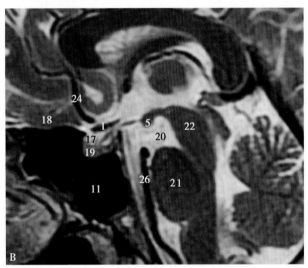

图 2-1-7　矢状面视交叉形态及毗邻
A. T₁WI; B. T₂WI

1. 视交叉；5. 乳头体；11. 蝶窦；15. 第三脑室；17. 鞍上池；18. 直回；19. 垂体；20. 脚间池；21. 脑桥；22. 中脑；23. 后联合；24. 大脑前动脉；25. 四叠体；26. 基底动脉

双侧夹角呈锐角，内缘以一条窄纤维束与第三脑室外侧壁相连，其他各缘游离，之后分别从左右的前穿质和灰结节之间穿过，越向后行越分开，向后外侧行走组成脚间窝的前外侧界、环池的上界，紧靠大脑脚上部的前面，然后绕到外侧，与大脑后动脉接近，这时仅有较小的前部位于脑底，较大后部视束被大脑颞叶所掩盖，并且在内囊与豆状核的下方向后行走，沿丘脑的后外侧缘进入外侧膝状体。视束在外侧膝状体水平分为较大的外侧支和较小的内侧支，外侧支止于外侧膝状体的外侧部分，内侧支止于外侧膝状体的内侧部分。

2. **视束分段及解剖关系**　根据其走行位置及毗邻结构，可将视束分为二段。

（1）脑池段视束，可再分为二段，除起始段的内缘借一条很窄的纤维束与第三脑室外侧壁相连外，其余均游离于脑池内；前段为视束池段，行于鞍膈之上，并由内向外越过动眼神经。在视束上方，有前穿质的后部以及第三脑室底部，内侧为灰结节；后段位于海马旁回及大脑脚之间。

（2）大脑脚周段，自分界处至外侧膝状体，此段与大脑脚关系紧密，位于环池内、海马沟深部，内侧为大脑脚、脉络膜前动脉，下方为后交通动脉；上方为内囊及苍白球；外下方为颞叶海马回及钩、脉络膜前动脉。

3. 视束纤维分布　视束为白质纤维束，其内含有交叉纤维和不交叉纤维，在每一侧视束中都包含有来自对侧眼鼻侧视网膜交叉后的纤维和来自同侧眼颞侧视网膜未交叉的神经纤维。视觉神经纤维在视束中的排列位置是与其在视网膜的位置相对应，视束同侧眼视网膜颞上象限和对侧眼视网膜鼻上象限的纤维位于视束腹内侧部分；同侧眼视网膜颞下象限和对侧眼视网膜鼻下象限的纤维位于视束腹外侧部分；黄斑区纤维位于视束背侧部分。视束的纤维在进入外侧膝状体前分为两根，其中外侧根较大，所含视觉神经纤维终止于外侧膝状体，所含瞳孔反应的传入神经纤维与视觉神经纤维分开后经四叠体上丘臂终止于中脑顶盖核；视束的内侧根较小，所含纤维为双侧视束的联合纤维，称为 Gudden 联合，终止于内侧膝状体，一般认为这些纤维与视觉活动无关。

4. 视束血供　视束由基底动脉环（即 Willis 环）及其分支供血。最主要的供血动脉为脉络膜前动脉，起自颈内动脉或大脑中动脉，在行程中与视束两次交叉，发出多个分支至视束，供应视束前半的后 1/3 及后半部分。视束前半的前 2/3 由颈内动脉系统供血。其次由上下两组动脉供血，上组起源于大脑前动脉或前交通动脉，下组起源于后交通动脉及来自大脑后动脉的脉络膜内、后动脉，均为穿通支动脉。大部分动脉分支先进入视束周围软膜下方，形成血管网，然后进入视束实质；每侧视束中部均有 1～2 支较粗大的中央小动脉穿入视束内部，而在表面没有分支。

5. 视束的 MRI 解剖　视束在 IR T_1WI 显示为偏高信号，STIR 相显示为中等略低信号，与脑白质信号强度一致。

（1）横断面：视交叉 - 乳头体 - 后连合层面（chiasmato- mammilla- postcommissural plane），双侧视束与视交叉及双侧视神经颅内段组成一个"X"形结构，或者双侧视束与视交叉组成一个"飞镖（boomerang-shaped）"样结构（图 2-1-8）。脚周段视束环绕双侧大脑脚，并向后逐渐紧密附着于大脑脚，直至最终汇入双侧外侧膝状体；双侧视束向前续于视交叉，内侧为漏斗、第三脑室底部的漏斗隐窝及位于中线两旁成对的乳头体，外侧为海马及钩，外后方为大脑后动脉及后交通动脉，后内方为双侧大脑脚。同时显示其前外侧为颈内动脉由前向后呈弧形走行并向外移行为大脑中动脉。

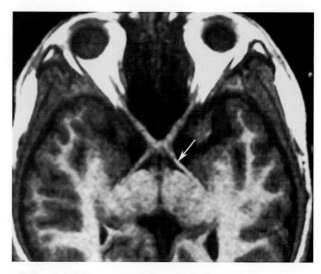

图 2-1-8　中反转时间恢复序列横断面
扫描基线 CH-PC 线，箭头所示为视束全程，包括脑池段和脚周段

（2）冠状面：视束各组断面均呈椭圆形。池段视束的起始部位于鞍上池内，中间上方为第三脑室，下方为视交叉池，外侧为侧裂池；脚周段视束位于环池，内侧为皮质脊髓束，外侧方为海马旁回及杏仁体，可显示视束与外侧膝状体腹侧核相融合。

视束起始段层面：视束位于鞍上池内，呈"哑铃"状外观，即中间较扁为视交叉的后缘，两侧较厚为视束的起始部；上方为第三脑室，下方为视交叉池，外侧为侧裂池（图 2-1-9）。

视束池 - 前连合层面：双侧视束被第三脑室分开，视束内缘与脑室外下壁分界不清；双侧外上方为基底核区，中线第三脑室上方为前连合，外侧为侧裂池、前穿质及杏仁体，下方为视交叉池、双侧大脑后动脉起始部（图 2-1-10）。

乳头体层面：相当于脚周段视束的起始部，双侧视束间距加大，内侧紧邻皮质脊髓束，外侧为前穿质，上方为基底核区，下方为侧裂池及海马（图 2-1-11）。

侧脑室室间孔层面：视束毗邻结构同上（图 2-1-12）。

（3）旁矢状面：海马 - 杏仁体层面，视束的末段及其与外侧膝状体腹侧核相融合；上方为内囊及苍白球，后上方为丘脑枕，前方为杏仁体，前下方为海马头，下方为侧脑室颞角（图 2-1-13）。

（四）外侧膝状体

外侧膝状体（lateral geniculate body, LGB），是后丘脑的一部分，内含特异性中继核，是前后视路的中继站。

1. LGB 大体解剖　LGB 呈椭圆形帽状团块，是后视路的前 1/3 部分，位于环池后外侧隐窝内，中脑

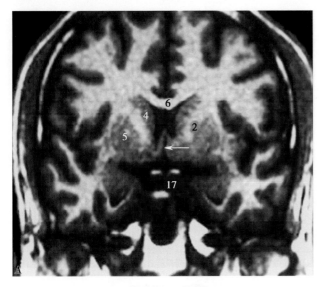

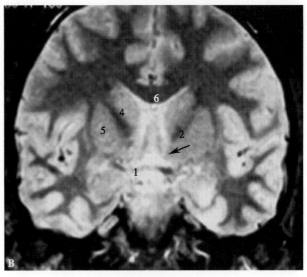

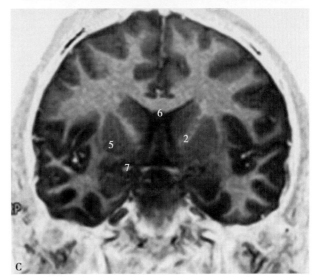

图 2-1-9 视束起始段
A. T₁WIR；B. STIR；C. STIR 反相
1. 视束；2. 内囊；4. 尾状核；5. 豆状核；6. 胼胝体；7. 大脑
中动脉；17. 视交叉池
黑箭头：终板旁回　白箭头：终板池

的外侧和丘脑枕的下外侧，是后丘脑的外侧部分。LGB 长轴为矢状方向，以前柱（anterior pole）与视束融合，是视神经纤维的终止部位，视觉通路的最后中继站，视放射的起始部位。

2. **LGB 解剖构成**　LGB 接受同侧视束 80% 的神经纤维。LGB 含有灰质层和白质层，白质层接受同侧视束的有髓视神经纤维，但向内旋转 90°，即视网膜上半部投射于内侧，视网膜下半部投射于外侧；灰质层由构成第一级视觉中枢的神经细胞的细胞核构成，其发出的视觉纤维组成视放射，向外旋转 90°，恢复原来的投射方向。此外，LGB 还通过上丘臂与四叠体的上丘相连。

3. **LGB 血供**　来自颈内动脉系统的脉络膜前动脉主要供应 LGB 前外侧部分；来自椎动脉系统的大脑后动脉的中央支、脉络膜后动脉和丘脑膝状体动脉，主要供应 LGB 后内侧部分；黄斑纤维由二者共同供血。

4. **LGB 正常 MRI 解剖**　LGB 同时含有神经元和白质纤维，与周围的灰白质结构分界不清，虽然在 MRI 图像上主要显示为灰质信号，但在 T₁WI 和 T₂WI 上很难显示清晰；而在质子密度加权像上 LGB 呈高信号，信号较周围白质束高。

（1）横断面：前连合 - 后连合基线下方 4mm 的上丘层面，LGB 略呈楔形，位于环池的后外侧隐窝，外侧缘锐利，为视放射，内缘为内侧膝状体，前内侧缘为内囊后肢，后方为丘脑枕，下外方为海马回，其直径为 4～6mm。

（2）冠状面：后连合 - 闩层面（PC-OB 基线层面），LGB 于内囊的下方，内侧膝状体的外侧，脉络裂的上方，膝距束的内方（图 2-1-14）。

（五）视放射

1. **大体解剖**　视放射（optic radiation）又名膝距束（geniculocalcarine tracts），由 LGB 背外侧核换元后发出的新纤维组成，称为后视路。其起点在侧

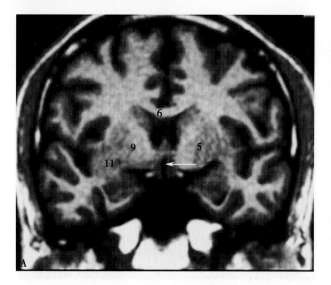
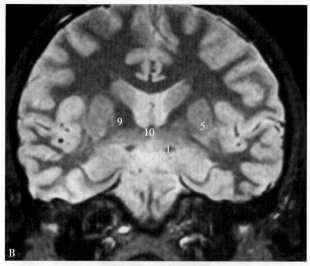
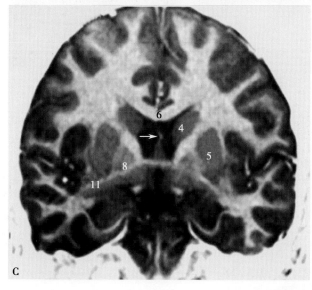

图 2-1-10　视束池 - 前连合层面
A. T₁WIR；B. STIR；C. STIR 反相
1. 视束；4. 尾状核；5. 豆状核；6. 胼胝体；8. 前连合侧支；
9. 苍白球；10. 前连合；11. 前穿质
长箭头：第三脑室　短箭头：穹隆前柱

脑室下角前缘，为密集的纤维束，称为视脚（optic peduncle）；随后呈扇形展开行成一个凸面向外的"新月"，并分别在颞叶、顶叶及枕叶形成一个明显的类带状薄层，宽约 2mm，最后终止于视觉皮质。

2. 视放射的走行及纤维构成　视放射纤维呈平行排列，上半部纤维经顶叶下部、下半部纤维经颞叶，最终共同联合于枕叶皮质，形成初级视觉中枢。视放射主要分为三个解剖 - 功能柱（anatomic-functional bundles），即背侧束、外侧束和腹侧束。背侧束纤维代表同侧视网膜上半部黄斑外区域，由 LGB 下方发出后经内囊向后上方，在颞、顶叶内绕侧脑室下角的上壁，投射到距状裂上唇，即楔回；腹侧束纤维代表同侧视网膜下半部黄斑外区域，由 LGB 外下方发出向前下稍延伸后，再向后方越过侧脑室下角前部，投射到距状裂下唇，即舌回；外侧束走向后外方，代表周边视网膜区域，输送黄斑区冲动的纤维自 LGB 尾端发出，向上行再转向后方，行至"新月"外侧并

位于视放射中间部，构成视放射的大部分，这些纤维共同到达枕叶上极的纹状皮质。

除上述投射至皮质的纤维外，视放射还包含有从皮质至 LGB、丘脑、四叠体、上丘及动眼神经核的纤维。

3. 视放射血供　有三个来源，前部（内囊后部之前）接受来自脉络膜前动脉的穿支动脉；中央部（侧脑室旁的放射状纤维）由大脑中动脉的深支动脉供血；后部主要接受大脑后动脉，特别是距状裂动脉分支的血液供应。

4. 视脚、视放射 MRI 解剖　视脚为 LGB 发出的纤维组成，是视放射的起始段，呈带状板层结构，宽约 2cm，于 T₂WI 和 STIR 像旁矢状层面显示，与脑白质呈等信号，与周围结构分界清晰。然后，视放射组成侧脑室三角区（主要位于枕叶区）外侧矢状层的绝大部分，由前向后走行，与内侧矢状层相比，在自旋回波扩散加权像（SE diffusion-weighted imaging）

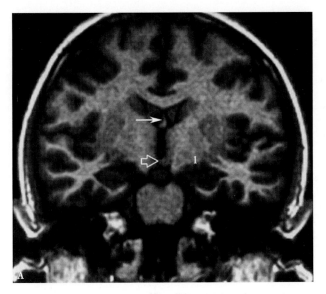

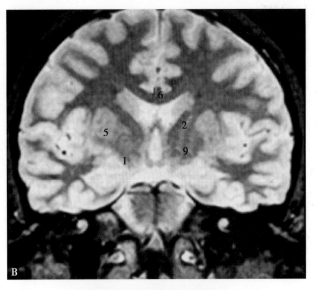

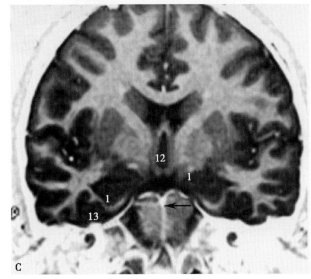

图 2-1-11 乳头体层面
A. T₁WIR；B. STIR；C. STIR 反相
1. 视束；2. 内囊；5. 豆状核；6. 胼胝体；9. 苍白球；12. 第三脑室；13. 海马旁回
黑箭：基底动脉及大脑后动脉分叉；空心箭：乳头体；白箭：穹窿

上呈较低信号，在 intravoxel-incoherent-motion 成像上为较高信号，在质子密度加权像上呈低信号，在 T₂WI 略呈中 - 高信号，显示层面与冠状面成像几乎垂直（图 2-1-15）；厚度为 0.9～1.4mm（平均 1.1mm），外侧矢状层的内缘与侧脑室之间的距离为 2.8～4.1mm（平均 3.2mm）。此后，视放射分为三支，分别为背侧束、外侧束和腹侧束，经颞、顶叶到达枕叶皮质。其中腹侧束可有颞袢（Meyer 袢）的变异。

老年人视放射的侧脑室旁段（外侧矢状层）及其周围白质结构在 T₂WI 可表现为线状和层状高信号，Kitajima 等研究表明是因为该区的水分增加或血流动力学的改变，主要包括髓鞘脱失、小梗死灶和（或）缺血灶以及血管周围间隙的扩大，与患者视野的改变没有关系。

（六）视觉中枢

1. 视觉中枢大体解剖 视觉中枢（visual center）即指 Brodmann17 区，占据大脑枕叶内侧面的距状

裂上下唇，位于楔回和舌回之间，皮质呈纹状，因此又名纹状皮质（striate cortex）。纹状皮质在距状裂的下部比上部大，进一步向前延伸 2cm。其前界为顶枕沟，后界为月状沟，并可延伸到距半球枕极 1～1.5cm 处，这种在枕极内后侧的延伸有个体变异。纹状皮质相对较薄，根据 Von Economo 和 Koskinas 所述平均约为 2.2cm。

2. 视皮质内的功能解剖 视皮质内的神经元与视网膜的感光细胞是一一对应的，因此视网膜的各代表区在此有着严格分布。中心视野（10° 以内）占据纹状皮质后部 50%～60%；单眼颞侧半视野邻近枕顶沟和距状沟联合区；黄斑区投射于枕极和盖（operculum）联合区。根据影像学，枕叶病变可定位于三个部位：前、中、后部；前部指枕顶沟附近，所占表面积不足 10%，对应于单眼对侧视野颞侧半；后部位于纹状皮质后部 50%～60%，即枕极和盖，此区病变累及黄斑区 - 中心视野 10° 以内；中部指前后

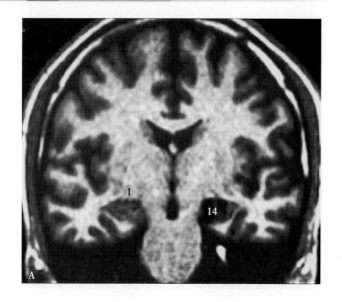

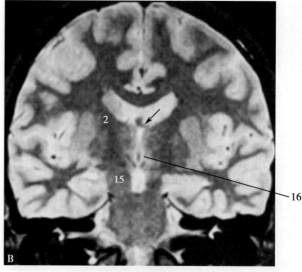

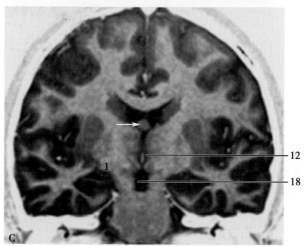

图 2-1-12　侧脑室室间孔层面
A. T₁WIR；B. STIR；C. STIR 反相

1. 视束；2. 内囊；12. 第三脑室；14. 海马；15. 大脑脚；16. 丘脑束；18. 脚间窝

白箭：穹窿；黑箭：室间孔

部之间，主要接受对侧半视野 10°～60°之间传入的视神经纤维。

3. 视皮质血供　枕叶血液供应主要来源于大脑后动脉的距状动脉和大脑中动脉的分支，大约有 50% 正常脑的纹状皮质完全由距状动脉供血。大脑后动脉和大脑中动脉分支有较广泛的吻合，当其中一支动脉发生阻塞时，临床可出现"黄斑回避"现象。

4. 视觉中枢 MRI 解剖　纹状皮质是位于距状裂上下唇的灰质部分，呈纹状，接受视放射的纤维。距状裂全程于正中矢状面位于枕叶的内侧面，始于枕极，向前成锐角止于顶枕沟，此点在冠状面和矢状面均可观察到，并且距状裂位于顶枕沟的下方、双侧侧脑室后角的内侧（图 2-1-16）。

在 T₂WI 图像上，老年人纹状皮质的成像时间变短，信号减低；根据 Korogi 等经试验得出这种信号的改变主要是由于老年人的脑实质内铁的沉积所致，而脑血管病并不引起纹状皮质的信号减低。

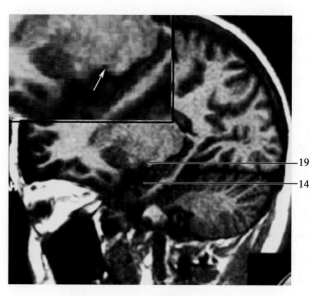

图 2-1-13　旁矢状层面 - 海马层面
14. 海马；19. 外侧膝状体

箭：视束近外侧膝状体段

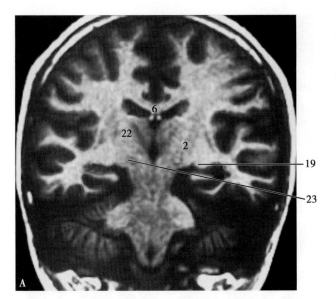

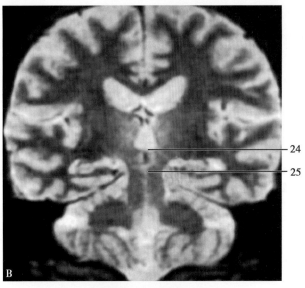

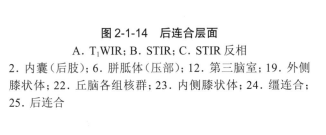

图 2-1-14　后连合层面

A. T₁WIR；B. STIR；C. STIR 反相

2. 内囊（后肢）；6. 胼胝体（压部）；12. 第三脑室；19. 外侧膝状体；22. 丘脑各组核群；23. 内侧膝状体；24. 缰连合；25. 后连合

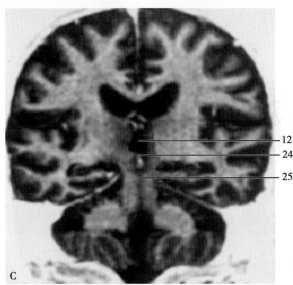

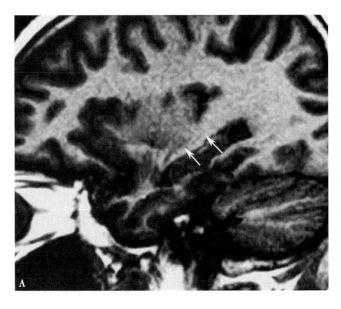

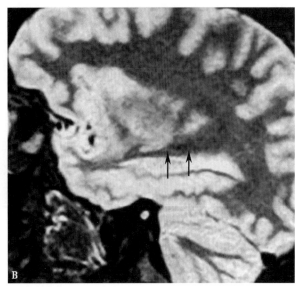

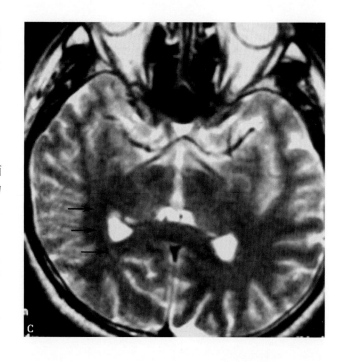

图 2-1-15 视脚
A. 旁矢状面 IR T_1WI，显示视脚为略高信号；B. 旁矢状面 STIR，显示视脚为略低信号；C. 横断面 T_2WI，显示视脚为略低信号（箭）

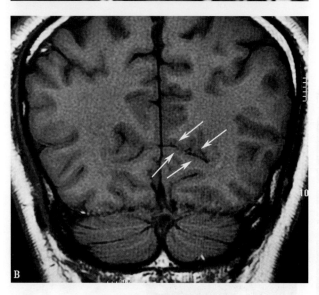

图 2-1-16 视皮质区 T_1WI
A. 矢状面；B. 冠状面，距状沟两侧的视皮质区（白箭）

三、视觉症状及体征与相关视路疾病定位

与神经眼科相关的视觉症状主要是视力改变（根据程度不同包括视力下降和失明）和视野的损害，其次可以有幻视或闪光等，外部表现有瞳孔异常、眼球突出、眼位不正，眼底检查可有视盘水肿或苍白。引起上述改变的病变可以是视路及视皮质本身的疾病，也可以是外压性病变。疾病类别主要是肿瘤、血管性病变、炎症、外伤及先天性疾病。

（一）视力下降

视力下降分为短暂性和持续性。

1. **短暂性视力下降** 症状通常持续数分钟至数小时，表现为眼前有幕样遮挡、暗点、视野中淡蓝色或紫色褪色、色觉减退或色觉饱和度下降。

单眼：多见，因眼部循环障碍或急性炎症所致。常见于以下几种情况：①视网膜中央动脉或静脉闭塞；②视网膜大量出血和（或）玻璃体积血；③视盘炎或急性球后视神经炎；④视网膜脱离累及黄斑部；⑤眼球内容炎；⑥闭角型青光眼急性发作；⑦颈内动脉血栓形成；⑧急性缺血性视神经病变；⑨颅脑外伤、视神经管骨折。

双眼：除外伤外，极少双眼视力同时突然丧失。多为单眼视力障碍后，再累及另一眼，视力减退的程度不一。常见原因为：①各种视神经炎，特别是脱髓鞘疾病中的多发性硬化和视神经脊髓炎；②尿毒症性黑矇；③颞动脉炎；④视皮质血管性病变；⑤中毒性弱视，如铅、甲醇等；⑥颅脑外伤；⑦眼型偏头痛，一般为单眼，偶发双眼交替；⑧癔病或诈病。

只有当视力下降的同时伴有神经系统症状和体征、或者视力下降是伴随于其他体征时才需要影像学检查，以便明确是否有头颈部或眼眶的疾病，如颈动脉夹层动脉瘤患者，单眼视力下降可达 30 分钟，同侧出现 Horner 综合征；再者，眼球运动相关视力下降时高度提示偏向侧眼眶内肿物压迫血流供应所致。

2. **持续性视力下降**　无论单眼还是双眼，多见于屈光间质病变或视交叉前的视路病变。包括：①近视或糖尿病引起的屈光改变；②角膜病变，如圆锥状角膜、炎症或变性所致的角膜浑浊；③房水浑浊；④晶状体浑浊或脱位；⑤玻璃体浑浊；⑥葡萄膜炎症、出血或肿瘤；⑦开角型青光眼；⑧视神经病变。

无论起病急缓，与视路直接相关的各类疾病，可行相关影像检查，主要包括急慢性视神经病变、视网膜病变、外侧膝状体后病变导致的视力下降、眼眶占位性病变等。

（二）视野缺损

视野缺损患者自觉区域性灰色或黑色，在这些区域没有视觉，可以称之为负性视觉现象。视野缺损有单眼和双眼之别，单眼视野缺损由同侧视网膜或视神经病变所致，双眼视野缺损可归因于双眼视网膜或视神经病变、视交叉或视交叉后病变。视野缺损依视路及视皮质受损的部位不同而表现不同，因此可根据不同的视野受损征象来进一步判断病变位置。

1. **同侧单眼视野缺损**　①水平方向分布单个象限提示视网膜或视神经病变；②中心暗点提示黄斑病变；③弓形暗点见于青光眼，也可见于其他视神经及视网膜病变；④水平性视野缺损多见于缺血性视神经病变，但非特异性表现，可见于任何视神经病变或视网膜疾病后发生。

2. **连合性视野缺损**　表现为同侧单眼视野缺损并对侧颞上象限缺损，视神经与视交叉接合处的病变所致，提示压迫性病变。

3. **双眼颞侧偏盲性视野缺损**　对称性双侧颞侧半视野缺损沿垂直中线分布，病变部位一般均在视交叉水平。

4. **同向偏盲性视野缺损**　视交叉后病变位于偏盲性视野缺损的对侧。完全性者病变可在视交叉后视路的任何位置，因此不具有定位价值。不完全性者缺损越一致，病变在视交叉后视路中的定位越靠后（如枕叶），相反，缺损表现越不一致，病变在视交叉后视路中的定位越靠前（如视束）。

（1）视束病变：不一致性同侧偏盲，对侧传入性瞳孔障碍，视神经带状萎缩。

（2）外侧膝状体血管性病变：双眼不一致的楔形缺损。

（3）颞叶病变：双眼不一致，上部较一致，常有定位于颞叶的其他神经系统体征。

（4）顶叶病变：双眼不一致，下部较一致，常有定位于顶叶的其他神经系统体征。

（5）枕叶病变：非常一致的同向性视野偏盲，可单独发生而无其他神经系统缺陷，枕叶的距状裂皮质导致单眼颞侧新月形视野缺损。

（三）阳性视物现象

阳性视物现象是患者获得的简单或复杂的一致或固定的图像，根据图像的类型，可将病因归类。

1. **视觉持续**（visual perseveration）　多伴随枕叶或顶叶病变，如脑炎、癫痫发作、多发性硬化、局灶性脑部疾病或肿瘤、偏头痛等。

2. **视幻觉**　种类很多，与影像密切相关的是大脑脚性幻觉，常由中脑腹侧梗死引起。

3. **视物变形症**　单眼最常出现于视网膜病变，而脑性视物变形症多见于癫痫发作、脑梗死及脑肿瘤。倒置或倾斜常见于延髓缺血或梗死。

（四）视盘水肿

视盘水肿是指伴有视网膜水肿、渗出、出血以及静脉怒张等继发性变化的视盘肿胀，检眼镜下表现为隆起、充血及边缘模糊。这是一个多病因的体征，常由视盘本身、眶内、颅内以及某些全身性疾病引发。多见于颅内高压性、炎症性、缺氧性、淤血性、压迫性、低眼压性等原因。

（五）视神经萎缩

视神经萎缩表现在三个方面：视盘色淡或苍白、视力减退和视野改变。临床上分为原发性与继发性。原发性者多见于炎症、变性、外伤、肿瘤及中毒等；继发性者多由视盘炎或视盘水肿引起。

第二节　视觉症状相关视路疾病的影像学表现

本节将视路及视觉中枢的疾病分为四个部分：视网膜及视盘、视神经、视交叉、视交叉后视路，第四部分包含结构较多、而疾病种类比较集中。

一、视网膜及视盘病变

（一）视网膜脱离

【概述】

视网膜脱离是多种原因导致的视网膜神经上皮

和色素上皮之间的积液，是一种临床表现，而非一种单一的疾病。

【临床特点】

患眼突然出现漂浮物及畏光，并亚急性、无痛性、进展性视力下降，如波及黄斑可有视物变形及中心视力下降。高度近视者易发生。

【影像检查技术与优选】

CT 和 MRI 均能诊断该病变，MRI 能够准确显示原发疾病，但对脉络膜骨瘤的显示不如 CT。

【影像学表现】

眼球内新月形或弧形影，典型者呈"V"形，尖端指向视盘，末端可达睫状体。因积液含蛋白质，CT 表现与玻璃体相比呈高密度，MRI 信号较复杂；注入造影剂后均无异常强化（图 2-2-1）。

【诊断要点】

突发视力下降并视野缺损，影像学显示眼球内"V"字形影，注射造影剂后无强化。

【鉴别诊断】

在影像学上需与脉络膜病变进行鉴别。

1. 脉络膜脱离　呈半球形或梭形，不能达到视盘区。

2. 脉络膜肿瘤　形态多样，较 RD 强化明显。

（二）肿瘤相关性视网膜病变

对于肿瘤相关性视网膜病变，影像的价值在于发现原发疾病，如葡萄膜转移瘤、脉络膜黑色素瘤、视网膜母细胞瘤等，请参考第一章第八节相关内容。

（三）视盘陷窝畸形

目前用影像学进行临床诊断的视盘陷窝畸形主要包括视盘缺损和牵牛花综合征。视乳头陷窝畸形属于先天性视盘畸形（excavated optic disc anomalies）

的一种，先天性视盘畸形有很多种，如视神经缺损、视盘陷窝畸形、视神经发育不良、视盘色素沉着、视盘倾斜以及假性视盘水肿等，一般单用临床检查基本可以确诊。

【诊断要点】

1. 视盘完全缺损或部分缺损　胚裂闭合异常所致视神经乳头的完全或部分缺损，多伴有虹膜和脉络膜的缺损。据文献报道该病没有性别和侧别差异。临床视力多减退或丧失。偶见全身并发症，如 CHARGE 综合征（视盘缺损、心脏病、鼻后孔闭锁、生长发育阻滞、生殖器发育不良或耳异常）。CT 显示视神经与眼球连接部有缺损，球后可见低密度囊肿与眼球相通，MRI 显示为长 T_1 长 T_2 信号，与玻璃体等信号，伴发视网膜脱离者表现为"V"字形等 T_1 长 T_2 信号（图 2-2-2）。

2. 牵牛花综合征　为罕见的视盘先天异常，视茎远端的漏斗形异常扩张，为原发性胚胎期缺陷。多为单侧发病，女性多见。临床上视力有不同程度下降，弱视可在数周内发生。牵牛花综合征常合并经蝶骨的脑膨出，突出的组织进入鼻咽可能会导致咽漏、经口呼吸或打鼾。CT 显示视神经与眼球连接部呈漏斗状扩大，凹陷处为低密度充填，MRI 呈长 T_1 明显长 T_2 信号（图 2-2-3）。

（四）前部缺血性视神经病

前部缺血性视神经病包括动脉炎性和非动脉炎性两种。动脉炎性前部缺血性视神经病女性多见，几乎均发生于 60 岁以上，引起视神经的缺血性损害，表现为单或双侧急性严重视力下降并全部视野缺失，伴有严重而持续的头痛及头皮和颞部触痛；而非动脉炎性缺血性视神经病为 50 岁以上人群急

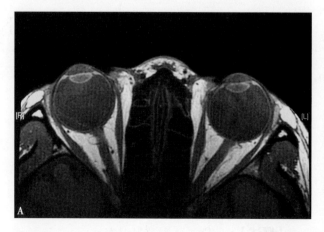 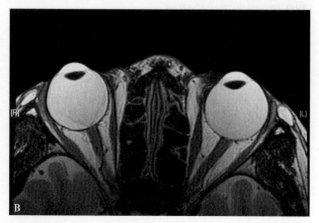

图 2-2-1　右视网膜脱离

A、B. 同一层面横断面 T_1WI、T_2WI，右眼球内可见"V"字形长 T_1 长 T_2 信号影（为视网膜脱离、视网膜下积液），信号均匀

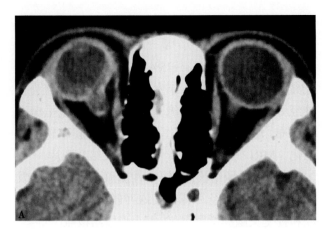

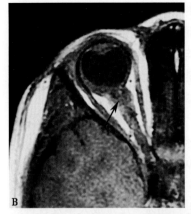

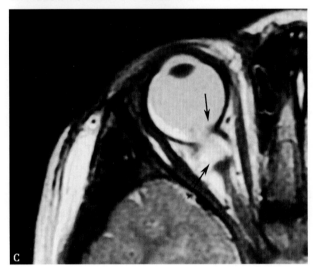

图 2-2-2　右侧视盘缺损

A. CT 横断面平扫，右眼球内视网膜脱离为等密度，球后囊肿为等密度；B. T₁WI 显示网脱及囊肿均为等信号；C. T₂WI 显示为高信号

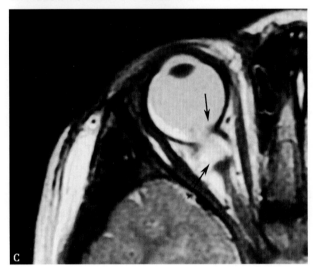

性视神经病最常见的原因，视力减退突然发生，少有隐痛感，多见水平视野缺损。一般情况下依靠临床检查即能确诊该病，与视神经炎、感染性视神经病变和压迫性视神经病变进行鉴别时，需进行影像学检查，鉴别要点参考视神经病变部分。

图 2-2-3　牵牛花综合征

MRI T₁WI 横断面扫描显示左侧小眼球，球后壁向后牵拉呈"V"字形

二、视神经病变

（一）特发性视神经炎

【概述】

视神经炎是累及视神经的脱髓鞘病变，可单发或伴有多发性硬化。75% 视神经炎患者为女性，发病年龄为 20～40 岁，一般发生于 40 岁以下患者，平均年龄 29～30 岁，儿童罕见，15%～20% 多发性硬化患者首发表现为视神经炎。视神经炎可发生在视神经各段，发生于球内段者，称为视神经乳头炎；发生于球后视神经各段者，称之为球后视神经炎。炎症仅累及视神经中轴的乳头黄斑纤维束时，称为轴性视神经炎；累及视神经实质，称为间质性视神经炎；累及视神经整个横断面，称为横断性视神经炎；累及视神经周围的纤维及视神经鞘，称为视神经周围炎。

【临床特点】

急性中心性视力下降，进展数天，92% 患者伴有疼痛。典型的视野缺损为中心暗点，水平性半视野缺损很常见。视神经炎分为急性和慢性，3～4 天

视力迅速下降为急性，1～2周视力缓慢进行性下降为慢性，急性者常单眼发病，慢性者常双眼发病。

【影像检查技术与优选】

MRI 为首选检查方法，脂肪抑制技术的 T_2WI 和 STIR 为首选序列。

【影像学表现】

CT 表现为视神经增粗和强化。

MRI 表现为 T_2WI 和 STIR 视神经呈节段性高信号，急性期视神经直径正常或轻度增粗，增强后 T_1WI 示病变强化，见于 56%～72% 成人单发视神经炎患者。视神经炎患者慢性期可发生视神经萎缩，无强化（图 2-2-4）。

使用脂肪抑制技术的 T_2WI 和质子密度加权像对视神经炎脱髓鞘的显示率达 89%，对慢性视神经炎显示率较高，而使用化学位移脂肪抑制技术的增强后 T_1WI 显示急性视神经炎较好。怀疑多发性硬化应行头颅 MRI，脑实质有斑片状长 T_2 信号影。磁化传递成像可定量观察病变范围和程度，提高诊断特异性和观察病变演变过程以及评价治疗效果。功能性成像已开始用于评价视神经炎累及的视神经功能及追踪视神经恢复的情况。

【诊断要点】

急性发病，中心视力下降，影像显示视神经异常改变。

【鉴别诊断】

（1）视神经鞘炎性假瘤：是一型不常见的眼眶炎性假瘤，临床和 MRI 表现与视神经炎容易混淆，但预后较好，对激素治疗非常敏感。发病年龄为 24～60 岁。视神经鞘炎 MRI 表现为视神经鞘信号异常并强化（图 2-2-5），视神经本身可以强化，不伴有脑

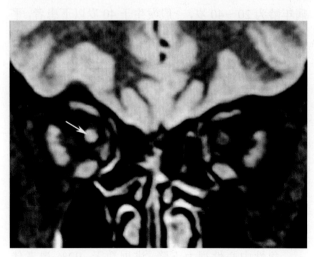

图 2-2-4　右侧非特异性视神经炎
MRI 冠状面 STIR 箭所示右侧视神经信号明显增高；左侧正常视神经呈等信号

内或脊髓异常征象。

（2）视神经结节病：是一种全身性肉芽肿病变，可累及很多器官，15%～25% 眼部受累，双侧泪腺增大高度提示结节病。青年女性多见。MRI 表现为视神经弥漫管形增粗，边缘光滑，偶有分叶或呈偏心性分布，增强后明显强化，并伴有硬脑膜和软脑膜强化。MRI 征象没有特异性，诊断须结合胸片。

（3）视神经结核：是结核性脑膜炎的晚期并发症，常形成视神经和视交叉蛛网膜炎，表现为视神经和视交叉脑膜增厚强化，很少形成结核瘤。

（4）其他需要鉴别的是浸润性病变如淋巴瘤，表现为软脑膜受累，视力急剧下降。

（二）放射治疗后视神经病

【概述】

常发生于眼眶、鼻窦和鞍区放射治疗后，剂量常大于45Gy，急性放射治疗后视神经病约发生于放射治疗后 6 个月至 2 年。

【临床特点】

临床表现为视力明显下降甚至失明，无疼痛。预后差。

【影像检查技术与优选】

CT 对该病诊断价值不大，MRI 增强 T_1WI 为首选的检查方法。

【影像学表现】

T_2WI 显示视神经或视交叉呈局限性高信号，其可能原因是放疗导致视神经变性和脱髓鞘改变，因血脑屏障通透性增高增强后 T_1WI 呈轻中度强化（图 2-2-6）。

【诊断要点】

明确的放射治疗病史，病变位于放疗野内，视神经异常信号及强化。

【鉴别诊断】

需与视神经炎进行鉴别。

（三）创伤性视神经病变

【概述】

脑外伤后约 5% 的人出现视觉系统的部分损伤。间接性视神经损伤较直接性更常见。车祸是创伤性视神经病最多见的原因（约 45%），坠落伤占 27%，暴力伤13%。眼眶和视神经鞘膜下出血约 10%。

【临床特点】

外伤后即刻主诉视力下降或失明，提示视神经直接损伤，若间隔一段时间后出现提示神经鞘膜内出血压迫视神经。色觉或对比敏感度下降，中心暗点或弓形缺损。

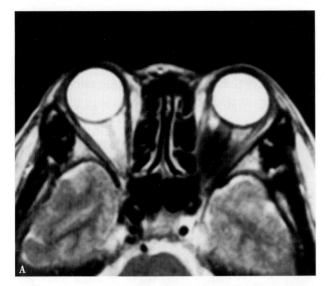

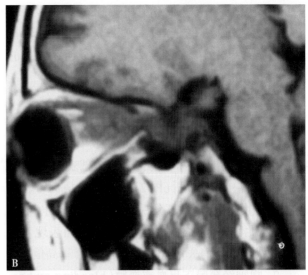

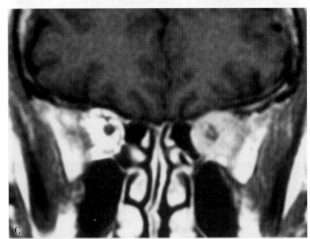

图 2-2-5　左侧眼眶炎症累及视神经及视神经鞘
A. T_2WI，左眼眶病变显示为低信号；B. 平扫 T_1WI 显示为
等 T_1 信号；C. 增强后冠状面 T_1WI，显示病变明显强化，视
神经及神经鞘明显强化

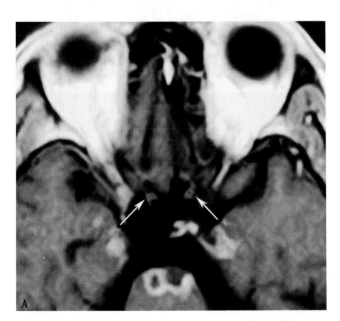

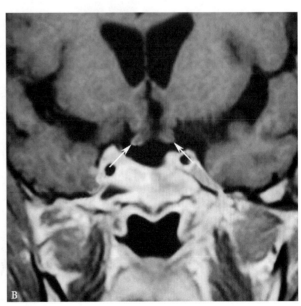

图 2-2-6　双侧视神经放射病
A、B. 横断面、冠状面 T_1WI 增强，垂体瘤术后放疗后示双侧视神经颅内段轻中度强化（箭），同时双侧颞叶片状强化灶，脑桥
腹侧 2 枚环形强化灶

【影像检查技术与优选】

外伤性病变需首选 CT 检查方法明确有无骨折和阳性异物,MRI 对视神经及其周围软组织结构的显示优于 CT。

【影像学表现】

1. **视神经挫伤**(contusion of optic nerve) 临床最常见的是视神经管骨折压迫伤或单纯性视神经挫伤,表现为伤后立即视力部分或全部丧失,CT 检查可发现视神经管骨折(图 2-2-7),部分病例可表现为视神经增粗,但是大部分视神经挫伤很难用 CT 检查发现,尤其是单纯的视神经挫伤;MRI 可表现为正常的视神经信号消失,T_2WI 尤其是 STIR 呈高信号。

2. **视神经鞘膜下出血或血肿**(bleeding or haematoma of optic nerve sheath) 多见于颅脑外伤或颅底骨折,病变可位于硬膜下间隙或蛛网膜下间隙,单纯从影像学上难以鉴别二者,但是蛛网膜下腔的病变临床表现类似于颅内高压的症状。早期出血或血肿 CT 表现为沿视神经走行的高密度影

(图 2-2-8),MRI 表现为短 T_1 短 T_2 信号,边界多清晰,量少者为条形,多者为梭形或椭圆形,MRI 检查需结合脂肪抑制技术。

3. **视神经断裂**(rupture of optic nerve) 主要见于眼眶、颅底或视神经管的骨折片以及锐器刺入

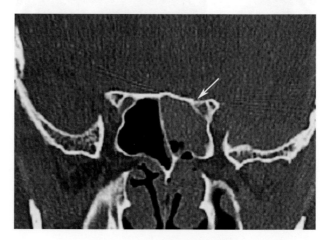

图 2-2-7　左侧视神经管骨折

CT 冠状面骨窗示左侧视神经管上壁骨折,视神经管管腔变窄

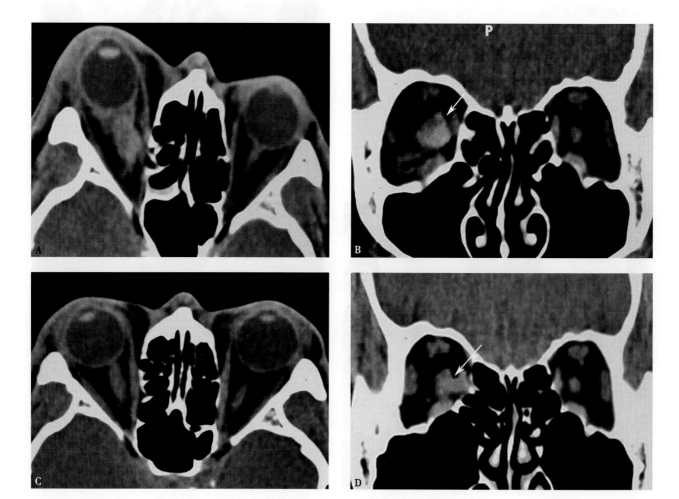

图 2-2-8　视神经鞘血肿

A、B. 外伤后 3 小时 CT 横断面及冠状面示右侧视神经及鞘增粗,球后筋膜囊不规则增厚,呈高密度;C、D. 治疗两个月后,CT 横断面、冠状面示病变明显吸收变小,密度减低

眶内切断部分或整个视神经，临床表现为立即视功能丧失，同时可因眶内出血或球后血肿而致眼球突出。CT 和 MRI 可直接显示为视神经的连续性中断，断端多不规整；同时可显示出血或血肿，MRI 需要运用脂肪抑制序列将其与脂肪性病变相鉴别。

4. **视神经撕脱**（avulsion of optic nerve） 指视盘的撕脱或拔脱，但视神经鞘仍保持连续。无论完全性或部分性撕脱临床表现均为视功能完全丧失。目前 CT 检查不能发现该种病变。MRI 检查需密切结合病史与临床检查。

5. **视神经异物** 单纯者非常罕见，多见与眶内异物并发。金属异物可运用平片或 CT 检查发现，较精确定位需依靠 CT 检查。非金属性异物 MRI 具有优越性。

【诊断要点】

明确外伤史、伤后立即出现的临床主诉和体征、影像学检查阳性。

【鉴别诊断】

（1）视神经挫伤须与特发性视神经炎鉴别：视神经挫伤有明确外伤史，视神经炎急性期 MRI 增强可有强化。

（2）视神经鞘膜下出血或血肿与视神经鞘脑膜瘤：出血或血肿可因损伤后的时间长短呈复杂信号，无强化；视神经鞘脑膜瘤呈等信号，典型"双轨征"强化。

（四）视神经肿瘤

1. 视神经胶质瘤

【概述】

视神经胶质瘤起源于视神经内的神经胶质，属于良性或低度恶性肿瘤，视神经胶质瘤占眼眶肿瘤的 4%，占视神经原发肿瘤的 66%。根据发病年龄，分为儿童型和成人型。儿童视神经胶质瘤为毛细胞性星形细胞瘤，多发生于 10 岁以下儿童，发病高峰为 2～8 岁，75% 在 10 岁以下发病，90% 在 20 岁以下发病；发生于成人的较少，其恶性程度较儿童为高，常为间变型星形细胞瘤，发病高峰在 40～50 岁。该病多为单侧性，发展缓慢，很多年可以没变化，但是也可以突然增大并沿着视神经累及颅内视神经、视交叉和视束，有的可发生恶性变，一般不引起血行和淋巴道的转移。根据肿瘤发生部位，视神经胶质瘤分为三型：球内型、眶内型和颅内型（包括视神经颅内段和视交叉）。文献统计，48% 仅发生于眶内视神经，24% 发生于眶内和颅内视神经，10% 发生于颅内视神经，12% 发生于颅内视神经和视交

叉，5% 发生于视交叉。约 10%～38% 的视神经胶质瘤同时有神经纤维瘤病 I 型，15%～40% 神经纤维瘤病 I 型可发生视路胶质瘤，可累及视神经、视交叉、视束和周围结构，双侧视神经胶质瘤是神经纤维瘤病 I 型的特异征象。

【临床特点】

肿瘤位于眶内者，可有视力下降、眼球突出，视力下降多发生于眼球突出之前，这是视神经胶质瘤区别于其他眶内肿瘤的一个特点。80% 的患者在发病初期有视力下降，然后在一段时期内症状相对稳定，没有明显变化。肿瘤位于颅内者，可发生头痛、呕吐、眼球运动神经障碍以及颅内压增高症状，部分可出现视野缺损。眼底检查常见较明显的视神经萎缩或视盘水肿。

【病理特点】

视神经胶质瘤色灰红，视神经增粗，外观呈纺锤形、梨形或圆柱形，中段横切面示白色的神经增粗，周围有不同厚度的蛛网膜组织包绕，外面覆盖着完整而紧张的硬膜。部分视神经胶质瘤伴有神经周围组织增厚，称为"蛛网膜增生"，是由脑膜细胞、成纤维细胞及星形细胞混合增殖形成。视神经胶质瘤的增大不仅是肿瘤神经胶质增殖所致，也可以是黏液产物、反应性神经胶质增生、脑膜增生及扩张血管内充血的结果。

【影像检查技术与优选】

MRI 是视神经胶质瘤的首选检查方法。

【影像学表现】

（1）CT 表现：视神经梭形或管形增粗，若同时累及眶内、视神经管内视神经和视交叉则表现为"哑铃征"，肿瘤边界清楚，与脑白质呈等密度，增强后多数肿瘤轻至中度强化，少数胶质瘤可不强化。如有黏液样改变或囊性变，则表现为不均匀强化，少数胶质瘤还可有小的钙化。少数肿瘤周围可见略低密度影，增强扫描后显示更清楚，目前认为这是"蛛网膜增生"。肿瘤前端的正常视神经蛛网膜下腔扩大、视神经迂曲。视神经管内视神经受累时表现为视神经管扩大（图 2-2-9A）。

（2）MRI 表现：形态同 CT。肿瘤在 T_1WI 上与脑实质信号相比呈低信号，在 T_2WI 呈高信号，部分患者肿瘤周围部分在 T_1WI 呈很低信号，在 T_2WI 呈更高信号，此周围部分为蛛网膜增生；眶内前部是扩大的蛛网膜下腔，在 MRI 显示为视神经周围长 T_1 长 T_2 信号，与脑脊液信号相似。MRI 增强扫描示肿瘤轻度至明显强化（图 2-2-9B～D）。

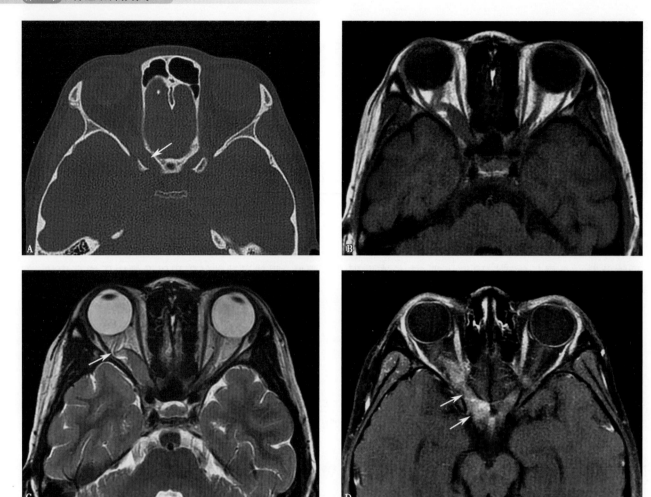

图 2-2-9　右视神经胶质瘤

A. 视神经管 CT 横断面，示右侧视神经管增宽，管壁光滑（箭）；B. 横断面 T_1WI，示右侧视神经眶内段偏后部梭形增粗，呈等信号，其前方视神经走行迂曲；C. 横断面 T_2WI，示肿瘤呈略高信号，前方迂曲的视神经边缘可见增宽的蛛网膜下腔（箭），呈脑脊液样高信号；D. 脂肪抑制增强后横断面 T_1WI，示视神经肿瘤较明显强化，并可见肿瘤累及视神经管内段及颅内段（箭），呈哑铃状

伴有神经纤维瘤病的患者可有双侧视神经胶质瘤，同时颅内也可能发生胶质瘤。

【诊断要点】

（1）常发生于 10 岁以内儿童。

（2）视神经呈梭形、管状或球状增粗，边缘清楚。

（3）增强后增粗的视神经轻度至明显强化，无"双轨征"表现。

【鉴别诊断】

（1）视神经鞘脑膜瘤：多见于成人；CT 呈高密度，并可见钙化；MRI 显示肿瘤 T_1WI 和 T_2WI 信号均呈低信号或等信号；注入造影剂后强化明显，呈"双轨"征（视神经周围肿瘤强化，视神经不强化）；肿瘤累及管内段视神经可引起视神经管骨质增生。

（2）视神经炎：视神经炎发生快，好转也快，根据病程一般不难鉴别，如视神经炎为慢性改变，其鉴别点是视神经轻度、均匀增粗、无明显肿块征象，

但有些病例很难鉴别。

（3）视神经转移瘤：多为脉络膜黑色素瘤或视网膜母细胞瘤直接蔓延，少数为远处恶性肿瘤转移，成人视神经转移瘤来源于乳腺癌、肺癌和胃肠道癌，儿童视神经转移瘤来源于白血病。转移瘤最常累及视神经球内段即视盘，MRI 表现为视神经增粗，不同程度的强化（图 2-2-10～图 2-2-12）。如为眼球内肿瘤直接蔓延则可同时显示眼球内原发肿瘤而明确诊断。

（4）淋巴增生性病变：可累及视神经，表现为视神经弥漫增粗。

（5）视神经神经节神经胶质瘤：罕见，表现为视神经弥漫增粗。

【小结】

CT 和 MRI 检查能够为视神经胶质瘤的确诊提供有力的证据。对于临床表现为无痛性或持续性视

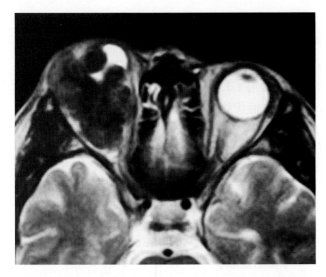

图 2-2-10 右侧脉络膜黑色素瘤侵犯视神经和眼眶（横断面 T_2WI）

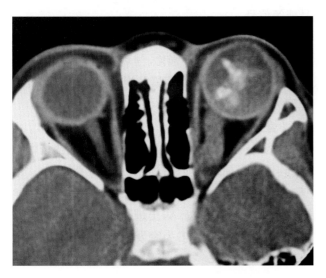

图 2-2-11 左侧眼球视网膜母细胞瘤侵及视神经
CT 横断面平扫，左侧眼球内肿物伴钙化，同侧视神经增粗

力下降，需尽快行影像学检查以确诊。对在一段时间内症状没有明显变化的患者进行定期的 MRI 检查来观察肿瘤大小的变化是非常必要的。

2. 视神经鞘脑膜瘤

【概述】

视神经鞘脑膜瘤是指源于视神经鞘蛛网膜的脑膜上皮细胞或眶内异位的蛛网膜的良性肿瘤或颅内脑膜瘤向眶内延伸，占所有脑膜瘤的 1%，占眶原发肿瘤的 3%～7%，4.2%～16% 的视神经鞘脑膜瘤伴有神经纤维瘤病，大多数为单侧发病，少数为双侧发病，但多数双侧视神经鞘脑膜瘤伴有神经纤维瘤病Ⅰ型。肿瘤可发生于任何年龄，高峰年龄为 30～40 岁，女性发病率大于男性。脑膜瘤可恶变，年龄越小，恶性程度越高，术后复发率就越高，根据组织学特征，脑膜瘤可分为良性（Ⅰ级，术后复发率 6.9%），非典型性（Ⅱ级，术后复发率 34.6%）和恶性（Ⅲ～Ⅳ级，术后复发率 72.7%）。肿瘤最常发生于眶尖，沿视神经分布，少数位于肌锥内间隙或肌锥外间隙，与视神经没有联系。

【临床特点】

主要临床表现是缓慢进行性、无痛性视力下降和眼球突出，视力下降常在眼球突出后出现，视盘水肿、苍白，晚期视盘萎缩。与成年人脑膜瘤相比，青少年视神经鞘脑膜瘤伴有神经纤维瘤病Ⅰ型比例高，侵袭性强，术后复发率高，生存率低。

【病理特点】

视神经鞘脑膜瘤为淡红色，有包膜，与周围组织有明显界限，晚期肿瘤可浸润性生长广泛侵及眶内组织。组织学特征与颅内脑膜瘤类似，也分为七

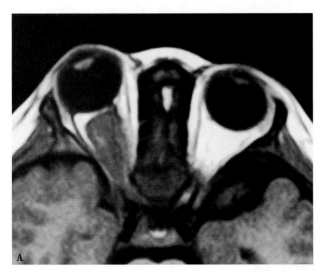

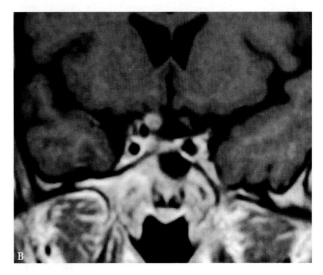

图 2-2-12 白血病浸润右侧视神经
A. 横断面 T_1WI 示眶内段、管内段增粗；B. 冠状面增强 T_1WI，示颅内段增粗并强化

型，最常见的组织学类型是脑膜上皮型。恶性脑膜瘤主要为肉瘤型，发展迅速，短期内即可侵犯眶内组织和眶骨。

【影像学表现】

（1）CT表现：典型表现为沿视神经生长的管形肿块，边界清楚，有线状、斑片状或点状钙化，增强后肿块强化，中央视神经不强化，此征象为"双轨征"（图2-2-13）。其他CT表现为沿视神经局限性偏心性生长的肿块或与视神经没有联系的眶内椭圆形肿块，浸润性生长的肿瘤形状不规则，边缘呈锯齿状；靠近眶骨或眶尖的肿瘤可显示眶骨骨质增生，位于视神经管内者可表现为视神经管扩大。有钙化的视神经区肿块和"双轨征"是视神经鞘脑膜瘤的特征。

（2）MRI表现：形态同CT。大多数视神经鞘脑膜瘤T_1WI和T_2WI均与脑组织呈等信号，砂粒体型脑膜瘤T_1WI呈低信号，T_2WI呈高信号或低信号。少数脑膜瘤内有粗大的血管，来源于眼动脉，表现为血管流空影。增强后肿块明显强化，中央视神经不强化——即"双轨征"，在使用脂肪抑制技术增强后的T_1WI显示效果最佳（图2-2-14）。视神经扁平性脑膜瘤，表现为沿视神经分布的很小的扁平性肿块，只有在使用脂肪抑制技术增强后的T_1WI才能显示。偏心性肿块增强后亦明显强化，视神经不强化，并不表现为"双轨征"，但这也是视神经鞘脑膜瘤的特征性表现。视神经管内脑膜瘤表现为视神经管内视神经增粗，在T_1WI和T_2WI呈等或低信号，

增强后明显强化。脑膜瘤恶性病变表现为广泛侵犯眶内组织和眶骨破坏性改变。

【影像检查技术与优选】

MRI与CT相比，除了不能显示钙化以外，有以下几个方面优势。

（1）可更好地显示"双轨征"。

（2）增强后MRI显示视神经管内和颅内视神经鞘脑膜瘤更清楚、准确。

（3）可更清楚地显示肿瘤以及肿瘤与视神经之间的关系。

（4）清楚显示伴随的颅内肿瘤。

【诊断要点】

（1）视神经鞘脑膜瘤多见于成年人。

（2）肿瘤CT呈高密度，并可见钙化。

（3）MRI显示肿瘤T_1WI和T_2WI信号均呈低信号或等信号。

（4）视神经鞘脑膜瘤强化明显，而且是视神经周围肿瘤强化，视神经不强化，呈现"双轨征"。

（5）视神经鞘脑膜瘤累及视神经管可引起视神经管骨质增生。

【鉴别诊断】

主要与视神经胶质瘤及其鉴别诊断病变进行鉴别，具体见视神经胶质瘤诊断要点和鉴别诊断。

"双轨征"也可见于炎性假瘤、视神经淋巴瘤和视神经炎，需结合临床病史进行鉴别，如炎性假瘤有疼痛史、视神经炎多为突发视力下降、淋巴瘤多伴有全身症状。

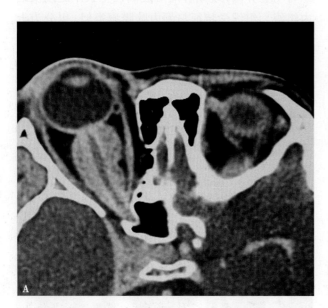
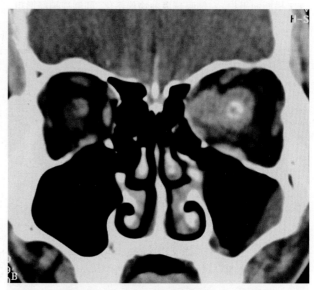

图2-2-13　视神经鞘脑膜瘤

A. 增强CT横断面示典型"双轨征"；B. 左侧视神经鞘脑膜瘤，CT平扫冠状面示围绕视神经的环形钙化和不规则肿块，可见分叶

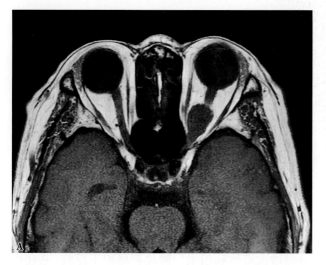
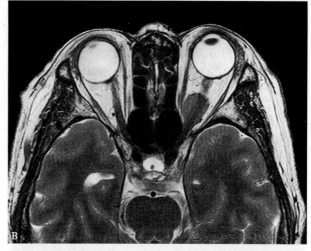

图 2-2-14　左侧视神经鞘脑膜瘤
A、B. 横断面 T_1WI 和 T_2WI 示梭形肿块，呈等信号；C. 脂肪抑制增强横断面 T_1WI 示肿块明显强化和"双轨征"

（五）视神经其他病变

1. 压迫性视神经病变　视神经行程长，毗邻结构复杂，眶内病变、鼻窦病变、颅内病变均可累及视神经。侵犯眶内或颅内段视神经的肿块均可引起视觉症状，通常是一种历经数个月进展缓慢的病变，多表现为无痛性缓慢进展性视力障碍，出现急性和亚急性视力障碍少见，急性者多见于垂体卒中、颈动脉-眼动脉瘤、黏液囊肿增大、颅咽管瘤囊性部分扩张；亚急性者多见于浸润性视神经病变、转移性病灶。

2. 视神经蛛网膜下腔扩大　一般是由于颅内压增高而引起的双侧蛛网膜下腔扩大，临床检查表现为视盘水肿，MRI 表现为长 T_1 长 T_2 信号，须与伴有神经纤维瘤病的双侧视神经胶质瘤鉴别，主要根据有无引起颅内压增高的病变以及病程来鉴别。

3. 视神经萎缩（optic atrophy）　是指各种病因引起视神经纤维退行性变，导致视觉功能障碍。CT 检查难以发现；MRI 表现为视神经变细，周围的蛛网膜下腔扩大，采用 SPIR-FLAIR 技术的 T_2WI 显示最佳。

4. 中毒和代谢性视神经病　是指接触外界毒素、服用各种药物及营养缺乏所导致视力下降的一大类疾病。多为隐匿起病。视力下降通常为亚急性、无痛性、双眼中心视力下降。一般不需要影像学检查。当需与脱髓鞘疾病和视交叉压迫性/浸润性病变鉴别时，MRI 增强扫描检查是非常必要的。

三、视交叉病变

视交叉内解剖构成特殊，根据临床体征容易进行定位诊断，但毗邻结构复杂，所以涉及的病变种类复杂。虽然文献报道发生于视交叉的损害非常多，但是临床所见的视交叉疾病种类相对较少。MRI 是识别视交叉损害的最好的影像学检查方法，主要是判断疾病种类、辅助定性诊断、评估病变特点。

临床特点：视交叉受损的部位不同，表现也不相同。进行性视力下降提示视交叉前部受累，伴同侧眼的中心暗点伴有对侧眼颞上象限视野缺损；视交叉体部受累表现为完全性双颞侧偏盲。

视交叉病变影像学征象：①视交叉的大小、形态、密度或信号的异常；②视交叉或视交叉周围区域有异常密度或信号肿块；③鞍上池的改变如变窄、扭曲和闭塞等；④第三脑室前下部变形、扭曲等。

（一）视交叉原发病变

1. 肿瘤

（1）视交叉胶质瘤：视交叉最常见的肿瘤，视路胶质瘤60%～80%可累及视交叉，15%的胶质瘤发生于神经纤维瘤病1型。70%～80%为良性，20%～30%为恶性。儿童多见，以良性为主，症状隐袭，病理上通常为毛细胞星形细胞瘤。恶性者多发生于成人，儿童偶可发生，常表现为视力迅速下降直至失明，病程常不超过1年，病理上为间变性星形细胞瘤或多形性胶质母细胞瘤。视交叉胶质瘤可以自发消退，也可以经活检或部分切除后消退。肿瘤可沿视神经或视束蔓延，还可发生蛛网膜下腔播散。目前对视交叉胶质瘤的治疗仍存争议，多倾向于放射治疗。

1）CT表现：视交叉区肿块通常为圆形或卵圆形，少见的可为不规则形。肿块可呈实性、囊性或囊实性，增强后实性者或实性部分强化，囊性者和囊性部分不强化，恶性者常发生坏死而有环形强化。以下三种表现可以提示诊断：①视交叉和视神经呈管状增粗；②视交叉区出现肿块伴视神经增粗；③视交叉区出现肿块伴视束增粗，但单纯鞍上球形肿块则需要组织学诊断。

2）MRI表现：与正常脑实质信号相比，肿瘤呈等或长T_1长T_2信号，注入造影剂后肿瘤有强化。囊性者或肿瘤囊性部分呈长T_1长T_2信号，无强化，恶性者发生坏死呈长T_1长T_2信号，呈环形强化。肿瘤增大可致脑积水。肿块可侵犯下丘脑、基底核和内囊、颞叶、脑干和侧脑室室管膜，亦可发生蛛网膜下腔播散。肿瘤的良恶性难以鉴别，Albers等人认为成人患者视力丧失，视神经和视交叉均增粗，鞍上出现肿块以及沿着视束水肿或强化明显提示恶性胶质瘤（图2-2-15）。

（2）视交叉脑膜瘤：罕见。视交叉表现为增粗或

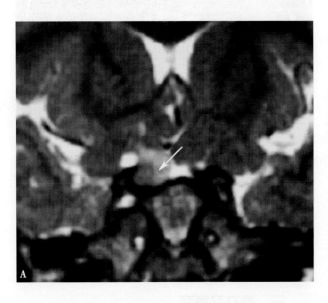

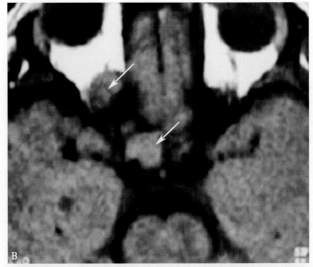

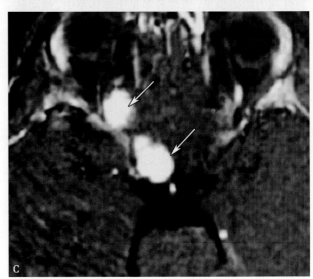

图2-2-15 视交叉胶质瘤

女，4岁，A. 冠状面T_2WI；B. 横断面T_1WI平扫；C. 脂肪抑制增强T_1WI，示右侧视交叉增粗，伴右侧视神经肿块形成（箭），呈等T_1等T_2信号，增强后呈明显均匀强化

形成肿块,病变可继续沿视束发展。

1）CT 表现:常呈等密度,可囊变,增强可见病变强化,横断面上可见于强化的肿块内有"U"形不强化影,代表视交叉,视束受累亦增粗强化。

2）MRI 表现:与灰质相比,病变呈等 T_1 等或长 T_2 信号,囊变者呈长 T_1 长 T_2 信号,强化明显,肿块内也可见呈"U"形不强化的视交叉影,病变不显示脑膜尾征。MRI 比 CT 更易显示病变的特点及其与周围结构的关系。

（3）视交叉淋巴瘤:10% 的非霍奇金淋巴瘤可累及中枢神经系统,而其中 5% 可发生视路浸润。视交叉受累表现为视交叉增粗。CT 和 MRI 表现:视交叉增粗,伴或不伴大脑半球（主要为白质）边界不清的低密度或长 T_1 长 T_2 病变,无异常对比增强。单纯累及视交叉者与胶质瘤等不能鉴别。

（4）视交叉迷芽瘤:很少见,实为异位的正常组织,常引起视力下降。其 CT 和 MRI 表现缺乏特异性,表现为视交叉增粗,与脑白质等密度或等信号,显示均匀或环形强化。与脑膜瘤、胶质瘤及炎症无法鉴别。

（5）视交叉异位生殖细胞瘤:常由发生于下丘脑和漏斗的生殖细胞瘤直接累及。其典型表现为临床三联征,即视力下降、尿崩和垂体功能下降。

1）CT 表现:可见鞍上池内等或稍高密度肿块,边界清楚或不清楚,可有点状钙化,视交叉增粗,显示异常对比增强。

2）MRI 表现:视交叉增粗,于 T_1WI 上呈等信号, T_2WI 上呈低到稍高信号,注入 Gd-DTPA 后明显强化。MRI 比 CT 更能显示肿瘤的范围及视交叉的受累情况。

（6）视交叉转移瘤:罕见,表现为视交叉增粗,呈长 T_1 长 T_2 信号。由视网膜母细胞瘤发展而来者呈长 T_1 长 T_2 信号,可见球内肿块沿视神经扩展（图2-2-16、图 2-2-17）。

（7）视交叉海绵状血管瘤:罕见,无症状,常因出血而被发现,常发生于 30～50 岁。典型者表现为突然头痛,视力下降和双颞侧偏盲。

1）CT 表现:视交叉增粗,边界清楚,其内有规则的不同数量的高密度钙化影,出血时见高密度影,可掩盖其中的钙化,无强化或有轻微强化。

2）MRI 表现:视交叉增粗,隐性出血者可见视交叉内有不同阶段的出血灶,周围有低信号的含铁血黄素环,病变无强化或有轻微的强化,显性出血者,可显示视交叉内急性或亚急性出血,常掩盖原发病变（图 2-2-18）。

2. 视交叉炎性病变

（1）视交叉炎:为脱髓鞘病变,是一种非特异性炎症,最常见于多发性硬化,其他原因有维生素缺乏、酒精中毒、药物、邻近鼻窦病灶、放疗及感染等。

CT 有时可显示视交叉增粗,有时显示局灶性强化,但多数不易显示。

MRI 可显示视交叉增粗,可不对称,视交叉的粗细也可正常,有时呈长 T_2 信号,可显示不同程度强化,呈局灶性或弥漫性,也可仅显示视交叉脑膜强化。影像学表现缺乏特异性,诊断需依据病史（图 2-2-19）。

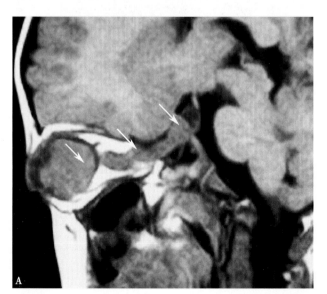
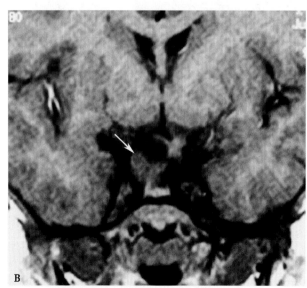

图 2-2-16 视网膜母细胞瘤视交叉转移

男,2 岁,A. 斜矢状面平扫 T_1WI;B. 冠状面平扫 T_1WI,示右眼球内肿块向后沿视神经向球后及颅内侵犯,于视交叉形成肿块（箭）

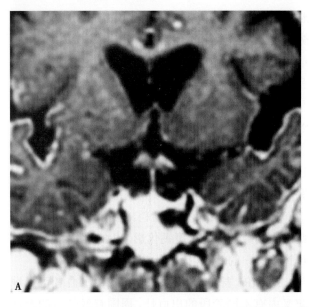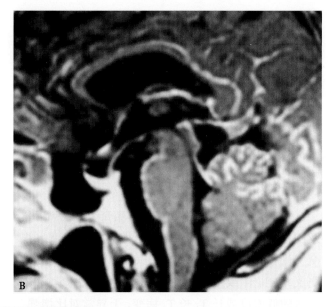

图 2-2-17 肺癌视交叉脑膜转移

女，57 岁，均为增强扫描，A. 冠状面 T₁WI；B. 矢状面 T₁WI，示增强后视交叉边缘线状强化，同时伴有广泛的脑膜强化

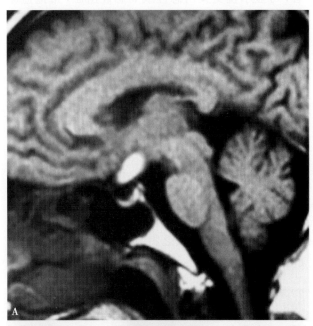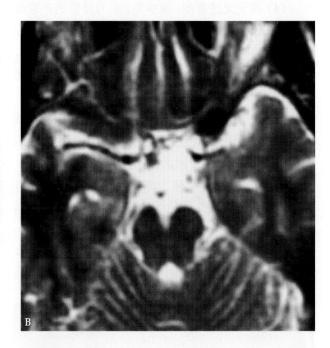

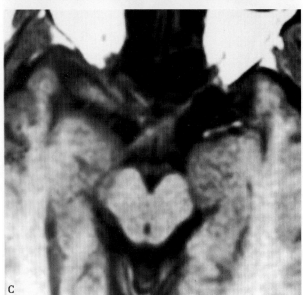

图 2-2-18 视交叉内出血

男，36 岁，均为平扫，A. 正中矢状面 T₁WI，B. 横断面 T₂WI，示视交叉和双侧视束增粗，以左侧者明显，呈短 T₁ 长 T₂ 信号；C. 4 个月后复查，横断面 T₁WI，示视交叉区高信号已基本消失

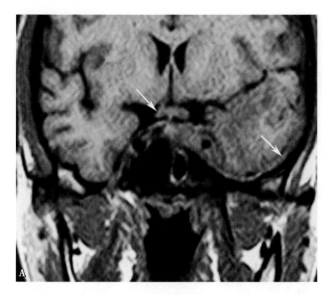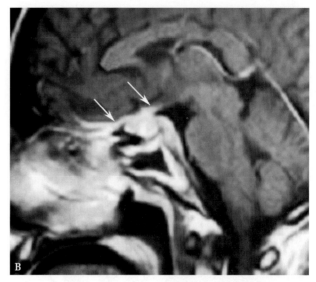

图 2-2-19 视交叉炎症

男，24 岁，A. 冠状面 T_1WI；B. 增强矢状面 T_1WI，示视交叉增粗，与脑实质等信号，增强后视交叉呈边缘强化，同时脑膜广泛强化（箭）

（2）视交叉结节病：16% 的结节病可累及中枢神经系统，主要为中线结构受累，常表现为颅底脑膜、脑神经以及下丘脑受累。在全身性结节病中，视路常受累，视交叉受累可出现视交叉综合征。

视交叉结节病表现为视交叉增粗或于鞍上出现肿块，主要由蛛网膜炎所致，呈长、等或略短 T_1 信号、等或短 T_2 信号，均匀或环形强化，视交叉、下丘脑、漏斗和脑膜常同时受累，下丘脑受累时可见下丘脑病变呈结节状强化，垂体后叶高信号有时可见向后上移位。单纯累及视交叉者与胶质瘤不易鉴别。

（3）颅底结核累及视交叉：罕见，可由血源性播散或颅底结核直接播散而来，常出现视功能下降、尿崩和内分泌功能紊乱等。视交叉受累表现为视交叉增粗，邻近结构如漏斗亦增粗，明显强化，同时颅底脑膜不均匀增厚并强化，有作者指出，下丘脑受累时结核结节常出现环形强化，与结节病的实性强化可以鉴别。

（4）朗格汉斯细胞组织细胞增生症：常见于小孩，累及中枢神经系统最常见于垂体后叶 - 下丘脑轴和小脑，也可累及脑膜和脑实质。视交叉受累常由垂体 - 下丘脑轴病变发展而来，临床表现为尿崩和视力下降。CT 表现：常为鞍上池等密度或高密度肿块，可有视交叉及垂体漏斗增粗，第三脑室受压变形，增强后有强化。MRI 表现：视交叉和下丘脑病变与脑白质呈等信号，注射 Gd-DTPA 后均匀强化，有时呈结节样强化。

3. 外伤及术后改变

（1）视交叉外伤：视交叉外伤常导致双颞侧偏

盲，是严重头部外伤的少见并发症，视交叉外伤常伴有下丘脑和垂体功能异常。

视交叉的损害 CT 不易显示。

MRI 可直接显示视交叉形态的改变和位置异常如离断、粗细改变、晚期视交叉萎缩等，可伴有垂体柄、下丘脑和第三脑室底改变（图 2-2-20）。

（2）医源性视交叉损害

1）眼球摘除术后视交叉改变：眼球摘除术后视交叉可发生萎缩，可能原因为眼球摘除术后由于突触传入受损导致逆行性神经退变。单眼摘除者常表

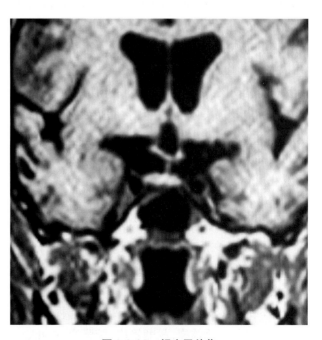

图 2-2-20 视交叉外伤

男，56 岁，冠状面 T_1WI，示左侧视交叉和视神经略增粗，位置下移

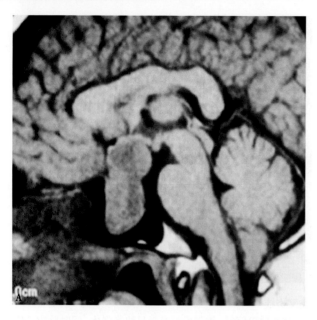
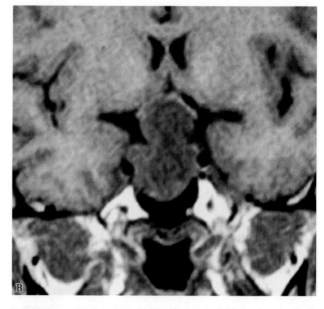

图 2-2-21 垂体瘤
A. 矢状面 T_1WI 图像；B. 冠状面 T_1WI 图像，示视交叉受压向上移位

现为同侧视交叉萎缩而使视交叉左右不对称，视交叉主要为厚度减小，横径变化不大。MRI 比 CT 更能显示这种变化。

2）动脉瘤术后并发症：某些动脉瘤需采用加强动脉瘤壁的方法来治疗，术后产生局部炎变和纤维化，可影响视交叉的血供，如形成肉芽肿可压迫视交叉。

CT 和 MRI 均可显示原动脉瘤部位出现增强的肿块，视交叉可受压，也可仅表现为局部脑膜强化。MRI 可进一步显示肿块呈长 T_1 短 T_2 低信号，环形强化，视交叉受压移位，邻近脑组织也可出现水肿，视束亦可有水肿。

3）鞍内肿瘤经蝶骨切除术后并发症——脂肪填塞物压迫视交叉：鞍内肿瘤经蝶肿瘤切除术后，需在蝶鞍残腔内及蝶窦内填塞外源性脂肪或肌肉或可吸收的明胶海绵。鞍内肿瘤术后视力一般应有较大幅度的提高。若术后两周视力效果恢复不好，要考虑医源性视交叉压迫可能。脂肪填塞物压迫视交叉使之向上移位。填塞物在 MRI 上呈短 T_1 稍长 T_2 信号。

（二）视交叉继发性病变

常由鞍区肿瘤或肿瘤性病变引起，这些病变常引起视交叉位置和形态的改变，直接浸润视交叉，其厚度会发生改变，肿瘤长期压迫视交叉可引起视交叉萎缩，视交叉的信号往往无改变。引起视交叉继发性病变常见于垂体瘤、颅咽管瘤、脑膜瘤、Rathke's 囊肿、蛛网膜囊肿、皮样囊肿和表皮样囊肿、动脉瘤、生殖细胞瘤、胶样囊肿及脑积水等。

1. **垂体瘤** 向上发展突破鞍膈压迫视交叉使之向前上移位，由于肿瘤各部分生长速度不同，视交叉两侧受压可不对称（图 2-2-21）。

2. **颅咽管瘤** 发生于从鼻咽到第三脑室任何部位，少见的情况下可位于视交叉内。肿瘤可从不同方向压迫视交叉，多使视交叉向上移位。发生于第三脑室的颅咽管瘤可使第三脑室扩大引起视交叉向前下移位，视交叉亦可受累增粗，位于视交叉内的颅咽管瘤表现为视交叉增粗（图 2-2-22）。

3. **脑膜瘤** 发生于鞍膈的脑膜瘤常向上压迫视交叉，鞍旁脑膜瘤常压迫一侧视交叉，并使之上抬，

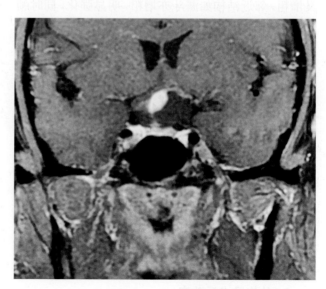

图 2-2-22 颅咽管瘤
视交叉受压向上移位

鞍结节脑膜瘤常使视交叉向后上移位,可只压迫一侧(图2-2-23)。

4. Rathke's 囊肿 向鞍上扩展可压迫视交叉使之向前上移位。

5. 蛛网膜囊肿、皮样囊肿和表皮样囊肿 视交叉可受压向各个方向移位(图2-2-24)。

6. 鞍上异位生殖细胞瘤 常引起视交叉向前上移位。

7. 动脉瘤 起源于颈内动脉海绵窦段动脉瘤常压迫视交叉的一侧,起源于前交通动脉的动脉瘤常从视交叉的前上或前方压迫视交叉(图2-2-25)。

8. 胶样囊肿 常发生于第三脑室前部,视交叉向前下移位。CT 和 MRI 均能显示视交叉形态和位置的改变,但 MRI 显示更清楚。

9. 空蝶鞍 某些空蝶鞍患者鞍上视觉系统即视神经、视交叉和视束可疝入鞍内。鞍上视觉系统疝入鞍内时 CT 难以显示,在 MRI 上可见视交叉位置下移,视神经、视交叉和第三脑室底形成的直线样的形态发生改变(图2-2-26)。

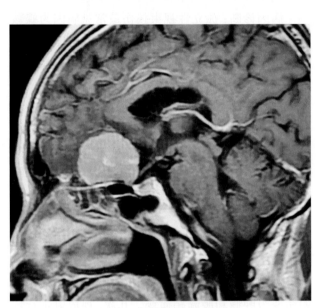

图 2-2-23 鞍结节脑膜瘤
视交叉受压向后上移位

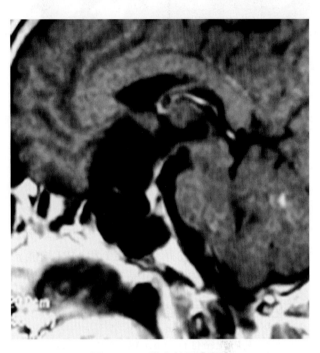

图 2-2-24 鞍上蛛网膜囊肿
视交叉受压向后移位

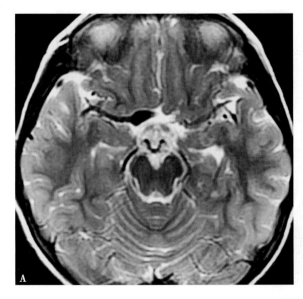

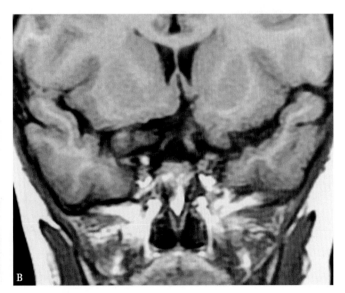

图 2-2-25 动脉瘤
A. 横断面 T_2WI,示右侧大脑中动脉起始段动脉瘤,B. 冠状面 T_1WI,示视交叉右侧受压

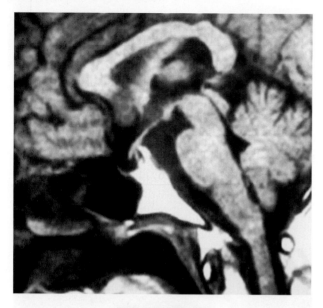

图 2-2-26 空蝶鞍
视交叉位置下降

（三）视交叉先天性疾病

视交叉的先天性疾病比较少见，多伴发于其他先天畸形，如视 - 隔发育不良（图 2-2-27）、无眼畸形等，视交叉未发育或发育不良。CT 和 MRI 均能显示视交叉的缺如或变细，还可显示其他畸形。

四、视交叉后视路病变

视交叉后视路行程较长，包含的结构各不相同，毗邻结构复杂，因此，临床症状多样，需要辅助影像检查以明确诊断。

（一）病理与临床

1. 视束 视束的局灶性病变比较少见，主要有肿瘤、脱髓鞘病变、炎症和血管畸形；通常视束受损多由周围毗邻结构的病变所累及，包括肿瘤（鞍区肿瘤、第三脑室肿瘤）、后交通动脉和大脑后动脉的动脉瘤、血管闭塞和脑膜炎等。

完全性视束受损时视野的典型表现为完全性的对侧同向性偏盲。不完全的视束损伤会产生特征性的不对称的双眼同侧性偏盲，慢性病变可引起视束的萎缩。单侧视束损伤一般不影响视力。视束的下方区域有第 Ⅲ、Ⅳ、Ⅴ、Ⅵ 脑神经，因此视束部位的病变偶尔可伴有这些脑神经受损所引起的症状。

病因诊断：孤立性视束损伤最常见病因为蝶鞍旁肿瘤，其中最常见者为垂体腺瘤和颅咽管瘤，其次常见原因为脱髓鞘病。视束神经胶质瘤主要见于 Ⅰ 型神经纤维瘤病患者。

2. 外侧膝状体 单独损伤 LGB 的病变极为少见，可由特征性的视野缺损而诊断，视野改变与视束明显不同，存在黄斑回避现象；并且视野的改变是典型的楔形缺损。病变影响 LGB 内侧时，视野缺损表现为双眼的下方半盲；当病变影响外侧时，则表现双眼上方的半盲。不产生瞳孔传导障碍。病变主要包括胶质瘤、血管性病变、血管畸形、转移瘤和脱髓鞘疾病（图 2-2-28）。

3. 视放射 由于视放射是白质纤维束，最常见的病变为肿瘤和脱髓鞘病变。其次，视放射走行特殊，于颞叶和顶叶内均有其纤维束，分布比较分散，造成视放射受累的常见病变为内囊病变，以出血为

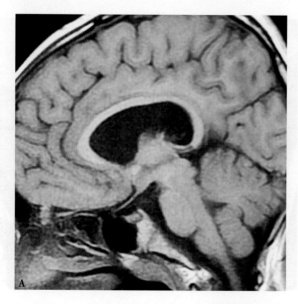

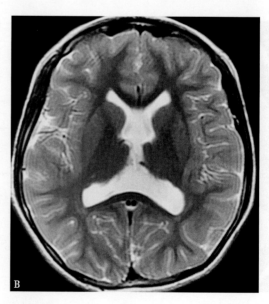

图 2-2-27 视 - 隔发育不良
A. 矢状面 T₁WI，示视交叉变细；B. 横断面 T₂WI，示双侧侧脑室共腔

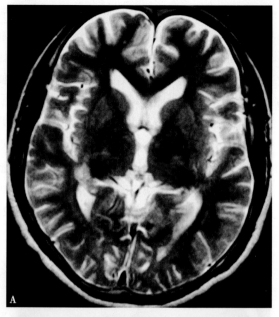
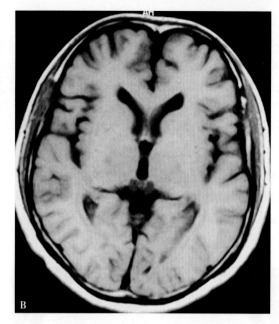

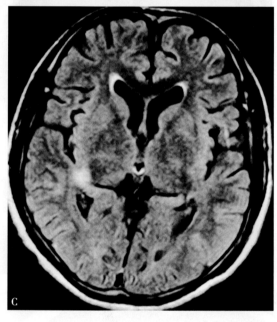

图 2-2-28 右侧外侧膝状体区亚急性脑梗死
A～C. 横断面 T_2WI、T_1WI 和 T_2FLAIR，示右侧外侧膝状体区等 T_1 略长 T_2 信号，T_2FLAIR 呈明显高信号，边界不清

多见；颞叶病变中常见的有颞叶肿瘤和脓肿；顶叶病变以肿瘤居多。肿瘤主要是胶质瘤、转移瘤和附近的脑膜瘤。

视放射病变的临床表现主要取决于病变位置。视放射的病变造成双侧视野同侧性偏盲，并且病变累及的部位越是靠后，视野缺损的连续性越强。颞叶病变累及 Meyer's 环，造成双侧上象限一致性偏盲；顶叶病变累及视放射引起双侧下半视野的缺损；若病变发生在视脚，视野改变特点与视束病变基本相同；视放射的神经纤维通过内囊后肢，并且神经纤维比较集中，因此内囊的病变可造成双眼一致性同侧偏盲，或者合并对侧肢体感觉减退、对侧偏瘫，统称为"三偏综合征"。视放射走行比较分散，直到病变较大时才出现症状。

4. 视皮质 视皮质病变主要是指发生在枕叶距状裂区脑灰质的病变。主要病变有脑血管病变、脑外伤和脑软化，其次是脑脓肿和脑肿瘤。

引起的功能改变包括：①单侧枕叶病变一般不影响视力，双侧病变可致对称性的视力下降；②视野改变，视皮质病变的视野损害比较典型，主要表现为双眼一致性病变对侧的同向性偏盲；视野缺损的大小和形态随病变性质、位置和范围的不同而有所不同（图 2-1-7）；③皮质盲（cortical blindness）又称中枢盲，发生于双侧枕叶广泛性病变时双眼全盲，瞳孔对光反射完全正常。造成皮质盲的主要原因为外伤和炎症；④黄斑回避；⑤高级视功能障碍，包括视性认识不能和失读症、体像障碍、定向障碍、视性忽视、视幻觉和视物变形。

（二）MRI对视交叉后视路病变的诊断作用

1. **血管性病变** 梗死和出血是视交叉后视路常见的病变；主要由脑动脉硬化引起血管的阻塞或破裂，造成其供血区域的梗死或出血，其他原因可以是血管发育不良或者外伤所致；损伤程度依赖于受累组织的易损性、侧支循环的建立情况、脑组织缺血的程度和持续时间的长短。临床起病急，突然出现偏盲，同时可伴有偏瘫。MRI可早期发现病变，并且能够对病变进行分期。MRI扩散加权成像可发现超急性期病变。

（1）梗死：是枕叶最常见的病变，也是最常见的血管性病变，由大脑后动脉及其分支阻塞所致；外侧膝状体的梗死是脉络膜动脉堵塞最常见的受累部位。主要由脑动脉粥样硬化或心源性血栓造成供血血管的阻塞，造成其供血区域的缺血。临床起病急，突然出现偏盲、视物不清，同时可伴有偏瘫。主要见于中老年人。MRI表现与病程早晚有关，急性脑梗死表现为脑肿胀，T_2WI显示脑沟变窄，DWI呈明显高信号；亚急性期病变呈长T_1长T_2信号，可有脑回样强化，此期水肿明显，可伴有病灶内出血（图2-2-29），

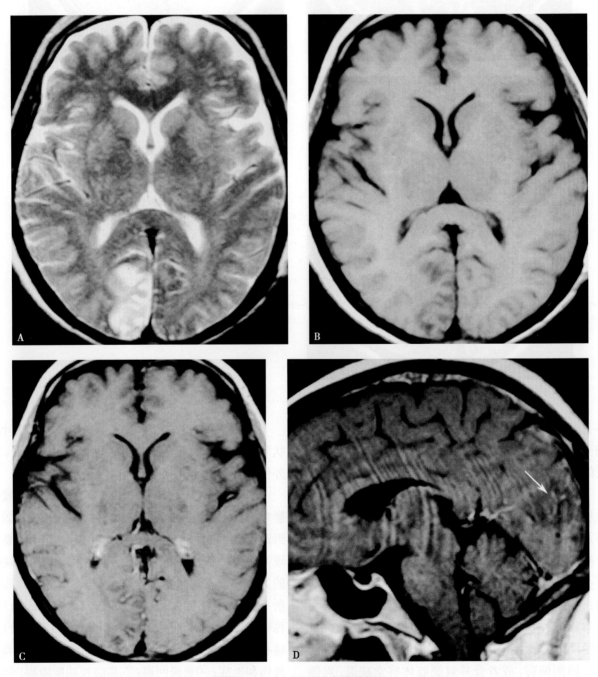

图2-2-29 右侧枕叶亚急性脑梗死

A～C. 横断面T_2WI、T_1WI和增强T_1WI；D. 增强矢状面T_1WI，示右侧枕叶区长T_1长T_2信号影；C图示增强后呈"脑回样"强化；D图示病变于距状裂上下唇区

慢性期病变较亚急性期磁化时间延长，边界清晰，最后形成软化灶，信号同脑脊液（图2-2-30）。

（2）出血：可发生于视交叉后视路的各个部位。中老年人主要由脑动脉硬化造成血管破裂，年轻者可以是血管畸形或者外伤所致。出血灶的MRI表现为典型的脑出血的三个期，急性期表现为短T_2信号；亚急性期表现为短T_1长T_2信号，明显水肿；慢性期表现为长T_1长T_2信号，周围水肿减轻甚至消失。由血管畸形引起的出血灶多可见原发病变，海绵状血管瘤所致视束出血有报道，临床有反复急性发作视力的下降和偏盲（图2-2-31）。外侧膝状体的病变典型表现为双侧一致性的楔形视野偏盲（图2-2-32）。枕叶的病变在中老年人因动脉硬化所致，在年轻者可见于血管畸形，多为先天性病变（图2-2-33）。

（3）血管畸形：发生于视交叉后视路者主要有动静脉畸形（arteriovenous malformation，AVM）和海绵状血管瘤。动脉瘤的影响主要是对视路结构的压迫。

AVM是脑内最常见的血管畸形，90%发生于幕上，顶叶最常见，依次为额叶和颞叶、基底核和视丘及枕叶，均可影响视交叉后视路的不同位置，MRI对显示血管畸形有明显的优越性，无创伤无需造影剂可显示病变的全貌，甚至包括增粗的供血动脉和扩张的引流静脉。

动静脉畸形可发生于视交叉后视路的任何部位，以枕叶多见，为先天性病变，极少为获得性，畸形血管易破裂出血，如果不发生畸形血管的出血，一般不引起视觉的改变。MRI可以清晰显示畸形血管的流空信号，部分病例可显示其供血动脉及引流静脉（图2-2-34）。

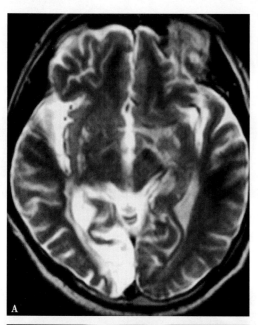

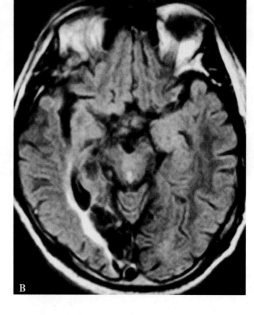

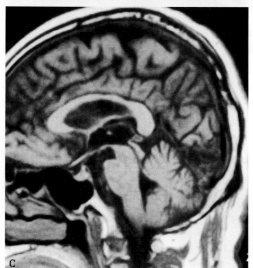

图2-2-30 右侧枕叶区陈旧性脑梗死
A、B. 横断面T_2WI、T_2FLAIR；C. 矢状面T_1WI，示右侧枕叶区（以距状裂下方为著）明显长T_1明显长T_2信号影；FLAIR上呈低信号，边界清晰，局部脑沟增宽，侧脑室下角扩张

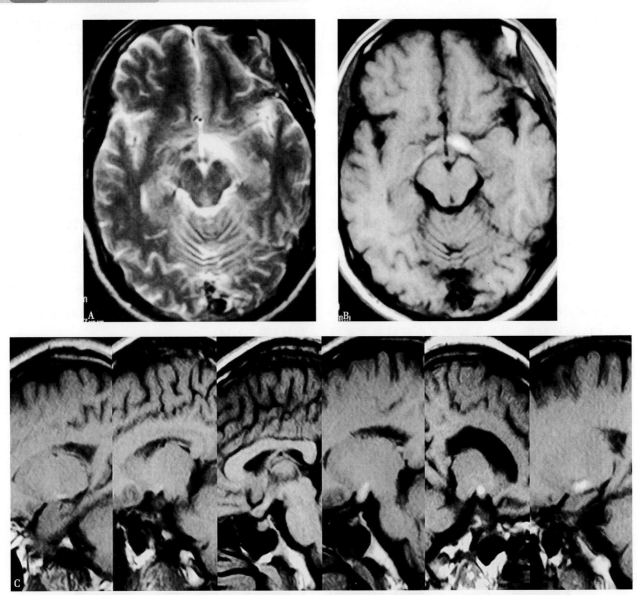

图 2-2-31 双侧视束出血

A、B. 横断面 T_2WI、T_1WI；C. 矢状面 T_1WI，示双侧视束全程呈短 T_1 长 T_2 信号，左侧视束明显增粗

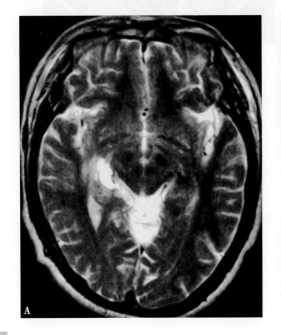
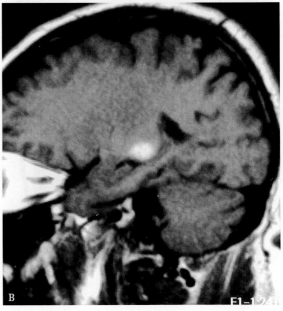

图 2-2-32　右侧外侧膝状体出血，累及丘脑枕
A. 横断面 T_2WI；B. 矢状面 T_1WI；C. MRA，示右侧外侧膝状体区为短 T_1、明显长 T_2 信号，病变累及右侧内囊后肢及右侧视放射；MRA 示出血灶位于右侧大脑中、后动脉之间

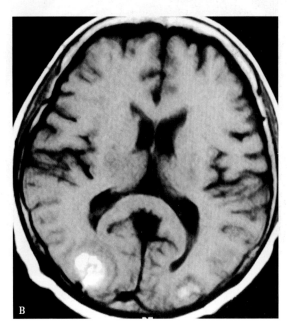

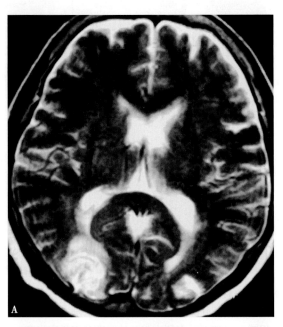

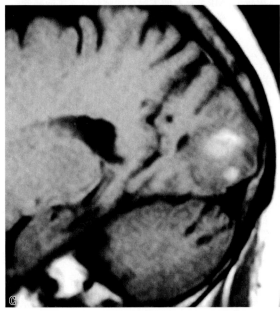

图 2-2-33　双侧枕叶亚急性脑出血
A、B. 横断面 T_2WI、T_1WI；C. 矢状面 T_1WI，示双侧枕叶区短 T_1 长 T_2 信号，周围水肿带呈长 T_1 长 T_2 信号，局部脑沟变窄；病变以右侧为著

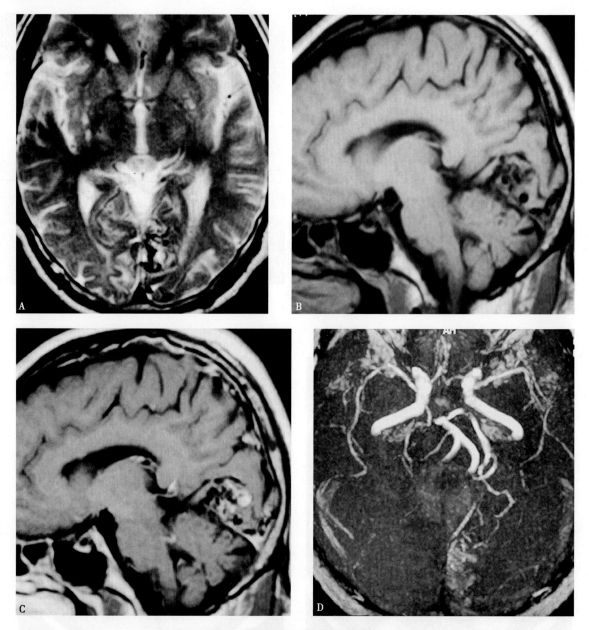

图 2-2-34　左侧枕叶区动静脉畸形

A. 横断面 T$_2$WI；B、C. 矢状面 T$_1$WI、增强 T$_1$WI；D. MRA，显示左侧枕叶区流空信号，粗细不均，走行迂曲；C 图示增强后流空信号周围不规则环形强化，病变周围脑实质体积减小；MRA 示左侧大脑后动脉有分支供应病变

1）海绵状血管瘤：脑内型常多发，好发于额叶、颞叶；颅内视路的海绵状血管瘤极为罕见，以视交叉最多见，视束海绵状血管瘤仅见个案报道，位于鞍上池和鞍旁，无并发症时很难发现，多发生反复出血，视力渐进性下降，MRI 对发现视束出血的诊断价值较高，而对于外侧膝状体的报道以出血性改变报道较多，很少有关于原发病的阐述。隐性出血者可见病灶区有不同阶段的出血灶，周围有低信号的含铁血黄素环，病变一般无强化，显性出血者，可显示急性或亚急性出血改变，常常不能发现原发病变。

2）颅内动脉瘤：多见于 30~40 岁的患者，主要发生于大血管及其分支血管，影响程度与血管瘤的发生部位、生长方向及其对视路结构的压迫情况有关。常累及视交叉后视路的动脉瘤的发生部位是颈内动脉远侧支（如上垂体动脉，脉络膜前动脉），大脑后动脉及后交通动脉等。MRI 对比分辨率和空间分辨率高，能够多平面成像和血流流空效应成像，在无需造影剂的情况下，可显示动脉瘤的结构及其与视路的关系（图 2-2-35）。

（4）其他：主要包括血管炎、Sturge-Weber 综合征和 Wyburn-Mason 综合征。

1）血管炎：是指血管壁的炎症和坏死，大约 5% 中枢神经系统的梗死和出血由血管炎引起。血管炎的病因无特异性，包括原发性和继发性胶原血管病、

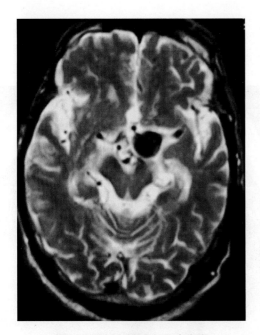

图 2-2-35　左侧后交通动脉瘤
横断面 T_2WI 示左侧鞍上池内圆形流空信号，压迫左侧视束起始段

感染性和非感染性因素。MRI 表现无特异性，可同时存在微小梗死灶、区域性梗死或出血，但 MRI 结果正常并不能排除本病的存在。

2）Weber 综合征：又名脑-三叉神经分布区皮肤血管瘤病（encephalotrigeminal angiomatosis），是先天性皮肤神经疾病，是一种静脉性血管瘤病，在颅内主要累及枕叶和颞顶叶后部的软脑膜，皮肤累及面部三叉神经分布区，表现为焰色痣（nevus flameus）。颅脑 MRI 对受累区的继发性改变较敏感，包括脑皮质萎缩、脑室和脉络丛扩张、颅盖的偏侧肥大及脑回样强化。

3）Wyburn-Mason 综合征：是罕见的神经皮肤病变，是一种 AVM，病变自视网膜向后可累及整个单侧视路直至距状裂；偶尔有面部畸形。MRI 显示迂曲的畸形血管和病变周围组织的改变。

2. 视交叉后视路肿瘤　视交叉后视路最常见的肿瘤是胶质瘤，其次为转移瘤和邻近结构脑膜瘤的侵犯。

（1）胶质瘤：①可以是原发的，也可由前视路向后蔓延而来，以后者多见，可向后直接累及外侧膝状体和视放射，在儿童期多为原发性病变，最常见的发病年龄为 10～20 岁，包括视神经和视交叉的肿瘤，多为恶性星形细胞瘤和胶质母细胞瘤；肿瘤一经发现就比较大，很少侵犯软脑膜；肿物贯穿视路有助于该病的诊断；MRI 显示受累结构增粗、体积增大，

呈典型的长 T_1 明显长 T_2 信号，以 T_2WI 信号具有特征性，增强后可有强化（图 2-2-36、图 2-2-37）。②也可是神经纤维瘤病 I 型的并发肿瘤，约为视交叉后视路胶质瘤的 50%，发病率为 1:4 000，以儿童多见，发病年龄为 4～5 岁，50% 的患者没有家族史，2/3 患者没有临床症状，其他可表现为眼球突出、斜视和视力下降，部分病例可自行消退，病变多伴有神经周围结构和软脑膜的侵犯；NF-I 与星形细胞瘤 MRI 区别：T_2WI 可见基底核（尤其是苍白球）、脑干和小脑高信号病灶，无占位效应，增强后无强化，T_1WI 上与脑灰质呈等信号。

（2）转移瘤：由前视路蔓延而来的视网膜母细胞瘤或三侧性视网膜母细胞瘤多见于 3 岁以下的婴幼儿，9 岁以后发病者少见，视网膜母细胞瘤向颅内转移的概率高达 47%，其中大多数通过视神经鞘蔓延，部分可越过视神经直接侵入颅内；极少数肿瘤可自行消退；典型征象为肿瘤内有钙化灶，发生于 80%～90% 的病例，MRI 表现肿瘤 T_1WI 呈中低信号，T_2WI 呈中等信号，增强后呈明显强化；钙化灶在各序列均呈低信号，无强化（图 2-2-38）。视交叉后视路转移瘤为全身转移瘤的一部分，包括实质内转移和脑膜转移。主要表现为视束增粗、LGB 体积增大以及视放射区和枕叶区的肿块，大部分病变 T_1WI 呈等或低信号，T_2WI 表现为高信号，若并有出血、坏死和囊变，则病灶信号不均匀，有占位效应，压迫周围结构移位，可以出现水肿；注入造影剂后可有明显强化（图 2-2-39、图 2-2-40）。

3. 邻近结构的肿瘤或类肿瘤病变对视交叉后视路的影响　邻近部位的肿瘤主要有鞍区、颞叶、顶叶、侧脑室、第三脑室及脑干等部位的肿瘤及附近结构的脑膜瘤，其他非肿瘤性病变如蛛网膜囊肿、脓肿、动脉瘤等，均可造成视路结构的形态、位置及组织学改变。这种改变以 MRI T_2WI 显示清晰，主要是因为 T_2WI 脑池内脑脊液为高信号，能够形成对比，T_1WI 增强扫描有助于判断视路结构移位的方向及信号的改变。

视束解剖结构特殊，是视交叉后视路中最易受影响的结构。根据肿瘤发生部位和性质的不同，视束受累的情况各不相同。

（1）受压移位：主要以池段多见，常伴有终板和前连合移位，鞍区肿瘤对视束的压迫最常见，根据病变的位置和形态的不同，也可压迫视束向下向后、向上向后移位，如垂体瘤、颅咽管瘤和鞍结节脑膜瘤等；颞叶肿块压迫视束向中线或对侧移位，同时

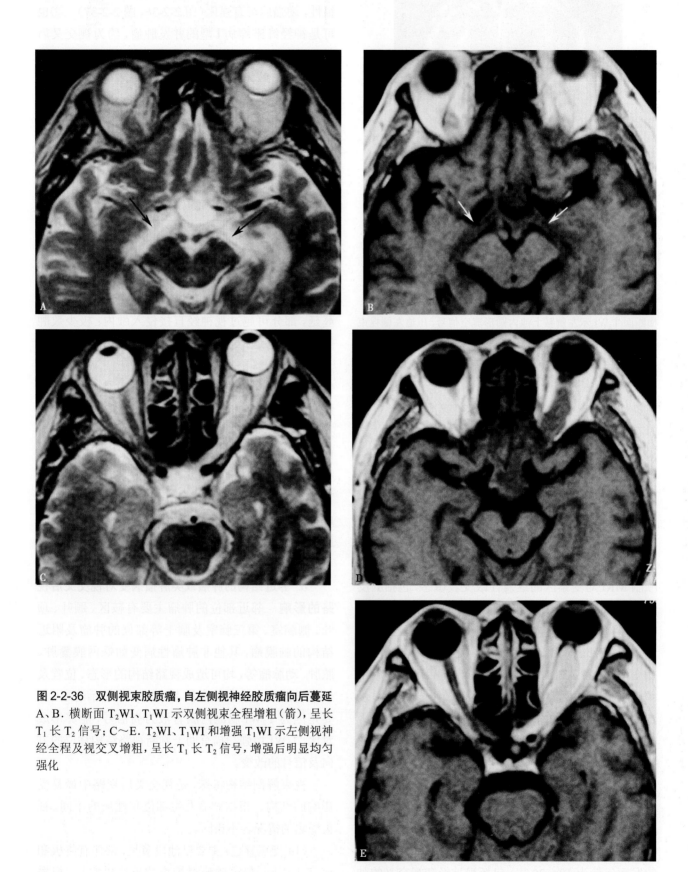

图 2-2-36 双侧视束胶质瘤，自左侧视神经胶质瘤向后蔓延
A、B. 横断面 T_2WI、T_1WI 示双侧视束全程增粗（箭），呈长 T_1 长 T_2 信号；C～E. T_2WI、T_1WI 和增强 T_1WI 示左侧视神经全程及视交叉增粗，呈长 T_1 长 T_2 信号，增强后明显均匀强化

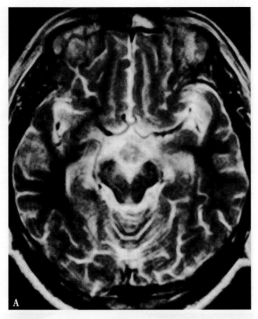 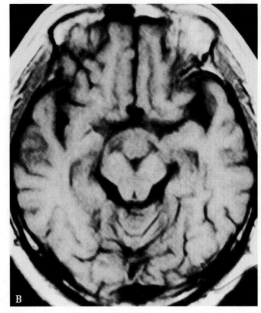

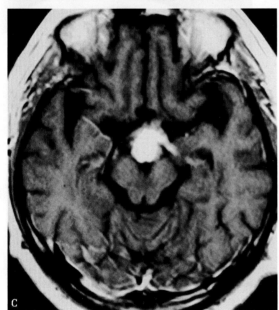

图 2-2-37 双侧视交叉、视束胶质瘤
A～C. 横断面 T$_2$WI、T$_1$WI 和增强 T$_1$WI，示视交叉及双侧视束增粗，呈不均匀长 T$_1$ 长 T$_2$ 信号，增强后呈明显均匀强化

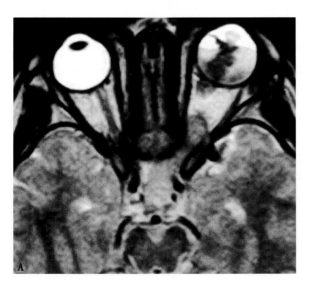 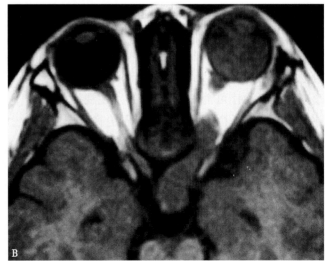

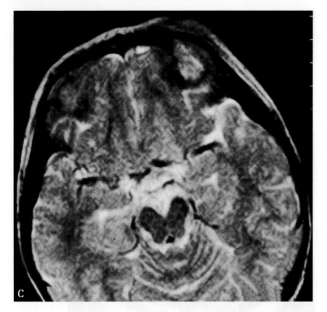

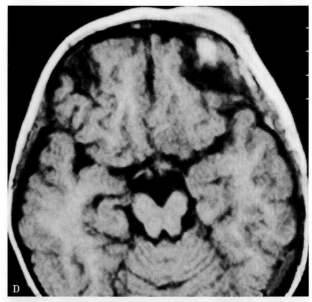

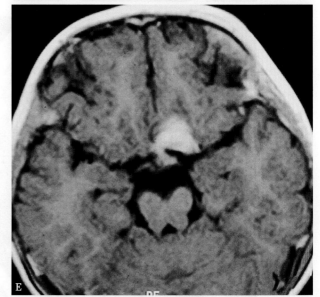

图 2-2-38　左侧眼球视网膜母细胞瘤向后侵及左侧视神经、视交叉和视束

A～E. 横断面 T_2WI、T_1WI、T_2WI、T_1WI 和增强 T_1WI，示左侧眼球内略长 T_1 等 T_2 信号影，左侧视神经、视交叉和视束起始段增粗，信号同眼球内病变，增强后呈明显强化

可伴有大脑脚的位置改变；第三脑室肿瘤可造成双侧视束的分离移位（图 2-2-41～图 2-2-43）。

（2）形态改变：主要是视束结构变细、走行迂曲。

（3）信号改变：受累视束 T_2WI 为高信号（图2-2-41），以往有报道是颅咽管瘤的特异性表现，现多认为是一种非特异性表现，如可见于大于 40mm 的垂体肿瘤（转移瘤为著）、鞍结节脑膜瘤等。这种改变经减压治疗可消失。Saeki 等发现视束的类水肿样改变可能是由于占位性病变压迫视束周围菲-罗间隙（Virchow-Robin spaces）的引流口导致其积水扩大。

4. 脑白质病变　是一种范围很广的病变，包括脱髓鞘病变[如多发性硬化（multiple sclerosis，MS）]和神经退行性病变（如 Wernick 脑病），其他如结节病等。各病分布较为弥漫，可累及视交叉后视路。

MS 是反复发作、主要侵犯中枢神经系统白质的脱髓鞘疾病，病因不明，多倾向于病毒感染或自体免疫病，多见于青、壮年女性，起病急，可数分钟或数天达到高峰，少数起病隐匿、进展缓慢。病变最常见的表现为视神经炎，可累及视交叉后视路。其次常见的受累部位为视放射侧脑室周段，视放射区的病变很少造成视野的同侧性偏盲。视束和外侧膝状体的病灶较大并伴有同侧视野偏盲者可在 MRI 上发现，但是由于这两个结构太小，与脑脊液位置接近，所以小的病灶很难发现。因此，MRI 显示 MS 多位于侧脑室旁和胼胝体周围。MRI 成像主要为 T_2WI 高信号结节灶，较陈旧病变可在 T_1WI 显示为低信号，病变活动期增强后可有强化。病灶与侧脑室壁垂直为其特征性改变。

Wernick 脑病多见于脑室周围的丘脑核团和乳

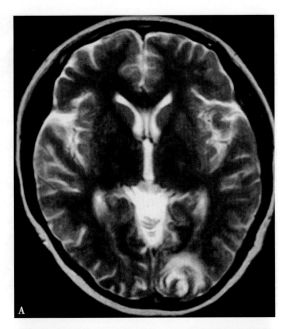

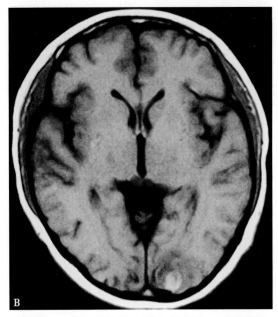

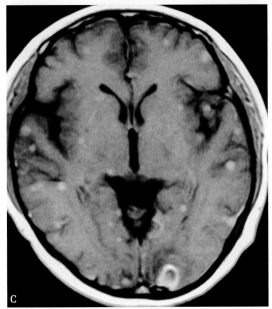

图 2-2-39　乳腺癌多发脑转移瘤，累及双侧枕叶伴肿瘤内出血

A. 横断面 T_2WI；B、C. 增强横断面 T_1WI，示颅内多发强化灶，双侧枕叶区多发病灶，左侧枕叶类圆形短 T_1 长 T_2 信号，增强后呈环形强化

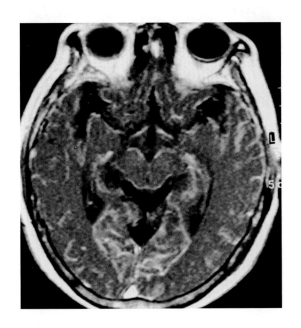

图 2-2-40　肺癌脑膜转移

增强横断面 T_1WI，示颅内脑膜弥漫性强化，双侧视束全程、视交叉强化

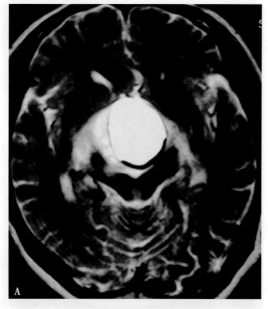

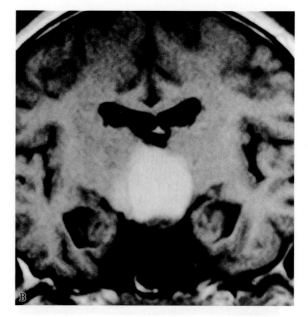

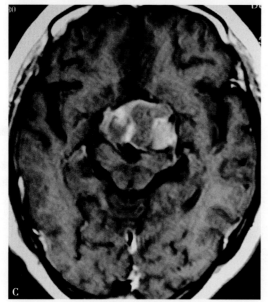

图2-2-41 颅咽管瘤压迫双侧视束

A、C. 横断面 T_2WI、增强 T_1WI；B. 冠状面 T_1WI，示鞍上池内短 T_1 长 T_2 信号肿物，增强后呈不均匀强化，肿瘤压迫双侧视束分离，走行迂曲，右侧池段视束和左侧池段及脚段视束呈长 T_2 信号，增强后均有强化。双侧大脑脚受压分离；右侧动眼神经受压

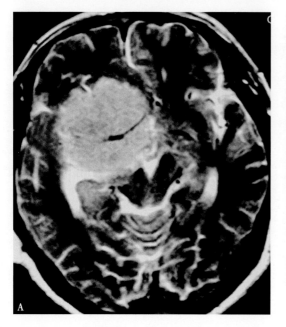

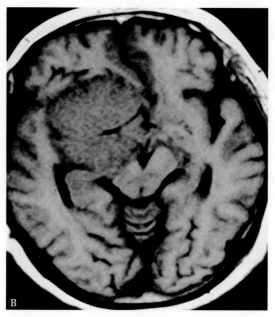

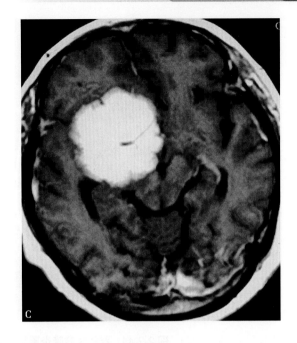

图 2-2-42　右侧蝶骨嵴脑膜瘤压迫右侧颅内视路

A～C. 横断面 T_2WI、T_1WI 和增强 T_1WI，示脑膜瘤呈等 T_1 略长 T_2 信号，增强后明显强化，包绕大脑中动脉，压迫视交叉、右侧视束全程向对侧移位，右侧 LGB 向后外方移位和右侧视放射起始段（视脚）向外移位

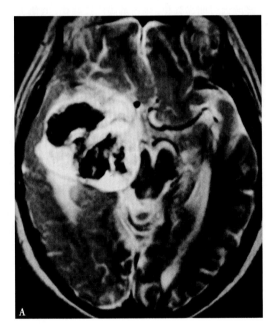

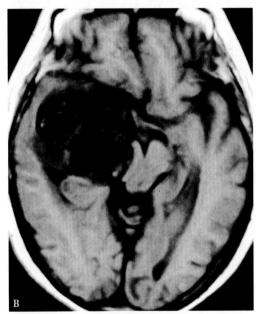

图 2-2-43　右侧海绵窦区巨大畸胎瘤，压迫右侧视路

A、B. 横断面 T_2WI、T_1WI；C. 矢状面增强 T_1WI，示肿瘤呈混杂长 T_1 明显长 T_2 信号，其内有不规则无信号区；C 图示强化不均匀，肿瘤压迫视交叉、右侧视束全程向对侧移位，右侧 LGB 向后方移位和右侧视放射起始段（视脚）向外移位，右侧视束有强化。中线结构向对侧移位，右侧侧脑室受压变形

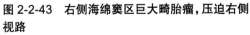

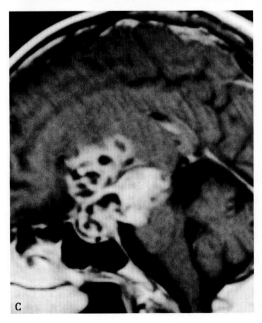

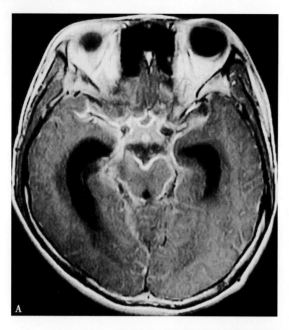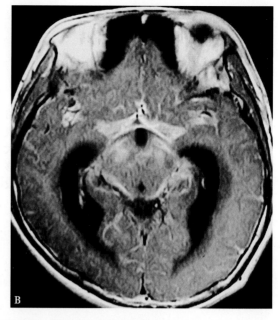

图 2-2-44　结核性脑膜炎累及双侧视束、视交叉及视神经颅内段

A、B. 增强横断面 T_1WI，示双侧视束全程、视交叉及视神经颅内段明显强化，颅内脑膜广泛强化，双侧大脑脚区强化，侧脑室明显扩张

头体；结节病以视交叉和视神经多见，表现为受累部位增粗，可向后累及视路。MRI 成像无明显特异性，主要为 T_2WI 高信号结节灶，病变早期增强后可有强化。

5. **感染性病变**　包括感染性（病毒性、细菌性）脑膜炎、脑炎或脑膜脑炎，可形成脑脓肿。患者起病急，临床症状重，确诊依赖于脑脊液的生化检查。脑膜炎的 MRI 表现较特异，有弥漫性脑膜增厚及强化，累及视束呈环形强化。结核性脑膜炎以脑底部脑膜受累为著，以视交叉池及桥前池为著，增强后显示脑膜明显增厚强化（图 2-2-44），另外颅内结核可有脑梗死、脑炎及脑积水等表现。脑炎、脑脓肿为病变的不同时期，早期脑炎为长 T_1 长 T_2 信号伴周围水肿，迁延不愈导致脑脓肿，可形成环形强化灶（图 2-2-45、图 2-2-46）。视路的放疗后损伤发生于治疗后 3 个月到 4 年，2 年为高峰，患者急速发生视力下降，并为永久性损害，多见于垂体瘤放疗后，增强后病变明显强化（图 2-2-47），现认为视力下降归咎于微血管的损害，伴毛细血管网的血管周围炎症、血管内皮细胞栓塞和水肿。

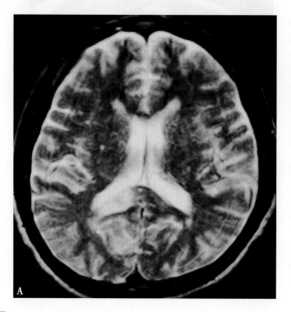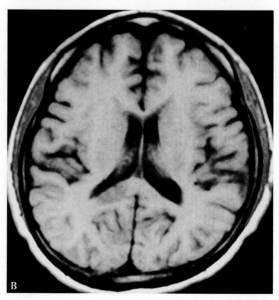

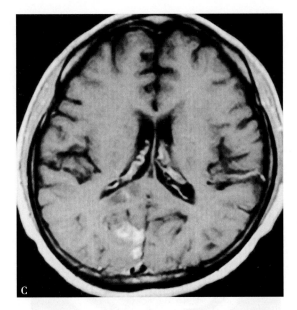
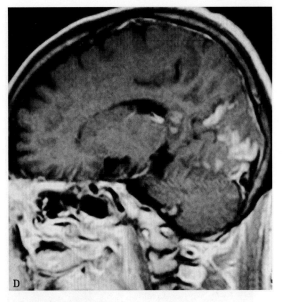

图 2-2-45　右侧枕叶及胼胝体压部炎性病变

A～C. 横断面 T_2WI、T_1WI 和增强 T_1WI；D. 矢状面增强 T_1WI，显示右侧枕叶区略长 T_1 长 T_2 信号，位于距状裂区，边界不清，增强后呈明显片状强化；右侧胼胝体压部可见相同信号病灶

　　6. 先天发育异常　比较少见。视束可见部分或全部缺如；LGB 的单独畸形罕见；视放射可有先天性髓鞘异常；枕叶可发生皮质发育不良或皮质异位；先天无眼畸形可有视交叉后视路的体积小。

（三）MRI 诊断价值

　　MRI 是视交叉后视路首选的检查方法。通常视交叉后视路病变 MRI 成像运用头线圈、薄层扫描、基本的自旋回波 T_1WI、T_2WI 进行多方位成像即可

完成诊断，便于患者进行配合。MRI 造影剂敏感性较强，增加病变与正常组织对比度，更能显示病变的血供情况，有利于鉴别肿瘤、感染、炎症、缺血以及血管性病变。另外，MRA 可在无需造影剂的情况下进行血管成像，包括静脉和动脉成像，对怀疑有血管性病变的病例诊断价值较高，如缺血血管或畸形血管等。

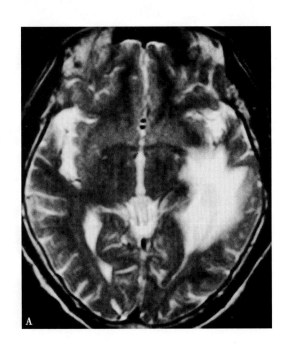
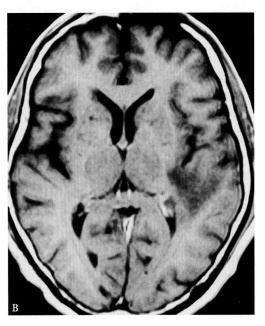

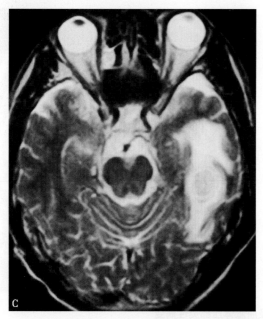

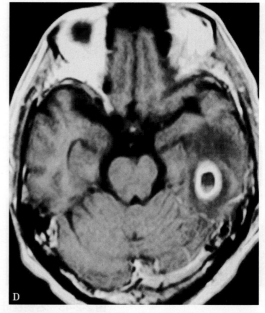

图 2-2-46　左侧颞叶脑脓肿累及左侧视放射

A～D. 横断面 T_2WI、T_1WI、T_2WI 和增强 T_1WI，示左侧颞叶区长 T_1 明显长 T_2 信号，信号不均，环形强化，壁厚；病变区周围的视放射呈明显长 T_2 信号

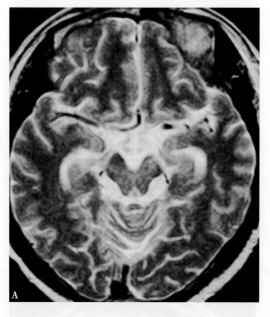

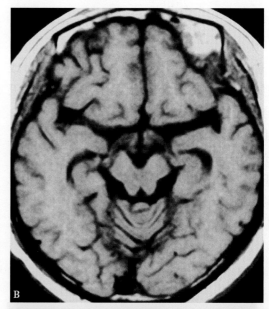

图 2-2-47　垂体瘤放疗术后，双侧视束放疗后改变

A～C. 横断面 T_2WI、T_1WI 和增强 T_1WI，示双侧视束起始段增粗，呈等 T_1 长 T_2 信号，增强后明显强化，病变以左侧为著

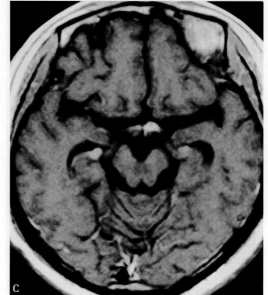

第三节　眼球运动系统解剖及影像定位

双眼协调运动的顺利完成依赖于眼球运动系统正常功能的维系，直接的眼球运动系统包括三对眼球运动神经和眼外肌及其周围结构，而运动神经即动眼神经、滑车神经和展神经。双眼协调运动是一个复杂而精细的过程，没有明确的具体的单一中枢，现已知的是全脑多部位广泛参与，并且各部分功能各不相同。参与眼球协调运动调节的上位中枢包括脑干区的上丘、网状结构、内侧纵束及其头端间质核、小脑的蚓部和绒球小结叶、锥体外系和动眼神经副核、大脑皮质的额叶和枕叶眼运动区。

一、眼球运动系统临床影像

眼球运动神经细小、行程长、毗邻结构复杂，而眼外肌眼球附着区解剖结构非常细微，因此 CT 的分辨力不足以满足显示的需要，MRI 为首选影像检查手段。CT 仅作为补充手段，必要时进行该项检查。

眼球运动神经从解剖走行上根据其毗邻关系，可分为脑池段、海绵窦段及眶内段，各段结构的解剖关系特点不同，所采用的 MRI 成像技术也不同。

（一）眼球运动神经检查方法

1. 脑池段　头部相控阵线圈，采取仰卧位头部固定，成像序列为三维稳态采集快速成像序列（three dimensional fast imaging employing steady-state acquisition，3D-FIESTA），TR = 5.3ms，TE = 1.6ms，反转角 60°，NEX = 4.0，矩阵 256×256，视野（FOV）160mm×160mm，层厚 0.8mm，采集范围为脑干区。运用 MPR 技术处理采集所得三维数据，沿着眼球运动神经走行方向进行任意层面重组。

2. 海绵窦段　头部相控阵线圈，采取仰卧位头部固定，Gd-PDTA 增强扫描，冠状面成像，基线为垂直于鞍底，范围为海绵窦前后缘，成像序列为 SE T₁WI（TR 450ms，TE 16ms），NEX = 2.0，矩阵 288×224，FOV 160mm×160mm，层厚 2.0mm，层间距 0.4mm。

3. 眶内段　相控阵 3 英寸双表面线圈，单眼斜冠状面增强扫描，参考基线与视神经眶内段长径垂直，范围前至晶状体、后达海绵窦前部，成像序列为 FSE T₁WI，成像参数：TR=440ms，TE=9.0ms，ETL=3，NEX=2，矩阵 288×224，FOV 120mm×120mm，层厚 2.0mm，层间距 0.4mm。

（二）眼外肌

相控阵 3 英寸双表面线圈，3T MRI 扫描仪可使用头线圈，单眼扫描，均以视神经眶内段长径为参考基线，冠状面与其垂直，范围前至晶状体、后达视神经管，横断面、斜矢状面与其平行，横断面包括水平眼外肌（内、外直肌）、斜矢状面包括垂直眼外肌（上直肌群、下直肌）；成像序列为 FSE T₁WI，成像参数：TR = 440ms，TE = 9.0ms，ETL = 3，NEX = 2，矩阵 288×224，FOV 120mm×120mm，层厚 2.0mm，层间距 0.4mm。

（三）脑实质的成像方法

脑实质的成像方法同临床常规。

（四）MRI 技术的特殊应用

1. 眼球运动神经脑池段　三对眼球运动神经自脑干发出后均行走于脑池内，行程相对较直，由脑脊液包绕，周围除血管结构外无其他毗邻结构，因此尽管神经较纤细，但应用适当的技术还是能够清楚显示的。

眼球运动神经脑池段及其毗邻结构的解剖结构细微，需要较高的分辨力，头部相控阵线圈的使用是很必要的。根据神经的解剖特点，要选择使其显示突出的 MRI 成像序列，就要使脑脊液、血管和神经形成鲜明的对比。T₁WI 血管和脑脊液均为极低信号，神经为等信号，MRA 成像（3D-TOF，PS 等技术）动脉为高信号，脑脊液为极低信号，神经为等信号，以上两种成像序列虽然能够分辨神经，但是对于纤细的 CN6 和 CN4 还是很难显示，尤其是 CN4。MP-RARE 技术显示较粗的脑神经如视神经、视交叉及视束效果较好，但对于纤细的眼球运动神经尤其是滑车神经显示效果不佳。重 T₂WI、T₂*WI 脑脊液为极高信号，血管为流空信号，神经为低信号，可以清楚显示眼球运动神经脑池段，但是必须按神经走行方向为基线成像，走行稍有变异即难以辨认。采用三维成像方式，水成像技术在蝶窦发育良好的颅底出现大量伪影，遮盖脑干区的解剖结构，并且成像时间较长，同样的扫描范围需要将近 12 分钟；三维稳态采集快速成像（3D-FIESTA）序列对脂肪和水敏感，呈明显高信号，其他成分均为低信号，大血管为流空信号，小血管为高信号，对比良好，成像时间 6~7 分钟，单独一组神经成像时间 1~2 分钟；缺点是 3D-FIESTA 图像上有目前条件下不可消除的卷折伪影，因此扫描范围比真正需要的范围大；优点是不需要增强检查即能清楚显示眼球运动神经的形态；3D-CISS（3D constructive interference in steady state）是高分辨率重聚梯度回波序列，成像效果与 3D-FIESTA 相同，目前对 Ⅵ、Ⅶ、Ⅷ、Ⅻ 对脑神经的显示已有报道。

2. 眼球运动神经海绵窦段及眶内段 眼球运动神经海绵窦段及眶内段解剖特点有相似之处,即毗邻结构均有脂肪组织为背景,在 T_1WI 为高信号,而神经为等信号,二者形成天然的对比,所不同的是海绵窦含有丰富的血窦,而眶内神经周围为小血管伴行,因此均需增强扫描以区别神经和血管。

(1)序列:选用 FSE T_1WI。虽然 SE T_1WI 显示解剖结构最好,但成像时间较长,受试者难以长时间保持眼球固定不动;眶内高信号脂肪背景为观察神经分支提供了良好的背景,而脂肪抑制技术多采用饱和法,降低图像整体信号强度,因此不使用该技术。

(2)线圈:如 3.0T 磁共振只要用头部相控阵线圈即可。1.5T 需采用相控阵眼表面线圈。除视神经外眶内其他各神经及其分支细小、周围毗邻结构复杂,需要使用眼表面线圈提高分辨力,其缺点是采集时间较长、近总腱环区信号较弱。

(3)增强检查:眼眶内走行有眼动脉和眼上下静脉,并分支细小迂曲,与神经结构紧密伴行,常规扫描呈低信号,与细小神经分支区别困难,增强扫描使其强化呈高信号,而神经不强化;缺点是仍因部分血管血流快或扫描时相较晚而不强化。

(4)成像方位:最佳为与视神经眶内段垂直的冠状面。

3. 观察技巧

(1)需要观察者对神经解剖细节及其毗邻结构、断面 MRI 解剖非常熟悉,能够通过周围较粗大解剖标志来判断神经应该出现的位置,如筛后动脉管很容易辨识,找到该层面后即可根据各条眼外肌寻找相应的眼球运动神经分支。

(2)由于冠状面图像与绝大多数神经和血管垂直,必须连续层面观察获取整体信息,同时区别其他结构如小血管。

4. 临床应用 早期绝大多数眼球运动神经麻痹均诊断为神经周围微小血管缺血而没有进行神经影像检查,Chou 等提出对于 50 岁以下的单纯神经源性眼外肌麻痹的患者首诊均应行此项检查。

(1)神经的形态异常:运用 3D-FIESTA 这类病变容易显示,包括神经源性斜视综合征、血管压迫及肿瘤。如神经源性斜视综合征包括 Duane 综合征 I 型、CFEOM 等的相关研究,证实了 3D-FIESTA 能过显示颅内眼球运动神经不同程度发育异常。

(2)神经的形态无异常:包括缺血性病变、炎性病变、神经根剪切伤等,此类患者需要进一步行 Gd-DTPA 增强扫描,迄今为止缺血性病变除急性期有异常强化外,其他期不能显示。

二、眼球运动系统影像解剖

(一)应用解剖

眼球运动分为单眼运动和双眼的协调运动,生理基础为眼外肌和眼球,指令来自于眼球运动神经。其中眼外肌每侧 6 条,眼球运动神经每侧 3 条,分述如下。

1. 动眼神经 动眼神经(oculomotor nerve)是第Ⅲ对脑神经,主要为运动神经,包括一些本体感觉神经纤维。支配 5 条眼外肌,即上直肌、下直肌、内直肌、下斜肌和提上睑肌,均为横纹肌;支配 2 条眼内肌,即瞳孔括约肌和睫状肌,为平滑肌,由动眼神经的副交感纤维支配。

(1)动眼神经核和动眼神经副核:动眼神经核(nucleus of oculomotor nerve)位于上丘平面、导水管周围灰质的腹侧、内侧纵束的背侧,上达第三脑室底部,下端止于上丘水平面之下。其中外侧核支配同侧下直肌、下斜肌和内直肌、对侧上直肌;中央尾侧核支配提上睑肌。

动眼神经副核(accessory nucleus of oculomotor nerve)又称缩瞳核,位于动眼神经核的背内侧;由此核发出的副交感性节前纤维随同侧动眼神经出脑,止于眶内的睫状神经节,节后纤维支配睫状肌和瞳孔括约肌。

(2)走行:从神经核起始后呈弓状弯曲,穿经红核及黑质的内侧,在脑桥腹侧上缘、大脑脚内侧的动眼神经沟出脑。由软脑膜包绕的神经干于大脑后动脉之下、小脑上动脉之上向前下方至脚间池后部的外侧,在鞍背的侧缘跨过小脑幕附着缘,穿过蛛网膜及硬脑膜的内层,在前后床突的中点处,自海绵窦外侧壁上缘穿入海绵窦,然后紧贴前床突下缘向前行走于海绵窦外侧壁内层中,在抵达眶上裂前 2～3mm 处分为上下两支,沿视柱外侧穿行于眶上裂动眼神经孔中。上支细小,在腱环内由上直肌起源处下方入眶,分支进入上直肌和提上睑肌;下支粗大,在鼻睫神经和展神经内侧穿过眶上裂,分支进入下直肌、内直肌和下斜肌。

(3)分支:动眼神经上支在眶内位于上直肌和视神经之间,于上直肌的中、后 1/3 交界处进入上直肌,同时有分支穿过内直肌或绕过其内侧缘,止于提上睑肌。

动眼神经下支沿视神经的下侧向前分3支：至内直肌者经视神经下面前行，于其中、后1/3交界处的眼球侧进入；至下直肌者在该肌的中、后1/3交界处由上面进入；至下斜肌的分支最长，沿下直肌与外直肌之间顺眶底前行，从下斜肌后缘的上面越过，于肌肉中部分2～3细支进入该肌。由至下斜肌的分支分出一个粗短的分支到睫状神经节，称为睫状神经节短根，为副交感神经的节前纤维，发出节后纤维小部分至瞳孔括约肌，大部分至睫状肌。

（4）毗邻动脉：主要与以下动脉毗邻。

大脑后动脉：P1段和动眼神经脑池段关系密切，走在动眼神经的背侧（上方），在大脑脚前方越过动眼神经，大多数与动眼神经之间无间隙，紧贴神经表面，少部分与神经之间有一定的距离，极少数在正常情况下压迫神经向下呈一弧度。

小脑上动脉：较大脑后动脉细，在动眼神经下方紧贴脑桥表面后行，大多数紧贴动眼神经下表面，部分与神经之间有一定距离。

后交通动脉：在动眼神经的背内侧前行，大多数与动眼神经之间不形成紧密接触或压迫，只有少数胚胎型后交通动脉与神经形成紧密接触，甚至形成弧度。但是，此区蛛网膜较厚，牢固地包绕着脉络膜前动脉、后交通动脉和动眼神经，基于这种解剖关系，后交通动脉瘤可直接压迫动眼神经导致完全性或不全性麻痹。

基底动脉：动脉干常发生偏移，年龄越大，偏移的可能性越大，易压迫动眼神经。

海绵窦内的动眼神经由下外侧动脉供血。下外侧动脉主要起始于颈内动脉。

2. 滑车神经 滑车神经（trochlear nerve）为第Ⅳ对脑神经，滑车神经是脑神经中最细长的神经，在颅内行程长约75mm、宽径为0.6～1.8mm，是脑和脊髓中唯一起始于中央神经系背侧的运动神经，支配上斜肌。

（1）滑车神经核（nucleus of trochlear nerve）：位于中脑水管腹侧的灰质内，内侧纵束的背侧，相当于下丘的水平断面。

（2）走行：自滑车神经核发出纤维，先向腹外侧行走，绕过中央灰质，朝向背侧及内侧，在前髓帆内与对侧滑车神经纤维发生完全交叉，然后在小脑上脚内侧、下丘下外方离开前髓帆出脑，形成神经干，并有软脑膜包绕。

颅段：出脑后弯曲向前下侧，在环池内绕小脑上脚及大脑脚的侧面趋向脑底，穿经小脑上动脉与大脑后动脉之间进入基底池，向前在后床突的后外方自小脑幕游离缘穿入幕内。

幕潜行段：在小脑幕内潜行一段后，穿过蛛网膜与硬脑膜内层，达颞骨岩部上缘，进入海绵窦的后部。

海绵窦段：沿海绵窦外侧壁前行。在窦的后部，动眼神经在上侧，眼神经在下侧；继而逐渐上行，在窦中部经外侧跨过动眼神经达其上方，行至窦前部，于前床突下方，与动眼神经和眼神经紧密相贴进入眶上裂。

眶上裂段：与腱环粘连不紧，易分离，在Zinn腱环外侧与额神经内侧进入眼眶。

眶段：位于肌锥外间隙、额神经的内侧，在离总腱环（9.1±1.0）mm处斜过提上睑肌和眶筋膜之间，向内至上斜肌上缘，在其中、后1/3交界处分2支入肌。

（3）毗邻动脉：主要是与小脑上后动脉相邻，滑车神经在环池内于其上方斜行经过。

3. 展神经 展神经（abducent nerves）是第Ⅵ对脑神经，支配眼外直肌。

（1）展神经核（nucleus of abducens nerves）：位于第四脑室底近正中平面，脑桥被盖下部的灰质内，面神经丘内。展神经核接受对侧锥体束的纤维；通过内侧纵束与动眼神经核、滑车神经核及面神经核相联系；经顶盖脊髓束及四叠体上丘与视皮质发生联系；通过与上橄榄核和听觉联系；通过Deiter核与前庭器发生联系。

展旁核（paraabducens nucleus）和膝上核（supragenicular nucleus）：展旁核位于第四脑室底室管膜与展神经核背侧之间；膝上核在展神经核下部的背侧。此二核发侧支至展神经核，并经内侧纵束和网状结构至对侧动眼神经核的腹侧区。此二核引起两眼的侧方向运动，即共轭性水平向注视运动。

（2）走行：脑内段自展神经核发出的纤维向腹侧及下方行，经网状结构，在上橄榄核内侧穿过斜方体，继经锥体束的外侧，于延髓锥体上端与脑桥下缘之间的沟中由7～8个根丝出脑。各个小神经根向前及上外方经过一段距离，甚至少数直到穿过硬脑膜处才合成神经干。

脑池段起自脑桥延髓沟，向前及上外方入蛛网膜下隙的脑桥池，贴脑桥的表面，经小脑下前动脉的背侧，动眼神经、滑车神经和三叉神经的下方，基底动脉的外侧，沿颅后窝的枕骨斜坡上行，在后床突下方穿硬脑膜（进入Dorello管），在脑膜深面沿斜坡行向上外方，经颞骨岩部尖端，跨过岩下窦至其外侧，经岩蝶韧带下侧，急剧弯曲向前，几乎以直角进入颅中窝海绵窦后外侧部（出 Dorello 管）。Dorello 管为一骨性纤维管道，位于斜坡区的两层硬膜之间，覆盖的硬膜为海绵窦内侧壁；其前外侧壁为颞骨岩部上部的最前端，外侧壁为鞍背及后床突下方的斜坡上部、后内侧壁为岩蝶韧带；展神经在管内中央，周围为血管窦。展神经在斜坡处进入硬膜，并在进入斜坡硬膜处由多股神经根汇成一束。

海绵窦段于海绵窦后部入窦，先向外转弯再向前紧贴颈内动脉上升段的后外侧壁，向前于颈内动脉水平段下外方与眼神经之间入眶上裂。

眶上裂段位于眶上裂中央区，在总腱环内外直肌的两个头之间穿过眶上裂，位于鼻睫神经下方，动眼神经下支的外侧。

眶段位于肌锥内间隙，于外直肌内侧面的中、后 1/3 交界处分两支（上支较粗大）进入该肌。

（3）主要毗邻动脉

小脑下前动脉：从展神经脑池段的腹侧越过，也可经展神经和脑桥之间，或穿过展神经起始端纤维之间。

基底动脉：位于展神经脑池段的内侧。

颈内动脉海绵窦段：位于展神经海绵窦段的内侧，二者紧贴。颈内动脉的分支下外侧动脉恒定的跨过展神经海绵窦段的中段。

4. 眼外肌 眼外肌每侧共六条，即内、外、上、下四条直肌和上、下两条斜肌。全部直肌均起于眶

尖的总腱环，并比较整齐地止于角巩缘的稍后方，因而连同四条直肌间的筋膜，形成一个肌性漏斗，漏斗的前部包绕着大半个眼球，上下斜肌的起点均在眼眶的内侧壁，一上一下，均位于直肌下方并与其交叉后附着于球壁。

（二）脑池段眼球运动神经解剖与影像

在 3D-FIESTA 序列图像上，主要有两种对比信号，脂肪和水为高信号，除少部分血流缓慢的血管为高信号外绝大部分血管均为流空信号，其他组织均为低信号，因此神经显示为低信号，周围有脑脊液高信号为背景。

1. 动眼神经（cranial nerve Ⅲ，CN3） 呈低信号，粗细均匀，显示率 100%，自大脑脚内侧发出进入脚间池前行经鞍上池入海绵窦；在冠状面连续层面上为脚间池和鞍上池内双侧对称的小圆点状低信号。CN3 上方毗邻大脑后动脉，下方紧贴小脑上动脉，相对位置关系差异较大（图 2-3-1）。

2. 滑车神经（cranial nerve Ⅳ，CN4） 脑池段在缰连合层面神经根出脑，为弧形细线状低信号影，显示率较低，仅为 62.5%，并且很难将 CN4 脑池段全部重建至同一层面。冠状面显示为细小低信号。CN4 自中脑下丘下外方发出，绕大脑脚的外侧向前，经小脑上动脉与大脑后动脉之间到达小脑幕游离缘，再向前行走的部分与小脑幕紧贴而观察不清（图 2-3-2）。

3. 展神经（cranial nerve Ⅵ，CN6） CN6 脑池

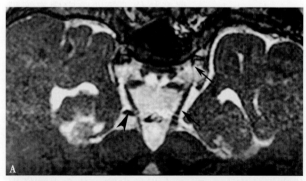

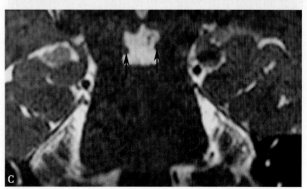

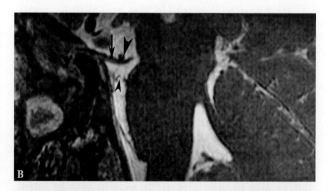

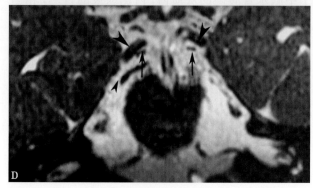

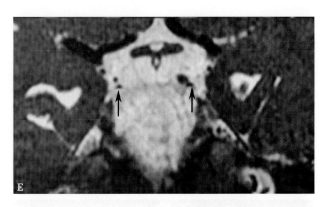

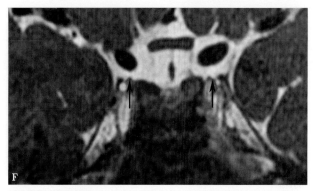

图 2-3-1 动眼神经脑池段 MPR 图像

A. 沿 CN3 走行方向的横断面；B. 沿 CN3 走行斜矢状面；C～F 为四幅自后向前的冠状面，图中箭所示为 CN3 脑池段全程显示为低信号；A、B 示细线状；C 示双侧对称小点状低信号，大箭头所示为 CN3 上方的大脑后动脉，小箭头所示为其下方的小脑上动脉

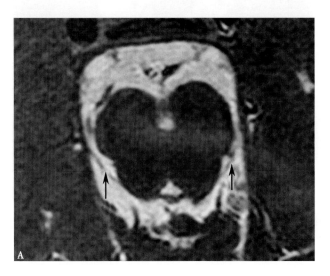

图 2-3-2 滑车神经脑池段 MPR 图像

A. 沿 CN4 走行方向的横断面；B. 冠状面；C. 沿左侧 CN4 斜矢状面，箭所示为 CN4 脑池段纤细低信号影，在 A、C 示为细线状，B 为小点状，大箭头示左侧大脑后动脉，小箭头示小脑上动脉

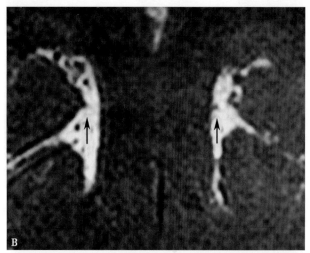

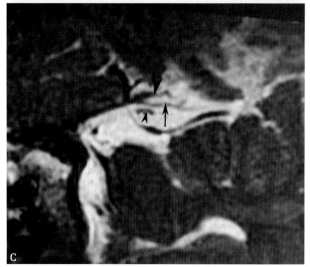

段在斜矢状面、斜横断面 MRI 图像上全程显示清晰，冠状面显示为双侧对称的小点状低信号；CN6 自脑桥腹侧桥延沟发出进入桥前池斜向外上方穿斜坡硬膜进入 Dorello 小管内，小管口可被显示；CN6 前方为小脑下前动脉，内侧为基底动脉（图 2-3-3）。

（三）海绵窦段眼球运动神经解剖与影像

1. 大体解剖 动眼神经至斜坡上缘入海绵窦后上部，而滑车神经入海绵窦后中壁，因此在窦后部及中部，动眼神经位于滑车神经之上，二者前行至窦前部和眶上裂交界区，滑车神经绕行至动眼神经

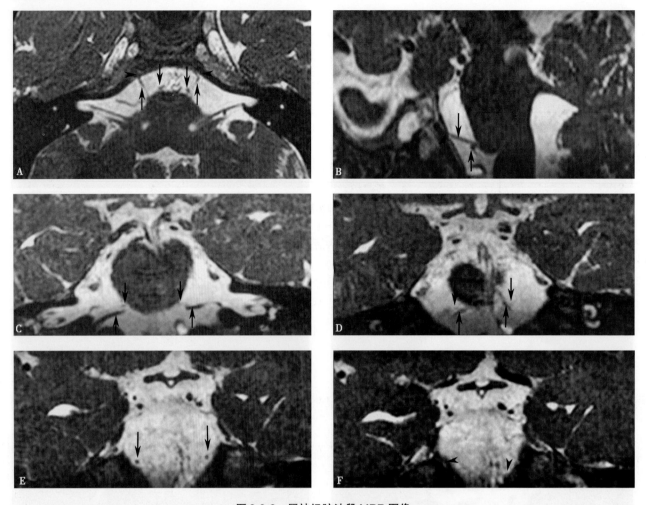

图 2-3-3　展神经脑池段 MPR 图像

A. 沿 CN6 走行方向的横断面；B. 沿 CN6 走行斜矢状面；C～F. 四幅自后向前的冠状面，向下黑箭所示为双侧 CN6 脑池段全程显示为低信号；A、B 所示为线状低信号影；C 所示为小点状低信号影，向上黑箭所示为双侧小脑下前动脉，燕尾箭所示为 Dorello 小管开口

之上，此时动眼神经分为上下干经眶上裂中部入眶，而滑车神经经眶上裂外上部入眶。而展神经自脑池段经岩尖区进入 Dorello 管前行，入海绵窦下部，自颈内动脉海绵窦段外侧绕行至其下外侧，经眶上裂的中央部入眶。上述解剖学特点决定只有在海绵窦中部层面，三对脑神经的解剖关系最容易观察。

2. MRI 解剖　海绵窦含有丰富的血窦，在 T_1WI 与神经同为等信号，增强扫描以区别神经和血管。

在海绵窦（cavernous sinus, CS）中部层面，眼球运动神经均呈圆点状等信号影，CN3 最粗大，位于 CS 外上角，CN4 最细，位于 CS 外壁 CN3 略下方颈内动脉外侧，CN6 位于 CS 内壁颈内动脉下方（图 2-3-4，见文末彩插）。

（四）眶内段眼球运动神经解剖与影像

眼球运动神经眶内段的分布除下斜肌支和滑车神经外，其他各神经分支均于相应眼外肌的后中 1/3

交界区自肌锥内间隙表面进入肌腹。将 MRI 图像与组织学切片对照观察各神经分支直至其进入相应肌腹。

1. 大体解剖

（1）动眼神经：三对眼球运动神经中最粗大者，在眶上裂眶口分为上下干，下干由眶上裂中央 - 动眼神经孔（Oculomotor foreman）进入眼眶肌锥内间隙行走于视神经下方，立即分支为内直肌支、下直肌支和下斜肌支，向前达筛后动脉管水平进入内直肌和下直肌，下斜肌支伴随下直肌颞侧向前达眼球赤道水平自眶面进入肌腹，上干自动眼神经孔外壁上部进入眼眶肌锥内间隙向上达上直肌下方，显示为两支。因上直肌与视神经间距小、脂肪含量少，其间走行较多小血管，同时上干本身较细小，所以 MRI 图像上干及其分支显示差；而下干走行于动眼神经孔内，其周围的脂肪和血窦形成良好背景，另

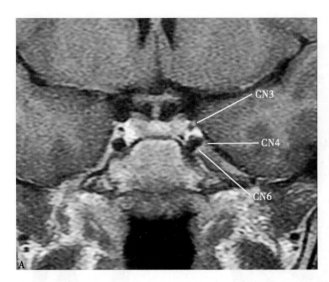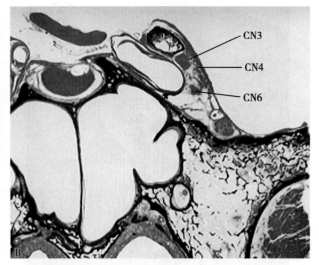

图 2-3-4　海绵窦中部冠状面层面

A. 增强冠状面 T_1WI；B. 冠状面组织学标本切片，均显示动眼神经位于颈内动脉外上方，滑车神经位于颈内动脉外侧，展神经位于颈内动脉内侧下方

外下干本身较粗大、视神经与下直肌间距大为其分支清晰显示提供条件。

（2）滑车神经：最细小，行走于肌锥外间隙上直肌群与眶上壁之间，斜过上直肌群于距眶尖约 10mm 自外上方进入上斜肌腹。因神经细小且行程较长、鼻上部肌锥外间隙很窄、脂肪含量很少甚至缺如，MRI 显示差。

（3）展神经：自眶上裂中部 - 动眼神经孔外壁的略下方入眶肌锥内间隙，自外直肌后中 1/3 交界区进入肌腹。组织学切片和 MRI 图像均显示清楚。

2. MRI 解剖　眼球运动神经眶内段毗邻结构均

有脂肪组织为背景，在 T_1WI 为高信号，而神经为等信号，二者形成天然的对比，但眶内神经周围为小血管伴行，因此需增强扫描以区别神经和血管。

冠状面组织切片眶内各神经及其分支和走行分布显示清晰，显示为点状或短线状粉红色结构。在活体眼眶 MRI 图像冠状面上各神经及其分支均为点状或细线状无强化等信号影。

（1）总腱环层面：CN3 下干位于动眼神经孔中央，其外侧孔壁自上向下依次为 CN3 上干、鼻睫神经、CN6（图 2-3-5，见文末彩插）。

（2）筛后动脉管层面：CN3 上干紧贴上直肌腹

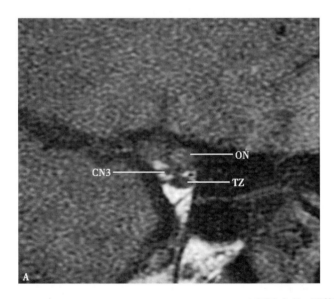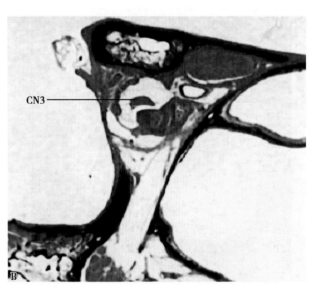

图 2-3-5　冠状面总腱环层面

A. 增强冠状面 T_1WI；B. 冠状面组织学标本切片，CN3 为动眼神经下干，自动眼神经孔入眶，行走于肌锥内间隙，因粗大而显示清楚，在眶尖部的总腱环水平，动眼神经下干位于视神经（ON）外下方

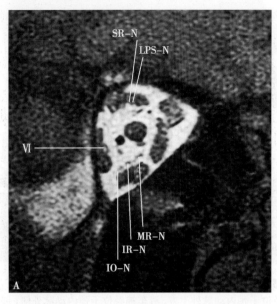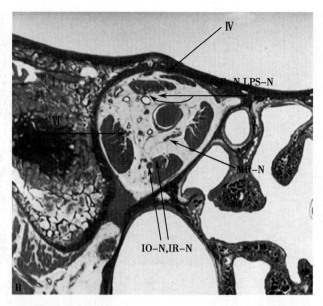

图 2-3-6 冠状面筛后动脉管层面

A. 增强冠状面 T₁WI；B. 冠状面组织学标本切片，Ⅵ为展神经最先进入外直肌，MR-N 为动眼神经下干向鼻侧分出的内直肌支，经视神经下方向内斜行至内直肌，IO-N 和 IR-N 分别为下直肌支及下斜肌支；上直肌与视神经之间，紧贴上直肌球面，SR-N 和 LPS-N 为上直肌和上睑提肌支并列呈小点状阴影；提上睑肌与眶上壁之间鼻侧为滑车神经Ⅳ

下表面，视神经与下直肌之间 CN3 下干分支至下直肌、下斜肌和内直肌，外直肌腹内侧面紧贴 CN6；上直肌群与眶上壁之间的肌锥外间隙三支神经中最鼻侧者为 CN4（图 2-3-6，见文末彩插）。

（3）筛前动脉管层面和眼球赤道层面：筛前动脉管层面下斜肌神经分支紧贴下直肌腹颞侧或略分开，眼球赤道层面神经分支自下斜肌下方入肌腹（图 2-3-7）。

（五）眼外肌

与眼球运动相关的共有六条，即内、外、上、下四条直肌和上下两条斜肌。具体解剖细节请参考眼眶部分。MRI 横断面显示水平眼外肌及上斜肌、斜矢状面显示垂直眼外肌及下斜肌、冠状面显示各条眼外肌均较好（图 2-3-8）。

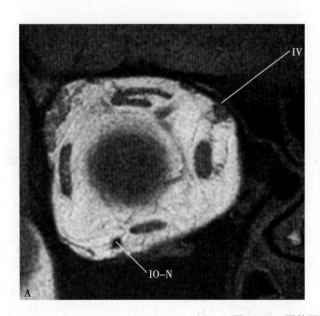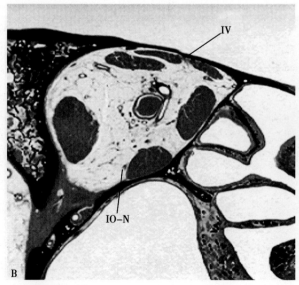

图 2-3-7 冠状面筛前动脉管层面

A. 增强冠状面 T₁WI；B. 冠状面组织学标本切片，Ⅳ为滑车神经呈点状阴影斜行于眶上壁与提上睑肌之间的肌锥外间隙；IO-N 为下斜肌神经位于下直肌颞侧前行至下斜肌腹下面进入

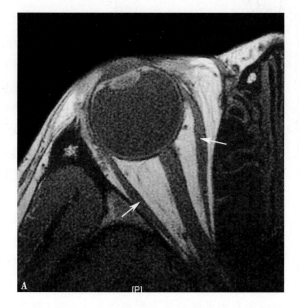
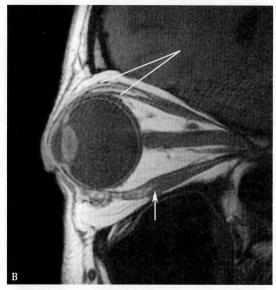

图 2-3-8　眼外肌 MRI(MRI T₁WI)
A. 横断面 T₁WI，示内外直肌（箭）；B. 斜矢状面 T₁WI，示眼上肌群（线）和下直肌（箭）；C. 冠状面 T₁WI，示眼外肌

三、眼球运动异常及相关通路疾病定位

（一）复视及视物显多症

复视可分为四大类：单眼复视、一过性双眼复视、持续性双眼复视及视物显多症（超过两个影像）。单眼复视多与患眼异常所致，与神经眼科关系不大。后三者病因复杂广泛，这里仅叙述与神经系统密切相关的。多发性硬化可致一过性双眼复视；核上性眼肌麻痹可致双侧对称的持续性双眼复视，三对眼球运动神经均可发生。而视物显多症较复杂，涉及视觉系统和眼球运动系统的异常，而双眼异常可能存在大脑的功能障碍。

（二）眼球震颤

眼球震颤是一种眼球不自主的节律性往返运动。多见于眼、耳和中枢神经系统疾病，但也可能是正常的生理现象。是与神经眼科相关的延髓、脑桥、中脑、小脑及大脑损害。可见于血管病变、肿瘤、感染、多发性硬化等。

（三）眼睑位置异常

眼睑的开闭分别为提上睑肌和眼轮匝肌的作用。米勒（Müller）肌使睑裂开大。常见的眼睑位置异常有睑下垂、睑退缩、睑延滞和睑痉挛，其中睑痉挛在面神经部分叙述。

1. **睑下垂**　由提上睑肌的功能减弱或消失引起。先天性者多为双侧，神经源性多为动眼神经或动眼神经核发育不良、动眼神经提上睑肌分支缺如、动眼神经核的异常神经支配等。获得性神经源性原因：核性和核下性动眼神经麻痹致双侧一致性改变；核上性大脑皮质病变多见于额叶、颞叶或角回某一区域病灶，为对侧睑下垂。

2. **睑退缩**　神经源性的核上损害一般表现为双侧睑裂扩大。非持续性者常见于后颅窝病变，又称为后颅窝瞪目征或 Collier 征；持续性者偶见于颅内炎症、中脑肿瘤和多发性硬化；阵发性者多见于舞蹈症。

3. **睑延滞**　即眼球的上转和下转均相应地有下

睑上提和上睑下垂的伴随运动。神经因素为各种原因的周期性麻痹。

第四节　眼球运动异常相关疾病的影像学表现

一、先天性病变

先天性眼球运动神经异常疾病属于一类复杂斜视综合征——先天性脑神经异常支配（congenital cranial dysinnervation disorders，CCDDs），由 Engle 等于 2003 年首次提出，主要包括眼球后退综合征（Duane retraction syndrome，DRS）、先天性眼外肌纤维化（congenital fibrosis of extraocular muscles，CFEOM）、上斜肌腱鞘综合征（Brown syndrome，BS）、先天性眼 - 面麻痹综合征（Möbius syndrome，MS）、水平注视麻痹（horizontal gaze palsy）、上颌 - 瞬目综合征（Marcus Gunn syndrome）等多种表现型。CCDD 的病因是先天性发育异常，按照解剖学可能发生在三个部位，即中枢神经系统的神经核与核上联系、传导神经、眼眶内肌肉筋膜的发育异常，运用 MRI 显示形态学异常主要是传导神经和眼眶内肌肉筋膜的结构异常，以后者多见，包括单独或多条眼外肌发育不良或缺如、肌肉起点异常、神经分支异常支配等。

（一）眼球后退综合征

DRS 是最常见的 CCDD，为先天性水平运动障碍疾病，临床特征为外展不同程度受限。该病由 Duane 于 1906 年首次报道。多为单侧发病，约 15%～20% 为双侧发病，除中国男女发病率相同外，其他地区女性发病率远高于男性。左眼受累较多见。绝大多数 DRS 为散发病例，仅 10% 为家族遗传。为常染色体显性遗传。眼肌电图证实 DRS 为神经源性疾病，即动眼神经分支至外直肌，神经冲动同时至内外直肌使其收缩导致眼球退缩。Huber 等基于肌电图结果将 DRS 分为三个亚型。Ⅰ型约 75%，Ⅲ型占其余绝大多数，而Ⅱ型及其他类型非常罕见。

1. DRS Ⅰ型　是最常见的类型，临床表现为外展受限或完全不能，内转正常，内转时内外直肌同时收缩造成眼球后退并睑裂缩小。

MRI 表现：患侧 CN6 脑池段及海绵窦段多缺如，少数可表现为 CN6 纤细或起始位置异常；眶内段可观察到外直肌支来源于 CN3 下干。LR 前端肌腹和"pulley"结构正常，后部肌腹分为上下两部分，其余眶内所有眼外肌及其支配神经分支正常（图 2-4-1）。少数情况下可临床无症状而 MRI 显示 CN6 纤细但海绵窦段及眶内段未见异常，眶内无异常神经分支。可伴内耳畸形。

2. DRS Ⅱ型　非常罕见，临床表现为内转受限或完全不能，外展相对正常，但内转时内外直肌同时收缩导致眼球后退并内转受限；提示展神经核及其神经发育正常，但 LR 存在来源于 MR 支的异常神经支配。

MRI 表现：仅有的几例报道为患侧 CN6 缺如或严重发育不良，外直肌区形态正常并有神经分支汇入（图 2-4-2）。

3. DRS Ⅲ型　仅次于 DRS Ⅰ型，占 DRS 总发病率 <25%。临床表现为眼球内外转都受限，企图内外转时水平眼外肌同时收缩导致眼球后退和运动障碍，眼肌电图显示眼外肌有动眼神经和展神经双重支配。

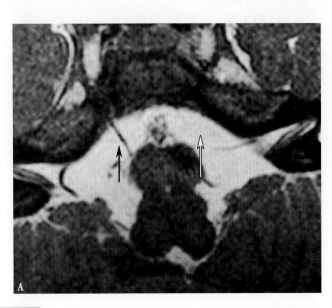

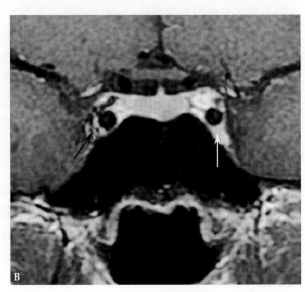

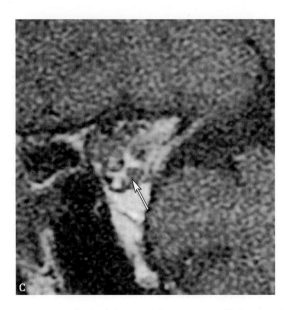

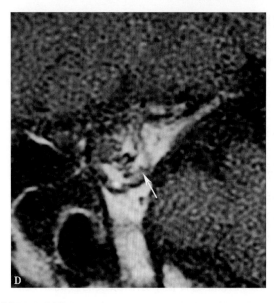

图 2-4-1　左侧 DRS Ⅰ型

A. 斜横断面 3D-FIESTA 示左侧展神经脑池段（白箭）未显示，右侧显示正常（黑箭）；B. 增强冠状面 T₁WI 示左侧海绵窦段（白箭）未显示，右侧显示正常（黑箭）；C、D. 眼眶冠状面 T₁WI 示左侧动眼神经下干与外直肌紧邻，并可见分支入外直肌

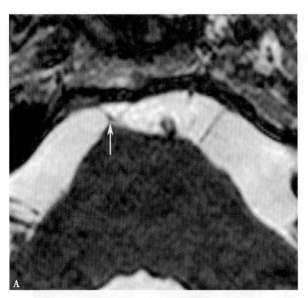

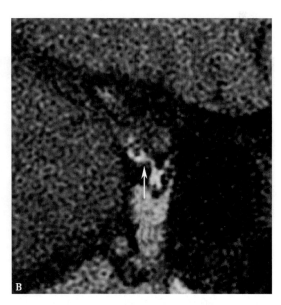

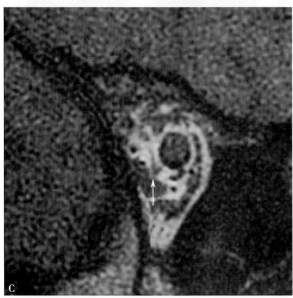

图 2-4-2　右侧 DRS Ⅱ型

A. 斜横断面 3D-FIESTA，示桥前池内右侧展神经走行区可见不规则形索条影（箭），未见明确 Dorella 管形态；B、C. 右眶斜冠状面 T₁WI，示动眼神经下干分支较早（B 箭），外直肌区可见支配神经进入其肌腹（C 箭）

MRI 表现：患侧 CN6 缺如或严重发育不良、也可显示正常，但 LR 同时接受 CN6 和 CN3 下干分支支配（图 2-4-3）。

（二）先天性眼外肌纤维化

CFEOM 是一组以先天性、非进行性、限制性眼外肌麻痹为特征的眼病。眼外肌主动、被动牵拉试验阳性。1840 年 Baumgarten 首次描述了其临床特征，1879 年 Heuck 首次报告了该病的家族遗传性，1950 年 Brown 将其归类于广泛纤维化综合征，病因为眼外肌及其腱鞘的纤维化改变所致。近年来的分子遗传学和神经病理学研究提示，该病的真正病因可能是眼运动神经核的发育缺陷，显性遗传在西方国家多见，而隐性遗传在中东国家发病较高。该病分为遗传性和散发性病例。分为三个亚型。

1. CFEOM I 型 临床表现为双眼发病、先天性非进行性眼球麻痹、上睑下垂、第一眼位下斜位、眼球上转不过中线。该型为常染色体显性遗传，目

前世界范围内尤其西方国家发病率稳步增长。尸检发现动眼神经上干及其相应中间神经元缺如，其支配的上直肌和提上睑肌严重发育不良，除此之外，眼眶内各运动神经发育不良、多条眼外肌成分异常改变。

MRI 表现眼外肌：所有患侧上直肌和提上睑肌严重发育不良表现为纤细、部分仅表现为少量索条影，内直肌、下直肌和下斜肌不同程度肌腹和肌腱变细、相当于"pulley"（眼外肌滑车）区组织结构稀疏；外直肌多表现纤细、少数可正常，滑车神经及其支配上斜肌形态和信号未见异常征象。眼运动神经：患侧动眼神经、展神经脑池段和眶内段均表现不同程度异常改变；动眼神经脑池段明显变细，眶内段上干缺如，上直肌和提上睑肌区无支配神经分布，下干可正常、变细或观察不到，其余眼外肌分支显示，而展神经脑池段发育不良或未发育，眶内段可有 CN3 下干分支至外直肌（图 2-4-4）。

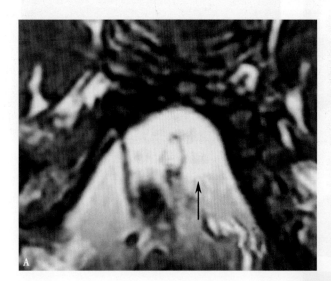

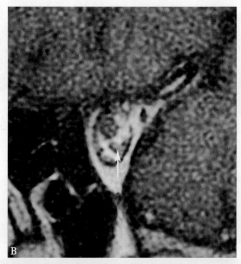

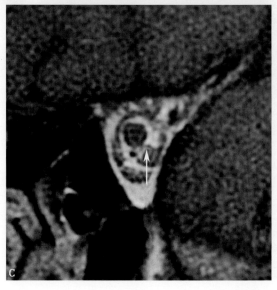

图 2-4-3 左侧 DRS Ⅲ型

A. 斜横断面 3D-FIESTA 示左侧展神经脑池段未显示（黑箭）；B、C. 斜冠状面 T_1WI 示左侧动眼神经下干可见分支至外直肌区（白箭）

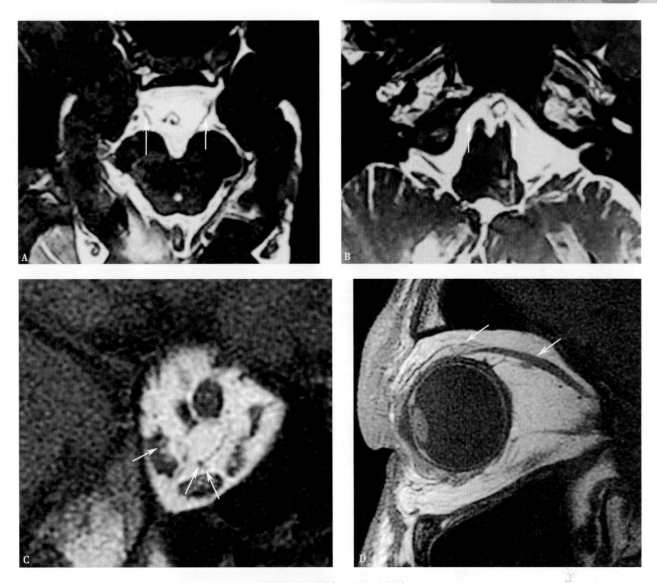

图 2-4-4　双侧 CFEOM Ⅰ型

A、B. 斜横断面 3D-FIESTA 示双侧动眼神经纤细（A 箭），双侧展神经未显示（B 箭示区域）；C. 右眶斜冠状面 T₁WI 示动眼神经上干未观察到，下干细小，可见细小神经分支至下直肌和下斜肌、内直肌和外直肌区（箭）；D. 斜矢状面 T₁WI，示上直肌和上睑提肌呈细索条影（箭），以提上睑肌为著

　　2. CFEOM Ⅱ型　均双侧发病。临床表现为先天性上睑下垂，第一眼位固定外展位，可伴有或不伴有外直肌肥大或萎缩，这种临床表现提示只有展神经及其支配的外直肌发育和功能正常。此型为常染色体隐性遗传，在中东地区发病率相对略高。基因研究进行了很多，但是 CFEOM Ⅱ型的 MRI 研究却是少见报道。

　　MRI 表现：动眼神经脑池段纤细，双侧滑车神经和展神经分布及走行未见异常；眶内段上干未观察到，下干分支纤细，内直肌支和下直肌支观察欠佳；双侧提上睑肌和上直肌纤细呈细索条影；双侧下斜肌较细，走行较直；双侧内直肌略细（图 2-4-5）。

　　3. CFEOM Ⅲ型　均单侧发病，为非进行性眼

球运动异常病变，临床表现兼有 CFEOM Ⅰ型和 DRS 的特征，如程度不同的上睑下垂和限制性眼球麻痹，轻者眼位正常而垂直运动受限，略严重者表现为双眼非对称性发病。常染色体显性遗传，因不完全性外显率，表现型各异，Engle 等认为该基因与动眼神经的发育密切相关。

　　MRI 表现多样。可表现为动眼神经脑池段未显示，展神经向上移位并进入动眼神经孔区，并呈细小分支至外直肌、内直肌、下直肌及下斜肌内侧面肌腹区（图 2-4-6）；亦可表现为动眼神经脑池段或动眼神经孔内神经较细，有神经分支至提上睑肌和上直肌、内直肌、下直肌和下斜肌，展神经走行未见异常；亦可表现为动眼神经脑池段较细，动眼神经孔

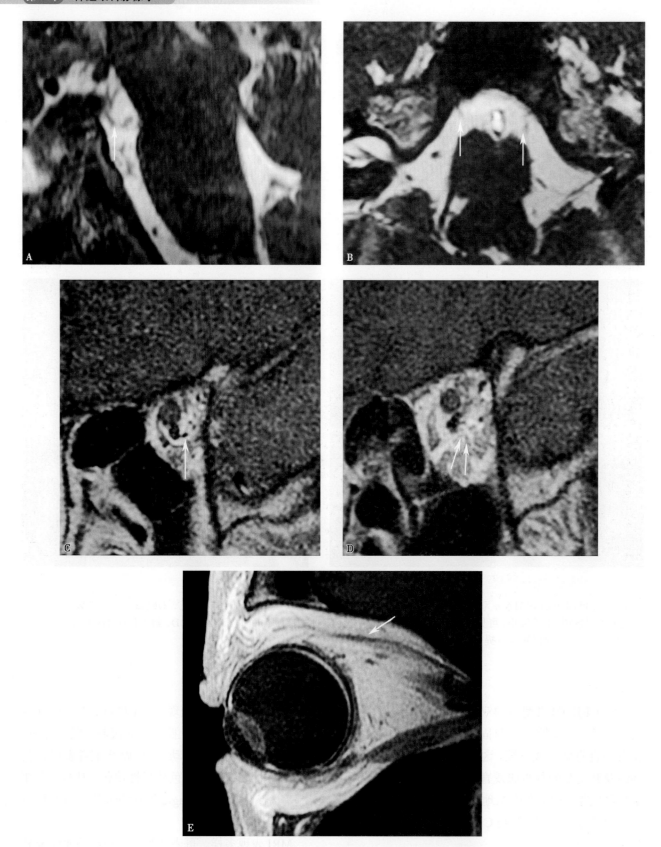

图 2-4-5　双侧 CFEOM Ⅱ型（双侧对称改变，仅列出单侧）

A. 斜矢状面 3D-FIESTA，示左侧动眼神经脑池段纤细、迁曲（白箭），下方桥前池内可见索条影；B. 斜横断面 3D-FIESTA 示双侧展神经脑池段（白箭）；C、D. 左眶斜冠状面 T_1WI，示眶内段上干未观察到，下干可见分支至下直肌及下斜肌，未见明确分支至内直肌；E. 斜矢状面 T_1WI，示上直肌及提上睑肌呈纤细索条影，提上睑肌腱膜区呈纤细线状影（白箭）

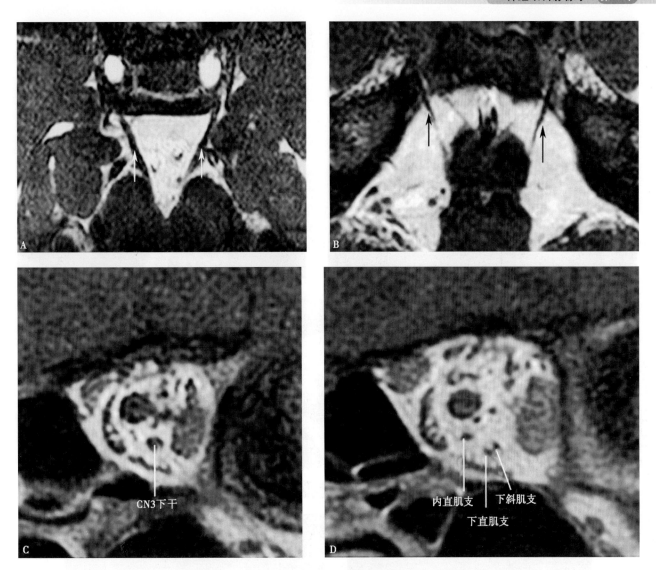

图 2-4-6 左侧 CFEOM Ⅲ型

A、B. 斜横断面 3D-FIESTA 示双侧动眼神经（A 箭）及展神经（B 箭）显示好；C、D. 左眶斜冠状面 T₁WI 示眼运动神经入眼外肌区未见异常改变，上直肌、提上睑肌、内直肌、下直肌肌腹和肌腱均明显变细；外直肌形态及信号未见异常

未显示，动眼神经下干可见分支至外直肌区，余神经分支未见异常改变，展神经入外直肌；还可表现为动眼神经及展神经脑池段均缺如。眼外肌肌腹或肌腱可表现为不同程度纤细，信号可不均匀。

（三）先天性眼 - 面麻痹综合征

先天性眼 - 面麻痹综合征是一种少见的口 - 颌 - 肢体畸形，1888 年德国神经学家 Mobius 首次报道该病。确诊征象为面具脸伴展神经麻痹。目前病因尚不明确，推测为基因、缺血和感染三类。临床表现为双侧面瘫合并双眼外转受限，常合并多脑神经麻痹及肌肉、骨骼畸形，可伴智力低下。

MRI 表现：颅内改变主要是脑干变形，包括第四脑室底部平直（Ⅵ、Ⅶ神经核区），脑干区内侧膝状体形态缺如，上延髓区舌下神经突缺如，只有 1

例运用 CT 检查发现脑干Ⅵ神经核团区有钙化灶，所有这些征象均提示脑干延髓区相应脑神经核的发育不良。

双侧展神经各段及面神经均缺如（图 2-4-7A、B），可伴舌下神经（图 2-4-7C）、舌咽神经脑池段缺如；眶内段动眼神经下干可有分支至外直肌区（图 2-4-7D～E）。患眼外直肌纤细或正常。

（四）上斜肌腱鞘综合征

上斜肌鞘膜很厚，包绕上斜肌腱，与上直肌和提上睑肌、眶隔、内侧眶骨膜广泛相连，如果此种联系过分紧密，会限制下斜肌的上转功能，致使眼球固定于向下注视的状态，即为上斜肌鞘综合征，此征由 Brown 于 1950 年首次提出，目前认为先天性发育异常属于 CCDD。

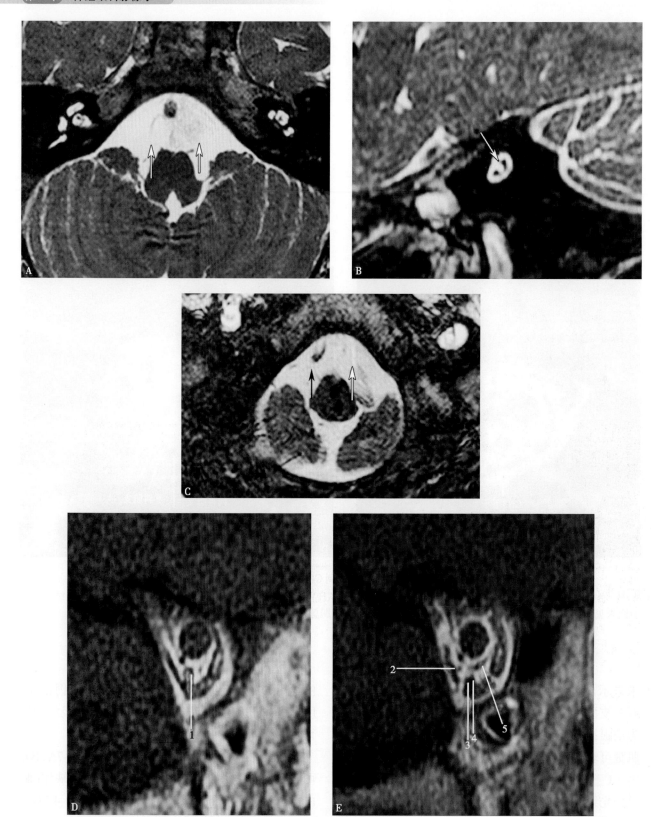

图 2-4-7 先天性眼 - 面麻痹综合征

A. 横断面 3D-FIESTA，示双侧展神经脑池段未显示（箭示区域）；B. 斜矢状面 3D-FIESTA，示面神经内耳道段未显示（箭示区域）；C. 斜横断面 3D-FIESTA，示左侧舌下神经缺如（白箭区域，黑箭为右侧正常舌下神经）；D、E. 右眶斜冠状面 T_1WI 示动眼神经下干（1）分支至外直肌支（2）外直肌形态未见异常，下斜肌支、下直肌支、内直肌支（3～5）未见异常临床表现为眼球内上转时运动受限，被动转眼试验下斜肌上转受阻不能达到正常生理范围。CT和MRI主要观察上斜肌腱与眶内壁的夹角、肌腱的厚度和信号／密度。目前报道的主要为MRI显示在滑车和上直肌鼻侧可见纤维粘连带，上斜肌肌腱后部增粗，走行僵直，肌腹变细（图2-4-8）。

二、继发性病变

（一）动眼神经麻痹

病因各种各样，现在临床中常见并且研究较多的是糖尿病所致微血管梗死性动眼神经完全麻痹（眼外肌和瞳孔同时运动障碍），也是最常见的病因，但是影像学少有相关研究。其次是毗邻动脉的动脉瘤，主要是后交通动脉瘤（图2-4-9、图2-4-10），多发生在30岁以上的成年人，青少年少见，压迫动眼神经的外侧部分，主要是支配瞳孔括约肌的神经分支

受累，导致瞳孔散大和对光反应迟钝，伴不完全性麻痹。血管性病变（尤其是脑干梗死）可造成包括动眼神经麻痹在内的复杂综合征，如同时累及锥体束导致Weber综合征（同侧眼肌麻痹和对侧半身瘫痪），累及红核导致Benedikt综合征（同侧眼肌麻痹和对侧意向性震颤）等（图2-4-11）。肿瘤主要是动眼神经鞘瘤，非常罕见，为起源于动眼神经鞘膜细胞的良性肿瘤，好发于海绵窦段动眼神经，首发症状多为动眼神经麻痹，可伴有周围其他神经功能障碍，术前易误诊，MRI可发现肿物（图2-4-12）。其他病因主要为创伤，闭合性颅脑损伤可使动眼神经出脑处的小根撕裂；也可由于近端神经干的挫伤性坏死，或神经干内、神经外膜下出血，产生单侧性动眼神经不全麻痹；额部外伤常使其在穿入硬膜处撕裂而产生单侧性麻痹；动眼神经损伤多伴有滑车和展神经损伤，近半数还合并视神经损伤而形成眶尖综

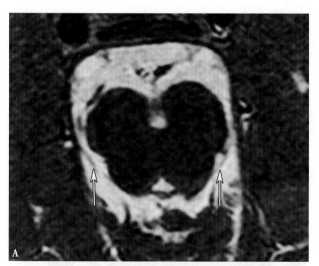

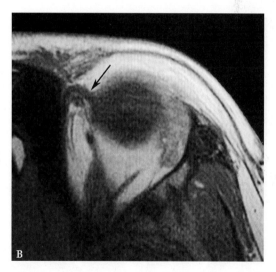

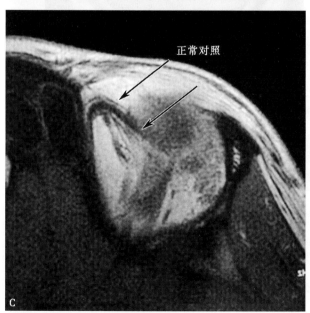

正常对照

图2-4-8 双侧上斜肌腱鞘综合征（仅列出左眶）
A. 横断面3D-FIESTA示双侧滑车神经显示好；B、C. 横断面T_1WI，B. 示上斜肌腱与眶内壁夹角减小，反折后肌腱呈束状（黑箭）；C. 示正常上斜肌腱呈扇形

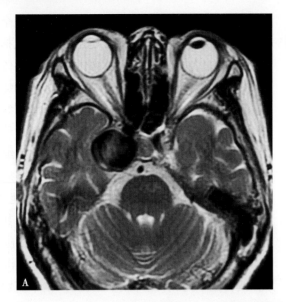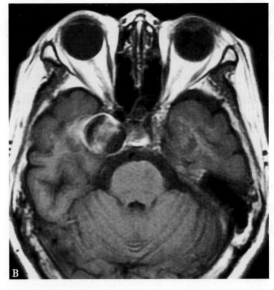

图 2-4-9　右侧颈内动脉动脉瘤伴动眼神经麻痹

A. 横断面 T_2WI 示右侧海绵窦区圆形极短 T_2 信号影，其内可见长 T_2 信号；B. 横断面 T_1WI 示病变呈极低信号，压迫海绵窦内各结构

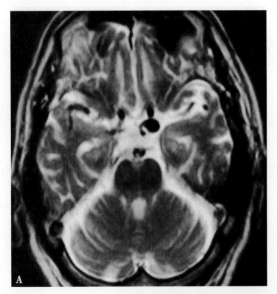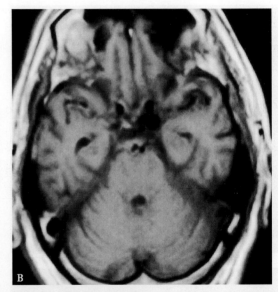

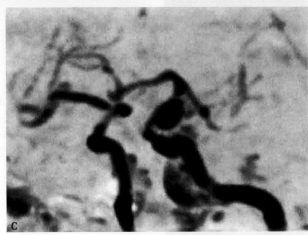

图 2-4-10　左侧后交通动脉瘤伴动眼神经麻痹

A、B. 横断面 T_2WI、T_1WI，示鞍上池内左侧区圆形极低信号影；C. MRA 示后交通动脉呈瘤样扩张

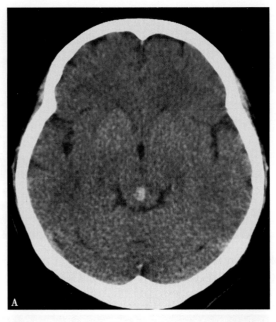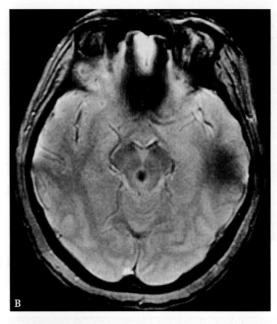

图 2-4-11　脑干出血伴左侧动眼神经麻痹
A. CT 平扫横断面,示脑干区高密度影;B. 横断面梯度回波序列,示病灶呈明显低信号

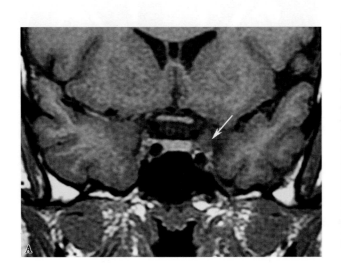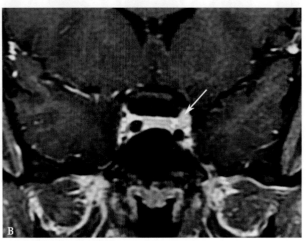

图 2-4-12　左侧动眼神经肿瘤伴左侧动眼神经麻痹
A. 冠状面 T_1WI;B. 增强冠状面 T_1WI,示左侧动眼神经海绵窦段走行区结节影并明显强化(箭)

合征;部分病例合并三叉神经损伤,表现为眶上裂或海绵窦综合征;有的合并面神经损伤。再者,海绵窦内、眶上裂区和眶尖区的病变易累及动眼神经导致麻痹,如炎症(Tolosa-Hunt 综合征)(图 2-4-13)、肿瘤(图 2-4-14)等。大约 1/3 的动眼神经麻痹为不明原因性,MRI 不能发现直接损伤改变,但是可以通过观察其支配的眼外肌的变细来进行判断。

(二)滑车神经麻痹

最常见的病因是滑车神经本身的创伤(主要是由于行程长)、肿瘤、脑干梗死,动脉瘤压迫。大约

50% 的病例为不明原因。次常见的病因为眶上裂和眶尖区的病变累及。直接改变 MRI 不能发现,可观察上斜肌的改变来判断(图 2-4-15)。

(三)展神经麻痹

展神经沿颅底行程长,毗邻结构多,各种原因均可造成其麻痹;而展神经又是颅内最弱的脑神经,无论是与它邻近或是较远任何的大脑损害几乎都可影响到它,所以单纯的展神经麻痹没有定位诊断的价值。

病因主要有创伤,尤其是斜坡区、颞骨岩尖部

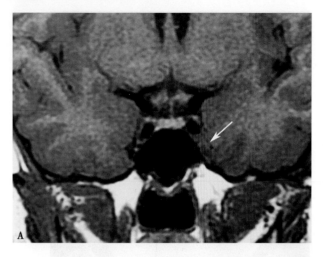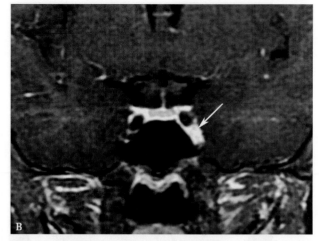

图 2-4-13　左侧 Tolosa-Hunt 综合征
A. 冠状面平扫 T₁WI，示左侧海绵窦增宽呈等信号（箭）；B. 增强冠状面 T₁WI，示病变明显强化（箭）

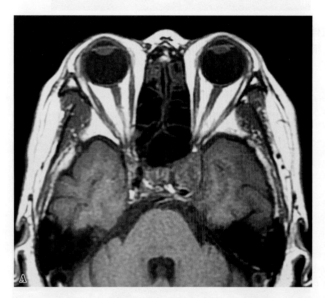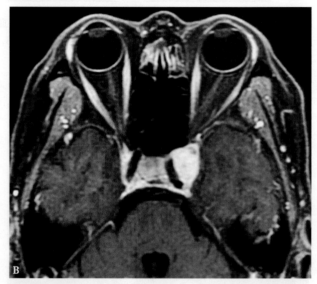

图 2-4-14　左侧海绵窦神经鞘瘤
A. 横断面平扫 T₁WI，示左侧海绵窦等信号结节影；B. 增强横断面 T₁WI，示病变明显不均匀强化

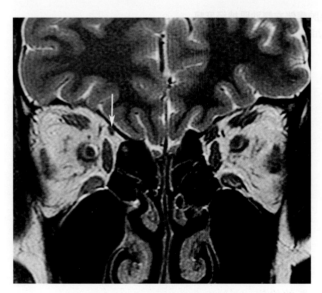

图 2-4-15　右侧滑车神经麻痹
冠状面 T₂WI 示右侧上斜肌纤细（白箭）

（岩蝶韧带）、海绵窦及眶上裂区的损伤，容易累及展神经，损伤部位多在出脑后、进入硬膜前的一段，因挫伤、牵拉伤、撕裂伤或眶上裂骨折所致的麻痹多合并动眼神经、滑车神经及眼神经的损伤，岩骨骨折常合并面神经损伤。其次是动脉瘤压迫，尤其以小脑下前动脉的动脉瘤为多见。血管性病变，主要脑干梗死和小脑下前动脉动脉硬化（图 2-4-16）。再者主要是肿瘤、脱髓鞘病变等。其他病因为眶上裂和眶尖区的病变累及。40% 的展神经麻痹为不明原因性。无明显占位性改变的病变在 MRI 上可观察外直肌改变，主要是变细。

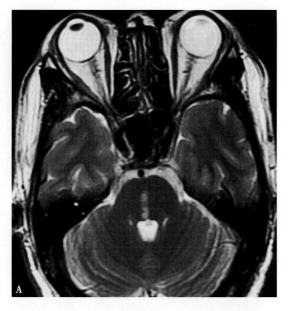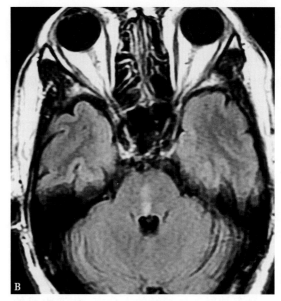

图 2-4-16 脑干梗死灶
A. 横断面 T₂WI，示脑干区高信号影；B. T₂FLAIR，示病灶呈高信号

第五节 自主神经系统与神经眼科

一、概述

自主神经系统由功能拮抗的交感和副交感神经两个系统组成。

脑内的中枢径路包括大脑的新皮质和小脑均对自主性功能有影响，但径路不明。目前多把边缘皮质和下丘脑分别作为自主神经系统的皮质和皮质下中枢。边缘系统包括基底嗅区、旁嗅区、扣带回、海马回、海马和齿状回在内的嗅脑大边缘叶与某些皮质区和皮质下核及其纤维联系。

交感神经系统包括脊髓侧柱和交感神经节及其节后纤维。副交感神经在脑干和骶髓内副交感的节前神经元极为分散。

二、自主神经异常相关疾病定位

主要表现为瞳孔不等大、泪腺分泌异常、眼睑位置异常。

与神经眼科相关的瞳孔异常表现为双侧瞳孔外形正常，但瞳孔较大侧对光反射减弱，病变是动眼神经麻痹。瞳孔回避常见于视神经病变。

泪腺分泌过多可能与下丘脑病变有关，分泌过少可为先天性脑干神经核发育不良。泌泪障碍见于面神经的副交感支异常，也可见"鳄鱼泪"。

Müller 肌的功能异常可致睑运动异常，交感麻痹

多可致单侧睑下垂，是 Horner 综合征的组成部分。

眶内自主神经源性病变可不伴有上述症状，而首发症状为眼球或眼位的异常。

第六节 感觉神经与神经眼科

与眼部相关的感觉神经主要来自三叉神经和面神经的分支。

一、三叉神经和面神经影像检查方法

（一）MRI 检查

颅内脑实质成像方法同脑 MRI 检查方法。观察三叉神经和面神经脑池段可采用 FIESTA 序列和 BRAVO 序列。头部相控阵线圈，采取仰卧位头部固定，3D-FIESTA，TR = 5.3ms，TE = 1.6ms，反转角 60°，NEX = 4.0，矩阵 256×256，视野（FOV）160mm× 160mm，层厚 0.8mm，采集范围为脑干区。运用 MPR 技术处理采集所得三维数据，沿着眼球运动神经走行方向进行任意层面重组。

眼眶内检查方法同眼球运动神经 MRI 检查方法。

（二）CT 检查

面神经的颞骨段在 CT 上观察清晰。扫描方法参考颞骨部分。三叉神经的颅底孔道部分在 CT 上显示清晰，扫描方法参考颅底部分。

二、三叉神经和面神经影像解剖

三叉神经感觉支主要来自眼神经，其次为上颌

神经。而面神经与神经眼科相关的主要是颞支和额支。

（一）眼神经

眼神经是三叉神经的第一分支（V1），也是最小的分支，完全是感觉神经。传递包括上眼睑和整个眼球及其附属器（下睑除外）在内上面部及鼻窦的感觉。

1. 起源及走行　眼神经来自三支神经——泪腺神经、额神经和鼻睫神经，位于上部肌锥外间隙，向后经眶上裂至海绵窦的外侧壁，位于滑车神经下方、上颌神经上方，出海绵窦后进入半月神经节，然后随三叉神经进入脑桥，三叉神经脊束核的最下端和三叉神经中脑核，向上达丘脑。在海绵窦内接受动眼神经、滑车神经和展神经的小分支，传递眼肌的深部感觉。

2. 分支及分布

（1）泪腺神经：是眼神经三支中最小的一支，通过眶上裂的外侧部，在额神经和滑车神经上外侧靠近眼静脉入眶，位于总腱环外上方，沿外直肌上缘前行至泪腺，与泪腺动脉伴行。泪腺神经与上颌神经的颧颞支之间有交通支，在此接受由翼腭神经节发出的副交感神经节后纤维，进入泪腺，司泪腺的分泌。泪腺神经的感觉支到结膜，并分布于外眦附近的皮肤。

（2）额神经：是眼神经最大的分支。经眶上裂入眶，位于泪腺神经和滑车神经之间，在总腱环上方。额神经于上睑提肌上方到达眼眶中部后分成一较大的眶上支（眶上神经）和细小的滑车上支（滑车上神经）。①眶上神经：与眶上动脉伴行，经眶上切迹离开眼眶深入到眼轮匝肌和额肌，并分布于上眼睑的皮肤、结膜以及前额和头皮的皮肤，直至头顶。当神经通过眶上裂时，分出一小支穿入额骨支配额窦的黏膜。②滑车上神经：向前向内走行，越过上斜肌的滑车，在这里发出一支与鼻睫神经的滑车下支结合。然后滑车上神经穿过眶隔，在眶上切迹内侧离开眼眶，转向上深入到眼轮匝肌和额肌，它支配上眼睑内侧的皮肤、内侧结膜以及前额中线附近的皮肤（图2-6-1）。

（3）鼻睫神经：为分支最多的一支，也是行程最曲折的一个神经。鼻睫神经依次排于额神经和泪腺神经中间，与眼动脉伴行，在眶上裂中部、经总腱环（annulus of Zinn）入眶，于视神经外侧前行达眶内壁，至上斜肌内直肌之间，通过筛前孔成为终末支，称为筛前神经。眼眶部分主司眼球、下睑和泪囊。

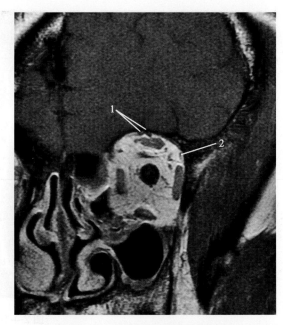

图 2-6-1　三叉神经眼支眶内分支
斜冠状面 T_1WI 示 1. 额神经；2. 泪腺神经

鼻睫神经在眶部的分支有以下5条：

（1）到睫状神经节的交通支：又名睫状神经节长根，即感觉根，是鼻睫神经发出的第一个分支，沿视神经的外侧前行至睫状神经节的后上角进入睫状神经节，经睫状短神经（10~20个）在视神经周围巩膜进入球内，沿脉络膜与巩膜之间前行，供给虹膜、睫状体以感觉（特别是疼觉）纤维。有时有来自海绵丛及动眼神经上支的细支与之相通联。

（2）睫状长神经：一般为2或3支，当鼻睫神经跨越视神经上方时发出，于视神经内侧进入眼球。它们向前与来自睫状神经节的睫状短神经一起前行，穿过巩膜。然后在脉络膜和巩膜之间前行，分布到睫状体、巩膜和角膜。睫状长神经的组成：到扩瞳肌的交感神经节后纤维；来自角膜的感觉纤维。

（3）滑车下神经：起自鼻睫神经，在近眼眶内侧壁筛前孔附近时发出。它沿着内直肌的上缘前行，有滑车上神经的一支加入。它从上斜肌的滑车下经过，穿过眶隔和眼轮匝肌。滑车下神经支配泪囊、结膜、上下眼睑中部以及内眦部的皮肤。

（4）筛后神经：往往是缺如的。鼻睫神经靠近筛后孔时分出，伴随眼动脉的相应支进入筛骨，支配筛窦和蝶窦的黏膜。

（5）睫状神经节：是挂在动眼神经下斜肌肌支上的一个副交感神经节。在眶尖前方约10mm处的视神经与外直肌之间，略呈长方形（图2-6-2）。包括3个根：运动根（副交感神经）、感觉根（长根）及交感

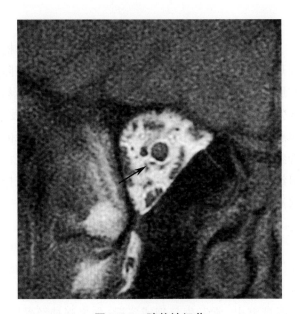

图 2-6-2 睫状神经节

冠状面 T_1WI，睫状神经节（箭）位于视神经外下方、内直肌和外直肌之间的肌锥内间隙

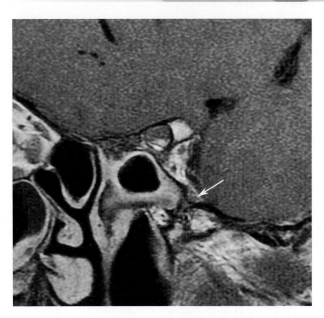

图 2-6-3 上颌神经

冠状面 T_1WI，上颌神经（白箭）

根。所以，由此节发出的节后纤维实际上是混合神经：既有感觉神经，又有运动神经（自主神经）。具有下列5种功能：感觉神经来自三叉神经，末梢分布到角膜、虹膜、睫状体；运动神经包括交感神经与副交感神经，分布到瞳孔开大肌、瞳孔括约肌及睫状肌；眼内压力感觉纤维起于前房角；睫状肌的本体感觉为三叉神经分支之一，来自睫状长神经，末梢分布到睫状肌；血管运动神经：来自自主神经的传入及传出纤维，末梢分布到葡萄膜及视网膜的血管壁。

睫状神经节向前发出6～10条神经分支，形成2根神经：睫状短神经：在视神经的上、下方前行，然后在视神经处围成一个圆圈状钻入巩膜，多数为纤细的有髓神经纤维，是混合神经，内中包括有感觉、运动及交感神经，末梢分布于睫状肌、虹膜及角膜，主要司眼球的感觉，特别是痛觉；Tiedemann神经：从睫状节上发出，伴随视网膜中央动脉进入视神经。

（二）上颌神经

上颌神经（V2）为三叉神经的第二支，完全是感觉神经（图2-6-3）。

1. 起源及走行 上颌神经自三叉神经节前缘的中部发出，沿海绵窦外侧壁的下部前行，经圆孔出颅进入翼腭窝的上部。再向外向前行，通过眶下裂入眶，延续为眶下神经。由眶下动脉相伴，向前行于眶底的眶下沟，通过眶下孔进入面部。接受来自面

部表情肌的本体感觉纤维。上颌神经的神经节支：分别于眶窝骨膜和黏膜。

2. 眶下神经 上颌神经的延续为眶下神经，其分支面支由眶下孔出现在面部，分布于下睑皮肤、颊部皮肤以及上唇的黏膜和皮肤。

（三）面神经

面神经与神经眼科相关的分支主要是颞支和颧支，主要支配眼轮匝肌。影像上观察比较清楚的是面神经主干（图2-6-4）。

与面神经相关的副交感神经节为翼腭神经节，位于翼腭窝内，呈三角形或扁平小体。来自面神经的内脏运动纤维在此换元后的节后纤维支配泪腺分泌活动。

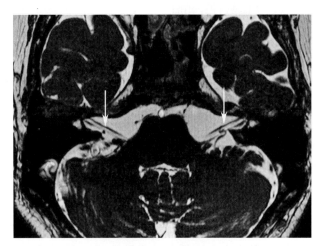

图 2-6-4 面神经

横断面 FIESTA，面神经（白箭）

三、三叉神经和面神经异常相关

（一）三叉神经损害眼征及神经源性病变定位

1. 角膜反射改变　单侧角膜反射减退或消失见于反射通路（包括三叉神经眼支、半月神经节、三叉神经根、脑干和面神经）任何部位的病变；双侧性者多见于脑干病变，也可见于双侧听神经瘤患者和正常人。

2. 膜 - 下颌反射　可见于少数正常人和 1/3 的老年人，病理情况下见于双侧皮质脊髓束病变和肌萎缩性侧索硬化症的早期。

3. 痛性抽搐　见于三叉神经痛。

4. 麻痹性角膜炎　见于三叉神经眼支、半月神经节或三叉神经脊束病变。

（二）面神经损害眼征及神经源性病变定位

1. 刺激性眼轮匝肌痉挛　原发性者多眼轮匝肌阵挛，见于血管袢压迫神经干。继发性者多为强直性痉挛，见于基底动脉瘤、岩锥部肿瘤及面神经管内的肿瘤等。

2. 麻痹性眼轮匝肌改变　包括眼睑闭合不全、反射改变、睑裂变大或变小和病理性联带运动。分为核性及核下性面神经麻痹，可见于脑干、小脑脑桥角、面神经管及茎乳孔外等处的病变，其中以 Bell 麻痹最多见。

四、三叉神经相关疾病影像表现

三叉神经颅底部分病变参考颅底章节。

眶内的周边神经肿瘤来自感觉神经，外上眶较内上眶多见，据统计约占眼眶肿瘤的 4%。其中 1% 为神经鞘瘤，1% 为单发性神经纤维瘤，另 2% 为与神经纤维瘤Ⅱ型并存的丛状神经纤维瘤。

（一）眼眶神经鞘瘤

【概述】

眼眶神经鞘瘤是比较多见的眼眶神经源性肿瘤，起源于周边神经的鞘膜细胞（schwann 细胞），又名施万细胞瘤（Schwannoma），属于神经外胚叶肿瘤，绝大多数为良性。鞘膜细胞是由胚胎时期的神经嵴发展而来，被覆于脑神经（嗅神经和视神经例外）、周围神经和植物神经轴突之外。发生在眼部者，见于眼睑、泪囊及眼眶，以后者为多。视神经不具有鞘膜细胞，故不发生神经鞘瘤。眶内神经鞘瘤起源于第Ⅲ、Ⅳ、Ⅴ、Ⅵ对脑神经，其中大多数起源于三叉神经眼支，发生在眼眶的上方明显多于下方，外侧多于内侧。神经纤维瘤病中有 1.5% 的患者合并此瘤。

【病理特点】

大体标本神经鞘瘤为包膜完整、边界清楚的椭圆形或梭形肿瘤，内部多有囊变和出血。手术切除时肿瘤易剥离，对神经功能影响较少，切除后不易复发。极少数包膜不完整或切除不净时，可复发，但恶变者少。组织学可见肿瘤的包膜为神经起源的神经束膜，肿瘤内同时有实性细胞区和疏松黏液样组织区，实性细胞区称为 Antoni A 型细胞区，疏松黏液样组织区称为 Antoni B 型细胞区。

【临床特点】

性别无显著差异，发病年龄自 3 岁到 66 岁，以 30 岁到 50 岁者多。病程自两个月至 20 年，平均病程为 3～5 年。临床表现主要包括缓慢渐进性无痛性眼球突出，常发生复视或斜视，如果视神经受压，则可发生视盘水肿和视神经萎缩并引起视力下降。受累的感觉神经症状出现较晚。

【影像学表现】

神经鞘瘤可位于肌锥内或肌锥外，少数可同时累及眼眶和海绵窦，为眶颅沟通性神经鞘瘤。大多数神经鞘瘤呈椭圆形，长轴与眼轴一致，边缘清楚，少数肿瘤呈哑铃形。

1. CT 表现　神经鞘瘤多呈等密度，密度均匀，增强 CT 大多显示均匀强化。少数典型者肿瘤密度不均匀，内有多个片状低密度区，增强后肿瘤不均匀强化，低密度区不强化；极少数神经鞘瘤整体呈囊性低密度肿块。眶颅沟通性神经鞘瘤眶上裂扩大。

2. MRI 表现　神经鞘瘤呈略长 T_1、略长 T_2 信号（与脑实质信号相比），大多数肿瘤内有多个片状较长 T_1、较长 T_2 信号，信号不均匀，增强后略长 T_2 信号部分明显强化，较长 T_2 信号部分无强化，提示有囊变。极少数神经鞘瘤为囊性肿瘤，整体呈较长 T_1、较长 T_2 信号，增强后无强化（图 2-6-5）。

（二）眼眶神经纤维瘤

【概述】

眼眶神经纤维瘤是周围神经肿瘤，可起源于不同的神经，所有的眼眶间隙均可发生。发生于眼眶的神经纤维瘤有三种类型：孤立型神经纤维瘤、丛状神经纤维瘤和弥漫型神经纤维瘤。孤立型神经纤维瘤呈限局性生长，丛状神经纤维瘤是神经纤维瘤病的一部分，弥漫型神经纤维瘤较少伴有神经纤维瘤病。

【病理特点】

目前认为神经纤维瘤为分化较低的神经鞘瘤的一种，仍属神经外胚叶性肿瘤。神经纤维瘤无包膜，

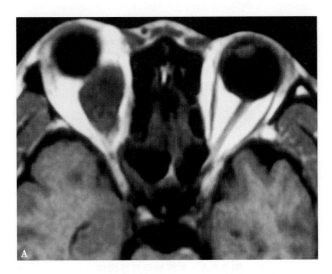

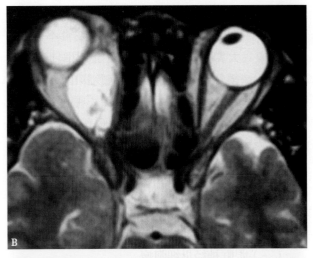

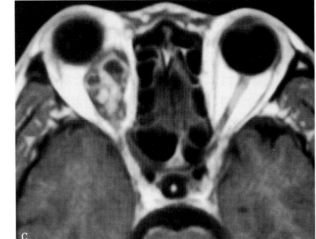

图 2-6-5　右眼眶肌锥内神经鞘瘤
A. 横断面 T_1WI；B. 横断面 T_2WI；C. 增强横断面 T_1WI，肿瘤呈椭圆形，长轴与眼轴一致，呈长 T_1 长 T_2 信号，信号不均匀，增强后肿瘤明显不均匀强化

可与神经鞘瘤进行鉴别。除纤维组织成分大量增生外，瘤组织内还杂以大小不一及数量不等的血管及绳索样粗大神经。

弥漫性神经纤维瘤是外周神经鞘成分的浸润性增生，可取代眶内脂肪，可侵入眼外肌，很多病变为实性，仅中度胶原化，有的病变以黏液样为主，呈胶胨状外观，这种黏液样基质是透明质酸。

孤立神经纤维瘤可有假包膜，无真正的神经束膜，由波形外周神经鞘细胞束构成，基质内有透明质酸和不等量胶原沉着。

【临床特点】

1. **孤立型神经纤维瘤**　较少见，多见于青中年人，主要有慢性眼球突出和斜视等症状。

2. **丛状神经纤维瘤**　是神经纤维瘤病的一部分。多发性神经纤维瘤是一种常染色体显性遗传性皮肤、神经、骨骼系统发育障碍性疾病，称为神经纤维瘤病，亦称 Recklinghausen 病。主要特征是皮肤咖啡色素沉着斑、皮肤多发神经纤维瘤、面部或肢体软而松垂之丛状神经纤维瘤、颅面骨或其他躯干肢体骨发育不良或部分缺损。常为儿童期发病，但在青春期以后病变显著，男多于女。常伴有颅内胶质瘤、脑膜瘤和视神经胶质瘤、视神经脑膜瘤等。眼部可见眼睑和眶部大小不一的蔓状咖啡色神经纤维瘤，瘤组织侵及部位广泛，可累及眶周颞肌以及面部肌肉等，可出现眼睑象皮肿或上睑下垂、眼球突出、眼外肌麻痹等。眶外后壁骨质缺损者可见搏动性眼球突出。

3. **弥漫型神经纤维瘤**　较少伴有神经纤维瘤病。发病年龄相同。

【影像学表现】

1. **孤立型神经纤维瘤**　边界清楚的椭圆形肿块或呈长扁形肿块，通常发生于肌锥内，与眼外肌密度相等，密度均匀或不均匀，增强后肿块轻度至中度均匀或不均匀强化。少数神经纤维瘤可发生恶性变，广泛侵犯眶内结构。神经纤维瘤在 MRI 呈长 T_1 长 T_2 信号，多数信号均匀，少数信号不均匀。

2. **丛状神经纤维瘤**　CT 表现分为四种。①丛状神经纤维瘤：表现为周界不清楚、形状不规则的软组织肿块，颞肌和眼睑肌肉以及眼外肌不规则增粗变形，增强后肿瘤明显强化；②眶骨发育不全：常表现为蝶骨大翼和蝶骨小翼骨质缺损、眼眶扩大等，眶骨骨质缺损严重者，则可继发脑膜膨出或脑膜脑膨出伴眼球突出（图2-6-6、图2-6-7）；③眼眶内肿瘤：神经纤维瘤病最常伴发的眼眶肿瘤有视神经胶质瘤、脑膜瘤、神经鞘瘤、神经纤维瘤等；④眼球内积水表现为巨眼球。一个患者可有上述一种甚至四种表现。MRI对比增强扫描对病灶检出敏感度较高。

3. 弥漫型神经纤维瘤 与丛状神经纤维瘤相似。有时纤维瘤结节影像学无法显示。

（三）眼眶神经母细胞瘤

【概述】

眼眶神经母细胞瘤又名交感神经母细胞瘤，是从交感神经系统未分化细胞起源的高度恶性肿瘤，全身的交感神经节均可发生，好发于肾上腺髓质及腹腔交感神经链。发生在眼眶者，多为继发（腹腔灶的转移），原发者来自睫状神经节，非常罕见。

【临床特点】

眶内原发神经母细胞瘤多见于4岁以下儿童，一般为单侧，也可发生于两侧。临床表现为眼球突出、眼睑水肿。病情发展较快，但较转移性神经母细胞瘤发展慢。

（四）化学感受器瘤

【概述】

化学感受器瘤又名副交感神经节瘤，是一种少见的良性肿瘤。眶内化学感受器瘤可能来自睫状神经节或有关的神经组织，眶内发生部位不定，原发于眶周边者更为多见。真正起源位置尚不明确。

【病理特点】

大体标本见肿瘤呈类圆形、结节状或不规则形，表面光滑，多数有包膜，有时可见出血灶或不规则囊腔。镜下见类上皮样瘤细胞紧密排列成巢状，外有毛细血管及少量纤维包围。少数肿瘤缺乏包膜，局部伴有骨质破坏，属局部恶性肿瘤。

【临床特点】

临床表现介于良性和恶性肿瘤之间，病程长短不一，从数个月至数年。多表现为一侧性眼球突出，呈轴性前突或向一侧移位。发展较快者可有眶区疼痛和视力减退，眼球运动障碍也较常见。

【影像学表现】

在CT上，肿瘤表现为类圆形高密度肿块影，边界清楚，密度均匀，或肿瘤内有低密度区。增强后肿块强化明显。邻近骨质破坏，肿瘤可向颅内或颞

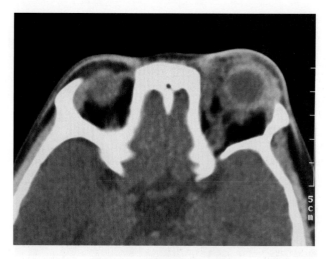

图2-6-6 左眶神经纤维瘤病

CT横断面左眶肌锥内及眼球周围可见边界不清、形状不规则软组织肿块

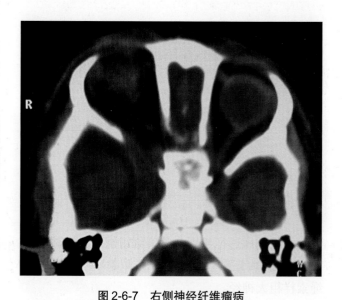

图2-6-7 右侧神经纤维瘤病

CT横断面，右眼眶丛状神经纤维瘤累及眼睑，表现为眼睑软组织增厚；右侧蝶骨小翼发育不全，右眶上裂扩大

凹蔓延。化学感受器瘤在MRI的T_1WI、T_2WI上均呈中等强度信号。MRI对显示颅内蔓延更为清楚。本病缺乏特征性影像学表现（图2-6-8）。

（五）颗粒细胞瘤

【概述】

颗粒细胞瘤发生部位往往与横纹肌有关，曾被误认为是一种起源于肌肉的肿瘤，名颗粒性肌母细胞瘤。近来认为这是一种起源于神经鞘细胞的肿瘤。颗粒细胞瘤是一种良性肿瘤，全身各部位均可发生。发生于眶内者甚为少见。眼眶颗粒细胞瘤见于眼外肌或肌锥内、外间隙内，一般有完整包膜，也有无囊膜者。为血供丰富的占位病变。

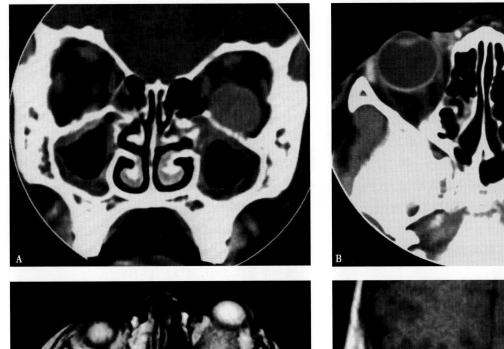

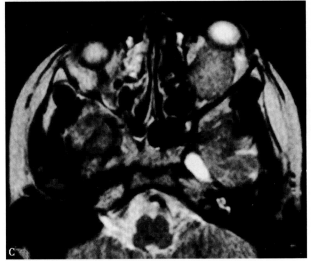

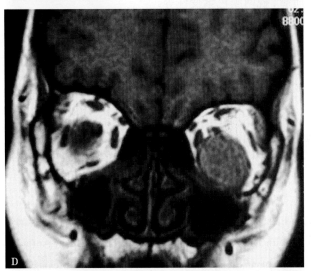

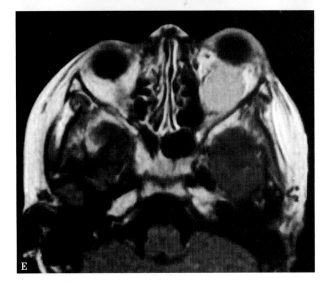

图 2-6-8 左眶肌锥内化学感受器瘤

A. CT 平扫冠状面,于肌锥内间隙内下部见类圆形肿块,边界清楚,密度均匀;B. 增强 CT 横断面,肿块明显强化;C. 横断面 T$_2$WI;D. 冠状面 T$_1$WI,示肿瘤呈等信号;E. 增强横断面 T$_1$WI,肿瘤强化明显

【临床特点】

颗粒细胞瘤可见于各个年龄组,女多于男。临床表现介于良性肿瘤、恶性肿瘤和动、静脉瘘之间,病程数个月至数年,表现为渐进性眼球突出和眼球运动障碍。因肿瘤多位于眶前部,眼球常向一侧移位。

【影像学表现】

颗粒细胞瘤 CT 表现为类圆或不规则形高密度肿块,边界清楚,密度均匀,可明显强化;如肿瘤位于眼外肌之内,则显示肌肉肿大。MRI 示肿瘤在 T$_1$WI 与肌肉呈等信号,T$_2$WI 呈低信号,增强后可均匀一致强化。DSA 可发现眼动脉增粗，在动脉期肿瘤充分显影，并出现引流静脉。

（六）血管、脑、三叉神经综合征

血管、脑、三叉神经综合征（Sturge-Weber 综合征）又称脑 - 颜面部血管瘤。本病被认为是胚胎早期（约 6 周前）血管系统发育异常所致，是一种先天性肿瘤，有时全家中可有数人发病。但是否有遗传性尚无定论。

临床表现包括颜面部窦性血管瘤、先天性青光眼及癫痫发作等。其中颜面部窦性血管瘤沿三叉神经（眼支、上颌支）分布。

其他眼部病变还有视网膜静脉阻塞、视网膜胶质瘤、视网膜色素变性等。

五、面神经相关疾病影像表现

请参考颞骨部分面神经章节。

（满凤媛　王振常　鲜军舫）

参 考 文 献

1. Ventura RE，Balcer LJ，Galetta SL. The neuro-ophthalmology of head trauma. The Lancet Neurology，2014，13（10），1006-1016.

2. Elnahry AG，Elnahry GA. Oculomotor Nerve Palsy Associated with Duplication of Middle Cerebral Artery，Anterior Communicating Artery Aneurysm，and Parietal Meningioma. Neuroophthalmology，2018，43（1）：53-55.

3. 田国红，沙炎. 血管神经眼科学疾病浅析. 中华眼耳鼻喉科杂志，2017，17（1）：71-76.

4. 于炎冰. 颅神经功能障碍在眼科的表现. 中华眼科杂志，2014，50（12）：959-960.

5. 刘海平，胡海箐，黄玉书，等. 鞍上区实性肿瘤 CT 和 MRI 鉴别诊断. 临床放射学杂志，2017，36（5）：615-618.

6. 田国红，万海林，沙炎. 影像学技术在神经眼科疾病诊断中的应用. 中国眼耳鼻喉科杂志，2017，17（5）：309-317.

7. Milo R，Miller A. Revised diagnostic criteria of multiple sclerosis. Autoimmun Rev，2014，13（4/5）：518-524.

8. 吴任国，王振常，鲜军舫，等. 视交叉的 MRI 解剖. 中华放射学杂志，2004，38（2）：165-169.

9. Elnahry AG1，Elnahry GA. Computed Tomography Angiography of Bilateral Intracavernous Internal Carotid Artery Aneurysms. Neuroophthalmology，2018，42（6）：404-405.

10. Yonghong J，Kanxing Z，Zhenchang W，et al. Detailed magnetic resonance imaging findings of the ocular motor nerves in Duane's retraction syndrome. J Pediatr Ophthalmol Strabismus，2009，46（5）：278-285.

11. 满凤媛，郝大鹏，吴晓，等. 眼球后退综合征磁共振成像分析. 眼科，2010，19（5）：309-314.

12. 王振常，鲜军舫，张征宇. 同仁眼科影像诊断手册. 北京：人民军医出版社，2013.

第三章　耳部影像学

第一节　影像学检查方法

一、X线

(一)普通X线摄影检查

常用的体位有以下几种。

1. **许氏位(Schüller 位)**　又称乳突侧位,患者俯卧,头部矢状面与胶片平行,X线中心线向足侧呈 25°～30° 角射入;或用 25°～30° 角度板,X线中心垂直射入胶片。该体位可显示乳突气房、乙状窦、乳突导血管、鼓室盖、颞下颌关节等。

2. **斯氏位(Stenvers 位)**　又称颞骨岩部后前位,使用一端向头端倾斜 12° 摄片架,患者俯卧,头颅矢状面向患侧倾斜 45°,眶下缘和外耳孔连线垂直于胶片。该体位可显示岩骨尖及其上下缘、乳突尖部及蜂窝、乳突窦、迷路等。

3. **梅氏位(Meyer 位)**　又称颞骨岩部横断面,使用向足侧倾斜 45° 的摄片架,患者仰卧,头颅矢状面向患侧转 45°,使外耳孔置于胶片中心的上 3/4 处,X线自对侧眼眶上方额部进入,通过患侧外耳孔到胶片中心。该体位可显示乳突蜂窝、乳突窦、内耳道、外耳道、迷路及颞下颌关节等。

4. **劳氏位(Law 位)**　又称乳突双 15° 侧位,使用可向两侧和足侧各倾斜 15° 的片架,上置暗盒,患者俯卧,使患侧乳突靠近胶片,头颅矢状面与片盒平行,将耳廓向前折叠并使外耳孔紧贴胶片中心,X线通过对侧外耳孔后上方 5cm 处,达患侧外耳孔垂直到达胶片中心。该体位可显示乳突气房、乳突窦、鼓室盖、乙状窦等。

投照时要求采用小焦点、加用遮光筒以增加清晰度。

(二)特殊X线摄影检查

1. **耳体层摄影**　可使中内耳一些细微结构在一定程度上得到显示。

2. **咽鼓管造影**　了解咽鼓管的通畅状况。

3. **正负压灌注乳突造影**　了解乳突发育情况,且碘油对中耳炎有治疗效果。

4. **内耳道脑池造影**　了解内耳道充盈情况,对早期诊断听神经瘤有一定帮助,还可诊断桥小脑脚处病变。

随着 CT 和 MRI 技术的发展,耳部 X 线检查已逐步被 CT、MRI 取代。

二、CT

颞骨主要由骨性结构及气体构成,结构细微且对比度高,仅有少量软组织,因此特别适合高分辨 CT(high resolution computed tomography, HRCT)检查。

(一)常规 HRCT 检查

1. **横断面 HRCT 检查**　横断面 CT 检查对于外耳道前后壁、锤砧关节、鼓室的前、后、内、外壁、乙状窦壁以及颞下颌关节显示较清楚。受检者仰卧,头稍后仰。以听眦线为基线,从外耳孔上缘 10mm 开始,以 1～2mm 层厚向下扫描,向下至少包全外耳道下壁。窗宽 3 000～4 000HU,窗位 600～700HU。

2. **冠状面 CT 检查**　冠状面 CT 检查显示鼓膜嵴、上鼓室、颅底骨质、水平半规管、前庭窗、内耳道横嵴以及鼓室底壁与颈静脉球窝的关系较横断面清晰。另外,当球管角度与听骨链平行时,还可清楚地显示听小骨的衔接关系,故耳部 CT 常规取冠状面检查。受检者仰卧,肩背部稍垫高,头后仰置于头架中,尽可能使听眦线与水平面平行,或倾斜扫描架向头侧倾 20° 以内,使扫描平面和听眦线大致垂直。自外耳孔前缘开始以 1～2mm 层厚向后扫描,向后至少包全后半规管。窗宽 3 000～4 000HU,窗位 600～700HU。

(二)多层螺旋 HRCT 检查

多层螺旋 CT 可实现快速容积扫描,容积采样使得 Z 轴方向有了连续的数据,大大提高了 Z 轴方向的空间分辨力,为多种后处理技术提供了基础,采用螺距 0.875、准直 0.5mm、间隔 0.3mm、FOV 250mm×250mm、矩阵 512×512 及骨算法重建,通过后处理技术可获得与直接扫描图像质量相同的任意方位的图像,可取代直接冠状面扫描,同时患者辐射剂量减少。颞骨常用的后处理方式有以下五种。

1. 表面遮盖成像(surface shaded display,SSD) 能够得到整个颞骨立体解剖图像,自由旋转图像,可得到颞骨解剖的整体印象,可用于术前了解每位患者的颞骨解剖特点。

2. 容积再现(volume rendering,VR)技术 能实现听骨链、内耳膜迷路等三维立体显示,在临床应用中有着独特的应用价值。

3. CT 仿真内镜(CT virtual endoscopy,CTVE)显示技术 利用 Navigator 软件对容积数据进行三维重建,获得中耳仿真内镜图像。移动仿真内镜,能较清楚显示外耳道、中耳腔各个壁的内表面,还可从不同角度观察听骨链,使中耳腔这一复杂部位的立体解剖有了直观地显示。

4. 多平面重组(multiplanar reformation,MPR)技术和曲面重组(curved planar reconstruction,CPR)技术 MPR 是在螺旋 CT 容积扫描图像上根据需要任意划线,沿该线将一系列连续横断面的所有像素进行重新组合,即可获得沿划线平面的二维图像,包括冠状面、矢状面和任意角度斜面图像。

CPR 与 MPR 原理相似,也是在容积数据的基础上沿感兴趣区器官划一条曲线,即可获得沿此曲线的二维图像。

5. 最大密度投影(maximum intensity projection,MIP) 在运用 MIP 进行某些结构图像的后处理时,为了避免结构的重叠过多,常采用薄层最大密度投影(thin MIP)进行处理。

三、MRI

应用于颞骨的 MRI 检查主要序列有以下几种。

1. 二维自旋回波序列 为 MRI 最常用的基本序列,获取 T_1WI、T_2WI 及 Gd-DTPA 增强 T_1WI。增强 T_1WI 可用于诊断内耳道小听神经瘤。

2. 三维梯度回波(three dimensional gradient recalled echo,3D GRE) 三维稳态扰相梯度回波(3D spoiled gradient recalled acquisition in steady state,3D SPGR)翻转角 20°~30°。层厚 1.0~1.3mm。可用头部线圈,两侧同时扫描。T_1WI 平扫加 Gd-DTPA

增强扫描,用于显示内耳道外颞骨内面神经及各种病变。三维积极干预稳态梯度回波(3D constructive interference in steady state,3D-CISS)TR 12.5ms,TE 5.9ms,翻转角 30°,为重 T_1WI。用于显示迷路腔及内耳道内面神经、前庭蜗神经,亦可显示内耳道内小听神经瘤。

3. 三维快速自旋回波(three dimensional fast spin-echo,3D FSE)T_2 加权像 采用 TR 3 000~4 000ms,TE 102~250ms,层厚 1.0~1.5mm,无间隔扫描。进行最大密度投影后处理后可清楚显示迷路腔的影像。

4. 水成像(hydrography) 采用长 TE 技术,获得重 T_2WI,突出水的信号,合用脂肪抑制技术,并利用最大密度投影和三维重建法,可获得 MRI 水成像,使内耳含水的迷路腔清晰显影。

(邬海博)

第二节 以症状导向的影像 检查路径及规范

近年来,随着影像学检查技术的不断发展,检查设备的不断更新,耳部疾病影像学诊断已日益完善。在耳部影像学检查中,现在主要采用高分辨 CT 和磁共振。对于不同疾病症状,正确选择检查方法有助于全面正确的诊断。

一、常见耳科症状

耳科常因局部炎症、异物、畸形、外伤、肿瘤或全身性疾病出现一系列症状,包括耳部耳鸣、听力下降、疼痛、流溢等,也可出现全身其他症状,如眩晕、头痛、面瘫等,而如何根据这些症状表现选择合适的影像学检查方法,从而及时准确诊断疾病,显得尤为重要。

二、以症状导向的影像检查路径选择

(一)耳鸣

1. 耳鸣 耳鸣是在外界施加刺激或电刺激时,人的耳内或颅内产生的一种超过一定时程的声音感觉。耳鸣不是一个独立病,造成耳鸣原因复杂,按时程长短分为持续性耳鸣及搏动性耳鸣;按主客观分类,分为主观性耳鸣及客观性耳鸣。

(1)主观性耳鸣:又称自觉性耳鸣。只有患者自己能感受到耳鸣,可为一侧或双侧性。性质多样,可呈铃声、嗡嗡声、哨声、汽笛声、虫鸣声等。引起

主观性耳鸣的原因多种多样，常见病因有：外耳道的炎症、耵聍异物、肿瘤阻塞、中耳炎、鼓室内病变、耳硬化症、梅尼尔病、耳毒性药物中毒等。

（2）客观性耳鸣：又称为他觉性耳鸣，是一种自己与他人都能听到的耳鸣。此种病例很少见，耳鸣可表现为有节律的马蹄声、钟摆声或其他无节律杂音。引起他觉性耳鸣的原因有：颅内及颈部的动静脉瘘或动脉瘤，产生与脉搏一致的搏动性耳鸣，其节奏与心跳脉搏一致，占耳鸣4%左右；由血管异常引起，分为动脉性及静脉性，其中动脉性原因主要有动脉粥样硬化、迷走颈内动脉、动静脉瘘、动脉畸形等。静脉性搏动性耳鸣主要由乙状窦异常、高位颈静脉球所导致。此外，良性颅高压、肌阵挛（软腭、听小骨骨痉挛）、咽鼓管异常开放、富血供肿瘤等，常能听到与呼吸节律一致的耳鸣。

2. **影像学检查路径选择**　搏动性耳鸣首选颞骨HRCT平扫及双期增强扫描。关键点为：双期增强技术与高分辨CT结合；采用骨算法；采用不同时间窗技术显示不同血管。之后对源图像在工作站进行后处理，可行冠、矢状位及任意平面重建显示。对于颞骨血管源性病变来说，强化后相关责任血管强化明显，可明确观察病变，了解有无迷走颈内动脉，乙状窦是否前置以及岩上窦、岩下窦情况。另外通过三维重建可以显示有无永存镫骨动脉、有无异常走行静脉、有无动静脉畸形以及富血供肿瘤供血情况等。下文列出了部分CT表现：

（1）永存镫骨动脉：CT表现为起自颈内动脉岩骨段的小动脉，通过一骨性小管进入鼓室下部，向上通过镫骨脚间，然后进入面神经管，和面神经一起延伸，增强扫描与颈内动脉同步强化。

（2）颈静脉球裸露：CT表现为颈静脉球内侧壁无骨壁。

（3）迷走颈内动脉：CT表现为经中耳腔的管状肿物，增强扫描动脉期明显强化，与颈内动脉相连。

（4）大导静脉：CT表现为导静脉明显增宽。

（二）耳聋

听力下降一般称为耳聋，也称听力损失、听力残疾或听力障碍。按听力损失平均听阈级分为轻度、中度、重度、极度（全聋）几种情况，轻度听阈级为26～40dB HL；中度41～60dB HL；重度61～80dB HL；极度（全聋）>81dB HL。按病变部位将耳聋分为传导性耳聋、感音神经性耳聋和混合性耳聋3类。

1. **传导性耳聋**　外耳或中耳病变引起的听力障碍称为传导性耳聋，为声音传导通路（外耳道、鼓膜、听骨链及前庭窗）破坏所致。可致传导性耳聋的疾患有：外耳道阻塞病变，如外耳道闭锁（先天、后天）、耵聍栓塞、外耳道炎症、肿瘤所致的外耳道狭窄等；中耳发育不良，以听骨链中断或畸形为多；中耳腔炎性病变，各种急慢性中耳乳突炎；鼓室硬化症；耳硬化症；外伤，鼓膜穿孔及听骨链损伤、听小骨骨折或脱位。

影像学检查路径选择：以传导性耳聋为主要症状的耳部疾病，首选高分辨CT检查。可明确外耳道阻塞原因、中耳腔发育情况及听小骨畸形程度、内耳周围的密质骨密度是否减低、外伤损伤情况，如若合并面瘫，可行面神经三维重建明确面神经管骨壁情况，并结合MRI增强扫描明确有无面神经损伤。部分疾病的影像学表现如下：

（1）骨性外耳道闭锁：CT表现为外耳发育不良及中耳异常，表现多样；中耳腔小，通常伴有听小骨畸形；面神经管乳突段常前移。

（2）外耳道胆脂瘤：CT表现为外耳道肿块，外耳道骨性前、后壁骨质破坏，病变内骨质碎片。

（3）听小骨发育不良：CT表现为听小骨形态不规则、发育不良或不发育，听骨链不连续。

（4）颞骨骨折累及面神经管：CT表现为颞骨骨折线，听小骨断裂或脱位，砧镫关节最常受累，伴有面神经管骨壁断裂。

（5）中耳胆脂瘤：CT表现为中耳腔软组织密度病灶，伴鼓室壁骨质破坏，鼓室盾板变钝，听小骨骨质吸收破坏。MRI表现：DWI序列病变弥散受限。

2. **感音神经性聋**　病变位于螺旋器的毛细胞、听神经或各级听中枢，对声音的感受与神经冲动的传导发生障碍，引起的听力下降即为感音神经性耳聋。其中毛细胞病变引起者称感音性聋（耳蜗性聋或终器性聋）常有重振现象。病变位于听神经及其传导径路者称神经性聋（蜗后性聋或之后性聋），其特点为语言辨别率明显下降。病变发生于大脑皮层听中枢者称中枢性聋，常伴有其神经系统症状。病因包括先天性内耳畸形、迷路炎、前庭蜗神经肿瘤、外伤、噪声损伤、药物中毒、高热、脑炎、自身免疫机制、遗传因素致耳聋及突发性耳聋。

影像学检查路径选择：以感音神经性耳聋为主要症状的耳部疾病，首选磁共振检查。可明确膜迷路情况。部分疾病的影像学表现如下：

（1）大前庭导水管综合征：MRI表现为大前庭导水管水样信号影明显增粗，水成像显示清晰。

（2）听神经未发育：MRI表现为斜矢状位可见蜗

神经、前庭上、下神经未显示，内耳道出口仅见一根神经断面（面神经）。

（3）不完全分隔Ⅱ型畸形：MRI表现为耳蜗周数不够，呈1.5圈，囊状前庭。

3. 混合性聋 耳传音与感音系统同时受累所致的耳聋称混合性聋，患者在同一耳既有传导性耳聋又有感觉神经性耳聋。常见者如中耳炎、老年性聋、噪声聋或全身疾病所引起的聋。听力改变特征是既有气导损害，又有骨导损害。病因主要为中耳炎症，导致蜗内感染；硬化性迷路炎；耳硬化症晚期及其他少见疾病，如成骨不全耳部改变，Paget病等。

影像学检查路径选择：以混合性耳聋为主要症状的耳部疾病，高分辨CT为首选。

（1）成骨不全：CT表现为耳蜗、半规管周围硬质骨密度减低，听小骨骨质密度减低。

临床表现：蓝鼓膜，反复骨折，家族史。

（2）硬化性迷路炎：CT表现为中耳炎后耳蜗腔内密度增高，半规管密度增高。

（三）眩晕

眩晕是因机体对空间定位障碍而产生的一种动性或位置性错觉，患者感到自身或周围环境物体旋转或摇动的一种主观感觉障碍，常伴有客观的平衡障碍、一般无意识障碍。临床上将眩晕分为周围性眩晕及中枢性眩晕。由内耳迷路或前庭部分、前庭神经颅外段（在内耳道内）病变引起的眩晕为周围性眩晕，包括梅尼埃病、急性迷路炎等，中枢性眩晕是指前庭神经核、脑干、小脑和大脑颞叶病变引起的眩晕。

影像学检查路径选择：以眩晕为主要症状的检查，首选MRI。可明确迷路情况。

（1）梅尼埃病：MRI表现为膜迷路积水早期可见蜗管及球囊膨大，前庭膜被推向前庭阶。积水加重可使椭圆囊及半规管壶腹膨胀。

（2）急性迷路炎：MRI表现为迷路内腔信号不均匀。

（四）面瘫

面瘫是以面部表情肌群运动功能障碍为主要特征的一种疾病。原因很多，面神经本身病变及脑干中枢病变均可引起。脑干病变，包括肿瘤、脑炎、脑脓肿等；脑池和内耳道病变，包括桥小脑角区病变等；周围性面瘫常见，常为颞骨病变及腮腺段病变所致，本章着力点为颞骨内病变，包括外伤、手术损伤、肿瘤、炎症、Bell麻痹等。

影像学检查路径选择：以周围性面瘫为主要症状的检查，MRI及CT均需要检查。HRCT检查明确颞骨骨质情况，MRI检查明确面神经受损或肿瘤情况。

（1）面神经Bell麻痹：CT表现正常。MRI表现：薄层增强扫描，经后处理行面神经曲面重建，显示面神经颞骨段全程强化、伴或不伴节段性强化，无占位效应。

（2）颞骨骨折：CT可见骨折线，面神经骨壁不连续，面神经鼓室段最易受累。MRI表现：薄层增强MRI显示，受损面神经边缘毛糙，轻度肿胀，有强化。

（3）Ramsay Hunt综合征：CT无明显异常。MRI表现：面神经膝状神经节、鼓室段可见强化。外耳道、耳廓可见结节。

（董　燕　杨军乐）

第三节　影像解剖

一、影像解剖基础

耳分为外耳、中耳及内耳，外耳由耳廓及外耳道组成，中耳由鼓室、咽鼓管、乳突窦及乳突组成，内耳由耳蜗、前庭及半规管组成，中耳和内耳位于颞骨内。

1. 颞骨大体解剖 耳部重要的解剖结构均位于颞骨内，颞骨位居顶骨、蝶骨与枕骨之间，参与构成颅底和颅腔侧壁，经颞下颌关节与下颌骨相接。颞骨形状不规则，内部各结构相互重叠，方向位置各异，解剖关系极为复杂。以外耳道为中心可将其分为鳞部、岩部、鼓部、乳突部及茎突五部分。

（1）颞骨鳞部：位于前上方，形似鱼鳞，外面又称颞面，参与组成颞窝的内侧壁，有颞肌附着。顶缘与顶骨相接，蝶缘与顶骨、额骨和蝶骨大翼共同组成翼点；颞鳞的后缘接顶骨和枕骨；前部下方有颧突，该突向后上的弯线即颞线，为颞肌附着处的后界，并有颞筋膜附着。颞线向下1cm处是鳞部与乳突部的交界。颧突水平伸向前，与颧骨的颞突连结构成颧弓。颧弓的后根、乳突前缘的延长线和外耳道后壁之间共同围成外耳道上三角，即乳突窦的外侧壁。颧弓的深面为颞窝，有颞肌充填。颞鳞内面又称大脑面，凹凸不平，可见脑膜中动脉沟前、后支走行。

（2）颞骨岩部：骨质较密，位居颅底，介于枕骨与蝶骨之间，从后外斜向前内，为小脑幕外侧缘的附着处，也是颅中窝与颅后窝的分界标志。内藏前庭蜗器、面神经管与面神经、颈动脉管等。可分为前、后、下三个面及一尖、一底。颞骨岩部的底续接鳞部及乳突部。颞骨岩部的尖朝向前内侧，构成破裂孔的后壁，居枕骨及蝶骨大翼之间，尖端有颈动脉管的内口。颞骨岩部的前面为颅中窝后份，借岩鳞缝连于鳞部的内面。岩部的后面朝向颅后窝，续连乳突部的内面，近中央部分有内耳门，内接内耳道，长约 1cm，有面神经、前庭蜗神经及迷路动脉出入。岩部的下面凹凸不平，参与组成颅底外面的一部分，近中央部有颈动脉管外口。

（3）颞骨乳突部：居颞骨后份。外面粗糙，有枕肌和耳后肌附着，该面有许多小孔，最大的是乳突孔，有导静脉穿过连于横窦，或枕动脉的分支穿过。乳突部向下形成乳突，大小不等，一般男性大于女性，为胸锁乳突肌的止点。乳突内有乳突气房，数量和大小不一，一般上份气房大而含气，越向下气房越小，近乳突尖处则更小且含骨髓。乳突可根据气房气化程度不同分为气化型、板障型、硬化型和混合型四型。乳突的前上份有乳突窦，腔大而不规则，向下连通乳突气房，向前通鼓室上隐窝。乳突窦的上界为鼓室盖，与颅中窝相邻，下界为乳突，外侧界为外耳道上三角，内侧界为水平半规管。乳突内面有乙状窦沟，该沟仅隔一薄的骨板与乳突气房相邻。

（4）颞骨鼓部：居鳞部下方，乳突部之前，为一弯曲的骨片，组成外耳门和外耳道的骨性部。其内侧有一窄沟称鼓沟，有鼓膜附着。上缘外侧续下颌关节窝后壁，内侧为岩鼓裂后壁。下缘内侧较薄，外侧变厚，容纳茎突。外侧缘附以耳廓软骨。内侧缘与岩部、鳞部和乳突部结合，为鼓乳裂的前壁。外耳道长约 2cm，由后外斜向前内，中部略向上凸。其前、下和后壁下份为鼓部，上壁和后壁上份属于鳞部。外耳道底被鼓膜封闭，外耳门上界是颧突后根，根下有外耳道上棘。

（5）茎突：长短不定，从颞骨的下面伸向前下方，有茎突舌骨韧带、茎突下颌韧带、茎突舌肌、茎突咽肌和茎突舌骨肌附着。茎突舌骨韧带连于舌骨小角，该韧带可部分或全部骨化。

2. 颞骨局部解剖

（1）鼓室：鼓室有六个壁，外侧壁为鼓膜，上 1/4 部分为松弛部，下 3/4 部分属紧张部，中央是鼓膜脐。上壁又称鼓室盖，为一薄的骨板。下壁为颈静脉壁，与下方颈内静脉隔以一薄骨板。前壁为颈动脉壁，即颈动脉管的后壁，其上部为颞骨岩部与鳞

部的交界处，有鼓膜张肌半管位于上部，咽鼓管半管居其下方。后壁为乳突壁，上部有乳突窦的入口。内侧壁为迷路壁，也是内耳前庭部的外侧壁，该壁中间圆形隆起，称岬。岬的后上方是前庭窗（卵圆窗），后下方是蜗窗（圆窗）。前庭窗后上方的弓形隆起，称面神经管凸，内藏面神经。

鼓室内有三块听小骨分别为锤骨、砧骨及镫骨。锤骨是三块听小骨中最大者，分为头、颈、柄三部分，锤骨头为上端膨大部分，位于上鼓室，其后内侧面有一长马鞍形关节面，与砧骨体前面的鞍状关节形成锤砧关节。锤骨头下方稍细，为锤骨颈。锤骨颈以下细扁状部分为锤骨柄。砧骨形似双尖牙状，位于锤骨和镫骨之间，可分为砧骨体、长脚（突）、短脚（突）三部分。砧骨体位于上鼓室，其前面与锤骨头形成锤砧关节。砧骨短突长约 5mm，砧骨长突末端略膨大，称为"豆状突"与镫骨头形成砧镫关节。镫骨为听小骨中最小者，且位于听小骨的最内端。镫骨形如马镫，分为头、颈、前脚、后脚和底（或称底板、足板）。镫骨头的大小和形状变异甚大，其顶部为一凹陷关节面，与砧骨豆状突形成砧镫关节，镫骨颈很短，有时不易辨认，前脚比后脚细且短而直，后脚相对稍长而弯曲。镫骨底板的大小和形状与前庭窗相当。

咽鼓管是鼓室与鼻咽部之间通道，可分为前内侧的软骨部和后外侧的骨性部，一般软骨部约占咽鼓管长度的 2/3，骨性部约占咽鼓管全长的 1/3。两部交界处为咽鼓管峡。成人咽鼓管长而倾斜。小儿咽鼓管短、粗而水平。

（2）内耳：内耳又称迷路，深藏于颞骨岩部内，由骨性管道和其深面的膜性管道组成。

骨迷路为一系列骨性管道，内含外淋巴液。由骨半规管、前庭和耳蜗组成。

骨半规管由三个彼此互相垂直的半环状骨管组成，分别称为上骨半规管、外骨半规管和后骨半规管。每个半规管均有两个骨脚连于前庭，其中骨脚膨大者称壶腹骨脚（骨壶腹）。此外，上骨半规管与后骨半规管后方两个非壶腹骨脚合成一个总骨脚，故三个骨半规管共有五个骨脚，以五个孔开口于前庭壁。

前庭位于骨迷路的中间部分，近似椭圆形的腔隙，有前、后、内、外侧四个壁。外侧壁为鼓室的内侧壁，有前庭窗和蜗窗。内侧壁对内耳道的底，前庭蜗神经穿经此壁。前壁较窄，有蜗螺旋管入口，通前庭阶。后壁较宽，经五个孔与三个骨半规管相通。

耳蜗位于内耳的前内侧，蜗螺旋管沿蜗轴旋转两周半，耳蜗尖称蜗顶，朝向前外侧，蜗底朝向后内侧，正对内耳道底。

膜迷路由膜状结构组成，包含内淋巴液。可分为膜半规管、椭圆囊、球囊和蜗管。膜半规管套于骨半规管内，与骨半规管形态一致，骨壶腹的深面套以膜壶腹，膜壶腹壁上的隆起称壶腹嵴，是位置觉感受器。球囊和椭圆囊位于前庭部的深面，椭圆囊的后壁上有五个孔与三个膜半规管相通。球囊较小，位居椭圆囊的前下方，向前下经连合管与蜗管相通。蜗管套在骨蜗螺旋管内，一端借连合管与球囊相通，另一端在蜗顶，顶端为细小的盲端。

（3）面神经：分为5段，颅内段、内耳道段、迷路段、鼓室段及乳突段，颅内段离开延髓脑桥沟，穿过脑桥小脑角池，行至内耳门。

内耳道段为内耳门到内耳道底的面神经区，长7～8mm，面神经的第一段与第二段均与前庭蜗神经和迷路动脉伴行，此处的蜗神经肿瘤极易压迫面神经产生核下性面瘫。

迷路段为最短的一段，仅3～4mm，行向外侧面微斜向前，在前庭与耳蜗之间到达膝神经节。

鼓室段面神经自膝神经节转向后稍向下。经鼓室内侧壁前庭窗的后上方，到达鼓室后壁，为中耳炎性病变和手术时最易损伤的部位，该段长8～12mm。水平段面神经从水平面转向垂直面进入乳突，弯曲形成一110°～127°向前开放的角，转折膝部长2～3mm。

乳突段面神经自锥隆起之后，转向下1～2mm开始，或其上端位于外半规管后端下方，相当于砧骨短突之下和锥隆起平面，下达茎乳孔，乳突段全长15～20mm。

（4）乳突窦和乳突气房：乳突窦位于鼓室上隐窝的后方，向后下与乳突气房相通。乳突气房为乳突部的骨松质气化而成，该部的黏膜与乳突窦和鼓室的黏膜相续，故中耳炎症可经乳突窦侵犯该部并发乳突炎。

3. 发育变异

（1）乳突：乳突的影像学表现与乳突的类型有关。乳突可根据气房气化程度不同分为气化型、板障型、硬化型和混合型四型。①气化型乳突表现为乳突气房透明、清晰，间隔完整、锐利。气房的大小不等，靠近乳突边缘者较大，特别是乳突尖部。②板障型乳突表现为气房小而多，气房间隔较厚，外层骨质较厚，颇似头盖骨的板障构造。③硬化型

乳突表现为气房未发育，骨质致密。④混合型乳突界于板障型与气化型之间。

（2）乙状窦前位：横断面CT可见乙状窦骨板距外耳道后壁距离小于1cm，称为乙状窦前位，好发于硬化型乳突。手术如触及易引起大出血。

（3）鼓室盖低位：冠状面CT图像所见鼓室盖至外耳道上缘之间的距离，如果小于5mm提示鼓室盖低位，手术中如果意识不到鼓室盖的发育特点，很容易造成中颅窝底破坏，引起颅内并发症。

（4）颈静脉球高位：横断面CT图像表现为颈静脉球上缘超过耳蜗底周层面，颈静脉球向上突出部分与颈静脉密度相同并相连，周围骨质结构光整无破坏，MRI表现为血流信号。

二、CT 影像解剖

1. 横断面 CT 影像解剖　由上而下层面分别叙述如下：

（1）上骨半规管层面：在颞骨岩部骨质内见两小点状低密度影，分别为上骨半规管前脚、后脚的断面影像，前后脚间可见一向内前走行的细管影，称为弓形下窝，其内走行弓下动脉。上骨半规管后脚与后骨半规管上脚为共脚，称为总骨脚。稍下层面显示三点状管道断面，从前向后依次为上骨半规管前脚、总骨脚和后骨半规管弓部。后骨半规管上脚、下脚在此相邻层面显示为线状管道影（图3-3-1A）。

（2）外骨半规管层面：外骨半规管显示为环状结构，内接前庭，其外侧前为上鼓室经乳突窦入口接乳突窦。其后方圆形点状影为后骨半规管弓断面。前庭内上方与耳蜗底周之间斜向前外之管状结构为面神经管迷路段，前接膝状神经窝。内侧较粗的管状结构为内耳道，其内径为4～6mm，正常两侧对称（图3-3-1B）。

（3）前庭窗层面：中间椭圆形低密度影为前庭，其外侧通向鼓室骨质缺如区即为前庭窗，由镫骨底板封闭。鼓室内可见两个骨性结构，前方圆形骨结构为锤骨头，后方三角形结构为砧骨体及砧骨短脚，锤骨头与砧骨体形成锤砧关节。其前外侧线状低密度影为鼓膜张肌，其上一层面线状结构为面神经管鼓室段。前庭内侧为内耳道，前为耳蜗底周和中周。前庭后方可见总骨脚入前庭处，后外侧可见后骨半规管点状断面影，后内侧线状低密度影为前庭导水管，其宽度正常小于1.5mm（图3-3-1C）。

（4）耳蜗层面：此层面耳蜗可呈两周或两周半结构，呈螺旋状。耳蜗底周向鼓室突出之骨性结构

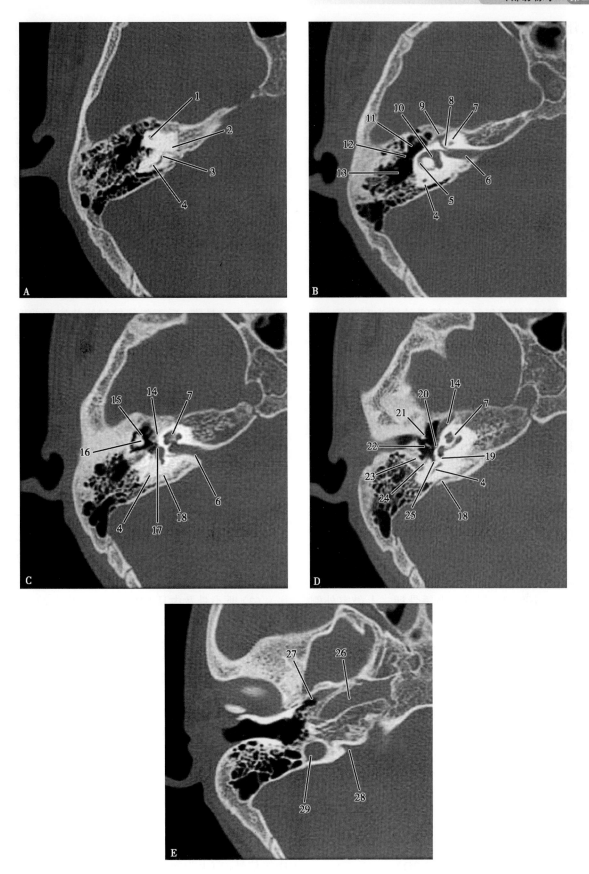

图 3-3-1　横断面 CT 影像解剖

A. 上骨半规管层面；B. 外骨半规管层面；C. 前庭窗层面；D. 耳蜗层面；E. 颈动脉管层面

1. 上骨半规管；2. 弓形下窝；3. 总骨脚；4. 后骨半规管；5. 外骨半规管；6. 内耳道；7. 耳蜗；8. 面神经管迷路段；9. 膝状神经节；10. 前庭；11. 上鼓室；12. 乳突窦入口；13. 乳突窦；14. 鼓膜张肌；15. 锤骨头；16. 砧骨体；17. 前庭窗；18. 前庭导水管；19. 圆窗；20. 鼓岬；21. 锤骨颈；22. 砧骨长脚；23. 面神经隐窝；24. 锥隆起；25. 鼓室窦；26. 颈动脉管；27. 咽鼓管；28. 耳蜗导水管；29. 颈静脉球

称为骨岬，与耳蜗底周相接之后方骨质缺如区为蜗窗。耳蜗前外线状影为鼓膜张肌，其上一层面可见鼓膜张肌经匙突转向外侧以鼓膜张肌腱与锤骨柄相连。鼓室中部可见两骨性结构，前点状结构为锤骨颈断面，线状结构为砧骨长脚。鼓室后壁中间骨性隆起称为锥隆起，锥隆起内侧隐窝称为鼓室窦，又称锥隐窝，锥隆起外侧隐窝称为面神经隐窝，其后方为面神经后膝部。锥隐窝后内方线状低密度影为后骨半规管下脚，在后方可见前庭导水管及其开口（图3-3-1D）。

（5）颈动脉管层面：颞骨岩部由后外斜向前内的粗管状结构即为颈动脉管，其后方圆形低密度影为颈静脉球，二者之间喇叭口样结构为耳蜗导水管开口。颈动脉管外侧斜行含气管道结构为咽鼓管，咽鼓管开口为鼓室，外侧管状含气结构为外耳道，后方含气的气房样结构为乳突气房（图3-3-1E）。

2. 冠状面CT影像解剖 由前向后层面叙述如下。

（1）岩尖层面：岩尖部骨质内椭圆形管状结构断面为颈动脉管断面，其外侧点状低密度影为鼓膜张肌断面影像，再外侧含气管道断面为咽鼓管断面影像，最外侧为颞下颌关节（图3-3-2A）。

（2）耳蜗层面：颞骨岩部致密骨质内螺旋形结构即为耳蜗，耳蜗外上方分别可见两点状结构，分别为面神经管迷路段及鼓室段，面神经鼓室段下方可见鼓膜张肌断面，并可见鼓膜张肌腱连于锤骨颈。鼓室内可显示锤骨头、锤骨颈及锤骨柄。上鼓室外侧壁向内下延伸变尖，称为盾板，其与锤骨头及锤骨颈形成的间隙称为蒲氏间隙（Prussak space）（图3-3-2B）。

（3）前庭窗层面：颞骨岩部致密骨质内中间低密度区为前庭，外侧骨质结构缺如部，呈小窗样结构称为前庭窗。前庭上方接上骨半规管前脚，外侧接水平半规管，下方接耳蜗底周。水平半规管下方点状低密度影为面神经管鼓室段断面。前庭内侧管状结构为内耳道（图3-3-2C）。

（4）蜗窗层面：前庭下方骨质缺如区即为蜗窗，前庭上方密质骨内点状结构为上骨半规管弓部，前庭外侧连接外骨半规管，外上方含气结构为乳突窦入口，前庭内侧为内耳道（图3-3-2D）。

（5）总骨脚层面：密质骨中间垂直管状结构即为上骨半规管与后骨半规管之共脚即总骨脚，外侧水平管状结构为外骨半规管，上方线样结构为弓形下窝。下内侧呈喇叭样管状结构为耳蜗导水管，其外

侧较大骨质凹陷区称为颈静脉球窝（图3-3-2E）。

（6）面神经管乳突段层面：中间垂直走行的管状结构即为面神经管垂直段，也称乳突段，其内上方两点状结构为后骨半规管断面，稍后层面可见后骨半规管呈圆弧状线样影。内下方可见乙状窦（图3-3-2F）。

3. 矢状面CT影像解剖 由内向外层面叙述如下。

（1）耳蜗层面：前部密质骨内条状低密度影为耳蜗底周，其后方略圆形结构为内耳道断面，后下方骨质凹陷区为颈静脉球窝（图3-3-3A）。

（2）前庭层面：密质骨中间较大低密度影为前庭，下方骨质缺如区为蜗窗，上下点状低密度影为上骨半规管与后骨半规管断面，后上与之相连的条状低密度影为总骨脚，后下斜行较细线状影为前庭导水管。前庭前面上下两点状低密度影分别为面神经管迷路段及鼓膜张肌断面（图3-3-3B）。

（3）面神经管乳突段层面：中间垂直走行的管状结构即为面神经管乳突段，其上方水平管状影为外骨半规管，鼓室内点条状骨质结构分别为锤骨颈与砧骨长脚（图3-3-3C）。

4. 特殊后处理影像解剖

（1）面神经管：经多方位调整MPR，面神经管鼓室段及乳突段可同时显示在一个层面上（图3-3-4A）。

（2）听小骨CTVE：可清晰显示锤骨颈、锤骨柄、砧骨长脚及砧镫关节。同时可变换不同的方位角度进行观察（图3-3-4B）。

（3）听小骨及内耳VR图像：可清晰显示部分结构相互位置关系，并可随意旋转角度进行观察（图3-3-4C）。

三、MRI影像解剖

在耳部结构中，中耳由气体及骨质结构组成，在MRI图像上无信号，内耳迷路淋巴液及内耳道内脑脊液，在T_2WI上呈高信号，神经呈中等信号。T_2WI横断面内耳道脑脊液呈高信号，面神经及蜗神经、前庭神经呈中等信号，贯穿其间，耳蜗及半规管均呈高信号（图3-3-5B）。3D CISS序列图像经平行内耳道底的斜面MPR显示脑脊液高信号内四个点状中等信号，前上为面神经，前下为蜗神经，后上为前庭上神经，后下为前庭下神经断面（图3-3-5A）。使用VR技术可三维显示内耳，并可任意旋转角度观察（图3-3-5C）。

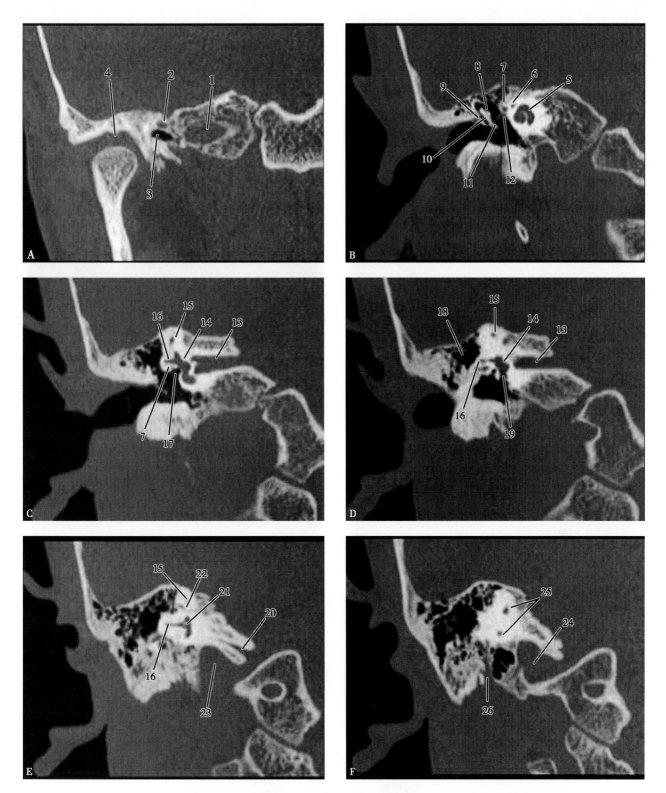

图 3-3-2　冠状面 CT 影像解剖

A. 岩尖层面；B. 耳蜗层面；C. 前庭窗层面；D. 蜗窗层面；E. 总骨脚层面；F. 面神经管乳突段层面

1. 颈动脉管；2. 鼓膜张肌；3. 咽鼓管；4. 颞颌关节；5. 耳蜗；6. 面神经管迷路段；7. 面神经管鼓室段；8. 锤骨头；9. 盾板；10. 锤骨颈；11. 锤骨柄；12. 鼓膜张肌；13. 内耳道；14. 前庭；15. 上骨半规管；16. 外骨半规管；17. 前庭窗；18. 乳突窦入口；19. 圆窗；20. 耳蜗导水管；21. 总骨脚；22. 弓形下窝；23. 颈静脉球；24. 乙状窦；25. 后骨半规管；26. 面神经管乳突段

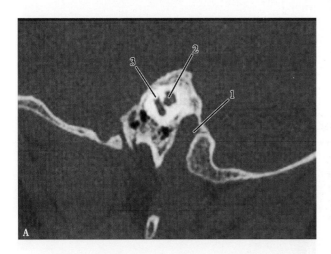

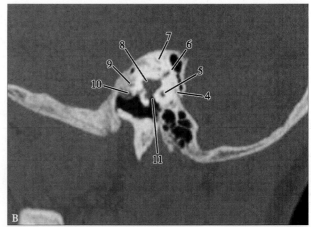

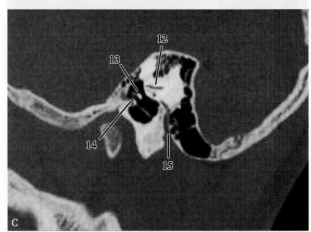

图 3-3-3 矢状面 CT 影像解剖

A. 耳蜗层面；B. 前庭层面；C. 面神经管乳突段层面
1. 颈静脉球；2. 内耳道；3. 耳蜗；4. 前庭导水管；5. 后骨
半规管；6. 总骨脚；7. 上骨半规管；8. 前庭；9. 面神经管迷
路段；10. 鼓膜张肌；11. 圆窗；12. 外骨半规管；13. 砧骨长
脚；14. 锤骨颈；15. 面神经管乳突段

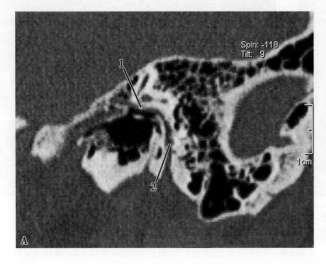

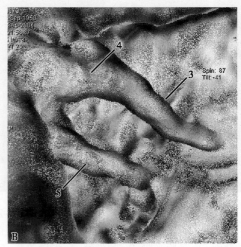

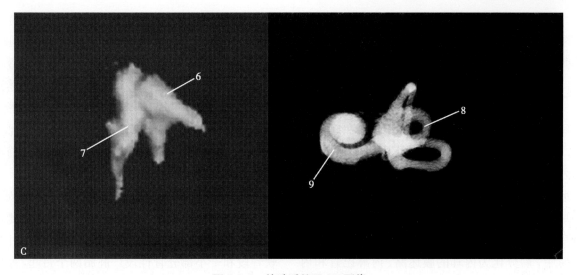

图 3-3-4　特殊后处理 CT 图像

A. 面神经管 MPR 图像；B. 鼓室 CTVE 图像；C. VR 图像

1. 面神经管鼓室段；2. 面神经管乳突段；3. 锤骨柄；4. 锤骨颈；5. 砧骨长脚；6. 砧骨；7. 锤骨；8. 半规管；9. 耳蜗

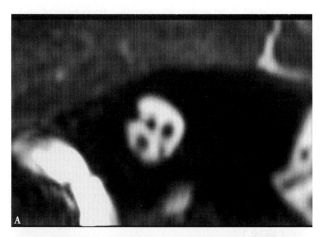

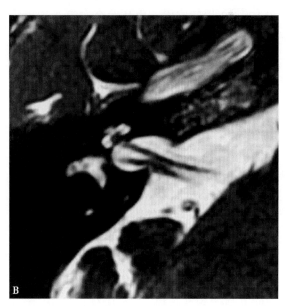

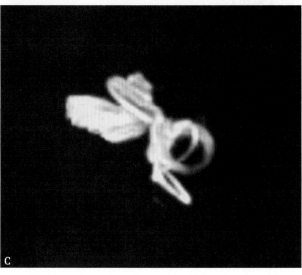

图 3-3-5　内耳 MRI 图像

A. 3D CISS 斜面 MPR（平行内耳道底）示内耳道内面神经、蜗神经、上前庭神经、下前庭神经的断面；B. 横断面 FSE T₂WI 示耳蜗、前庭、半规管及内耳道内神经；C. VR 示耳蜗、前庭及半规管

（邓先波　马　辉）

第四节　发育与遗传性病变

一、概述

耳由外耳、中耳与内耳组成，其发生在时间顺序上，最早为内耳，然后是中耳和外耳。

内耳主要由头部外胚层形成的耳泡演变而来。在胚胎第 4 周时，菱脑泡两侧的体表外胚层增厚，形成耳板。耳板中央内陷，边缘向中央聚拢、愈合，形成耳泡。耳泡与体表外胚层脱离，游离于深层的间充质中，后分化为内耳的膜迷路、内淋巴管和内淋巴囊内面的上皮，上皮外面的结缔组织和骨迷路均由耳泡周围的间充质分化而成。膜迷路内的位觉和听觉感受器都是由膜迷路内面的上皮分化而来。蜗管最早发育，耳蜗发育在第 8 周完成。球囊、椭圆囊和前庭导水管的发育在第 11 周完成，半规管的发育在 19～22 周间完成。内耳发育在第 3 周停止会导致内耳完全不发育即 Michel 畸形。第 4 周发育停止，则仅有听泡形成，称作共腔（common cavity）畸形。第 7 周发育受扰，耳蜗发育停滞于一周半，称作 Mondini 畸形。8～11 周间受阻会导致球囊、椭圆囊、前庭导水管或半规管畸形而耳蜗发育正常。在半规管的发育中上半规管最早，而外半规管最晚，因而也最容易受累。

中耳主要由内胚层来源的第一咽囊发育形成。胚胎第 3 周，前肠头端向外膨出第一咽囊，并向外扩展，胎儿 3 个月时其末端扩大形成原始鼓室的下部，其近端变窄形成咽鼓管。原始鼓室内充满间充质组织，内有听骨的始基。听骨分化并骨化时，周围的间充质组织变疏松，细胞成分也较少，胎儿 18～21 周时，间充质组织更为疏松，并具有空泡化和黏液化的特性，22 周时，黏液样结缔组织被吸收，锤骨、砧骨、镫骨渐形成，并有鼓索长入。胎儿 8 个月时，鼓室基本形成。

听骨始基出现于胚胎 4.5～5 周，第 6 周时具有成人听骨的形态，8～9 周时听骨相互关系已基本建立，3 个月时分化为软骨性听骨，初具成人的形态，5 个月时听骨已达成人大小。听骨发育的顺序为镫骨、砧骨、锤骨。一般认为锤骨及砧骨来自第一鳃弓的间质，镫骨来源第二鳃弓的间质，耳囊参与构成镫骨底板及前庭窗。也有学者认为锤骨头、砧骨体及其短脚来自第一鳃弓，锤骨柄、砧骨长脚及除底板外的全部镫骨均来自第二鳃弓，后一看法，受

到中耳先天性畸形及听骨链血供研究者的支持。

前庭窗的发育与镫骨的发育密切相关。胚胎 7 周时，将形成前庭窗部分的软骨迷路壁，与镫骨环融合形成镫骨底，第 9 周时，镫骨底周围的迷路壁变薄，该处的前软骨细胞被纤维组织代替，形成环韧带。12～14 周时，镫骨底从迷路壁分离而形成前庭窗，若此时发育异常，则可出现镫骨底与前庭窗的先天性固定，或出现前庭窗和镫骨底缺如。

外耳主要由外胚层来源的第一鳃沟及其周围的 6 个耳结节融合形成。胚胎第 4 周时，第一鳃沟的深部扩展成漏斗状，形成原始外耳道，包括外耳道软骨段和一小部分骨性段。胚胎两个月起，原始外耳道底部的上皮细胞增生呈条索状，向内生长，形成上皮细胞柱。内侧端与第一咽囊的内胚层上皮相贴，形成一隔膜，之间夹有薄层结缔组织，即鼓膜的原基，胚胎 3 个月时，原始鼓膜周缘的结缔组织逐渐骨化，形成鼓环。胎儿 7 个月起，上皮细胞柱从内侧端开始分裂溶解，变成管状，其内侧端形成鼓膜的外表面，然后向外延伸，形成外耳道内侧段，并与原始外耳道沟通，则外耳道发育完成。上述过程受阻时，可以出现不同类型的外耳道闭锁，以骨性段闭锁较多见，亦常伴有各种耳廓异常。单独鼓膜先天性异常者少见。

面神经发生于第二鳃弓，开始出现于胚胎第 3 周，至第 8 周基本上发育完全。

二、先天性外耳畸形

【概述】

先天性外耳畸形（congenital malformations of the external ear）与鳃器发育障碍有关。第一鳃沟发育障碍可引起外耳道狭窄或闭锁，第一、二鳃弓分化不良可引起小耳、无耳和耳廓异位，或听骨的发育不全或畸形。外耳道闭锁（aural atresia）发病率为 0.05‰～0.1‰，单侧病例约是双侧的 4 倍。发病原因与遗传、染色体变异以及胚胎发育过程受到药物或病毒感染等因素相关。通常认为外耳、中耳畸形与内耳畸形多单独发生，但部分患者也可外耳、中耳和内耳均有畸形，文献报道中此类病例可占 10%～47%。

少数先天性耳畸形还可以伴有颅面骨形成不全和颌面骨发育不全，明显的耳畸形还可伴有性发育障碍和泌尿系统畸形，也可伴有脊柱畸形。

【临床特点】

患者出生时即被发现有耳廓及外耳道畸形，常

同时伴有中耳畸形。听力障碍多属于传导性聋。先天性外耳道畸形可以分为三度。

第一度畸形：外耳道轻度畸形，鼓室正常或轻度发育不良，听小骨畸形，乳突气化良好。

第二度畸形：外耳道中度畸形，呈盲端闭锁或无外耳道，鼓室较狭小，听小骨畸形并固定，乳突气化发育不良。

第三度畸形：重度畸形，无外耳道，鼓室明显狭小，听小骨严重畸形，乳突无气化。

【影像检查技术与优选】

HRCT 是了解外耳道发育情况的首选影像学检查方法。

【影像学表现】

HRCT 图像上，外耳道闭锁表现为无外耳道影像，代之以骨性闭锁板，厚度不一（图 3-4-1）。有时可见鼓室外下壁局部骨质缺损，形成自鼓室通于其下软组织的骨性管道，称为"垂直外耳道"。其管道上窄下宽，呈喇叭状，管道内充以软组织影。外耳道膜性闭锁较少见，此时骨性外耳道可正常，但其中充以软组织影。外耳道狭窄指外耳道前后径或垂直径 ≤4mm，其中可含气或软组织影（图 3-4-2）。外耳道畸形可伴发中耳畸形，鼓室发育可正常或狭小，听小骨畸形常表现为锤骨头与砧骨体常融合成团块状，并可与骨性闭锁板融合，锤骨柄常发育不良，砧骨长脚形态可以正常或呈纤维条索状，镫骨可以正常或畸形。

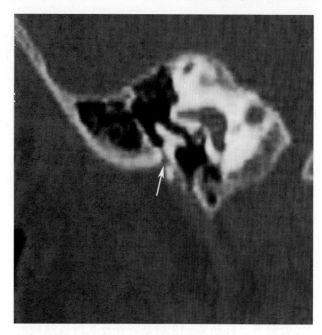

图 3-4-1 外耳道闭锁
CT 冠状面示外耳道闭锁，听小骨与鼓室外侧壁有融合（箭）

【诊断要点】

1. 依据病史及临床检查资料，听力学检查资料。
2. 影像表现为无外耳道或外耳道狭窄。

【鉴别诊断】

临床及影像学表现较为明确，若无外伤史，通常无需鉴别。

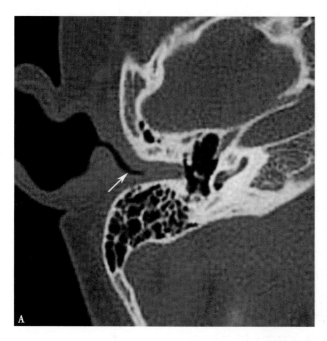

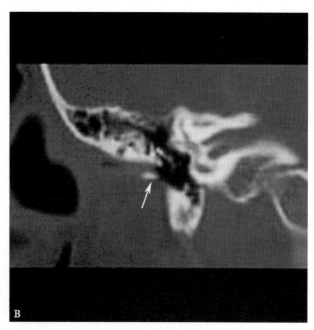

图 3-4-2 外耳道狭窄
A. CT 横断面；B. CT 冠状面示右侧外耳道狭窄（A 箭），颞骨鼓部发育不良（B 箭），外耳道内软组织增多

三、先天性中耳畸形

【概述】

先天性中耳畸形（congenital malformation of middle ear）可以伴有或不伴有外耳、鼓膜畸形。单纯性中耳畸形一般分为听骨链畸形、前庭窗和蜗窗畸形、中耳其他结构的先天性畸形，如中耳肌畸形、中耳血管畸形、面神经畸形、咽鼓管畸形。可以单独出现一种畸形，亦可几种同时出现。

听骨链畸形主要表现在镫骨和砧骨，包括镫骨全缺如，镫骨部分缺如，镫骨、镫骨肌及锥隆起缺如，镫骨底板先天性固定，镫骨发育不良，砧、镫骨同时缺如，砧骨长脚缺如或被纤维条索代替，砧镫关节骨质融合，砧镫关节分离（非外伤性），听骨增生、骨赘等。胚胎4～12周是听骨及其附属结构发育和形成的主要阶段，此阶段中，不同部位的听骨胚基受到抑制或发育障碍，将引起不同程度和不同形式的听骨畸形。而第一或第二鳃弓的发育障碍很少发生单独一个听骨畸形而其他听骨完全正常的现象。镫骨底的畸形是胚基全部或部分未分化或底板未能从听泡分离出来的结果。

前庭窗畸形较为罕见，可为双侧性，常需手术探查确定为前庭窗缺如或闭锁及狭窄。前庭窗畸形可以伴有镫骨发育不全或缺如、砧骨豆状突畸形、面神经管低位，锥隆起及镫骨肌缺如。而蜗窗的正常变异范围很大，蜗窗面积的大小对听力并无明显影响。

中耳肌畸形包括位置异常、中耳肌缺如、额外肌等，先天性镫骨肌缺如伴有肌腱及锥隆起缺如者并不少见，也可有肌腱位置变异或钙化，该肌腱的大小、长短亦不相同。中耳血管畸形可以有颈静脉球突入中耳腔、迷走颈内动脉（aberrant internal carotid artery）以及永存镫骨动脉（persistent stapedial artery）。

面神经颞骨段的畸形较少见，多发生在先天性外耳道闭锁的病例，而面神经管变异则较常见，以面神经骨管缺裂最为多见，多位于鼓室段，少数病例的鼓室段面神经可以裸露于鼓室，并无骨管覆盖，这种裸露的面神经可以向下膨出，挤压镫骨，甚至遮盖前庭窗龛。

【临床特点】

临床上主要表现为传导性耳聋，其中以先天性听骨链畸形多见。常出生后即有明显的传导性耳聋，不过单侧耳聋的患者，常发现较晚；耳聋为非进行性，无中耳炎及外伤史，无耳硬化症的家族耳聋史。单纯的先天性听骨链畸形的发生率，可能比伴有外耳道闭锁者高，手术效果也较满意。

【影像检查技术与优选】

HRCT是首选的检查方法，联合应用MPR、MIP、VR等图像后处理技术，可以清楚地显示锤骨、砧骨、镫骨的形态，部分病例亦可较好地显示前庭窗及蜗窗，面神经管的行径可以采用MPR技术进行较为直观的观察。

【影像学表现】

1. **听骨链畸形** 以镫骨畸形多见（图3-4-3～图3-4-5），表现为无镫骨影像、镫骨失去正常形态，

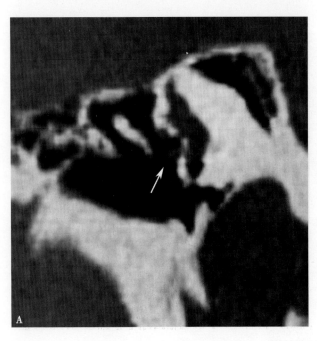
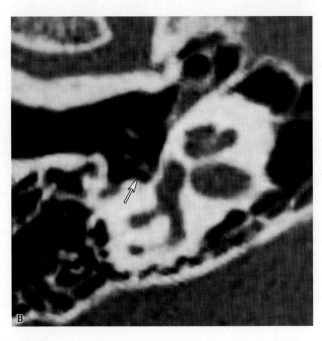

图 3-4-3　镫骨畸形
A. CT冠状面示砧骨长脚与镫骨形成的"L"形尚可显示（箭）；B. 斜横断面示镫骨畸形，呈长条状（箭），无镫骨弓形态

可伴有砧骨长脚走行异常,多为砧骨长脚走行偏向后方,锤骨柄与砧骨长脚失去平行关系。镫骨由于结构细小且角度倾斜,常规横断面及冠状面 HRCT 均难以显示其全貌,应该在图像后处理工作站上进行 MPR 等后处理综合判断其形态是否异常。砧骨畸形多为砧骨长脚缺损(图 3-4-6)或呈纤维条索状,可以伴有或不伴有镫骨畸形。有时鼓室内可见骨赘

引起听骨形态异常及固定(图 3-4-7)。而先天性镫骨底板固定、砧镫关节骨性融合等,HRCT 上难以显示异常,需结合临床病史及体征,听力学检查,甚至通过鼓室探查才能确定。

2. 前庭窗闭锁 HRCT 表现为前庭窗骨性封闭(图 3-4-8),以冠状面 HRCT 显示为佳,常伴有镫骨畸形以及面神经管鼓室段低位及骨管缺裂,鼓室段

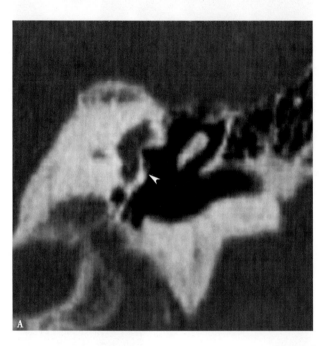
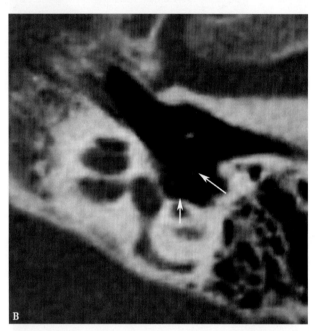

图 3-4-4 镫骨畸形

A. CT 冠状面示砧骨长脚与镫骨形成的"L"形显示不清,箭头示低位的面神经管水平段,位于前庭窗下方;B. 前庭窗层面斜水平面;示镫骨仅呈小条索状(短箭),砧骨长脚(长箭)略向后走行,砧镫关节不连续

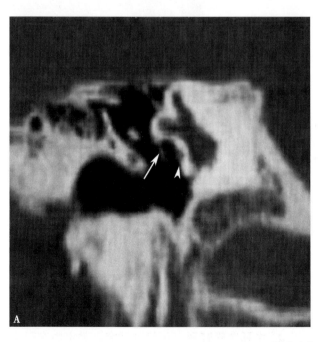
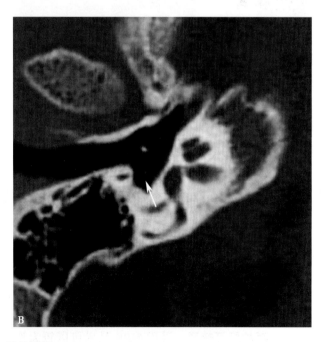

图 3-4-5 镫骨缺如

A. CT 冠状面,砧骨长脚(箭)与镫骨形成的"L"形未显示,并伴前庭窗骨性闭锁可能,箭头示面神经管水平段位置较低;B. CT 斜水平面前庭窗层面,未见镫骨影,砧骨长脚(箭)向后走行

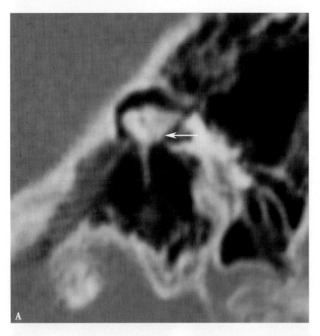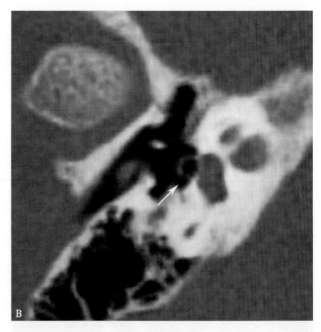

图 3-4-6 砧骨长脚、镫骨头缺失

A. CT 锤砧骨长轴面,箭示砧骨体,未见砧骨长脚影像;B. CT 斜水平面镫骨层面,示镫骨弓形态完整,但未见镫骨头影像。经手术探查证实

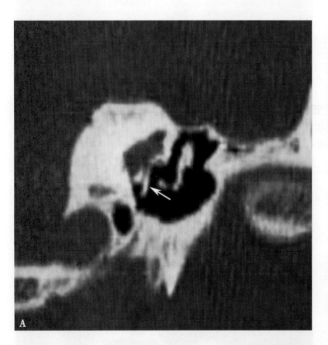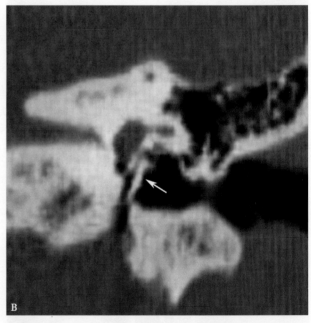

图 3-4-7 中耳骨赘

A、B. CT 冠状面,示前庭窗及鼓岬外侧可见多余一小骨片影(箭)

可位于闭锁的前庭窗位置甚至鼓岬水平,畸形的镫骨还可以连于面神经管鼓室段。文献中也有前庭窗呈裂隙样狭窄的报道。

3. **面神经管畸形** 采用 MPR 技术可以较为直观地显示面神经管鼓室段及乳突段的行径。对于面神经管鼓室段的低位(图 3-4-4A、图 3-4-5A),仍以

冠状面 HRCT 显示为佳,并可显示与前庭窗及镫骨的关系。低位的面神经管鼓室段可以遮盖前庭窗,并可与听小骨关系密切(图 3-4-9)。

4. **中耳血管畸形** 颈静脉球突入鼓室内在冠状面 CT 上可以清楚显示(图 3-4-10)。颈内动脉也可以突入中耳腔中,形成迷走颈内动脉,HRCT 可显示颈

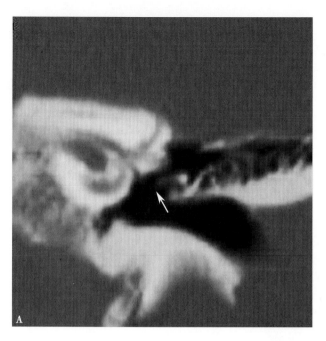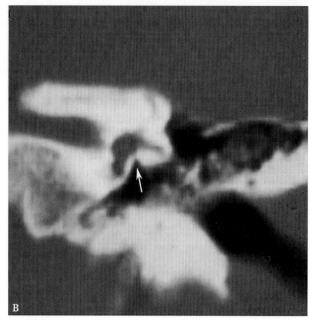

图 3-4-8 前庭窗闭锁

A. CT 冠状面,示未见左侧砧骨长脚与镫骨形成的"L"形(箭);B. CT 冠状面,示左侧前庭窗骨性闭锁(箭),经鼓室探查证实,术中见镫骨缺失,前庭窗闭锁

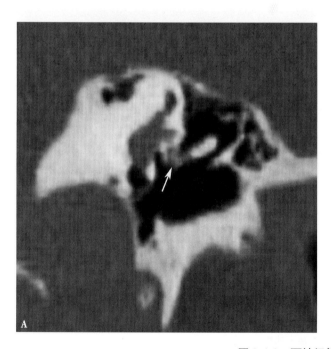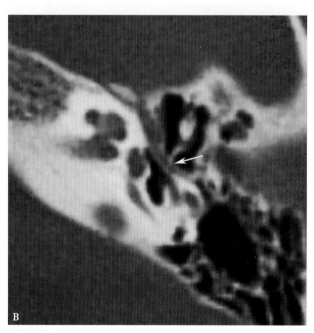

图 3-4-9 面神经管低位伴镫骨缺如

A. CT 斜冠状面;B. CT 横断面,示面神经管水平段低位且较粗大(箭),遮盖前庭窗,并与砧骨长脚关系密切,B 图为前庭窗层面,未见镫骨影,箭为低位的面神经管水平段

动脉管有缺损,并见软组织影突入鼓室内(图3-4-11),但明确诊断尚需行 DSA 或 MRA 等检查。永存镫骨动脉在镫骨手术时发现率 0.01%~0.02%,而在颞骨的病理解剖中发现率为 0.48%,其在中耳前下象限进入鼓室,向后上走行,行于鼓岬黏膜下,穿越镫骨闭孔后,向上进入面神经管水平段,离开面神经管后分为硬脑膜支和蝶骨支,前者替代脑膜中动脉,后者与眶血管吻合。HRCT 上可见同侧棘孔缺如,面神经管鼓室段增粗,永存镫骨动脉较粗时可见鼓岬表面的条索状影,并可见其与颈内动脉相通。

5. 咽鼓管畸形 (图 3-4-12)临床上较为少见,常伴有中耳腔的其他畸形。

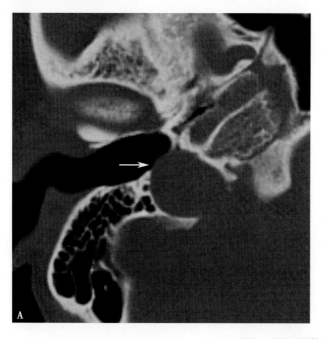
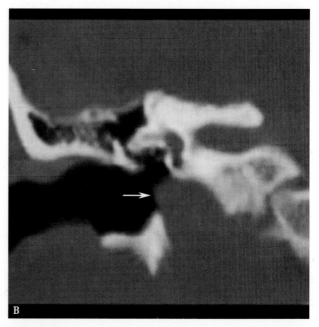

图 3-4-10 颈静脉球疝入鼓室内

A. CT 横断面；B. CT 冠状面，示颈静脉球窝部分骨壁缺损，颈静脉球疝入下鼓室（箭）

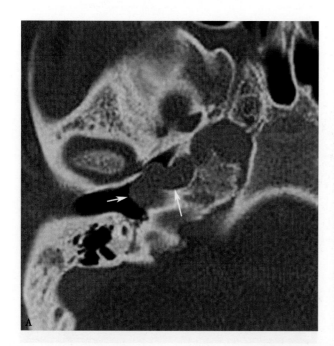
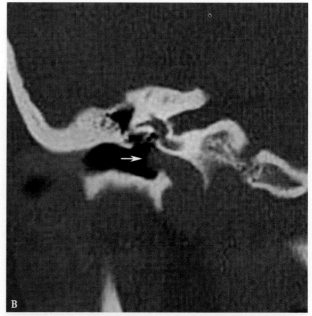

图 3-4-11 迷走颈内动脉

A. CT 横断面；B. CT 冠状面，示颈内动脉管骨壁部分缺损（长箭），颈内动脉突入鼓室内（短箭）

【诊断要点】

1. 临床病史及听力学检查资料。

2. HRCT 结合 MPR 等后处理技术显示听小骨形态或面神经管及血管走行异常。

【鉴别诊断】

慢性中耳炎或胆脂瘤引起的听小骨破坏：慢性中耳炎或胆脂瘤常可引起听小骨破坏，HRCT 可见听骨链中断或破坏，且有时患者中耳腔也可无软组织密度影，临床病史及鼓膜是否穿孔有助于鉴别。

【小结】

HRCT 结合 MPR 可以显示听小骨、面神经管、锥隆起等鼓室细微结构，是诊断和鉴别的重要手段，但常规 CT 检查却可能会漏诊，临床工作中需加以注意。

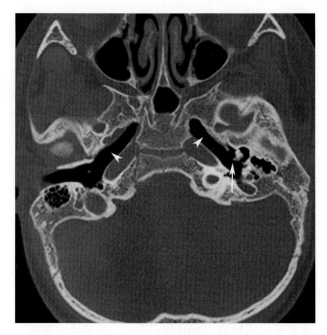

图3-4-12　双侧咽鼓管扩大畸形

CT横断面，示双侧咽鼓管明显宽大（箭头），双侧鼓室亦见扩大，左侧砧骨长脚细长且向前走行（箭）

四、先天性内耳畸形

先天性内耳畸形（congenital malformation of inner ear）系指发生在胎儿期或生产时，出生后即已存在的内耳畸形。是儿童感音神经性耳聋的主要病因。先天性内耳畸形的病因包括遗传因素和非遗传因素。遗传因素主要是胚胎发育期间基因突变、缺失等造成的染色体异常。非遗传因素主要是胎儿在母亲妊娠期间受到病原体感染、药物、理化因素等导致的内耳发育停止或变异。内耳畸形可发生于骨迷路和膜迷路的任何部分，其中约20%为骨迷路畸形，80%为膜迷路畸形。膜迷路畸形发生在细胞水平，迷路解剖形态可无异常改变，影像学检查无法显示。骨迷路畸形因其特有的形态学异常可被CT及MRI等影像学诊断。先天性内耳畸形，可以发生一侧，也可以双侧同时受累。临床电测听检查提示患耳不同程度的感音性神经性耳聋，合并外中耳畸形时可表现为混合性聋。若需明确其具体病因和形态学改变，则需影像学进一步检查。

HRCT是显示颞骨细微结构的首选检查方法，能够清晰显示精细的骨质结构，因此对骨迷路畸形的形态学表现可有较好地显示。对畸形的类型、程度和部位也可做出准确的判断。MRI对骨质结构异常的显示不如CT，但其软组织分辨率高，可清晰显示听神经等结构，如听神经缺如、发育异常和变异情况。

关于内耳畸形的分型标准并不统一，人们普遍接受的是Jackler和Levent等提出的分类方法。Jackler等于1987年提出耳蜗畸形分为迷路缺如、耳蜗未发育、耳蜗发育不全、不完全分隔型（Mondini型）和共同腔型。随着影像技术的快速发展，多排螺旋CT和三维MRI成像能更清晰地显示内耳和听神经等精细解剖结构，这些检查方法的进步使人们对内耳畸形的认识不断深入，特别是近年来开展人工耳蜗植入手术使临床医师对内耳畸形的形态学表现更加重视，Jackler等的分类方法已经不能完全满足临床的需要。为此，Sennaroglu L等于2002年在Jackler的基础上提出了新的、更细致的分类方法。Sennaroglu L将内耳畸形按解剖部位分为耳蜗畸形、前庭畸形、半规管畸形、内耳道畸形、前庭导水管畸形和耳蜗导水管畸形。他认为Jackler分型中的不完全分隔型实际包含了两种不同的畸形，一种是蜗轴完全缺如，耳蜗呈一囊状结构；另一种是蜗轴较短，耳蜗底圈正常，中圈和顶圈融合。二者在形态学和组织病理学上是完全不同的，不应归为一类。他把二者分别称为不完全分隔Ⅰ型（incomplete partition type Ⅰ，IP-Ⅰ）和不完全分隔Ⅱ型（incomplete partition type Ⅱ，IP-Ⅱ），后者即传统的Mondini畸形。近十几年来，Sennaroglu L等不断完善其分类系统，并纳入了耳蜗不完全分隔Ⅲ型（incomplete partition type Ⅲ）、初始听泡（rudimentary otocyst），并将迷路未发育（Michel畸形）、耳蜗未发育、耳蜗发育不全等进一步细分。本章节的内耳畸形也是以Sennaroglu的分类方法为主进行阐述。

1. 耳蜗畸形　耳蜗畸形按照严重程度降序排列依次为：Michel畸形、耳蜗未发育、共腔畸形、不完全分隔Ⅰ型、耳蜗发育不良和不完全分隔Ⅱ型。

（1）Michel畸形（Michel dysplasia）

【概述】

Michel畸形，也称米歇尔畸形，是内耳发育畸形中最严重的一种，由Michel于1863年首先描述，表现为内耳完全未发育。某些病例颞骨岩部也未发育。非常少见，在内耳畸形中所占比例不到1%，属常染色体显性遗传，妊娠第3周听基板的分化受阻所致。常伴有其他器官的畸形和智力发育障碍。外耳和中耳发育可以正常。患者出生时即表现为完全性感音神经性耳聋，患侧听功能和前庭功能全无，助听器无效，是人工耳蜗植入的绝对禁忌证。目前，对Michel畸形尚无有效的治疗方法。

【影像检查技术与优选】

颞骨 HRCT 是首选检查方法。MRI T$_2$WI 及 3D-CISS、3D-FIESTA 等序列进行内耳水成像,可作为辅助检查方法。

【影像学表现】

CT 表现为内耳结构完全未发育。HRCT 示颞骨岩部无耳蜗、前庭、半规管等内耳结构,被骨质取代(图 3-4-13)。MRI 表现为 T$_1$WI 仅见颞骨迷路区低信号影,无法判断迷路结构改变;T$_2$WI 可见迷路区没有正常内耳迷路液体高信号影。

【诊断要点】

出生时即表现完全性感音神经性耳聋,HRCT 和 MRI T$_2$WI 示耳蜗、前庭和半规管整个内耳结构缺如。

【鉴别诊断】

骨化性迷路炎:多有中耳炎或脑膜炎病史,可以观察到一定大小和高密度的耳囊影,而 Michel 畸形耳囊完全缺失。

(2) 耳蜗未发育(cochlea aplasia)

【概述】

此型少见,仅占耳蜗发育畸形的 3%。胚胎时期第 3 周末发育障碍所致。患者完全没有听功能。

【影像检查技术与优选】

颞骨 HRCT 是首选检查方法。MRI T$_2$WI 上显示正常耳蜗结构缺如。

【影像学表现】

CT 表现:颞骨 HRCT 示颞骨迷路区完全不见耳蜗结构,半规管和前庭形态可见,可伴前庭与半规管

畸形(图 3-4-14)。MRI 表现:MRI T$_2$WI 示迷路区不见高信号耳蜗影,半规管和前庭高信号影仍可见。

【诊断要点】

迷路区耳蜗结构缺如,半规管和前庭可见。

【鉴别诊断】

耳蜗未发育需要与迷路腔消失的骨化性迷路炎鉴别,可通过评测内耳道前耳囊骨质大小的方法帮助鉴别,耳蜗未发育者耳囊缺失,而骨化性迷路炎一般曾有中耳炎或脑膜炎病史,有高密度的正常大小的骨囊影。

(3) 共腔畸形(common cavity deformity)

【概述】

共腔畸形为胚胎发育第 4 周时发育停止所致,此时,听板已分化成"听囊"期,但耳蜗、前庭和半规管始基尚未形成,Corti 器已分化,但神经细胞稀少或缺如。依赖存在的听神经细胞数量,患者可有部分听力,人工耳蜗植入治疗有效。

【影像检查技术与优选】

颞骨 HRCT 是首选检查方法。MRI T$_2$WI 可显示耳蜗与前庭融合成囊腔样结构。可以选择 3D-CISS,3D-FIESTA 等序列进行水成像,观察内耳道及听神经发育情况。

【影像学表现】

CT 表现:耳蜗与前庭融合成一腔,缺乏内部结构,表现为颞骨岩部圆形或椭圆形囊状结构,囊内无结构,为液体密度(图 3-4-15)。有时中间有一骨性分隔将耳蜗和前庭分成相连的两个腔,耳蜗内无螺旋板结构。MRI 表现:MRI T$_2$WI 示迷路区正常

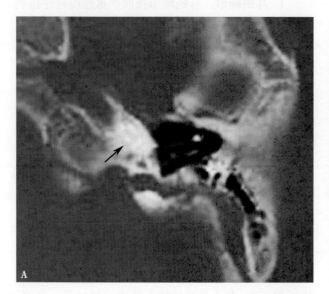
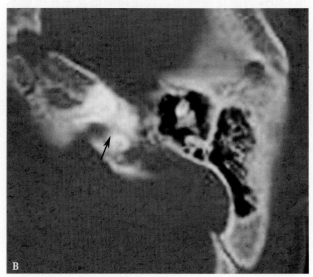

图 3-4-13　Michel 畸形
A. 颞骨 HRCT 横断面示内耳结构完全缺如(黑箭);B. 相邻层面也未见内耳结构(黑箭)

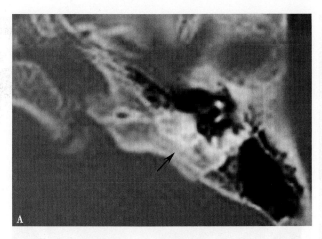

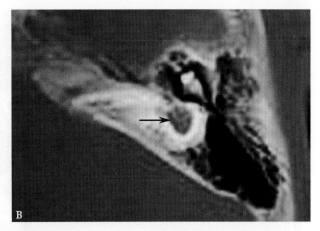

图 3-4-14　耳蜗未发育

A. 颞骨 HRCT 横断面示耳蜗结构完全缺如（黑箭），合并内耳道缺如；B. 相邻层面横断面示前庭与水平半规管融合，呈囊腔状（黑箭）

耳蜗和前庭结构消失，可见迷路区圆形或椭圆形囊状结构，囊内无结构，为液体高信号影。

【诊断要点】

耳蜗与前庭融合成一腔，囊内无结构，为液体密度或信号。

（4）耳蜗发育不全（cochlea hypoaplasia）

【概述】

胚胎第 6 周发育障碍所致，约占耳蜗发育异常的 15%。组织学上表现为小耳蜗伴蜗轴或其他耳蜗内结构缺失。

【影像检查技术与优选】

颞骨 HRCT 是首选检查方法。MRI T₂WI 可显示发育短小的耳蜗结构。

【影像学表现】

CT 表现：耳蜗和前庭相互可区分，但耳蜗发育

短小，可表现为从内耳道发出的不同大小的突起样结构（通常 1～3mm）（图 3-4-16）。前庭常常扩大并伴有半规管畸形。MRI 表现：MRI T₂WI 可见迷路区耳蜗和前庭结构可以区分，但耳蜗发育短小，可表现为从内耳道发出的小囊状高信号影。

【诊断要点】

耳蜗和前庭相互可区分，但耳蜗发育短小，表现为从内耳道发出的不同大小的突起样结构。

（5）耳蜗不完全分隔 I 型（incomplete partition type I，IP-I）

【概述】

也称囊状耳蜗 - 前庭畸形，是胚胎第 5 周发育障碍所致。

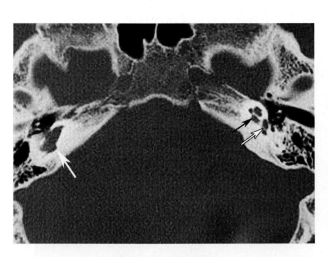

图 3-4-15　共腔畸形

颞骨 HRCT 横断面示右侧耳蜗与前庭融合成一囊腔（白箭），无法区分；左侧耳蜗（黑箭）和前庭结构正常（细白箭）

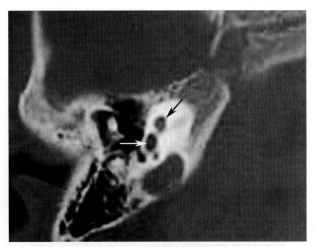

图 3-4-16　耳蜗发育不良

颞骨 HRCT 横断面示右侧耳蜗发育短小（直径约 2mm），表现为从内耳道突起的小芽状结构（黑箭），其内不见耳蜗分旋。白箭所示为右侧前庭结构

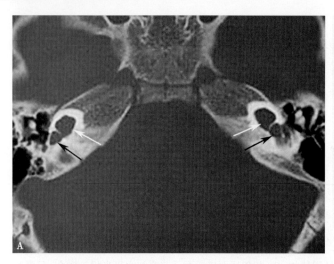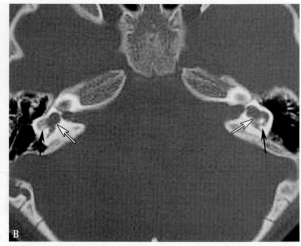

图 3-4-17　耳蜗不完全分隔 I 型

A. 颞骨 HRCT 横断面示双侧耳蜗呈囊腔样结构（白箭），内无蜗轴和骨嵴，伴双侧前庭扩大（黑箭）；B. 下方层面示双侧前庭扩大（白箭），水平半规管粗短（黑箭），部分与前庭融合

【影像检查技术与优选】

颞骨 HRCT 是首选检查方法。3D MRI 可显示耳蜗螺旋情况。

【影像学表现】

CT 表现：整个耳蜗为囊腔，内无蜗轴和骨嵴，常伴有囊状扩张的前庭（图 3-4-17）。MRI 表现：T₂WI 或水成像显示耳蜗呈囊腔样结构，可以辨认，但只有一周或不足一周。

【诊断要点】

整个耳蜗为囊腔，内无蜗轴和骨嵴，常伴有囊状扩张的前庭。

（6）耳蜗不完全分隔 II 型（incomplete partition type II, IP-II）

【概述】

即 Mondini 畸形，Carlo Mondini 在 1791 年首先报道。Mondini 畸形是最常见的耳蜗畸形，为胚胎

发育第 7 周停止所致。大体病理显示耳蜗发育 1.5 周，骨性螺旋板及蜗轴缺如，中间周和顶周融合为一个囊腔，两者之间无间隔。患者表现为先天性感音神经性耳聋，常为双侧。由于耳蜗基底周发育正常，所以高频听力往往得以保留，主要为低频听力损失。

【影像检查技术与优选】

颞骨 HRCT 是首选检查方法。MRI T₂WI 和内耳水成像可以显示迷路和听神经情况。螺旋 CT 三维重建（VR）和 MRI 采用 3D-FIESTA，3D-CISS 序列进行内耳水成像，可以直观显示耳蜗全貌。

【影像学表现】

CT 表现：耳蜗基底周可见，正常或扩大，中间周和顶周融合成一个囊腔，蜗轴轻度或中度发育不全，常伴有前庭导水管或前庭扩大（图 3-4-18A～F），也可伴半规管发育不良或内耳道发育不良。MRI 表

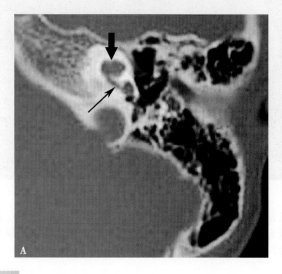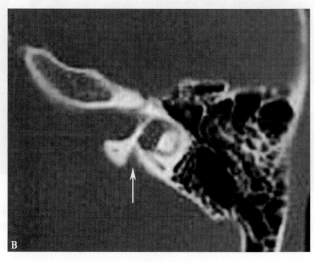

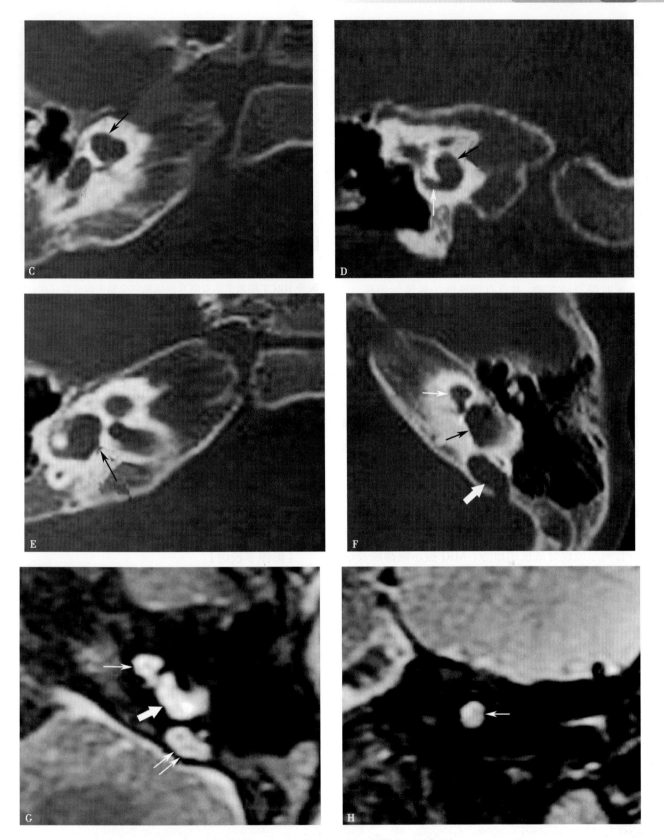

图3-4-18　耳蜗不完全分隔Ⅱ型（Mondini畸形）

A. 颞骨HRCT横断面示左侧耳蜗底周正常（长黑箭），顶周和中间周融合（粗黑箭）；B. 下方层面示左侧前庭导水管喇叭口样扩大（长白箭）；（A、B为同一患者）C. 颞骨HRCT横断面示右侧耳蜗顶周和中间周融合（黑箭）；D. 颞骨HRCT冠状面示右侧耳蜗底周正常（白箭），顶周和中间周融合（黑箭）；E. 颞骨HRCT横断面示右侧前庭扩大（长黑箭），部分与半规管融合；F. 颞骨HRCT横断面示左侧耳蜗顶周和中间周融合呈囊状结构（白箭），左侧前庭扩大，并与水平半规管融合（黑箭），左侧前庭导水管明显扩大（粗白箭）；G. MRI横断面（前庭层面）示左侧耳蜗顶周和中间周融合呈囊状（白箭），前庭扩大，并与水平半规管融合（粗白箭），左侧前庭导水管扩大（双白箭）；H. MRI冠状面示左侧耳蜗顶周和中间周融合（白箭）；（C～E为同一病例）

现：T₂WI 可见耳蜗基底周正常或扩大，中间周和顶周融合成一个囊腔（图 3-4-18G～H），可伴有前庭或前庭导水管扩大、半规管或内耳道发育畸形。

【诊断要点】

耳蜗基底周发育正常或扩大，中间周与顶周融合成一个囊腔，蜗轴发育不全。

（7）耳蜗不完全分隔Ⅲ型（incomplete partition type Ⅲ, IP-Ⅲ）

【概述】

IP-Ⅲ畸形为非综合征型 X- 连锁耳聋的一种，即 DFNX2，致病基因为 POU3F4 基因。IP-Ⅲ畸形较为少见，以男性为主，临床特征为混合性耳聋伴镫骨手术时脑脊液井喷，并具有特征性的影像学表现。

【影像检查技术与优选】

颞骨 HRCT 是首选检查方法。MRI T₂WI 和内耳水成像可以显示迷路和听神经情况。

【影像学表现】

IP-Ⅲ畸形均表现为双侧畸形，且双侧形态大致对称。其 HRCT 特征表现为内耳道底膨大、耳蜗蜗轴完全缺失但耳蜗各旋之间分隔基本存在、耳蜗与内耳道底呈现直接相通、内耳周围骨性包壳变薄（图 3-4-19），可伴有面神经管迷路段扩大、前庭上神经管扩大、单孔扩大以及前庭导水管扩大，也可伴有前庭、半规管异常、前庭窗及圆窗发育不良以及镫骨畸形或镫骨底板增厚等。MRI 提示蜗神经及前庭神经均存在。

【诊断要点】

耳蜗蜗轴完全缺失但分旋存在，耳蜗与内耳道底直接相通，内耳道底膨大。

2. 前庭畸形

【概述】

前庭畸形（vestibular dysplasia）包括 Michel 畸

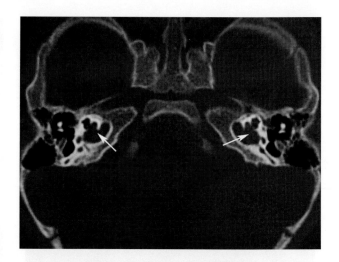

图 3-4-19 耳蜗不完全分隔Ⅲ型
颞骨 HRCT 横断面示双侧耳蜗蜗轴完全缺失但分旋存在，内耳道底膨大（白箭）

形、共腔畸形、前庭缺如、前庭发育不全和前庭扩大。其中，前庭扩大是最常见的前庭畸形。正常前庭最大横径不超过 3.2mm。若前庭横断面左右径超过 3.4mm，冠状面左右径超过 3.2mm，且临床上有感音神经性耳聋，可诊断前庭扩大畸形。

【影像检查技术与优选】

颞骨 HRCT 是首选检查方法。MRI T₂WI 和水成像也可显示前庭发育异常。

【影像学表现】

前庭畸形常合并耳蜗和半规管畸形。Michel 畸形、共腔畸形影像学表现详见耳蜗畸形章节。前庭扩大在 HRCT 或 MRI T₂WI 表现为前庭腔增宽，横断面上前庭左右径超过 3.4mm，冠状面左右径超过 3.2mm，前庭扩大常合并水平半规管畸形，水平半规管短小（图 3-4-20）或与前庭完全融合呈一囊腔（图 3-4-21）。前庭发育不全可表现为前庭发育短

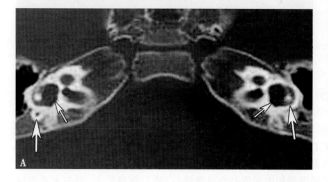

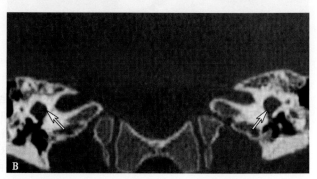

图 3-4-20 双侧前庭扩大
A. 颞骨 HRCT 横断面示双侧前庭扩大（细白箭），合并水平半规管短小（粗白箭），部分与前庭融合；B. 颞骨 HRCT 冠状面示双侧前庭扩大（白箭）

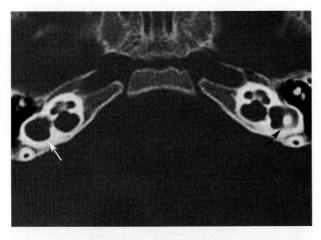

图 3-4-21 前庭半规管融合

颞骨 HRCT 横断面示右侧前庭扩大与外半规管完全融合，呈一囊腔样结构（白箭），对侧前庭及外半规管形态正常（黑箭）

小。前庭缺如则表现为正常前庭结构缺失，被骨质结构取代。

【诊断要点】

前庭扩大，表现为前庭腔增宽，短径超过 3.2mm。前庭发育不全可表现为前庭发育短小。前庭缺如则表现为正常前庭结构缺如。

3. 半规管畸形

【概述】

半规管畸形（semicircular canal dysplasia）中，以外半规管畸形最常见。大约 40% 的耳蜗畸形病例同时有外半规管畸形。少数情况下外半规管畸形可以单独存在。外半规管 - 前庭畸形（vestibule-lateral semicircular canal dysplasia）是半规管畸形的一个亚型，最为多见，除外半规管短、粗外，还合并前庭扩大。单纯的后半规管缺如或发育不良可见于 Waardenburg 综合征和 Alagille 综合征，半规管发育不全或未发育也可见于 CHARGE 综合征。半规管畸形大多数情况下表现为半规管短粗，呈半圆盘型；少数情况下呈现为小突起。外半规管畸形的发生率大于后半规管和上半规管，是由于外半规管发育较晚，在胚胎第 6~8 周发育障碍所致。患者多无临床表现，CT、MRI 检查时偶然发现。

【影像检查技术与优选】

颞骨 HRCT 是首选检查方法。MRI T₂WI 和 3D 水成像重建也能很直观显示半规管发育异常。

【影像学表现】

半规管畸形在 HRCT 和 MRI T₂WI 上的典型表现是半规管缺如（图 3-4-22）或半规管的增粗、变短，表现为与前庭相通的宽、短的小囊腔（图 3-4-23），以

外半规管增宽变短多见，外半规管 - 前庭畸形时，还可见前庭扩大，横径超过 3.2mm，前庭与半规管融合。后半规管畸形可表现为后半规管短小（图 3-4-24）或缺如。

【诊断要点】

半规管缺如或增粗、变短，呈半圆盘型或与前庭相通的小突起，可合并前庭和耳蜗畸形。

4. 前庭导水管畸形和耳蜗导水管畸形

【概述】

前庭导水管畸形主要表现为前庭导水管扩大（enlarged vestibular aqueduct），也称大前庭导水管综合征（large vestibular aqueduct syndrome，LVAS），是目前最常见的内耳畸形，一般多双侧发病。胚胎发育在第 5 周（前庭水管延伸、变细之前）受阻，将导致 LVAS 的发生。通常患者出生一两年内听力正常，多在婴幼儿期出现渐进性和波动性的听力下降。也有直到十几岁时才出现，少数出现在青春期或成年以后。听力损失多为双侧性，变化范围较大，可以从轻度到极重度，严重者可以有语言障碍。正常成人的前庭导水管位于颞骨的封闭骨管内，自前庭的内侧壁向后下方延伸，开口于后颅窝岩骨的后缘，内耳道后方，似一个倒转的 J 型。正常成人前庭导水管的宽度不超过 1.4mm，一般前庭导水管的直径（总脚到开口之间中点宽度）>1.5mm 确定为前庭水管扩大，也有人认为前庭水管开口 >2mm 可确定前庭水管扩大。

耳蜗导水管畸形主要表现为耳蜗导水管扩大（enlarged cochlear aqueduct），很少见。常无临床症状，可偶然发现，一般认为没有临床意义。

【影像检查技术与优选】

HRCT 和 MRI T₂WI 均能清晰显示前庭导水管扩大。对于内淋巴囊，HRCT 只能显示内淋巴囊压迹扩大，当需显示内淋巴囊情况时，MRI 为首选检查方法。

【影像学表现】

CT 表现：HRCT 上可见前庭导水管开口呈喇叭口状扩大（图 3-4-25A）或与前庭相通。同时可见内淋巴囊压迹扩大加深。MRI 表现：可见内淋巴管和内淋巴囊明显扩大（一般为双侧），内淋巴囊呈三角形、囊状或条形扩大，贴附于小脑半球表面，前方与前庭导水管相连续（图 3-4-25B~C）。

【诊断要点】

前庭导水管开口呈喇叭口状扩大，并与前庭相通。MRI 上可见扩大的内淋巴管和内淋巴囊。

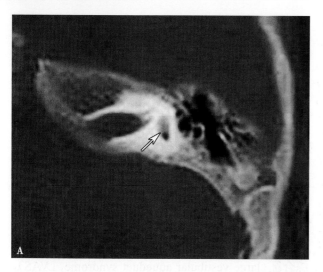
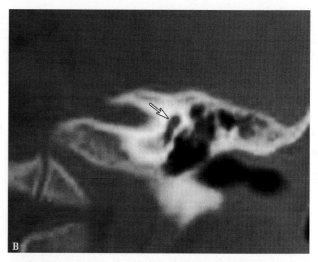

图 3-4-22　半规管缺如

A. 颞骨 HRCT 横断面示前庭层面水平半规管及后半规管缺如，白箭示前庭；B. 颞骨 HRCT 冠状面示左侧上半规管及水平半规管缺如，白箭示左侧前庭

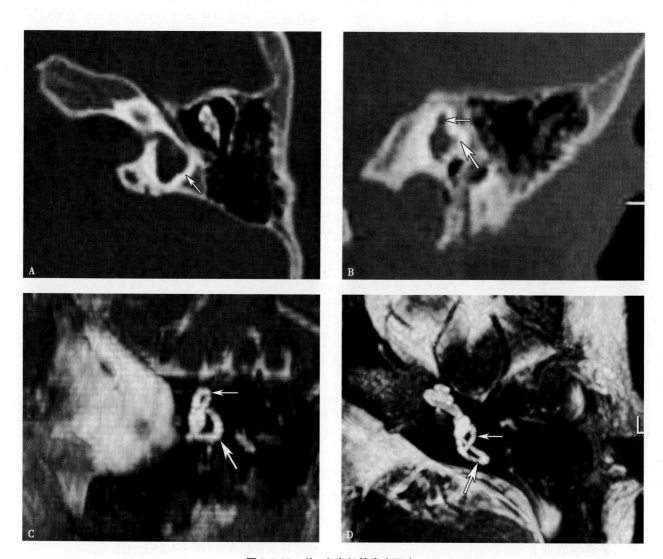

图 3-4-23　外、上半规管发育不良

A. 颞骨 HRCT 横断面示左侧水平半规管短小（白箭）；B. 颞骨 HRCT 冠状面示左侧水平半规管（粗白箭）和上半规管短小（细白箭）；（A、B 为同一患者）；C. MRI 内耳水成像 MIP（冠状面）示左侧上半规管短小（细白箭），后半规管形态正常（粗白箭）；D. MRI 内耳水成像 MIP（横断面）示左侧水平半规管短小（细白箭），左侧后半规管形态正常（粗白箭）（C、D 为同一患者）

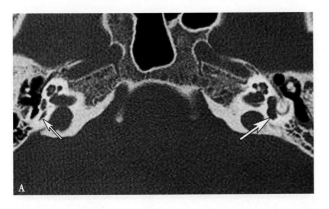

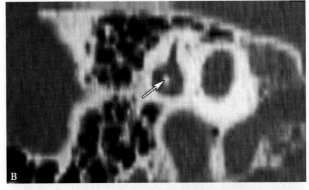

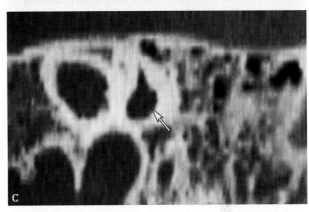

图 3-4-24　后、外半规管发育不良
A. 颞骨 HRCT 横断面（耳蜗层面）示双侧后半规管发育不良，右侧后半规管短小（白箭），左侧后半规管短粗，呈囊状（粗白箭）；B. 斜冠状面示右侧后半规管中央骨质明显变小（白箭）；C. 斜冠状面示左侧后半规管呈一囊腔样结构（白箭）

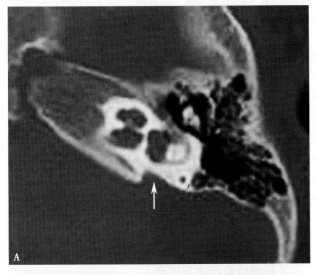

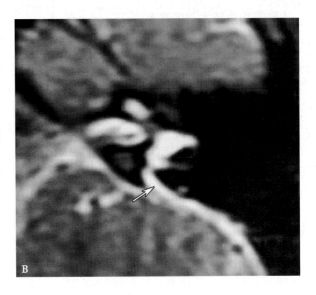

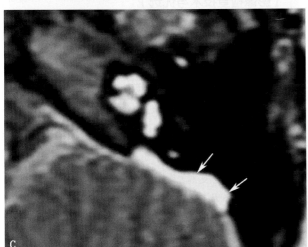

图 3-4-25　前庭导水管扩大
A. 颞骨 HRCT 横断面（水平半规管层面）示左侧前庭导水管开口呈喇叭口样扩大（白箭）；B. MRI 横断面 T_2WI（水平半规管层面）白箭示左侧扩大的前庭导水管；C. MRI 横断面 T_2WI（耳蜗层面）示左侧内淋巴囊扩大（双白箭）（A～C 为同一患者）

五、内耳道及听神经发育畸形

1. 内耳道发育畸形

【概述】

内耳道发育畸形（malformation of internal auditory canal）主要包括内耳道缺如、内耳道狭窄或扩大，重复内耳道畸形等。常见的是内耳道狭窄，可伴有或不伴其他畸形。正常内耳道宽度 4～6mm。内耳道直径小于 3mm 为内耳道狭窄，可伴有蜗神经发育不良或未发育。先天发育的内耳道扩大并不多见，如果内耳道宽度 >6mm，听力正常，则考虑正常变异。内耳道扩大的意义在于其与自发性脑脊液漏和镫骨手术井喷有关。先天性镫骨固定行镫骨切除术前应常规进行 CT 检查，若内耳道扩大，尤其是其外侧与内耳间的部分扩大时，是镫骨手术的禁忌证。内耳道底发育不良，构成外淋巴与内、中耳的异常通道，可引起脑膜炎及脑脊液耳漏或鼻漏。要注意当双侧内耳道不对称性扩大时，要通过增强 CT 或 MRI 排除内耳道听神经瘤等占位性病变后，才能考虑为发育异常。

【影像检查技术与优选】

HRCT 仅能反映内耳道形态改变，无法观察听神经发育情况。当 HRCT 上发现内耳道狭窄，特别是直径 1～2mm 范围时，可能伴有蜗神经发育不良或未发育，应进行 MRI 检查，以确定蜗神经发育情况。

【影像学表现】

内耳道缺如时，在 HRCT 可见颞骨岩尖区内耳道结构完全缺如，为骨质密度取代（图 3-4-14A）。MRI T_2WI 不显示内耳道脑脊液高信号影。内耳道狭窄在 HRCT 或 MRI 上表现为内耳道直径小于 3mm（图 3-4-26）。内耳道明显狭窄，直径 1～2mm 时，要注意观察蜗神经发育情况。内耳道扩大时，直径常 >10mm，可合并其他内耳畸形（图 3-4-27）。

【诊断要点】

内耳道直径≤3mm 为狭窄。

2. 蜗神经孔异常

【概述】

蜗神经孔为蜗神经从耳蜗进入内耳道的孔道。蜗神经孔异常（cochlear aperture abnormalities）包括蜗神经孔狭窄或闭锁，通常认为蜗神经孔宽度小于 1.4mm 为蜗神经孔狭窄。蜗神经孔狭窄或闭锁通常提示蜗神经发育异常。蜗神经异常可以不伴有内耳道狭窄，部分内耳道狭窄的病例也可以不伴有蜗神经孔异常。蜗神经孔异常可以单侧或双侧发生，可

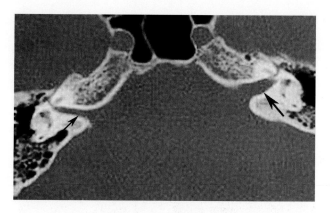

图 3-4-26 内耳道狭窄

颞骨 HRCT 横断面（内耳道层面）示右侧内耳道明显狭窄（细黑箭），对侧内耳道宽度正常（黑箭）

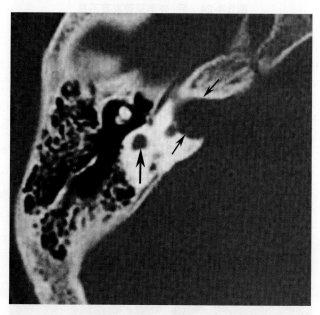

图 3-4-27 内耳道增宽

颞骨 HRCT 横断面（内耳道层面）示右侧内耳道增宽（细黑箭），约 10mm，右侧前庭呈小囊状结构（粗黑箭）

单独发生，也可合并其他耳蜗畸形。在 IP-Ⅲ畸形中，蜗神经孔显著扩大，IP-Ⅰ畸形中蜗神经孔通常亦较宽大。

【影像检查技术与优选】

HRCT 是了解蜗神经孔的影像学检查方法。在发现蜗神经孔异常时行 MRI 检查可显示神经情况。

【影像学表现】

HRCT 在蜗轴中部层面可见蜗神经孔狭窄（<1.4mm），甚至闭锁（图 3-4-28）。内耳道可以狭窄或正常。也可伴有耳蜗畸形。

【诊断要点】

蜗神经孔宽度 <1.4mm 或骨性闭锁。

3. 听神经发育异常

【概述】

听神经发育异常（vestibulocochlear nerve abnor-

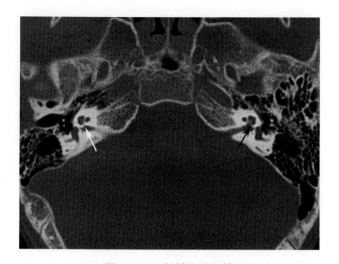

图 3-4-28 蜗神经孔闭锁
颞骨 HRCT 横断面示右侧蜗神经孔闭锁（白箭），左侧蜗神经孔正常（黑箭）

malities）包括前庭蜗神经缺如和发育不良。听神经缺如常伴有内耳道狭窄，但不是所有听神经缺如都伴有内耳道狭窄。当致病因素出现在妊娠第9周时，可致蜗神经缺如、内耳道狭窄等异常；当内耳道形成后宫内或围产期损伤等造成蜗神经缺如或发育不良时，则不伴有内耳道狭窄。蜗神经缺如是患侧人工耳蜗植入的绝对禁忌证；若为双侧，患者需选择脑干听觉植入。

【影像检查技术与优选】

MRI 为首选检查方法，能直接显示蜗神经形态。HRCT 能显示内耳道狭窄，可以显示蜗神经孔发育情况，但无法直接显示蜗神经。MRI 可采用 3D-CISS 或 3D-FIESTA 序列进行垂直和平行内耳道的小视野靶扫描，显示蜗神经情况。

【影像学表现】

CT 表现：HRCT 无法直接显示蜗神经，但可通过观察蜗神经孔的发育情况初步判别是否存在蜗神经孔发育不良，HRCT 可见蜗神经孔狭窄变小，甚至蜗神经孔闭锁。内耳道可狭窄或正常。MRI 表现：垂直内耳道的斜矢状面内耳成像可显示正常内耳道内4根神经，依次为面神经（前上）、蜗神经（前下）、前庭上神经（后上）和前庭下神经（后下）（图 3-4-29）。当前庭神经和（或）耳蜗神经未发育或发育不良时，内耳水成像可见垂直内耳道的斜矢状面显示内耳道内相应神经缺如或细小，小于同侧内耳道内面神经或（和）对侧内耳道内蜗神经（图 3-4-30）。

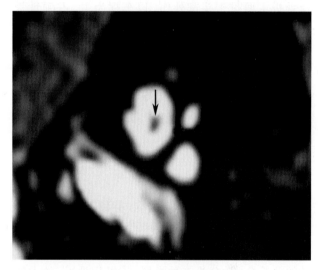

图 3-4-30 蜗神经缺如
垂直于内耳道长轴的斜矢状面水成像，由薄层内耳水成像原始图像（层厚 0.8mm）重建而来，显示内耳道仅有一条神经（箭），为面神经，蜗神经及前庭神经未显示

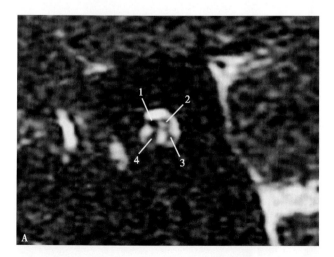

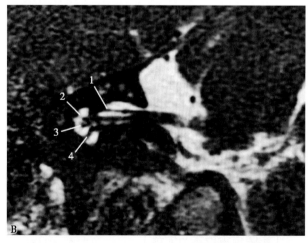

图 3-4-29 正常内耳道内面、听神经
A. 垂直内耳道的斜矢状面 MRI 内耳水成像（3D-FIESTA 序列）示内耳道内正常4根神经，依次为 1. 面神经；2. 前庭上神经；3. 前庭下神经；4. 蜗神经；B. 平行内耳道的斜矢状面 MRI 内耳成像（3D-FIESTA 序列），示内耳道内正常4根神经，依次为 1. 面神经；2. 前庭上神经；3. 前庭下神经；4. 蜗神经

【诊断要点】

听神经缺如：内耳道内仅有一条或两条神经，蜗神经、前庭上神经和前庭下神经缺如。蜗神经发育不良：蜗神经细小，小于同侧内耳道面神经或和对侧蜗神经。

（洪汝建　程玉书　沙　炎）

第五节　外　伤

一、概述

耳部外伤常见的损伤部位包括颞骨、听骨链、外耳道、鼓膜、迷路等，包括骨折和听小骨脱位。颞骨骨折主要见于头部外伤，以车祸为主，占颅骨骨折的 15%～48%。颞骨骨折可单独发生或合并严重的脑部损伤，如脑出血、脑脊液漏等，严重者会危及生命。颞骨骨折可引起耳道出血、脑脊液耳漏和脑脊液鼻漏、周围性面瘫、传导性耳聋和感音神经性耳聋、眩晕等。

二、颞骨骨折

【概述】

颞骨因其复杂的解剖结构，导致其骨折线走行变化多样，因此产生了多种颞骨骨折分类法，比较公认的方法是 Mchagh 提出的根据骨折线与岩骨长轴的关系分类，分为三种类型：①纵行骨折，约占颞骨骨折的 80%；②横行骨折；③混合型骨折。骨折的类型主要与头颅受力的方向有关。纵行骨折骨折线起自颞鳞部后方向前内，并通过外耳道后方穿过鼓室顶壁，止于中颅窝或膝状神经节，即骨折线大致平行于颞骨长轴，常伴鼓室出血或听骨链中断，有时可有面神经管膝部受累（图 3-5-1）；横行骨折线垂直于颞骨长轴，常从颞骨岩部后面通过内耳道底至面神经管膝部或直接穿经迷路，严重者耳蜗、前庭或半规管受累，即耳囊受累。另外，有的学者根据是否累及耳囊分为两型即耳囊受累型、耳囊未累及型，并认为有助于判断临床病情及预后。

【临床特点】

头部外伤后伴有脑脊液耳漏、鼻漏、听力丧失、面瘫等症状时应当考虑到是否有颞骨骨折。

【影像检查技术与优选】

临床怀疑颞骨骨折时应首选 HRCT 检查，应常规观察横断面、冠状面和多种特殊的斜位，了解颞骨内中、内耳结构及面神经管是否受累及其程度。

颞骨骨质重叠多，平片可遗漏多数骨折，多被弃用。

【影像学表现】

诊断颞骨骨折的直接征象是见到骨折线，横断面图像结合冠状、矢状、斜位 MPR 有助于显示骨折线位置、长度和数量。诊断骨折时，应特别注意骨折累及的部位，如听骨链、面神经管、迷路等，对于指导临床治疗，判定预后有很大帮助。骨折累及耳囊时表现为骨折线穿过前庭、半规管或耳蜗（图 3-5-2、图 3-5-3），有时骨折的直接征象不明显，要注意间接征象，如乳突气房积液或积血（图 3-5-3），虽然乳突气房积液并不是颞骨骨折一个特异性表现，但外伤后的乳突气房积液或积血提示颞骨骨折的存在。另

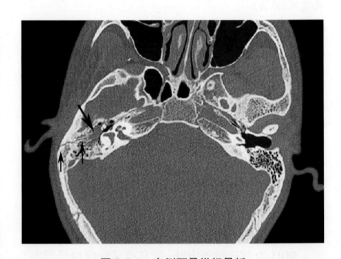

图 3-5-1　右侧颞骨纵行骨折
CT 横断面示右侧颞骨线样骨折（细箭），与岩骨长轴平行，鼓室及乳突气房积液（粗箭）

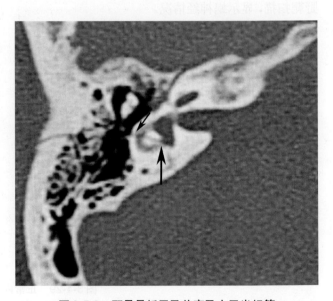

图 3-5-2　颞骨骨折累及前庭及水平半规管
CT 横断面示右侧颞骨线样骨折，骨折线穿过水平半规管（细箭）及前庭（粗箭）

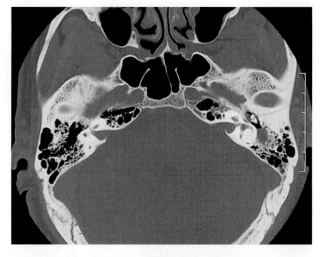

图 3-5-3　左侧颞骨横行骨折
CT 横断面示左侧颞骨线样骨折,与颞骨岩部长轴垂直,骨折线穿过耳蜗底周,鼓室及乳突气房积液

一个重要的间接征象就是颞下颌关节窝积气,Betz 等在这方面的研究表明颞骨骨折与颞下颌关节窝积气有明显的相关性。对于严重的颞骨骨折或粉碎性骨折,SSD 和 VR 可立体显示骨折的情况,为治疗方案的制定提供可靠的依据。

【诊断要点】

1. 颞骨骨折的直接征象为见到边缘锐利的骨折线。

2. 直接征象不明显时,要注意间接征象,如乳突气房积液或积血。

【鉴别诊断】

颞骨骨折主要与一些线形的正常解剖结构鉴别,如枕乳缝、岩鼓裂等裂隙或耳蜗水管、前庭水管等管道,鉴别的关键是熟悉这些结构的正常影像学表现。

三、听骨链外伤

【概述】

听骨链外伤(trauma of the ossicular chain)导致听骨链损伤可以单独发生或者伴有颞骨其他部位骨折。

【临床特点】

头部外伤后出现传导性耳聋。

【影像检查技术与优选】

首选 HRCT 检查,多方位重建有利于观察听骨链关系。

【影像学表现】

听骨链损伤最常见的是脱位,其中锤砧关节脱

位最常见,锤砧关节、砧镫关节脱位多由于砧骨移位所致,因为锤骨及镫骨有较坚韧的固定结构而砧骨的韧带较脆弱。横断面利于显示锤砧关节水平方向脱位(图 3-5-4、图 3-5-5);冠状面及听小骨连接关系层面 MPR 有利于显示听小骨的连接关系,可直观显示锤砧关节垂直方向脱位(图 3-5-6)。砧镫关节脱位在横断面图像及镫骨斜位 MPR 图像均能显示(图 3-5-7)。听小骨骨折较少见,骨折最常见的部位是镫骨脚、砧骨长脚和锤骨颈(图 3-5-8)。刘中林等报道 33 例听骨链外伤中,听骨链完全断裂 10 例,

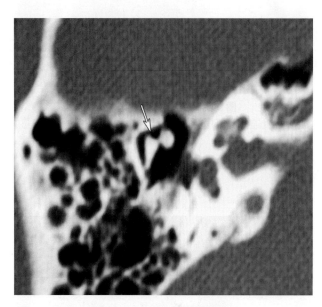

图 3-5-4　右侧锤砧关节脱位
CT 横断面示右侧砧骨体前移(箭头)

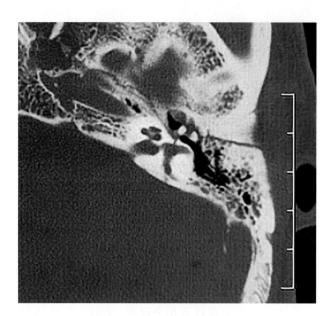

图 3-5-5　左侧锤砧关节脱位
CT 横断面示左侧颞骨多发骨折线,骨折线累及面神经管、上半规管及前庭。左侧锤砧关节形态失常,关节间隙不规则增宽

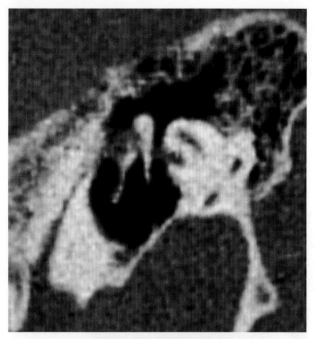

图 3-5-6 右侧锤砧关节脱位

CT 听小骨连接关系层面，示锤骨下移，锤骨柄向外偏移与砧骨成角

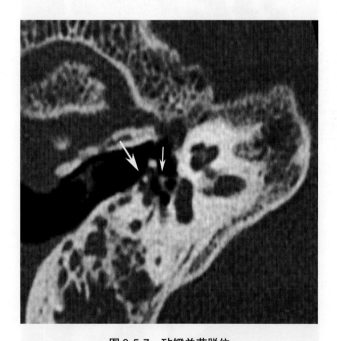

图 3-5-7 砧镫关节脱位

CT 横断面示砧骨豆状突（粗箭）与镫骨小头（细箭）分离

锤砧关节脱位或伴有锤、砧骨移位 16 例，锤砧骨移位 4 例，砧镫关节脱位 2 例，镫骨脚骨折 1 例。诊断听骨链外伤要注意以下几个问题：①对外伤性传导性耳聋患者 CT 检查时，除观察横断面、冠状面图像外，还应常规观察听小骨连接关系层面和镫骨斜位

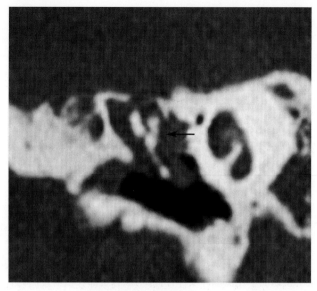

图 3-5-8 右侧砧骨体骨折

CT 斜面示右侧砧骨体骨质不连续（箭）

MPR 图像，以免漏诊；②双侧对照观察，图像要求双侧对称，层厚尽量要薄。

【鉴别诊断】

听骨链外伤应与先天性发育畸形相鉴别。听骨链外伤有外伤史，先天性发育不良可有先天性听力障碍。

四、乳突积液

【概述】

乳突积液是乳突部骨折的并发症及间接征象，为骨折损伤黏膜所致。乳突部骨折是最常见的颞骨骨折，分为纵行骨折、横行骨折、粉碎性骨折。

【影像检查技术与优选】

首选 HRCT 检查及磁共振检查。

【影像学表现】

乳突积液 CT 表现为乳突气房气体消失，代之以液体密度影及液气平面影。横断面结合冠状面、矢状面有助于显示病变。CT 常不能鉴别渗出液和出血，而 MRI 如在 T_1WI 呈高信号，提示出血（图 3-5-9）。

【诊断要点】

1. CT 表现为乳突气房气体消失，代之以液体密度影及液气平面影。

2. MRI 表现为 T_1 加权像上见到高信号。

【鉴别诊断】

外伤造成的乳突积液及出血应与乳突炎及部分肿瘤相鉴别。

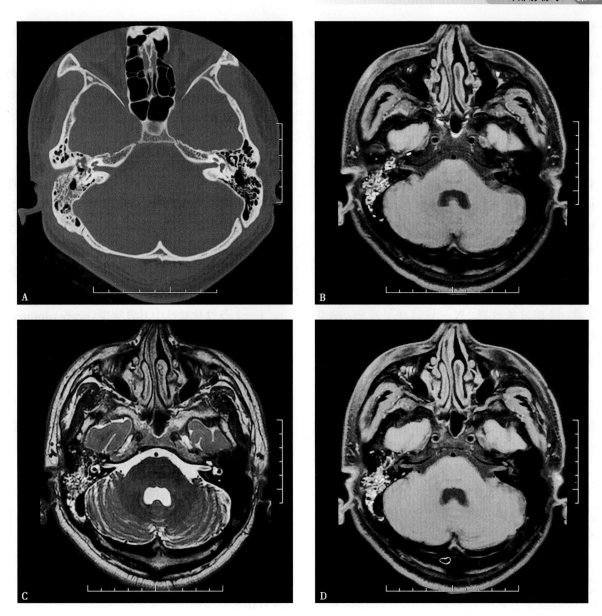

图 3-5-9 右侧乳突出血

A. CT 横断面,示右侧颞骨线样骨折,乳突气房积液;B. 横断面 T_1WI 脂肪抑制图像,示乳突气房内见高信号;C. 横断面 T_2WI 呈高信号;D. 横断面 T_2-FLAIR 呈高信号

（孙　艳　巩若箴）

第六节　炎　性　病　变

一、概述

颞骨炎性病变种类众多,病因复杂,外、中、内耳均可发病。临床多可根据耳道脓性分泌物和（或）肉芽组织提示诊断。影像学检查可显示病变范围及并发症等细节,为临床医生选择合适的治疗方案提供重要参考信息。平片仅能显示乳突气化程度和较大病变,目前在临床工作中已很少应用。CT 是颞骨炎性病变的主要检查方法,可清晰显示病变细节及周围骨质、听小骨破坏情况。当怀疑颞骨炎性病变引起颅内外并发症时,则需行 MRI 检查。

二、恶性外耳道炎

【概述】

Toulmouche 于 1938 年首次报道此病,Chandler 于 1968 年将其命名为恶性外耳道炎（malignant external otitis, MEO）,也称坏死性外耳道炎（necrotizing external otitis）。致病菌主要是铜绿假单胞菌,少数病例由葡萄球菌、克雷伯杆菌、曲霉菌或多种细菌混合感染所致。常引起外耳道骨髓炎和进行性广泛坏死,并可引起严重颅内并发症而致死,成人患者死亡率高达 50%。多见于免疫力功能低下者及老年糖尿病患者，亦可发生于小儿。病变起自外耳道骨部与软骨部结合部下壁，经外耳道软骨部下壁 Santorini 裂隙侵犯下方软组织；向上可累及颅底骨质和软组织；向前可穿破外耳道软骨板进入腮腺区；向后可引起耳廓及其周围软组织肿胀、中耳乳突炎，面神经及其下部脑神经亦可受累；病变亦可越过颅骨中线累及颅内及对侧。Kraus 根据病变进展程度不同，在临床上将恶性外耳道炎分为 3 期：Ⅰ期，炎症局限于外耳道及乳突气房；Ⅱ期，Ⅰ期表现合并颅底骨髓炎及脑神经麻痹；Ⅲ期，Ⅱ期合并炎症扩展至颅内。

【临床特点】

临床表现为外耳道持续性疼痛、分泌物及传导性耳聋；晚期可导致Ⅶ、Ⅸ～Ⅻ脑神经麻痹；病变向颅内侵犯可引起乙状窦血栓性静脉炎、脑膜炎以及颅内脓肿等，并出现相应的临床症状和体征。

【病理特点】

恶性外耳道炎常发生于外耳道骨部与软骨部结合处。早期仅表现为软组织感染，无骨质破坏及死骨形成，病变常经过 Santorini 裂隙向各个方向蔓延；晚期则引起骨质破坏及死骨。

【影像检查技术与优选】

CT 显示外耳道骨质破坏具有优势，MRI 显示外耳道周围软组织病变范围优于 CT。

【影像学表现】

CT 示外耳道、鼓室及乳突气房内充以软组织密度影，外耳道下方软组织肿胀，脂肪间隙消失，并向颞下窝、咽旁间隙及鼻咽部等处蔓延，增强后病变中度强化；骨质侵蚀破坏从外耳道下壁开始，逐渐累及其他骨壁，边缘不规则，如外耳道后壁及面神经管乳突段骨质破坏可累及面神经导致面瘫。病变含水分少，纤维成分多，所以 MRI T$_1$WI 表现为等信号，T$_2$WI 表现为略高信号，增强 T$_1$WI 病变中度强化。恶性外耳道炎可侵犯颅内，引起脑膜炎、脑脓肿、乙状窦血栓性静脉炎等，MRI 能够清晰地显示颅内病变的性质及范围，但在显示骨质破坏及死骨方面不如 CT（图 3-6-1）。

【诊断要点】

1. **软组织感染** 早期表现为外耳道和耳廓黏膜增厚；晚期表现为外耳道及周围软组织肿胀。

2. **骨质破坏** 一般从外耳道下壁开始，逐渐累及其他骨壁，边缘不规则。

【鉴别诊断】

1. **外耳道胆脂瘤** 外耳道内软组织病变较局限，呈膨胀性生长，外耳道扩大，骨质破坏边缘光整、硬化。

2. **外耳道癌** 多见于老年患者，可发生于外耳道任何部位，肿块占位效应显著。部分恶性外耳道炎与外耳道癌鉴别困难，需组织病理学检查确诊。

三、中耳乳突炎

中耳乳突炎（otomastoiditis）是常见的炎性病变，分为浆液性（渗出性）、化脓性和结核性 3 大类，其中以化脓性最常见。表现为耳部疼痛、耳漏及听力下降。临床上分为急性和慢性两种。本节主要阐述急、慢性化脓性中耳乳突炎。结核性中耳乳突炎详见"中耳结核"。

（一）急性化脓性中耳乳突炎（acute suppurative otitis media and mastoiditis）

【概述】

多发生于儿童，尤其多见于早产儿。65%～80%的致病菌是肺炎链球菌和流感嗜血杆菌。化脓性细菌多由咽鼓管侵入鼓室。病变常累及鼓室、咽鼓管和乳突，主要发生于鼓室。

【临床特点】

临床表现为耳痛、发热、耳漏、耳聋、耳鸣、眩晕等，部分患者可出现严重程度不同的全身症状，如：头痛、全身不适、食欲缺乏等。该病具有侵袭性，可通过直接侵犯途径、血行途径等引起颅内外并发症，如脑膜炎、脑脓肿、乙状窦血栓、面神经炎、迷路炎等，并出现相应的临床症状和体征。

【病理特点】

中耳黏膜、黏膜下层及骨膜化脓性炎症，局部贫血或小静脉血栓形成，使黏膜及黏膜下组织坏死，许多新生毛细血管和未成熟的纤维组织增生，以及淋巴细胞、浆细胞、中性粒细胞浸润。

【影像检查技术与优选】

首选 HRCT 检查，怀疑有颅内外并发症时需行 MRI 检查。

【影像学表现】

HRCT 典型表现为鼓室和（或）乳突气房内软组织密度影，可见一个或多个气液平面。早期无明显骨质破坏，晚期听小骨及乳突气房骨质可有不同程度的破坏，边缘模糊，严重者听小骨可以被完全破坏而消失。骨质破坏可能是由于黏膜充血、局部的酸性物质堆积和钙质的不断溶解吸收所致。病变常直接破坏邻近骨质，侵犯周围结构而引起颅内、外并发症，也可通过血行途径（颅内与鼓室黏膜之间

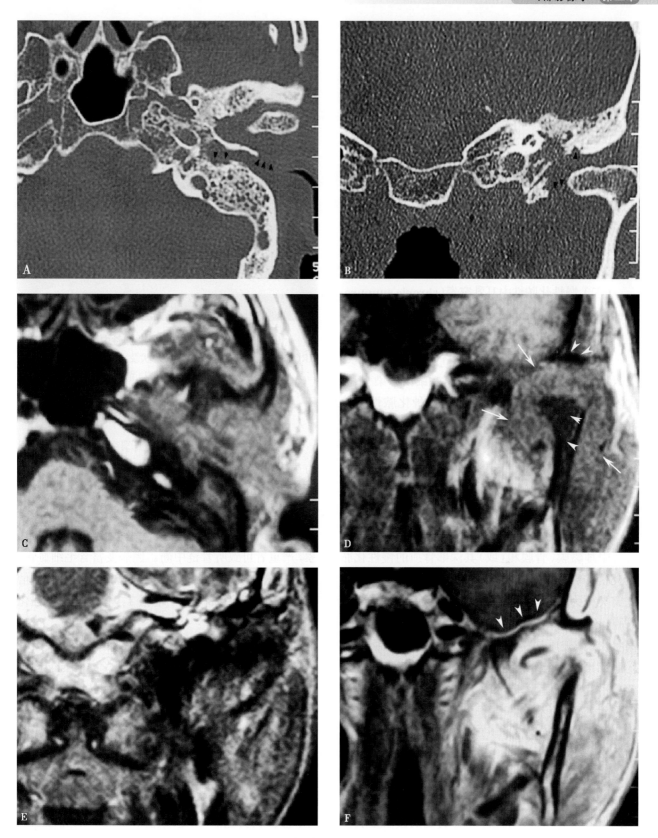

图 3-6-1　左侧恶性外耳道炎

A. HRCT 横断面示左侧外耳道及周围软组织肿胀，外耳道前、后壁部分骨质破坏缺损（箭头），乳突气房内软组织密度影；
B. HRCT 冠状面示左侧鼓室下壁、颞下颌关节的颞骨面骨质破坏，边缘不规则（箭头），鼓室及颞下颌关节窝内软组织密度影；C. 横断面 T_1WI 示左侧颞骨区、颅中窝底和颞下窝弥漫分布不规则等信号影；D. 冠状面 T_1WI 示左侧颞下颌关节内及周围、下颌骨升支周围、颞下窝弥漫分布不规则等信号影（箭），颅底、下颌骨的下颌头和升支骨髓高信号影被低信号影取代（箭头）；E. 冠状面 T_2WI 示病变呈稍高信号；F. 冠状面 T_1WI 增强示病变中度强化，左侧颞叶底部脑膜增厚强化（箭头）

的血管)或解剖途径(蜗窗、前庭窗等)引起颅内、外并发症。病变在 MRI T_1WI 上表现为低信号，T_2WI 表现为高信号。

【诊断要点】

(1)起病急，病程短。

(2)鼓室、乳突内软组织密度影及气液平面。

(3)边缘模糊的骨质破坏。

【鉴别诊断】

(1)骨疡型中耳乳突炎，病程较长，骨质破坏明显，鼓室及乳突气房内无气液平面。

(2)颞骨外伤后鼓室、乳突积液，有明确外伤病史。

(二)慢性化脓性中耳乳突炎(chronic suppurative otitis media and mastoiditis)

【概述】

多由急性化脓性中耳炎治疗不彻底，迁延所致；少数无急性感染病史者，可由低毒性细菌感染引起。大多数慢性化脓性中耳乳突炎由多种化脓性细菌混合感染所致，包括变形杆菌、铜绿假单胞菌、厌氧菌等。

【临床特点】

临床表现为耳部疼痛、耳漏及听力下降，急性发作期可有面瘫。耳镜检查见耳道分泌物及肉芽组织。

【病理特点】

中耳黏膜、骨膜和(或)其深部骨质的慢性化脓性炎症。根据不同的病理表现将慢性化脓性中耳乳突炎分为 3 种类型。①单纯型：炎症主要局限于黏膜，不侵犯骨质；②骨疡型：炎症呈肉芽组织或息肉状生长，破坏黏膜及其下方骨质，形成慢性骨疡；③胆脂瘤型：又称继发性胆脂瘤，是反复上呼吸道感染引起咽鼓管阻塞、中耳长期负压，鼓膜松弛部囊袋状凹陷，角化物积聚于囊袋内，膨胀形成胆脂瘤。单纯型慢性化脓性中耳乳突炎最多见，胆脂瘤型次之，骨疡型较少见。

【影像检查技术与优选】

本病首选 HRCT 检查。MRI 可显示中耳炎引起的颅内外并发症，并在胆脂瘤的鉴别诊断中有重要意义。

【影像学表现】

(1)单纯型慢性化脓性中耳乳突炎，HRCT 表现为鼓室及乳突内软组织密度影，多呈条索状或小片状，病变周围骨质及听小骨无破坏征象(图 3-6-2)，可有乳突气房间隔骨质增生、硬化；少部分患者仅表现为鼓膜增厚和(或)乳突部骨质增生、硬化。

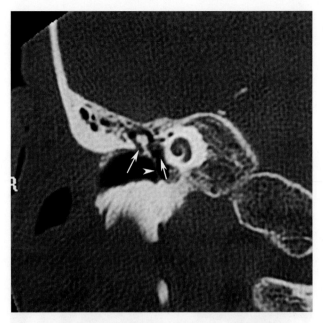

图 3-6-2　右侧单纯型慢性化脓性中耳乳突炎

HRCT 冠状面示右侧鼓室内条索状及小片状软组织密度影，与听小骨粘连(箭)，右侧鼓膜增厚(箭头)，听小骨及鼓室周围骨质未见破坏征象

(2)骨疡型慢性化脓性中耳乳突炎，HRCT 表现为鼓室和乳突内软组织密度影，呈大片状或团块状，一般局限于上鼓室、乳突窦入口和乳突窦，病变周围骨质破坏，边缘模糊，呈虫蚀样表现，有时可见游离死骨。病变亦可破坏听小骨，砧骨长脚最易受累，严重者可致听骨链中断。因病变富含毛细血管，所以与脑白质相比，病变 MRI T_1WI 表现为等、低信号，T_2WI 表现为高信号，增强 T_1WI 病变明显强化(图 3-6-3)。

(3)胆脂瘤型慢性化脓性中耳乳突炎，根据发生部位不同，HRCT 可见以下表现：①Prussak 间隙增宽，其内可见软组织密度影；②上鼓室软组织影向下突入到鼓室下部；③乳突窦扩大，其内充以软组织密度影，可向乳突其余部位及岩尖扩展；④鼓室盾板破坏、变钝；⑤听小骨向内侧移位、侵蚀破坏；⑥乳突窦入口扩大，岩鳞隔破坏；⑦外半规管及面神经管侵蚀破坏；⑧鼓室盖和(或)乳突窦盖破坏；⑨乙状窦壁破坏；⑩鼓前棘破坏。病变破坏的骨质边缘光整、硬化(图 3-6-4)。胆脂瘤 MRI T_1WI 表现为低至中等信号，T_2WI 表现为高信号，增强 T_1WI 胆脂瘤本身无强化，胆脂瘤边缘炎性反应可见环形强化。

【诊断要点】

(1)单纯型慢性化脓性中耳乳突炎：鼓室和(或)乳突内条索状或斑片状软组织密度影；无骨质破坏。

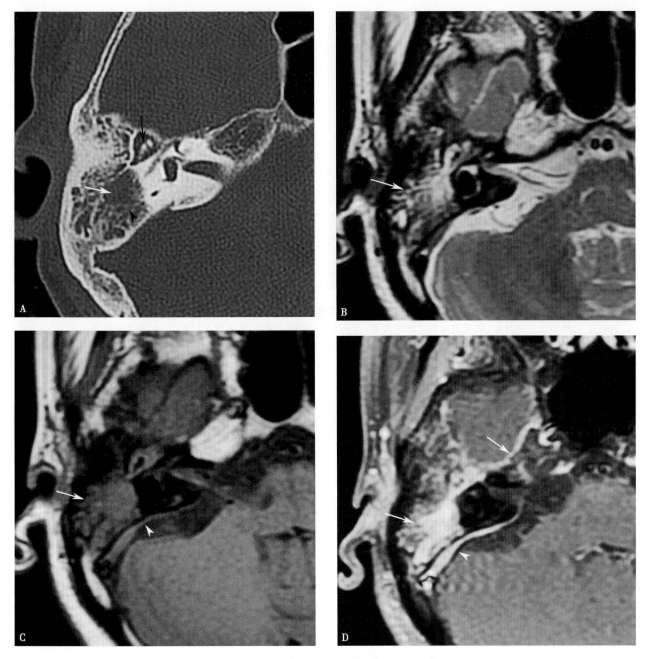

图 3-6-3　右侧骨疡型慢性中耳乳突炎、伴脑膜炎
A. HRCT 横断面示右侧鼓室、乳突气房及乳突窦软组织密度影（白箭），乳突气房间隔呈虫蚀样破坏（黑箭头），听小骨边缘模糊，密度减低（黑箭）；B. 横断面 T_2WI 示右侧鼓室、乳突窦及乳突气房内高信号（箭）；C. 横断面 T_1WI 示右侧鼓室、乳突气房及乳突窦病变呈低信号（箭），右侧小脑幕增厚（箭头）；D. 横断面脂肪抑制增强 T_1WI 示右侧鼓室、乳突气房及乳突窦内病变明显强化（箭），右侧颞叶底、小脑幕脑膜增厚、强化（箭头）

（2）骨疡型慢性化脓性中耳乳突炎：鼓室、乳突内团块状软组织密度影；骨质破坏，边缘呈虫蚀样表现。

（3）胆脂瘤型慢性化脓性中耳乳突炎：①鼓室、乳突团块状软组织密度影；②病变周围骨质及听小骨破坏，边缘光整、硬化，盾板变钝；③ Prussak 间隙增宽，乳突窦入口扩大，听小骨受压向内侧移位；④增强 T_1WI 胆脂瘤边缘环形强化，胆脂瘤本身不强化。

【鉴别诊断】

（1）胆固醇肉芽肿：病变 MRI T_1WI 及 T_2WI 均呈高信号。

（2）先天性胆脂瘤：无耳流脓病史，如病变位于上鼓室听小骨内侧，病变早期听小骨受压向外侧移位；晚期病变广泛破坏周围骨质及听小骨，与胆脂瘤型慢性化脓性中耳乳突炎鉴别困难。

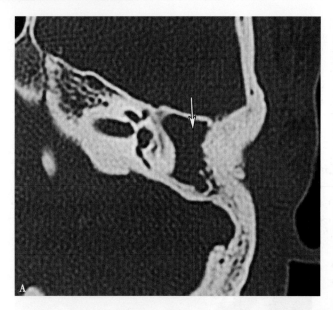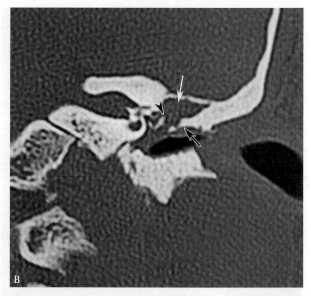

图 3-6-4　左侧胆脂瘤型慢性中耳乳突炎

A. HRCT 横断面示左侧鼓室、乳突窦内软组织密度影，呈膨胀性生长（白箭），乳突窦入口扩大，病变周围骨质破坏，破坏的骨质边缘光整、硬化；B. HRCT 冠状面示左侧鼓室内软组织密度影（白箭），鼓室盾板破坏、变钝（黑箭），听小骨向内侧移位，砧骨体及部分砧骨长脚破坏（黑箭头），Prussak 间隙增宽

四、迷路炎

【概述】

迷路炎（labyrinthitis）是病原体感染内耳导致迷路腔内肉芽组织增生、纤维化，最终钙化或骨化。该病是内耳各种非肿瘤性获得性病变的转归。引起迷路炎的病因包括：慢性化脓性中耳炎、脑膜炎（细菌性、病毒性、真菌性）、外伤、病毒感染、气压改变、手术、先天性迷路瘘及自身免疫性因素等，其中比较常见的是耳源性、脑膜炎源性及外伤性。耳源性迷路炎多是由于病原体经前庭窗或蜗窗直接侵入内耳，或经破坏的鼓岬、半规管侵入内耳引起，病变比较局限，多为单耳发病。脑膜炎源性迷路炎以儿童发病率较高，多为双耳发病，细菌感染多见，病原体在蛛网膜下腔通过两种途径侵入内耳：①经耳蜗水管途径，新生骨以耳蜗底周最为显著，尤其是在蜗窗附近；②经内耳道内听神经周围间隙或血管间隙途径，新生骨以蜗轴区明显。外伤性迷路炎是由于外伤引起的颞骨骨折累及内耳，造成迷路内出血、渗出和钙盐沉积。

【临床特点】

临床表现为患侧听觉及前庭功能丧失，眩晕、恶心、呕吐、步态不稳、眼球震颤等。

【病理特点】

病变早期迷路内可见白细胞浸润及纤维细胞增生，纤维组织形成，随后形成新骨，最终导致骨化。

【影像检查技术与优选】

HRCT 显示骨迷路增生、硬化及前庭窗、蜗窗狭窄的严重程度较好，MRI 在诊断迷路纤维化方面优于 HRCT。

【影像学表现】

HRCT 可清晰显示迷路内不同程度的骨化。累及耳蜗表现为耳蜗腔内密度增高，可呈点状、条状、磨玻璃样，耳蜗腔不规则变窄或管腔隐约可见（图 3-6-5）；若累及蜗轴表现为蜗轴密度增高、增宽（图 3-6-6），累及螺旋板表现为螺旋板密度增高，增厚，一般在横断面显示较为清晰（图 3-6-7）；病变累及前庭窗及蜗窗表现为前庭窗、蜗窗狭窄，局部被骨质封闭，或呈磨玻璃样密度增高影，一般在冠状面显示较为清晰（图 3-6-8）；累及前庭表现为前庭内高密度影，前庭腔狭窄（图 3-6-9）；若累及整个内耳，则整个内耳结构全部骨化，表现为均匀一致的高密度骨质影（图 3-6-10）。

MRI 可显示迷路腔不规则狭窄及迷路腔淋巴液信号异常改变。迷路炎患者迷路腔淋巴液 T_1WI 表现为低、等信号，T_2WI 表现为高信号减低或完全消失（图 3-6-11）。T_2WI 信号减低代表纤维化组织形成，T_2WI 信号消失代表骨化形成，增强 T_1WI 信号减低区可见强化（图 3-6-12），信号完全消失区可不强化。

不同的病因引起迷路炎强化原因不尽相同，如病毒性迷路炎是由于钆沉积于迷路腔淋巴液内，而

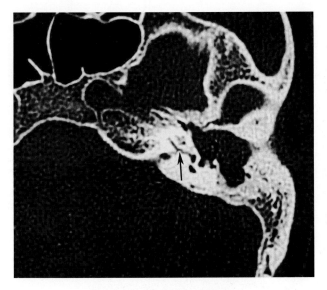

图 3-6-5　左耳骨化性迷路炎
HRCT 横断面示左侧耳蜗基底周边缘不规则,迷路腔不规则变窄(箭);左侧鼓室、乳突窦呈膨胀性改变,周围骨质破坏,破坏的骨质边缘光整、硬化,窦腔内未见确切软组织密度影

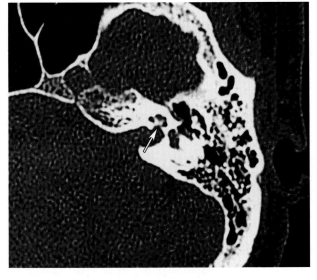

图 3-6-6　左耳骨化性迷路炎
HRCT 横断面示左耳蜗轴及螺旋板增宽、密度增高(箭)

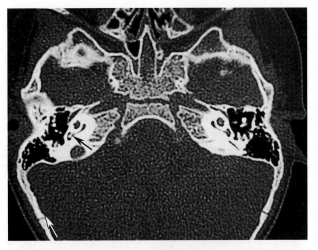

图 3-6-7　右耳骨化性迷路炎
HRCT 横断面示右耳蜗骨螺旋板增厚(箭)

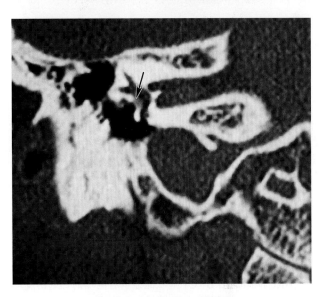

图 3-6-8　右耳骨化性迷路炎
HRCT 冠状面示右耳前庭窗封闭,表现为前庭窗密度增高,呈"磨玻璃样"改变(箭)

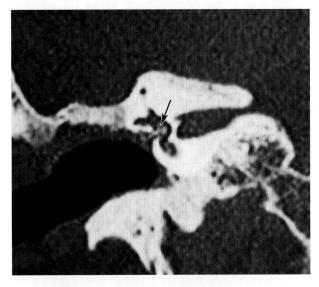

图 3-6-9　右侧中耳炎继发骨化性迷路炎
HRCT 冠状面示前庭内可见点状高密度影(箭),中耳区呈术后改变

细菌性迷路炎则是由于肉芽组织增生而强化。在一些较早期迷路炎的病例中,迷路腔淋巴液 T_1WI 及 T_2WI 信号均无明显改变,而增强 T_1WI 可见到异常强化,此种表现反映迷路炎症早期的纤维化和肉芽组织形成期。MRI 也可观察迷路腔的狭窄程度,病变部分迷路腔 T_2WI 及内耳水成像均表现为极低信号或信号消失。由于 MRI 对骨质信号缺乏特异性,不能直接显示迷路腔内的新生骨质,但可通过显示迷路腔淋巴液的形态改变观察迷路腔狭窄的程度。MRI 有利于在 CT 阴性表现的情况下,发现并诊断纤维化和早期骨化。

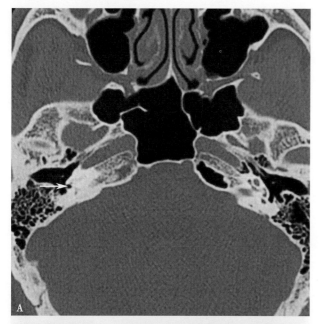

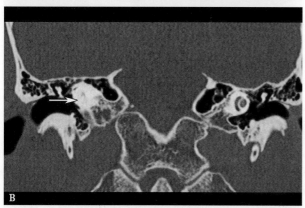

图 3-6-10 右耳骨化性迷路炎
A. HRCT 横断面；B. CT 冠状面显示右侧耳蜗普遍密度增高（箭），呈"磨玻璃样"改变，骨迷路腔隐约可见

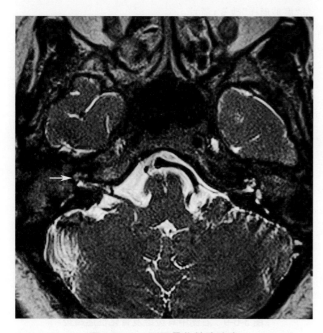

图 3-6-11 双耳骨化性迷路炎
横断面 T$_2$WI 示双侧耳蜗信号减低，右侧明显（箭）

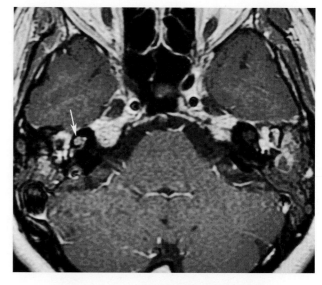

图 3-6-12 右侧中耳炎继发骨化性迷路炎
增强横断面 T$_1$WI 示右侧耳蜗强化（箭）

【诊断要点】

1. 迷路腔密度增高或狭窄，甚至全部骨化而消失。

2. 迷路腔淋巴液 MRI T$_1$WI 表现为低、等信号，T$_2$WI 表现为信号减低或消失，在增强 T$_1$WI 上早期迷路炎的迷路腔可见强化。

【鉴别诊断】

1. **耳蜗型耳硬化症** 海绵化期表现为耳蜗底周骨迷路不均匀密度减低，典型的表现是"双环征"；硬化期表现为骨迷路局限性或弥漫性增厚，影像上与骨化性迷路炎鉴别困难，但耳硬化症多见于双侧。

2. **迷路内神经鞘瘤** MRI T$_2$WI 表现为迷路腔内稍高信号的软组织肿块影，增强 T$_1$WI 病变明显强化。

五、岩尖炎

【概述】

岩尖炎（petrositis）又称岩部炎，好发生于气化良好的岩部骨质。岩尖炎多继发于中耳炎，气化的岩尖气房和乳突气房相通，中耳内炎症极易通过该途径侵及岩尖；少部分岩尖炎可原发于血栓性静脉炎，通过静脉丛逆行感染或内淋巴囊炎蔓延所致。

【临床特点】

临床表现为头痛、发热及耳漏，严重者可以有脑膜炎和脑神经症状，最易受累的是三叉神经和展神经。三叉神经痛、展神经麻痹及耳漏同时存在称之为岩尖综合征。

【病理特点】

颞骨岩部骨质、气房内化脓性炎症。

【影像检查技术与优选】

HRCT 可清楚显示岩尖部软组织密度影及骨质破坏情况，是该病的首选影像检查方法，而 MRI 显示邻近结构的受累情况优于 HRCT。

【影像学表现】

HRCT 表现为岩尖部软组织密度影及骨质破坏。急性期表现为岩尖部溶骨性骨质破坏，边缘不光整，少数情况下可出现小死骨，骨迷路、颈静脉窝、颈动脉管或内耳道亦可被累及。慢性期主要以骨质增生硬化为主。岩尖部软组织病变 MRI T_1WI 表现为低信号，T_2WI 表现为高信号，增强 T_1WI 病变明显强化。岩尖炎常累及邻近脑膜，MRI 表现为脑膜增厚、强化（图 3-6-13）。

【诊断要点】

1. 岩尖软组织密度影。

2. 岩尖骨质破坏，急性期可见溶骨性骨质破坏，慢性期可见骨质增生、硬化。

【鉴别诊断】

1. **岩尖胆固醇肉芽肿** 病变 MRI T_1WI、T_2WI 均呈高信号。

2. **岩尖黏液囊肿** 病变呈膨胀性生长，周围骨质光整。

3. **颈静脉球瘤** 肿瘤原发部位在颈静脉窝，累及岩尖，肿块明显强化，并可见"胡椒盐"征。

六、胆固醇肉芽肿

【概述】

胆固醇肉芽肿（cholesterol granuloma）是具有纤维包膜、内含陈旧出血及胆固醇结晶的棕色液体囊性肿块，又称为胆固醇囊肿或巧克力囊肿。好发于上鼓室及乳突窦入口，亦可发生于岩部。是由于咽鼓管功能不良、中耳炎等导致鼓室、岩部通气不良、

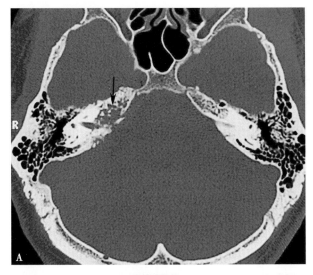
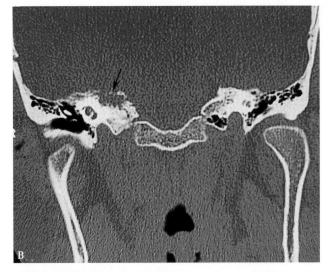
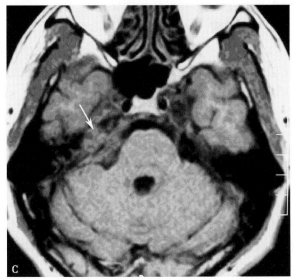
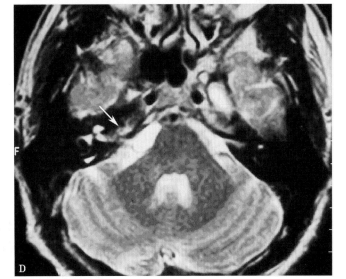

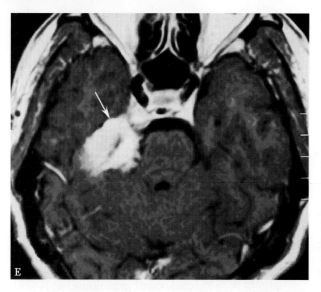
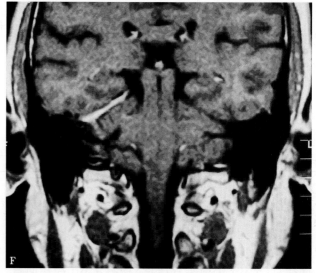

图 3-6-13　右侧岩尖炎

A、B. HRCT 横断面和冠状面,示右侧岩尖软组织密度影,骨质破坏,破坏的骨质边缘不规则(箭),累及内耳道前壁;C. 横断面 MRI T_1WI 示右侧岩尖形态不规则的稍低信号;D. 横断面 MRI T_2WI 示右侧岩尖形态不规则的稍高信号;E. 横断面增强 T_1WI 示岩尖病变明显强化;F. 冠状面增强 T_1WI 示右侧小脑幕增厚、明显强化

形成负压,鼓室及岩部黏膜充血肿胀、血管破裂出血,红细胞降解成胆固醇结晶,周围组织对其产生异物反应,形成肉芽组织,进一步加重鼓室、岩部通气不畅,依此反复恶性循环,形成膨胀性生长的胆固醇肉芽肿。

【临床特点】

主要临床表现为非搏动性"蓝色鼓膜"和缓慢渐进性的传导性耳聋;较小的岩尖部胆固醇肉芽肿可无症状,较大者可压迫Ⅴ～Ⅷ脑神经而引起面部疼痛、复视、感音神经性耳聋。

【病理特点】

胆固醇肉芽肿囊壁为含铁血黄素的异物巨细胞及其他炎性细胞的纤维性炎性肉芽组织,囊内容物含陈旧出血及胆固醇结晶。

【影像检查技术与优选】

HRCT 对软组织密度病变的部位及骨质破坏的特征显示较好,是首选影像检查方法。病变的 MRI 信号具有特征性,对疾病鉴别诊断有重要意义。

【影像学表现】

发生于鼓室和(或)乳突内较小的胆固醇肉芽肿,HRCT 表现为位于鼓室和(或)乳突内的软组织密度影,无骨质和(或)听小骨破坏;发生于鼓室和(或)乳突内较大的胆固醇肉芽肿表现为膨胀性生长、边缘清楚的软组织密度影,病变周围骨质及听小骨受压、破坏,边缘光整。病变 MRI T_1WI、T_2WI 均表现为高信号,其内含铁血黄素沉着表现为灶性低信号(图 3-6-14)。

岩尖胆固醇肉芽肿,HRCT 表现为边缘光整的软组织密度肿块,膨胀性生长,岩尖部骨质内骨小梁破坏,骨皮质变薄、缺损。病变 MRI T_1WI、T_2WI 均表现为高信号,其内含铁血黄素沉着表现为灶性低信号(图 3-6-15)。如果病灶较大,可累及邻近结构。

【诊断要点】

1. 膨胀性生长的软组织密度肿块,边缘光整。

2. 颞骨及听小骨骨质破坏,边界清楚。

3. MRI T_1WI、T_2WI 均表现为高信号。

【鉴别诊断】

1. **胆脂瘤**　骨质破坏显著,MRI T_1WI 表现为低信号或等信号,T_2WI 表现为高信号,增强 T_1WI 胆脂瘤本身不强化,边缘呈环形强化。

2. **鼓室球瘤**　MRI T_1WI 表现为低信号,T_2WI 表现为高信号,增强 T_1WI 病变明显强化;但较小的鼓室球瘤有时与胆固醇肉芽肿难以鉴别,DSA 有助于鉴别诊断。

七、中耳结核

【概述】

中耳结核(tuberculous otomastoiditis)好发生于儿童,多继发于身体其他部位的结核感染,原发灶多位于肺、鼻、咽、喉、淋巴结、骨、关节等处。中耳原发性结核感染非常少见,多发生于婴幼儿。致病菌属牛结核杆菌。结核杆菌侵入耳部的途径有:①由

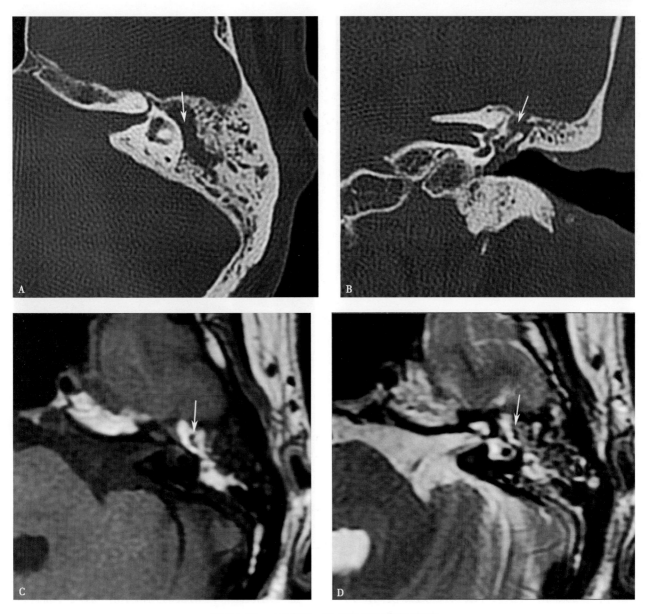

图 3-6-14　左侧鼓室、乳突窦内胆固醇肉芽肿

A、B. HRCT 横断面、冠状面，显示左侧鼓室、乳突窦及乳突气房内软组织密度影（箭），听小骨及鼓室、乳突窦骨壁、乳突气房骨质未见破坏；C、D. 横断面 MRI T_1WI、T_2WI，显示左侧鼓室、乳突窦内可见哑铃形短 T_1 长 T_2 信号，其内可见点状低信号（箭），左侧乳突气房内可见长 T_1 长 T_2 信号

咽鼓管侵入鼓室；②血循环感染；③淋巴循环感染；④由鼓膜穿孔侵入鼓室；⑤其他途径，如从邻近结构直接播散。

【临床特点】

临床表现为稀薄的耳内分泌物，不伴耳痛，若合并混合感染，分泌物可呈黏液性或脓性；鼓膜可有大穿孔、数个小穿孔或无穿孔，穿孔处可有较苍白或粉红色的肉芽组织，听力损失发展较快，起病时间较短，可在短期内出现颅内、外并发症，早期即可出现面瘫。

【病理特点】

中耳结核的病理变化与发生于身体其他部位结核相同。中耳结核菌首先侵犯鼓室黏膜，然后累及骨膜，最后侵及骨质。黏膜呈慢性炎症，可形成坏死区。局部可见巨细胞、类上皮细胞、大量的淋巴细胞浸润及纤维组织增生。病变可由原发部位扩展至鼓室腔各部，可引起广泛的骨质破坏和死骨形成。

【影像检查技术与优选】

HRCT 可清晰显示中耳乳突间隔边缘模糊的骨质破坏及死骨形成，是该病的首选影像检查方法。MRI 在显示颅内、外并发症方面有重要价值。

【影像学表现】

HRCT 表现为鼓室、乳突窦、乳突气房内弥漫性分布的软组织密度影，大多数患者乳突气房气化良

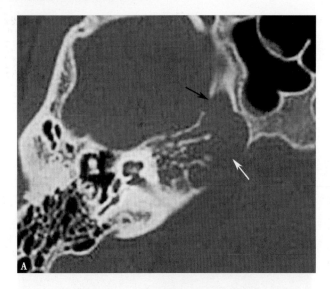

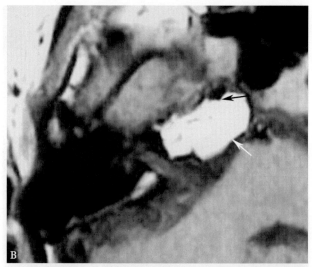

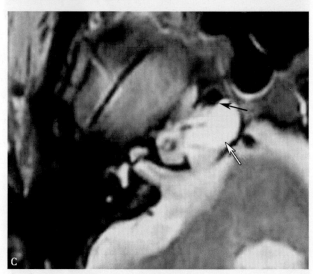

图 3-6-15　右侧岩尖胆固醇肉芽肿
A. HRCT 横断面示右侧岩尖软组织密度影（白箭），周围骨质呈膨胀性破坏，边缘清楚，颈内动脉管壁部分缺损（黑箭）；B、C. 横断面 MRI T_1WI、T_2WI，示岩尖病变均呈高信号，其内可见点状低信号（白箭），病变包绕颈内动脉后壁（黑箭）

好，乳突气房间隔骨质破坏或吸收，边缘模糊，可有死骨形成（图 3-6-16），死骨对提示本病有重要价值；面神经管可有不同程度受累，以鼓室段受累最常见，表现为面神经管被软组织影包裹及管壁骨质破坏；

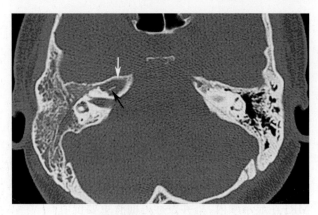

图 3-6-16　右侧中耳结核
HRCT 横断面示右侧鼓室、乳突窦及乳突气房内软组织密度影，乳突气房间隔骨质模糊，病变累及岩尖，岩尖骨质破坏（白箭），并可见条状死骨（黑箭）

严重时造成面神经鞘膜的充血水肿，表现为面神经管增粗。病变 MRI T_1WI 表现为低信号，T_2WI 表现为高信号，增强 T_1WI 病变明显强化。中耳结核可通过蜗窗、前庭窗破坏鼓岬、外半规管蔓延至迷路引起迷路炎；破坏乳突外壁骨皮质可引起耳后骨膜下脓肿；破坏乳突后壁可引起乙状窦血栓性静脉炎、结核性脑膜炎、结核性脑炎等并发症。

【诊断要点】
1. 鼓室、乳突窦、乳突气房内弥漫性分布的软组织密度影。
2. 乳突气房间隔骨质破坏，边缘模糊。
3. 死骨形成。
【鉴别诊断】
1. **急性中耳乳突炎**　乳突气房含气量减少，骨性间隔破坏，可见气液平面。
2. **骨疡型慢性化脓性中耳乳突炎**　骨质破坏呈虫蚀样表现。

（邓先波　马　辉）

第七节　肿瘤及肿瘤样病变

一、概述

颞骨可发生多种良、恶性肿瘤及肿瘤样病变，发病部位、影像学特点及临床表现各有不同。影像学检查对显示病变形态学特征、诊断及指导治疗均有重要的价值。

二、先天性胆脂瘤

【概述】

颞骨先天性胆脂瘤（congenital cholesteatoma）非常少见，又称为原发性胆脂瘤、真性胆脂瘤、表皮样瘤、"珍珠瘤"等，可发生于颅骨的任何部位，在颞骨可见于外耳道、鼓室腔、乳突、岩部及内耳等部位，以岩部最为多见，常破坏面神经管、半规管甚至耳蜗等结构，造成面瘫、耳聋；目前普遍认为是由胚胎时期外胚层组织遗留于颞骨中发展而成。

【临床特点】

早期缺乏特异性症状，病灶逐渐增大后，可出现听力下降、面神经麻痹、耳鸣、头痛、眩晕，甚至外耳道流脓、流血水等症状，症状多为渐进性听力下降和面瘫；部分病例为头颈部影像学检查时偶然发现。

【病理特点】

大体病理多为圆形、卵圆形或结节状，可有白色包膜，其内为黄色浓稠液体、脱落上皮细胞、角化质和胆固醇结晶，有时还有陈旧出血、钙化和少量肉芽组织，切面见均匀蜡样角化物，呈葱皮样排列，为囊壁上皮脱落堆积而成的同心圆样结构；邻近骨质压迫破坏。

【影像检查技术与优选】

高分辨率 CT 和薄层 MRI 为主要检查方法；CT 主要用于显示病变位置及对周围骨质结构的破坏，MRI 主要显示病变的信号特征。

【影像学表现】

1. **CT 表现**　病变位于外耳道、鼓室腔、乳突、岩部及内耳等部位，以岩部最为多见，呈圆形、卵圆形或不规则形的软组织影，密度比较均匀，边缘比较清楚，增强扫描无强化。病变较小时，周围骨质可表现为骨质边缘毛糙，病变增大后，可呈明显膨胀性改变，邻近骨质压迫破坏，边缘可有轻度硬化。外耳道狭窄或外耳道闭锁时，病变可位于外耳道；位于鼓室者多位于中、上鼓室，可有听骨链的破坏，还可

有水平半规管、耳蜗、面神经管迷路段等骨质结构的破坏；位于乳突、岩部等部位时，局部可见明显骨质破坏区，边缘清晰锐利，形态规则或不规则，呈膨胀性改变，可突入中耳腔及中颅窝内（图 3-7-1A）。

2. **MRI 表现**　T_1WI 上呈中等或偏低信号，T_2WI 上呈明显高信号，增强扫描无强化（图 3-7-1B～D）。

【诊断要点】

1. 外耳道、鼓室、乳突、岩部局限性软组织病变。

2. 规则或不规则形，周围骨质破坏，边缘多较清楚。

3. CT 上呈均匀低密度，MRI 上呈等 / 低 T_1、长 T_2 信号，增强扫描无强化。

【鉴别诊断】

1. **外、中耳癌**　亦显示为外耳道、鼓室内软组织影，可伴有外耳道骨壁破坏，早期病变 CT、MRI 检查缺乏特异性，常常误诊为良性病变，与胆脂瘤不易鉴别，但增强扫描有不同程度强化，有助于鉴别。

2. **鼓室球瘤**　发生于舌咽神经鼓室支的球体，位于鼓室内的鼓岬部。病灶在 CT 上呈等密度或混杂密度；在 MRI 上呈等 T_1、长 T_2 信号，病灶较大时，T_2WI 上呈现典型"盐 - 胡椒"征，增强后扫描均呈明显强化。

3. **面神经瘤**　多为神经鞘瘤，可发生于面神经的任何部位，以膝部最多见。CT 上主要表现为面神经管扩大、破坏及其内稍低密度软组织影，发生于膝部者可突入中颅窝内，发生于鼓室段和乳突段者可突入鼓室内；MRI 上呈略长 T_1 长 T_2 信号；增强扫描均呈中度至明显强化。

三、继发性胆脂瘤

参见第六节"中耳乳突炎"部分。

四、面神经瘤

【概述】

面神经瘤是比较少见的良性肿瘤，可发生于面神经从脑干到神经肌肉接头的任何位置；在颞骨内面神经管各段中，多见于前膝部及后膝部，极少发生于迷路段。面神经瘤平均发病率仅为 0.4%～2.6%，约占面瘫病因的 5%；本病可发生于任何年龄，25～36 岁为高峰期。女性发病率较高，男女比例为 1∶2～2∶3，无症状型微小面神经瘤发病年龄较大，在 44～80 岁，男女比例约为 4∶1。

【临床特点】

面神经瘤临床表现与肿瘤累及的部位、范围及

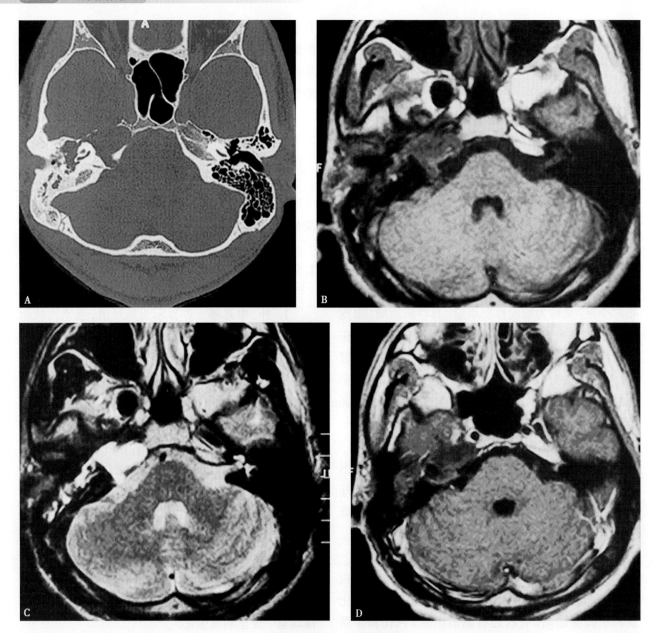

图 3-7-1　先天性胆脂瘤

A. 颞骨 HRCT 横断面，示右岩尖部骨质破坏，边缘光滑、锐利，并累及耳蜗，鼓室内可见炎性改变；B、C. 横断面 T_1WI 和 T_2WI，示岩尖区骨髓信号消失，代之以等 T_1 长 T_2 信号影，鼓室及邻近乳突气房内亦可见等 T_1 长 T_2 信号影；D. 横断面增强 T_1WI，示肿瘤无强化，鼓室内病变轻度强化

大小有关，多以面瘫或面肌痉挛为首发症状，常呈渐进性或波动性加重。当肿瘤较大突入鼓室内压迫听小骨时，可出现传导性耳聋，还可伴有耳鸣和耳痛；仅累及迷路段的微小面神经瘤可压迫前庭蜗神经造成感音神经性耳聋；岩大神经受累时可影响泪腺功能。

【病理特点】

病理上多为神经鞘瘤，少数为神经纤维瘤。神经鞘瘤来源于神经外胚层的施万细胞，肿瘤组织与周围分界清楚，有完整包膜，面神经可被推挤至周边而不被破坏，极少出现恶变；而神经纤维瘤来源于中胚层的神经内膜，可单发或多发，多发者为神

经纤维瘤病的一部分，少数病例可发生恶变。

【影像检查技术与优选】

高分辨率 CT 和薄层 MRI 为主要检查方法；CT 主要用于显示病变位置及对周围骨质结构的破坏，MRI 可更好地显示肿瘤的范围及整体形态，尤其是通过茎乳孔向颅外部的蔓延，对病变的信号特征和强化的显示也优于 CT。

【影像学表现】

1. CT 表现　主要表现为面神经管扩大及管壁骨质破坏，其内可见与面神经走行一致的条状较低密度软组织影，边界较清楚；增强扫描中等程度强化，延迟扫描，其强化程度增大。发生在前膝部的病

灶可突入中颅窝内,邻近前缘骨质向前突起,形成"抱球"征;发生在鼓室段和乳突段的面神经瘤,除面神经管骨质被破坏以外,还可在中耳腔和乳突内形成软组织影。少数发生于迷路段或内耳道内者可见内耳道扩大,易误诊为听神经瘤(图 3-7-2A、B)。

2. MRI 表现 主要表现为面神经走行区条状软组织影,呈等 T_1 稍长 T_2 信号,边缘较清楚,增强扫描中等程度至明显强化(图 3-7-2C~E)。

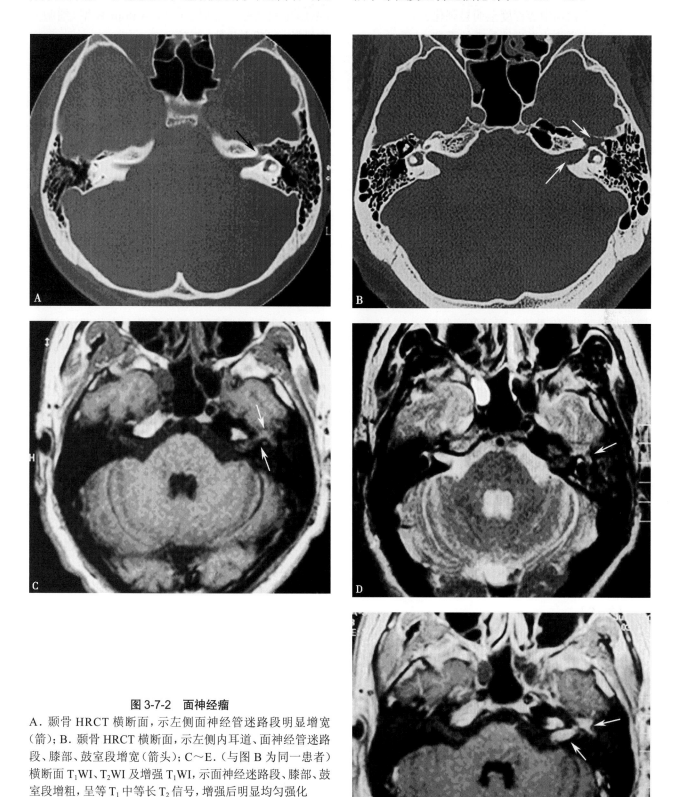

图 3-7-2 面神经瘤

A. 颞骨 HRCT 横断面,示左侧面神经管迷路段明显增宽(箭);B. 颞骨 HRCT 横断面,示左侧内耳道、面神经管迷路段、膝部、鼓室段增宽(箭头);C~E.(与图 B 为同一患者)横断面 T_1WI、T_2WI 及增强 T_1WI,示面神经迷路段、膝部、鼓室段增粗,呈等 T_1 中等长 T_2 信号,增强后明显均匀强化

【诊断要点】

1. CT 显示面神经管扩大及管壁破坏。

2. MRI 显示面神经走行区条状软组织影，呈等 T_1 中等长 T_2 信号。

3. 增强扫描中等程度至明显强化。

4. 典型症状为渐进性加重的面瘫。

【鉴别诊断】

1. **听神经瘤**　多发生于内耳道内，较大时延伸至桥小脑角区形成内耳道-桥小脑角区肿块，但不累及面神经管迷路段，而面神经瘤位于内耳道的前上象限，内耳道前上壁骨质可见破坏，形成沟通内耳道-面神经管迷路段的肿块；薄层 MRI 或 MRI 水成像可显示肿瘤在内耳道内的起源神经。听神经瘤在 MRI 上的信号强度及强化方式与面神经瘤无明显差别。

2. **血管瘤**　亦可有渐进性面瘫及面神经管骨质破坏，CT 难以鉴别；MRI 可进一步显示肿瘤全貌及增强特性，在 T_2WI 上血管瘤呈明显高信号，增强后扫描明显强化，有助于与面神经瘤鉴别。

3. **胆脂瘤或胆固醇肉芽肿**　发生于鼓室内或岩尖的面神经瘤要与胆脂瘤或胆固醇肉芽肿鉴别；CT 上均表现为骨质破坏和软组织肿块，但胆脂瘤对骨质多为偏心性破坏，在 MRI 上表现为长 T_1 长 T_2 或短 T_1 长 T_2 信号，增强后无强化，而胆固醇肉芽肿在 T_1WI 和 T_2WI 上均表现为高信号。

4. **颈静脉球瘤**　发生于鼓室段和乳突段的面神经瘤常累及颈静脉窝，需与颈静脉球瘤鉴别；后者在 MRI 上表现为特征性的"盐-胡椒征"，DSA 显示肿瘤有染色。

五、听神经瘤

【概述】

听神经瘤（acoustic neuroma）是内耳道-桥小脑角区最常见的肿瘤之一，其次为脑膜瘤和胆脂瘤。听神经瘤约 2/3 发生于前庭上神经，极少数发生于前庭下神经和蜗神经，是原发于听神经鞘施万细胞的良性肿瘤。本病约占颅内原发肿瘤的 10%，占桥小脑角区肿瘤的 80%～90%，约占成人感音神经性聋的 1%。

【临床特点】

听神经瘤临床较为多见，一般为单侧发病，双侧发病者多为神经纤维瘤病Ⅱ型的一部分。典型症状为患侧高频感音性神经聋，约占成人感音神经性聋的 1%，其他症状可有耳鸣、眩晕及平衡失调；也可

以先出现前庭神经受损的症状，而后出现听力下降。

【病理特点】

听神经瘤起源于听神经前庭支的少突胶质细胞-施万细胞连接处，病理组织学上有 Antoni A 型（细胞排列紧密，间质较少）及 Antoni B 型（细胞分布松散，间质占优势）两种类型。

【影像检查技术与优选】

MRI 检查为首选检查方法；CT 主要显示内耳道壁骨质受压改变及内耳道扩大与否，而 MRI 可很好地显示肿瘤的范围及整体形态，对病变的信号特征和强化的显示明显优于 CT，是诊断内耳道内小听神经瘤的重要影像学检查方法。

【影像学表现】

本部分主要叙述局限于内耳道内的听神经瘤，凸入桥小脑角池的较大肿瘤请参见"颅底肿瘤"。

1. **CT 表现**　主要表现为内耳道骨质受压，不同程度扩大；当肿瘤较大时，内耳道可明显扩大呈"喇叭口状"改变，一般不易漏诊（图 3-7-3A）；当肿瘤较小时，内耳道骨质可仅仅发生微小变化或无变化，往往导致漏诊（图 3-7-4A）。由于肿瘤与脑组织密度相近，CT 平扫软组织窗也不易显示。在观察内耳道时不但要注意内耳道大小，还要观察形态改变，有时仅表现为形态改变，应结合横断面和冠状面图像，分别观察左右侧骨质是否对称。

2. **MRI 表现**　内耳道内的小听神经瘤在 T_1WI 上信号稍高于脑脊液信号，T_2WI 上稍低于脑脊液信号，增强后扫描肿瘤明显均匀强化。用 3D FSE 序列重 T_2WI 或 3D FIESTA 序列能提高肿瘤与脑脊液的对比度及空间分辨率，能更清楚地显示小肿瘤；现在 MRI 已能显示内耳道内直径 2mm 的小肿瘤，且无创伤性，无放射线损害，甚至可不用造影剂（图 3-7-3B，图 3-7-4）。

【诊断要点】

1. CT 显示内耳道呈"喇叭口状"扩大。

2. MRI 显示内耳道内条状或团块状软组织影，呈稍长 T_1、稍长 T_2 信号。

3. 增强扫描中等程度至明显强化。

4. 典型症状为患侧高频性感音神经性聋，伴有耳鸣、眩晕及平衡失调。

【鉴别诊断】

1. **面神经瘤**　面神经瘤位于内耳道的前上象限，内耳道前上壁骨质可见破坏，形成沟通内耳道-面神经管迷路段的肿块；薄层 MRI 或 MRI 水成像有助于显示肿瘤在内耳道内的起源神经。而听神经瘤多

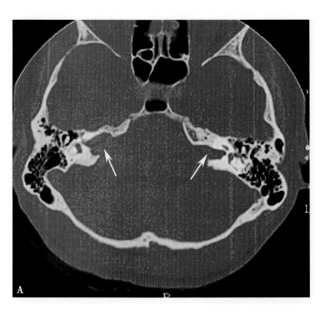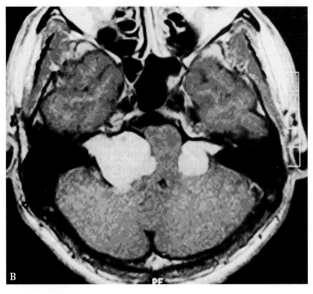

图 3-7-3 双侧听神经瘤(神经纤维瘤病Ⅱ型)

A. 颞骨 HRCT 横断面,示双侧内耳道喇叭口状扩大(箭),以右侧为著;B. 横断面增强 T_1WI,示双侧内耳道、桥小脑角区不规则形肿块,明显均匀强化

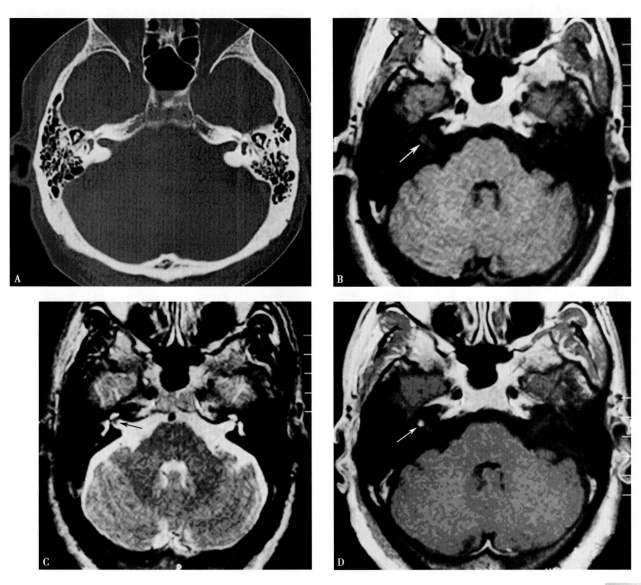

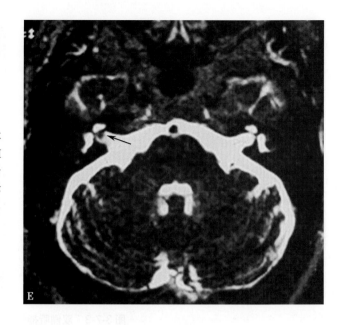

图 3-7-4　微小听神经瘤

A. HRCT 颞骨横断面，示双侧内耳道形态、大小正常，基本对称，未见明显异常；B～E. 横断面 T_1WI、T_2WI、增强 T_1WI 及薄层重 T_2WI，示右侧内耳道底部小结节状等 T_1 等 T_2 信号肿块影（B 箭），增强后明显均匀强化（D 箭），重 T_2WI 上显示为脑脊液信号内的小充盈缺损影（E 箭）

向内耳道口生长，较大时延伸至桥小脑角区形成内耳道 - 桥小脑角区肿块，但不累及面神经管迷路段。两者在 MRI 上的信号强度及强化方式无明显差别。

2. 胆脂瘤或脑膜瘤　胆脂瘤和脑膜瘤位于桥小脑角区，多不累及内耳道，偶尔可部分进入内耳道内，但 CT 上内耳道多无扩大；MRI 上胆脂瘤呈长 T_1 长 T_2 信号，DWI 呈显著高信号。增强后扫描无明显强化，而脑膜瘤多呈半球形等 T_1 等 T_2 信号肿块，增强后扫描明显均匀强化，并伴有脑膜"尾征"，与听神经瘤不难鉴别。

六、副神经节瘤

【概述】

副神经节瘤（paraganglioma）又称化学感受器瘤（chemodectoma）或血管球瘤（glomus tumor），根据发生的部位分为颈静脉球瘤和鼓室球瘤。颈静脉球瘤发生于颈静脉球窝或其周围的化学感受器，起源于颈静脉球部血管外膜和迷走神经耳支（Arnold）的球体；而鼓室球瘤发生于舌咽神经鼓室支（Jacobson）的球体，肿瘤位于鼓室内的鼓岬部。肿瘤主要是由咽升动脉供血，也可由耳后动脉和枕动脉供血。颈静脉球瘤发病率极低，约为 1/130 万，分别占全身肿瘤、头颈部肿瘤的 0.03% 和 0.6%，临床上女性多见。

【临床特点】

副神经节瘤绝大多数为良性，病程较长，一般为 3～7 年，甚至更长；临床表现与肿瘤的发生部位有关，常有搏动性耳鸣，亦可有传导性耳聋。外耳道耳镜检查，透过鼓膜后下部可见半圆形蓝色或暗红色肿块，可有搏动；耳部听诊可闻及杂音，压迫患侧颈动脉时杂音消失、肿块颜色变浅。

【病理特点】

头颈部副神经节瘤体积往往较小，肿瘤多呈卵圆形，实性或囊实性，包膜完整或不完整；质韧，剖面暗红或棕红色，常有出血、坏死和囊变，可见不同时期的出血灶。典型者表现为由血管纤维性间质包绕的瘤细胞巢或腺泡样结构；瘤细胞呈卵圆形或多边形，胞质丰富，嗜伊红或细颗粒状，细胞分界往往不清。细胞核类圆形，部分呈多形性，核分裂象少见。免疫组化显示神经特异性烯醇化酶（NSE）、嗜铬素 A（CgA）等阳性，其中 NSE 是副神经节瘤主细胞最敏感的标记物。

【影像检查技术与优选】

高分辨率 CT 和薄层 MRI 为主要检查方法，DSA 为重要的辅助诊断方法和术前治疗方法；CT 主要显示颈静脉球窝和（或）鼓室内软组织影及骨质破坏情况，MRI 可很好地显示肿瘤的范围、整体形态、信号特征及特征性的强化方式，进一步明确诊断，而 DSA 除显示肿瘤的供血血管外，还可进行术前栓塞治疗。

【影像学表现】

1. CT 表现　颈静脉球瘤多表现为颈静脉孔扩大，边缘骨质不规则破坏，伴有明显的软组织肿块；增强后扫描明显强化。肿块较大时可破坏鼓室下壁，侵入下鼓室，向下蔓延可破坏舌下神经管，也可累及外耳道、岩尖，甚至整个骨迷路均被破坏（图 3-7-6A）。鼓室球瘤较小者，仅表现为鼓岬部的软组织影，可无骨质改变，亦可侵蚀鼓岬及鼓室下壁，较大者可充满整个鼓室，并包绕听小骨，甚至突入外耳道内，但听小骨常不被破坏（图3-7-5）。

2. MRI表现 MRI可以充分地显示肿瘤的范围及邻近结构情况。肿瘤在T_1WI上呈中等强度信号，其内可见点状、迂曲条状血管流空影，在T_2WI上肿瘤呈高信号，与低信号血管流空影相间，表现为特征性的"盐-胡椒"征（salt-and-pepper sign），此征象对诊断颈静脉球瘤具有重要意义（图3-7-6B、C）；但鼓室球瘤在T_1WI上为等信号，在T_2WI上为高或稍高信号，因肿瘤往往较小，信号强度常比较均匀，无血管流空征象；增强后扫描明显均匀强化。

3. DSA表现 DSA对诊断和治疗此病具有重要意义。副神经节瘤主要由颈外动脉分支咽升动脉供血，亦可由耳后动脉或枕动脉分支供血。颈外动脉或颈总动脉DSA检查可见肿瘤区异常血管团或称为"肿瘤染色"（tumor-stain），可提示诊断。DSA不仅能准确地显示肿瘤的供血动脉、肿瘤血管的细节以及从整体上评价肿瘤与其周围血管的关系，同时通过术前的栓塞治疗，还能够减少术中出血量，对手术能够顺利进行、肿瘤彻底切除起到重要作用（图3-7-6D）。

【诊断要点】

1. 颈静脉球窝、鼓室内软组织影及骨质破坏。

2. MRI上肿瘤呈典型"盐-胡椒"征，增强后扫描明显强化。

3. DSA显示颈外动脉分支咽升动脉、耳后动脉或枕动脉供血的富血供肿瘤，可见明显肿瘤染色。

【鉴别诊断】

1. 颈静脉孔区脑膜瘤 脑膜瘤呈等T_1等T_2信号，增强后亦明显强化，肿瘤附着处骨质常有不同程度增生，邻近脑膜增厚强化，常呈现特征性的"脑膜尾征"，颈静脉孔很少出现扩大。

2. 颈静脉孔区神经鞘瘤 神经鞘瘤与颈静脉球瘤相似，也可造成颈静脉孔扩大，但多位于颈静脉孔的内前方（神经部），而颈静脉球瘤造成的颈静脉孔扩大多以后外侧部较明显。神经鞘瘤由于多伴有囊变、坏死，在CT上可见囊变、坏死形成的低密度区，而在MRI上则呈长T_1长T_2信号；肿瘤实质部分的强化程度不及颈静脉球瘤，也不出现特征性的"盐-胡椒"征。

3. 颈静脉孔解剖变异 颈静脉孔高位和（或）双侧颈静脉孔大小不等，有时可被误诊为颈静脉球瘤，但颈静脉孔解剖变异不伴有颈静脉孔骨质破坏，且没有软组织肿块，增强扫描也无异常强化。

4. 中耳炎症、胆脂瘤 发生于中耳鼓室的副神经节瘤，尤其是肿瘤较小时常被误诊为中耳炎、胆脂瘤等中耳病变；CT上由于密度相近，难以鉴别，MRI上副神经节瘤可有比较明显的强化，而中耳炎仅有黏膜强化，胆脂瘤则不强化。

七、血管瘤

【概述】

本病包括血管瘤（hemangioma）及血管畸形，可能是不同的发展阶段，可发生于外耳道、中耳、面神经管前膝部及内耳道底，较少见于后膝。通常认为本病罕见，在高加索人中比较常见，儿童发病率可达12%，男女之比为1:3。血管瘤全身各部位均可发生，约60%发生于头颈部，25%在躯干部，15%在四肢。血管瘤80%为单发，20%为多发。

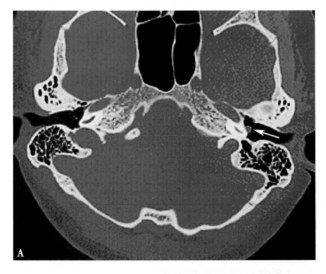
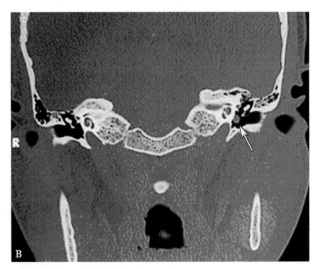

图3-7-5 鼓室球瘤

A、B. 颞骨HRCT横断面、冠状面，示左侧鼓岬部小结节状均匀密度软组织影，邻近鼓岬骨质未见明显破坏

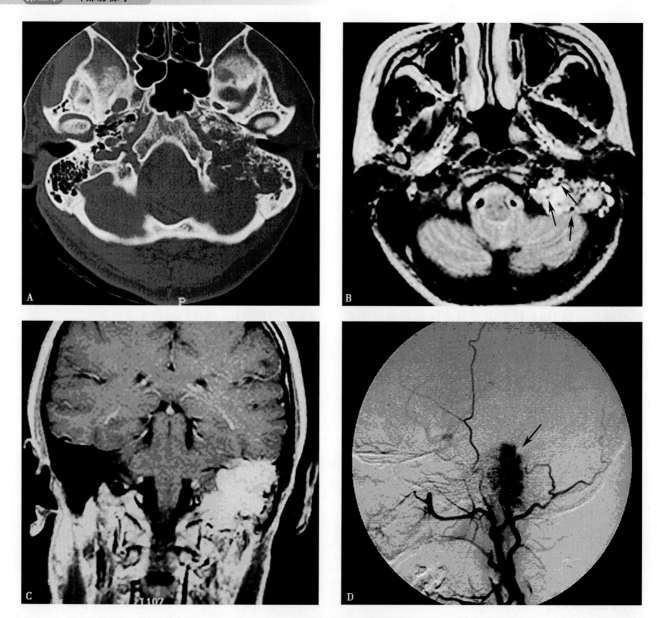

图 3-7-6　颈静脉球瘤

A. 颞骨 HRCT 横断面，示左侧颈静脉孔区广泛骨质破坏，边缘不规则，累及岩尖、乳突及枕骨；B. 横断面 T_2WI，显示肿瘤呈长 T_2 信号，其内可见多个血管流空影（箭头）；C. 冠状面增强 T_1WI，示肿瘤明显强化，血管流空影不强化；D. 颈外动脉造影，示动脉早期明显"肿瘤染色"（tumor stain）

【临床特点】

　　面神经血管瘤临床症状主要是进行性面肌力弱，与面神经病变的症状相似，亦可伴有搏动性耳鸣及听力障碍。

【病理特点】

　　血管瘤分为毛细血管瘤、海绵状血管瘤和混合血管瘤三型。毛细血管瘤是表浅的血管瘤，起源于毛细真皮，过去通常被称为"草莓状"血管瘤。海绵状血管瘤位于网状真皮或皮下组织内，外观呈蓝色或无色。混合血管瘤起源于毛细真皮和网状真皮或皮下组织。

　　骨血管瘤为瘤样增生的血管组织，掺杂于骨小梁之间，不易将其单独分离。从组织学上分为海绵状血管瘤及毛细血管瘤，前者多见于脊柱和颅骨，后者多见于扁骨和长管骨干骺端。肉眼所见：肿瘤组织为灰红色或暗红色，极易出血，肿瘤使骨质膨胀变薄，在肿瘤壁上常见到粗糙而硬化的不规则骨嵴。镜下所见：海绵状血管瘤的组织，大多是密集的薄壁扩张血管，属于毛细血管或小静脉，血管中充满红细胞，肿瘤边缘可有残存的正常骨小梁，在肿瘤组织间可见到脂肪性骨髓。

　　面神经血管瘤也可导致周围出现蜂窝状新骨。

【影像检查技术与优选】

　　高分辨率 CT 和薄层 MRI 为主要检查方法，DSA

为重要的辅助诊断方法；CT 主要显示软组织肿块的位置、钙化及其对周围骨质的破坏情况，MRI 可很好地显示肿瘤的范围、形态、信号特征及强化方式，能进一步明确诊断，而 DSA 可显示异常血管团及其供血血管。

【影像学表现】

1. CT 表现　根据发病部位不同，其表现各不相同：①当肿瘤位于鼓室内时，主要表现为鼓室内不规则形软组织肿块，其内可见钙化；②当肿瘤位于内耳道壁或岩尖骨质时，骨质膨大呈蜂窝状或珊瑚状结构，并有骨质破坏，其边缘不整齐；③当肿瘤位于面神经管时，可见前膝部或迷路段骨管扩大，骨质破坏，边缘较毛糙（图 3-7-7A）。

2. MRI 表现　肿瘤在 T_1WI 上呈等信号，T_2WI 上呈高信号，增强后扫描明显强化（图 3-7-7B～D）。

3. DSA 表现　DSA 显示颞骨内异常血管团，主要是颈外动脉分支供血。

【诊断要点】

1. 鼓室、岩尖或面神经管处软组织团块，伴骨质破坏。

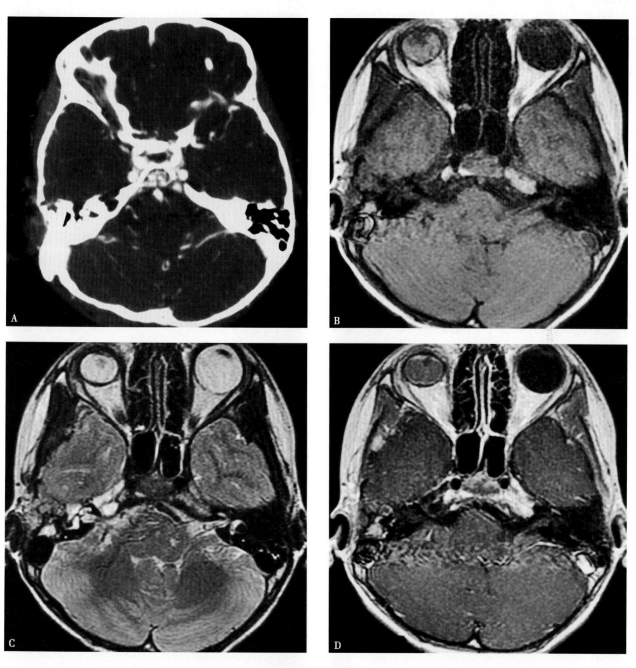

图 3-7-7　血管瘤

A. 颞骨增强 HRCT 横断面，示右侧颞骨鳞部、岩部交界处斑片状强化软组织影；B～D. 颞骨横断面 T_1WI、T_2WI、增强 T_1WI，显示鳞部、岩部交界处斑片状稍长 T_1 稍长 T_2 信号影，增强后轻度强化；病变后部见小片状较短 T_1 长 T_2 信号区，增强后明显强化

2. 等 T_1 长 T_2 信号肿块，增强后扫描明显强化。

3. DSA 显示颞骨内异常血管团及供血血管。

【鉴别诊断】

1. **鼓室球瘤** 鼓室球瘤亦表现为鼓室内软组织肿块，较小时位于鼓岬部，无钙化，血管瘤有时 CT 上可见到细小的钙化；MRI 上鼓室球瘤亦呈等 T_1 长 T_2 信号，增强后明显强化，其信号特点及强化方式比较接近，有时难以鉴别。

2. **面神经瘤** 面神经瘤与面神经走行一致，可造成面神经管扩大，主要为压迫、膨胀性改变，骨质边缘较清晰，而血管瘤骨质边缘较毛糙。面神经瘤在 MRI 上呈等 T_1 稍长 T_2 信号，而血管瘤呈等 T_1 长 T_2 信号，增强后其强化程度高于面神经瘤。

八、外、中耳癌

【概述】

原发性外、中耳癌（primary carcinoma of external and middle ear）是少见的恶性肿瘤，占头颈部恶性肿瘤的 0.7%～1.6%，占耳部肿瘤的 5%～10%，多见于中、老年人；危险因素包括慢性化脓性中耳炎、电离辐射以及人类乳头状病毒感染等。

【临床特点】

临床主要表现为长期耳道流脓史，伴有耳鸣、听力下降或消失以及耳部明显疼痛，晚期常出现面部感觉障碍，少数可有张口困难。耳镜检查示外耳道灰白色软组织肿物，表面不平，触之易出血；多可见耳道内分泌物，呈水样或血性，伴发感染时带有臭味。

【病理特点】

病理上多为不同分化程度的鳞癌，少数为基底细胞癌、腺样囊性癌、腺癌、乳头状瘤恶变等。

【影像检查技术与优选】

高分辨率 CT 和薄层 MRI 为主要检查方法；CT 主要显示肿瘤的位置及周围骨质的破坏范围，MRI 可很好地显示肿瘤的范围、形态、信号特征及强化方式，还可以更好地显示周围结构及颅内的累及情况。

【影像学表现】

1. **CT 表现** 肿瘤较小时局限于中、下鼓室或外耳道内，累及部分乳突气房或外耳道骨壁，骨质破坏在外耳道后壁出现较早；肿瘤增大后可充满鼓室、乳突窦，窦入口可扩大，部分病例出现听小骨移位，骨质破坏不明显，咽鼓管鼓口可被累及；晚期肿瘤破坏范围广泛，如鼓室、耳蜗、面神经管、颈静脉窝、岩尖等部位以及邻近枕骨、蝶骨均可出现大片骨质破坏区，其中外耳道后壁骨质破坏常较前壁严重。肿瘤向下可累及鼻咽部、咽旁间隙，累及颞下窝、颞下颌关节，向上可破坏鼓室盖累及大脑颞叶，形成边界较清楚的软组织肿块。外中耳癌骨质破坏为溶骨性，形态不规则，边缘较清楚，无硬化；在 CT 软组织窗上表现为密度较均匀的软组织肿块，CT 值 50HU 左右，增强扫描呈中等程度强化（图 3-7-8A、B）。

2. **MRI 表现** 肿瘤在 T_1WI 上呈等或较低信号，在 T_2WI 上呈等或较高信号，信号较均匀，增强扫描呈明显强化（图 3-7-8C～F）。

【诊断要点】

1. 中、下鼓室或（和）外耳道内软组织影，密度较均匀，增强后中等程度强化。

2. 肿瘤周围骨质呈溶骨性破坏，边缘无硬化。

3. MRI 上呈等 T_1 长 T_2 信号，增强后明显强化。

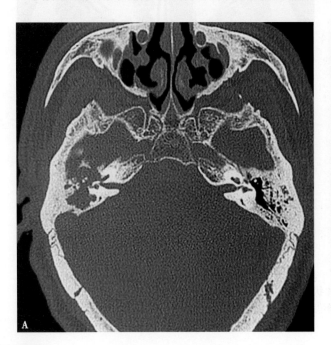

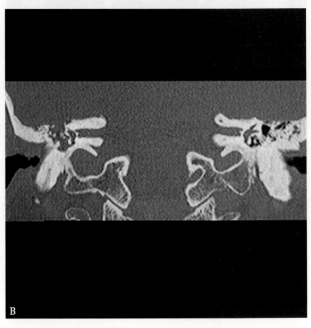

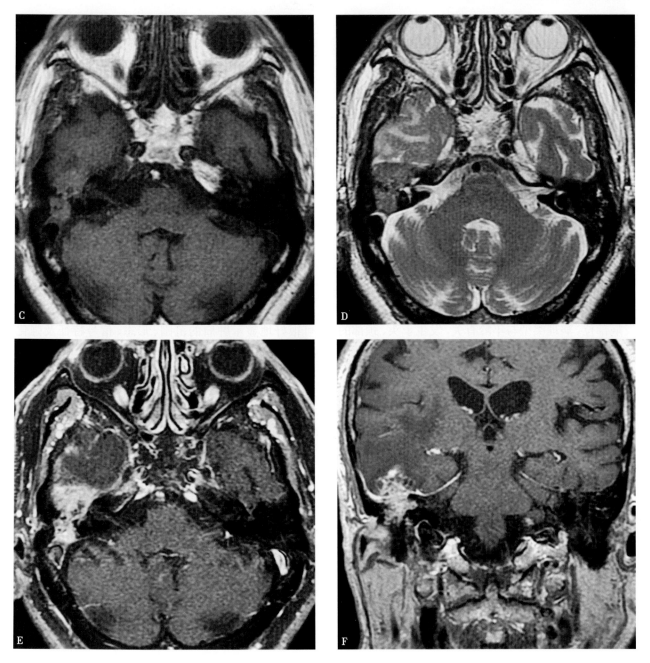

图 3-7-8　颞骨鳞癌

A、B. 颞骨 HRCT 横断面、冠状面，示右侧颞骨岩部、鼓室骨质破坏，骨质边缘呈虫蚀状，鼓室前壁、上壁、听小骨、面神经管及上半规管、水平半规管可见受累；C、D. 颞骨横断面 T_1WI、T_2WI，示右侧岩部、鼓室区不规则形肿块影，呈等 T_1 等 T_2 信号（与脑实质比较），其内可见小片状囊变、坏死区；E、F. 颞骨横断面、冠状面增强 T_1WI，示肿瘤呈较明显强化，囊变坏死区无强化；右侧颞叶受累，可见大片水肿区，中颅窝底部硬膜增厚强化，乙状窦腔内可见血栓形成

【鉴别诊断】

1. **胆脂瘤**　如下几点有助于鉴别：①胆脂瘤中心多位于上鼓室、乳突窦，外耳道较少被累及，而外、中耳癌明显累及外耳道；②胆脂瘤为呈类圆形或不规则形、边缘较清楚的软组织影，而外、中耳癌边缘更不规则；③胆脂瘤骨质破坏区多局限于鼓室、乳突窦壁或邻近乳突气房，鼓室盾板和听小骨明显破坏，大部分骨质破坏区边缘清晰锐利，且有不同程度硬化表现，而外、中耳癌骨质破坏广泛，形态不规则，边缘无硬化表现；④胆脂瘤在 CT 上呈低密度软组织影，CT 值一般较外、中耳癌低，增强后无强化。

2. **胆脂瘤型中耳乳突炎**　晚期外、中耳癌骨质破坏范围更广，可累及鼻咽部及咽旁间隙，甚至破坏鼓室盖进入颅内形成颞叶内肿块；而胆脂瘤型中耳乳突炎骨质破坏范围较局限，一般不累及鼻咽部及咽旁间隙，累及颅内时往往形成脑脓肿及硬膜增厚强化。

3. **鼻咽癌颅底侵犯**　鼻咽癌病灶的主体位于鼻咽部，早期表现为咽隐窝变浅、僵硬，破裂孔扩大和破坏，多累及咽鼓管咽口，而咽鼓管鼓口往往正常；鼻咽癌淋巴结转移率高，早期即可见颈部淋巴结转移表现。

九、颞骨横纹肌肉瘤

【概述】

横纹肌肉瘤（rhabdomyosarcoma）是儿童期常见的恶性肿瘤，位于神经母细胞瘤、Wilms 瘤之后，居第 3 位，好发生于 6～10 岁的儿童，占 15 岁以下儿童恶性肿瘤的 4%～8%。在美国 15 岁以下儿童发病率为 4～7/100 万，其中 6 岁以下约占 2/3，男女比例为 1.3～1.4∶1，并与家族、种族有关。横纹肌肉瘤发病部位、病理类型与年龄有关，发生于头、颈部的横纹肌肉瘤常见于 8 岁以下儿童，多属于胚胎型。

【临床特点】

颞骨横纹肌肉瘤好发生于幼儿或儿童，既往无中耳乳突炎病史，而出现耳道血性或脓血性分泌物伴有腥臭味；耳镜检查可见外耳道或中耳腔内息肉样肿物或半透明灰红色肉芽状新生物，触之易出血，生长迅速并有局部骨质破坏。临床上患儿多有头痛、耳部疼痛、听力下降、面瘫等症状，也可有发热以及脑膜侵犯症状。

【病理特点】

横纹肌肉瘤来源于横纹肌母细胞或向横纹肌细胞分化的间叶源性细胞，恶性程度较高，其组织形态多样，且具有不同程度的异型性，可分为四种类型。

1. **胚胎型**　又分为葡萄状和梭状细胞性，主要由未分化的梭形、小圆形细胞构成，多见于 10 岁以下儿童，占 50%～60%，其中男孩多见，颞骨原发性横纹肌肉瘤也以此型最为多见。

2. **腺泡型**　由腺泡样排列的小圆形细胞构成，多见于 10～20 岁的青少年，恶性程度高，预后差。

3. **多形型**　由不同分化程度的横纹肌母细胞杂乱排列而成，多见于 40 岁以上成人，肿瘤内常见坏死、出血、囊变，预后差异较大。

4. **混合型**　组织学上包含以上三种成分。其中胚胎型是头颈部最常见的类型。

【影像检查技术与优选】

高分辨率 CT 和薄层 MRI 为主要检查方法；CT 主要显示肿瘤的位置及对周围骨质的破坏情况，MRI 可很好地显示肿瘤的范围、形态、信号特征及强化方式，还可以更好地显示对周围结构的累及情况。

【影像学表现】

1. **CT 表现**　高分辨率 CT 显示颞骨广泛骨质破坏，边缘不清晰，呈"虫蚀状"，可沿邻近间隙或孔道生长；肿瘤通常呈类圆形软组织密度肿块，边缘清楚或稍模糊，形态不规则，可呈分叶状，通常直径大于 2cm，CT 值与肌肉组织相近，肿瘤内无钙化，较大者中心可见不规则囊变或坏死，增强扫描呈明显强化；引流区域淋巴结可见肿大、强化（图 3-7-9A、B）。

2. **MRI 表现**　肿瘤在 T_1WI 上呈等或稍低信号，在 T_2WI 上表现为等或稍高信号，增强后呈轻度至中度强化，其内坏死、囊变区不强化（图 3-7-9C～F）。影像学特征与其病理分型之间无明显相关性。

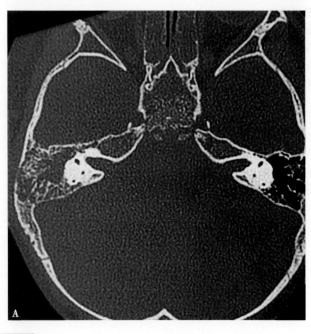

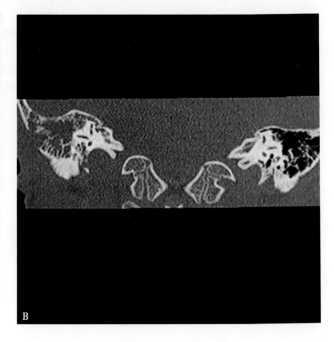

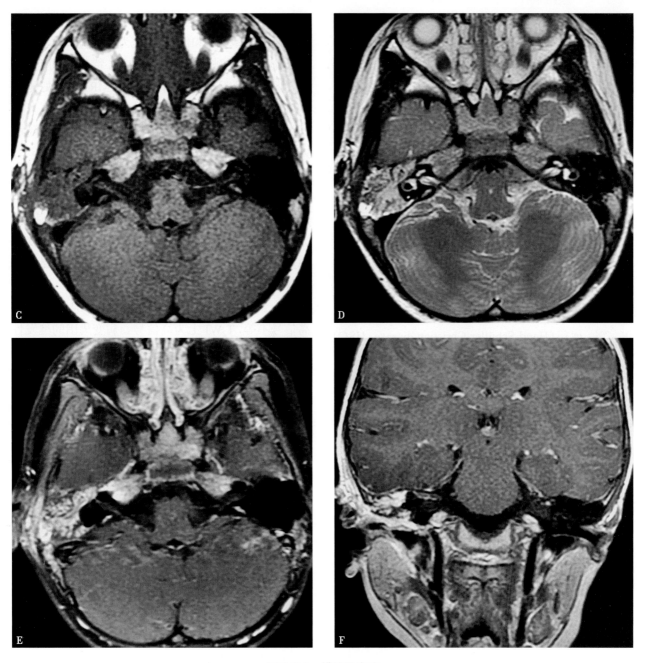

图 3-7-9 横纹肌肉瘤

A、B. 颞骨 HRCT 横断面、冠状面，示右侧颞骨岩部、鼓室区骨质破坏，为软组织影取代，其密度较均匀，病变边缘不清晰，呈"虫蚀状"，外侧骨皮质中断，耳蜗、半规管未见破坏；C、D. 颞骨横断面 T_1WI、T_2WI，显示右侧岩部、鼓室内不规则形软组织团块影，呈等、长 T_1、长 T_2 信号，其外后方乳突气房内见斑片状短 T_1、长 T_2 信号；邻近颞肌增厚肿胀，呈等 T_1、稍长 T_2 信号；E、F. 横断面、冠状面增强 T_1WI，显示肿瘤明显强化，邻近颞肌及中颅窝底硬脑膜亦见明显强化

【诊断要点】

1. 婴幼儿及儿童患者。

2. 既往无中耳乳突炎病史，近期出现耳道血性或脓血性分泌物伴有腥臭味，伴外耳道或中耳腔内息肉样肿物。

3. CT 或 MRI 检查发现软组织肿块并有明显骨质破坏。

4. 增强后肿瘤实质呈中等程度至明显强化。

【鉴别诊断】

1. **朗格汉斯细胞组织细胞增生症** 临床表现差异较大，主要表现为边界清晰的软组织肿块和不规则形溶骨性骨质破坏，典型者呈"地图状"外观，无包膜，未见出血或坏死液化，CT 上为均匀密度软组织肿块。MRI 上呈等 T_1 稍高 T_2 信号肿块，增强后均轻度至中度强化。MRI 难以与横纹肌肉瘤鉴别。

2. 转移瘤　表现为单侧或双侧软组织肿块,可有骨质破坏;CT 和 MRI 上肿瘤边界较模糊,呈浸润性生长,增强后明显强化;需结合病史及全身检查。

【小结】

婴幼儿及儿童患者出现颞骨软组织肿块及骨质破坏且无中耳乳突炎病史,近期出现耳道血性或脓血性分泌物及外耳道或中耳腔内生长迅速的息肉样肿物时需考虑到横纹肌肉瘤。

十、朗格汉斯细胞组织细胞增生症

【概述】

朗格汉斯细胞组织细胞增生症(Langerhans cell histiocytosis,LCH)过去被称为组织细胞增生症 X,包括嗜酸性肉芽肿(eosinophilic granuloma,EG)、韩-雪-柯病(Hand-Schüller-Christian disease,HSC)和勒-雪病(Letter-Siwe disease,LS)。1987 年组织细胞学会根据现代病理学研究,提出将组织细胞增生症 X 改称为朗格汉斯巨细胞组织细胞增生症;其病因未明,可能与病毒感染、酶代谢障碍、免疫功能低下和创伤有关。本病好发于儿童,发病率很低,约 1/(10～50)万;儿童最常累及的部位是骨和骨髓,15%～61% 累及颞部,可以单侧,也可以是双侧,发病年龄多在 1～4 岁,男女发病率约为 2:1。

【临床特点】

朗格汉斯细胞可累及多个器官而出现各种临床表现,包括骨、皮肤、淋巴结、胸腺、肝脏、脾、骨髓和中枢神经系统。EG 型一般仅累及骨质,最常发生于颅骨,表现为耳颞部肿胀、局部疼痛、耳道溢液及听力下降,可发生于任何年龄,5 岁前发病者约占 50%,20 岁前发病者约占 75%,临床预后良好。LS 型为播散型 LCH,好发生于 3 岁以下的婴幼儿,常见多器官受累,临床表现主要包括发热、皮疹、淋巴结肿大、肝脾肿大、呼吸困难和恶性贫血,病情进展急剧,死亡率高。HSC 型也是系统性 LCH,主要特点是多灶性骨质缺损合并皮肤、淋巴结和内脏器官病变,表现为"三联征(颅骨缺损、尿崩症、眼球突出)"者占 10%～15%。

【病理特点】

颞骨朗格汉斯细胞组织细胞增生症最好累及岩部、乳突部,鳞部和中耳较少发病,大体病理上为大片状骨质破坏区和软组织肿块;此病是以朗格汉斯细胞大量增生和浸润为特征,三种类型的病理改变基本相同。

【影像检查技术与优选】

高分辨率 CT 和薄层 MRI 为主要检查方法;CT 主要显示骨质破坏的范围、边界、特征性的"地图状"外观以及听小骨和内耳结构,MRI 可很好地显示肿瘤的范围、形态、信号特征、强化方式,还可更好地显示肿瘤与邻近重要结构的关系,早期发现颅内的侵犯及下视丘等部位的伴发病变。

【影像学表现】

1. CT 表现　高分辨率 CT 显示颞骨乳突部、岩部或鳞部大范围溶骨性骨质破坏区,边缘较清楚,无硬化,呈特征性"地图状"外观,增强扫描病变呈中度至明显强化;病变范围较大时破坏骨迷路和听小骨(图 3-7-10)。

2. MRI 表现　T_1WI 上信号多样,从低信号到高信号不等,T_2WI 上为高信号。病变周围的继发性炎症呈长 T_1 长 T_2 信号,增强扫描呈不同程度强化。

【诊断要点】

1. 幼儿患病,单侧或双侧。

2. 骨质破坏呈特征性"地图状"外观。

3. 典型者呈多灶性骨质缺损合并皮肤、淋巴结和内脏器官病变,表现为"三联征(颅骨缺损、尿崩症、眼球突出)"。

【鉴别诊断】

1. 横纹肌肉瘤　亦表现为软组织肿块与骨质破坏,但其骨质破坏边缘不清晰,呈"虫蚀状";肿瘤形态不规则,可呈分叶状,较大者中心可见不规则囊变或坏死区,而朗格汉斯细胞组织细胞增生症骨质破坏呈特征性"地图状"外观,边界清晰,软组织密度较均匀,多无囊变、坏死区。

2. 慢性中耳乳突炎　发病时间较长,较少出现大范围骨质破坏及软组织肿块,骨质破坏边缘多见骨质增生硬化;增强扫描强化不明显或斑片状、边缘强化。

3. 胆脂瘤和胆固醇肉芽肿　病变范围多较局限,骨质破坏边缘多可见增生硬化;在 MRI 上胆脂瘤呈等 T_1 长 T_2 信号,胆固醇肉芽肿呈短 T_1 长 T_2 信号,增强扫描,均无明显强化。

4. 颈静脉球瘤　多发生于成年人,典型者 CT 显示颈静脉孔区骨质破坏;由于富含血管,肿瘤内可见点状、迂曲条状血管流空影,呈"盐-胡椒"征。

5. 转移瘤　多发生在岩尖、内耳道,多数有原发性肿瘤病史,表现为单侧或双侧软组织肿块伴骨质破坏;CT 和 MRI 上肿瘤边界较模糊,呈浸润性生长,增强后明显强化;需结合病史及全身检查。

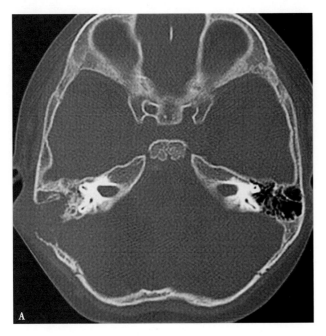

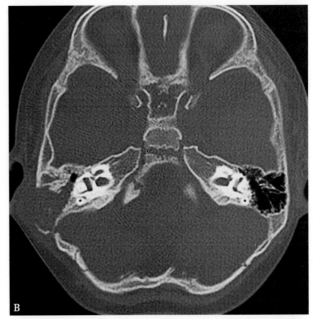

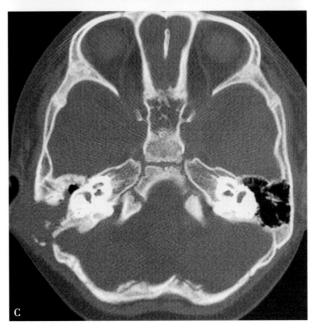

图 3-7-10 朗格汉斯细胞组织细胞增生症

A、B. 颞骨 HRCT 横断面（骨窗），示右侧颞骨鳞部、岩部"穿凿状"骨质破坏，边缘清晰锐利，为软组织肿块取代，其后部可见点状稍高密度影；乙状窦外侧壁骨质破坏；C. 颞骨 HRCT 横断面，示肿块后部斑片状高密度影，为残留的骨质

十一、外耳道骨瘤

【概述】

外耳道骨瘤（osteoma）是常见的外耳道良性肿瘤，好发生于青中年，多为单侧，病因不明，也有认为可能由于慢性刺激、感染或外伤引起骨膜增生而成。

【临床特点】

外耳道骨瘤生长缓慢，病史较长。早期较小时患者多无明显不适，肿瘤较大时可出现外耳道满胀感、闭塞感、耳痛、耳鸣及不同程度听力减退，病史长者由于外耳道堵塞，深部上皮碎屑堆积可造成反复发作的外耳道炎、外耳道溢液；耳镜检查均可见外耳道局部不同程度隆起，不侵犯鼓膜，触之坚硬，多数有轻微压痛感，表面皮肤正常。

【病理特点】

外耳道骨瘤是病因尚不明确的真性肿瘤，以宽基底或窄蒂附着于鳞鼓缝或鼓乳缝处或其外侧，分为致密骨瘤和海绵状骨瘤两种。骨瘤为成熟的骨组织组成，骨小梁排列方向紊乱，无正常骨组织哈佛氏管系统的板层构造，主要由网状骨构成，骨内仅见极少的骨细胞，其内有大量的纤维血管组织。从组织学发生上看，有学者认为外耳道骨瘤并不是一种真性肿瘤，而是一种错构瘤，是骨组织受刺激增生的一种表现形式。

【影像检查技术与优选】

高分辨率 CT 为主要检查方法，对判断肿瘤范围、外耳道狭窄程度及是否合并中耳乳突病变以确定手术方式有重要参考价值。

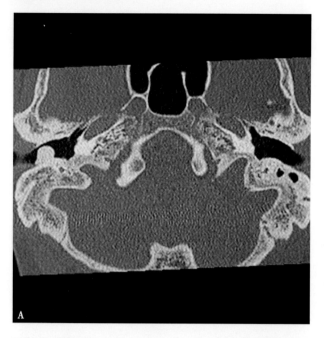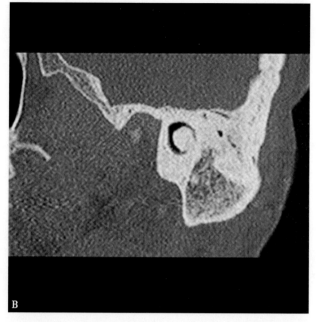

图 3-7-11　外耳道骨瘤

A、B. 颞骨 HRCT 横断面、斜矢状面，示右侧外耳道后壁"蘑菇状"骨质隆起，密度与骨皮质相近，外耳道狭窄

【影像学表现】

1. **CT 表现**　外耳道局限性狭窄，局部骨质增厚呈高密度肿块，密度与邻近骨质相同，多位于峡部外侧；高分辨率 CT 可显示其内排列紊乱的骨小梁结构（图 3-7-11）。

2. **MRI 表现**　肿瘤在 T_1WI 和 T_2WI 上均呈低信号。

【诊断要点】

外耳道狭窄伴骨质密度肿块。

【鉴别诊断】

1. **外生骨疣**　临床上较骨瘤常见，通常为双侧对称性、多发性骨质隆起，位于鳞鼓缝或鼓乳缝内侧。高分辨率 CT 上可见骨小梁排列较整齐，表面可有软骨帽，有时不易鉴别。

2. **异物或病理性钙化**　少数情况下异物或机械性刺激（如经常挖耳）可致肉芽组织增生包裹及钙盐沉积，临床耳镜检查或 X 线平片检查时容易误诊，但高分辨力 CT 扫描多可以鉴别。

（邬海博）

第八节　耳硬化症

【概述】

耳硬化症（otosclerosis）又称耳海绵化症（otospongiosis），是一种原发于人类颞骨、并局限于耳囊的特异性骨病变，是引起成人耳聋的常见原因之一。本病多见于白种人，但黄种人也不少见，近年来随着医学影像技术的不断发展，耳硬化症在我国发生率逐年增加。本病男女发病比例约 1∶2，任何年龄均可发病，以 20～50 岁好发。病因及发病机制目前尚不清，有遗传倾向。既往文献多认为耳硬化症与遗传、内分泌、生物化学、血管、感染或颞骨外伤性畸形有关，近年来研究认为麻疹病毒感染是耳硬化症的病因之一。Linthicum 等首先报道本病与遗传因素有关。Arnold 等研究发现本病的发生是持续存在的麻疹病毒感染导致的骨质破坏。Karosi 等在 154 例耳硬化症镫骨底板中 99 例检测到麻疹病毒核蛋白 RNA，阳性率达 62.2%，而作为阴性对照的皮质骨及耳硬化症镫骨结构上没有检测到麻疹病毒 RNA。Sziklai 等认为麻疹病毒导致的骨迷路耳囊周围骨质破坏必须建立在基因因素的基础上。

根据是否有听力损害的临床症状，可将耳硬化症分为组织型和临床型。部分病例耳囊虽然出现单发或多发病灶，但并不引起临床症状，称为组织型耳硬化症；当病灶累及镫骨底板、镫骨前庭关节或（和）内耳感音部分时，就会引起进行性听力损害，即为临床型耳硬化症。

【临床特点】

耳硬化症表现为无明显诱因出现渐进性听力下降，但鼓膜完整，可伴耳鸣、误听、眩晕等，妊娠期加重。耳鸣常见，以高调蝉鸣音多见，部分为低调嗡嗡声，Ronald 等分析一组耳硬化症病例发现耳硬化症患者合并耳鸣者占 65%，部分患者以耳鸣为首发及主要临床症状。听力损害可表现为传导性、感音神经性或混合性耳聋，以传导性耳聋多见，双侧同时发病或先后发病。听力测试骨气导分离，气导下降明显，骨导正常或轻度下降，测听骨导曲线常见 Carhart 切迹，表现为骨导曲线在 1 000～4 000Hz 间有向下凹陷的切迹，以 2 000Hz 处多见。盖氏试验阴性，提示镫骨固定。

【病理特点】

耳囊（otic capsule）即骨迷路，为包绕内耳迷路周围的致密骨质，分外、中、内三层。外层为较薄的骨外膜骨，中层最厚，为板层状致密骨，即内生软骨层，内层为极薄的骨内膜骨。耳硬化症常累及中层，即内生软骨层。

耳硬化症在病理上分为海绵化期（活动期）及硬化期（成熟期）。海绵化期，主要病理改变为耳囊致密骨血管增生、破骨细胞增生明显，骨质吸收破坏而脱钙，被海绵状新生骨替代，骨小梁疏松紊乱，骨质密度减低。硬化期，主要病理改变包括耳囊病灶内血管增生，细胞浸润逐渐减少或消失，骨质沉着和硬化，产生致密硬化斑，硬化斑部分或全部封盖前庭窗、镫骨环状韧带固定镫骨、镫骨底板增厚、前庭窗狭小。

【影像检查技术与优选】

X 线平片无法直接显示耳硬化症病变。HRCT 扫描及 CT 后处理技术在耳硬化症的诊断及辅助诊断中作用越来越重要，目前已成为耳硬化症的首选检查方法。HRCT 横断面较冠状面能更好地显示病变；但在诊断耳硬化症时，更应该在 CT 工作站或者 PACS 上逐层仔细观察轴位图像，同时还应进行多平面重组以观察病灶及周围结构受累情况。对于前庭窗前区病灶（图 3-8-1A）的观察，镫骨多平面重组及听骨链曲面重组是最直观、最能清晰显示病变的方法；镫骨 MPR 图像（图 3-8-1B）能更清晰显示前庭窗前区病灶及镫骨底板、镫骨前后脚受累情况；听骨链 CPR 图像（图 3-8-1C）则能同时将上述结构与听骨链完整地显示在一幅图像上，能在清晰显示窗型耳硬化症的同时观察听骨链的骨质情况，从而对中耳及前庭窗的观察更全面。对耳蜗周围病变（图 3-8-1D）的观察可进行耳蜗 MPR（图 3-8-1E），能完整地显示出典型的"双环"征改变；对于混合性耳硬化症，还应对各组半规管行 MPR（图 3-8-1F～H），可直观显示半规管周围骨质的受累情况。

MRI 在耳硬化症诊断方面研究较少，随着 MRI 成像技术的不断提高，相信在耳硬化症病变显示方面、尤其是膜迷路受累方面的诊断价值会得到更好的体现。

【影像学表现】

耳硬化症根据病变累及部位不同，分为前庭窗型、耳蜗型及混合型，前庭窗型是指病变主要累及前庭窗前区和（或）蜗窗及其周围骨质、镫骨底板及镫骨环韧带等结构；耳蜗型指病灶主要分布在耳蜗周围，而前庭窗前区病变不明显；当两者同时存在时则称为混合型。

1. **前庭窗型耳硬化症** 前庭窗前区是耳硬化症的第一好发部位，蜗窗为第二好发部位。前庭窗前区是指镫骨底板、匙突和鼓岬之间的三角形区域，位于前庭窗前方、紧邻窗前裂，CT 上密度与骨皮质相似。文献报道 70%～90% 的耳硬化症累及该区，因此在诊断耳硬化症时应首先仔细观察这一区域。

前庭窗型耳硬化症 CT 表现与病理过程相关，当病变以海绵化期为主时，表现为前庭窗和（或）蜗窗周围骨内膜层局灶性骨密度减低，呈斑片状、条带状、点状或裂隙状低密度影，密度低于周围正常耳囊内生软骨层，邻近耳囊骨内膜层常受累，耳囊骨内膜层连续性中断（图 3-8-2A、B），前庭窗前区病灶常与前庭或蜗窗相连，分界不清，前庭窗或蜗窗似"扩大"，窗后窝区亦可见到类似病灶；当病变以硬化期为主时，CT 主要表现为镫骨底板增厚，前庭窗龛狭小或封闭。

值得注意的是，前庭窗前区出现低密度灶时，可以提示耳硬化症，但这并不是耳硬化症的特异性征象。Pekkola 等研究 73 例 0～9 岁患者的颞骨薄层 CT，发现 32% 出现窗前裂区低密度灶，认为耳蜗窗前区低密度影在 3 岁以下非耳硬化症及非成骨不全的儿童也可以发生，并且可以持续到 9 岁。

耳硬化症时，CT 可以显示镫骨底板增厚（图 3-8-2B、C），表现为弥漫性增厚或局部增厚，镫骨底板增厚以局部不规则增厚多见，后者包括前极增厚、后极增厚、双极增厚，以镫骨前极增厚为耳硬化症的特点之一；但是 CT 不能显示镫骨是否固定。值得注意的是，尽管镫骨底板在耳硬化症中容易受累，但是镫骨其余结构不会受累，因为其余结构与镫骨底板的胚胎起源不同。当镫骨前极增厚与前庭窗前缘病灶共存时，形成"逗点"状征象。

2. **耳蜗型耳硬化症** 耳蜗型耳硬化症的典型表现为耳蜗周围耳囊出现"弧形"低密度影，称为"双环征"（图 3-8-2B）。

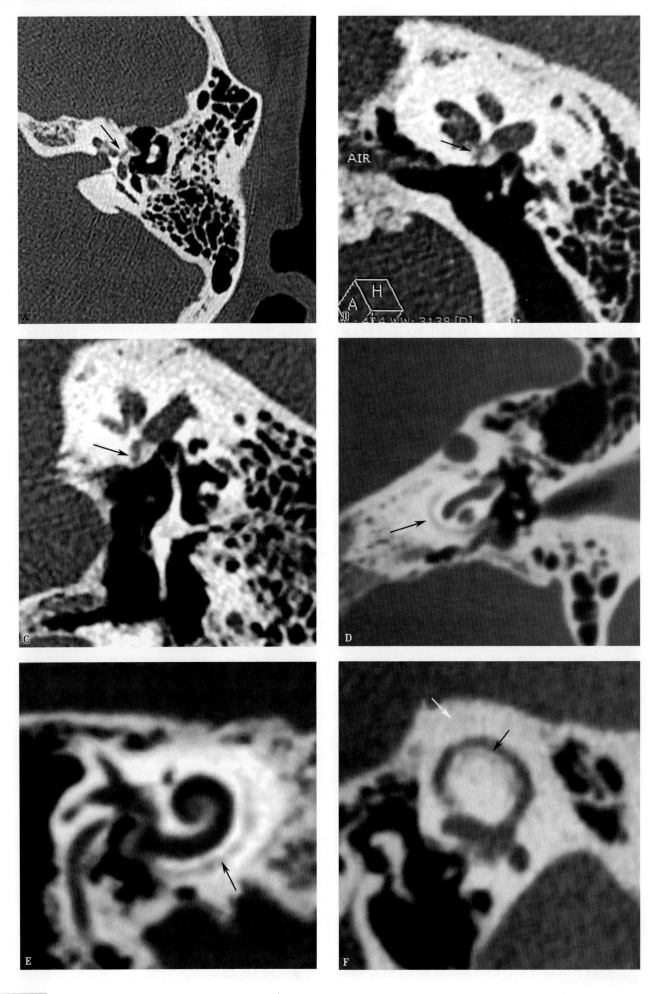

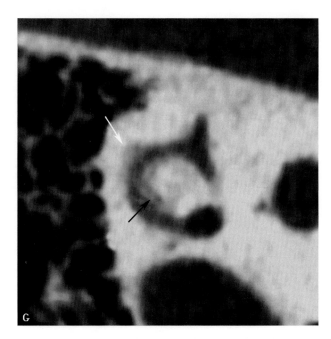
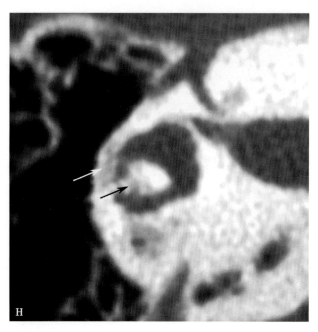

图 3-8-1 耳硬化症

A. HRCT 横断面示前庭窗前方低密度骨质破坏病灶(黑箭); B. 镫骨 MPR 示前庭窗前方病灶(黑箭), 镫骨及镫骨底板未受累; C. 听骨链 CPR 示前庭窗前方病灶(黑箭), 镫骨底板及各听小骨未受累; D. HRCT 横断面图像显示耳蜗底圈周围"环状"低密度病灶(黑箭); E. 耳蜗 MPR 显示耳蜗周围病灶呈"双环"征(黑箭); F～H. 半规管 MPR 分别显示上、后、水平半规管周围病灶(白箭)及其中央骨岛内病灶(黑箭)

耳蜗周围耳囊内生软骨层出现点状、片状、条状及弧线样低密度影,大小不等,耳蜗底周周围好发,中周及顶周周围骨质亦可受累,病灶周围耳囊骨内膜层密度减低,连续性中断(图 3-8-2D、E),呈弧线形低密度影。病变愈合期新生骨堆积,前庭窗、蜗窗及膜迷路变窄或闭塞;当病变海绵化与成骨同时存在时,耳囊可见"马赛克"征。耳蜗底周周围骨内膜层受累时临床表现常为低频骨导下降,而顶周

受累时常表现为高频区骨导下降。蜗窗、内耳道常受累,蜗窗变窄。

值得注意的是,耳蜗周围病灶通常与前庭窗前区病灶同时存在(图 3-8-2E),当发现耳蜗周围病灶时一定要密切关注前庭窗前区有无病灶。

3. 混合型耳硬化症 混合型耳硬化症表现为前庭窗前区、耳蜗周围散在或弥漫分布病灶,常为双侧内耳同时受累,半规管周围骨质结构亦常累及

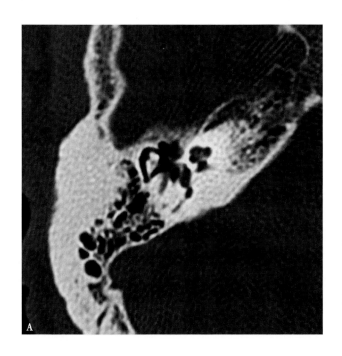
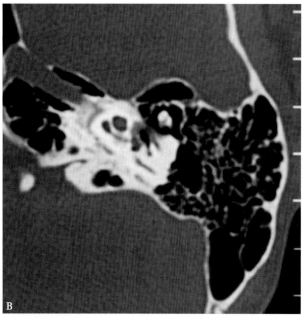

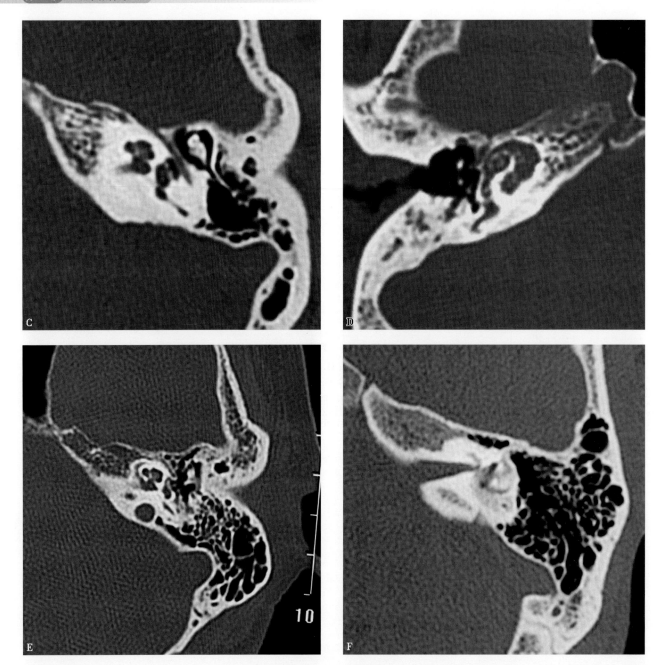

图 3-8-2 耳硬化症

A~F. HRCT 横断面，A. 右侧颞骨前庭窗前区斑点状低密度影，邻近前庭前方骨内膜层骨质破坏，病灶与前庭相通；B. 左侧前庭窗前区骨质密度减低，呈不规则斑片状，前庭窗前缘受累，镫骨底板增厚；耳蜗底周周围可见"弧状"低密度影，呈"双环"征；C. 镫骨底板增厚，呈双极性；D. 右侧耳蜗周围耳囊骨质密度弥漫性减低，耳囊骨内膜层骨质密度弥漫性减低，病灶与膜迷路腔相连，耳蜗底周"扩大"；E. 左侧前庭窗前方条状低密度影与耳蜗周围弧线样低密度影并存，内耳道底部前壁受累；F. 左侧水平半规管及后半规管周围可见片状密度减低影，水平半规管后肢部耳囊骨内膜层骨质密度减低

（图 3-8-2F），双侧对称或不对称，双耳病灶发生部位常对称，病灶大小可不一致。

4. 耳硬化症的 MRI 表现 T_1WI 可显示活动期病灶，增强扫描可见点状、片状强化的病变，T_2WI 可表现正常。

MRI 不作为耳硬化症诊断的主要检查手段，但在耳硬化症手术失败或出现并发症，CT 检查不能明确原因时，MRI 有助于发现迷路内出血、迷路感染或迷路炎等异常现象。

由于前庭窗前区病灶通常较小，MRI 不易显示。文献报道的耳硬化症 MRI 表现多集中在对耳蜗型病灶的研究。活动期病灶由于耳囊矿物质脱失和血管化，T_1WI 表现为点状、环状等信号，增强扫描病灶轻到中度强化；T_2WI 病灶信号增高。充分认识这些征象，对以 MRI 作为首项检查的耳硬化症患者来说，可避免误诊或漏诊。

【诊断要点】

1. 好发于20～50岁成年人，女性多于男性。

2. 单侧或双侧发病，双侧多见，无明显诱因出现进行性听力下降。

3. 病灶对称或不对称，位于耳囊的内生软骨层，邻近骨内膜层可有骨质破坏，前庭窗前区为最好发部位，其次为蜗窗，耳蜗周围出现"双环"征为其特征性表现。

4. 镫骨底板局限性或弥漫性增厚。

【鉴别诊断】

1. **鼓室硬化症** 常有明确的慢性中耳乳突炎病史，圆窗或前庭窗可有新骨沉积，形态不规则、表面不光滑，但病变不局限于圆窗及前庭窗，可同时见于鼓膜、鼓室腔内、听小骨及乳突。

2. **晚发型成骨不全** 骨迷路弥漫性脱钙，呈较广泛骨质破坏，容易与耳蜗型耳硬化症混淆。

3. **Paget病** 颅骨弥漫性受累，骨迷路也呈弥漫性受累；颞骨呈弥漫性棉絮状改变；常见于50岁以上的老年人。脊柱及肋骨常受累。血AKP明显升高。

4. **梅毒性中耳乳突炎** 为全身性疾病，可引起心脏、大血管改变，亦有明显中耳炎表现，乳突气房消失。病毒学检验阳性。

【小结】

耳硬化症海绵化期（活动期），CT表现为耳囊区低密度影，由病变自身脱钙引起，是耳硬化症的主要CT征象之一。但是，耳囊区低密度灶并不是耳硬化症的特异征象，常见的病变除耳硬化症外还有成骨不全、梅毒等，较小的低密度影也可以为耳囊区的正常变异。因此，当发现耳囊前区密度减低影时一定要密切结合临床，动态观察，注意鉴别诊断。

（马鸣岳　邬小平　杨军乐）

第九节　面神经非肿瘤性病变

一、概述

面神经病变中非肿瘤性病变占大多数，其中炎症性病变约占60%。影像学检查的主要目的是显示病变的部位、范围，明确病变性质及其严重程度，从而为临床提供重要信息，尽早确定合理有效的治疗方案，尽可能恢复患者的面神经功能。HRCT和MRI是评价面神经病变的主要检查方法，当病变累及脑干部、脑池段以及腮腺段时，一般选择MRI检查；而当病变位于颞骨时，常选择HRCT或（和）MRI检

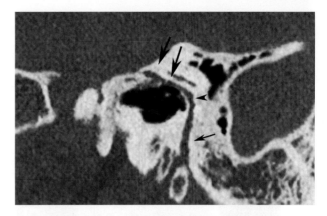

图3-9-1　正常人面神经管斜矢状位图像
CT斜矢状面示面神经管鼓室段（粗箭）、第二转折（箭头）和乳突段（细箭）

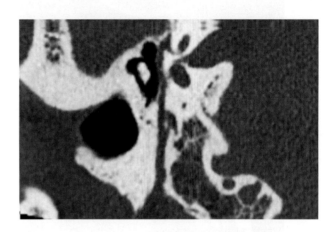

图3-9-2　CT曲面重组显示面神经全程

查。面神经作为人体内位于骨管中最长的神经，各段走行方向不同，常规横断面、冠状面、矢状面均不能同层显示面神经管全程，HRCT及MRI横断面图像观察迷路段、膝状神经节、鼓室段和乳突段较好；冠状面或矢状面观察乳突段较好；CT及MRI的斜矢状位能够较好观察面神经的鼓室段及乳突段；其中HRCT容积扫描后行MPR或CPR后处理能更好地显示面神经各段，CT之MPR图像的优势是进行多种方位、多种角度观察（图3-9-1），曲面重组也可观察面神经全程（图3-9-2）。磁共振薄层扫描显示正常面神经在T_1WI上呈低或等信号，由于环绕面神经的周围静脉丛的存在，正常面神经可出现强化，尤其是膝状神经节处（图3-9-3）。

二、外伤

【概述】

造成面神经损伤的常见原因有外伤和医源性损伤。

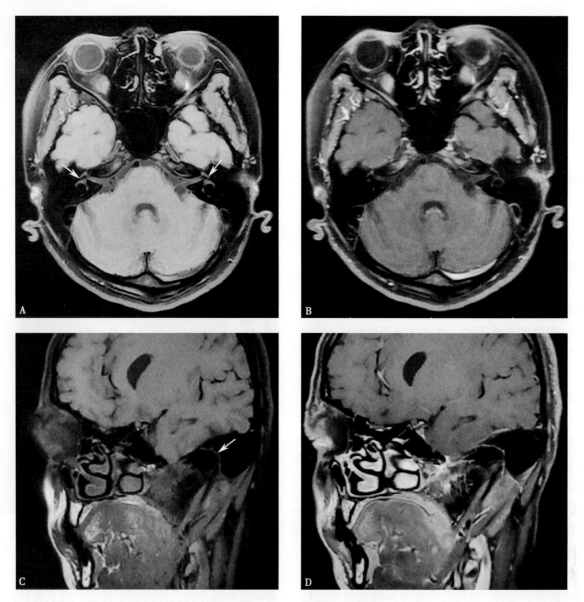

图 3-9-3　正常人面神经 MRI 图像

A. 横断面 T_1WI，示双侧面神经颅内段、内耳道段、迷路段、膝状神经节段 T_1WI 呈等信号（箭）；B. 增强后横断面 T_1WI，示双侧面神经轻度强化；C. 斜矢状面 T_1WI，示右侧面神经鼓室段、乳突段，T_1WI 呈等信号（箭）；D. 增强后斜矢状面 T_1WI，示右侧面神经鼓室段、乳突段轻度强化

【临床特点】

外伤是引起面瘫第二常见的病因，仅次于面神经炎性病变。头部外伤，尤其是颞骨骨折容易引起面神经损伤，颞骨横行骨折约 50% 引起面神经损伤，损伤比较严重，最常见的位置是迷路段、膝状神经节；纵行骨折约 20% 引起面神经损伤，损伤的位置常见于膝状神经节和鼓室段。

【损伤机制】

面神经管骨折时造成面神经直接挫伤、缺血、水肿甚至离断；面神经管完整时，发生面神经麻痹的原因可能为外力的振荡、挫伤或小出血灶局部压迫；随时间延长，面神经管内压力增大，面神经局部

缺血，导致面神经变性、轴索损伤和功能异常。面神经受损后面瘫常于伤后数小时或数日后发生。

【影像检查技术与优选】

平片已被弃用。颞骨 HRCT 能显示面神经骨管情况，为外伤后面瘫首选检查方法，能明确颞骨骨折是否累及面神经管、损伤的部位、严重程度，但不能直接显示面神经的损伤。MRI 直接显示面神经情况，同时研究发现 MRI 增强扫描显示面神经的损伤范围较 CT 的评估范围广，尤其是颞骨 HRCT 检查阴性但有临床症状的患者，增强 MRI 可显示受累面神经异常强化，MRI 增强扫描是 HRCT 的重要补充，两者联合使用可明确诊断面神经管骨折情况及

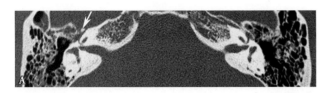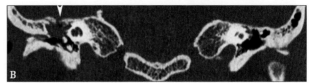

图 3-9-4　面神经管膝状神经窝骨折

A. CT 横断面示骨折线穿过膝状神经窝（箭）；B. CT 冠状面示骨折线穿过膝状神经窝（箭头），同时可见鼓室积液

面神经损伤范围，使手术减压部位更为精确，提高手术疗效。例如外伤性膝状神经节损伤常采用颅中窝入路面神经减压术，而面神经鼓室段和乳突段面神经损伤常采用经乳突入路面神经减压术。

【影像学表现】

1. **CT 表现**　薄层 HRCT 和多平面重组图像可清晰显示骨折线的存在及其走行，显示骨折线与面神经管的关系。面神经管骨折典型征象为显示骨折线穿过某段面神经管，断端成角或轻度移位，面神经管裂隙增宽；不典型征象为骨折线止于面神经管或骨折线的延长线指向面神经管。外伤性面瘫 CT检查时除观察面神经管水平段、垂直段有无骨折外，还应重点关注膝状神经窝是否存在骨折。部分患者横断面和冠状面均能显示骨折线（图 3-9-4），部分患者仅冠状面显示骨折线（图 3-9-5），有的患者骨折线细小，横断面和冠状面均难以显示骨折线，如果各位置均不能显示骨折线时，则要注意间接征象。膝状神经窝扩大可能是诊断面神经管膝状神经节骨折的间接征象。

一组术中证实的面神经管膝状神经窝骨折 30例中，CT 图像显示膝状神经窝扩大 28 例，其中 12例 CT 检查仅显示膝状神经窝扩大，未显示骨折线。面神经管膝状神经窝骨折时，即使骨折线细小，也常导致膝状神经节肿胀，引起面神经管膝状神经窝扩大（图 3-9-6）。怀疑膝状神经窝骨折时，应常规使用冠状面图像，必要时加用斜矢状面 MPR 观察膝状神经窝的形态、大小，避免漏诊。

颞骨 HRCT 横断面扫描是诊断外伤性面瘫的主

要方法，但常需多种方位观察才能准确显示面神经管骨折的数目和位置，冠状面可显示部分横断面难以显示的膝状神经窝骨折；斜矢状面有利于显示鼓室段、第二弯曲和乳突段的骨折线（图 3-9-7）；曲面重组（CPR）可在一幅图像上显示面神经的全貌，对显示岩骨的骨折线是否累及面神经管、受累部位及其邻近有无骨折碎片很有帮助，是横断面图像的重要补充，但在后处理时如果所画曲面偏离面神经管中心，会造成假象，注意与横断面扫描图像相结合，全面观察，综合分析。

2. **MRI 表现**　MRI 检查可以多方位扫描，可准确显示面神经各段，通过横轴位观察面神经颅内段、迷路段及膝状神经节段损伤情况，面神经斜矢状位可直观显示面神经鼓室段、乳突段损伤情况。MRI可直观显示面神经水肿、挫伤及出血，面神经水肿在 T_1 加权像表现为面神经增粗呈低信号，T_2 加权像

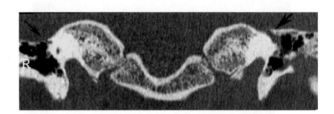

图 3-9-6　左侧颞骨骨折累及膝状神经窝

CT 冠状面示左侧膝状神经窝扩大（粗箭），右侧面神经窝正常（细箭）。本例横断面、矢状面均未显示骨折线

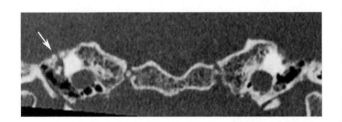

图 3-9-5　面神经管膝状神经窝骨折

CT 冠状面示骨折线穿过膝状神经窝（箭），此患者 CT 横断面未见骨折线

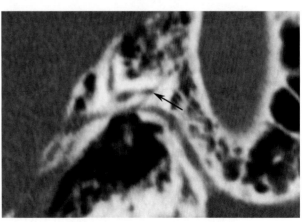

图 3-9-7　面神经管鼓室段骨折

CT 斜矢状面示线样骨折线穿过面神经鼓室段（箭）

呈等信号,增强后 T_1 加权像表现为患侧面神经明显强化,可伴邻近硬脑膜异常强化,健侧面神经轻中度强化(图 3-9-8);面神经挫伤并出血时,平扫 T_1WI 可显示面神经内或神经周围见高信号。

【鉴别诊断】

患者有明确外伤史,出现面瘫症状,结合影像学表现,诊断较明确,一般不需要鉴别诊断。

三、炎性病变

【概述】

面神经炎(facial neuritis)为面神经的非特异性炎症。常见的原因有 Bell 面瘫、Ramsay Hunt 综合征等,以 Bell 面瘫最常见。Bell 面瘫是由单纯疱疹病毒引起,占面瘫的 50%,Ramsay Hunt 综合征是由水痘-带状疱疹病毒感染所致。

【临床特点】

临床上主要表现为急性或亚急性单侧面神经麻痹,其中 Bell 面瘫发病急,常为不完全性面瘫,有自然恢复的倾向,多在 1~4 周恢复,临床上常伴患侧舌前 2/3 味觉丧失,泪液和唾液分泌障碍,若累及镫骨肌时可出现听觉过敏。Ramsay Hunt 综合征典型临床表现为周围性面瘫伴耳部带状疱疹、耳痛,疾病早期多以耳痛、耳部疱疹为首发症状,继而出现同侧面神经损伤症状,若病毒累及前庭蜗神经和内耳时,可伴耳聋、耳鸣及眩晕等内耳症状,面瘫自愈力低且程度重,预后差。

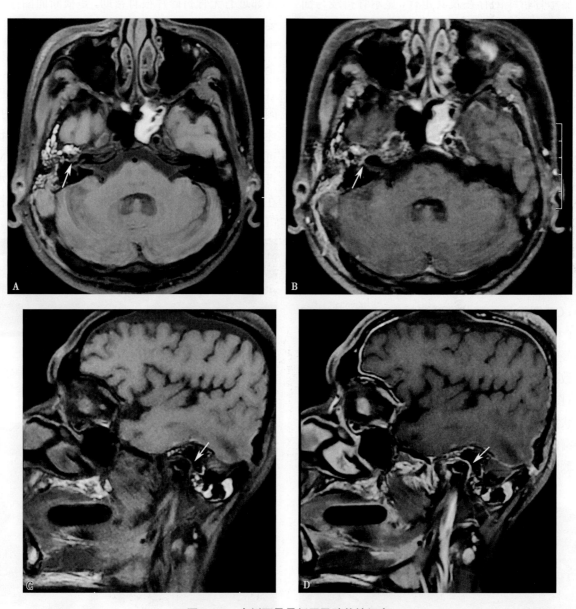

图 3-9-8 右侧颞骨骨折累及膝状神经窝

A. 横断面 T_1WI,右侧面神经膝状神经节 T_1WI 呈等信号(箭);B. 增强后横断面 T_1WI,示右侧面神经膝状神经节较对侧强化明显(箭);C. 斜矢状面 T_1WI,示右侧面神经鼓室段、乳突段增粗,T_1WI 呈等信号(箭);D. 增强后斜矢状面 T_1WI,示右侧面神经鼓室段、乳突段明显强化(箭)

【病理特点】

面神经炎的病理学表现为面神经间质水肿,单核细胞浸润及面神经缺血和轴突退变,具体表现为疾病早期面神经水肿、炎性细胞浸润并缺血,多为可逆性改变,随疾病发展演变成髓鞘脱失、轴索变性,甚至神经完全性损伤。由于面神经管迷路段管径狭窄,其血供为颈内动脉和椎动脉的分水岭区,毛细血管少,缺乏血管吻合,因而此段是最容易受损伤的区域。

【影像检查技术与优选】

影像学检查首选 MRI 薄层增强检查,平片和 HRCT 无价值。

【影像学表现】

1. CT 表现　多数面神经炎患者颞骨 CT 平扫无异常表现,面神经管管径正常。

2. MRI 表现　平扫可见面神经粗细正常或表现为轻度增粗,增强 MRI 表现为面神经弥漫性增粗、不均匀强化,无局部肿块,面神经的强化程度可能与疾病的病程有关,发病早期,强化明显,随时间延长,无论面瘫是否恢复,强化程度逐渐减低。60%~100% 的 Bell 面瘫患者中面神经可出现强化,全部颞骨内面神经均可强化,主要以面神经内耳道远段、迷路段及膝状神经节强化为主,乳突段异常强化常出现在疾病的晚期(图 3-9-9)。Ramsay Hunt 综合

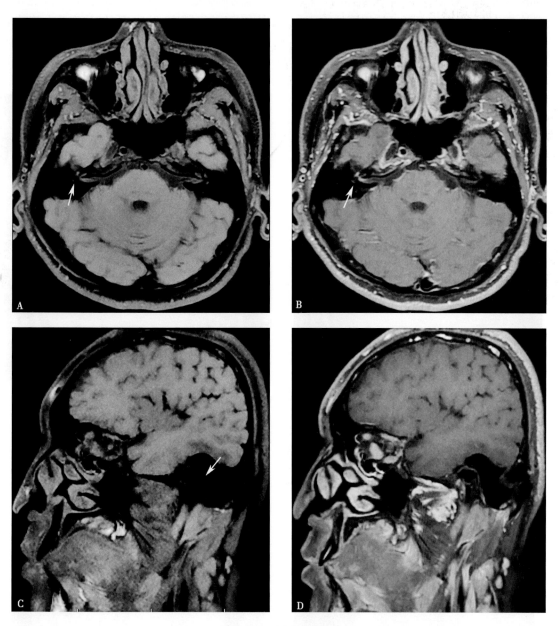

图 3-9-9　右侧 Bell 面瘫

A. 横断面 T_1WI,右侧面神经 T_1WI 呈等信号(箭);B. 增强后横断面 T_1WI,示右侧面神经内耳道段、迷路段、膝状神经节较对侧强化明显(箭);C. 斜矢状面 T_1WI,示右侧面神经鼓室段、乳突段 T_1WI 呈等信号(箭);D. 增强后斜矢状面 T_1WI,示右侧面神经鼓室段、乳突段轻度强化

征患者 T₁WI 增强扫描亦显示面神经和（或）前庭蜗神经的异常强化，主要病变部位在膝状神经节，由此向两端发展，同时常伴有内耳结构的异常信号及强化（图 3-9-10）。应用沿面神经鼓室段的斜矢状面扫描更易观察面神经的强化征象。正常面神经鼓室段及乳突段由于丰富的神经周围血管丛也可出现强化，与对侧正常面神经进行对照分析十分重要。

【鉴别诊断】

1. **面神经鞘瘤** 面神经鞘瘤表现为沿面神经走行的软组织肿块，可发生于面神经各节段，CT 上常伴有面神经管的扩大，邻近骨质的压迫吸收。

2. **炎症引起的周围性面瘫** 面神经管周围炎症性病变，如胆脂瘤、中耳乳突炎等累及面神经，导致面瘫，要结合病史，仔细观察面神经管周围结构。

【小结】

无局部肿块的面神经强化是诊断面神经炎的主要征象，Bell 面瘫和 Ramsay Hunt 综合征鉴别要点是 Bell 面瘫无耳部疱疹及内耳症状。

四、面肌痉挛

【概述】

面肌痉挛（hemifacial spasm，HFS）又称面肌抽搐，是神经科的常见疾病。既往把面肌痉挛分为原发性和继发性两类。其中原发性无神经系统体征，无明显和发病有关的器质性或功能性病变。继发性面肌痉挛有明确病因，在面神经通路上，任何病变的刺激均可引起。常见有后颅窝的肿瘤，包括听神经瘤、三叉神经鞘瘤、脑膜瘤、转移瘤及血管畸形等。

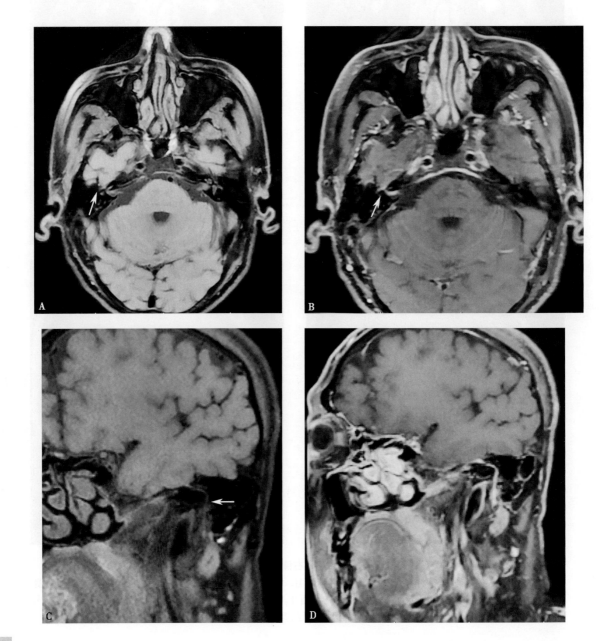

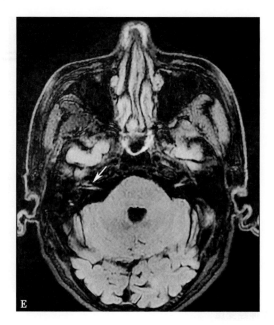
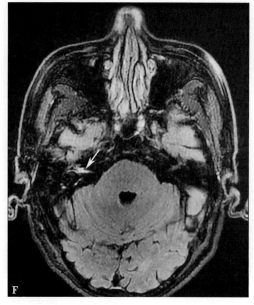

图 3-9-10　Ramsay Hunt 综合征累及右侧面神经

A. 横断面 T_1WI，右侧面神经 T_1WI 呈等信号（箭）；B. 增强后横断面 T_1WI，示右侧面神经内耳道段、迷路段、膝状神经节增粗并异常强化（箭）；C. 斜矢状面 T_1WI，示右侧面神经鼓室段、乳突段增粗，T_1WI 呈等信号（箭）；D. 增强后斜矢状面 T_1WI，示右侧面神经鼓室段、乳突段明显强化；E. 横断面 T_2FLAIR，右侧耳蜗呈略高信号（箭）；F. 增强后横断面 T_2FLAIR，右侧耳蜗及右侧面神经内耳道段异常强化（箭）

【临床特点】

本病好发于中年女性，一般为阵发性半侧面部肌肉不自主抽搐、患者不能进行正常的语言表达和面部表情动作。面肌痉挛的诊断主要依赖特征性的临床表现，影像学检查是重要的辅助检查方法，其中 MRI 不仅能够直接显示面神经和致病血管，还能够对器质性病变作出明确定性定位的诊断。

【病理特点】

面肌痉挛的病理机制是阵发性面神经异常兴奋，其病因无明确定论。近年，原发性面肌痉挛微血管压迫学说越来越受到重视，面神经出脑干段，即神经中枢与周围髓鞘的移行区（transition zone，TZ）受到血管的接触和压迫，导致该区域神经纤维鞘膜受损，神经纤维相互接触后发生神经冲动异常通路，引起异常放电。

【影像检查技术与优选】

影像学首选 MRI 检查，HRCT 对于血管性因素的面肌痉挛诊断价值不大。

【影像学表现】

MRI 检查目的主要在于：①排除脑神经疾病的继发性病因；②明确和分辨责任血管来源；③了解责任血管与相应脑神经及脑干面的空间解剖关系。责任血管以动脉常见，如小脑前下动脉或其分支、内听动脉、小脑后下动脉及起源不清楚的小动脉，

常见的责任静脉是脑桥背外侧的引流静脉，最常见的责任血管为小脑前下动脉。临床常选用 3D-TSE、3D-FIESTA 和 MRTA（磁共振断层血管成像）显示面神经和血管的关系（图 3-9-11、图 3-9-12）。新近国外学者探索新的方法用来显示神经血管结构的关系，如 Takao 等应用 MRI 的 VE 技术和 Satoh 应用的 MRI 融合技术，都取得了较好效果。MRI 微血管减压术术后复查有助于预测疗效，术前症状严重的病例若术后仍有部分抽搐，只要 MRI 显示责任血管已被移位和隔开，数周内抽搐都能逐渐停止。

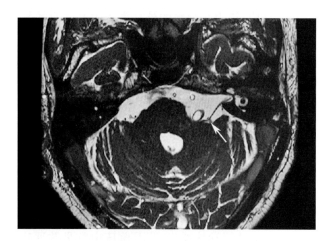

图 3-9-11　面神经受压

MRI 3D-FIESTA 横断面示左侧面神经受血管压迫弯曲（箭），该患者出现左侧面肌痉挛

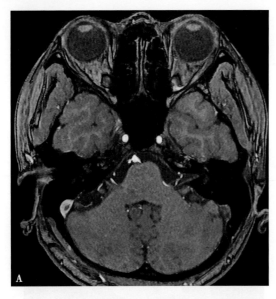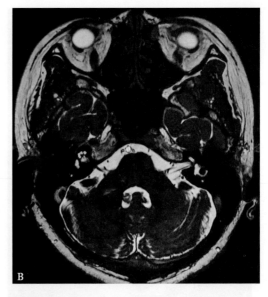

图 3-9-12 面神经受压

A. MRI 3D-TOF；B. MRI 3D-FIESTA 横断面，示左侧脑池见迂曲血管横跨左侧面神经，该患者出现左侧面肌痉挛

（赵 慧 巩若箴）

第十节 耳鸣影像学

耳鸣是一种常见的临床症状，相关文献报道在人群中发病率约 10%，女性多于男性，并且随年龄增长，发病率逐渐升高。耳鸣主要有两种类型：主观性耳鸣及客观性耳鸣。主观性耳鸣有着较大的个体差异，其多将患者对症状的描述作为诊断线索，通常难以通过相关的临床检查进行检测。客观性耳鸣可以由多种病变引发，临床容易进行检测并给出针对性治疗。本节主要论述客观性耳鸣的相关影像学检查及影像表现。

引起耳鸣的耳部病变较多，在外耳中，外耳道的闭锁、外耳道炎等导致的外耳道的阻塞会直接导致声音向内耳的传递受损引起声音损失，进而激活神经重塑，使得耳鸣加强或先前无耳鸣患者出现耳鸣。中耳的病变多是由炎症等引起耳鸣，如：急性中耳炎、分泌性中耳炎、慢性中耳炎、化脓性中耳炎以及胆脂瘤等。除此以外，耳硬化症也是中耳病变中引起耳鸣的常见原因之一。耳鸣也常常因为耳蜗源性病变而发生，例如：耳毒性药物、衰老以及噪声所引发等等。在内耳相关的病变中，梅尼埃病是引起耳鸣的重要原因之一。此外，颈脑部血流状态的改变所造成的搏动性耳鸣，也是临床中常见的耳鸣原因，例如：颈静脉球高位、乙状窦憩室、动脉粥样硬化等。除了内耳、中耳、外耳的常见疾病以外，耳部的外伤及气压伤也是常见的造成耳鸣的原因。

本章节主要阐述由血管性病变及肿瘤等原因引发的耳鸣在影像学检查中的相关表现。

一、动静脉畸形与动静脉瘘

【概述】

硬脑膜动静脉瘘、颈内动脉海绵窦瘘、头颈部动静脉畸形是搏动性耳鸣的常见病因。其中硬脑膜动静脉瘘是搏动性耳鸣最常见的原因，其次是颈内动脉海绵窦瘘，两者共占约 27%。

【临床特点】

硬脑膜动静脉瘘临床症状为与脉搏一致的颅内杂音和搏动性耳鸣、头痛及蛛网膜下腔出血引起的症状及神经功能障碍，另外海绵窦型硬脑膜动静脉瘘可引起眼球突出和球结膜充血水肿。颈内动脉海绵窦瘘的临床表现为搏动性突眼、复视、视力障碍、眼球活动障碍，临床体征为颅内杂音及搏动性耳鸣、结膜水肿和充血等。

【病理特点】

硬脑膜动静脉瘘是指发生于硬脑膜动静脉与脑静脉窦及皮质静脉间的异常动静脉吻合，占颅内血管畸形的 10%~15%，可发生于硬脑膜及其附属物的任何部位，但以海绵窦、横窦、乙状窦、上矢状窦为多。颈内动脉海绵窦瘘是颈动脉及其分支与海绵窦之间形成异常的动、静脉交通所致的一组临床综合征。病因常为外伤或海绵窦的血管病变，使颈内动脉和（或）其分支与海绵窦交通，致海绵窦内压力升高，使眼上、下静脉血逆流入眶内，引起一系列临床症状。头颈部动静脉畸形是一种先天性局部血管发育的变异，在病变部位动脉与静脉之间缺乏发育良好的毛细血管网，致使动脉直接与静脉相通，产生一系列的脑血液动力学上的紊乱。

【影像检查技术与优选】

CTA、MRA 均可发现动静脉畸形和瘘的异常，可观察其瘘口所在位置、大小及周围血管团、侧支循环建立的情况；对于非介入性检查难以显示的细小病变，DSA 在诊断和治疗中起着重要作用，DSA 是诊断动静脉畸形和瘘的金标准。

【影像学表现】

头颈部动静脉畸形在 CTA 中可以明显观察到

头颈部的粗大紊乱血管影，在动脉期至静脉期均能清晰显示，MRI 扫描中的 3D-TOF 序列同样可以观察到迂曲杂乱的流空信号，供血动脉及引流静脉难以辨别，某些明显的迂曲血管团在 T_1WI 及 T_2WI 中均见到（图 3-10-1）。

【诊断要点】

典型临床表现结合 CTA 及 MRA 显示的头颈部粗大迂曲紊乱的血管影（MRI 为流空血管信号）。

【鉴别诊断】

1. **海绵状血管瘤** 海绵状血管瘤在 MRI 常规自旋回波序列及梯度回波序列中多能观察到低信号的含铁血黄素环，从而呈现出"爆米花征"的典型表现。

2. **颈静脉球瘤** 颈静脉球瘤同样可以在 MRI

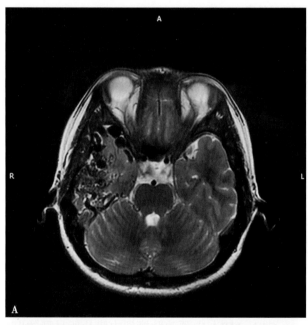

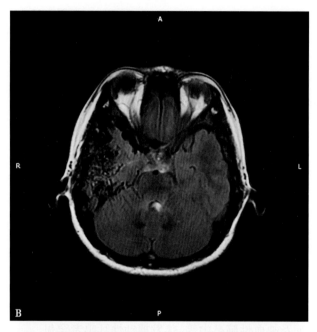

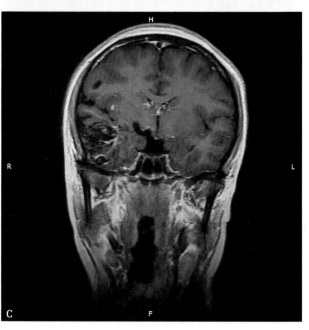

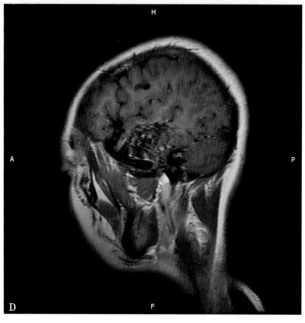

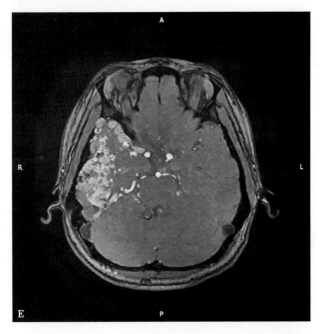
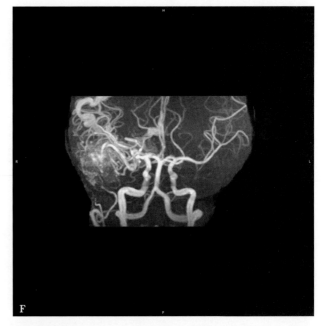

图 3-10-1　头颈部动静脉瘘

A~D. T$_2$WI、T$_2$-Flair 及 T$_1$WI 强化显示：右侧颞部多发紊乱流空血管信号，邻近脑实质受累；E~F. 3D-TOF 序列及重建图像显示，右侧颞部见紊乱血管影

常规序列中观察到流空血管影，但是，T$_2$WI 中典型的"胡椒盐征"是其鉴别诊断要点，且病变周围骨质破坏明显。

二、颈动脉内膜剥脱症

【概述】

颈动脉内膜剥脱症（颈动脉夹层），是引起搏动性耳鸣的原因之一。

【临床特点】

临床症状多为头痛、颈痛、霍纳氏综合征、脑梗死及缺血性脑卒中等，伴发搏动性耳鸣者罕见。

【病理特点】

颈动脉夹层是指动脉壁层内的退行病变或外伤引起内膜的撕裂，在血压的作用下导致颈动脉血流通过破损的血管内膜进入血管壁，形成壁内血肿，造成内膜与内膜下结构分离，导致血管狭窄、闭塞或形成假性动脉瘤、颈动脉夹层。

【影像检查技术与优选】

当前颈动脉夹层的检查主要是 CTA 以及 MRI 检查，CT 平扫不能诊断颈动脉夹层，CTA 能有效的确定颈动脉内膜撕破的部位，评价夹层的范围及其分支血管的受累情况。最重要的是 MSCT 扫描速度快、诊断正确率高，是临床可疑颈动脉夹层的首选检查方法，也是目前诊断颈动脉夹层的常用办法。MRI 平扫时即可以分辨动脉夹层的真假腔，但是，

由于 MRI 扫描时间长等客观要求，其往往不作为临床检查首选。

【影像学表现】

颈动脉夹层在 CTA 中表现为高密度造影剂充盈的管腔中见撕裂内膜片显示，呈现为"飘带征"，部分可以见到血管真假腔显示（图 3-10-2）。MRI 扫描的 SE 序列 TI 加权图像可显示卵圆形紧贴主动脉内弧的低信号真腔、新月形紧贴主动脉外弧的高信号假腔及线性高信号的内膜片。

【诊断要点】

CTA、MRA 中颈动脉撕裂内膜片所呈现的"飘带征"及真假腔的显示是诊断颈动脉夹层的要点。

【鉴别诊断】

颈动脉夹层累及范围较小、撕裂内膜片不易显示时，需要与颈动脉壁间血肿相鉴别。壁间血肿常常发生于主动脉等大动脉内膜下，是由于内膜下动脉破裂出血引发，其血管内膜完整，但在造影剂充盈病变管腔时，容易将内膜下新鲜高密度出血灶误认为是造影剂，而误诊为动脉夹层。两者鉴别在于 CT 平扫期，动脉壁间血肿即为高密度影，且在动脉期时，血管腔内"飘带征"不明显。

三、动脉粥样硬化

【概述】

动脉粥样硬化是血管性搏动性耳鸣的一个常见

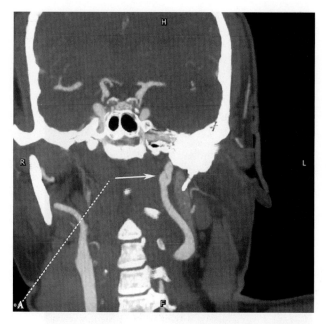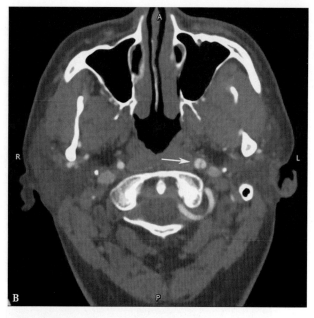

图 3-10-2　颈动脉内膜剥脱症（颈动脉夹层）

A～B. 颈内动脉 CTA 扫描后 MPR 重建图像可清晰显示撕裂剥脱内膜片影

原因，尤其是对 50 岁以上、有高血压、糖尿病等危险因素患者，搏动性耳鸣可能是其首发症状。占搏动性耳鸣的 8%～20%。

【临床特点】

动脉粥样硬化所引发的搏动性耳鸣的患者，多伴有其他基础性疾病，引起的耳鸣多是客观性耳鸣，可以通过多普勒超声、CTA、MRI 等的检查发现相关病变或诱因。

【病理特点】

多是由于钙化斑块引起局部动脉管腔的狭窄，造成湍流，而产生耳鸣声。

【影像检查技术与优选】

对怀疑动脉粥样硬化的搏动性耳鸣患者，尤其是有高血压、糖尿病等的中老年患者，应首选颈部多普勒超声检查（CDFI），诊断、评估颈动脉壁病变，可检出血管内膜的光滑度、斑块的大小及钙化等。MRI 及 CT 平扫，能发现头颈部动脉粥样斑块形成，MRI 可提供斑块的形态特征及血栓形成情况。CTA 能有效地显示颈动脉粥样硬化斑块造成的狭窄程度，更有效地评估动脉粥样硬化对身体的影响。

【影像学表现】

1. X 线平片　可显示颈动脉壁的钙化影。

2. CT　平扫可见颈动脉壁的钙化斑块，增强扫描时在高密度造影剂的衬托下，结合 MSCT 的 MPR 重组技术能更加清晰地显示出颈动脉的非钙化斑块及相应管腔狭窄、闭塞程度（图 3-10-3E、F）。

3. MRI　动脉粥样硬化斑块在 MRI 的 3D-TOF 序列中即可显示，同时能够对管腔的狭窄及闭塞程度进行评估。在增强扫描中，粥样硬化斑块呈现明显的高信号，与流空血管影对比明显（图 3-10-3A～D）。

【诊断要点】

CT、MRI 及多普勒超声均能够较好地显示颈动脉粥样硬化斑块，同时对斑块引发的颈内动脉管腔狭窄、闭塞进行评估。对于较小的非钙化斑块的诊断，多普勒超声相比于 MRI、CT 有着更好的优势。

【鉴别诊断】

在 CTA 扫描中动脉腔内"飘带征"及真假腔显示有助于颈动脉粥样硬化与颈动脉夹层相鉴别。

四、乙状窦沟骨质异常及乙状窦憩室

【概述】

近几年，乙状窦憩室与搏动性耳鸣的关系的文献报道也在增多，其发生率逐渐被人们重视，有文献报道其在搏动性耳鸣患者组中约占 20%，在静脉源性搏动性耳鸣中乙状窦憩室占 47.8%。而在乙状窦憩室的患者中，多伴有乙状窦沟骨质的异常，如乙状窦壁菲薄甚至是局部缺如等。

【临床特点】

乙状窦憩室所引发的搏动性耳鸣的频率多与心脏搏动频率一致，多数患者耳鸣症状偶发，症状逐渐加重且病程时间长。部分患者按压相应耳鸣侧颈静脉时，耳鸣声可减轻甚至消失。

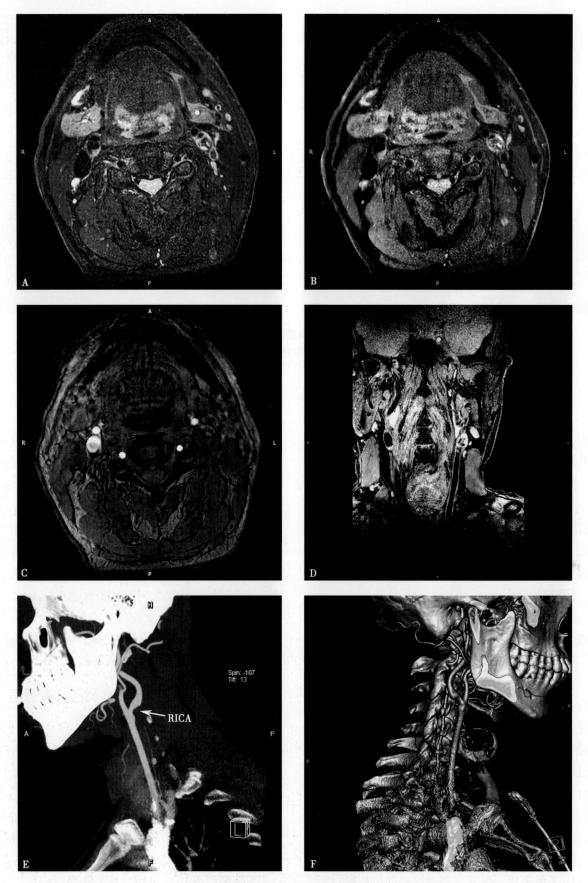

图 3-10-3 颈动脉粥样硬化

A～D. 患者 1 双侧颈内动脉粥样硬化并斑块形成,左侧颈内动脉闭塞。A、B 图清晰显示管腔内粥样硬化斑块增强后呈明显强化;E、F. 患者 2 右侧颈内动脉粥样硬化斑块在 CTA 重建图像中清晰显示

【病理特点】

由于一侧大脑静脉引流优势伴同侧乙状窦沟骨质异常而引起相应侧的乙状窦向外突出于乳突窦内，进而引发相应侧耳的搏动性耳鸣。

【影像检查技术与优选】

HRCT 颞骨平扫能够清晰观察乙状窦沟骨质异常情况，如乙状窦沟局部骨质菲薄、缺如等。CTV 及 MPR 技术的应用对于显示乙状窦憩室敏感性高，是诊断乙状窦憩室的首选方法。MRI 对于显示乙状窦骨质异常敏感性差，然而 MRV 对于乙状窦憩室的显示进展较快。

【影像学表现】

颞骨 HRCT 平扫可见一侧乙状窦与乳突窦间窦壁菲薄、局部缺如，相应侧乳突窦气化较好。CTV 及 MRV 可见相应侧乙状窦较对侧粗大，局部呈丘样或囊样凸向乳突窦内（图 3-10-4）。

【诊断要点】

患侧乙状窦腔膨大且乳突窦窦壁菲薄或缺如，伴有同侧乙状窦憩室是其诊断要点。

五、颈静脉球高位、开裂及憩室

【概述】

颈静脉球是乙状窦和颈内静脉连接处的球形膨大，位于岩骨下面的颈静脉窝内。以颈静脉球上缘为界，划分颈静脉球位置高低的解剖学标志和影像学标准很多，如耳蜗基底周、内耳道底下方 2mm、圆

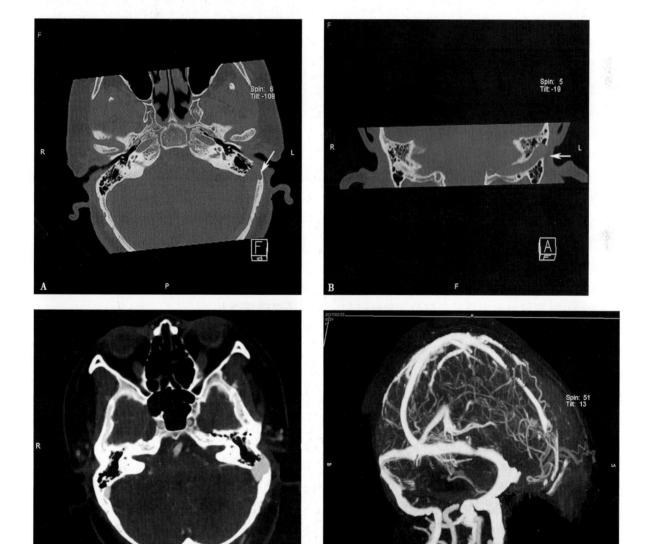

图 3-10-4　乙状窦沟骨质异常并乙状窦憩室

A、B. 颞骨 HRCT 扫描显示左侧乙状窦窦腔膨大，窦壁局部骨质缺如（箭）；C、D. CTV 及重建图像显示左侧乙状窦局部呈丘状突入乳突窦内

窗下界、鼓沟下界等。临床常用判断颈静脉球高位的标准是：颈静脉球高于耳蜗基底周。颈静脉球高位是报道较多的产生搏动性耳鸣的原因之一。颈静脉球开裂是经常伴随颈静脉球高位发生的，指颈静脉球与中耳之间的骨质缺如。颈静脉憩室是罕见的静脉结构异常，发生率比颈静脉球高位低，是颈静脉球顶端在岩骨内向前、向内、向上扩展而形成的指状突起，常突入处于后颅窝、内耳道、后半规管之间的三角形的骨质相对疏松的颞骨岩部。

【临床特点】

颈静脉球高位是临床搏动性耳鸣检查中常见表现，约占 28.4%，有文献报道约 4%～20% 的颞骨存在颈静脉球高位，其中 10% 是双侧性，颈静脉球高位多发生在静脉窦优势侧（双侧直径之差在 3mm 以上），约 4.5% 的颈静脉球扩大的患者有搏动性耳鸣的症状，在临床检查中，按压患耳侧颈静脉或患者头转向患耳侧时，耳鸣症状多能减轻或消失。颈静脉球开裂伴外侧位颈静脉球向外突入鼓室内，可在鼓膜后形成一个淡蓝色的包块，在临床耳镜检查时多能发现。

【病理特点】

颈静脉球高位、开裂多是由于先天发育所造成，颈静脉球的血管搏动传导到圆窗或听骨链，从而引起搏动性耳鸣、眩晕。虽然，当前有文献指出颈静脉球憩室仍然是先天发育造成，但其发生机制及其临床症状病因尚无定论，现仍缺乏组织病理学支持。

【影像检查技术与优选】

颈静脉球高位：HRCT 和 MRI 均能显示颈静脉球，CT 的 MPR 图像能多方位显示高位颈静脉球和周围颞骨的关系，CTV 能更直观地显示颈静脉球及其两端乙状窦及颈内静脉管腔的形态及血管走行。颈静脉球开裂：影像学检查 HRCT 显示软组织密度肿块突入外耳道或鼓室，且肿块的边缘光滑清晰。MRI 自旋回波序列能显示肿块与颈内静脉同等的血管流空信号，但是不能显示颞骨的骨质改变；CTV 图像不仅能准确地显示与颈静脉球强化一致的肿块，直观地显示颈静脉球的走行，并且能观察肿块邻近的颞骨结构。颈静脉球憩室：影像学 CT 斜矢状位 MPR 可在同一图像上直观、准确显示颈静脉球顶端的指状突起，判断邻近颞骨结构的改变，MRV 和 CTV 去骨减影图像能立体、直观地显示颈静脉球的指状凸起。

【影像学表现】

X 线：平片对于颈静脉球高位、开裂及憩室的诊断价值有限。

CT 及 MRI：由于颈静脉球高位多伴有一侧颈静脉引流优势，因而颞骨 HRCT 中可见患侧颈静脉球窝扩大，上限高于耳蜗基底周；颈静脉球开裂、憩室可显示部分颈静脉球壁骨质中断，局部可见软组织密度自骨质缺损处向外呈指状或丘状凸向于乳突窦或鼓室内。CTV 及 MRV 能更直观显示颈静脉球憩室呈指状凸起（图 3-10-5）。

【诊断要点】

HRCT 扫描中颈静脉球上限高于耳蜗基底周，患侧颈静脉球壁局部骨质连续性中断。CTV、MRV 显示患侧颈静脉球呈指状凸起。

【鉴别诊断】

颈静脉球高位伴颈静脉球开裂时应与副神经节瘤及部分神经源性肿瘤相鉴别，通过 CT 或 MRI 增强扫描时，颈静脉球区动脉期有无高强化灶可以进行鉴别。

六、副神经节瘤

【概述】

副神经节瘤是起源于副神经节化学感受器细胞的肿瘤，又称为球瘤、化学感受器瘤、非嗜铬性副交感神经节瘤。头颈部的副神经节瘤主要发生在颈静脉孔附近，发病率在 10% 左右，好发于女性，高峰发病年龄为 50～60 岁，通常以耳鸣为主要症状。副神经节瘤主要分为三型：颈静脉球瘤、鼓室球瘤以及颈静脉鼓室球瘤。其中，颈静脉球瘤及颈静脉鼓室球瘤较为常见。

【临床特点】

副神经节瘤好发于中老年女性，男女比例为 1:4～6。耳鸣为常见临床症状，以传导性耳鸣最为常见，也可表现为神经性和混合性耳鸣。临床检查可伴有外耳流脓、流血、耳痛、面神经麻痹、头晕等症状。鼓室球瘤耳镜表现为鼓膜可见紫红色或蓝色结节。

【病理特点】

副神经节瘤多呈球形或结节样，生长缓慢、具有一定侵袭性，易通过神经血管间隙侵入邻近组织结构。通常伴有相应部位的骨质破坏。肿瘤多为富血管性，供血动脉多来自咽升动脉及耳后动脉等。

【影像检查技术与优选】

X 线检查可以发现颈静脉孔区的骨质破坏，除此以外，临床作用有限。DSA 检查可以明显显示瘤区供血动脉以及引流静脉，同时可行术前的动脉栓

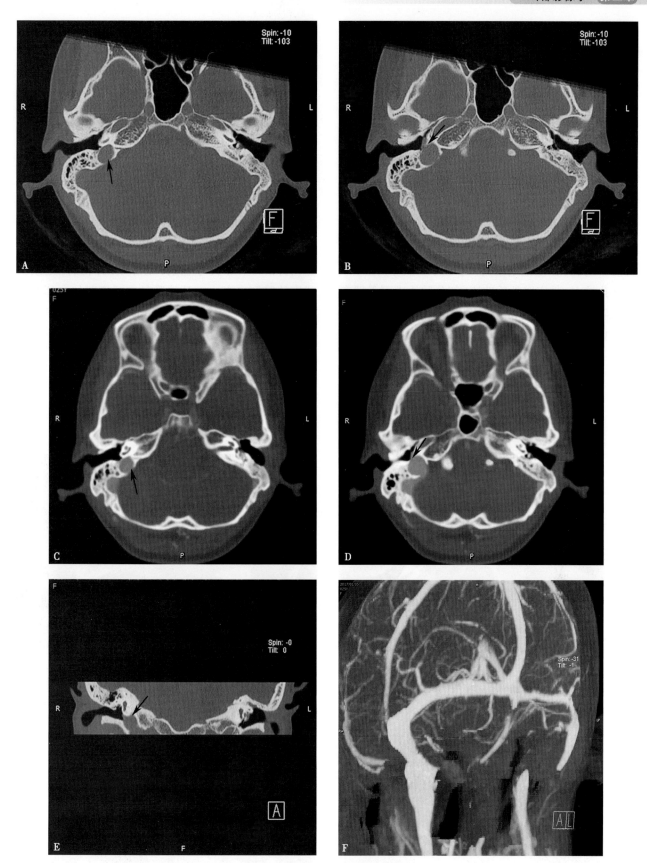

图 3-10-5 颈静脉球高位并颈静脉球憩室

A、C、E. 颞骨 HRCT 扫描及 CTV 显示右侧颈静脉球膨大（箭），其上缘高于同侧耳蜗底转；B、D、F. 右侧颈静脉球窦壁部分骨质缺如，局部呈指状突入鼓室内（箭）

塞，为切除瘤体做准备。CT 和 MRI 检查各有优势：CT 的优势为骨窗能清晰显示病灶周围骨质破坏情况，但因其较低的密度分辨力，当病灶较小时，即使增强 CT 也不能准确显示肿瘤的大小和范围。MRI 的软组织分辨率高，能够清楚地显示肿瘤的起源部位、病灶大小、生长范围及邻近血管的受累情况，并且"盐和胡椒"征为副神经节瘤的特征性表现。

【影像学表现】

1. X 线仅仅可显示瘤区骨质破坏，对肿瘤诊断及术前评估作用有限。

2. CT 副神经节瘤常常表现为颈静脉孔区的软组织密度肿块，边界不规则，邻近骨质破坏明显，颈静脉孔扩大，鼓室壁骨质破坏，部分肿块内可见残存骨片显示（图 3-10-6A、B）。增强扫描呈明显强化。

3. MRI 肿瘤多呈 T_1WI 低信号，T_2WI 高信号，其内见混杂血管流空信号（"胡椒盐征"），增强扫描肿瘤呈明显高强化（图 3-10-6C～F）。MRV 扫描，患侧颈静脉球未见显示，多提示受肿瘤侵犯。

【诊断要点】

颈静脉孔区不规则形高强化软组织密度病灶，伴周边骨质破坏，MRI 扫描时呈"胡椒盐征"等多提示副神经节瘤。

【鉴别诊断】

副神经节瘤三种不同类型中，颈静脉球瘤应与颈静脉孔区神经源性肿瘤、脑膜瘤以及桥小脑角区胆脂瘤、颈静脉球高位等鉴别。鼓室球瘤应与胆固醇肉芽肿、中耳炎等鉴别，动脉期的高强化是鼓室球瘤的鉴别点之一。颈静脉鼓室球瘤要与中耳恶性肿瘤进行鉴别，其中颈静脉的闭塞征象有利于两者鉴别。

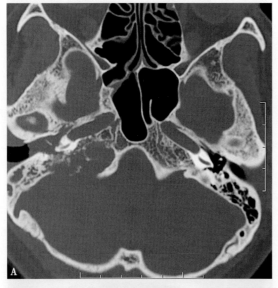

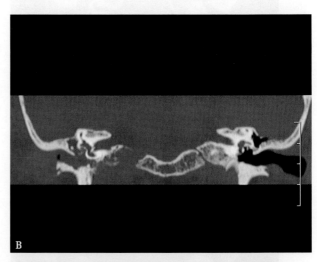

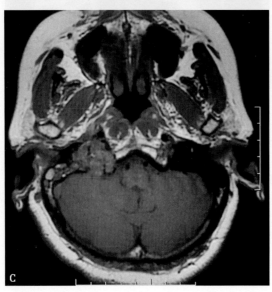

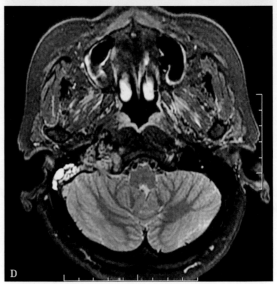

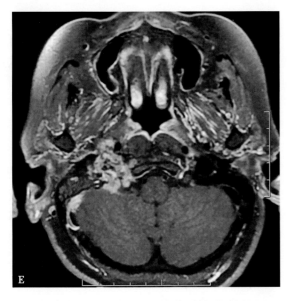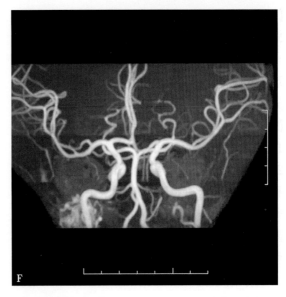

图 3-10-6　右侧颈静脉孔区副神经节瘤

A、B. 颞骨 HRCT 扫描显示右侧颈静脉孔区不规则骨质破坏，邻近听小骨受累；C～F. MRI 显示肿块 T_1WI 呈低信号，T_2WI 为高信号，可见"胡椒盐"征，MRA 可见右侧颞部丰富血管团

（于金玉　巩若箴）

第十一节　眩晕影像学

一、概述

眩晕是因机体对空间定位障碍而产生的一种动性或位置性错觉，它涉及多个学科。据统计，眩晕症占内科门诊患者的 5%，占耳鼻咽喉科门诊的 15%。眩晕分真性眩晕和假性眩晕。真性眩晕是由眼、本体觉或前庭系统疾病引起的，有明显的外物或自身旋转感。假性眩晕多由全身系统性疾病引起，如脑血管疾病、心血管疾病、药物中毒、贫血、尿毒症、内分泌疾病及神经官能症等，没有明确转动感。引起眩晕的疾病有很多，可将其大体分为以下三类：

1. 中枢性眩晕　主要疾病有：①化脓性中耳炎的颅内并发症：硬膜外脓肿、硬膜下脓肿、脑脓肿（小脑脓肿、颞叶脓肿）等。②前庭性偏头痛。血管性病变（椎基底动脉供血不足、延髓外侧综合征、脑桥延髓外侧综合征、小脑梗死、小脑出血、椎动脉夹层等）。③肿瘤（脑干肿瘤、小脑肿瘤等）。④颅椎交界处病变（颅底凹陷、寰枕融合、寰枢关节脱位、Chiari 畸形等）。⑤多发性硬化。⑥小脑性共济失调综合征。⑦局灶性癫痫。⑧正常压力性脑积水。

2. 耳源性眩晕疾病　包括：①良性阵发性位置性眩晕。②梅尼埃病。③前庭神经炎。④迟发性膜迷路积水。⑤上半规管裂综合征。⑥双侧前庭病。⑦突聋伴头晕。⑧迷路炎。⑨迷路震荡。⑩外淋巴瘘。⑪前庭阵发症。⑫内耳道 - 桥小脑角区占位性病变（参见"颞骨肿瘤及肿瘤样病变"部分）。

3. 其他眩晕疾病　包括：①药物中毒性眩晕。②惊厥发作。③低血糖。④体位性低血压。⑤心理精神源性眩晕。⑥术后。⑦外伤。

本节主要对耳源性眩晕疾病中影像学可以辅助诊断的某些疾病进行概述，比如：梅尼埃病、迷路炎、前庭神经炎、前庭阵发症、上半规管裂综合征等。

二、梅尼埃病

【概述】

梅尼埃病（Ménière's disease，MD）又称为特发性膜迷路积水（idiopathic endolymphatic hydrops，IEH），是一种原因不明的、以膜迷路积水为主要病理特征的内耳病。文献报道的梅尼埃病发病及患病率差异较大，40～60 岁高发，女性多于男性（约 1.3∶1）。儿童梅尼埃病患者约占 3%。

【临床特点】

临床表现为发作性眩晕、波动性听力下降、耳鸣和（或）耳闷胀感。

【病理特点】

大体病理为膜迷路体积增大。

【影像检查技术与优选】

MRI 包括颅脑 MRI,用于排除颅内病变及桥小脑角 - 内耳道占位性病变,内耳钆造影主要了解内耳膜迷路积水状态;CT 可作为排除内耳等结构异常的补充检查。

【影像学表现】

1. **CT 表现**　梅尼埃病 CT 表现阴性。

2. **MRI 表现**　梅尼埃病内耳钆造影可见内耳膜迷路积水。经鼓室注入造影剂 24h 后或经静脉注入造影剂 4h 后(图 3-11-1),3D FLAIR 显示内耳外淋巴间隙内呈高信号,内耳膜迷路淋巴间隙呈低信号;内耳膜迷路积水时表现为低信号区扩大,前庭低信号区面积与前庭总面积比大于 1/3 即可诊断为前庭膜迷路积水,耳蜗蜗管面积达到前庭阶面积时,即可诊断耳蜗膜迷路积水。梅尼埃病内耳钆造影也可表现为阴性。

【诊断要点】

1. 主要依靠典型的临床表现。

2. 内耳钆造影可显示患者内淋巴低信号区扩大。

【鉴别诊断】

内耳神经鞘瘤　典型的神经鞘瘤 T₂WI 可见高信号的内耳信号中有低信号的充盈缺损,注入造影剂后可见强化,而不是表现为低信号。

三、迷路炎

【概述】

迷路炎(labyrinthitis),为累及内耳特别是膜迷路的感染性疾病,常分为局限性迷路炎、浆液性迷路炎、化脓性迷路炎、骨化性迷路炎。病毒感染最常见,常发生于成年人,发病年龄 30～60 岁;细菌感染多见于儿童。

【临床特点】

最常见的症状和体征是眩晕、恶心、呕吐、平衡失调和耳聋。

【病理特点】

早期大体病理为内耳充血、水肿、肉芽组织形成;晚期大体病理为膜迷路新骨形成。组织学显示急性期淋巴周围间隙可见白细胞,同时伴浆液性渗

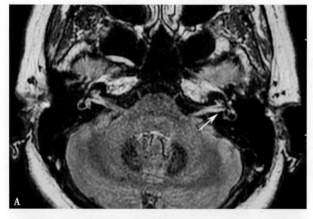
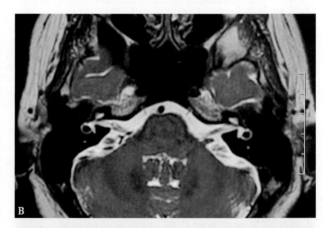
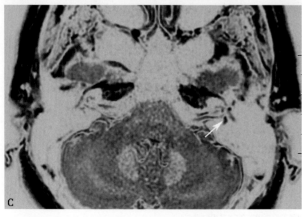
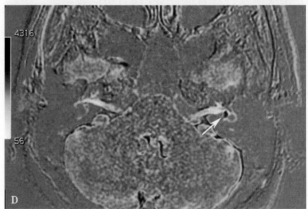

图 3-11-1　梅尼埃病内淋巴积水

A. 横断面 3D FLAIR,示左侧前庭、耳蜗低信号区扩大(箭);B. 横断面 T₂WI,未见明显异常;C. 横断面改变 TI 时间的 3D FLAIR 反转图像,示左侧前庭、耳蜗低信号区扩大(箭);D. 横断面融合图像,示左侧前庭、耳蜗低信号区扩大(箭)

出；慢性纤维化期可见肉芽组织形成，包含肥大的成纤维细胞及血管；慢性骨化期可见新生骨形成。

【影像检查技术与优选】

MRI 包括增强扫描是首选检查方法，CT 对慢性骨化期迷路炎更敏感。

【影像学表现】

1. CT 表现　早期迷路炎影像学常无明显改变；晚期迷路炎表现为迷路内软组织密度影，部分可见

骨化，可出现邻近骨质破坏。

2. MRI 表现　迷路炎 T_1WI 多正常，较重者信号稍增高，如伴有出血表现为高信号，T_2WI 信号减低，增强 T_1WI 内耳迷路腔可见轻到中度强化，增强后 T_2-FLAIR 可更敏感发现迷路强化（图 3-11-2）。

【诊断要点】

1. 病灶主要位于内耳膜迷路。

2. 形态不规则，弥漫性分布。

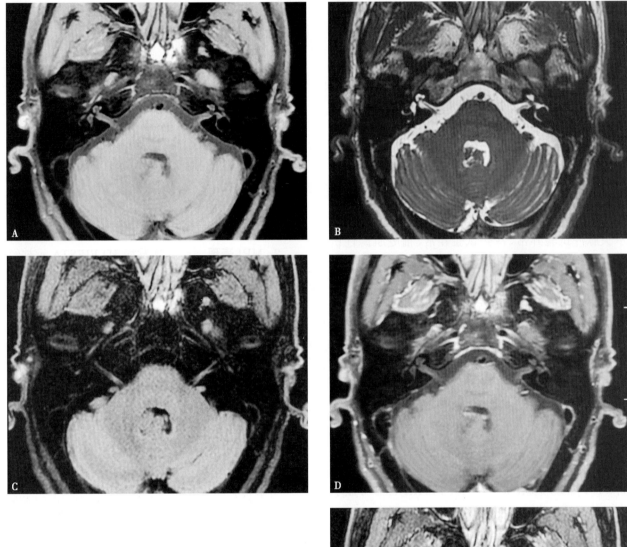

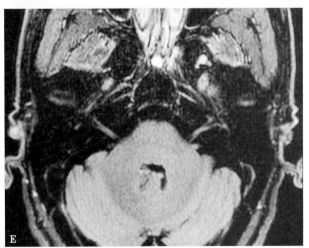

图 3-11-2　迷路炎

A～C. 横断面 T_1WI、T_2WI、T_2-FLAIR，未见明显异常；D. 增强后横断面脂肪抑制 T_1WI 图像，迷路强化不明显；E. 增强后横断面脂肪抑制 T_2-FLAIR 图像，左侧耳蜗、前庭、部分半规管轻度强化

3. MRI 增强 T_1WI、T_2-FLAIR 表现为内耳膜迷路腔轻到中度强化。

【鉴别诊断】

1. **迷路出血** 典型的迷路出血 T_1WI 及 FLAIR 呈高信号。

2. **迷路神经鞘瘤** 较迷路炎局限，T_2WI 可见局限性充盈缺损，增强 T_1WI 可见局限性软组织影，强化程度较迷路炎明显。

四、前庭神经炎

【概述】

前庭神经炎（vestibular neuritis，VN）又称前庭神经元炎、病毒性迷路神经炎、急性单侧前庭功能减退、急性单侧周围前庭神经病等，是单侧前庭神经炎性病变而导致的疾病，眩晕或神经内科门诊中，VN 患者占 0.5%～9%。

【临床特点】

典型表现是急性眩晕发作，其临床特征包括：眩晕、恶心、呕吐、振动幻视以及身体不稳感等。体征包括朝向健侧的水平扭转性眼震。实验室检查显示头脉冲试验异常、冷热试验异常、前庭肌源性诱发电位消失或幅度降低等。

【病理特点】

大体病理为前庭神经肿胀，组织学显示前庭神经见大量炎性细胞浸润。

【影像检查技术与优选】

MRI 包括 3D FLAIR 增强扫描是首选检查方法，薄层扫描是关键；CT 可作为补充方法。

【影像学表现】

MRI 表现 前庭神经炎 MRI 可表现阴性。部分急性期发病者 MRI 增强扫描可显示异常：平扫 T_1WI、T_2WI 一般表现正常，3D FLAIR 有时可显示患者前庭神经增粗、信号增高，增强后 3D FLAIR 可显示前庭神经增粗并异常强化，FLAIR 比 T_1WI 序列可更敏感显示病变（图 3-11-3）。

【诊断要点】

1. 前庭神经增粗并异常强化。

2. 病变局限在前庭神经。

【鉴别诊断】

前庭神经鞘瘤 典型的神经鞘瘤密度/信号不均匀，内可见低密度或长 T_1、长 T_2 信号的黏液疏松区，增强后肿瘤早期强化，强化不均匀，内可见无强化或轻度强化区。

五、前庭阵发症

【概述】

前庭阵发症（vestibular paroxysmia，VP）又名致残性位置性眩晕（disabling positional vertigo，DPV），是引起眩晕的疾病之一，主要表现为短暂性的眩晕发作，可能为桥小脑角池段第Ⅷ颅神经根受到血管压迫所致，致病机制类似三叉神经痛，在头晕门诊中占 3.2%～4%。

【临床特点】

临床主要表现为短暂性眩晕发作，常伴姿势步态不稳、耳鸣和听力下降。

【病理特点】

大体病理为前庭蜗神经存在神经血管交互压迫，神经萎缩。

【影像检查技术与优选】

MRI 包括三维稳态进动快速成像（3D-FIESTA）及三维时间飞跃法血管成像（3D-TOF MRA）是首选检查方法，CT 可作为辅助方法。

【影像学表现】

1. **CT 表现** 阴性。

2. **MRI 表现** 前庭阵发症 3D-FIESTA 示神经血管间脑脊液间隙消失，3D-TOF MRA 可清晰显示神经血管交互压迫（图 3-11-4）。但是不能仅根据神经血管交互压迫就诊断前庭阵发症，部分正常人及其他眩晕疾病也可能存在这种表现。

【诊断要点】

1. 典型的临床表现。

2. 可见神经血管交互压迫。

六、上半规管裂综合征

【概述】

上半规管裂综合征（superior semicircular canal bonydehiscence，SSCD），是一种由于上半规管弓状隆起存在骨裂，在强声刺激、中耳压力改变及颅内压改变时引起内淋巴流动，诱发眩晕、振动幻视、眼震及平衡失调等前庭症状和体征的综合征，发病率不足 2%。

【临床特点】

临床表现为听力下降、眩晕等。强声刺激诱发的眩晕（Tullio 现象）是该病的特征性表现，增加耳道内压力或增加颅内压的方法也会诱发眩晕（Hennebert 征）。通常为渐进性的听力下降，有时也可表现为外伤后的突发性聋，多不伴耳鸣，可单侧或双侧发病。

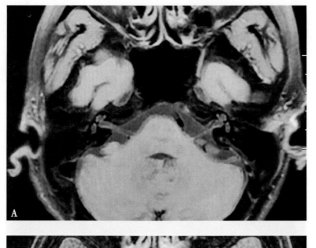
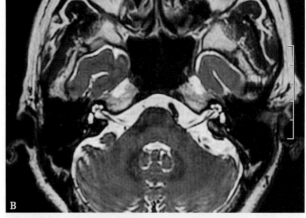
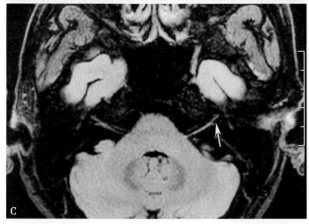
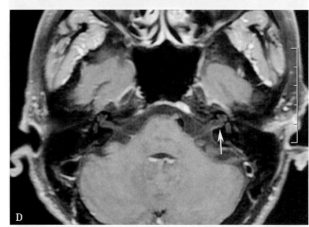
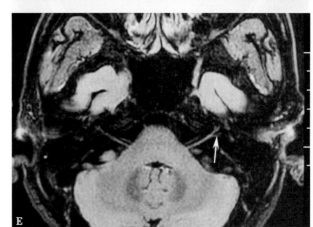

图 3-11-3 前庭神经炎

A. 横断面 T_1WI，前庭神经未见异常改变；B. 横断面 T_2WI，前庭神经未见异常改变；C. 横断面 FLAIR，示左侧前庭神经增粗、信号增高（箭）；D、E. 增强后横断面 FLAIR 脂肪抑制图像，示左侧前庭神经较对侧增粗并异常强化（箭）

【病理特点】

大体标本显示上半规管见骨性裂缺或骨质薄弱。

【影像检查技术与优选】

高分辨率 CT 为首选检查方法，MRI 可作为补充方法。

【影像学表现】

1. **CT 表现** 上半规管裂综合征表现为颞骨上半规管局部骨质缺损或上半规管顶骨质厚度小于 0.1mm，多位于中颅窝底，上半规管的最高点（图 3-11-5）；有时可合并鼓室盖的骨质缺损。

2. **MRI 表现** 阴性。

【诊断要点】

1. 上半规管顶骨质缺损。

2. 上半规管顶骨质厚度小于 0.1mm。

【鉴别诊断】

胆脂瘤破坏上半规管 典型的胆脂瘤首先破坏盾板，鼓室内见软组织密度病变，周围骨壁破坏、硬化，MRI 检查 DWI 显示病变弥散受限；而上半规管裂综合征仅仅有骨性裂缺，中耳鼓室内没有其他病变。

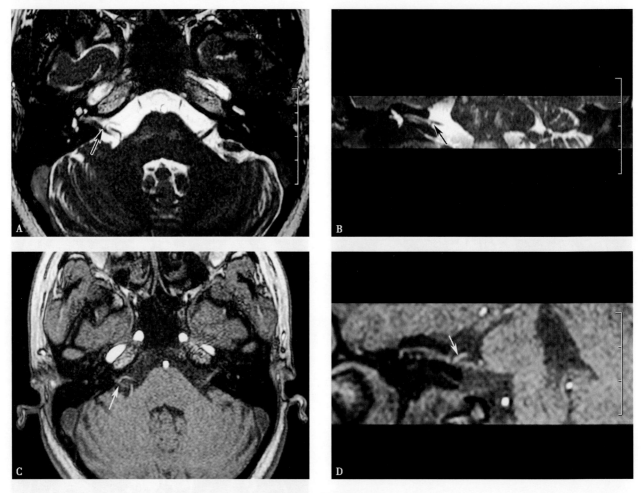

图 3-11-4　前庭阵发症

A. 横断面 FIESTA，示右侧前庭蜗神经与血管间脑脊液间隙消失（箭）；B. 斜冠状面 FIESTA，示右侧前庭蜗神经与血管间脑脊液间隙消失（箭）；C. 横断面 3D-TOF MRA，示右侧见一血管袢环绕并压迫前庭蜗神经（箭）；D. 斜冠状面 3D-TOF MRA，示右侧一血管袢环绕并压迫前庭蜗神经（箭）

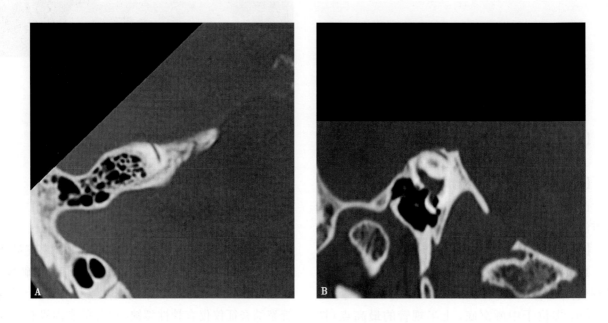

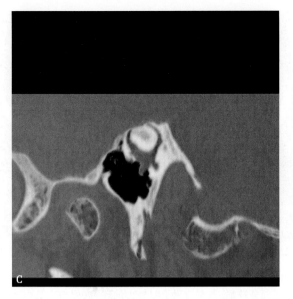 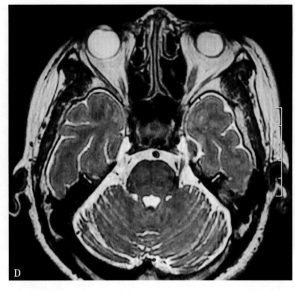

图 3-11-5　上半规管裂综合征
A. 斜轴位面 CT，右侧上半规管骨性裂缺；B. 斜冠状面 CT，右侧上半规管骨性裂缺；C. 上半规管重建图像，右侧上半规管骨壁不完整；D. MRI 横断面内耳水成像，未见阳性表现

（李进叶　巩若箴）

第十二节　常见病术后影像学

一、概述

颞骨疾病的术前临床诊断及影像学表现较为常见，但对于颞骨术后的影像学评估文献报道较为少见。近年来随着医学科学技术的不断进步，许多新的手术方式及人工材料在临床上得到了广泛的应用，因此术后的影像学评估显得至关重要，它能够对术后的疗效提供重要信息。

耳部最常见的手术包括传统的乳突根治术、鼓室成形术一期、鼓室成形术二期、鼓膜置管术、人工听小骨植入术及人工耳蜗植入术等。

二、乳突根治术后影像学改变

【概述】

乳突根治术是治疗慢性中耳炎的传统手术方式之一，20 世纪 70 年代前多以清除病灶、获得干耳为基本目的。这种术式常因去除病变时，累及中耳乳突诸多结构，从而使听力重建难度增加。随着耳显微外科的发展，目前较少采用这种单一术式，通常保留较多外耳道后壁而为鼓室成形术创造较好条件。

【临床特点】

临床手术一般切除乳突窦乳突骨皮质，完成乳突窦及乳突的开放，再处理上鼓室内病变如胆脂瘤、炎性肉芽肿等不可逆病变组织，在不影响清除病灶的基础上，尽量保存中耳腔解剖结构完整性，外耳道后壁如有破坏，可以切除部分骨性外耳道后壁，彻底清除面神经隐窝及鼓室病变组织，而后用乳突骨皮质或骨粉拌医用生物胶重建外耳道后壁。

开放式乳突切除术能够使乳突轮廓化，彻底清除病变组织。清除窦脑膜角、上鼓室前隐窝、面隐窝等较隐蔽的病变时要特别注意，由于此处结构较为复杂，解剖结构隐匿，手术操作较易损伤面神经、乙状窦等邻近的重要组织。Korner's 隔是颞骨岩部与鳞部交界的重要骨性解剖结构，变异较大，长短、厚度不一，因此 Korner's 隔内侧的病变较易残留。

【影像检查技术与优选】

HRCT 是首选的检查方法，MRI 对于显示颅内、颈静脉球及乙状窦受累状况及判断病变范围独具优势。

【影像学表现】

1. HRCT 表现　外耳道后上壁、乳突部骨质部分缺损，缺损区与鼓室融合成较大残腔。术腔愈合良好，不伴有炎症，形成干耳（图 3-12-1）；如术后继发感染，残腔内可见不规则软组织影充填。听小骨的影像表现与术前及手术相关，可以表现为正常、听小骨移位或听小骨部分缺损，因此诊断听小骨有无异常时应结合手术前影像考虑。

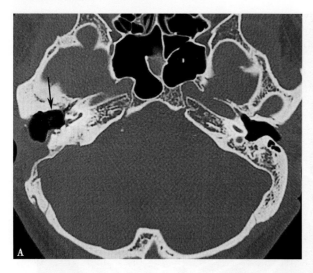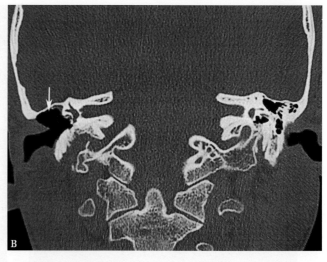

图 3-12-1　乳突根治术后 CT 表现

A. 颞骨 CT 横断面示右侧乳突根治术后，外耳道上壁及乳突部骨质部分缺损，与鼓室融合呈较大的残腔（黑箭），其内听小骨未见；B. 颞骨 CT 冠状面示右侧乳突根治术后，乳突部及外耳道后上壁部分骨质缺损，鼓室腔内可见少量软组织影（白箭），正常听小骨未见

乳突根治术可引起颅内并发症，出现头痛、脑脊液耳漏、颅内压增高等症状时，要注意观察颈静脉球窝、鼓室盖及乙状窦的骨质是否光整，从而间接判断炎症是否累及以上结构。如有阳性表现，需行 CT 增强及 MRI 增强检查，后者更为重要。

增强 CT：横窦、乙状窦血栓性静脉炎的典型表现是"空三角征"，即增强的硬脑膜窦包绕不强化的血栓，偶可见到杂乱、不规则的侧支循环血管影。

2. MRI 表现　正常的中耳乳突结构消失，残留中耳乳突区如伴有炎症，T_1WI 呈不规则点、条状略低或等信号，T_2WI 呈高信号，增强后轻微边缘强化；炎症可累及内耳，以外半规管最为常见，T_2WI 上迷路腔内高信号连续性中断；鼓室盖、颈静脉球窝及乙状窦骨质欠连续等异常表现常提示颅内及血管受累，病变通过鼓室盖缺损区累及颅中窝底表现为局部脑膜增厚、强化（图 3-12-2），伴有脑炎表现为局部颞叶脑组织肿胀，脑沟变浅，T_1WI 呈片状略低信号，T_2WI 呈片状高信号。如脑脓肿形成，增强后呈"环形"强化。颞叶部分脑组织可通过鼓室盖缺损区突入鼓室腔内，导致脑膜脑膨出（图 3-12-3），如伴发脑膜炎还可有局部脑膜增厚、强化。横窦、乙状窦伴发血栓性静脉炎表现为血管内正常的流空信号或涡流状混杂信号消失，管壁不规则增厚，急性期血栓 T_1WI 呈等信号，T_2WI 呈低信号，亚急性期 T_1WI 呈低信号，T_2WI 呈高信号，增强后边缘强化较为显著，中心可见"充盈缺损"影（图 3-12-4）；颈静脉球受累表现与乙状窦受累相似（图 3-12-5）。

【小结】

乳突根治术是治疗中耳乳突炎的常规术式，术后要求定期随访，一般行 HRCT 检查观察手术残腔有无炎症残留或复发，如伴有颅内压增高、脑脊液耳漏或脑膜刺激征，建议首选 MRI 增强扫描明确颅内有无受累及其范围。

三、鼓室成形一期术后影像学改变

【概述】

乳突根治术后根据中耳情况行不同类型的鼓室成形术。鼓室成形术后两个月内术腔的渗出物未完全吸收，一般不主张行 CT 检查，应注意随访观察。术后有流脓、耳部肿痛、鼓膜再次穿孔、术后听力提高不明显或突然下降，应行 CT 复查。

【临床特点】

鼓室成形术后，部分患者可因填充物向内突入，鼓室腔较术前变小，易将填充物误认为腔内"软组织影"，要注意结合临床加以鉴别。该术式要保证咽鼓管通畅，术前咽鼓管功能不良者，应积极控制周围器官如鼻腔鼻窦及咽部的感染，对于成人一定要注意观察有无鼻咽部的占位性病变。如鼓室内有软组织影并出现鼓膜穿孔、流脓等症状时，要考虑中耳炎复发。

由于鼓室腔狭小，术后视野较小，鼓室及其周围结构较为复杂，因此鼓室成形术的术后并发症并不少见。最常见的包括面瘫及迷路炎，颈动脉管损伤虽然很罕见，但是会引起灾难性的后果，因此要

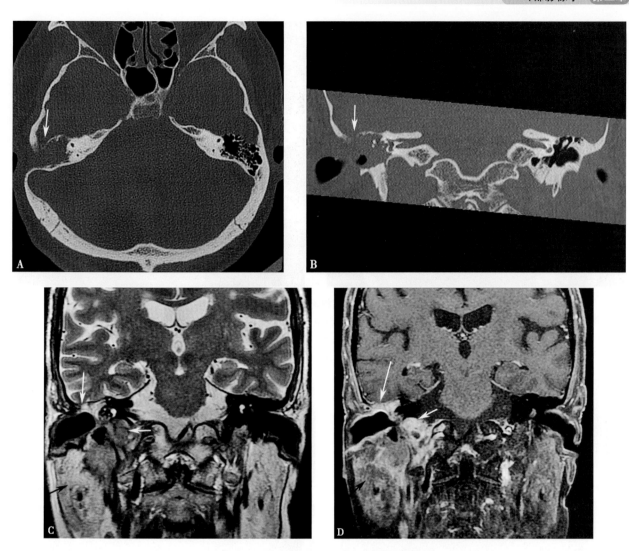

图 3-12-2　乳突根治术后累及颅中窝底

A. 颞骨 CT 横断面示右侧乳突根治术后，鼓室残腔内可见软组织影充填，鼓室盖骨质欠连续（白箭）；B. 颞骨 CT 冠状面示右侧鼓室盖骨质欠连续（白箭），鼓室残腔可见软组织影充填，残留听小骨可见；C. 颞骨冠状面 T_2WI 示右侧鼓室盖骨质正常信号消失，呈长 T_2 信号（长白箭），颈静脉球窝（短白箭）内可见略长 T_2 信号影，腮腺（黑箭）体积增大；D. 冠状面脂肪抑制增强 T_1WI 示右侧颅中窝底脑膜明显增厚强化（长白箭），颈静脉球窝受累不均匀强化（短白箭），右侧腮腺较对侧肿胀，不均匀强化（黑箭）

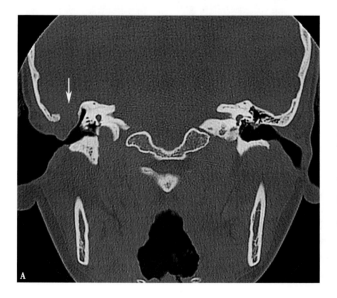
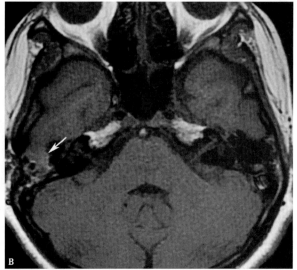

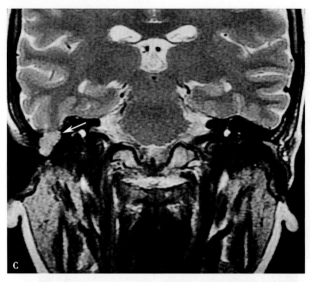
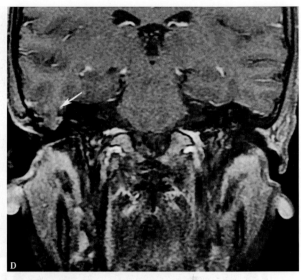

图 3-12-3　乳突根治术后脑膜脑膨出

A. 颞骨 CT 冠状面，示右侧鼓室顶盖局部骨质缺损（白箭），鼓室内软组织影与颅内软组织影分界不清；B. 横断面 T_1WI，示右侧颞叶部分脑组织通过鼓室盖缺损区（白箭）疝入鼓室腔内；C. 冠状面 T_2WI，示右侧颞叶部分脑组织通过鼓室盖缺损区（白箭）疝入鼓室腔内；D. 冠状面脂肪抑制增强 T_1WI，示右侧鼓室内疝入的脑组织（白箭）无明显强化

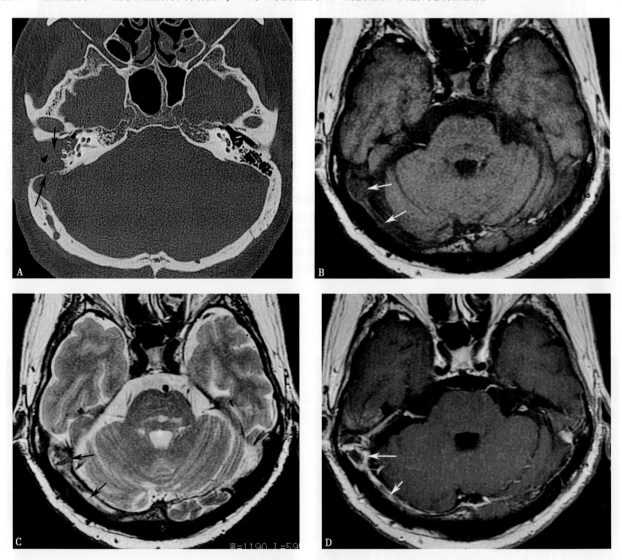

图 3-12-4　乳突根治术后乙状窦 - 横窦血栓性静脉炎

A. 颞骨 CT 横断面示右侧乳突根治术后残腔内软组织影充填（短黑箭），乙状窦前壁骨质欠连续（长黑箭）；B. 横断面 T_1WI 示右侧横窦 - 乙状窦内可见略长 T_1 信号影（白箭）；C. 横断面 T_2WI 示右侧横窦 - 乙状窦内可见混杂等 - 略长 T_2 信号影（黑箭）；D. 横断面脂肪抑制增强 T_1WI 示横窦（短白箭）- 乙状窦异常信号边缘强化较为显著，乙状窦中心可见"充盈缺损"影（长白箭）

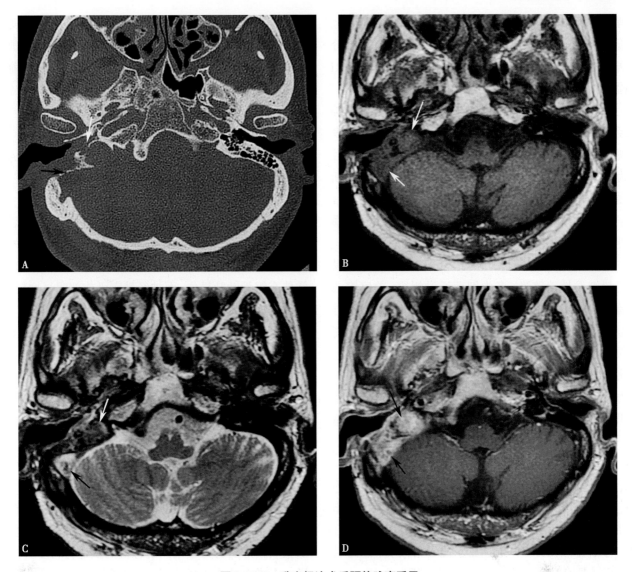

图 3-12-5 乳突根治术后颈静脉窝受累

A. 颞骨 CT 横断面，示右侧乳突根治术后，鼓室残腔可见软组织影充填，颈静脉窝骨质欠连续（白箭），同时乙状窦受累骨质欠连续（黑箭）；B. 横断面 T_1WI 示右侧颈静脉球正常流空信号消失，可见等 T_1 信号影充填（长白箭），与鼓室内异常信号影分界不清。乙状窦内可见类似信号影充填（短白箭）；C. 横断面 T_2WI 示右侧颈静脉球（白箭）呈略短 T_2 信号影，乙状窦（黑箭）呈混杂长 T_2 信号，中心可见等 T_2 信号影；D. 横断面增强 T_1WI，示右侧颈静脉球（长黑箭）及乙状窦（短黑箭）内异常信号影不均匀中等强化

注意突入鼓室内的异位颈动脉管与鼓室球瘤及鼓室炎症的鉴别，下面分别予以描述。

1. 鼓室成形术后继发面瘫 鼓室成形术后出现面瘫的患者，应立即行 CT 检查。面瘫原因是多方面的：

（1）术中鼓索神经受到牵拉引起面神经的可逆性水肿。

（2）术中对面神经或面神经鞘的微小、不易觉察到的损伤。

（3）清除面神经周围病变时，尖锐器械、电钻热能刺激等可能引起面神经撕裂、水肿、骨管内出血、面神经骨管小裂缝或局限的凹陷性骨折压迫。

（4）术后中耳腔渗出液中含有的一些炎性因子、填塞材料（如明胶海绵）中含有的甲醛，均可通过上述微小损伤途径影响面神经发生面瘫，但患者一般恢复良好。

（5）有报道手术中对面神经或鼓索神经的机械性刺激，导致潜在的疱疹病毒激活，激活的病毒又引起免疫反应，可导致迟发性面瘫的发生。

【影像检查技术与优选】

MRI 对诊断面神经炎性病变具有重要意义，虽然 HRCT 不能良好地显示面神经，但对面神经骨管的显示明显优于前者。

【影像学表现】

（1）HRCT 表现：鼓室成形术易刺激面神经管鼓室段而引起面神经损伤，而鼓室段管壁骨质常常厚薄不均，因此需与术前颞骨 HRCT 片相比较，面神经管骨质有缺损可间接提示面神经可能受损。大部分病例术后 HRCT 难以有阳性发现，常需借助于 MRI 检查协助诊断。

（2）MRI 表现：面神经 MRI 平扫难以显示面神经损伤或炎症，极少一部分病变可在横断面 T_1WI 表现为面神经轻微增粗，T_2WI 信号略增高，但其结构较为细小，轻微的信号变化不易分辨。增强扫描横断面及斜矢状面能够发现面神经明显强化（图 3-12-6）。正常面神经可以有轻微强化，因此双侧对照判断面神经是否异常强化，对诊断具有重要帮助。

2. **继发性迷路炎**　中耳鼓室化脓性感染很容易引起继发性迷路炎，多为细菌通过蜗窗、前庭窗或通过胆脂瘤破坏外半规管蔓延至内耳迷路所致。鼓室成形术也会导致迷路炎的发生，如镫骨摘除术能损伤镫骨底板，导致中耳炎症经前庭窗累及内耳迷路。早期为浆液性或化脓性的膜迷路炎，逐渐进展为骨化性迷路炎，在膜迷路内有肉芽组织、纤维组织以及新生骨填充。症状为眩晕、恶心、呕吐、步态不稳，患侧听觉及前庭功能丧失、眼球震颤。

【影像检查技术与优选】

继发性迷路炎的早期阶段，内耳增强扫描的 T_1WI 能够发现迷路局灶性异常强化影，HRCT 无阳性表现；迷路发生纤维化后，高分辨率 T_2WI 是最好的诊断方法，HRCT 无法显示此异常改变；迷路骨化后颞骨 HRCT 和内耳 MRI 均可诊断。

【影像学表现】

（1）HRCT 表现：听骨链正常结构骨质不连续，以镫骨底板缺损最为常见。继发性迷路炎的 HRCT 诊断率较高，但是不能显示膜迷路炎及早期骨化性迷路炎的纤维化改变，导致误诊或者不能显示早期的小钙化点；随着病变的进展，膜迷路内肉芽组织及纤维组织发生不同程度的骨化，HRCT 可清晰显示内耳迷路不同程度的骨化，病变区耳蜗、半规管、前庭不规则变窄甚至完全闭塞（图 3-12-7）；前庭窗及蜗窗受累表现为局部骨质封闭；若整个内耳膜迷路完全骨化，则表现为均匀一致的高密度骨质影。

（2）MRI 表现：早期迷路炎 T_2WI 表现不一，迷路可能失去正常高信号，T_1WI 呈等信号，T_2WI 呈等或略高信号，增强后迷路整个或部分强化。随着病变的进展，迷路发生不同程度的纤维化、骨化，MRI 可以显示耳蜗及半规管高信号迷路内的局灶性低信号，迷路狭窄程度不一。晚期迷路高信号消失，完全被低信号取代。

3. **颈动脉管异位**　颈内动脉异位属于生理性变异，是搏动性耳鸣的原因之一。鼓室成形术损伤颈内动脉管非常罕见，但其后果非常严重，因此术前一定要注意观察颞骨 HRCT 有无颈内动脉管异位，可以同时行 MRA 检查辅助诊断。

【影像检查技术与优选】

颞骨 HRCT 基本可以确诊颈内动脉异位，MRA 检查有辅助诊断的作用。

【影像学表现】

（1）CT 表现：颈内动脉从下方进入中耳鼓室腔后部，经过中耳腔时环绕鼓岬，然后汇入水平段的后外侧缘，正常的岩尖颈内动脉垂直段缺如（图 3-12-8）。常伴有镫骨动脉异位，面神经鼓室段前部明显增粗，棘孔缺如。

冠状面单层图像易与鼓室球瘤相混淆，不过多层图像连续观察有助于显示病变的管状特征。

（2）MRA 表现：常规的 MRI 不易鉴别，但是原始图像结合 MIP 可以显示病变的异位特征。与正常侧相比，患侧颈内动脉进入颅底的位置偏后、偏外。

四、鼓室成形二期术后影像学改变

【概述】

中耳乳突炎导致听骨破坏而致听力下降时，在鼓室成形术二期手术时应尽可能进行听骨链重建，以获取较好的听力效果。听骨链的重建材料多种多样。人类自体或异体的听骨、皮质骨、软骨、牙齿等材料都曾作为替代的听骨材料，近年来以高分子合成材料、生物陶瓷、金属为代表的人工合成材料被广泛应用于听骨链重建。各种不同材料、不同型号的人工听骨材料属性和设计各有优缺点。

【临床特点】

生物材料中自体听骨残体虽能在手术时重新塑形，但较易被吸收，长期疗效不稳定；同种异体骨生物相容性好，声音传导好，但其术前保存条件要求相对较高，且有潜在传播传染病原、免疫排斥反应的可能性，其次组织来源相对较困难；塑料硅胶类人工听骨生物相容性虽相对较好，但移植后远期有一定的排斥率。

羟基磷酸钙生物陶瓷是一种新型材料，其主要成分与人体无机质相近，但质地较脆，术中不便于医师进行塑形，不能随意沿鼓膜向前下倾斜形成一定的角度；钛金属具有良好的生物相容性，无毒副作用，与骨质有很好的亲和力。临床上可塑性强，加工精度高，可以根据术中情况进行塑形，形成一

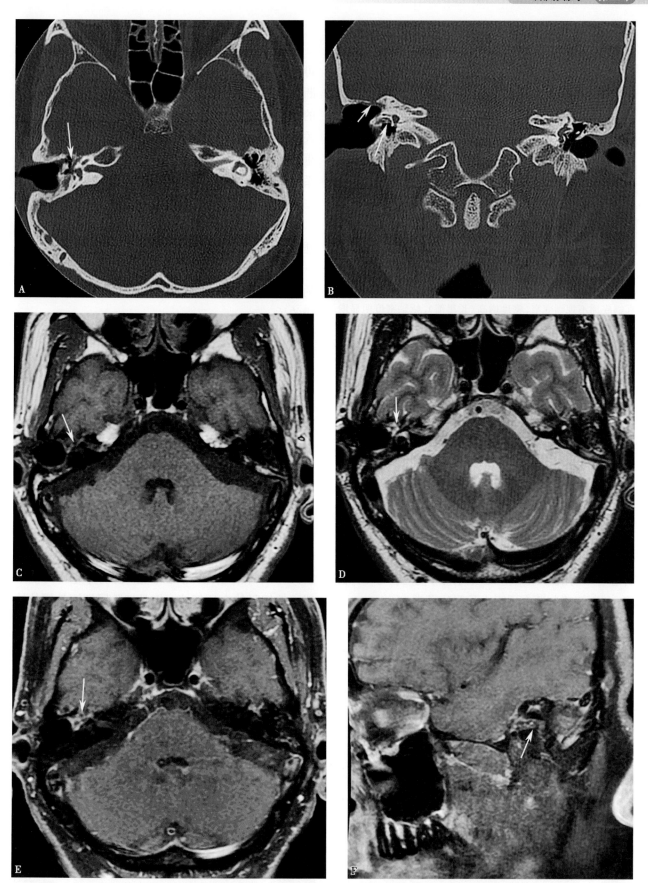

图 3-12-6　乳突根治术后继发性面神经炎

A. 颞骨 CT 横断面，示右侧鼓室残腔软组织影，密度不均，可见斑点状较高密度影，面神经管鼓室段骨质欠连续，与鼓室软组织影（白箭）分界不清；B. CT 冠状面示右侧鼓室盖骨质欠连续（短箭），鼓室软组织影（长箭）与面神经管鼓室段紧密相邻；C、D. 横断面 T_1WI 和 T_2WI 示右侧面神经第一膝及鼓室段略增粗，与鼓室混杂信号分界不清（白箭）；E、F. 横断面、斜矢状面脂肪抑制增强 T_1WI，示右侧面神经强化，与鼓室异常信号分界欠清

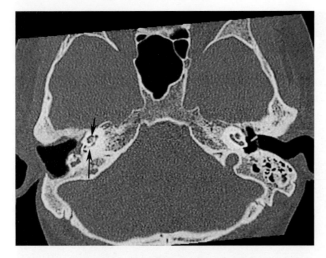

图 3-12-7　乳突根治术后继发迷路炎

颞骨 CT 横断面,示右侧鼓室残腔可见密度不均的软组织影,耳蜗底周不规则变窄、密度增高(长黑箭)、蜗轴密度明显增高(短黑箭)

定的倾斜角,与残存鼓膜或移植膜接触较好,连接稳定,已被广泛应用于临床。

听骨链重建术后听力改善不明显,或听力提高后又再次出现下降,CT 检查有助于发现其听力下降的原因。

【影像检查技术与优选】

横断面及冠状面 CT 检查有助于诊断,可以大致显示植入听小骨的形态、位置,MRI 对于此病没有作用。需要熟悉植入听小骨假体的正常表现,了解患者术前的 CT 图像,还要对照耳镜检查与 CT 表现,从而正确判断有无听小骨假体异常。

【影像学表现】

CT 可以观察鼓室成形术后听骨链重建的情况,可显示从鼓膜到前庭窗口听骨链的连接,镫骨斜横断面、斜冠状面可以清晰显示重建听骨与前庭窗口的关系,冠状面易于显示重建听骨链外侧与鼓膜的关系,特别易于显示鼓膜外移。VR 技术可以显示重建听骨与鼓室壁、前庭窗及蜗窗等结构的空间关系。所有鼓室成形术后均应观察鼓膜有无外移,但 CT 无法判断镫骨底板固定情况。

(1)砧骨植入术,来源于自体或异体的砧骨植入锤骨与镫骨头之间。

(2)Applebaum 假体植入术,用于砧镫关节异常的患者,表现为残余砧骨长脚与镫骨头之间人工合成的桥。

(3)镫骨假体植入术,是金属丝或特氟隆(Teflon)制作的人工合成假体,常用于窗型耳硬化症患者进行镫骨切除术时(图 3-12-9)。

(4)TORP 及 PORP 人工假体植入术,常用于晚期病变,PORP 是连接鼓膜与镫骨头之间的假体植入术,TORP 指连接鼓膜与镫骨底板之间的假体植入术(图 3-12-10)。

(5)假体植入的并发症:①砧骨植入术后半脱位:砧骨从锤骨与镫骨之间移位;② TORP 或 PORP 半脱位或脱垂:多发生于前庭窗龛,假体周围可见软组织影(肉芽肿或胆脂瘤形成)包裹;③镫骨假体植入术后外淋巴漏,非常罕见,表现为迷路内积气或不能解释的中耳积液。镫骨切除同期镫骨假体植

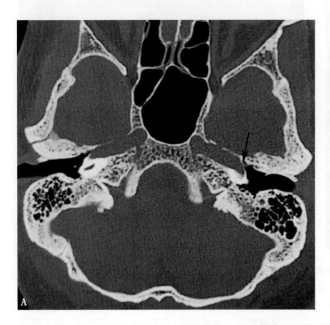

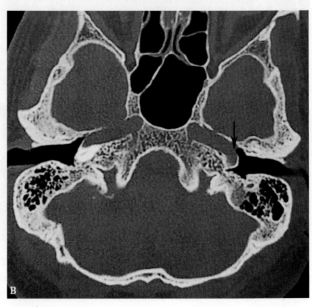

图 3-12-8　颈动脉管异位

A、B. 颞骨 CT 横断面示左侧颈动脉管部分突入鼓室腔内(黑箭)

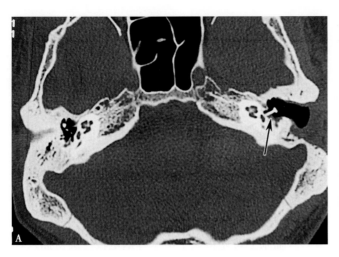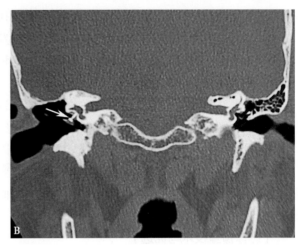

图 3-12-9　人工镫骨植入术后

A. 颞骨 CT 横断面示左侧鼓室内前庭窗区人工镫骨影(黑箭)；B. CT 冠状面示右侧鼓室前庭窗区人工镫骨影(白箭)

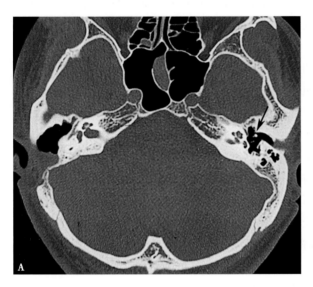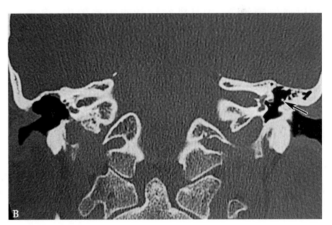

图 3-12-10　人工听小骨植入术后

A. 颞骨 CT 横断面示左侧鼓室内较高密度人工听小骨影(黑箭)；B. 颞骨 CT 冠状面示左侧鼓室内较高密度人工听小骨影(黑箭)

入术后前庭窗龛假体周围可见软组织影(肉芽肿或纤维化)。

五、鼓膜置管后影像学表现

【概述】

临床表现为听力下降、耳鸣及耳堵塞感的分泌性中耳炎患者，经过系统治疗仍不能好转时，行鼓膜置管术。置管术后复查要观察有无通气管脱落，为了防止通气管早期脱落，一般采取鼓膜前下方弧形切口，不要过于靠近鼓环和脐部。术后观察通常不采用 CT 检查，但术后 CT 对鼓膜置管亦有意义。

【临床特点】

临床上于鼓膜前下方切开鼓膜后吸尽鼓室内液体，液体可为淡黄色稀薄液体、黄色黏稠液体、黏冻状液体或暗红色液体，以黄色黏稠液体较为常见。吸净后鼓室内注射地塞米松及糜蛋白酶，然后置入哑铃状通气管，两端凹槽嵌于鼓膜切口缘处，术后常规应用抗生素预防感染，抗组胺及激素治疗。

术后复查除了临床检查，对于置管失败的患者还需进行 CT 检查明确病因。最常见的原因包括术后中耳继发感染、鼓室通气管堵塞(血痂或分泌黏液阻塞通气管)，邻近组织有病灶的存在，比较容易引起中耳积液的复发。另外腺样体肥大、慢性化脓性鼻窦炎、鼻炎、腭裂、免疫功能低下、慢性扁桃体炎及上呼吸道感染等疾病，都可引起中耳积液复发以致手术失败。所以积极的病因治疗对防止中耳积液复发相当重要。

一定要注意成人患者因鼻咽部占位性病变导致咽鼓管机械性阻塞，继而引起分泌性中耳炎，临床上以鼻咽癌最为常见，还包括淋巴瘤、息肉等。因此对于分泌性中耳炎患者的影像，除了观察中耳乳突区的炎症之外，还要观察鼻咽部有无占位，从而及时诊断，以免延误治疗。

【影像检查技术与优选】

颞骨的横断面及冠状面 HRCT 检查足以诊断，如果临床及 CT 影像均怀疑鼻咽部占位，进一步行 MRI 增强检查有助于明确诊断。

【影像学表现】

1. **HRCT 表现**　鼓室内可见较低密度的通气管影，近端位于鼓室内，远端延伸至外耳道内（图 3-12-11）。如果通气管脱落，中耳乳突区软组织影消失，多半是由于鼓膜中央环行向外耳道方向的快速上皮移行所致，致使切口变窄，最后致通气管提前脱落而鼓膜切口愈合。临床上通气管自行脱落者另一原因可能为鼓膜切口过大，容易使通气管自行脱出。

还需观察有无鼻咽顶后壁腺样体肥大、鼻咽侧壁占位性病变、延伸至鼻后孔的息肉、鼻窦炎等 CT 影像表现。

2. **MRI 表现**　很少因为置管失败而行颞骨 MRI 检查，除非怀疑鼻咽部占位性病变，鼻咽部如有占位则表现为患侧鼻咽顶侧壁软组织不规则增厚，咽鼓管咽口及咽隐窝变浅、消失，增强后明显强化。

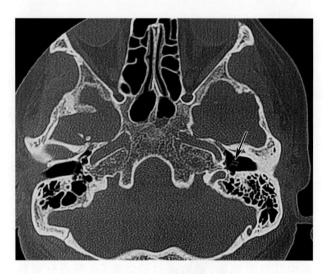

图 3-12-11　鼓膜置管术后

颞骨 CT 横断面示鼓室内置管影呈短线状略高密度影（黑箭）；鼓室及乳突气房含气较好，未见软组织密度影

六、人工电子耳蜗植入术后的影像学评估

【概述】

人工电子耳蜗植入术适用于使用助听器不能改善的双侧重度感音神经性耳聋患儿，随着多导人工电子耳蜗的植入，影像学对术后的评价越来越重要。有效电极将电刺激通过耳蜗传输到大脑，影像学检查主要观察电极的位置和电极插入的深度，同时对患者术后的语言培训及评估均有重要意义。

【临床特点】

临床上首先将人工电子耳蜗电极经圆窗插入耳蜗的基底周的鼓阶，环绕蜗轴一周或二周。异常情况可植入下鼓室或周围间隙。由于普通 X 线摄影可以良好显示电极的形态和位置，目前临床作为常规应用。人工电子耳蜗植入后必须每年到医院进行一次语言处理器的调整。

耳蜗后前位投照方法：人工电子耳蜗植入术后的平片摄影，应采用耳蜗后前位投照，与 Stenvers 投照方法相似。颞骨为锥形结构，前方岩部偏向内侧，岩部密度较高，包含前庭、半规管及耳蜗结构，三个半规管相互垂直，上半规管垂直于岩骨后壁。耳蜗呈螺旋状，2～2.5 周，基底部位于内耳道底，基底周与后半规管相平行，后半规管的延长线与正中矢状面的夹角 A 为 40°～50°，胶片平行于后半规管的延长线。A 角的大小决定 A' 角的大小，后者为耳蜗后前位投照所需要的角度。耳蜗后前位的投照方法为患侧的颧部、鼻、额部位于台面，并与台面成角 50°，管球中心线从枕部射入，并垂直于台面。

【影像检查技术与优选】

普通 X 线摄影可以良好地显示电极的形态和位置，临床上常规使用。由于部分容积效应和伪影的影响，CT 不易清晰区别电极个数，一般不作为常规检查，如出现并发症时 CT 检查是必要的。MRI 检查是人工电子耳蜗植入术后的禁忌证。

【影像学表现】

人工电子耳蜗植入术后常规进行影像学评估，主要采用耳蜗后前位平片投照方法，观察人工电极的位置、形态以及电极是否有扭曲等。电极的位置非常重要，临床有时可因手术方法不正确，导致电极未能植入耳蜗。

1. **X 线表现**　耳蜗的后前位平片能清晰地显示电极的形态，正常位于内耳道底的下方，前庭的内下方，呈环状形态，电极上方部分与内耳道相重叠。有效电极植入的多少即环绕蜗轴周数，与手术、电

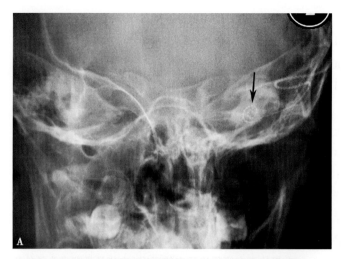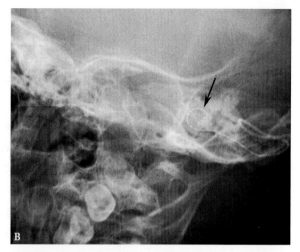

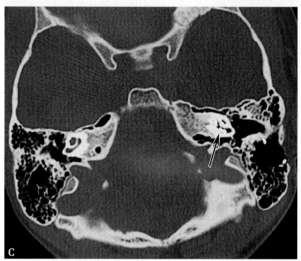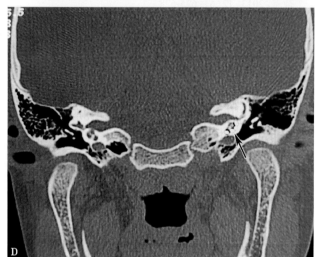

图 3-12-12　人工耳蜗植入术后

A. 后前位头颅平片示左侧耳蜗区 2 圈人工耳蜗影（黑箭）；B. 左侧位示人工耳蜗影（黑箭）；C. 颞骨 CT 横断面示左侧耳蜗基底周金属高密度人工耳蜗影（黑箭）；D. 颞骨 CT 冠状面示左侧耳蜗内人工耳蜗影（黑箭）

极的型号有关，同时与术后的听力和语言训练有相关性（图 3-12-12A、B）。

　　2. HRCT 表现　术前 CT 检查可以评估乳突、圆窗及耳蜗是否适于进行手术，注意有无乳突发育不全、永存镫骨动脉、颈内动脉异位、颈静脉窝骨质缺损及面神经异位等，这些异常都会妨碍人工耳蜗的植入；术后 HRCT 可以观察有无导线断裂、导线穿出耳蜗的情况（图 3-12-12C、D）。

　　3. MRI 表现　仅仅用于术前评估蜗神经及耳蜗的液体间隙是否存在，术后禁忌 MRI 检查，有文献报道 1.5T 以上中、高场强 MRI 易导致人工耳蜗移位。

（邬海博）

参 考 文 献

1. 赵芸芸，宁文德，董季平，等. HRCT 和增强 MRI 诊断面神经损伤 [J]. 中国介入影像与治疗学，2018，15（04）：230-233.

2. Rajati M，Pezeshki Rad M，Irani S，et al. Accuracy of high-resolution computed tomography in locating facial nerve injury sites in temporal bone trauma. Eur Arch Otorhinolaryngol，2014，271（8）：2185-2189.

3. Chen YF，Zhang K，Xu YF，et al. Reliability of temporal bone high-resolution CT in patients with facial paralysis in temporal bone fracture. American Journal of Otolaryngology--Head and Neck Medicine and Surgery，2018，39（2）：150-152.

4. Vaid S，Vaid N. Infranuclear facial palsy：importance of imaging the geniculate fossa. Otol Neurotol，2012，33：1430-1438.

5. Rotondo M，D'Avanzo R，Natale M，et al. Post-traumatic peripheral facial nerve palsy：surgical and neuroradiological consideration in five cases of delayed onset. Acta Neurochir（Wien），2010，152：1705-1709.

6. 赵芸芸，高燕军，董季平，等. MR 增强扫描及曲面重建在面神经炎中的应用 [J]. 中国介入影像与治疗学，2017，

14（12）：752-756.

7. Kum RO，Yurtsever Kum N，Ozcan M，et al. Elevated neutrophil-to-lymphocyte ratio in Bell's palsy and its correlation with facial nerve enhancement on MRI. Otolaryngol Head Neck Surg，2015，152：130-135.

8. Chung MS，Lee JH，Kim DY，et al. The clinical significance of findings obtained on 3D-FLAIR MR imaging in patients with Ramsay-Hunt syndrome. Laryngoscope，2015，125：950-955.

9. 古机泳，李智斌，范勇，等. 三叉神经痛、面肌痉挛微血管减压治疗中术前磁共振检查的临床意义. 中华神经医学杂志，2013，12（6）：625-628.

10. 吴国庆，王蕾，尹卫宁，等. 面神经 3D-TOF-MRA 及 3D-FIESTA 扫描对原发性面肌痉挛手术的指导价值. 中华医学杂志，2013，93（45）：3614-3616.

11. Imaging of hemifacial spasm. Neurochirurgie，2018，64：117-123.

12. Sekula RF Jr，Frederickson AM，Branstetter BF IV，et al. Thin-slice T2 MRI imaging predicts vascular pathology in hemifacial spasm: a case-control study. Mov Disord，2014，29（10）：1299-1303.

13. 王振常，鲜军舫，贾文宵，等. 中华临床医学影像学. 头颈分册. 北京：北京大学医学出版社，2016.

14. 韩朝，张剑宁. 耳鸣. 上海：上海科学技术出版社，2015.

15. Mehanna R，Shaltoni H，Morsi H，et al. Endovascular treatment of sigmoid sinus aneurysm presenting as devastating pulsatile tinnitus. A case report and review of literature. Interv Neuroradiol，2010，16（4）：451-454.

16. 张道宫，史宏璐，樊兆民，等. 经鼓室钆注射内耳成像磁共振检查在梅尼埃病中的应用. 中华耳鼻咽喉头颈外科杂志，2013，48（8）：628-633.

17. 李远军，徐先荣. 前庭神经炎的研究进展. 中华耳科学杂志，2016，14（4）：515-510.

18. 卢伟，范凯慧，孙淑萍. 前庭阵发症. 听力学及言语疾病杂志，2015，23（3）：330-334.

第四章　鼻和鼻窦影像学

与其他头颈部器官不同，鼻与鼻腔表浅，大部分结构可直接观察诊断，而鼻窦位于颌面部骨内，临床检查常不能直接观察到窦腔内病变；且鼻窦与眶、颅腔等结构毗邻，常需借助影像学检查，影像学方法对病变的检出、定位、定性及明确病变范围等有很大帮助。

第一节　影像学检查方法

鼻与鼻窦的影像检查包括常规 X 线平片、体层及造影，CT（X 线计算机体层成像），MRI（磁共振成像）与 DSA（数字减影血管造影）。传统的 X 线平片影像重叠，显示软组织病变敏感性低，不易显示相邻解剖结构，目前已很少应用；常规 X 线体层空间分辨率低，X 线剂量较大；鼻窦窦腔常规造影操作复杂，患者有一定痛苦，影像特异性不强，已由 CT、MRI 检查取代。CT 与 MRI 影像可显示鼻与鼻窦的解剖细节，特别是 MRI 软组织分辨能力高，目前已成为主要影像检查方法。DSA 多用于部分鼻与鼻窦病变的介入治疗，目前已极少用于疾病的诊断。

一、X 线

由于鼻腔与鼻窦内含有气体，与骨结构间可形成良好对比，X 线平片可显示部分鼻与鼻窦病变引起的含气腔隙及骨结构的改变。然而颌面骨结构复杂，影像重叠，影响了病变的显示，显示病变的敏感性与特异性较差，对鼻与鼻窦病变的诊断重要性已很小，目前基本已由 CT 及 MRI 检查所取代。

常用鼻与鼻窦 X 线平片的投照体位包括鼻骨侧位片与横断位，鼻窦的华氏位（Waters 位或 37° 后前位）、柯氏位（Caldwell 位或 23° 后前位）、侧位与颅底位等。除鼻骨侧位及横断位投照用于鼻骨骨折的诊断外，鼻窦 X 线平片可显示黏膜增厚及窦腔积液时窦腔内的气 - 液平面，窦腔内的含气情况及窦壁

骨结构的增厚、变形或破坏。与 CT 及 MRI 相比 X 线平片虽然敏感性与特异性较差，但检查方便、快捷，X 线辐射剂量较低，价格便宜，仍用于部分病变的初查，特别是鼻骨骨折的诊断上。常用的摄片位置如下。

（一）鼻骨

侧位：受检者一般取卧位，头颅侧转，受检者的头颅矢状面平行于台面，用纸包软片放置于外鼻下方投照，鼻根对准胶片中心，显示双侧鼻骨的重叠影像。

横断位：受检者取坐位，头颅矢状面与台面垂直，咬合面与台面平行。用纸包软片平放于口内，一半露出口外。X 线球管垂直投照，显示双侧鼻骨及上颌骨额突的结构。

（二）鼻窦

华氏位（Waters 位或 37° 后前位）：受检者取坐位或卧位，以颏部（下巴）放置于检查台上，头后仰，鼻尖距离检查台面约 2cm（约 2 指高度）。头颅摆正，无偏斜，使听眦线与投照方向成 37° 角，X 线垂直台面投照。应显示额窦、前组筛窦、上颌窦浅部顶壁和上颌窦全貌，张口位时还可显示蝶窦。标准的华氏位岩骨锥应投影于上颌窦的底，以暴露上颌窦的全部。

柯氏位（Caldwell 位或 23° 后前位）：受检者取坐位或卧位，以颏部（下巴）和鼻尖放置于检查台上，头略后仰，前额距离检查台面约 2cm（约 2 指高度），X 线垂直台面投射。可显示额窦，前、后组筛窦和眼眶以及上颌窦深部顶壁。标准柯氏位片岩骨锥应投影于上颌窦的上、中 1/3 交界。

侧位：受检者俯卧于 X 线检查台上。头侧转成头颅侧位姿势，投照范围应包括所有的鼻窦。因为侧位片上左、右鼻窦重叠，故主要用以显示后鼻孔、鼻咽部、上颌窦底和后壁、蝶窦的前、后和顶壁、蝶鞍、前、中颅窝底等结构。

颅底位或顶 - 颌位：受检者仰卧于 X 线检查台

上,背部和臀部用枕头垫高,头部后仰、下垂、头顶部置于 X 线检查台的中线,听眦线与检查台面趋于平行,X 线球管中心线经过两下颌角连线的中点,向面部倾斜 10～20°角。用以显示中颅窝底的骨结构,还可用于观察上颌窦的后外侧壁,内壁和后壁,蝶窦的侧壁、后壁和鼻中隔。

二、CT

计算机体层成像(computed tomography,CT)影像空间分辨率高,结构无重叠,解剖细节显示好,已成为鼻与鼻窦重要的检查方法。一般病变诊断可采用 CT 平扫,肿瘤、脓肿等病变需要观察病变血供或相邻血管受累情况时,应采用静脉注射碘造影剂后的增强扫描。另外,增强扫描可增大病变与非病变组织间的密度对比,使病变范围显示更清晰。

冠状面影像可清晰地显示鼻与鼻窦的解剖结构,因此 CT 检查应以冠状面为主,以横断位及矢状位为辅。多排探测器螺旋 CT(MDCT)可行横断位 0.5～1.25mm 薄层扫描,20%～25% 重叠重建,冠状面与矢状面多平面重组(MPR)可替代冠状面与矢状位直接扫描。扫描前 10～15min 受检者可用 1%～2% 的麻黄素喷布鼻腔,收缩肿胀的黏膜,使解剖结构显示更清晰。

冠状面 CT 直接扫描方法:受检者仰卧于检查床,头过伸,置于冠状面头架内,左右无倾斜,鼻正中与纵向激光定位线重叠。扫描范围应自鼻前庭至蝶窦后壁。一般采用层厚 2mm;为降低 X 线辐射剂量,除窦口鼻道复合体区层间距 2mm 外,其余区域可取层间距 4～5mm。冠状面扫描可很好显示窦口鼻道复合体区的解剖,筛板、筛顶、软腭、硬腭及相邻颅底、鼻窦上下壁等结构。

横断位 CT 直接扫描方法:受检者仰卧于检查床,头部放于头架内,摆正,使横向定位激光线经过双侧外眦。扫描范围自额窦顶部至上齿槽突下缘,应根据病变情况调整扫描范围。横断位扫描对鼻中隔、梨状孔、后鼻孔与各鼻窦的前、后及内、外侧壁显示较好,对鼻咽部及相邻解剖结构,如颞下窝、翼腭窝等解剖显示也满意,腭、嗅裂、筛板、筛顶及窦口鼻道复合体的结构显示较差。多采用层厚 5mm,层间距 5mm。多排探测器螺旋 CT 可采用层厚 1～1.25mm,20%～50% 重叠重建。

三、MRI

MRI 软组织对比度优于 CT,无电离辐射,通过显示病变内的信号特点,可为病变的定性诊断提供更多依据;显示病变对颌面的软组织及颅内的侵犯较 CT 更为明确。但由于骨皮质内无信号,MRI 显示骨皮质异常的敏感度低于 CT,但显示骨髓质异常方面的敏感性高于 CT。

MRI 扫描受检者体位与 CT 横断位相同,扫描平面以冠状面与横断位为主,T_1WI 显示解剖较为清楚,T_2WI 可结合脂肪饱和或自由水抑制序列(FLAIR)显示病变内富含脂或富含水的情况。

扫描范围应包括整个颌面部,如病变累及眶甚至颅内,扫描范围应相应扩大。应用头线圈,层厚 5mm,间隔 1mm。拟诊为肿瘤或脓肿的患者应行平扫及 Gd-DTPA 增强扫描,以获取病变的血供情况,增加病变与非病变组织间的信号强度对比。

四、DSA

数字减影血管造影(digital subtraction angiography,DSA)已极少用于鼻与鼻窦疾病的诊断,多用于介入治疗,如为减少鼻咽纤维血管瘤病变术中出血,术前对肿瘤供血动脉进行选择性栓塞。

(刘建华 袁庆海)

第二节 影 像 解 剖

一、影像解剖基础

鼻由外鼻、鼻腔与鼻窦组成,由多块骨及软骨形成支架,外覆以皮肤与皮下组织或黏膜。鼻与鼻窦的黏膜为假复层纤毛柱状上皮,含有腺体,能够分泌黏液,以湿润吸入的气体,并在鼻窦的黏膜表面形成向自然开口运动的黏液痰,以利粉尘等外来物的清除。

(一) 外鼻

为鼻凸出于面部的部分,由鼻背、鼻尖与双侧的鼻翼构成,呈底向下的锥形。额骨鼻突、鼻骨与上颌骨额突构成外鼻的骨性支架,软骨支架主要由鼻外侧软骨和大翼软骨形成。鼻骨下缘、上颌骨额突内缘和上颌骨腭突的游离缘共同围成梨状孔。左、右鼻骨中上部有小的鼻骨孔,其内走行小静脉;鼻骨下缘可不光整,也可完全不发育,而由增宽的上颌骨额突所替代。鼻骨与额骨鼻突间形成鼻额缝,与两侧上颌骨额突间形成鼻上颌缝。

(二) 鼻腔

可分为前下部的鼻前庭与后部的固有鼻腔,上窄下宽，呈梨形；前起自前鼻孔，后止于后鼻孔，由鼻中隔分为左、右两侧。

1. 鼻前庭（nasal vestibule） 指鼻尖与鼻翼内较为扩大的部分，内壁为鼻中隔的前下部，外壁为鼻翼，前为鼻尖，后下为上颌骨。其上界为弧形隆起的鼻阈，为皮肤与黏膜的移行处。鼻前庭为疖肿的好发部位。

2. 固有鼻腔（cavum nasi proprium） 分为上部的嗅区与呼吸区，嗅区包括上鼻甲以上及相应鼻中隔部分（嗅裂），范围 8～10mm。

顶：狭窄，由鼻骨、额骨鼻突、筛骨筛板和蝶骨构成，前部宽仅 1mm，后部宽约 5mm，借筛板与颅前窝相邻，是颅底骨折、脑脊液鼻漏的好发部位。

底：即硬腭，前 3/4 为上颌骨腭突，前部近鼻中隔有切牙管，走行腭大动、静脉与腭前神经；后 1/4 为腭骨水平部。

内侧壁：为鼻中隔，前部主要由鼻中隔软骨构成，为软骨部；后部由筛骨垂直板与犁状骨结合构成，为骨部；前下部小部分缺乏骨性支架，由皮肤与黏膜构成，为鼻中隔的膜部。多数人鼻中隔轻度偏向一侧，多偏向右侧。

外侧壁：结构复杂且重要，由鼻骨、上颌骨、泪骨、筛骨迷路、腭骨垂直板以及蝶骨翼突等骨性结构组成（图 4-2-1）。外侧壁上有 3～4 个鼻甲，为指向外上方的骨性突起，下缘游离，分别为下、中、上及最上鼻甲。其中下鼻甲最大，为独立的骨结构，

位于鼻腔外侧壁最下方，宽约 1.1cm，长 3.7cm，后端距咽鼓管开口约 1cm；被覆黏膜较厚，且在生理状态下两侧黏膜厚度常不对称。下鼻甲与鼻腔底之间为下鼻道，前、后部较窄，中部较宽；前上方距前鼻孔约 3cm 为鼻泪管开口。中、上鼻甲均为起自筛骨迷路向内卷曲的骨片，与下鼻甲一样由前上方向后下方倾斜。其下方分别为中鼻道与上鼻道。中鼻道宽大；上鼻甲与最上鼻甲后方有蝶筛隐窝，有蝶窦的开口；上鼻道内有后组筛房的开口。三个鼻道向内汇入鼻中隔两侧的总鼻道。

3. 窦口鼻道复合体（ostiomeatal complex，OMC） 由于纤维内镜生理性手术的需要，近一、二十年来提出了窦口鼻道复合体的概念。窦口鼻道复合体并非单个解剖结构，而是指前组鼻窦自然开口周围的区域，包括中鼻甲、钩突、半月裂、筛漏斗、鼻丘或鼻堤、筛泡、上颌窦自然开口等解剖结构。

（1）中鼻甲（middle concha）：中鼻甲为筛骨迷路向内卷曲的骨片，前端起自鼻丘，长约 4cm。前 1/2 较宽，上缘起自筛板外缘，垂直向下，为垂直部，后 1/2 呈 90°弯曲向外，附于筛骨纸板，为水平部，两部之间有一冠状面骨板，称为基板，分隔前、中组筛房与后组筛房。中鼻甲发育过窄，特别是垂直部发育过窄时，中鼻道过宽，半月裂暴露于总鼻道内，易受吸入气体冲击出现黏膜的炎症（图 4-2-2）。

筛骨迷路过度气化时中鼻甲也可气化，发生在中鼻甲前部时称为甲泡，发生于中部时称为筛甲气

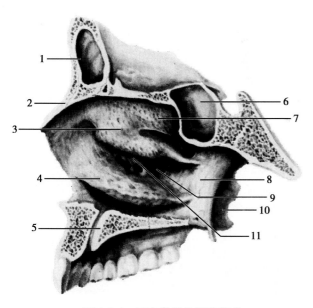

图 4-2-1 固有鼻腔外侧壁组成

1. 额窦；2. 鼻骨；3. 中鼻甲；4. 下鼻甲；5. 上颌骨腭突；6. 蝶窦；7. 上鼻甲；8. 腭骨垂直部；9. 上颌窦囟（后囟）；10. 蝶骨翼外板；11. 筛骨钩突

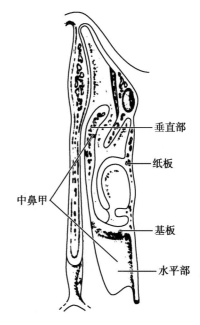

图 4-2-2 中鼻甲

左侧中鼻甲下面观，前 1/2 为垂直部，后 1/2 为水平部，呈直角向外附于筛骨纸板，中部冠状面骨板为基板

房。中鼻甲气化可使中鼻道狭窄，可能影响半月裂的引流（图4-2-3）。

（2）钩突（uncinate process）：为筛骨迷路下部的镰形骨板，前宽后窄，向内上倾斜约45°，后部约2/3上缘游离，与上方相邻的筛泡间形成半月裂。钩突下缘不光整，下缘及后端与上颌骨内侧的上颌窦裂孔下缘与后下缘间的间隙由两层黏膜封闭，缺乏骨性分隔，称为上颌窦囟。可分为前囟与后囟，CT影像上不要误为骨破坏（图4-2-4）。钩突可发生变异，如肥大、直立，使筛漏斗变窄、向内弯曲，甚至抵在中鼻甲上，造成中鼻道狭窄，可能影响前组鼻窦的引流。

（3）半月裂（hiatus semilunaris）：为筛骨钩突后部的游离缘与其上方筛泡间的新月形裂隙，宽约

3mm，自前上向后下走行，是筛漏斗通向中鼻道的通道。

（4）筛漏斗（ethmoidal infundibulum）：为筛骨钩突外侧与筛骨迷路间的漏斗形间隙，由前上向后下走行，前部较宽大，为额隐窝，当筛骨钩突前上部起自筛板外缘时，额隐窝为额窦的引流通道；外侧为上颌窦的自然开口；内侧为筛内钩突，后为上颌窦后囟。

（5）鼻丘（agger nasi）：又称鼻堤，为筛骨迷路的前组筛房，有1～3个气房，位于上颌骨额突后方。过度气化时可突入额隐窝，造成额窦的引流不畅（图4-2-5）。

（6）筛泡（bulla ethmoidalis）：即中组筛房，位于鼻丘后，由1～3个气房构成，内下壁与筛骨钩突间形成半月裂间隙。筛泡过度气化，可能造成筛漏斗及半月裂狭窄，影响引流；过度气化至眶下壁时，称为眶下气房，又称Haller气房，也可能影响上颌窦的引流（图4-2-6）。

（三）鼻窦

为鼻腔周围颌面骨内四组成对的含气空腔，分别为上颌窦、筛窦、额窦与蝶窦，窦腔内覆黏膜，经窦口与鼻腔黏膜相延续。除蝶窦外，均由鼻腔黏膜于胚胎3～4个月时外突发育而成，出生时额窦为一小憩室，上颌窦与筛窦均很小，蝶窦几乎不存在；生后逐渐扩大，称为气化，个体间鼻窦气化程度相差很大。依鼻窦的开口位置可分为前后两组，前组包括上颌窦、前、中组筛窦小房与额窦，均开口于中鼻

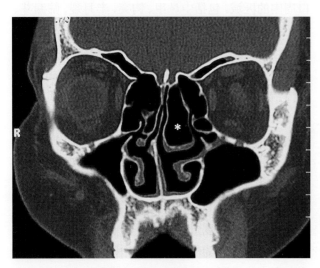

图4-2-3　中鼻甲气化

半月裂CT冠状面，骨窗，示双侧中鼻甲气化，左侧为著，星号所示为筛甲气房

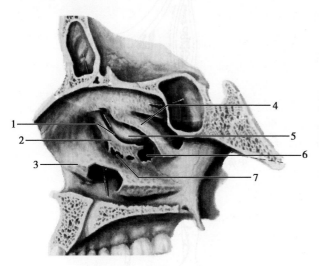

图4-2-4　钩突与上颌窦囟

右侧鼻腔外侧壁，中鼻甲大部切除　1. 半月裂；2. 钩突；3. 下鼻甲（前部）；4. 残留的中鼻甲根部；5. 筛泡；6. 上颌窦囟（后囟）；7. 上颌窦囟（前囟）

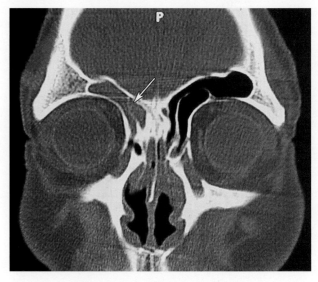

图4-2-5　鼻丘过度气化与额窦炎

颌面部额隐窝水平CT冠状面，骨窗，示右侧鼻丘凸入右侧额窦（箭），阻塞右侧额窦引流，右侧额窦炎症，软组织密度脓液填充，增大的鼻丘内亦有炎性渗出物

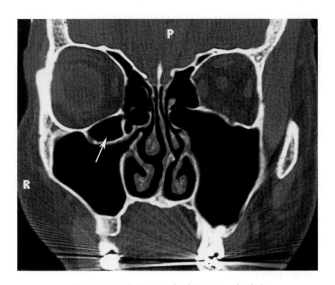

图 4-2-6 右侧眶下气房（Haller 气房）

颌面部半月裂水平 CT 冠状面,骨窗,示右眶下气房位于右眶下壁内下侧(箭),为中组筛房的一部分

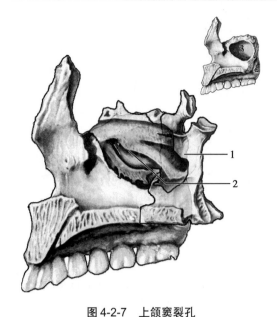

图 4-2-7 上颌窦裂孔

上颌窦裂孔(右上小图中 3),由腭骨垂直部(1)与筛骨迷路(2)及黏膜封闭,形成上颌窦自然开口

道,后组包括蝶窦与后组筛窦小房,开口于上鼻道或蝶筛隐窝。除上颌窦外,其他各组鼻窦与眶及颅腔关系密切,病变可波及眶与颅腔,称为上组鼻窦,上颌窦为下组鼻窦。

1. 上颌窦(maxillary sinus) 上颌窦位于鼻腔两侧的上颌骨内,为鼻窦中最大者,呈不规则三角锥体形,锥体的尖朝向上颌骨颧突,底部朝向鼻腔,窦腔内可有骨隔,将窦腔完全或不完全分隔;气化大的窦腔可向邻近的骨扩展,形成上颌窦的一些隐窝,特别是向下继续延伸至上牙槽突的气化,可使牙根凸于窦腔内,易受到上颌窦病变的累及。

上颌窦发育较早,1 周岁时可达眶下管水平,10 岁左右窦底与鼻底在同一水平,15 岁后可达到成人的状态。

上颌窦上壁为眼眶的底壁,骨板薄,病变易通过上壁累及眶内,上颌窦壁内有一骨性管状结构,为眶下管,其内走行眶下神经和血管,病变侵及眶下管可出现面部麻木等相应临床症状。前壁为上颌骨体的前面,也称面壁;后外侧壁与颞下窝及翼腭窝相邻,骨壁较厚;下壁为上牙槽突;内侧壁为鼻腔外侧壁的大部分,与中鼻道、下鼻道毗邻。其下部为骨壁,上部为很大的上颌窦裂孔,腭骨垂直板与筛骨迷路及钩突与黏膜封闭,仅在后上侧形成上颌窦开口,开口于筛漏斗内(图 4-2-7)。

2. 筛窦(ethmoid sinus) 筛窦为筛迷路内的筛小房,位于鼻腔外侧壁与眶之间,每侧有 3～18 个气房,外侧为筛骨纸板,骨质菲薄,筛窦病变极易越过纸板进入眶内。气房大小、排列及延伸不规则,

双侧多不对称。中鼻甲基板将后组筛房与前、中组筛房引流分隔,前、中组筛引流入筛漏斗,后组筛房开口于上鼻道或蝶筛隐窝。位于筛骨迷路外的气房均称壁外气房或异位气房,如鼻丘气房、中鼻甲气房、鸡冠气房、额窦气房、眶下气房等;筛窦后气房过度气化可延伸至蝶窦内,可能影响蝶窦的引流。

3. 额窦(frontal sinus) 额窦位于额骨眉弓内外骨板之间,3 岁时开始发育,20 岁左右发育完成。不同个体气化程度差异较大,气化好时可延伸至额骨眶部,形成额窦的水平部。额窦常有中隔,将额窦分为两侧,但中隔常不位于中线,因此两侧窦腔多不对称。额窦也可为单房,也可有多个分隔。额窦前壁为额骨外板,较厚,感染时可发生骨髓炎;后壁为额骨内板,即颅前窝的前壁,较薄,病变可经此累及颅内;底壁为眶上壁,其内侧相当于筛窦前小房的顶部。

额窦口位于底壁,引流方式与筛骨钩突的形态相关,钩突前部起自筛板外缘时,额窦口下方形成鼻额管开口于筛漏斗的额隐窝,引流入筛漏斗;钩突前部向外附于纸板时,额窦开口直接引流入中鼻道(图 4-2-8)。

4. 蝶窦(sphenoid sinus) 蝶窦位于蝶骨体内,上鼻甲的后上方。蝶窦出生时仅有始基,约 20 岁左右才完全气化。蝶窦气化程度个体差异很大,气化差时窦腔很小,仅位于蝶鞍前,气化好时窦腔可延伸至后床突、蝶骨大翼甚至达翼突根部。多数个体蝶窦内可见矢状分隔,将窦腔分为两个气房,常不

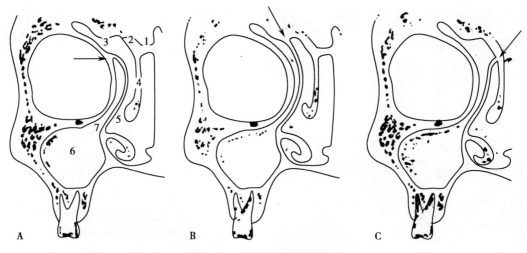

图 4-2-8　额窦的引流（右侧）

额窦的引流方式与筛骨钩突的形态相关。A. 钩突向外附着于眶内侧壁（黑箭），额窦引流入中鼻道；B. 钩突向内附着于筛顶外侧，额窦引流入筛漏斗；C. 钩突向内附着于筛板外缘，额突引流入筛漏斗

1. 筛板；2. 筛顶；3.（右）额窦；4. 中鼻甲；5. 中鼻道；6.（右）上颌窦；7. 筛漏斗

对称，左、右气房极少相通。也可见到无分隔或多个分隔的蝶窦。

蝶窦可分为 6 个壁：前壁稍向下倾斜，形成筛窦后壁和鼻腔顶的后部，中央与鼻中隔的筛骨垂直板及犁状骨后缘相接，较高处两侧为蝶窦开口，骨性开口较大，覆盖黏膜后开口约 3mm 大小；后壁骨板最厚，与后方的脑桥与基底动脉相邻；上壁为鞍底，与颅中窝、视交叉、视神经管与垂体相邻；下壁为鼻咽的顶，两侧为翼突根部，骨内有翼管；内侧壁为骨性间隔；外侧壁构成颅中窝的一部分，两侧为海绵窦，与窦内的颈内动脉、Ⅲ、Ⅳ、V1、V2、各对脑神经相邻。颈内动脉、视神经可突入蝶窦外上部，形成骨性隆起，隆起骨壁菲薄，甚至可缺如。

（四）鼻与鼻窦相关间隙和海绵窦

1. 颞下窝（infratemporalis fossa） 颞下窝在颞窝下方，与颞窝相延续，上界为颧弓平面，前壁为上颌窦后外侧壁，外侧为下颌支，内侧为蝶骨大翼外板；向内上通过卵圆孔和棘孔与颅中窝相通，向内借翼突与上颌骨体间的翼上颌裂通翼腭窝。颞肌与翼内、外肌位于颞下窝内。

2. 翼腭窝（pterygopalatina fossa） 翼腭窝为蝶骨翼突、上颌骨体和腭骨之间的小间隙（图 4-2-9）。翼腭窝向外侧经翼上颌裂通颞下窝；向前经眶下裂通眼眶；向后经圆孔通颅中窝；向内侧经蝶腭孔通鼻腔；经翼管通破裂孔；向下移行于翼腭管并经腭大孔通入口腔，为一重要解剖结构，肿瘤累及翼腭窝后，往往失去手术机会。

3. 海绵窦（cavernous sinus） 海绵窦位于蝶窦与蝶鞍两侧，为双层硬膜结构，双层硬膜间隙内为许多纤维隔形成的海绵状血窦。其前缘达眶上裂的内侧部，后方至颞骨岩尖部，长约 20mm，宽约 10mm。海绵窦内有颈内动脉和展神经通过。颈内动脉于颞骨岩尖破裂孔出颈动脉管，向上行于蝶鞍的后下相当于后床突的外侧，突然转折向前进入海绵窦，在窦腔最内侧水平前行约 20mm，达前床突内侧再转向上穿出海绵窦；颈内动脉在海绵窦内呈 S 形弯曲，称颈内动脉虹吸部。颈内动脉被海绵窦内的纤维小梁固定于窦壁，故颅底骨折时易引起颈内动脉及分支的破裂，血液流入窦内形成海绵窦动静脉瘘。海绵窦外侧壁有动眼神经、滑车神经、三叉神经的眼支和上颌支，海绵窦内有展神经通过，当鼻窦病变侵及海绵窦时可有前组脑神经受损的症状。

（五）鼻与鼻窦的血管、淋巴引流与神经

1. 外鼻 外鼻的动脉主要来源于面动脉、眼动脉和上颌动脉的分支，分别为鼻外侧支、鼻背动脉、筛前动脉外支和眶下动脉。其静脉与动脉伴行，注入面静脉和眼静脉，二者经过内眦静脉相吻合，由眼静脉注入海绵窦。面部静脉的特点为没有瓣膜，故面部感染易经静脉反流蔓延至海绵窦。

外鼻的淋巴与鼻腔前部的淋巴管相通，汇入耳前淋巴结、腮腺淋巴结和下颌下淋巴结。

外鼻的感觉神经来源于三叉神经，其分支有眼支（滑车上和下神经、筛前神经）、上颌支（眶下神经）。运动神经来自于面神经。

2. 鼻腔 鼻腔的动脉主要有颈内动脉分支的眼动脉和颈外动脉分支的上颌动脉。眼动脉分出筛前、

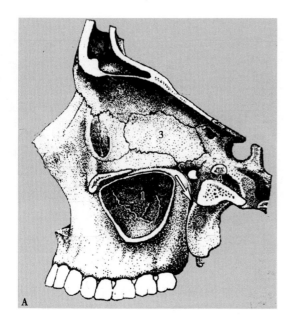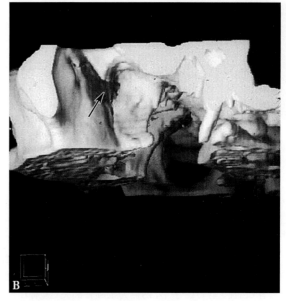

图4-2-9 翼腭窝

A. 翼腭窝（白箭）位于上颌窦后、蝶骨翼外板前，图中：1. 上颌窦，2. 翼外板，3. 眶，4. 圆孔；B. 薄层CT扫描，SSD骨窗，示左侧翼腭窝（黑箭）翼上颌裂上部，内有蝶腭神经节、三叉神经上颌支，上颌动脉在此发出颞浅动脉、脑膜中动脉等终支

后动脉，上颌动脉分出蝶腭动脉（鼻外侧和鼻后中隔动脉）、眶下动脉和腭大动脉。鼻腔的静脉起始于鼻黏膜静脉丛，各静脉大致与同名动脉伴行，主要汇入颈内、外静脉和海绵窦。

鼻腔的淋巴主要汇入腮腺、下颌下淋巴结、颈深淋巴结和咽后淋巴结。

鼻腔的神经可分为嗅觉、感觉和自主神经三部分。嗅觉由嗅神经支配。感觉神经来自三叉神经的眼支（鼻睫神经的分支筛前和滑车下神经）和上颌支（蝶腭神经的分支鼻后上支和上内支及腭神经、眶下神经和上牙槽神经前支）。自主神经分为交感和副交感神经，由岩深神经和岩浅大神经形成翼管神经支配鼻腔的血管平滑肌和腺体。

3. 鼻窦 上颌窦的动脉来源于面动脉、眶下动脉、腭大动脉和上牙槽前、后动脉。静脉与同名动脉伴行汇入面后静脉和翼丛，借小静脉支穿入颅腔汇入海绵窦。淋巴引流入下颌下淋巴结，但淋巴结稀少，故上颌窦感染或恶性肿瘤很少引起区域性淋巴结肿大。上颌窦的神经来源于三叉神经上颌支的眶下神经和上牙槽前、中、后支。

筛窦的动脉来源于颈外动脉的分支蝶腭动脉（鼻后外侧支）、颈内动脉的筛前、筛后动脉及眶上动脉额支。静脉经筛前、后静脉与颅内静脉相通，或汇入眼眶静脉。筛窦的淋巴少，汇入下颌下淋巴结和咽后淋巴结。筛窦的神经支配为筛前、后神经、蝶腭神经的鼻后外侧支及眶支。

额窦的动脉来源于眶上动脉和筛前动脉。静脉汇入眶上静脉，并与板障静脉相通，汇入上矢状窦。额窦感染时可经静脉扩散至颅内。淋巴回流入下颌下淋巴结。额窦由筛前神经和额神经眶上神经的内侧支支配。

蝶窦的动脉来源于筛后动脉和上颌动脉的咽支。静脉经过筛后静脉汇入眼上静脉，进入海绵窦。稀少的淋巴管经蝶窦口与淋巴结相连，注入咽后淋巴结。神经支配来自于筛后神经和蝶腭神经的眶支。

二、CT影像解剖

除外鼻下部，正常鼻与鼻窦的CT影像显示的主要是骨性结构。鼻窦黏膜菲薄，CT不易显示；固有鼻腔不同部位黏膜厚度不同，下鼻甲与中鼻甲黏膜最厚，尤其是下鼻甲，可有左右交替的生理性肿胀，但最大厚度不应超过5mm，CT表现为鼻甲骨板周围的软组织密度层，外缘光滑，其他部位黏膜菲薄，CT不易显示。鼻腔喷布麻黄素后黏膜收缩变薄，厚度均匀，中、下鼻甲黏膜均不超过3mm。

（一）外鼻

外鼻CT扫描以横断位为主，可同时显示软组织与骨结构。鼻骨呈致密"八"字形骨结构，两侧为低密度线状鼻上颌缝，中间为鼻骨间缝（图4-2-10B）。鼻骨上端水平有时可见额骨鼻棘，位于两侧鼻骨间缝内。鼻骨下方为两侧鼻翼与鼻中隔软骨，呈软组织密度（图4-2-10A）。MDCT薄层螺旋扫描，表面

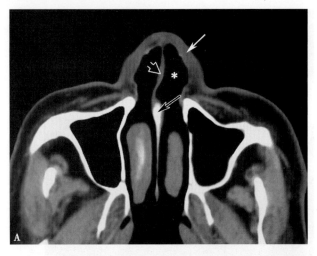 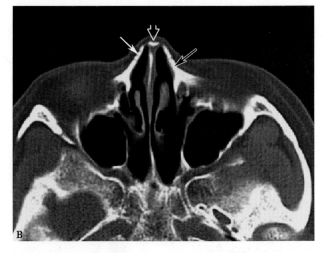

图 4-2-10　外鼻

CT 横断面骨窗，A. 鼻前庭水平，图中白箭为鼻翼，黑箭为犁状骨，空箭为鼻中隔软骨，星号为鼻前庭；B. 鼻骨上段水平，可见双侧鼻骨（白箭）呈"八"字形，两侧为上颌骨额突（黑箭），鼻骨中间为额骨鼻棘（空箭）

阴影成像（SSD）显示鼻骨较佳，可清晰显示鼻骨周围骨缝与鼻骨孔（图 4-2-11），是诊断鼻骨骨折等异常的重要方法。

（二）鼻腔与鼻窦

鼻腔与鼻窦 CT 扫描应以冠状面显示解剖结构最佳（图 4-2-12）。

1. 鼻中隔　冠状面与横断位上呈线状结构，前部为软组织密度，后部为骨密度，前上为筛骨垂直板，与上部的筛骨鸡冠及两侧的筛板相延续，后下为犁状骨。鼻中隔常有轻度偏曲，右侧偏曲多见。

2. 鼻甲　冠状面上呈向内卷曲的骨密度薄板，表面黏膜为软组织密度，下鼻甲最厚，可不对称，外缘光整。

3. 鼻泪管　横断位呈圆形骨孔，位于上颌骨的前内缘，冠状面可显示全长，长约 10mm，位于眶内

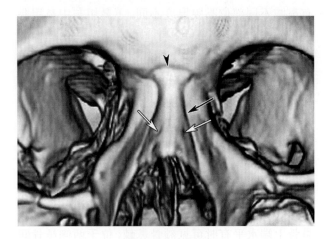

图 4-2-11　鼻骨

MDCT SSD，清晰显示双侧鼻骨间缝、鼻上颌缝（黑箭）、鼻额缝（黑箭头）与双侧鼻骨孔（白箭），鼻骨下缘不整齐

侧，下端开口于下鼻道前上部。鼻泪管内多充满泪液，影像显示腔内不含气。

4. 窦口鼻道复合体　钩突中后部呈向内上约 45° 倾斜的骨板，上部游离缘与上方的筛泡气房间的间隙为半月裂，外下侧与眶内侧壁间间隙为筛漏斗，冠状面略呈三角形，外侧为上颌窦自然开口，与上颌窦腔交通。钩突下缘及后端后方软组织密度膜状结构为上颌窦前囟与后囟，冠状面上显示清楚。

5. 鼻道　横断面可显示总鼻道与上、中、下鼻道全长，冠状面显示鼻道与相邻解剖结构关系更为清楚。总鼻道冠状面显示为鼻中隔两侧的含气间隙，顶部狭窄为嗅裂，底较宽，前为上颌骨腭突，后为腭骨水平部，呈水平板样致密骨结构，两侧缘略下凹，外侧与下、中、上，有时可见最上鼻甲下的下、中、上及最上鼻道相交通。

6. 鼻窦　鼻窦显示为骨性含气腔隙，骨壁厚度均匀，完整，但筛窦外壁的纸板可有发育不全，局部呈软组织密度。正常鼻窦黏膜菲薄，CT 上不易显示。

三、MRI 影像解剖

MRI 的软组织对比好，不必变换体位扫描即可获得鼻与鼻窦不同平面影像。与 MDCT 相比，鼻与鼻窦周围间隙与软组织结构影像对比好，但显示骨结构较差，空间分辨率略低。

MRI T_1WI 显示解剖结构较好，黏膜呈中等信号，鼻腔与鼻窦骨壁及含气腔隙均无信号。T_2WI 显示黏膜为高信号结构，正常厚度不大于 3mm。但双侧下鼻甲黏膜可有生理性周期性交替增厚，不应误为病变。具体 MRI 影像解剖（图 4-2-13）同 CT。

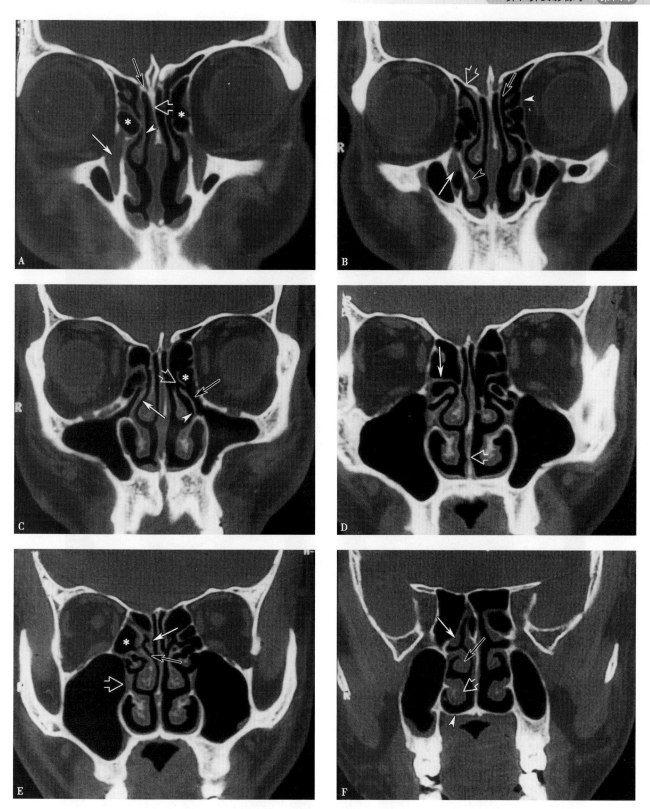

图4-2-12 鼻与鼻旁窦CT解剖

CT冠状面，A. 鼻丘水平，示鼻丘（星）、中鼻甲前端（白箭头）与垂直部，鼻泪管上端开口于眶内下缘（泪阜，白箭），筛板（黑箭）下为嗅裂，筛骨垂直板（空箭号）构成鼻中隔上部，下部软组织密度为鼻中隔软骨；B. 鼻泪管下口水平，示双侧鼻泪管开口于下鼻道（白箭），双侧额窦直接开口于中鼻道（黑箭），双侧下鼻甲（黑箭头，右）黏膜较厚，右侧明显，为生理性增厚，双侧筛窦上壁为筛顶（空箭），外侧壁为纸板（白箭头）；C. 半月裂水平，示钩突指向内上45°（白箭），与筛泡（星）间形成半月裂（空箭），外侧为筛漏斗（黑箭），钩突下部可见呈软组织密度的上颌窦前囟（箭头）；D. 中鼻甲水平部水平，示中鼻甲上部向外附着于纸板（白箭），鼻中隔下部高密度骨结构为犁状骨（空箭）；E. 上颌窦后囟水平，可见上颌窦后囟呈软组织密度（空箭）、上鼻甲（白箭）与上鼻道（黑箭）、后组筛窦（星）；F. 腭骨水平，鼻腔底为腭骨水平部（箭头），可见上鼻甲（白箭）、中鼻甲（黑箭）与下鼻甲后端（空箭）及各自下方的上、中、下鼻道及内侧的总鼻道

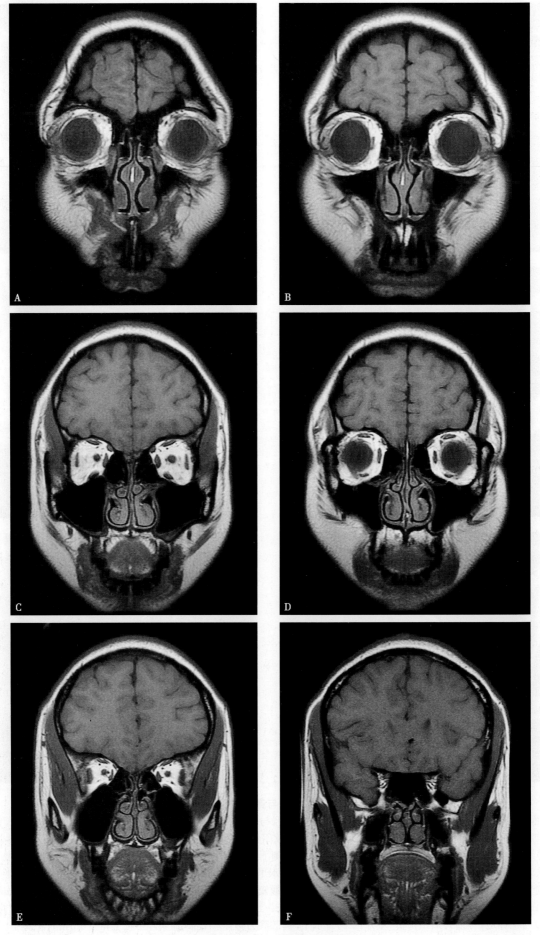

图 4-2-13　鼻与鼻旁窦 MRI 解剖

A～F. 与图 4-2-12 各分图对应的冠状面 T_1WI

（刘建华　袁庆海）

第三节 发育与遗传性病变

一、概述

鼻和鼻窦发育与遗传性病变的种类繁多，鼻和鼻窦各部可单独被累及，也可同时受累，甚至伴有颅面部其他部位畸形，本节主要介绍先天性后鼻孔闭锁、鼻部脑膜脑膨出、鼻皮样囊肿、表皮样囊肿和瘘管。

二、先天性后鼻孔闭锁

【概述】

先天性后鼻孔闭锁（congenital choanal atresia）为一种先天性发育畸形，有遗传倾向，约 75% 合并其他部位畸形，以心脏病最常见。本病病因不清，多数学者认为是胚胎发育过程中鼻颊膜或颊咽膜遗留所致。单侧或双侧发病，前者占 60%，右侧多于左侧。根据闭锁的程度，可分为部分性及完全性；根据闭锁板的成分，又可分为膜性、骨性、混合性 3 种类型。闭锁板厚度可为 1～10mm，多在 2mm 左右，闭锁部位常位于后鼻孔边缘软腭与硬腭交界处，向后上倾斜，附着于蝶骨体，外接蝶骨翼内板，内接犁骨，下连腭骨。闭锁处表面被覆黏膜，其前面组织与鼻黏膜相似，后面则与鼻咽部黏膜连续。

【临床特点】

临床多见于婴幼儿，女性多于男性，男女比例为 1:2 或 1:3。单侧闭锁较双侧更为常见，症状较轻，表现为患侧鼻阻，鼻腔内潴留黏液性分泌物，很少表现出严重的呼吸道梗阻症状，易漏诊；双侧闭锁者出生后即可出现吮乳时严重的呼吸困难，导致发绀甚至窒息。

【影像检查技术与优选】

CT 是本病的首选影像检查方法，横断面观察尤为重要，多平面重组更佳；MRI 有助于区分鼻腔分泌物和闭锁板的膜性部分，明确闭锁板的厚度。

【影像学表现】

1. **X 线表现** 正位片示患侧鼻腔透亮度减低，侧位片上膜性闭锁者示后鼻孔与鼻咽部软组织相连，软腭显示不清，骨性闭锁者显示后鼻孔区有异常增生的骨质。X 线平片仅能提供间接征象，明确诊断须借助于 X 线造影检查，将造影剂注入鼻腔进行多方位观察，可清晰显示后鼻孔阻塞，完全闭锁者造影剂不能流入鼻咽腔，并可进一步确定闭锁的部位

和深度。目前该检查方法逐渐为 CT 所取代。

2. **CT 表现** CT 能直观显示后鼻孔的闭锁板并区分闭锁的类型、部位及闭锁板厚度，明确骨性闭锁范围，同时观察毗邻结构有无畸形。骨性闭锁多为翼突板过度增生及犁骨后缘的侧移导致了后鼻孔的闭锁（图 4-3-1A、B）。膜性闭锁表现为后鼻孔区被软组织影封堵，构成后鼻孔的鼻腔两侧壁及犁骨后缘无明显骨质改变。混合性闭锁表现为后鼻孔区闭锁板由软组织及增生肥厚的骨质构成，如蝶骨翼突及犁骨后缘骨质肥厚、蝶骨体（嵴）肥大侧偏（图 4-3-1C）。横断面观察尤为重要，多平面重组可更准确直观地观察上述异常，同时观察伴发的畸形。

3. **MRI 表现** 鼻腔分泌物和闭锁板的膜性部分在 CT 上多难以准确区分，二者在 MRI 上信号不同，增强扫描黏膜强化、分泌物不强化（图 4-3-1D～F），因此利用 MRI 可明确闭锁板的厚度。

【诊断要点】

1. 婴幼儿发病。

2. 典型临床表现 鼻阻、呼吸困难和发绀。

3. CT 及 MRI 显示后鼻孔区闭锁板。闭锁板是确诊和鉴别的主要征象。

【鉴别诊断】

获得性后鼻孔狭窄或闭锁 多见于年龄较大的患者，有外伤、手术、放疗、肿瘤、特殊炎症等病史，后鼻孔通常为膜性狭窄或闭锁，CT 或 MRI 显示后鼻孔不同程度变形、狭窄，甚至闭锁，邻近鼻腔后部或鼻咽部可能有形态改变或伴有形态不一的软组织影。

三、鼻部脑膜脑膨出

【概述】

脑膜脑膨出（meningoencephalocele）指脑膜或脑膜和脑组织从颅骨缺损处即颅裂向外膨出。颅裂的发生与神经管的闭合不全及中胚叶的发育停滞有关，多位于中线附近。男性多于女性。膨出物仅包含有脑膜和脑脊液者称为脑膜膨出，脑组织也膨出者则称为脑膜脑膨出，重者还可伴有脑室膨出，现统称为脑膜脑膨出。按突出部位可将脑膜脑膨出分为 3 型：①额筛型。颅裂多位于筛骨鸡冠前方的盲孔、膨出物位于鼻根或眶内，分为鼻额、鼻筛及鼻眶 3 个亚型。②颅底型。颅裂位于筛骨鸡冠以后的颅底，膨出物位于鼻腔、鼻咽、眼眶或口腔，分为筛骨（鼻内）、蝶咽、蝶眶、蝶颌及蝶筛 5 个亚型；③枕后型。前两型与鼻科有关，约占全部脑膜脑膨出的 25%，其中，额筛型占 15%，颅底型占 10%。

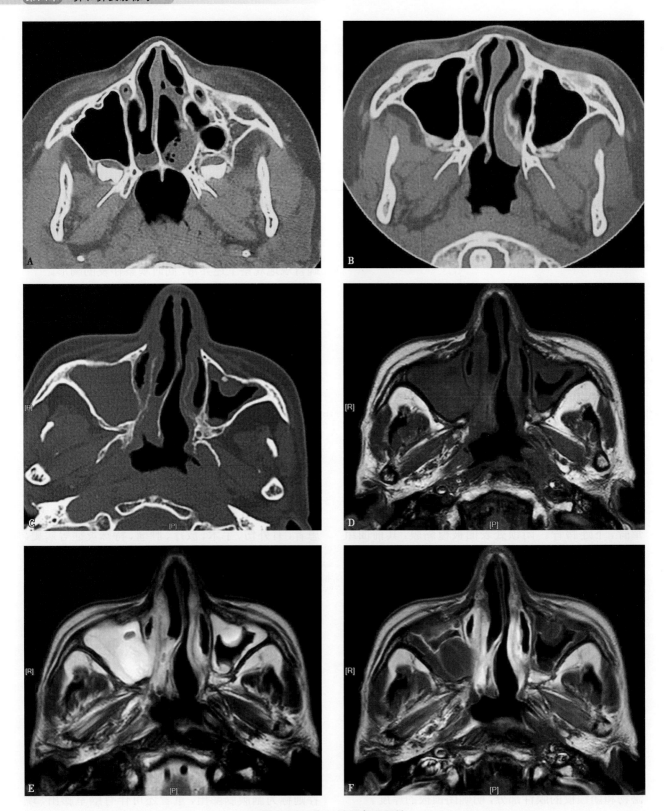

图 4-3-1　先天性后鼻孔闭锁

A. CT 横断面骨窗，示双侧后鼻孔区骨性闭锁板，双侧蝶骨翼突肥大内移，犁骨后缘骨质肥厚封堵后鼻孔，表面软组织覆盖，内见气泡，提示有分泌物潴留；B. CT 横断面骨窗，示右侧后鼻孔骨性闭锁，右侧蝶骨翼突肥大内移，犁骨后缘骨质肥厚封堵后鼻孔，表面软组织影覆盖，见气液平面，为分泌物潴留；C. CT 横断面骨窗，示右侧后鼻孔区闭锁，闭锁板由软组织及增生肥厚的骨质构成，右侧蝶骨翼突骨质肥厚、蝶骨嵴肥大右偏；D~F. MRI 轴位 T_1WI、T_2WI 及增强 T_1WI，显示闭锁板黏膜呈中等 T_1 长 T_2 信号，明显强化，其前方积液呈长 T_1 长 T_2 信号、无强化（C~F 为同一患者）

【临床特点】

额筛型患者自幼鼻根部或内眦部肿物,质软,有搏动感,哭闹时颅内压增高,肿块可增大;鼻内型患者发病年龄较大,临床表现比较隐匿,多表现为自幼鼻腔流清水即脑脊液鼻漏或反复发作脑膜炎,临床检查可见鼻腔肿块,易误诊为鼻息肉而手术。

【影像检查技术与优选】

CT 横断面检查可以发现鼻部的膨出物,但有时难以准确显示颅裂及二者的关系而可能误诊,CT 冠状位、矢状位重建结合 VR 重建,能够清晰地显示颅裂的部位、大小和范围,并显示鼻部膨出物与颅裂相连,通过 CT 值大致判断膨出内容物有无脑组织。MRI 对颅骨缺损的显示不及 CT,但是对膨出内容物的准确区分、膨出物与颅内结构的延续状态以及邻近结构具有独特的优势。故三维 CT 和 MRI 联合使用是最佳选择。

【影像学表现】

1. **X 线表现** 头颅平片显示颅前窝底骨质缺损,边缘硬化,邻近骨质受压变形;鼻窦华氏位或柯氏位显示鼻顶部骨质缺如、增宽,鸡冠消失,邻近可见突出的软组织影。

2. **CT 表现** 冠状面或矢状面 CT 可直观显示颅底骨质缺损的部位及大小,也可清晰显示疝出软组织肿块的大小、范围及与颅内交通情况。骨质缺损多呈类圆形,边缘光滑,伴有硬化边,邻近骨性结构受压,盲孔扩大、鸡冠变形。疝出软组织肿块呈液体密度或中等密度,边缘光整,边界清楚,多呈窄蒂经颅底缺损处与颅内相续。额筛型位于鼻根正中或偏于一侧突出至皮下,颅底型位于鼻腔顶部或鼻咽部;疝入到眼眶者可造成眼球突出,疝入到鼻腔鼻窦则压迫邻近结构,甚至引起面部畸形(图 4-3-2A、B)。横断面扫描有时不易确定颅底骨质缺损的所在,冠状面扫描或螺旋 CT 扫描三维重建,有助于明确显示颅底骨质缺损及软组织肿块与颅内的关系。

3. **MRI 表现** 根据信号表现,能够准确判断膨出类型:若膨出物在 T_1WI 为低信号,T_2WI 为高信号,增强后不强化,即类似脑脊液信号,可判断为脑膜膨出;如膨出物在所有序列与脑组织信号相同,则为脑膜脑膨出。MRI 可多方位观察病变与颅内交通情况以及邻近结构(图 4-3-2C、D)。

【诊断要点】

1. **临床表现** 出生后就出现的鼻根部或内眦部搏动性肿物;脑脊液鼻漏或反复发作脑膜炎。

2. CT 示颅底骨质缺损。

3. 疝出物多呈窄蒂经颅底缺损处与颅内相续,呈典型的脑脊液信号或与脑组织信号表现。

【鉴别诊断】

1. **鼻神经胶质瘤** 为异位性神经组织形成的良性肿瘤,与脑膜脑膨出的胚胎发育基础相同,发病部位相似。不同之处在于脑组织膨出后,其上部近端退化,使膨出物不与颅内相通。肿物质硬、压缩多无变形,皮肤有毛细血管扩张,呈红色或紫蓝色,CT 显示颅骨完整,呈软组织密度或信号,增强后无强化。

2. **鼻息肉** 极少发生于婴儿或儿童,多位于中鼻道周围,呈软组织密度或信号,MRI 增强后多为边缘黏膜强化,一般体积较小常多发,与颅内无交通。

3. **筛窦黏液囊肿** 多见于成年人,病变中心在筛窦,囊壁膨胀、变薄,与颅内不交通,内容物多呈低密度,信号多变,在 CT 或 MRI 上均不强化,有完整包膜。

四、先天性鼻皮样囊肿、表皮样囊肿和瘘管

【概述】

先天性鼻皮样囊肿、表皮样囊肿和瘘管(congenital dermoid cyst, epidermoid cyst and fistula of nose)由胚胎期间埋入深部的外胚叶组织未发生退变而继续发育所致。表皮样囊肿仅含表皮组织及其角化物,皮样囊肿则有真皮及其皮肤附件如汗腺、皮脂腺、毛囊等;具有瘘管穿通浅表皮肤者,称为先天性鼻瘘管。鼻尖上部中线区、上和下外侧鼻软骨连接处和内眦部是好发部位。囊肿一般在深筋膜之下,鼻骨之上,表面皮肤移动自如,深部与骨膜粘连;有的可贯通鼻骨,深入鼻腔或鼻中隔内;少数囊肿或瘘管可深达颅内,甚至达垂体。

【临床特点】

本病较常见于新生儿或婴儿,成人罕见。婴幼儿发现鼻背部小肿物,缓慢增长,鼻梁增宽,大者明显膨隆,眼距增大。如有瘘管,则瘘管口常在眉间、鼻尖或鼻梁正中线上,可挤出皮脂样物。部分囊肿或瘘管反复感染,或许引起局部蜂窝织炎、骨髓炎。

【影像检查技术与优选】

CT 和 MRI 联合使用是最佳选择。

【影像学表现】

1. **X 线表现** 正位片显示鼻中隔膨隆或分叉;侧位片显示外鼻软组织增厚,鼻骨受压局部变扁或

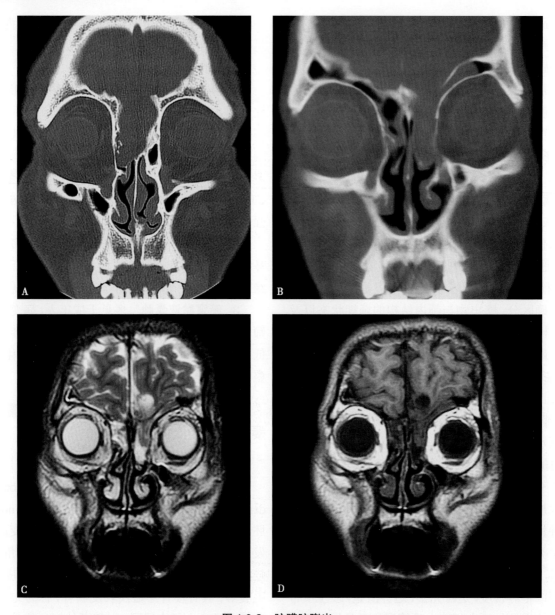

图4-3-2　脑膜脑膨出

A. CT冠状面骨窗，显示前颅底骨质缺损，软组织影疝出至颅外；B～D. 同一患者CT冠状面骨窗及冠状面T_2WI、T_1WI，显示左侧前颅底骨质缺损，脑组织和脑脊液及脑膜疝出至筛窦内

缺损。造影可显示瘘管深度、走行和囊腔。鸡冠分叉、盲孔扩大或鼻中隔增宽是颅内受累的间接征象。

2. **CT表现**　囊肿表现为鼻背类圆形软组织影，多呈等密度，有边缘锐利的包膜，增强后囊肿内容物不强化。若伴有感染，边界模糊，邻近软组织肿胀，包膜增厚并明显强化。鼻骨及鼻中隔受压变形、局部骨质吸收缺损、骨缝增宽和骨质增生变形硬化（图4-3-3A～C）。窦口和窦道通常呈中等密度的索道，不同程度地向内部延伸。并可在上述骨结构区形成骨管。冠状面CT可更清楚地显示瘘管向颅内延伸距离及颅前窝底骨性结构异常。典型皮样囊肿的颅内末端的骨质改变为增厚扩大的鸡冠前形成一凹沟，似鸡冠分叉，盲孔扩大。

3. **MRI表现**　囊肿内容物在T_1WI上表现为低或中等信号，在T_2WI上多表现为高信号，增强后无强化；包膜则表现为低信号，反复感染后可增厚并明显强化。MRI，尤其MRI水成像，可多方位观察瘘管走行，也能更准确判断与颅内结构关系（图4-3-3D～F）。

【诊断要点】

1. 婴幼儿发病。

2. 鼻背部渐增大肿物，部分可挤出皮脂样物。

3. 典型CT和MRI表现。

【鉴别诊断】

1. **脑膜脑膨出**　见前所述。

2. **鼻神经胶质瘤**　见前所述。

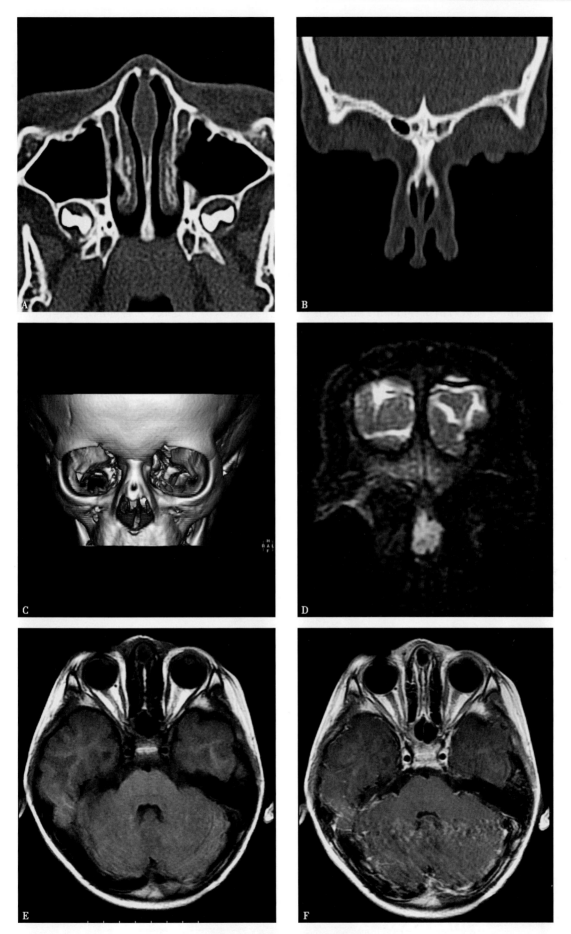

图 4-3-3 先天性鼻皮样囊肿

A~C. 同一患者 CT 轴位、冠状面骨窗及三维重建，示鼻骨正中受压变形、吸收缺损，见类圆形小囊状低密度灶；D. 冠状面重 T_2WI，示鼻根部不规则形略高信号影；E、F. 横断面 T_1WI 及增强 T_1WI，示鼻根部类圆形长 T_1 信号影，增强后边缘可见强化

3. **血管瘤** 质地软，皮肤呈紫红色，部分有搏动，压迫后可轻度缩小，去压后随之恢复原状，MRI T_2WI 表现为明显高信号，增强后明显强化。

五、鼻前庭囊肿

【概述】

鼻前庭囊肿（nasal vestibular cyst）名称较多，如鼻唇囊肿、鼻牙槽突囊肿、鼻翼囊肿和鼻翼黏液囊肿等，现统称鼻前庭囊肿。病变发生于鼻前庭底部皮下、上颌牙槽突骨质表面，于一侧鼻翼附着处、鼻前庭内或梨状孔缘前外方，下鼻甲前端的前、外、下方呈局限性球形隆起。关于其发生原因，目前主要有两种学说：腺体潴留学说和面裂学说，以后者为主导。腺体潴留学说认为由于鼻腔底的黏膜腺腺管因各种原因发生阻塞，以致腺体分泌物潴留而成囊肿，故称为潴留囊肿；面裂学说认为鼻前庭囊肿为面裂囊肿（facial fissural cyst）的一种。面裂囊肿指发生在胚胎期面部各胚性突起相互结合的裂隙处，由残余的胚性上皮或迷走上皮在某些因素作用下发展而形成，是一种非牙源性的发育性囊肿，根据发生部位分为正中囊肿（medial cyst）、球颌囊肿（globulo-maxillary cyst）、鼻腭管囊肿（nasopalatine duct cyst）和鼻前庭囊肿，其中以鼻前庭囊肿最为常见。

【临床特点】

本病多见于女性，发病年龄多在 30~50 岁。病变生长缓慢，早期无症状，随年龄增长渐感鼻翼根部膨隆、胀满感，较大者可有同侧鼻阻，合并感染可有局部红、肿、热、痛，短期迅速增大。检查时可见鼻翼根部、鼻前庭底、上唇部圆形隆起的肿块，多数病变软而有波动感。多单侧发生，也可双侧。

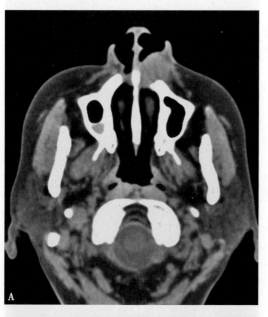

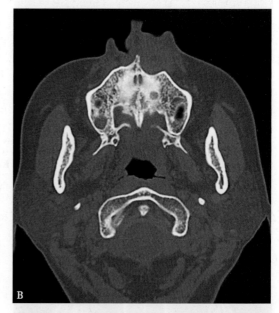

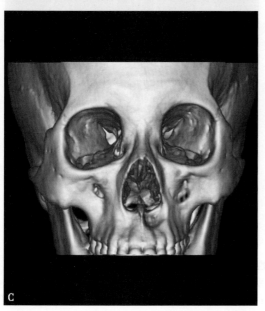

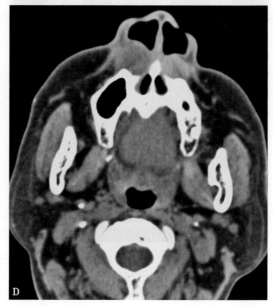

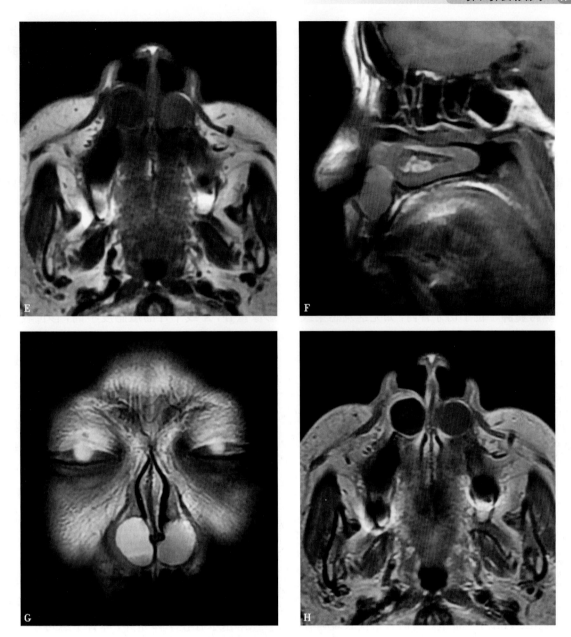

图 4-3-4 鼻前庭囊肿

A~C. 同一患者 CT 轴位软组织窗、骨窗及表面遮盖重建,示左侧鼻前庭底部、上颌骨齿槽浅面类圆形包块,呈均匀中等密度,边缘光滑、界清,齿槽骨有深压迹。D. 双侧鼻前庭底部、上颌骨齿槽浅面各见类圆形包块,分别呈稍低密度及中等密度,齿槽骨受压半球形压迹;E~H. 同一患者 MRI 轴位 T_1WI、矢状位 T_1WI、冠状位 T_2WI 及轴位增强 T_1WI,示双侧鼻前庭底部、上颌骨齿槽浅面囊性包块,左侧病灶呈 T_1 高、T_2 高信号,右侧病灶呈 T_1 低、T_2 高信号,增强扫描边缘强化

【病理特点】

圆形或椭圆形、单房,囊壁由结缔组织构成,含弹性纤维和网状血管,内膜表皮细胞多为纤毛柱状上皮或立方上皮,有丰富的杯状细胞。囊液黄色、棕黄色或琥珀色,多为纯黏液状、血清状或血清黏液状,大多不含胆固醇。

【影像检查方法选择】

CT 是首选检查方法,MRI 是确诊检查方法。

【影像学表现】

1. CT 表现 鼻前庭底部皮下、上颌骨齿槽浅面

软组织内囊性病变,多呈类圆形,边界清楚,因含有较多的蛋白质、胆固醇结晶等成分,CT 值较一般囊肿高。早期一般无骨质改变,长大时压迫上颌骨齿槽突,轻者仅表现为骨质硬化、浅盘状凹陷,重者可出现明显压迹,出现半球形骨质缺损(图 4-3-4)。继发感染时病灶边界不清。

2. MRI 表现 信号多变,T_1WI 多呈高信号,T_2WI 呈中等信号,内容物不强化;伴发感染时,囊壁呈明显线状强化(图 4-3-4E~H)。

【诊断要点】

1. 病史长，缓慢膨胀生长。

2. 鼻前庭底部皮下、上颌骨齿槽浅面软组织内囊性病变。

3. 上颌骨受压浅盘状变形和半球形骨质缺损。

4. CT呈均匀稍低或中等密度；MRI信号多变。

5. 增强后内容物不强化。

【鉴别诊断】

1. **正中囊肿** 位于上颌正中缝，HRCT显示圆形或卵圆形透亮区，边缘光滑。

2. **球颌囊肿** 位于上颌侧切牙与尖牙之间，使两者距离加大，HRCT表现为囊性低密度区，呈倒置的梨形，边界清楚。

3. **鼻腭囊肿** 位于切牙管内，如无继发感染或瘘管形成，一般无症状，常因其他原因作CT、MRI检查时意外发现，HRCT表现为切牙管局限或弥漫性扩大，呈卵圆形或心形。

（丁长伟 李松柏）

第四节 外 伤

一、概述

颌面部位置表浅暴露，易遭受外力导致损伤。颌面部组成诸骨的形成与连接不规则，结构复杂，外伤引起的骨折可以是单骨骨折，也可累及数骨，甚至颅骨。累及颌面部双侧的骨折多为不稳定性骨折，可分为Le Fort Ⅰ～Ⅲ型。有时骨折仅表现为骨缝分离，影像表现为骨缝增宽。

骨折多伴有相邻黏膜肿胀、黏膜下血肿与鼻窦内积血，影像易于辨识，也提示了骨折的部位。骨折累及筛板、筛顶、蝶窦等颅底骨结构时，可发生脑脊液鼻漏，影像诊断对脑脊液鼻漏的定位有重要作用。

二、鼻骨骨折

【概述】

鼻骨凸于面部，易遭受外力，骨折常见。鼻骨骨折多为单侧，常见于鼻骨中下段。鼻骨骨折尚无统一分类方法，常按骨折的形态，可分为线形骨折、粉碎性骨折、凹陷骨折与复合性骨折。线形骨折，骨折两端移位不明显或轻微，或仅有骨缝分离；凹陷骨折时骨折鼻骨向下方塌陷、移位，可为单侧，也可由于暴力来自前方造成双侧鼻骨塌陷，常伴有鼻中隔骨折及移位；粉碎性骨折的鼻骨破碎为多个骨折片，伴有外鼻明显变形；复合性骨折指同时伴有上颌骨额突、泪骨、鼻中隔软骨的鼻骨骨折。

【临床特点】

临床鼻部外伤病史明确，多有骨折侧鼻背肿胀，鼻出血，鼻歪向外伤对侧，相应鼻腔黏膜肿胀。

【影像检查技术与优选】

鼻中隔骨折X线平片不易显示，CT可显示较黏膜密度略高的鼻中隔软骨线状透亮影，所以一般以CT作为首选检查方式。

【影像学表现】

1. **X线表现** X线平片鼻骨侧、横断位可显示鼻骨线形透亮影，横断位可观察骨折片移位。由于影像重叠，X线平片的敏感度不高，移位较轻的鼻骨骨折容易出现假阴性。

2. **CT表现** CT显示鼻骨骨折优于X线平片，横断位与冠状面扫描，骨窗可显示鼻骨的骨折线与骨折片移位，软组织窗显示周围软组织肿胀；特别是复合性骨折，可见相关上颌骨与泪骨、筛骨骨折。骨缝分离表现为相关骨缝增宽，两侧同名骨缝不对称（图4-4-1）。CT诊断应注意骨折线与正常骨缝的鉴别，特别是鼻骨孔与额骨下缘中线的鼻棘，不要误为骨折。MDCT薄层扫描SSD后处理影像有助于显示上述结构与鉴别。

【诊断要点】

1. 以鼻骨骨折最为多见，常伴发上颌骨额突等邻近部位骨折，泪骨骨折时可能会累及泪囊窝。

2. 由于存在个体差异，鼻骨下缘可不光整，也可发育不完全，应留意细小骨折线的存在。

【鉴别诊断】

CT诊断应着重留意骨折线与正常骨缝的区别，当发生骨缝增宽时要与正常骨缝宽度相比较，避免漏诊。

三、鼻窦和面骨骨折

鼻窦骨折多为直接暴力所致，常累及数骨，或为复合性颌面部骨折或颅底骨折的一部分。影像检查的目的除确定有否骨折外，还应包括评价相邻结构，特别是颅脑与眶的损伤情况。

（一）上颌窦骨折

【概述】

上颌窦骨折多为上颌骨骨折的延续，多由暴力直接作用于面颊部所致，常见前壁与外侧壁骨折。上壁骨折见于眶的爆裂骨折（见眼眶爆裂骨折）。

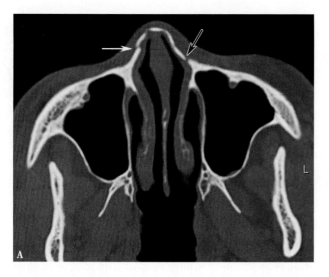

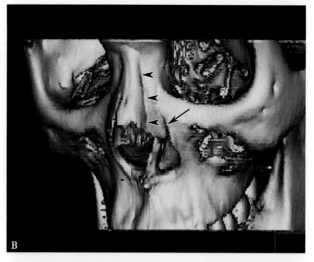

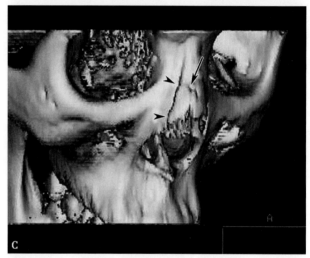

图 4-4-1　鼻骨骨折
A. CT 横断面示外鼻向右偏斜,右侧鼻颌缝分离(白箭),左侧上颌骨额突骨质不连续(黑箭),鼻骨未见明确骨折征象;B. MDCT SSD,左前斜位,可见左上颌骨额突骨折(黑箭),左侧鼻骨未见骨折,箭头示左侧鼻上颌缝;C. SSD 右前斜位,可见右侧鼻骨下段横行骨折线(黑箭),右侧鼻上颌缝分离(箭头)

【临床特点】

临床有明确的颌面部外伤史,骨折部位可出现皮下气肿、出血、肿胀,粉碎性骨折时面部可有塌陷。

【影像检查技术与优选】

由于 CT 对颌面部骨折检出的敏感度高,可显示相关软组织受累,检查迅速,限制因素少,为颌面部外伤的首选影像检查方法。

【影像学表现】

1. **X 线表现**　上颌窦骨折华氏位与颅底位 X 线平片可显示骨折的窦壁透亮的骨折线,骨壁骨质不连续,骨折片有移位时骨折两侧骨壁错位;上颌窦内积血时华氏位可见窦腔内气液平面。

2. **CT 表现**　CT 横断位扫描可清楚显示上颌窦壁骨折的部位、范围、骨折两侧骨的移位情况。凹陷骨折时 CT 可见上颌窦形态失常,骨折片陷入窦腔内(图 4-4-2),窦腔内积血时可见方向与重力相关的气液平面,骨折相邻皮下可有血肿,呈新月形相对高密度占位,皮下气肿表现为皮下骨旁气体密度间隙。上壁凹陷性骨折时可见眶内积气。

【诊断要点】

1. CT 诊断时应注意可能出现的相邻骨骨折,如泪骨、颧骨、筛骨等;双侧上颌窦骨折时应注意观察是否存在不稳定性骨折及上颌窦积血。

2. 上颌窦上壁为眼眶底壁,发生骨折时要留意是否存在眼肌增粗等眶内受累情况。

【鉴别诊断】

上颌窦上壁有眶下管通过,其内走行眶下神经和血管,勿将正常结构认为是骨折线。

(二)筛窦骨折

【概述】

筛骨纸板为骨折的好发部位,也可出现于眶的爆裂骨折(见眶爆裂骨折),气体进入眶内出现不同程度的眶内积气。

【临床特点】

临床可出现患侧眼睑肿胀、青紫,可触及捻发感。筛顶和(或)筛板骨折为颅底骨折,严重时移位的骨折片可刺破脑膜造成颅内损伤。临床除鼻出血外,可出现脑脊液鼻漏。

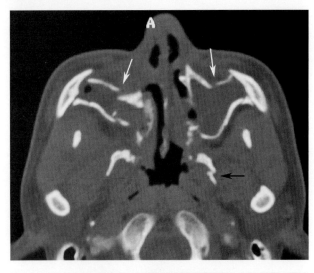

图 4-4-2 双侧上颌窦骨折

CT 横断面骨窗，示双侧上颌窦前壁塌陷，骨质不连续（白箭），窦腔内积血呈软组织密度，含气消失，双侧上颌窦后壁及左侧翼外板亦见骨折线（黑箭）

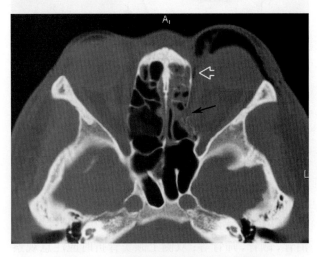

图 4-4-3 左侧筛窦外侧壁骨折（爆裂骨折）

CT 横断面骨窗，示左侧筛窦外侧壁凹陷，骨质不连续（黑箭），大部分窦腔内积血而含气消失，肌锥外间隙（空箭）及眶隔前积气

【影像检查技术与优选】

筛窦骨折 CT 冠状面薄层扫描显示最佳。

【影像学表现】

1. X 线表现　筛骨纸板骨折华氏位 X 线平片可见筛窦外侧壁的致密骨线中断，部分或全部筛窦气房密度增高，含气消失。眶内积气明显时可见眶内低密度影。

2. CT 表现　CT 可显示筛骨骨折的部位、范围与骨折片是否有移位。积血的筛小房内可见液平或充满软组织密度积水，含气消失（图 4-4-3）；眶内气体密度积气，可出现相对高密度血肿。

【诊断要点】

1. CT 扫描可显示骨折线或移位的骨片。

2. 间接征象包括颜面部软组织肿胀、筛窦内积血以及眼部受累等相关表现。

【鉴别诊断】

CT 诊断筛骨纸板骨折时应注意与纸板骨化不全鉴别，后者不伴有筛房内积血、眶内血肿或积气等间接征象。

（三）额窦骨折

【概述】

额窦骨折多见于前壁，多为直接暴力所致。可为线性骨折，也可为凹陷性骨折。骨折可造成额窦内积血。后壁骨折多为颅底骨折的延续，可伴发颅前窝硬膜损伤出现脑脊液鼻漏、颅前窝内积气、硬膜外血肿等改变。

【临床特点】

临床可有损伤部位凹陷、鼻出血、脑脊液鼻漏、眶上神经损伤造成的额部皮肤感觉异常等表现。

【影像检查技术与优选】

首选 CT 检查。

【影像学表现】

1. X 线表现　侧位 X 线平片显示额窦凹陷性骨折较好，表现为额窦前壁骨连续性中断，塌陷，骨折片内移，窦腔内积血所致密度增高，有时可见气液平面。线性骨折 X 线平片显示较困难。

2. CT 表现　额窦骨壁线形骨折 CT 横断位扫描显示较好，表现为骨壁的线状透亮带，断端光滑平整，两侧骨结构可存在移位或无移位。常可见骨折部位皮下新月形较高密度血肿，窦腔内积血形成的气液平面。后壁骨折合并硬膜损伤时可见骨折颅腔一侧新月形高密度硬膜下血肿。

（四）蝶窦骨折

【概述】

蝶窦位置深在，骨折多为颅底骨折的延续。骨折累及双侧海绵窦时可引起颈内动脉海绵窦瘘及动眼神经损伤。

【临床特点】

临床有鼻出血与相应颅内损伤的表现。外伤性颈内动脉海绵窦瘘时可见患侧眼球突出、充血、结膜水肿；眼部听诊可闻血管杂音。

【影像检查技术与优选】

首选 CT 检查，怀疑并发海绵窦损伤时可行增强 CT 检查。

【影像学表现】

1. X线表现 颅骨侧位X线片可显示骨折的蝶窦壁走行不自然,骨质中断,窦腔内积血形成高密度改变。

2. CT表现 CT横断位显示骨折的蝶窦壁骨质中断,可见透亮线,窦腔内积血显示为高密度的气液平面。MDCT薄层扫描重叠重建,矢状与冠状多平面重组(MPR)显示蝶窦上壁与下壁骨折线更清晰(图4-4-4)。

怀疑海绵窦损伤时应行增强CT检查,可见骨折侧海绵窦增宽,眼上静脉增粗,粗大迂曲的引流静脉(图4-4-5)。

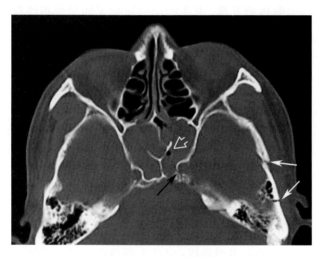

图4-4-4 蝶窦骨折

CT横断面骨窗,蝶窦左后壁可见透亮的骨折线(黑箭),窦腔内积血而含气消失,可见小气泡(空箭),蝶窦骨折为外伤后左侧颅底骨折的一部分,图中可见左侧颞骨的两处骨折线(白箭)

【诊断要点】

1. X线及CT检查可见骨折线及窦腔积血。

2. MDCT多平面重建可以更加清晰显示骨折线。

3. 眼上静脉异常增粗要行增强CT检查,排除颈动脉海绵窦瘘。

【鉴别诊断】

单独蝶窦骨折较少见,多数情况下伴发颅底或颅面部骨折,蝶骨周围骨缝众多,骨折线应与正常骨缝鉴别。

(五)眶爆裂骨折

【概述】

眼球眶外部分受到暴力打击时,眶内压突然增高,眶内软组织将压力传导到眶壁形成的骨折称为爆裂骨折(图4-4-6)。眶爆裂骨折多见于下壁,即上颌窦上壁,与眶下神经管部位骨壁较薄弱有关。其次为内侧壁,即筛骨纸板。

【临床特点】

临床上眶爆裂骨折多为凹陷性,造成眼球内陷;相邻眼外肌粘连甚至嵌顿可造成复视。

【影像检查技术与优选】

CT作为首选检查,X线在细微结构上显示程度不如CT直观。在合并视神经损伤时可行MRI检查。

【影像学表现】

1. X线表现 上颌窦上壁骨折时,华氏位X线平片可见眶下缘骨质不连续,可有高密度结节影凸入窦腔,似眶下的眼泪,称"泪滴征",为疝入眶内容物的投影(图4-4-7)。

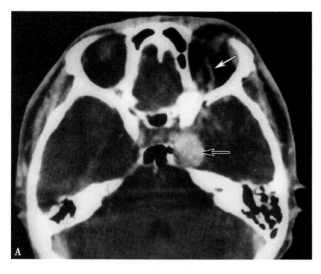

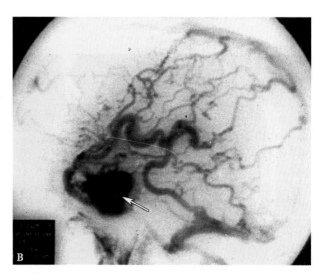

图4-4-5 左侧颈动脉海绵窦瘘

A. 增强CT示左侧海绵窦后部瘤样增大(黑箭),左侧眼上静脉增粗(白箭);B. 左侧颈内动脉血管造影,示海绵窦瘘(白箭)与多条迂曲扩张的引流静脉早期显影,向上矢状窦与乙状窦引流

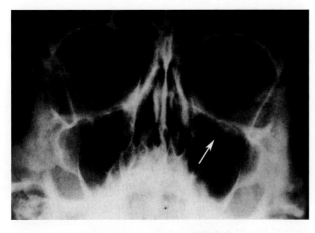

图 4-4-6　眶爆裂骨折

暴力作用于眼球，并经眼球传至眶内软组织、眶壁，造成眶壁骨折

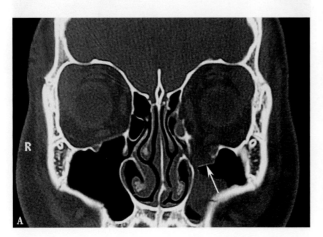

图 4-4-7　左眶下壁爆裂骨折

华氏位 X 线平片，示左眶下缘软组织影凸入左上颌窦，边缘呈线样致密影，代表骨折片（箭）

2. CT 表现　CT 冠状面扫描可清楚显示眶爆裂骨折发生的部位、眶内容物的疝入与相邻眼外肌的受累（图 4-4-8），表现为骨折处的骨壁向窦腔方向凹陷，眶内脂肪不同程度疝入窦腔，邻近眼外肌局部成角、增厚或折曲，眼球轻度内陷，急性期骨折鼻窦腔内积血，可见气-液平面。

【诊断要点】

1. 眶爆裂骨折最容易受累的部位为眶下壁，其次为内侧壁。

2. 眶壁骨折可伴发眶内脂肪、邻近眼肌嵌顿。

3. 骨折急性期可伴有鼻窦腔积血。

4. 要注意有无视神经管受累。

【鉴别诊断】

眶内壁菲薄，发生凹陷时可能无明显骨折线存在，但邻近眼肌可有增粗。

（六）Le Fort 骨折

【概述】

由于颌面各组成骨结构复杂，相互间为骨性连接，遭受暴力后易自骨薄弱与连接处发生多骨骨折，形成横断性、分离性骨折。按骨折位置，分为三型（图 4-4-9）。同时可参考第七章第三节内容。

Le Fort Ⅰ型骨折：又称上颌骨低位骨折或水平骨折。骨折线从梨状孔下部、牙槽突上方向两侧水平延伸至上颌翼突缝。

Le Fort Ⅱ型骨折：又称上颌骨中位骨折或锥形骨折。骨折线贯穿鼻额缝，向两侧经眶内侧壁、眶底、颧上颌缝，再沿上颌骨侧壁至翼突。

Le Fort Ⅲ型骨折：又称上颌骨高位骨折或额弓上骨折。骨折线自鼻额缝向两侧经额颌缝、眶、颧

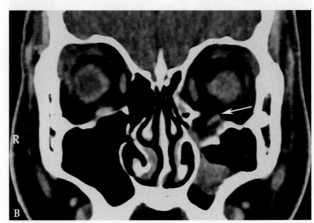

图 4-4-8　左眶下壁爆裂骨折

A. CT 冠状面骨窗，示左眶下壁骨折，骨折片进入左上颌窦腔（箭）；B. 软组织窗，示左下直肌（箭）及部分低密度眶脂疝入左上颌窦

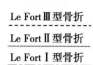

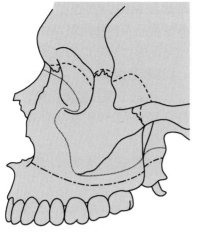

图 4-4-9　Le Fort 骨折位置示意图

A. Le Fort Ⅰ 型骨折：骨折线从梨状孔下部、牙槽突上方向；B. Le Fort Ⅱ 型骨折：骨折线贯穿鼻额缝，向两侧经眶内侧壁、眶底、颧上颌缝，再沿上颌骨侧壁至翼突；C. Le Fort Ⅲ 型骨折：骨折线自鼻额缝向两侧经额颌缝、眶、颧额缝向后达翼突，形成颅面分离

额缝向后达翼突，形成颅面分离，常使面中部凹陷、变长。此型骨折多伴有颅底骨折或颅脑损伤，出现耳、鼻出血或脑脊液漏。

【临床特点】

临床实际上多为混合性 Le Fort 骨折，左、右并不对称。

【影像检查技术与优选】

颌面部复杂性骨折以 MDCT 薄层扫描最佳。

【影像学表现】

MDCT 扫描除可显示复杂的骨折线、骨折鼻窦窦腔内积血、窦外软组织甚至眶内、颅内积气外，表面阴影成像（SSD）可显示骨折全貌与骨折远侧的移位情况，为临床整复提供充分根据（图 4-4-10）。

【诊断要点】

1. 颌面部复杂骨折的骨折线众多，软组织肿胀及鼻窦窦腔积血较为严重。

2. 各类 Le Fort 骨折均累及翼突，横行的骨折线在冠状位显示较为清楚。

【鉴别诊断】

细微骨折线应与正常骨缝进行鉴别。

（七）脑脊液鼻漏

【概述】

鼻腔顶 - 筛顶与筛板、额窦、蝶窦等结构借骨板与颅腔相邻，外伤引起骨折时，可损伤相关硬脑膜及蛛网膜，使脑脊液直接或间接进入鼻腔或鼻窦形成脑脊液鼻漏。

【临床特点】

外伤性脑脊液鼻漏可在外伤后即刻发生，也可在外伤后一段时间后出现，称为迟发性脑脊液鼻漏。迟发性脑脊液鼻漏的原因不清，可能与硬脑膜损伤出血形成血凝块阻塞了漏口，血块溶解后出现脑脊液鼻漏；也有作者认为骨折处硬脑膜疝出，脑脊液搏动造成疝出脑膜的慢性损伤引起的脑脊液漏。外伤性脑脊液鼻漏也可合并于蝶筛部脑膜脑膨出，膨出的疝囊损伤后出现脑脊液鼻漏。

【影像检查技术与优选】

以 MDCT 薄层扫描最佳，观察脑脊液鼻漏情况也可选择 MRI。

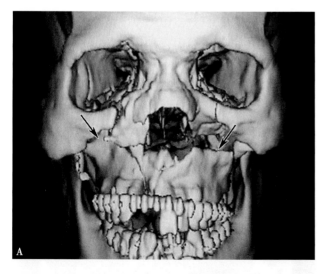

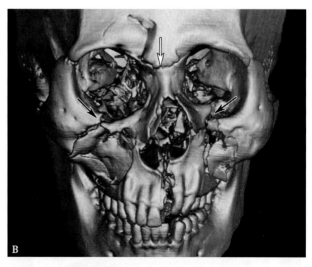

图 4-4-10　Le Fort 骨折，MDCT 扫描 SSD 重建

A. Le Fort Ⅰ 型骨折，骨折主要位于双侧上颌骨上齿槽突根部（箭）；B. Le Fort Ⅱ 型骨折，骨折线通过双侧眶（黑箭）与鼻额缝（白箭）

【影像学表现】

1. **X 线表现**　X 线平片可显示相关鼻与鼻窦的骨折与脑脊液漏入鼻窦形成的气液平面，但不能明确脑脊液漏的位置。脑池造影有时可发现脑脊液鼻漏的部位，但因颅骨与颌面骨的重叠，发现漏的敏感度较低。

2. **CT 表现**　MDCT 脑池造影扫描（CT cysternography）可见高密度的脑脊液经骨折处漏入鼻腔或鼻窦（图 4-4-11），不同方位多平面重组（MPR）可明确漏口部位与大小，有助于指导手术方案。

3. **MRI 表现**　MRI 显示骨折的敏感度较低，但 T_2WI，特别是水成像技术可显示漏入鼻窦内高信号的脑脊液与颅内脑脊液信号相同。

伴有蝶筛部脑膨出的外伤性脑脊液鼻漏 CT 脑池造影与 MRI 均可在显示脑脊液漏同时可见经颅底骨缺损疝入的脑组织，MDCT 薄层扫描 SSD 影像重组可准确判断疝口的位置与大小（图 4-4-12）。

【诊断要点】

1. 因筛小房及额窦后壁骨质菲薄，外伤后易伤及硬脑膜，所以外伤性脑脊液鼻漏最常见部位为颅前窝。

2. 伤及蝶窦顶壁时，颅中窝也可发生脑脊液鼻漏。

3. CT 可显示颅底骨折的确切部位，邻近鼻旁窦出现积液可提示脑脊液鼻漏发生的部位。

【鉴别诊断】

骨折线附近鼻旁窦积液要与鼻窦黏膜增厚及鼻窦炎进行鉴别。

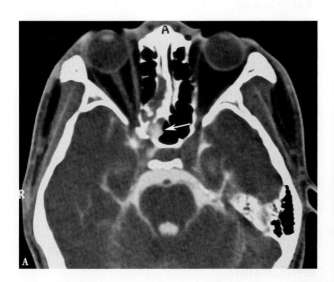
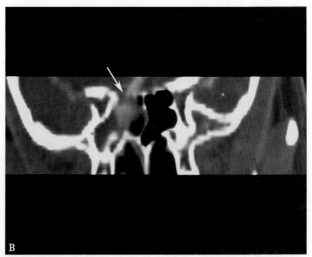

图 4-4-11　外伤性脑脊液鼻漏，脑池造影 CT

A. CT 横断面示右侧蝶窦内高密度造影剂（箭）与颅内蛛网膜下腔内造影剂密度一致；B. CT 冠状面示蛛网膜下腔内造影剂自蝶窦前上壁骨折处（箭）进入蝶窦

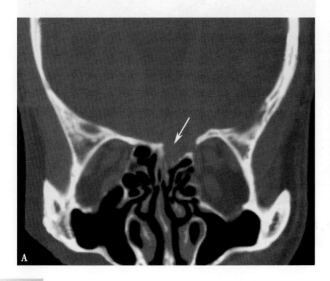
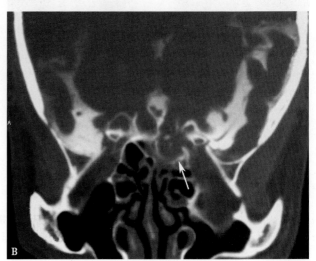

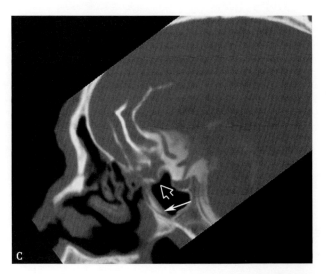
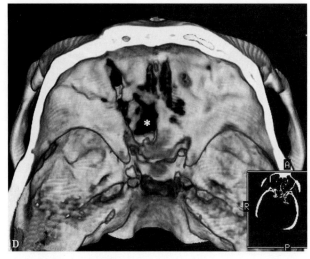

图 4-4-12　蝶筛部脑膨出继发外伤后脑脊液鼻漏

A. CT 冠状面，示左侧蝶筛部骨缺损，颅内软组织疝出（箭）；B. 脑池造影 CT，与 A 同一水平，可见高密度脑脊液进入疝囊内软组织外周，呈环状（箭）；C. MDCT 矢状面示疝囊内高密度脑脊液经蝶窦前上壁进入蝶窦（空箭），蝶窦腔内可见液平面（箭）；D. SSD 头侧观示左侧蝶筛部骨缺损（星），经手术证实

（刘建华　袁庆海）

第五节　炎性病变

一、概述

鼻窦炎（sinusitis）是鼻部最常见的病变，可继发于感染、过敏、免疫状态改变或以上几种因素共同作用。由于炎性反应，鼻窦黏膜肿胀，窦口鼻道复合体狭窄，导致黏液阻塞和分泌物潴留。常见病原菌包括肺炎双球菌、流感嗜血杆菌、葡萄球菌、类杆菌属和一些真菌如曲霉菌、毛霉菌、念珠菌等。

二、鼻窦炎

鼻窦炎按病程分为急性和慢性炎症。

（一）急性鼻窦炎

【概述】

急性鼻窦炎（acute sinusitis）病程小于 4 周，有炎性反应，鼻窦黏膜肿胀，可出现气 - 液平面。

【临床特点】

鼻阻、脓涕、后吸性分泌物、头痛和面部疼痛，可伴发热。

【病理特点】

病初黏膜水肿、血管扩张和充血，多形核白细胞和淋巴细胞浸润，浆液性或黏液性分泌亢进，窦腔积液；随着上述病理改变加重，上皮坏死，小血管出血，分泌物转为脓性；炎症侵及骨质或经血道扩散引起骨髓炎或眶内、颅内并发症。

【影像检查技术与优选】

CT 是首选检查方法，MRI 作为补充检查方法。

【影像学表现】

1. **X 线表现**　鼻窦透亮度减低，黏膜增厚，部分可见气 - 液平面。

2. **CT 表现**　鼻窦黏膜增厚；若黏液或脓液聚集在窦腔，可出现气 - 液平面；严重者黏膜显著增厚和渗出液使窦腔实变，内可夹杂气泡影。感染可仅限于一个鼻窦，也可累及半组或全组鼻窦。若感染不能及时控制，窦壁骨质吸收、破坏，易形成骨髓炎或向邻近结构蔓延而引起蜂窝织炎（图 4-5-1A、B）。

3. **MRI 表现**　急性鼻窦炎鼻窦分泌物蛋白质含量少，仅约含 5%，通常 T_1WI 为低信号，T_2WI 为高信号，增强后周边黏膜强化（图 4-5-1C～E）。

【诊断要点】

1. 典型临床表现。

2. 影像学表现　鼻窦黏膜增厚，窦腔积液，可出现气 - 液平面。

【鉴别诊断】

主要与慢性鼻窦炎鉴别，慢性鼻窦炎病程长，以增生修复为主，表现为黏膜增厚、骨壁增厚硬化，可存在黏膜下囊肿。

（二）慢性鼻窦炎

【概述】

慢性鼻窦炎（chronic sinusitis）病程大于 12 周，多是由于急性鼻窦炎治疗不及时或不彻底，反复发作迁延而致。

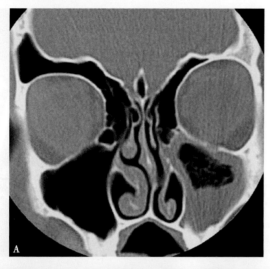
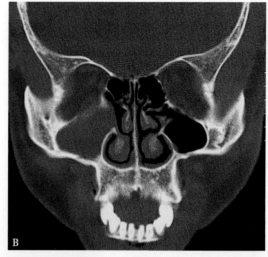
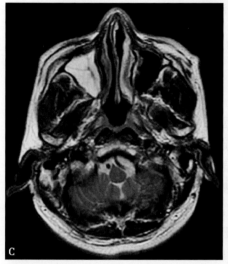
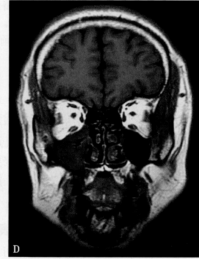
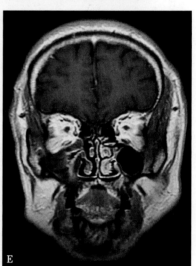

图 4-5-1 急性鼻窦炎

A. CT 冠状面骨窗,示左侧上颌窦内软组织密度影,可见气 - 液平面;B. CT 冠状面骨窗,示右侧上颌窦内软组织影,窦口鼻道复合体增宽;C. 横断面 T_2WI,示右侧上颌窦内长 T_2 信号影;D、E. 冠状面 T_1WI 及增强 T_1WI,示右侧上颌窦内长 T_1 信号影,增强后窦壁黏膜线状强化

【临床特点】

鼻阻、反复流涕和后吸性分泌物,也可有鼻出血、嗅觉减退、头痛和面部疼痛。

【病理特点】

由于反复感染,黏膜增生、息肉样肥厚、部分萎缩和纤维化,可形成黏膜下囊肿;窦壁骨质硬化、肥厚。

【影像检查技术与优选】

CT 是首选检查方法,MRI 作为补充检查方法。

【影像学表现】

1. X 线表现　鼻窦透亮度减低,黏膜增厚,窦壁骨质肥厚。

2. CT 表现　典型表现为黏膜肥厚,2～5mm 为轻度增厚,5～10mm 为中度增厚,>10mm 为重度增厚,增强后明显强化,极少数增厚的黏膜可见斑块状或蛋壳状钙化或骨化;黏膜下囊肿形成;显著增厚的黏膜和多发黏膜下囊肿使窦腔实变;窦壁骨质硬化、肥厚,严重者出现窦腔缩小;如果儿童反复炎症,可造成鼻窦发育不良;慢性鼻窦炎的潴留液蛋白含量高,密度高于纯水(图 4-5-2A～C)。复发性上颌窦炎应进一步检查同侧牙根,因为牙根病变可能是潜在诱因,易导致牙源性上颌窦炎,表现为牙根周围骨质破坏,与上颌窦底部相通,伴有周围不同程度骨质硬化。

3. MRI 表现　慢性炎症的典型表现为黏膜增厚,窦壁骨质肥厚硬化。增厚黏膜呈线状稍长 T_1 稍长 T_2 信号,增强扫描多明显强化;窦壁增厚、呈低信号。由于水分吸收,窦腔及黏膜下潴留液体蛋白质含量较高,T_1、T_2 弛豫时间短于纯水,随蛋白含量增加,T_1 信号增高、T_2 信号减低。当蛋白质含量达

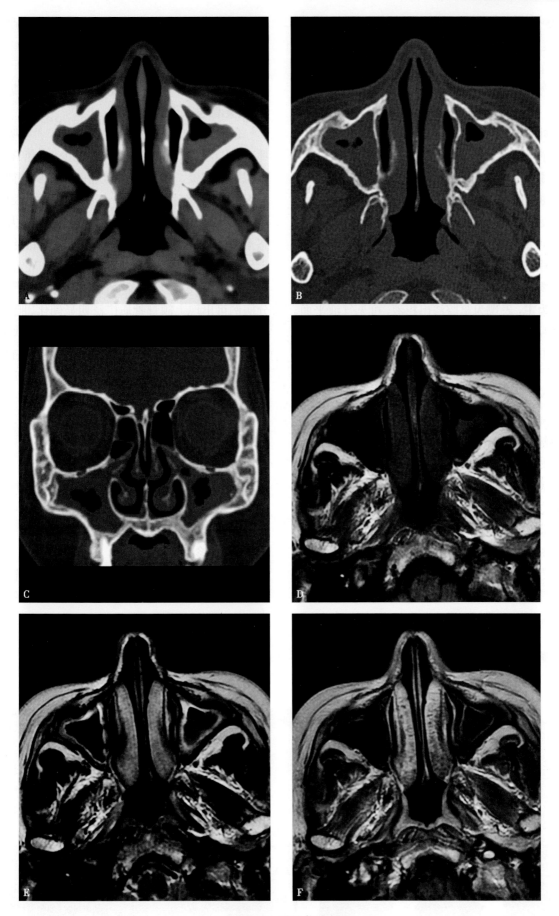

图 4-5-2 慢性鼻窦炎

A～C. CT 轴位软组织窗、骨窗及冠状位骨窗，显示双侧上颌窦实变、环壁软组织影，局灶斑块状钙化，窦壁骨质弥漫性增厚硬化；D～F. MRI 轴位 T_1WI、T_2WI 及增强 T_1WI，示双侧上颌窦黏膜增厚，呈稍长 T_1 稍长 T_2 信号，增强扫描线状较明显强化，黏膜下积液呈长 T_1 长 T_2 信号；左侧上颌窦窦腔积液呈稍短 T_1 稍短 T_2 信号；双侧上颌窦低信号的骨壁增厚

5%～25%浓度时，T_1WI为高信号，T_2WI亦为高信号，浓度进一步提高后T_2WI信号逐渐下降可呈低信号；当分泌物呈半凝固状态时，T_1WI及T_2WI均呈低信号，严重者与窦腔内气体信号相似，易将病变漏诊（图4-5-2D～F）。

【诊断要点】

1. 慢性临床过程。

2. 黏膜肥厚，窦壁骨质增生肥厚。

3. 潴留液蛋白含量高，CT密度高于纯水，MRI信号多变。

4. 可形成黏膜下囊肿。

【鉴别诊断】

主要与急性鼻窦炎鉴别，急性鼻窦炎病程长，以渗出为主，表现为窦腔渗出积液，可见气液平面。另外鼻腔鼻窦肿瘤往往合并慢性炎症，应注意从慢性炎症中识别提示肿瘤性病变的征象。

三、鼻窦炎并发症

（一）骨髓炎

【概述】

鼻窦炎并发骨髓炎（osteomyelitis）是继鼻窦炎之后窦壁骨质的感染和破坏，最常累及额骨，蝶、筛、上颌骨也有发生，上颌骨骨髓炎多发生于婴幼儿。

【临床特点】

表现为受累区域软面团样肿胀，患者全身不适，伴有发热、寒战、头痛等。

【病理特点】

急性期窦壁骨质吸收、变薄、破坏，甚至形成死骨；由于机体的保护反应，晚期可出现明显骨质增生硬化。

【影像检查技术与优选】

CT是首选检查方法，MRI作为补充检查方法。

【影像学表现】

急性骨髓炎CT表现为窦壁模糊，骨质吸收、破坏，可出现死骨，但较长骨骨髓炎少见，伴有邻近软组织蜂窝织炎，表现为软组织肿胀、脂肪间隙浑浊，组织界面模糊（图4-5-3）。慢性骨髓炎则表现为骨质破坏区周围明显骨质硬化，鼻窦轮廓扩大，但形态不规整。伴发于上颌窦炎的慢性骨髓炎多发生于牙槽骨，最常见原因为牙源性感染。轻者仅表现为上颌窦实变，牙槽骨骨质破坏伴有骨质硬化；部分病例可出现上颌骨骨质广泛明显硬化、肥厚。CT能很好地显示骨髓炎骨质的改变，MRI软组织分辨力高，能更好地显示病变的范围，增强扫描病变区弥漫性强化，一般无软组织肿块，区别于肿瘤性病变。

【诊断要点】

1. 典型的病史。

2. 局部鼻窦炎基本表现。

3. 急性期窦壁骨质的溶骨性破坏，周围蜂窝织炎，慢性期骨质增生硬化。

4. 无软组织肿块。

【鉴别诊断】

主要与鼻窦恶性肿瘤鉴别，后者病史较长，缺失急性感染的局部及全身表现，骨质破坏的同时有明显的软组织肿块。

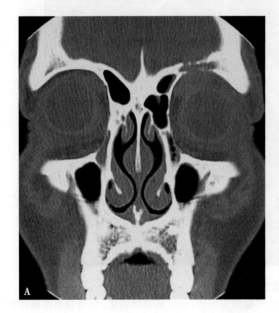
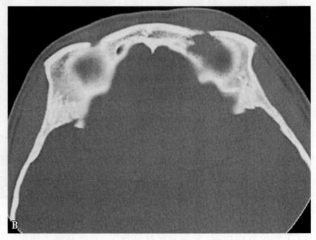

图4-5-3 鼻窦炎并发骨髓炎

A、B. CT冠状面及横断面骨窗，示左侧眼眶上壁骨皮质欠连续、骨质破坏，骨髓腔内见软组织影充填

（二）眼眶并发症

鼻窦炎眼眶并发症（orbital complication of sinusitis）发生率约 3%，最常发生于筛窦炎，其他依次为蝶窦、额窦及上颌窦，多见于儿童及青年人，致病菌多为流感嗜血杆菌和金黄色葡萄球菌。鼻窦炎眼眶并发症可以分为 5 种类型：①眶隔前蜂窝织炎（preseptal cellulitis）；②眼眶蜂窝织炎（orbital cellulitis）；③眶骨膜下脓肿（orbital subperiosteal abscess）；④眼眶脓肿（orbital abscess）；⑤球后视神经炎（retrobulbar neuritis）。此外，还可以引起眼上和（或）眼下静脉血栓、中央动脉闭塞、海绵窦血栓性静脉炎进而发展为颅内并发症（脑膜炎）。鼻窦炎引起眼眶并发症的途径可以是通过窦壁裂隙直接扩散到眼眶，尤其是菲薄的筛骨纸样板；或者通过无瓣膜的静脉如筛前静脉和筛后静脉等。

1. 眶隔前蜂窝织炎

【概述】

局限于眶隔前的眼睑感染称为眶隔前蜂窝织炎（preseptal cellulitis）。

【临床特点】

临床表现为眼睑肿胀、红斑，压痛明显；如果无脓肿形成，眼球一般不突出，若眼睑粘连，眼球运动受限。

【病理特点】

眼睑、结膜、面颊部软组织炎性渗出、肿胀，眶隔后脂肪间隙可不受累。

【影像检查技术与优选】

CT 是首选检查方法，MRI 作为补充检查方法。

【影像学表现】

（1）CT 表现：眼睑和结膜甚至面颊部软组织弥漫增厚，密度增加，边界模糊，脂肪间隙浑浊，见云絮状、条网状密度增高影；可合并眼眶蜂窝组织炎；同时均伴有急性鼻窦炎表现（图 4-5-4A、B）。

（2）MRI 表现：眼睑、结膜、面颊部软组织肿胀，脂肪间隙见条网状影，T_1 及 T_2WI 呈中等信号、抑脂 T_2WI 呈高信号。脓肿形成则显示囊壁环形强化，其内长 T_1 长 T_2 信号囊液不强化，眼球一般不突出，偶尔可轻度后移（图 4-5-4C）。

【诊断要点】

（1）典型的病史。

（2）眼睑、结膜、面颊部软组织增厚，脂肪间隙模糊，见云絮状、条网状密度增高影或中等信号影。

（3）同时有急性鼻窦炎表现。

【鉴别诊断】

根据典型的临床及影像学表现较易诊断，一般无需鉴别。

2. 眼眶蜂窝织炎

【概述】

眼眶蜂窝织炎（orbital cellulitis）是指眼球后脂肪结缔组织感染，严重者可发展为脓肿，需外科排脓。

【临床特点】

临床表现为眼球显著突出、固定，眼睑和球结膜高度水肿，也可有视盘水肿、视力下降。

【病理特点】

眶隔后肌锥内外结缔组织炎性渗出，不伴脓肿形成，可进一步发展为眼眶脓肿、眼上、下静脉血栓，也可发生海绵窦血栓。

【影像检查技术与优选】

CT 是首选检查方法，MRI 作为补充检查方法。

【影像学表现】

（1）CT 表现：眶隔后肌锥内外脂肪间隙模糊、密度增高，见弥漫性条网状浸润影，边界不清；眼外肌、视神经、泪腺等结构界面不清，眼外肌、泪腺可肿胀，眼球突出；同时均伴有鼻窦炎表现，以筛窦炎、上颌窦炎常见（图 4-5-5）。

（2）MRI 表现：肌锥内、外脂肪间隙点条网状异常信号，T_1 及 T_2WI 呈中等信号，抑脂 T_2WI 呈高信号，增强后炎症累及范围内可见强化。

【诊断要点】

（1）典型的病史。

（2）眶隔后肌锥内外脂肪间隙模糊，见云絮状、条网状密度增高影或中等信号影。

（3）眼外肌、视神经、泪腺等结构界面不清，眼外肌、泪腺可肿胀，眼球突出。

（4）同时有急性鼻窦炎表现。

【鉴别诊断】

根据典型的临床及影像学表现较易诊断，一般无需鉴别。

3. 眶骨膜下脓肿

【概述】

眶骨膜下脓肿（orbital subperiosteal abscess）是指脓液积聚在眶骨膜及眶壁间，常为细菌性鼻窦炎的一种并发症，多发生在儿童和十几岁的青少年。

【临床特点】

临床表现为眼球突出、眼球运动受限、球结膜水肿，眼眶胀痛、头痛，视力下降甚至失明，起病急。

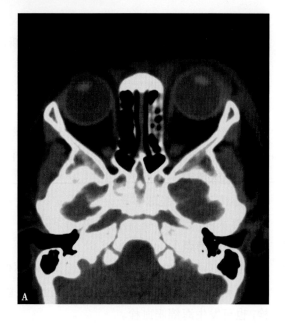

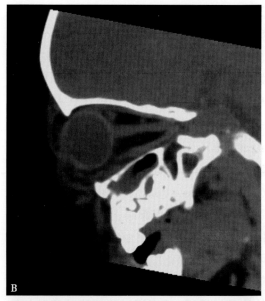

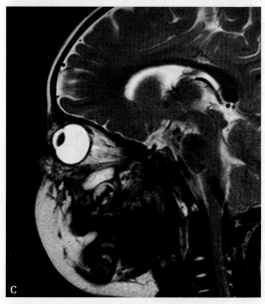

图 4-5-4　鼻窦炎并发眶隔前蜂窝织炎

A、B. CT 横断面及矢状面软组织窗，示左侧上颌窦、筛窦炎并发左侧眶隔前蜂窝织炎，左侧眼睑弥漫性增厚、脂肪间隙模糊，可见条网状密度增高影；C. MRI 矢状位 T_2WI，增厚的眼睑内条网状中等信号影

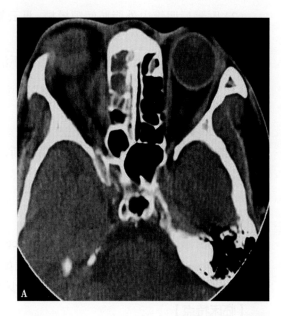

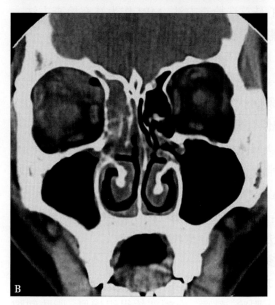

图 4-5-5　鼻窦炎并发眼眶蜂窝织炎

A、B. CT 横断面及冠状面软组织窗，示右侧筛窦炎并发右侧眼眶蜂窝织炎，右侧眼眶肌锥内、外间隙模糊，可见气体密度影及条带状浸润影，边界模糊

【病理特点】

眶骨膜与眶骨面疏松结合，只在骨缝、眶缘、泪囊窝等处和眶骨联系紧密，所以二者间积脓时骨膜容易被掀起，而同时又受到骨缝的限制，往往形成中间膨隆、两端止于骨缝的梭形形态。

【影像检查技术与优选】

CT 为首选检查方法，MRI 是最准确、可靠的检查方法。

【影像学表现】

（1）CT 表现：多见于眼眶上或内下象限。表现为基底于眶壁的局限或弥漫梭形低密度影，边缘光滑锐利，一般不跨越骨缝，邻近窦壁可有不同程度骨质破坏；眼球、眼外肌、视神经受压移位；同时均伴有鼻窦炎表现（图 4-5-6A～C）。

（2）MRI 表现：内部呈 T_1WI 低信号，T_2WI 高信号，边缘为被脓液掀起的增厚骨膜，呈弧形线状低信号，增强扫描明显强化，内部脓液及眶骨壁侧不强化，当形成肉芽组织包裹后眶骨壁侧也可强化（图 4-5-6D～F）。

【诊断要点】

（1）典型的病史。

（2）广基底于眶骨壁的梭形、扁丘状密度增高影或长 T_1 长 T_2 信号，边缘强化。

（3）眼球、眼外肌、视神经受压移位。

（4）同时有急性鼻窦炎表现。

【鉴别诊断】

（1）眼眶脓肿：眼眶脓肿位于眼眶脂肪间隙，周围有完整的环形强化的脓肿壁，区别于眶骨膜下脓肿一侧广基底于眶骨壁、特征性的梭形外观。

（2）眶骨膜下血肿：与眶骨膜下脓肿部位及形态相似，一般有局部外伤史，没有鼻窦炎及眼眶红肿热痛等感染的症状体征。

4. 眼眶脓肿

【概述】

眼眶脓肿（orbital abscess）是炎症坏死组织和化脓性病菌一起聚积在眶脂肪内形成，多数位于肌锥内间隙，少数位于肌锥外。多继发于筛窦炎和上颌窦炎。

【临床特点】

患眼胀痛，眼睑红肿，眼球突出、眼球运动障碍、视盘水肿、充血等，晚期可发生视盘萎缩。

【影像检查技术与优选】

CT 为首选检查方法，MRI 是最准确、可靠的检查方法。

【影像学表现】

（1）CT 表现：与眼外肌密度相比呈低密度的圆形或卵圆形影，多伴有眼眶蜂窝织炎的表现，同时有鼻窦炎表现（图 4-5-7A、B）。

（2）MRI 表现：脓液呈长 T_1 长 T_2 信号，脓肿壁 T_1WI 和 T_2WI 多均为低信号，增强扫描内部脓液无强化，周围包膜环形强化，多厚薄均匀、内壁光滑。同时可见鼻窦炎表现（图 4-5-7C～F）。

【诊断要点】

（1）典型的病史。

（2）眶隔后肌锥内、外脂肪间隙圆形或类圆形包块，呈稍低密度或长 T_1 长 T_2 信号，环形强化。

（3）多合并眼眶蜂窝织炎的表现。

（4）同时有急性鼻窦炎表现。

【鉴别诊断】

根据典型的临床及影像学表现较易诊断，一般无需鉴别。

5. 球后视神经炎

【概述】

鼻源性球后视神经炎（retrobulbar neuritis）如作为鼻窦炎的并发症一般源于蝶窦或后筛窦，它们的外壁菲薄，甚至缺如，窦黏膜与视神经紧邻，感染可直接累及视神经，或通过鼻窦与眼眶之间导血管扩散。

【临床特点】

临床表现为视力下降，甚至失明。

【影像检查技术与优选】

CT 诊断价值有限，MRI 是最准确、可靠的检查方法。

【影像学表现】

视神经轻度增粗或不增粗，无明显肿块征象，在 MRI 上 T_2WI 表现为视神经呈高信号，增强后强化。增强后视神经明显强化，部分可有视神经鞘强化而视神经本身不强化，慢性期可发生视神经萎缩。

（三）颅内并发症

【概述】

鼻窦炎颅内并发症（intracranial complication of sinusitis）并不常见，包括脑膜炎、硬膜外脓肿、硬膜下脓肿、颅内脓肿和海绵窦血栓。额窦炎是最常见的感染源。

【临床特点】

患者出现发热、头痛、全身不适、惊厥、呕吐、视盘水肿和局部神经体征，脑脊液的蛋白和白细胞升高、葡萄糖降低，细菌培养可发现致病菌。

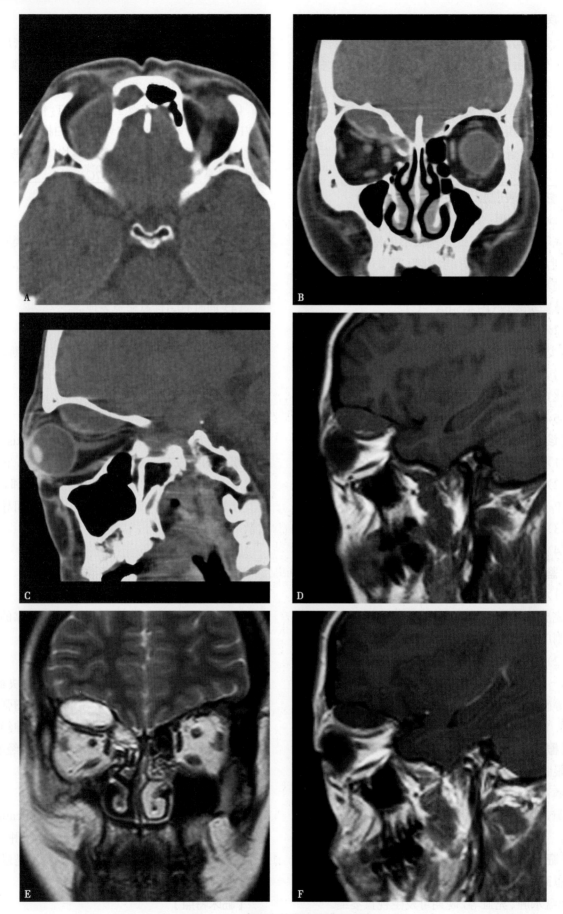

图 4-5-6　鼻窦炎并发眶骨膜下脓肿

A～C. CT 横断面、冠状面及矢状面软组织窗，示右侧额窦炎并发右侧眶上壁眶骨膜下脓肿，横断面呈尖端指向眶尖的扇贝形，冠状位及矢状位呈广基底于眶上壁的梭形，边缘光滑，眼球、眼外肌、视神经受压移位；D～F. MRI 矢状 T_1WI、冠状 T_2WI 及矢状增强 T_1WI，示右眶骨膜下脓肿呈长 T_1 长 T_2 信号，增强扫描边缘弧形线状强化，眶骨壁侧及内部不强化

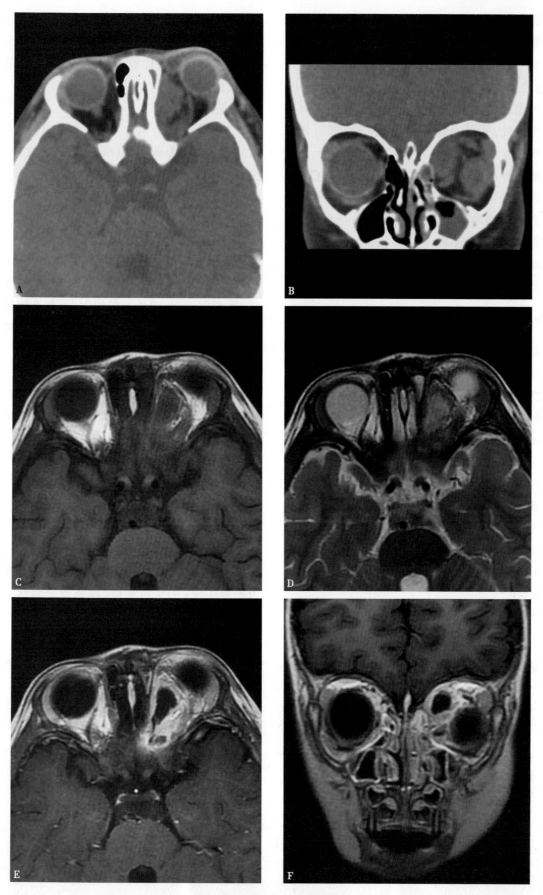

图 4-5-7　鼻窦炎并发眼眶脓肿

A、B. CT 横断面及冠状面软组织窗，示左侧额窦、筛窦及上颌窦炎并发左侧眼眶脓肿及蜂窝织炎，左侧眼眶内上部肌锥内、外间隙见卵圆形软组织密度团块，边缘模糊，周围脂肪间隙浑浊，见点条影；C～F. MRI 轴位 T_1WI、T_2WI、增强 T_1WI 及冠状位增强 T_1WI，示左侧眼眶脓肿呈长 T_1 长 T_2 信号，周围环以中等信号脓肿壁，增强扫描周围明显环形强化，内壁光滑清楚，内部无强化；周围脂肪间隙见条网状中等信号并强化

【影像学表现】

脑膜炎时，增强CT或MRI显示脑膜强化。

硬膜外及硬膜下脓肿分别呈凸透镜状及新月形，脓液的密度或信号依其成分和病程长短而变化，脓肿内可出现气体影，增强后周围包膜强化，但其内脓液不强化，可伴有邻近脑组织水肿，邻近骨质可有破坏或硬化肥厚。

脑脓肿多在受累鼻窦附近脑实质形成，CT和MRI表现根据脓肿形成时期不同而变化，特征性表现为边界清楚的厚薄均匀的环形强化、内壁光滑，伴有周围脑组织明显水肿。

蝶窦炎常并发海绵窦区脑膜炎，CT和MRI显示海绵窦及其脑膜增厚、强化（图4-5-8）。

四、真菌性鼻窦炎

真菌性鼻窦炎（fungal sinusitis）较常见，早期多数学者将其分为侵袭性和非侵袭性2种类型，侵袭性真菌性鼻窦炎病理学特点为菌丝侵犯鼻窦黏膜、血管、骨质等结构，而非侵袭性无此特点。真菌性鼻窦炎主要致病菌为曲霉菌和毛霉菌；侵袭性以毛霉菌多见，非侵袭性以曲霉菌多见。目前真菌性鼻窦炎根据临床表现、治疗方案不同分为真菌球、变应性真菌性鼻窦炎、急性暴发型真菌性鼻窦炎、慢性侵袭型真菌性鼻窦炎4种类型，前两者属于非侵袭性，后两者属于侵袭性。

（一）真菌球

【概述】

真菌球（fungus ball）是临床上最常见的一种真菌性鼻窦炎，发生于有免疫能力的非特应性患者，通常只侵犯一个鼻窦，上颌窦最常见，可压迫受累的窦腔，但无侵袭性破坏。常见的致病真菌是曲霉菌，其次为毛霉菌。

【临床特点】

多见于中老年人，女性稍多。病程较长，持续数月。多表现为鼻阻、血涕、脓性或恶臭分泌物、单侧面部疼痛、头痛，尤其血涕较其他鼻窦炎更常见。鼻窥镜检查可见典型的干酪样分泌物，呈不同色泽、极易破碎，常伴有恶臭。

【病理特点】

病变窦腔内干酪样分泌物有真菌菌丝团块，见大量真菌菌丝、孢子，黏膜呈非特异性慢性炎症改变：炎细胞浸润、毛细血管增生，可伴有腺体及纤维组织增生，与普通慢性炎症基本相同，窦腔黏膜、血管及骨质一般无真菌侵入。

【影像检查技术与优选】

CT能很好地显示本病特征性的钙化，是首选检查方法，MRI可作为补充检查方法，普通X线诊断价值不大。

【影像学表现】

1. **X线表现**　受累鼻窦完全或部分实变，窦壁骨质常增厚硬化。仅少数病例可显示特征性的病灶内高密度影。

2. **CT表现**　绝大多数单一鼻窦发病，上颌窦最常见，其他依次为蝶窦、筛窦，额窦受累罕见。表现为窦腔实变，中央可见点、细条或云絮状高密度钙化影，由真菌菌丝中的钙盐、铁和镁等重金属形成，

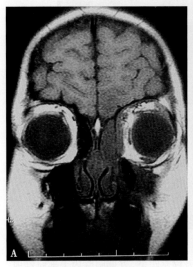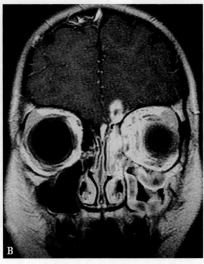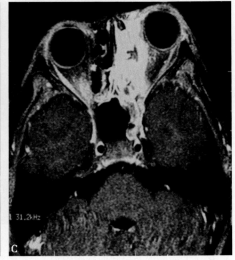

图4-5-8　鼻窦炎颅内并发症

A～C. 冠状面 T_1WI 及增强冠状面、横断面 T_1WI，示左侧筛窦及上颌窦炎颅内并发症，左侧额部脑膜局限性增厚、强化，左侧额叶内见结节状明显强化灶，左侧海绵窦亦可见受累

出现率70%以上；病变窦壁骨质普遍增生肥厚，局部可有压迫性吸收破坏，多位于上颌窦内壁，尤其近上颌窦自然开口处（图4-5-9）。

3. MRI表现 真菌菌丝T_1WI多表现为低、等信号，T_2WI多为极低信号，甚至无信号，增强后无强化；多伴有窦腔内炎症，T_1WI表现为低、等或高信号，T_2WI通常表现为高信号，边缘增厚的黏膜有明显强化，有时可见低信号的窦壁增厚（图4-5-9E～G）。

【诊断要点】

1. 多累及一个鼻窦，上颌窦最常见。

2. CT表现为窦腔实变、窦壁骨质增生肥厚，提示为慢性炎症，常伴有病变上颌窦窦口处骨质受压吸收、窦口扩大。实变窦腔内点、细条、云絮状高密度钙化影为其特征性表现。

3. 在T_2WI上真菌球多表现为高信号的慢性炎症内极低信号团块影，较具特征。

【鉴别诊断】

1. **非真菌性鼻窦炎** 窦腔内出现钙化或骨化少于3%，通常位于窦腔外周，典型者呈圆形或蛋壳状，有时可看到骨皮质和骨小梁，提示已骨化。

2. **变应性真菌性鼻窦炎** 发生于有免疫能力的特应性年轻人，可有家族过敏史，多侵犯单组或全组鼻窦，典型表现为窦腔实变、膨胀，伴有多发条状、匐行状或云雾状高密度影，绝大多数伴有鼻息肉。

3. **急性暴发性真菌性鼻窦炎** 进展快，CT特征性表现为进行性骨质破坏，病变广泛，易延伸到眼眶、颅内等邻近结构，视神经和脑膜弥漫强化，颅内出现脓肿或梗死病灶，上颌窦的病变可向前蔓延到面颊部、向后延伸到翼腭窝，很少造成窦腔扩大或窦壁的变形，窦腔内高密度影少见。

4. **慢性侵袭性真菌性鼻窦炎** 进展缓慢，易延伸到眼眶、颅内，常造成鼻窦骨质破坏，但周围多伴有骨质增生硬化，晚期骨质破坏处常伴有明显骨质硬化，窦腔内高密度影少见，CT或MRI增强扫描可见颅内肉芽肿性改变，易沿三叉神经周围生长蔓延。

（二）变应性真菌性鼻窦炎

【概述】

变应性真菌性鼻窦炎（allergic fungal sinusitis）是由鼻腔鼻窦内的真菌发生变态反应而产生的炎症，属于非侵袭性真菌性鼻窦炎，较常见，约占全部慢性鼻窦炎病例的7%，但实际诊断率低。常见的致病真菌是曲霉菌属，其次为毛霉菌属。具体发病机制尚不明确，多发生于特应性体质的年轻人，没有特效的治疗方法，且治疗后复发率高。目前本病

尚无统一的诊断标准，现多采用Bent氏标准，即：由病史、皮试或血清学证实的I型变态反应；鼻息肉病；典型CT表现；组织学证实有嗜酸性粒细胞黏液，真菌不侵及鼻窦黏膜；窦腔内容物真菌染色或培养结果阳性。

【临床特点】

多发生于特应性年轻人，可有家族过敏史，多数患者有长期反复发作的全组鼻窦炎或鼻息肉病史，约50%伴哮喘，25%伴阿司匹林过敏。患者常有鼻阻，奶酪样黏涕，鼻区局部疼痛；侵犯眼眶可造成突眼、复视、视力下降及溢泪等症状。

【病理特点】

变应性黏蛋白不断产生并在鼻腔鼻窦内积聚、浓缩，大体特征为硬质棕色或黄褐色黏性物质，呈浓缩花生酱或奶酪样；镜下表现为在无定形淡嗜酸性或淡嗜碱性变应性黏蛋白，以及在其中分布着大量的嗜酸性粒细胞及夏科-莱登（Charcort-Leyden）结晶，六胺银染色可见大量真菌菌丝。鼻窦黏膜呈慢性炎症改变，水肿或增生，黏膜内无真菌菌丝及孢子。

【影像检查技术与优选】

CT是首选检查方法，MRI可作为补充检查方法，普通X线诊断价值不大。

【影像学表现】

1. **X线表现** 受累鼻窦完全或部分实变，鼻腔内透亮度减低，窦壁骨质常见为增厚硬化。

2. **CT表现** 半组或全组鼻窦实变、膨胀，中央部位见形态不一的云絮状较均质高密度影为其特征性表现，呈线状、匐行性或斑片状，CT值100HU左右，代表黏稠的变应性黏蛋白（图4-5-10A、B）。窦壁骨质广泛膨胀、变薄，局部吸收缺损；伴有单侧或双侧鼻息肉；病变可由骨壁缺损处突入眼眶或颅内。

3. **MRI表现** T_1WI表现为低或等信号区，T_2WI显示低信号至无信号，增强后未见强化；外周常伴阻塞性炎症，在T_1WI多表现为低信号，部分呈高信号，T_2WI均表现为高信号。

与CT高密度区相对应的部位在MRIT_1WI表现为低或等信号，T_2WI呈低信号至无信号，增强后未见强化；其周围窦腔积液及黏膜肥厚等慢性炎症在T_1WI多表现为中等信号，部分呈高信号，T_2WI呈高信号，增强后周边增厚的黏膜明显强化（图4-5-10C～E）。

【诊断要点】

1. 特应体质的年轻人，长期反复发作的鼻窦炎或鼻息肉病。

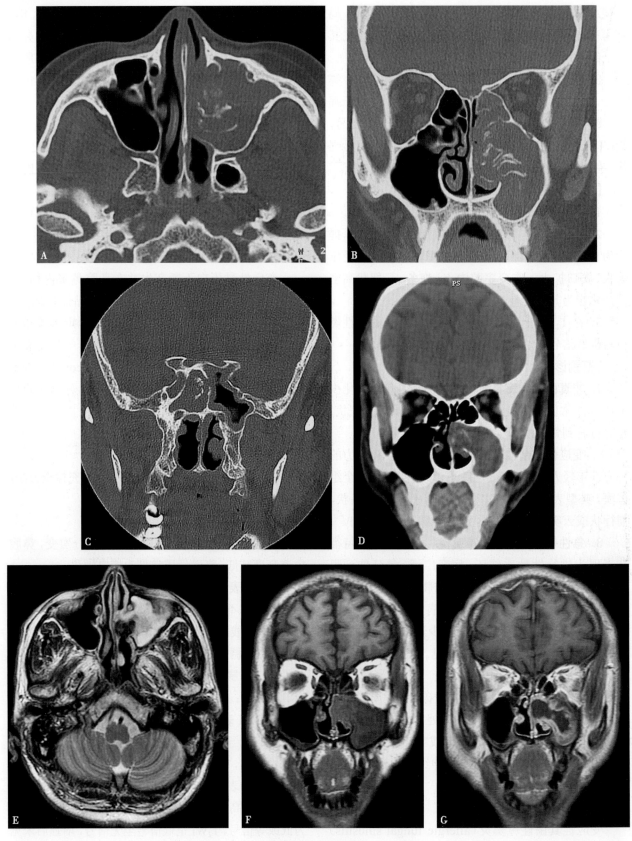

图 4-5-9 真菌球

A、B. CT 横断面及冠状面骨窗,示左侧上颌窦内软组织影伴窦腔实变中央多发条状高密度影;C. CT 冠状面骨窗,示右侧蝶窦内软组织影伴窦腔实变中央条状高密度影,窦壁骨质硬化,左侧蝶窦内条带状软组织影;D~G. 同一患者 CT 冠状面软组织窗、横断面 T_2WI、冠状面 T_1WI、增强 T_1WI,示左侧上颌窦内软组织影伴窦腔实变中央云絮状高密度影,MRI 呈低信号,增强后无强化,外周为炎症

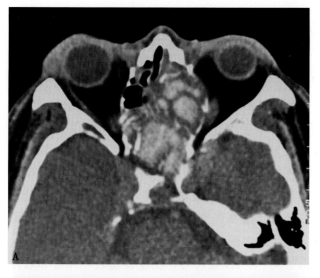
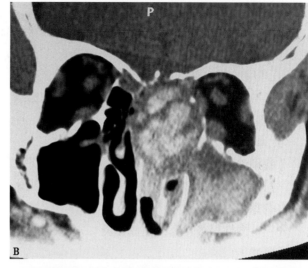
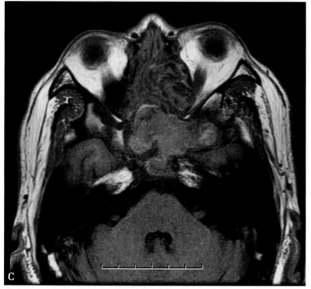
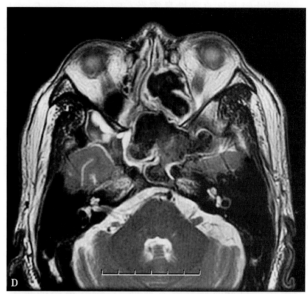
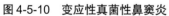

图 4-5-10 变应性真菌性鼻窦炎

A、B. CT 横断面及冠状面软组织窗,示左侧筛窦、蝶窦及上颌窦窦腔膨胀,内见软组织影伴斑片状磨玻璃样密度增高影;C～E. 横断面 T_1WI、T_2WI 及增强 T_1WI,示左侧筛窦、蝶窦及上颌窦内异常信号影,T_1WI 呈等信号,T_2WI 呈低信号,增强后周边强化,内部未见强化

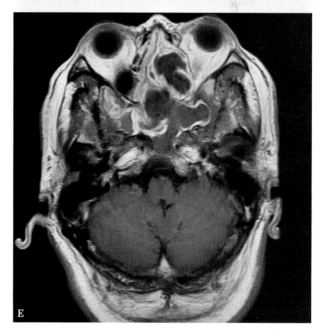

2．全组或半组鼻窦实变、膨胀。

3．CT上形态不一的云絮状高密度影为其特征性表现；窦壁骨质广泛膨胀、变薄、可缺损。

4．与CT高密度区相对应部位T_1WI呈低或等信号、T_2WI低或无信号、不强化，周边增厚的黏膜明显强化。

5．单侧或双侧鼻息肉。

【鉴别诊断】

与其他各型真菌性鼻窦炎之间的鉴别诊断见本节"真菌球"。

（三）慢性侵袭性真菌性鼻窦炎

【概述】

慢性侵袭性真菌性鼻窦炎（chronic invasive fungal sinusitis）是指真菌菌丝侵入鼻腔鼻窦黏膜、黏膜下、血管和骨质等组织结构中，伴或不伴肉芽肿形成，导致患者临床症状持续、反复、预后不良的炎性病变。Stringer等定义本病为病程大于4周、病情进展较慢的一种侵袭性炎性病变，其组织病理学特点为鼻窦黏膜、血管及骨质内有真菌菌丝侵犯。在临床上少见，近期随着鼻窦影像检查方法的广泛开展，本病检出率有逐渐增多的趋势，但影像学极易误诊为恶性肿瘤。常见的致病真菌是曲霉菌，其次为毛霉菌。

【临床特点】

本病多发生于健康成年人，少数发生于可能影响机体免疫功能的全身疾病（如糖尿病、白血病等）的患者。早期临床症状不典型，与慢性鼻炎或鼻窦炎相似；晚期侵犯鼻腔鼻窦周围结构如颅底、眼眶、海绵窦、翼腭窝等，产生相应症状：侵犯到眼眶可出现眶周肿胀、眼眶疼痛、突眼、视力下降等；蔓延到眶尖或（和）海绵窦可导致眶尖或（和）海绵窦综合征，患者多以此症状就诊；侵犯颅内可出现头痛、癫痫、意识障碍或局部神经症状；蔓延到翼腭窝可出现相应脑神经麻痹；侵犯硬腭可发生腭部缺损；严重的并发症包括真菌性动脉瘤、颈内动脉破裂和海绵窦血栓等。鼻内镜检查可见到鼻腔重度充血和息肉样变的黏膜，或可见表面被覆黄色或黑色块状软组织样肿物。

【病理特点】

鼻窦黏膜下组织包括血管和骨质受真菌菌丝侵犯，以慢性化脓性肉芽性炎症为主，为慢性免疫反应的结果，是本病的组织学特点。常伴有慢性非特异性炎症，也可发生真菌血管炎、出血及凝固性坏死。

【影像检查技术与优选】

CT和MRI联合使用有利于诊断和鉴别诊断、明确侵犯范围、指导治疗。

【影像学表现】

1．CT表现　本病多发生于一个鼻窦，上颌窦最常见，其次为筛窦、蝶窦，额窦罕见。早期影像学表现为鼻窦黏膜增厚，但此征象无特异性；典型CT表现为受累窦壁骨质膨胀、破坏，破坏严重可形成巨大缺损，以上颌窦多见，但同时伴有断端及邻近骨质不同程度的增生硬化，窦腔内充以软组织影，形态多不规整，密度较均匀，钙化少见，通常伴有受累窦腔外周阻塞性炎症；病变易向周围结构蔓延，最常见为眶尖或（和）海绵窦，其他包括脑膜、翼腭窝、颞下窝、鼻咽、硬腭等。窦壁骨质破坏伴有邻近骨质硬化，常累及眶尖及海绵窦区，为本病较特征性表现（图4-5-11A）。

2．MRI表现　病变在T_1WI多为等信号，T_2WI信号不定，与病程有关，早期以高信号为主，晚期以低信号为主，但通常不均匀，增强后有明显强化（图4-5-11B～D）。周围的阻塞性炎症在T_1WI为低或等信号，T_2WI为明显高信号，增强后周边黏膜强化，与病变容易鉴别。病变可沿神经周顺行或逆行侵犯，常见为上颌神经，少数为下颌神经或翼管神经，以增强后脂肪抑制序列显示最佳。MRI可更清楚显示病变的范围，尤其易准确显示眶尖、海绵窦、脑实质、脑膜及翼腭窝等部位的病变。

【诊断要点】

1．多以眶尖或海绵窦综合征就诊。

2．CT上窦壁骨质破坏，邻近骨质伴有硬化。

3．T_2WI信号通常不均匀，内可见低信号，增强后强化较明显。

4．病变蔓延到眼眶、颅内，常累及眶尖及海绵窦区。

【鉴别诊断】

1．鼻窦癌　病史短，进展快；多见于上颌窦，CT显示窦壁广泛骨质破坏，多不伴有骨质增生硬化，软组织肿块密度不均匀，形态不规则，在T_1WI、T_2WI上多为中等信号，增强后低、中度强化。

2．眶尖炎性假瘤　与本病的密度及信号相似，有时鉴别较困难，鉴别要点为眶尖炎性假瘤易侵犯同侧海绵窦、翼腭窝、颞下窝等，但很少侵犯鼻窦，邻近骨质破坏少见，部分可伴有轻度骨质增生硬化，激素治疗有效。

3．与其他类型真菌性鼻窦炎之间的鉴别诊断见本节"真菌球"。

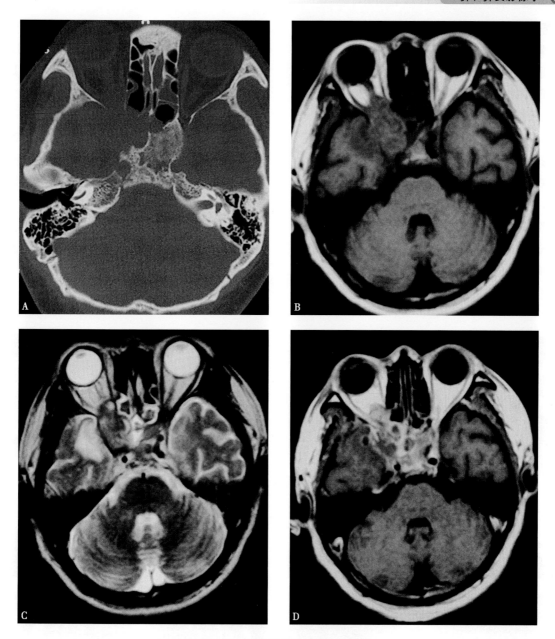

图 4-5-11 慢性侵袭性真菌性鼻窦炎

A. CT 横断面骨窗,示双侧蝶窦窦腔内软组织影,形态欠规整,窦壁骨质破坏,同时伴有增生、硬化,病变累及右侧眼眶及海绵窦区;B～D. 同一患者横断面 T_1WI、T_2WI 及增强 T_1WI,清楚地显示右侧眶尖区、海绵窦及右侧颞叶受侵

(四)急性暴发性真菌性鼻窦炎

【概述】

急性暴发性真菌性鼻窦炎(acute fulminant fungal sinusitis)在临床上少见,几乎全部发生于免疫功能低下或缺陷患者,常见有糖尿病酮症酸中毒、器官移植、长期应用抗肿瘤的药物或抗生素或类固醇药物、放疗及 AIDS 患者。本病起病急,进展快,真菌菌丝侵犯血管、骨质,引起血管炎、血管栓塞、骨质破坏和组织坏死等改变。本病早期侵犯鼻腔和鼻窦,接着沿血管迅速扩散,短期内蔓延到面颊部软组织、眼眶、颅内等邻近结构。如不及时治疗,则易引起真菌性脑膜炎、脑炎、脑梗死、脑脓肿,病死率高达 60%～100%。最常见致病菌为毛霉菌,其次为曲霉菌,白色念珠菌也有报道。

【临床特点】

早期临床症状有发热、眶周面颊部肿胀及疼痛,严重者很快出现剧烈头痛、呕吐、眼球突出、动眼障碍、视力下降、皮肤破溃等,晚期可出现严重组织坏死,如鼻腔侧壁、鼻中隔、鼻甲、硬腭、面部皮肤等部位,抗生素治疗不能缓解。鼻内镜检查可见鼻黏膜呈黑色坏死性改变,鼻腔内可见褐色或黑色干痂,为本病特征性表现,周围可伴有脓性分泌物。

【病理特点】

真菌菌丝侵犯血管、骨质，引起血管炎、血管栓塞、骨质破坏和组织坏死等改变，鼻窦坏死组织内均可见到大量的菌丝。

【影像检查技术与优选】

CT和MRI联合使用有助于本病的诊断和治疗。

【影像学表现】

1. CT表现　本病多发生于上颌窦和筛窦，其次为蝶窦，额窦罕见。早期表现为单侧鼻腔、鼻窦黏膜和软组织增厚，但无特异性，应密切结合临床考虑。Silverman等提出上颌窦周脂肪间隙软组织浸润为本病较早的征象；典型表现为鼻窦内充以软组织影，窦壁及邻近颅面部骨质可出现广泛骨质破坏，但无窦腔变形，窦腔内一般无钙化，广泛侵犯眼眶、颞下窝、翼腭窝、硬腭、颅面部软组织等邻近结构，严重可侵犯颅内，出现脑膜炎、脑炎、脑脓肿、脑梗死等（图4-5-12A、B）。

2. MRI表现　T_1WI多为低或等信号，T_2WI多为高信号，增强后有明显强化（图4-5-12C、D）。MRI能更清楚显示眼眶、颅内、海绵窦等鼻外蔓延范围，为治疗方案选择提供依据，对术后随访也有很大帮助。

【诊断要点】

1. 患者免疫功能低下或为免疫缺陷状态。

2. 病变进展快。

3. 多部位受累。

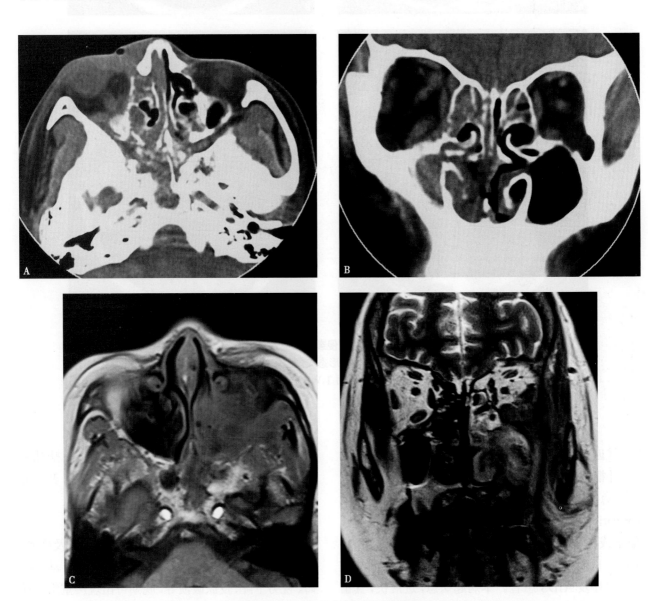

图4-5-12　急性暴发性真菌性鼻窦炎

A、B. CT横断面及冠状面软组织窗，示双侧筛窦及右侧上颌窦腔内软组织影伴斑片状密度增高影，病变累及右侧眼眶、双侧翼腭窝，右侧眼眶内眦部亦可见软组织增厚；C、D. MRI横断面T_1WI及冠状面T_2WI，示左侧上颌窦、筛窦、蝶窦内稍长T_1长T_2信号，左上颌窦病变见少许云絮状低信号，上颌窦壁广泛骨质侵袭破坏，广泛累及左眶、翼腭窝、颞下窝、颌面部、鼻咽及颅底等结构

4. 骨质破坏。

5. T_2WI 呈高信号，明显强化。

【鉴别诊断】

1. **鼻腔或鼻窦癌** 一般不伴有基础病，临床上发热少见，较本病进展缓慢，多发于一个鼻窦或鼻腔，侵犯范围较局限，很少伴有颅面部广泛骨质破坏。

2. **鼻部淋巴瘤** 较本病进展慢，更易发生于鼻腔前部或中线结构，邻近骨质改变较轻，易侵犯面部软组织，引起明显增厚，侵犯颅内少见。

五、黏膜下囊肿及黏液囊肿

（一）鼻窦黏膜下囊肿

【概述】

黏膜下囊肿（submucous cyst of paranasal sinus）又称为黏膜囊肿，属常见病，包括黏液腺（潴留）囊肿和浆液囊肿两种类型。

【临床特点】

临床上大多数患者无症状，而经常为影像学检查时偶然发现。或仅有面颊部胀满不适感、牙痛、偏头痛、头昏等。少数患者有鼻腔反复流黄色液体的病史。

【病理特点】

多数黏液腺囊肿是由于鼻窦黏膜内的腺体在炎症或变态反应作用下而引起黏液腺导管口阻塞，黏液积存，腺腔扩大所致；少数病变也可能因黏膜息肉囊性变而造成。此种囊肿位于黏膜下，常见于上颌窦。浆液囊肿是由于炎症或变态反应使窦黏膜毛细血管壁渗透性发生改变，致血浆外渗，积存于黏膜下层的疏松结缔组织内，逐渐膨胀、扩大而形成，囊肿没有真正上皮，也常见于上颌窦。

【影像检查技术与优选】

CT 是首选检查方法，MRI 为补充检查方法。

【影像学表现】

1. **X 线表现** 以华氏位显示最佳，柯氏位和侧位可辅助诊断。囊肿多见于上颌窦，沿着窦壁可见半球形软组织影突入窦腔，边界较清楚，大的囊肿可充满窦腔，表现窦腔透亮度减低，窦壁骨质一般不受累。

2. **CT 表现** 囊肿可单发，也可多发或同时发生于多个窦腔内，表现为沿着窦壁、边缘光滑、均匀低密度、圆形或半卵圆形软组织影，邻近窦壁骨质很少发生变形、变薄，但可伴轻度骨质硬化（图 4-5-13A、B）。增强后内容物不强化，囊壁可显示程度不一的强化。

3. **MRI 表现** T_1WI 为低或中等信号，T_2WI 则为高信号，增强后改变同 CT（图 4-5-13C～F）。

【诊断要点】

1. 基底于窦壁，呈圆形或卵圆形。

2. CT 呈均质软组织密度或水样密度。

3. MRI 信号均匀，T_1WI 为低或中等信号，T_2WI 则为高信号。

4. 内部无强化，囊壁可强化。

【鉴别诊断】

1. **鼻窦黏液囊肿** 黏液囊肿更常见于额窦、筛窦，邻近窦壁骨质明显膨胀、变薄及吸收，易凸入邻近结构。

2. **鼻窦肿瘤** 在 CT 或 MRI 上呈实性强化。

（二）鼻窦黏液囊肿

【概述】

鼻窦黏液囊肿（mucocele of paranasal sinus）是由于窦口长期阻塞而造成窦腔膨胀性病变，通常继发于炎症，外伤、肿瘤、解剖变异及术后瘢痕等也可造成窦口阻塞。黏液囊肿绝大多数为单发，极少数为多发。额窦最常受累（65%），多见于中老年人，其次为筛窦（25%），多见于青年或中年人，上颌窦受累少于 10%，蝶窦罕见。

【临床特点】

黏液囊肿生长缓慢，患者早期无任何不适，随着囊肿逐渐增大，压迫窦壁而出现相应症状，额、筛窦黏液囊肿多以眼球突出就诊，蝶窦黏液囊肿最常见症状为视力下降，严重者甚至可出现眶尖综合征。黏液囊肿继发感染则形成脓囊肿（pyocele），受累鼻窦周围出现炎性改变，邻近软组织肿胀，皮肤出现红、肿、热及痛等炎性表现，患者可出现高热及全身不适等症状。

【病理特点】

黏液囊肿壁即囊腔黏膜因受压而变薄，纤维柱状上皮变为扁平形，黏膜下层可见炎性细胞浸润，有时呈现息肉或纤维变。囊肿内容物为淡黄、棕褐或淡绿等色泽不一的黏稠液体，内含胆固醇。受累鼻窦膨胀、变薄，局部骨质吸收。

【影像检查技术与优选】

CT 是首选检查方法，MRI 是确诊检查方法。

【影像学表现】

1. **X 线表现** 鼻窦透亮度减低，窦腔扩大，可见边缘光滑、密度均匀囊性低密度影，邻近骨质受压吸收变薄。

2. **CT 表现** 受累窦腔膨大，内可见低或等密度

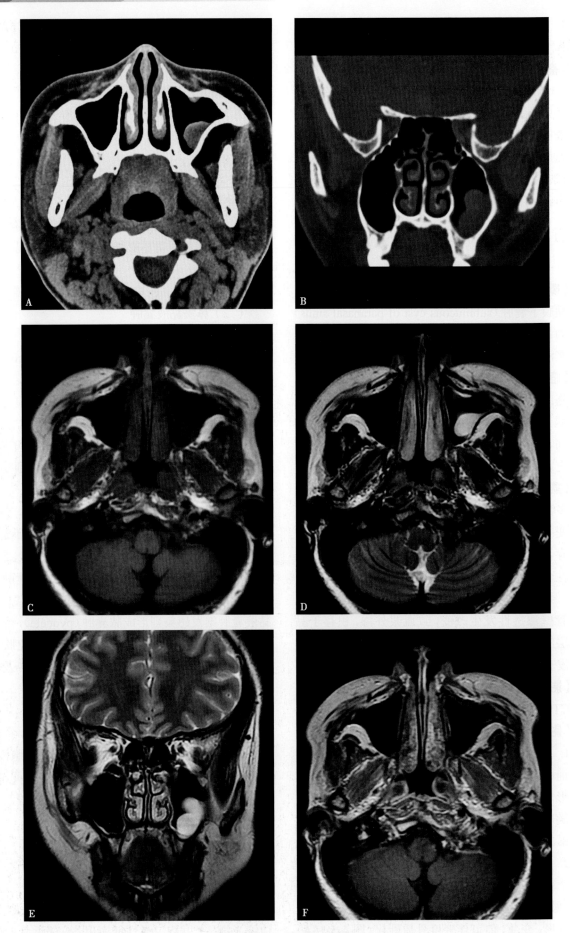

图 4-5-13　鼻窦黏膜下囊肿

A、B. CT 横断面软组织窗及冠状面骨窗，示左侧上颌窦内广基底于窦壁的边缘光滑的半圆形影，密度均匀；C～F. 横断面 T_1WI、T_2WI、冠状面 T_2WI 及横断面增强 T_1WI，左上颌窦病变呈均匀的长 T_1、长 T_2 信号，增强囊壁线状强化

软组织影,密度一般较均匀,极少数伴钙化、出血、边界清楚,增强后内容物不强化,囊壁呈程度不一环形强化,邻近窦壁骨质变形、变薄及局部吸收(图4-5-14A、B)。并发感染则形成脓囊肿,边界模糊,周围结构出现炎性改变,囊肿壁呈明显环形强化。黏液囊肿常突入并压迫邻近结构,额窦黏液囊肿易压迫额叶脑组织及眼眶上部结构,筛窦黏液囊肿易压迫眼眶内部及颅前窝底结构,上颌窦黏液囊肿易压迫鼻腔,蝶窦黏液囊肿易压迫海绵窦。

3. **MRI表现** 受累窦腔实变、气球样膨大,其内信号均匀多变,随囊液蛋白含量不同而不同,可表现为T_1低T_2高、T_1高T_2高、T_1高T_2低和T_1低T_2低信号,多较均匀。增强后囊肿壁呈规则线状强化,但内部囊液无强化(图4-5-14C～F),脓囊肿壁更厚并明显强化。对T_1WI表现为高信号的黏液囊肿,动态增强扫描的时间-信号强度曲线有助于判断。MRI可更准确显示黏液囊肿与邻近结构关系。

【诊断要点】

1. 多发生于额、筛窦。

2. 窦腔实变、气球样膨大。

3. CT呈均匀低或等密度,高于水。

4. MRI信号多变,多较均匀。

5. 增强后壁强化、内容物不强化。

6. 易凸入眼眶、颅内等邻近结构。

【鉴别诊断】

1. **鼻窦肿瘤** CT或MRI呈均匀或不均匀的实性强化。

2. **黏膜下囊肿** 鉴别点见前所述。

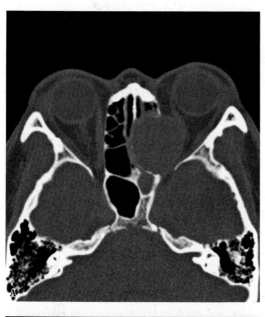
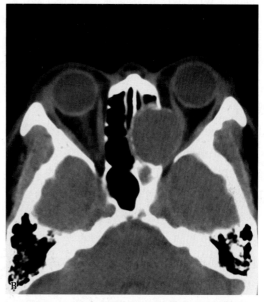
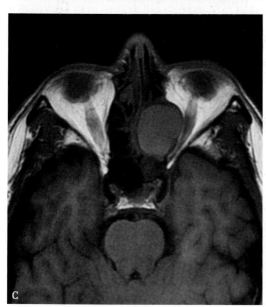
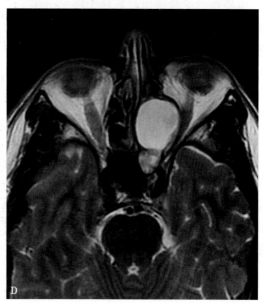

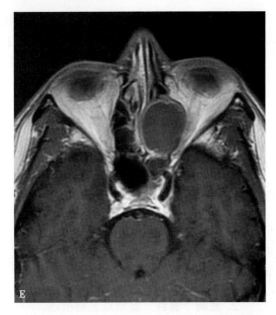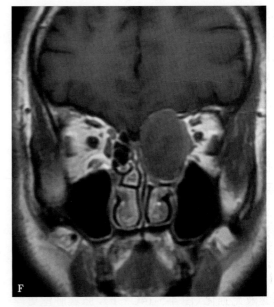

图 4-5-14 筛窦黏液囊肿

A、B. CT 横断面骨窗及软组织窗，示左侧后组筛窦实变、气球样膨大，呈均匀稍低密度，密度高于玻璃体，边缘光滑，局部骨质缺损，病变突入左眶，左侧内直肌受压，左蝶窦实变、窦壁增厚、无明显膨大；C～F. MRI 横断面 T_1WI、T_2WI、增强横断面及冠状面 T_1WI，显示左筛窦病变呈短 T_1 长 T_2 信号，中心不强化，周边呈环形强化，病变突入左眶及颅内，左蝶窦病变呈长 T_1 长 T_2 信号，为阻塞性慢性炎症

六、鼻息肉

【概述】

鼻息肉（nasal polyp）是赘生于鼻腔或鼻窦黏膜上突出于鼻腔黏膜表面的增生组织团，多见于成年人，可单发，常多发，可单独发生于鼻腔或鼻窦，两者也可同时发病，以中鼻道和筛窦最常见。鼻息肉形成与变态反应、慢性感染、血管运动性鼻炎和囊性纤维化有关，也与阿司匹林不耐受有关。阿司匹林三联征包括阿司匹林耐受不良、鼻息肉病和支气管哮喘。鼻息肉常常合并鼻窦慢性炎症，二者互为因果。鼻镜检查可见鼻道内鲜荔枝肉样半透明、可移动肿物。

【临床特点】

患者病史较长，常见临床表现为持续性鼻阻、流涕、头痛等。

【病理特点】

鼻息肉是由于黏膜水肿和增生而形成，伴有黏膜下液体聚集。根据组织学形态，息肉可分为水肿型、腺泡型和纤维型 3 种类型，以水肿型最常见，前两型主要是炎性细胞浸润、血管渗出增多，腺体分泌旺盛的结果，后者为成纤维细胞和胶原纤维增生所致。

【影像检查技术与优选】

CT 为首选检查方法，MRI 是最准确、可靠的检查方法。

【影像学表现】

1. X 线表现 局限于鼻腔的息肉，表现为鼻腔软组织影，较大的息肉可造成鼻腔扩大，伴有轻度骨质吸收；局限于鼻窦的息肉，表现为窦腔内单个或多个结节状或球形软组织影，边界清楚。

2. CT 表现 多发者表现为单侧或双侧鼻腔或（和）鼻窦膨胀、扩大，其内充满软组织影；邻近骨质吸收、变薄，也可伴有骨质硬化。病变密度多样，从低密度到软组织密度，随息肉内积液的蛋白含量增高而增高，多低于鼻甲黏膜。多发息肉密度各异，使病变整体密度不均。增强后病变边缘呈明显强化的弯曲条带状影，代表息肉内被黏液围绕的黏膜强化。多发息肉常伴有同侧或双侧上颌窦、筛窦等黏膜肥厚或积液等慢性鼻窦炎改变。单发者表现为类圆形或不规则形赘生物，边缘光滑、密度较均匀，多稍低于鼻甲（图 4-5-15A、B）。

3. MRI 表现 多发者 T_1WI 和 T_2WI 表现为多房囊状高低混杂信号。黏膜下潴留的液体因蛋白含量的不同而可呈 T_1 低 T_2 高、T_1 高 T_2 高、T_1 高 T_2 低和 T_1 低 T_2 低信号，多较均匀。多发息肉上述信号同时存在，故总体呈现高低混杂信号。增强后多为周边黏膜弧形线状强化，其内水肿积液组织不强化（图 4-5-15C～F）。

【诊断要点】

1. 持续性鼻阻、流涕、头痛，病史长。

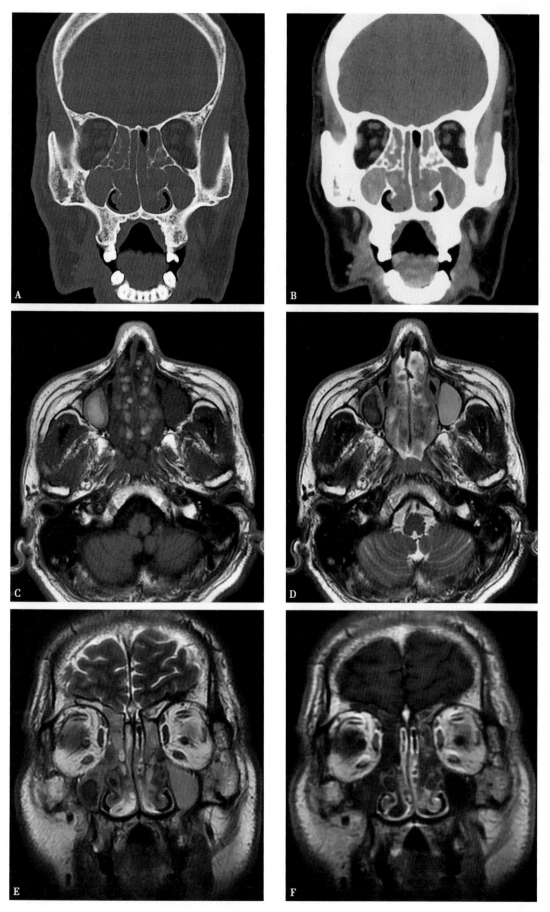

图 4-5-15 鼻息肉

A、B. CT 冠状面骨窗及软组织窗,示双侧鼻腔不规则形软组织影,密度高低不均。双侧鼻窦炎,筛窦间隔减少、增厚硬化,未见骨破坏;C~F. 横断面 T_1WI、T_2WI、冠状面 T_2WI 及冠状面 T_1WI 增强,示双侧鼻腔病变呈混杂信号,大部分呈长 T_1 长 T_2 信号,部分呈短 T_1 短 T_2 信号、短 T_1 长 T_2 信号,增强后表面覆盖的黏膜弧形线状强化,内部不强化

2. 单侧或双侧鼻腔充满软组织影。

3. 病变在 CT、MRI 上整体密度、信号不均，增强后多表现周边黏膜强化。

4. 鼻腔鼻窦膨胀、扩大，骨壁吸收变薄、也可伴有骨质硬化。

5. 多伴有多组或全组慢性鼻窦炎。

【鉴别诊断】

双侧鼻息肉一般不需要鉴别，单侧鼻息肉需要与内翻性乳头状瘤及真菌球鉴别，鉴别要点见第四章第六节。

七、上颌窦后鼻孔息肉

【概述】

上颌窦后鼻孔息肉（antrochoanal polyp）是原发于上颌窦、向后突出于后鼻孔的息肉。本病绝大数起源于上颌窦的后外侧壁，随其生长可造成上颌窦完全实变，形成一蒂从扩大的上颌窦口或副口而进入鼻腔，然后逐渐生长发展至后鼻孔，进一步发展可通过后鼻孔而突入鼻咽部。偶尔，这些息肉仅位于后鼻孔或起源于蝶窦而突入后鼻孔。

【临床特点】

本病多发生于青少年，以 10 岁以下的儿童最常见。常单侧发病，主要临床表现为进行性鼻阻。

【病理特点】

不同于普通鼻息肉与变态反应有关，上颌窦后鼻孔息肉的发生与感染密切相关。病理特征为黏膜下炎性细胞浸润，其中少见嗜酸性粒细胞，间质水肿，且有单个大潴留囊肿形成，内有潴留物。少量的黏膜下腺体提示上颌窦源性后鼻孔息肉是从呼吸道上皮水肿肥厚而成，而不是从腺样结构膨胀而成。

【影像检查技术与优选】

CT 是首选检查方法，MRI 为补充检查方法。

【影像学表现】

1. CT 表现　单侧上颌窦软组织肿块影，常有细长茎蒂，经扩大的窦口进入鼻腔向后突入后鼻孔、鼻咽部，大者甚至可进入口咽部。病变边界清楚、边缘光滑，呈均匀稍低密度，周围骨质可有轻度受压的表现，增强后病灶内部无强化，表面黏膜可见点线状强化（图 4-5-16A～D）。少数病例位于后鼻孔或起源于蝶窦而突入后鼻孔。

2. MRI 表现　内部多为较均匀的 T_1 低 T_2 高信号，增强后周边黏膜强化，其内容物不强化（图 4-5-16E～J）。

【诊断要点】

1. 青少年发病多见。

2. 单侧上颌窦、鼻腔、后鼻孔甚至鼻咽部相连的软组织影。

3. CT 呈均匀稍低密度、MRI 呈较均匀的 T_1 低 T_2 高信号，增强后周边黏膜强化、内部无强化。

【鉴别诊断】

1. **青少年血管纤维瘤**　绝大多数见于男性，起源于蝶腭孔附近，主要向鼻咽部、后鼻孔及翼腭窝生长，形态不规整，骨质破坏显著，易累及蝶骨翼突，MRI T_1WI 呈低或等信号，T_2WI 呈高信号，散在多发点、条状流空信号，增强后肿块显著强化。

2. **内翻性乳头状瘤**　多发生于鼻腔外侧壁近中鼻道区域，多呈分叶状，起源部位的骨质硬化，T_2WI 及增强 T_1WI 显示肿块内可见典型的"脑回"状或"栅栏"状改变。

八、出血坏死性鼻息肉

【概述】

出血坏死性鼻息肉（hemorrhagic and necrotic nasal polyp）是一种以出血坏死为病理特征的特殊类型的息肉，多单侧发病，好发于上颌窦，少数原发于鼻腔。可发生于任何年龄，但以青壮年居多，男女无明显性别差异，其命名一直以来未得到统一，但国内常命名为出血坏死性鼻息肉，而国外多为血管瘤性或血管扩张性息肉，发病机制不明。

【临床特点】

以单侧鼻堵最为常见，其次是鼻出血或涕中带血，无特异性。体检可发现一侧鼻腔内暗红色或灰白色新生物，表面可有血痂，触之易出血。

【病理特点】

大体病理常表现为不规则的暗红色、黄褐色组织，附有大量血凝块，有些切面较坚实，有些较脆，局部呈半透明息肉样组织。光镜下病变表面覆盖鳞状上皮，内部海绵样扩张血管聚集区与无血管区相间，血管中有散在纤维蛋白血栓，散在大量吞噬含铁血黄素的巨噬细胞并伴有斑片状新鲜的出血灶及纤维素样坏死、炎细胞浸润，局部呈典型的炎性息肉表现。

【影像检查技术与优选】

MRI 包括动态增强扫描是首选检查方法，动态增强扫描是关键；CT 可作为筛查方法。

【影像学表现】

1. CT　单侧上颌窦充满等低混杂密度影，并累

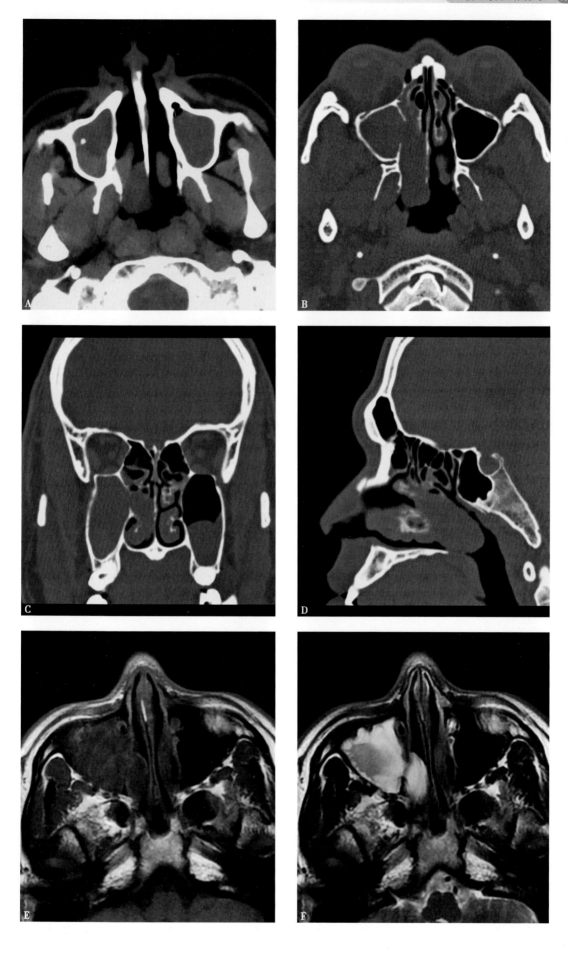

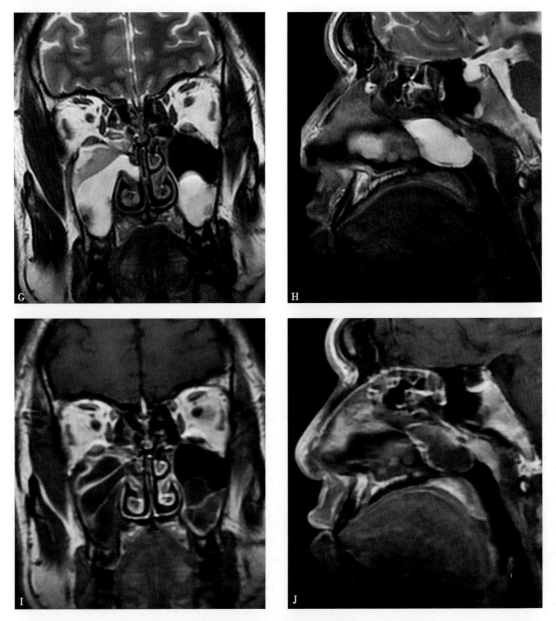

图 4-5-16 上颌窦后鼻孔息肉

A～D. CT 横断面软组织窗、斜轴位骨窗、冠状位骨窗及矢状位骨窗，示右侧上颌窦低密度软组织影，经扩大窦口进入鼻腔，沿中鼻道凸向后鼻孔、鼻咽腔，边缘光滑；E～J. MRI 横断面 T_1WI、T_2WI、冠状面 T_2WI、矢状面 T_2WI、冠状面 T_1WI 增强及矢状面 T_1WI 增强，右侧上颌窦后鼻孔病变呈长 T_1 长 T_2 信号，增强后表面覆盖的黏膜弧形线状强化，内部不强化，双侧上颌窦另见黏膜下囊肿

及鼻腔，上颌窦不均匀膨大变形，局部扇贝样变形或吸收破坏，多见于上颌窦内侧壁。鼻中隔、鼻泪管等结构亦可受压重塑。骨质破坏边缘光滑，区别于恶性肿瘤的侵袭性破坏、形成软组织肿块包绕骨残端。病变内富血组织呈中等密度，常合并阻塞性炎症及息肉使病变整体密度不均，少数病例可见小圆形钙化，为静脉石。增强后病变内可见多发斑片状、条片状、结节状血管样强化，即强化幅度与同层小血管相当。多期动态增强扫描可见"渐进性强化（progressive enhancement pattern）"，即静脉期和（或）延迟期较动脉期强化范围不断增大、融合（图 4-5-17A～D）。血管样明显强化及进行性强化反映了本病在病理上主要由慢血流的扩张血管构成的特点，为本病特征性表现之一。

2. MRI 表现 病变整体呈混杂信号，T_1WI 以等低信号为主，T_2WI 以高信号为主，周边可见不规则的低信号环以及内部线样低信号分隔，代表陈旧性出血后含铁血黄色沉积及纤维化，为本病特征性表现（图 4-5-17E～H）；增强后，增生扩张的血管区呈多发斑片状、结节状明显强化，可相互融合，外观似菜花样,而T₂WI上的环形低信号区不强化。T₂WI和增强扫描能很好地区分病变与周围阻塞性炎症,更好地显示病变的范围。MRI动态增强扫描病变表现特征性的"渐进性强化"征象,即随着时间的延长,强化范围逐渐扩大、融合(图4-5-17I~L)。仔细对比普通增强扫描中先后获得的多个序列图像中病变强化范围的变化,也可以发现"渐进性强化"征象。

【诊断要点】

1. 单侧上颌窦病变,上颌窦不均匀膨大变形,可累及鼻腔。

2. 窦壁骨质重塑变形、局部可缺损,但边缘光滑。

3. CT平扫呈等低混杂密度,增强后呈多发血管样明显强化为其特征性表现之一。

4. MRI信号混杂,T₂WI以高信号主,边缘见不规则低信号环、内部见低信号分隔,为特征性表现

之一;增强扫描多发结节状、斑片状明显强化。

5. 动态增强呈特征性的"渐进性强化"。

【鉴别诊断】

1. **上颌窦恶性肿瘤** 进展迅速者对骨质的破坏多为溶骨性,突破窦壁后边界不清,并侵犯邻近结构;低度恶性肿瘤也可以造成上颌窦不均匀膨胀变形,但往往并有骨质侵袭,多可形成软组织肿块包绕骨残端。MRI信号不均匀,增强后呈中等不均匀强化。

2. **内翻性乳头状瘤** 内翻性乳头状瘤多见于中老年男性,好发于单侧鼻腔及上颌窦,沿鼻甲长轴塑形性生长,其对窦壁骨质的破坏较上颌窦出血坏死性鼻息肉轻,且局限在上颌窦内侧壁,T₂WI及增强扫描呈特征性的卷曲脑回样、栅栏样改变。

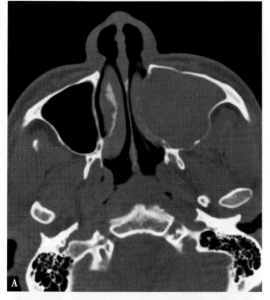

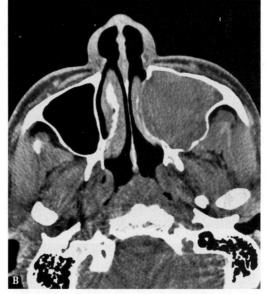

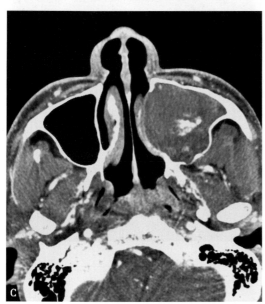

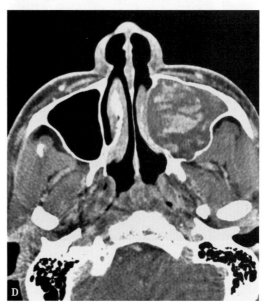

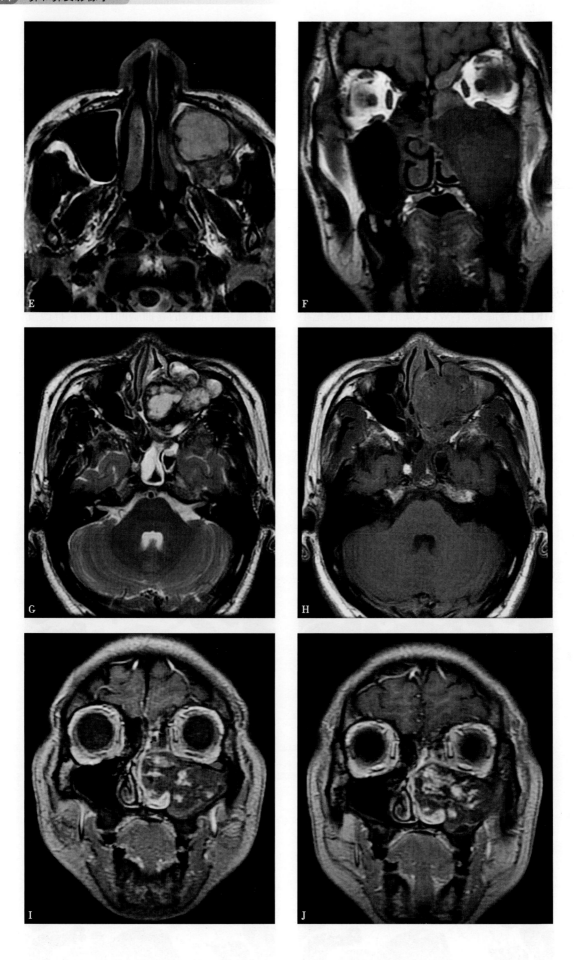

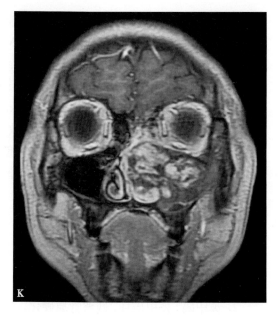
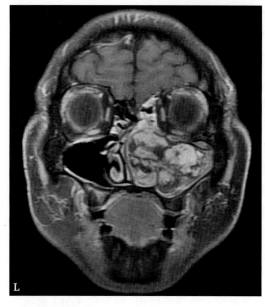

图4-5-17　上颌窦出血坏死性鼻息肉

A～D. CT横断面骨窗、软组织窗、增强扫描动脉期及延迟期，示左侧上颌窦不规则膨大变形，内侧壁及后外侧壁呈扇贝样变形、局部骨质吸收，窦腔实变，呈等低混杂密度，增强后动脉期见多中心点条状血管样强化，延迟期强化范围扩大、融合；E、F. 为同一患者的MRI横断面T_2WI及冠状面T_1WI，示病变信号混杂，T_1呈等低混杂信号，T_2上以高信号为主，周围环以低信号、内部见低信号分隔；窦腔内病变周围T_1低、T_2高信号为合并阻塞性炎症；G～L. MRI横断面T_2WI、T_1WI及冠状面动态增强T_1WI，示左侧上颌窦不规则膨胀扩大、实变，内见混杂信号团块，T_2WI以高信号为主，周围环以低信号，内部亦见线状低信号分隔，动态增强早期病变呈多中心斑片状、结节状强化，范围逐渐扩大、融合，呈"渐进性强化"

九、鼻硬结病

【概述】

鼻硬结病（rhinoscleroma）是一种慢性进行性感染性肉芽肿性疾病，其主要致病菌为克雷伯鼻硬结杆菌（klebsiella rhinoscleromatis, KR），是一种有荚膜的革兰阴性菌，有轻度传染性，1982年由Frisch首次从鼻腔分泌物及病变组织中分离出该病菌，故亦称Frisch杆菌。本病是一种散发性地方流行病，世界各地均有报道，我国大部分省市均有发生，其中以山东省发病率最高。鼻腔是最常见和首发的感染部位，可逐渐向后、向下蔓延至鼻咽、口咽、喉咽、喉、气管等处，又称为呼吸道硬结病。病变一般不侵犯淋巴结。

【临床特点】

本病多见于20～40岁中青年人，男性多见。因病程和侵犯部位不同，其临床表现不一。早期为卡他期，可持续数月至数年，表现为鼻塞、涕中带血，鼻镜检查见鼻腔黏膜干燥、肿胀、萎缩及结痂，易误诊为萎缩性鼻炎；然后是硬结期，可持续数年或更长，表现为鼻塞进一步加重，在鼻前庭、鼻中隔和下鼻甲前端出现结节状、颗粒状坚硬肿块，较特异的表现包括鼻尖浸润、变硬、呈结节状，外鼻增宽、变

硬；晚期为瘢痕期，因为纤维组织增生和挛缩，出现前鼻孔狭窄、闭锁和鼻翼内移及出现闭塞性鼻音、持续鼻塞等症状。

【病理特点】

病变发展分为3期：Ⅰ期为卡他期，表现为黏膜增厚，组织学显示鳞状上皮化生和肉芽组织形成；Ⅱ期为硬结期（也称肉芽肿期），表现为肉芽组织形成肿块，多在鼻前庭、中隔及下甲端以及上唇等处，不伴有溃疡形成，组织学显示这些肿块有浆细胞和品红小体（Russel小体）和Mikulicz细胞，鼻软骨和骨也出现不同程度的破坏性表现；Ⅲ期为瘢痕期，结缔组织增生与瘢痕形成，可因瘢痕收缩出现各种畸形。3期病变可交叉重叠。

【影像检查技术与优选】

CT是首选检查方法，MRI为补充检查方法。

【影像学表现】

1. 发病部位及范围　原发于鼻腔鼻硬结病通常双侧对称发病，极少数病例为局限性或非对称分布。易向邻近结构蔓延，最常见为鼻窦，尤其是上颌窦，可浸润鼻翼皮肤、泪囊、眼眶、鼻咽、咽鼓管，甚至侵及颅内。常伴有多组慢性鼻窦炎。原发于鼻窦的硬结病通常为单个鼻窦发病，最常见于上颌窦，其次为筛窦、蝶窦，额窦罕见，易向眼眶、颅内、翼腭窝等

邻近结构蔓延,鼻腔通常不受累。

2. CT 表现 卡他期表现为病变区黏膜增厚,缺乏特异性。肉芽肿期表现为鼻腔内弥漫或大块软组织肿块,密度均匀,强化不明显。病变可向鼻窦生长,突入前鼻孔或浸润上唇;向上可侵犯泪囊和眼眶,也可向颅内延伸;向后通过后鼻孔侵入鼻咽部,阻塞咽鼓管。中、下鼻甲常受累,表现为变形、萎缩或完全破坏。鼻中隔易破坏,但残存的骨质常有明显硬化。受累鼻窦不同程度实变,窦壁骨质移位、萎缩、破坏、残留骨壁硬化。瘢痕期表现鼻甲、鼻中隔和上颌窦内侧壁明显破坏、消失,鼻变形,残留骨质多有明显硬化肥厚,鼻周软组织显著增厚(图 4-5-18A、B)。

3. MRI 表现 卡他期仅为黏膜增厚,与其他炎性病变不易鉴别。在肉芽肿期,病变在 T_1WI 表现为高信号,T_2WI 为中等信号,信号不均匀,有中度强化。

T_1WI 表现为高信号较有特征性,可提示本病诊断。T_1WI 表现为高信号是由于在 Russel 小体和 Mikulicz 细胞内存在蛋白质,有时细胞分解的物质呈高信号,可能因为细胞膜释放胆固醇和脂肪;T_2WI 表现为中等信号是由于细胞成分为 Russel 小体和 Mikulicz 细胞,其内信号不均匀由于病灶内纤维化所致。在瘢痕期,病变在 T_1WI 表现为等信号,T_2WI 为低信号,强化不明显。MRI 可清楚显示病变向眼眶、颅内等蔓延的范围。侵犯眼眶,可包绕推移眼外肌或视神经;侵犯颅内常出现脑膜增厚、脑实质肉芽肿(图 4-5-18C~F)。

【诊断要点】

1. 慢性病史。

2. 鼻中隔、鼻甲破坏,残留骨质硬化,为本病特征之一。

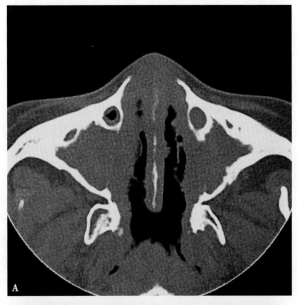
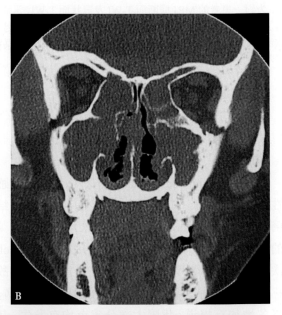
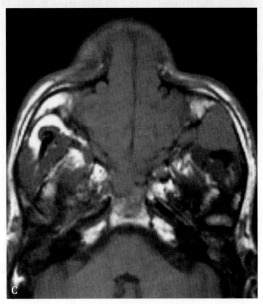
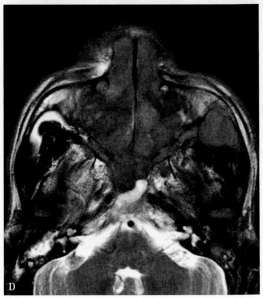

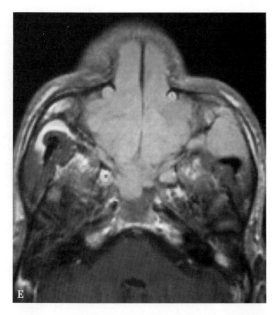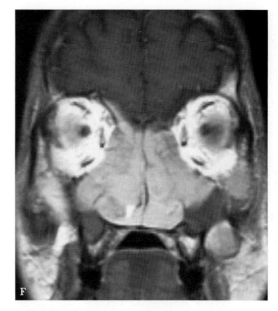

图 4-5-18 鼻硬结病

A、B. CT 横断面及冠状面骨窗，示双侧鼻腔、鼻窦、鼻背弥漫软组织影，双侧中鼻甲破坏消失，鼻中隔局限性骨质破坏，双侧上颌窦内壁骨质破坏，其余窦壁骨质增生硬化；C～F. MRI 横断面 T_1WI、T_2WI、增强 T_1WI 及冠状面增强 T_1WI，示双侧鼻腔、筛窦、上颌窦及右额窦广泛软组织影，T_1WI 呈稍高信号，T_2WI 呈等低混杂信号，累及双侧翼腭窝、左侧上颌窦后脂肪间隙，向后侵犯鼻咽，增强后病变中度强化

3. 肉芽肿期，T_1WI 表现为高信号，T_2WI 为中等信号，为本病信号特征。

4. 瘢痕期，T_1WI 表现为等信号，T_2WI 为低信号。

5. 常伴有多组慢性鼻窦炎。

【鉴别诊断】

主要与 Wegener 肉芽肿鉴别，见 Wegener 肉芽肿一节。

十、Wegener 肉芽肿

【概述】

Wegener 肉芽肿（Wegener's granulomatosis）是以坏死性血管炎、无菌性坏死和肉芽肿三联征为特征的一种血管炎性疾病。Wegener 于 1936 年首先提出了 Wegener 肉芽肿三个典型的诊断标准，即上、下呼吸道坏死性肉芽肿、全身血管炎和局灶性肾小球肾炎。典型 Wegener 肉芽肿为多系统病变，通常累及肺、鼻窦、肾、鼻腔或鼻咽、关节、颞骨和眼眶。Wegener 肉芽肿易累及鼻部，表现为鼻腔中线区、鼻窦坏死性病变。本病早期可仅发生于鼻部，患者可能以鼻部症状首先就诊。尽管有些学者提出韦格纳肉芽肿可能与自体免疫、感染、环境和遗传等因素有关，但病因至今仍不清楚。目前多数学者认为是一种自身免疫性疾病。

【临床特点】

该病男性略多于女性，从儿童到老年人均可发病，以 40～50 岁的中年人多发。临床表现包括鼻黏膜坏死、溃烂、表面有干痂或脓痂，发热，反复鼻出血以及慢性鼻窦炎等症状。血清 c-ANCA（胞质型抗嗜中性粒细胞胞质自身抗体）对本病的诊断、治疗效果和预后的评估具有重要意义。发病初期、活动期大部分患者为阳性。病情改善缓解接近痊愈时转为阴性，复发时可再转为阳性。

【病理特点】

典型的病理表现是受累组织的坏死、肉芽肿性炎症及血管炎。肉芽肿中心常有纤维素样坏死的小血管炎，周围有淋巴细胞、单核细胞浸润，伴有上皮样细胞、多核巨细胞、成纤维细胞增生。

【影像检查技术与优选】

CT 是本病的首选检查方法，MRI 可作为补充检查方法。

【影像学表现】

1. **CT 表现** 首先侵犯鼻部中线区，鼻中隔和鼻甲破坏，伴有索条影；对称性延伸到鼻窦，最常见为上颌窦，黏膜增厚，窦壁骨质硬化、肥厚，可出现"双线"征，窦腔狭窄；最终导致上颌窦内壁、筛窦间隔、纸样板、筛板、鼻甲和鼻中隔明显破坏而形成大空腔，类似术后改变（图 4-5-19A～D）。

2. **MRI 表现** T_1WI 呈低或等信号；早期 T_2WI 多为高信号，晚期多为低信号，提示为纤维组织（图 4-5-19E、F）。

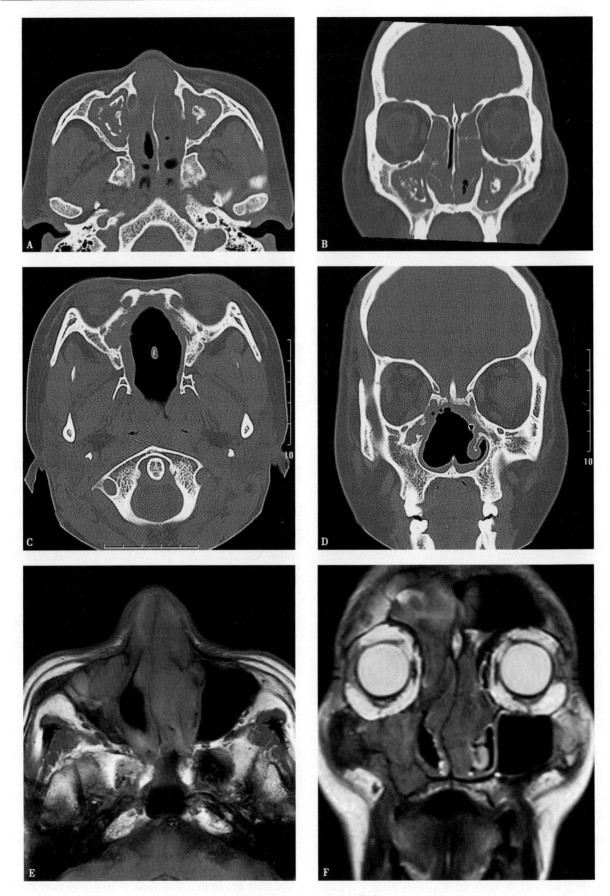

图 4-5-19 Wegener 肉芽肿

A、B. CT 横断面及冠状面骨窗，示双侧鼻腔及筛窦内见软组织影，左侧下鼻甲及鼻中隔前部骨质破坏消失，双侧上颌窦内软组织影伴钙化灶；C、D. CT 横断面及冠状面骨窗，示鼻中隔、双侧上鼻甲、中鼻甲、筛窦间隔及右侧下鼻甲骨质破坏消失，形成一个较大的腔；鼻背部塌陷，鼻咽部软组织影，咽隐窝变平，双侧鼻腔残腔内可见软组织影；E、F. MRI 横断面 T_1WI、冠状面 T_2WI，示双侧鼻腔、筛窦、额窦及右侧上颌窦广泛中等信号软组织影，右侧鼻甲、上颌窦内侧壁缺损

【诊断要点】

1. 典型临床表现，血清 c-ANCA 阳性。

2. 鼻中线广泛骨质破坏。

3. 残余骨质明显硬化、肥厚，可见"双线征"。

4. T_2WI 呈低信号。

5. 可伴眼眶及颞骨病变，尤其是可有肺、肾等多脏器受累的表现。

【鉴别诊断】

1. **NK/T 细胞型淋巴瘤** 鉴别点见淋巴瘤一节。

2. **鼻硬结病** 发病率低，血清 c-ANCA 阴性，鼻部骨质改变较本病轻，MRI 有典型信号表现，比本病更易蔓延到颅内。

3. **结节病** 鼻部病变较局限，多伴有胸部病变。

（丁长伟）

第六节 良性肿瘤及肿瘤样病变

一、概述

鼻腔鼻窦良性肿瘤少见，但种类繁多，目前分类方法也不统一，一般认为可分为以下几种①上皮组织良性肿瘤：包括乳头状瘤（分为内翻性、嗜酸性及外生型）、腺瘤；②脉管组织良性肿瘤：包括血管瘤、淋巴管瘤、纤维血管瘤、血管内皮瘤、血管外皮瘤等；③骨骼组织良性肿瘤：包括骨瘤、骨化性纤维瘤、软骨瘤、巨细胞瘤、骨母细胞瘤；④纤维组织、原始间叶组织及肌组织良性肿瘤：包括纤维瘤、平滑肌瘤、黏液瘤等；⑤神经组织良性肿瘤：神经鞘瘤、神经纤维瘤、脑膜瘤、鼻神经胶质瘤等；⑥涎腺组织良性肿瘤：多形性腺瘤、肌上皮瘤等。本节仅对临床上相对常见的几种鼻腔鼻窦良性肿瘤及肿瘤样病变进行介绍。

二、骨瘤

【概述】

骨瘤（osteoma）是鼻窦最常见的良性骨源性肿瘤，多见于 20～40 岁成年人，男性较女性多见，生长缓慢，少数随着骨骼发育成熟有自行停止生长的趋势，无恶变倾向。骨瘤以额窦发病最多，其次为筛窦，鼻腔、上颌窦较少，通常为单发，少数可多发，多发者常伴肠息肉或兼有软组织肿瘤，称为加德纳综合征（Gardner syndrome）。

【临床特点】

骨瘤较小时，一般无症状，多通过影像学检查偶然发现。较大骨瘤可造成面部畸形，引起鼻阻、鼻溢、头痛，突入眼眶出现眼球突出移位、视力下降。

【病理特点】

有蒂或广基，多呈圆形、卵圆形或结节状，外表光滑，覆有正常黏膜。组织学上分 3 种类型①致密型：多见于额窦；②松质型：多见于筛窦；③混合型。

【影像检查技术与优选】

CT 是首选和确诊的检查方法。

【影像学表现】

1. **X 线表现** 多呈圆形、类圆形，也可呈不规则形、分叶状，瘤体大小不等，边界清楚。致密型表现为与骨皮质密度相似的高密度肿块，类似象牙质状；松质型为外围有密度较高的致密骨结构，其内为松质骨，类似海绵状；混合型由皮质骨和松质骨混合构成。

2. **CT 表现** 呈圆形、椭圆形、不规则形或分叶状，有蒂或广基，边界清楚，大的骨瘤可突入眼眶或颅内，邻近结构受压、移位。致密型表现为均匀骨皮质样高密度影（图 4-6-1A、B），松质型表现为由厚薄不一的骨皮质构成骨壳，内可见骨小梁结构（图 4-6-1C）；混合型表现为高密度的瘤体内夹杂低密度区（图 4-6-1D）。

3. **MRI 表现** 致密型骨瘤在 T_1WI、T_2WI 上多为极低信号，增强后无强化；松质或混合型骨瘤信号可不均匀，内部可见散在高信号（松质骨内黄骨髓），增强后可有不同程度强化。

【诊断要点】

多发生于额、筛窦，边界清楚的骨性高密度影。

【鉴别诊断】

骨瘤需与骨纤维异常增殖症、骨化纤维瘤鉴别，见本节"骨纤维异常增殖症、骨化性纤维瘤"部分。

三、内翻性乳头状瘤

【概述】

内翻性乳头状瘤（inverted papilloma）是鼻腔鼻窦较为常见的良性肿瘤，在组织学上属于良性肿瘤，具有局部侵袭性生长、术后易复发和有癌变倾向等特点，故属交界性肿瘤。绝大多数内翻性乳头状瘤单侧发病，双侧罕见，并多由于鼻中隔或额窦中隔穿孔或缺损所致。最常见的发生部位为鼻腔外壁近中鼻道处，常填塞鼻道和蔓延到邻近鼻窦，以上颌窦多见，其他依次为筛窦、蝶窦和额窦；也可侵犯鼻咽、眼眶，少数可侵犯脑膜和颅内结构。原发于鼻窦者较少见。

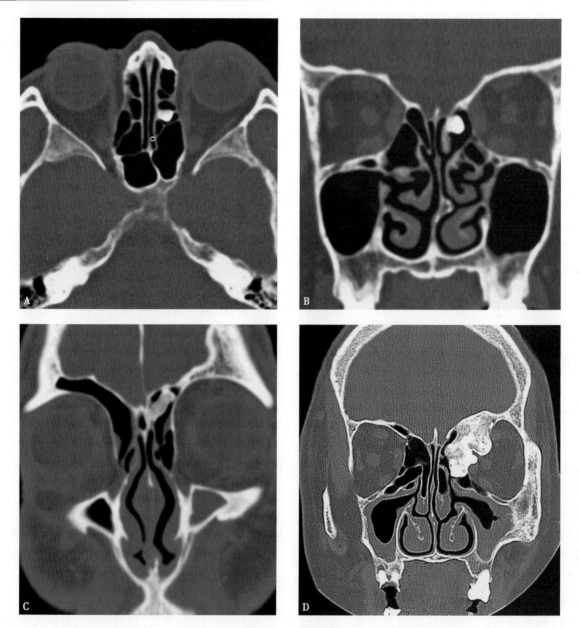

图 4-6-1　骨瘤

A、B. 致密型骨瘤，CT 横断面及冠状面骨窗示左侧筛窦骨性致密小结节；C. 松质型骨瘤，CT 冠状面骨窗左侧额窦骨性密度结节，有骨小梁结构；D. 混合型骨瘤，CT 冠状面骨窗示左侧额筛窦骨性混杂密度肿块，皮质骨及松质骨混杂存在，部分凸入左侧眼眶

【临床特点】

多见于中老年男性，尤以 50 岁左右多见，男女比例约 3∶1。临床表现缺少特异性，常见和突出的症状为单侧进行性持续性鼻塞，可伴脓涕和涕中带血、头痛、嗅觉异常等，出现疼痛和面部麻木可能并发恶变，侵犯眼眶可出现突眼。前鼻镜检查肿瘤多呈乳头样或息肉样，表面粗糙，色粉红，质较硬，触之易出血，在临床上容易被误诊为鼻息肉。

【病理特点】

本病起源于黏膜上皮，其病理特点为表层上皮过度增生，向基质内呈乳头状增生并呈管状或指状深入，基底膜完整。本病恶变的发生率一般为

5%～15%，其中双侧、多中心发病者更易于恶变，多恶变为鳞状细胞癌，少数恶变为腺癌和小细胞癌。本病与恶变的关系：①癌与内翻性乳头状瘤同时存在，而无证据表明是内翻性乳头状瘤引起的癌；②内翻性乳头状瘤中存在微小癌灶；③内翻性乳头状瘤切除后复发出现癌。

【影像检查技术与优选】

CT 是首选检查方法，MRI 是确诊的检查方法。

【影像学表现】

1. X 线表现　鼻腔鼻窦密度增高，鼻腔内可见模糊的软组织影，与鼻甲分界不清，梨状孔膨大变形，鼻中隔移位、骨质受压变薄。

2. **CT 表现** 早期小肿瘤多局限于鼻腔,大的肿瘤常蔓延到邻近鼻窦,以上颌窦最常见,其次为筛窦。肿瘤呈均匀软组织密度,形态不规则,沿鼻腔鼻窦的固有结构匍匐性生长,长短径比例不协调,游离缘呈小波浪状,是其形态学特征。中下鼻甲受压移位,邻近骨质受压变薄、变形重塑,可局部骨质吸收,多见于中下鼻甲和上颌窦内侧壁,使上颌窦口开大。部分病例肿瘤基底部骨质多有增生硬化,可提示肿瘤起源部位。由于肿瘤易阻塞窦口 - 鼻道复合体,常伴有阻塞性鼻窦炎,表现为窦腔内充以软组织影(图 4-6-2A、B)。CT 平时难以区分肿瘤的边界,增强扫描对病变范围的显示有一定帮助,肿瘤多为均匀中度强化,阻塞性炎症不强化。部分肿瘤可向鼻外蔓延,常见为鼻咽部,严重与鼻咽后壁相连,类似后鼻孔息肉;也可蔓延到眼眶、颅内。局部骨质侵袭性破坏,高度提示恶性。

3. **MRI 表现** 多数病变信号不均匀,T_1WI 和 T_2WI 表现为低到中等信号,中度强化,在 T_2WI 及增强 T_1WI 上,病变内部信号不均匀,多呈高低相间的条纹状结构,被描述为卷曲脑回状(convoluted cerebriform pattern)、栅栏状(fence-like pattern)或柱状(columnar pattern)等,以矢状位显示最佳,该征象是本病特征性的表现,病灶越大越典型。有时条纹状结构呈放射状排列,放射状中心可提示肿瘤起源部位。MRI 易区分肿瘤与伴发的阻塞性炎症,可清楚显示病灶的边界和形态学特征,更容易显示其特征性的小波浪状游离边缘,尤以矢状位更佳。栅栏状或卷曲脑回样信号改变缺失,信号混杂、出血,膨胀性球形生长趋势以及破坏骨质侵犯邻近结构对

恶变有一定的提示作用(图 4-6-2C～F)。

【诊断要点】

1. 中老年男性。

2. 肿块位于鼻腔外侧壁近中鼻道区域,可同时累及鼻腔鼻窦。

3. 不规则形匍匐性生长,长短径比例不协调,小波浪状游离缘。

4. CT 上呈均匀软组织密度,均匀中等强化,中下鼻甲受压变形,窦口扩大。

5. T_1WI 和 T_2WI 低到中等信号,T_2WI 及增强 T_1WI 呈典型"栅栏状"或"卷曲脑回样"征象。

6. 局部骨质破坏侵犯邻近结构,信号混杂、出血,球形膨胀性生长提示恶变。

【鉴别诊断】

1. **鼻息肉** 常两侧发病,单侧发病相对少见,由于组织学上绝大多数为水肿型,CT 表现为低密度影,边缘黏膜强化,一般无骨质破坏;T_2WI 多为明显高信号,增强后周边增生、肥厚的黏膜可见明显强化,病变内部一般无强化。

2. **真菌球** 常发生于上颌窦,易造成上颌窦自然开口扩大,随着病变进展易向中鼻道蔓延。由于真菌菌丝中存在沉淀的钙盐、浓聚的铁和镁等重金属,病变在 CT 上多有点、条状钙化,在 MRI T_2WI 上呈明显低信号,增强后内部无强化,周边黏膜多有明显强化。

3. **鼻腔鼻窦癌** 病程较短,CT 显示侵袭性骨质破坏,MRI 信号不均,偶尔也会出现类似于卷曲脑回状信号结构,分叶状侵袭性生长,侵犯周围结构有助于鉴别诊断。

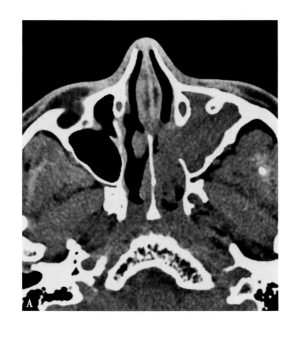

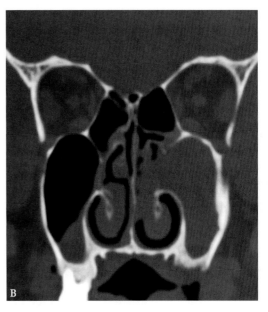

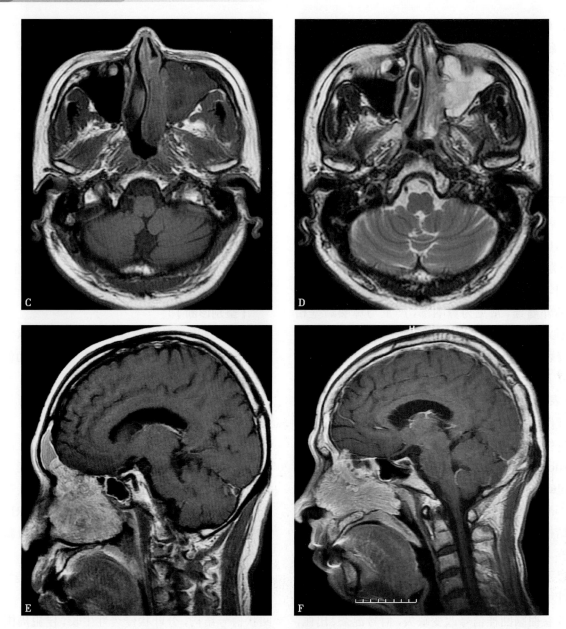

图4-6-2 内翻性乳头状瘤

A、B. CT横断面软组织窗及冠状面骨窗，示左侧鼻腔外侧壁不规则形软组织密度影，沿鼻腔塑形生长、向后鼻孔延伸，边缘呈小波浪状，下鼻甲受压移位，上颌窦窦口开大，左侧上颌窦实变、窦壁增厚硬化，为合并慢性阻塞性炎症；C～F. 横断面 T_1WI、T_2WI 及矢状面增强 T_1WI，示左侧窦口—鼻道复合体病变呈长 T_1 稍长 T_2 信号影，侵入上颌窦；增强后病变呈不均匀"卷曲脑回状"强化，额窦及上颌窦腔内为潴留液

四、血管瘤

【概述】

血管瘤（hemangioma）是先天性良性肿瘤或血管畸形，鼻部血管瘤多发生于鼻腔内，尤以鼻中隔前部、下鼻甲前部者为多，其次为鼻腔外侧壁与鼻前庭，亦可发生于鼻中隔、鼻骨等骨性结构，发生于鼻窦者较少见。发生于上颌窦者多为海绵状血管瘤，常合并阻塞性炎症及息肉，其病理改变、临床及影像学特点与出血坏死性鼻息肉相同，请参考第四章第五节"出血坏死性鼻息肉"部分。

【临床特点】

主要临床表现为鼻阻和反复性鼻出血。检查鼻腔内可见暗红色或褐色肿块。起源于鼻中隔或鼻骨等骨性结构的血管瘤主要表现为局部变形。肿瘤增大后可引起突眼、眼球移位、视力下降及继发性鼻窦炎表现。

【病理特点】

组织学上通常分为毛细血管瘤和海绵状血管瘤两大类。毛细血管瘤一般好发于鼻中隔上，瘤体较小、有蒂、色鲜红或暗红，质较软，有弹性，易出血，镜下为由多数分化良好的毛细血管所组成；海绵状血管瘤好发于上颌窦自然开口和下鼻甲处,瘤体较大,基广,镜下多无完整包膜,由大小不一的血窦组成。

【影像检查技术与优选】

MRI 是最佳的检查方法,CT 作为补充检查方法。

【影像学表现】

1. **X 线表现** 鼻腔或鼻窦内软组织肿块,少数可见高密度的静脉石,鼻腔或鼻窦膨大,鼻中隔移位,骨质受压变薄,可伴骨质吸收。

2. **CT 表现** 鼻腔或鼻窦内软组织肿块,边界清楚,形态规整或不规整,瘤内富含血液,多呈软组织密度,有时可见高密度的静脉石,为其特征性表现,但少见。增强后肿块明显强化,但多数密度不均匀,邻近骨质可受压变形或侵蚀(图 4-6-3A、B)。起源于骨性结构血管瘤表现为受累骨膨大,呈蜂窝状或放射状,内见中等密度软组织包块(图 4-6-3G、H)。

3. **MRI 表现** T_1WI 上肿块呈等或稍低信号,T_2WI 呈明显高信号,增强后明显均匀或不均匀强化(图 4-6-3C~F),较大的海绵状血管瘤可显示“渐进性强化(progressive enhancement pattern)”征象,即增强早期局部结节状强化,随着时间的延长,强化范围增大、融合。

【诊断要点】

1. 反复鼻出血病史。

2. 多见于鼻中隔前部、下鼻甲前部或鼻腔外侧壁。

3. CT 呈软组织密度,可累及骨质,静脉石是特征性表现。

4. MRI 呈等或稍长 T_1 长 T_2 信号。

5. 增强后肿块显著强化,海绵状血管瘤具有“渐进性强化”的特点。

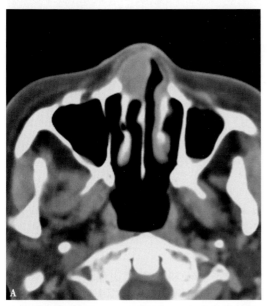

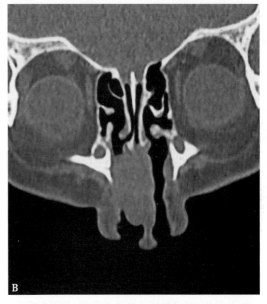

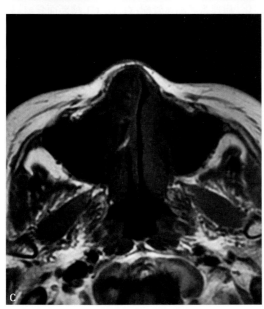

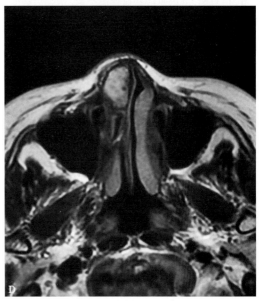

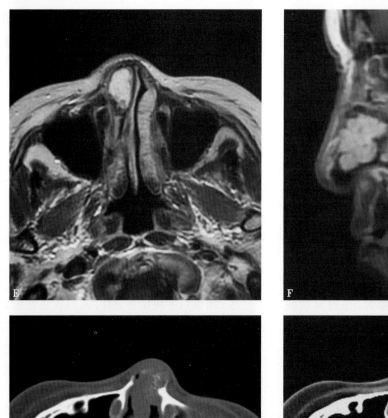
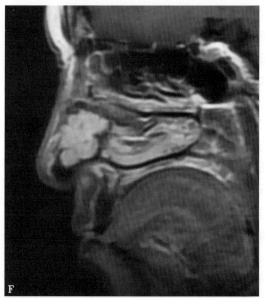
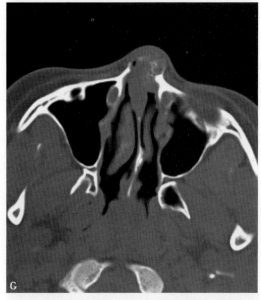
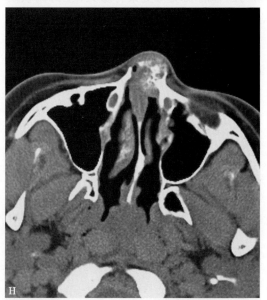

图 4-6-3　鼻部血管瘤

A、B. CT 横断面软组织窗、冠状面骨窗，示右侧鼻腔内长椭圆形软组织肿块影，广基底于鼻中隔，表面光整，边界清楚；C～F. 同一患者横断面 T_1WI、T_2WI、增强 T_1WI 及矢状面增强 T_1WI，右侧鼻腔病变呈稍长 T_1 长 T_2 信号影，其内见线状血管流空影，增强后病变明显强化，病理为毛细血管瘤；G、H. CT 横断面骨窗、软组织窗，示左侧鼻骨放射状变形，见椭圆形软组织肿块影，表面光整，边界清楚，病理为鼻骨海绵状血管瘤

【鉴别诊断】

1. **黑色素瘤**　CT 可见侵袭性骨质破坏；部分病变 MRI 可见特征性 T_1WI 高信号、T_2WI 低信号。

2. **鼻息肉**　常常多发，以低密度、长 T_1 长 T_2 信号多见，增强后边缘强化、内部无强化。

五、骨化性纤维瘤

【概述】

骨化性纤维瘤（osseous fibroma）是一种良性、生长缓慢的纤维性骨病变，单发多见，好发于下颌骨、上颌骨和鼻窦，发生于鼻窦者以筛窦多见，上颌窦次之。

【临床特点】

好发生于青少年，男性较女性更常见。临床上多以面部畸形或眼球突出就诊，可伴有鼻窦炎症状，亦可有头痛、视力下降等。

【病理特点】

肿瘤呈分叶状，有完整包膜，边界清楚，由成纤维细胞和致密骨组织构成，骨小梁周围可见成骨细胞，瘤体内可见囊变。极少数可发生恶变。

【影像检查技术与优选】

CT 是本病首选检查方法，MRI 可作为补充检查方法。

【影像学表现】

1. X 线表现　骨性高密度肿块影，边界清楚，多数密度均匀，少数散在斑片状或不规则形低密度影。

2. CT 表现　类圆形或分叶状膨胀性高密度肿块，边界清楚，瘤周有厚薄不一的骨性包壳，其下方常见薄的完整或不完整环形低密度影为其特征性表现。瘤体内密度不均，可呈磨玻璃状，也可由囊变、钙化或骨化混合存在。大的肿瘤可突入眼眶或颅内，压迫邻近的结构（图 4-6-4A、B）。肿瘤突然增大，形态不规整，有放射状骨针形成，常提示恶变，多为骨肉瘤。

3. MRI 表现　T_1WI 呈低或中等信号，T_2WI 呈低信号，囊变区呈长 T_1 长 T_2 信号，信号可均匀，也可不均匀，增强后轻到中等强化，囊变区不强化，囊壁强化（图 4-6-4C～E）。

【诊断要点】

1. 好发于青年男性。

2. 鼻部好发于筛窦和上颌窦，单发，膨胀性生长，边界清楚。

3. CT 上骨性包壳下方完整或不完整环形低密度影，内部呈磨玻璃状，或为囊变、钙化、骨化混杂密度。

4. MRI T_2WI 多为低信号，可囊变，囊壁强化，非囊变区轻中度强化。

【鉴别诊断】

1. **骨纤维异常增殖症**　更常见于青少年男性，受累骨膨胀变形，除靠近骨缝外，其他边缘不清楚，绝大多数密度呈磨玻璃状，瘤体内可见"岛屿"状低密度影，增强扫描囊变区囊壁不强化。

2. **成骨细胞瘤**　很少见，术前易误诊为骨化性纤维瘤，两者影像学表现相似，但成骨细胞瘤骨壳多不完整，瘤体内钙化或骨化影较模糊，易侵犯邻近结构，邻近脑膜有不同程度的强化；侵袭性成骨细胞瘤具有形态不规整、边界模糊、侵犯邻近结构等恶性征象。

六、骨纤维异常增殖症

【概述】

骨纤维异常增殖症（fibrous dysplasia of bone）是一种病因不明的良性纤维性骨病变，有人认为是由于内分泌及代谢机能失调，但目前大多数学者认为

与胚胎原始间充质发育异常有关。在颅骨本病好发于蝶骨、筛骨、额骨，累及相应鼻窦，上颌窦及鼻甲也可发病。临床上分为 3 种类型：单骨型、多骨型和 Albright 综合征（骨纤维异常增殖综合征，包括骨骼损害、性早熟和皮肤色素沉着 3 大主征）。骨纤维异常增殖症恶变发生率为 0.5%，临床表现为症状突然加重，疼痛加剧。最常恶变为骨肉瘤，其次为软骨肉瘤、纤维肉瘤和巨细胞瘤。

【临床特点】

病变发展缓慢，一般在幼年发病，长大后才出现症状，成年后可有自行静止或痊愈的趋势。男性较女性更常见。临床表现为病变部位肿大膨隆，面部不对称，鼻阻、眼球突出及牙齿松动，侵犯颅底出现相应脑神经受损症状和体征。

【病理特点】

典型病理表现为异常增生的纤维组织代替正常骨组织，纤维组织中含增生的纤维母细胞、束状和旋涡状胶原纤维及编织状骨小梁，病变边缘骨小梁和正常骨小梁移行，骨皮质因病变侵蚀变薄和膨胀。

【影像检查技术与优选】

X 线平片是筛选检查方法，CT 是本病首选检查方法，MRI 可作为补充检查方法。

【影像学表现】

1. X 线表现　鼻窦和鼻甲膨大，密度增高，多呈磨玻璃样，与正常骨界限不清楚。

2. CT 表现　特征表现为受累骨膨大、骨髓腔密度增高，病变沿骨轮廓生长，与正常骨组织无明确分界，骨皮质因骨髓腔增大而变薄，无骨膜反应和软组织肿块。本病的密度由生长期和病变的纤维组织、骨样组织、新生骨小梁比例决定。根据病变密度高低及均匀程度分为磨玻璃状、丝瓜络状和硬化型三种，以前两种多见，硬化型少见且多见于中老年人。病变区纤维成分较多、骨质成分较少且二者构成比例较均匀一致时呈磨玻璃状改变，骨质成分多、纤维成分少而构成比例一致时呈硬化型，病变内各个区域纤维成分和骨质成分构成比例不一致时则表现为高低密度混杂的丝瓜络状，高密度区病理组织学上为结构异常的骨质较多的病灶，低密度区主要以纤维成分为主。同一患者可同时具有以上 3 种改变，以其中一种表现为主（图 4-6-5）。可造成受累骨的自然孔道狭窄（图 4-6-5A、B）。

3. MRI　病变内纤维组织、骨小梁和细胞成分比例不同而 MRI 信号强度不同：骨质多的区域（钙

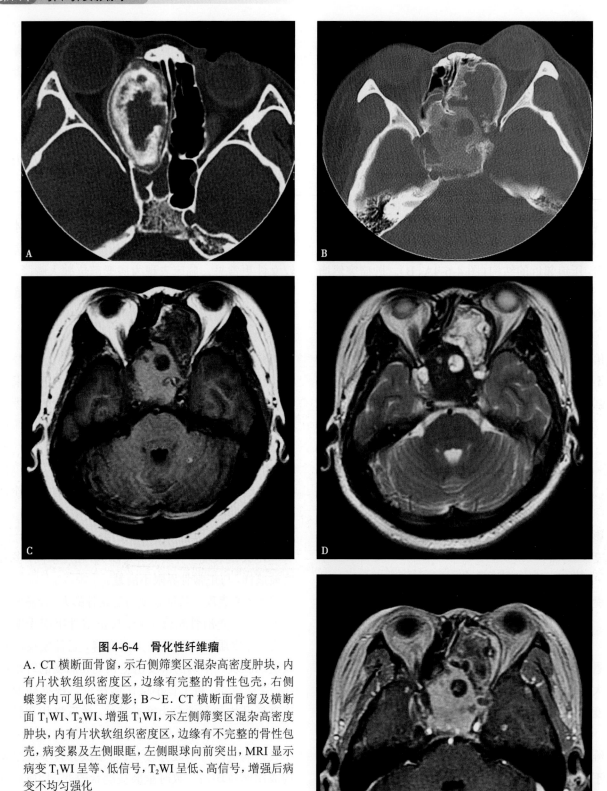

图 4-6-4 骨化性纤维瘤

A. CT 横断面骨窗，示右侧筛窦区混杂高密度肿块，内有片状软组织密度区，边缘有完整的骨性包壳，右侧蝶窦内可见低密度影；B～E. CT 横断面骨窗及横断面 T_1WI、T_2WI、增强 T_1WI，示左侧筛窦区混杂高密度肿块，内有片状软组织密度区，边缘有不完整的骨性包壳，病变累及左侧眼眶，左侧眼球向前突出，MRI 显示病变 T_1WI 呈等、低信号，T_2WI 呈低、高信号，增强后病变不均匀强化

化、骨化或硬化性反应骨）信号最低、无强化，纤维组织内胶原纤维成分多的区域呈中等低信号、轻度强化，纤维组织内不成熟纤维细胞相对较多的区域血运较丰富可为等 T_1、稍长 T_2 信号，增强扫描呈明

显强化（图 4-6-5C～E）。如果病变内出现坏死液化区，则 T_1WI 呈低信号，T_2WI 呈高信号；如合并出血则 T_1WI 呈高信号，病灶内残存的骨髓组织 T_1WI 上亦呈高信号，脂肪抑制技术可将其与出血区分开来。

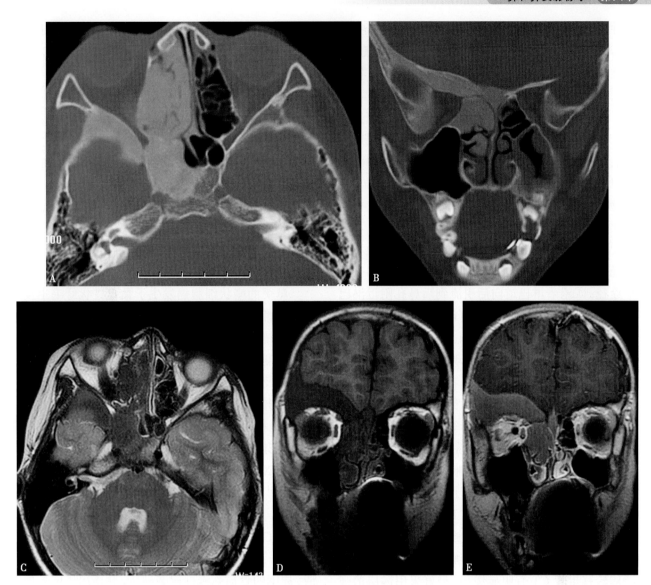

图 4-6-5　骨纤维异常增殖症

A、B. CT 横断面及冠状面骨窗，示右侧筛窦、蝶骨大翼、蝶骨小翼及中鼻甲骨质肥厚，呈磨玻璃样改变，右侧眼球略突出；C～E. 横断面 T_2WI、冠状面 T_1WI 及增强后冠状面 T_1WI，示病变呈低信号，轻度强化

【诊断要点】

1. 受累骨膨大变形，病变沿骨轮廓生长。

2. CT 上骨髓腔密度增高，多呈磨玻璃状，边界不清，骨皮质变薄。

3. MRI 上病变信号多变，与成分有关，增强后有不同程度强化。

【鉴别诊断】

1. **骨化性纤维瘤**　单发膨胀性生长，边界清楚，多有骨性包壳，下方完整或不完整环形低密度影，内部呈磨玻璃状，或为囊变、钙化、骨化混杂密度。增强扫描囊壁强化。

2. **骨瘤**　有蒂或广基，边界清楚，大的骨瘤可突入眼眶或颅内，由皮质骨及松质骨结构构成，皮质

型呈致密高密度，MRI 呈低信号；松质型内见骨小梁结构，MRI 呈黄骨髓高信号。

（丁长伟）

第七节　恶性肿瘤

一、概述

鼻腔鼻窦恶性肿瘤较少见，大约占所有头颈部肿瘤的 3%，其中 50%～65% 起源于上颌窦，10%～25% 起源于筛窦，15%～30% 起源于鼻腔。鼻腔鼻窦恶性肿瘤分为上皮性、非上皮性恶性肿瘤及转移瘤。以鳞状细胞癌最为多见，约占鼻腔鼻窦所有恶

性肿瘤的 80%，其他包括未分化癌、小涎腺肿瘤、腺癌、淋巴瘤、黑色素瘤、嗅神经母细胞瘤、浆细胞瘤、恶性纤维组织细胞瘤等。就鼻窦癌而言，80% 发生于上颌窦，其次为筛窦，额窦和蝶窦罕见。

鼻腔鼻窦恶性肿瘤的早期症状与慢性鼻窦炎相似，为持续流涕和面部疼痛，偶尔伴血涕，出现血涕应引起重视。典型临床表现包括面部疼痛和麻木、鼻阻和持续血涕、牙齿松动、突眼、泪溢、头痛。晚期肿瘤经常侵犯眼眶、颅内等邻近结构而产生相应的症状。

鼻腔鼻窦恶性肿瘤的转移多通过直接扩散和沿神经周蔓延，也可通过淋巴道转移。淋巴转移有两个途径：①沿着淋巴道向后引流到后鼻孔附近淋巴丛，经咽侧和咽后外侧淋巴结（rouviéré 淋巴结），引流到颈深淋巴结群上组，这是主要淋巴结引流通路；②区域淋巴结转移较少见，出现时通常提示肿瘤扩散已超出鼻腔、鼻窦范围，是患者预后较差的重要指征。此外，不足 10% 的鼻腔鼻窦恶性肿瘤可发生全身转移，血行转移到肺最常见，有时可出现骨转移。

对鼻腔鼻窦恶性肿瘤而言，应 CT 和 MRI 联合使用。CT 的优势在于能够清晰显示骨质结构的异常，对恶性肿瘤的定性诊断有重要价值，也对鼻窦镜手术有重要指导作用。与 CT 比较，MRI 易区分肿瘤及伴发的阻塞性炎症，能够更准确描述肿瘤鼻外侵犯的范围。MRI 在显示肿瘤颅底骨髓浸润及神经周转移也较 CT 有明显优势，最好采用薄层增强 T_1WI 联合脂肪抑制扫描技术。应特别强调，影像学检查的主要目的在于显示病变的范围及侵犯的重要结构，以便于临床分期及判断预后。

恶性肿瘤影像学基本征象：

1. 鼻腔或（和）鼻窦内软组织肿块，形态多不规则，边界多不清楚。

2. 肿物呈侵袭性生长，易侵犯邻近结构。

3. 明显的骨质破坏，呈虫蚀状或浸润性。

4. 增强扫描后肿瘤大多数中度强化，囊变、坏死液化区无强化。

二、鳞状细胞癌

【概述】

鼻腔鼻窦鳞状细胞癌（squamous cell carcinoma）简称鳞癌，是一种来源于鼻腔或鼻窦黏膜上皮的恶性肿瘤，通常发生于中老年人，男性多见，长期接触镍、木尘、煤烟和铬的人鳞癌发病的危险性明显增加。鳞癌在各鼻窦均可以发生，以上颌窦最为常见。

肿瘤局限于窦腔内时，区域淋巴结转移不常见；早期主要转移到咽后组淋巴结。肿瘤侵犯深部软组织和邻近结构时，淋巴道转移的概率明显增加，甚至可发生远处转移。

【临床特点】

早期的临床症状隐匿，类似鼻窦炎，经常延误诊断，直到作出诊断时，病变常已蔓延到深部组织，因此预后较差。相应临床症状包括牙齿松动或疼痛、牙关紧闭、复视、头痛等。除了直接侵犯颅底骨质外，通过邻近的神经血管孔、裂扩散到颅底为另一个相对较早的转移途径。

【病理特点】

鼻窦的鳞状细胞癌发生于黏膜柱状纤毛上皮，呈外生性、霉菌样或乳头状生长，质脆、易出血，呈褐色。镜下分角化型（80%）和非角化型（20%），一般属中度和低度分化，肿瘤增大并弥漫性破坏骨壁、广泛累及邻近结构。

【影像检查技术与优选】

CT 和 MRI 联合使用是最佳选择。

【影像学表现】

1. **X 线表现** 鼻腔鼻窦透亮度减低，可见不规则软组织影，周围骨质破坏，侵犯眼眶、颅底等邻近结构。

2. **CT 表现** 鼻腔鼻窦不规则软组织肿块，密度不均匀，可伴有出血、囊变，少数可有钙化，边界不清，周围的骨质弥漫性侵袭破坏，肿块向周围扩展，广泛累及邻近结构，脂肪间隙消失（图 4-7-1A～C）。

3. **MRI 表现** 多为 T_1WI 中等、T_2WI 中等或稍低信号，多数不均匀，增强后中到高度强化，MRI 能清楚显示病变的范围，为临床分期提供客观依据（图 4-7-1D～F）。

【诊断要点】

1. 中老年男性，面部疼痛、麻木。

2. CT 上窦腔内不规则软组织肿块，窦壁弥漫性骨质破坏，肿块外侵。

3. 多为 T_1WI 中等、T_2WI 中等或稍低信号，中到高度强化。

【鉴别诊断】

1. **慢性侵袭性真菌性鼻窦炎** 鉴别点见第四章第五节。

2. **急性暴发性真菌性鼻窦炎** 鉴别点见第四章第五节。

3. **其他恶性肿瘤** 有时不易鉴别，依靠临床活检鉴别。

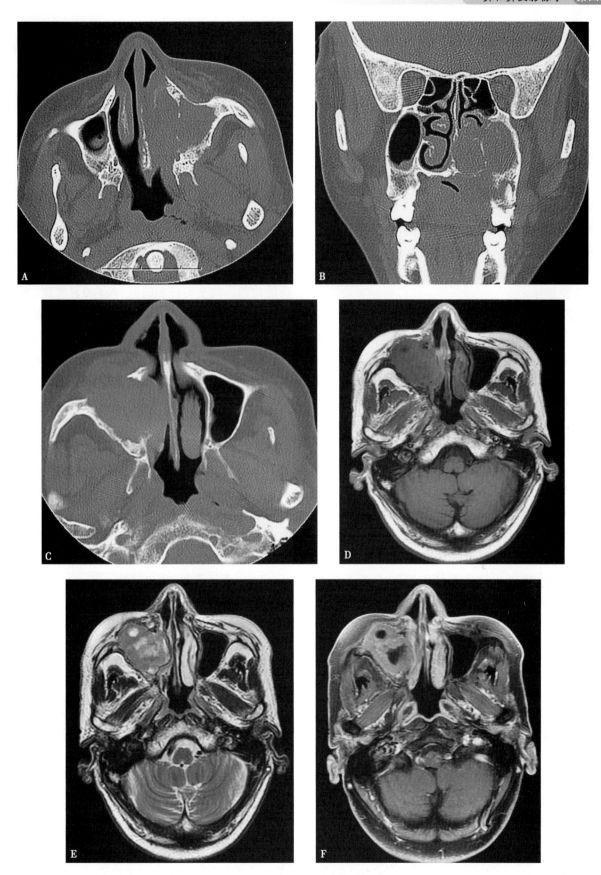

图 4-7-1　鼻腔鼻窦鳞状细胞癌

A、B. CT 横断面及冠状面骨窗，示左侧上颌窦内肿块，上颌窦内、下及后外侧壁骨质破坏，窦后脂肪间隙和左侧鼻腔受侵，左侧硬腭骨质亦可见破坏；C～F. CT 横断面骨窗及横断面 T_1WI、T_2WI、增强 T_1WI，示右侧上颌窦内肿块，上颌窦前壁、内侧壁骨质破坏，鼻腔受侵，MRI 显示病变 T_1WI 呈等、低信号，T_2WI 呈等、高信号，增强后呈不均匀轻度强化

三、腺样囊性癌

【概述】

腺样囊性癌（adenoid cystic carcinoma）又称圆柱瘤，是一种生长缓慢的低度恶性肿瘤，常因症状隐匿而延误就诊。本病最常发生于大、小涎腺，也可见于泪腺、鼻咽部。鼻腔、鼻窦和口腔包括硬腭是小涎腺常见的分布部位，小涎腺的腺样囊性癌比大涎腺更常见，占小涎腺恶性肿瘤的 1/2 以上。腺样囊性癌在鼻腔鼻窦的发病率仅次于鳞癌，占 5%～15%，约 1/2 发生于上颌窦，约 1/3 发生于鼻腔，发生于筛窦、蝶窦及额窦少于 5%。多见于中老年人，无明显性别差异。

【临床特点】

临床表现不具特异性，主要症状包括鼻阻、鼻出血、疼痛、面部麻木。常呈慢性渐进性发展，病程多较长，半数以上患者从出现症状到就诊间隔超过 1 年。腺样囊性癌术后易复发，术后 1 年复发率超过 50%，术后 5 年约 75%。血行转移常见，发生率约 50%，肺、脑、骨最常受累；而淋巴道转移相对少见。

【病理特点】

癌细胞呈条索状、蜂窝状排列，与大量黏液样物质共同形成假囊肿。依据肿瘤细胞的排列方式，分 3 型：实体型、筛状型和管状型，其中筛状型最常见。肿瘤生长缓慢，就诊时多为晚期，病变体积多较大、形态不规则，呈"生姜样生长"。骨壁改变兼有受压膨胀和侵蚀性破坏的特点。浸润性破坏周围的结构，常沿黏膜下和纤维组织蔓延，并且具有嗜神经生长的特点，常侵犯的神经有三叉神经和面神经及其分支，是颅底和中枢神经系统受侵的常见途径，有些可出现"跳跃性"生长，出现此征象往往提示预后不良。

【影像检查技术与优选】

CT 和 MRI 联合使用为最佳选择。

【影像学表现】

1. **CT 表现** 鼻腔鼻窦腺样囊性癌体积多较大，形态规则或不规则，边界不清楚，密度不均匀，内可见多发大小不等的囊变区，少数可有钙化，邻近的骨质受压，窦腔膨胀，窦壁骨质变薄，局部或大片骨壁伴侵蚀性破坏，严重时可消失或呈虚线状改变。骨壁兼有膨胀性及侵蚀性破坏，高度提示腺样囊性癌的可能。病变可侵犯眼眶、颅内、翼腭窝、颞下窝等邻近结构。本病易沿神经周围转移，呈"跳跃性"、不规则生长，造成相应的神经孔道扩大伴肿块。

2. **MRI 表现** 病变信号不均匀，内可见多发大小不等的囊变区，肿物压迫窦腔膨胀变形，增强扫描不均匀强化，囊变区不强化。神经侵犯在 MRI 上可表现为受侵犯神经的增粗和强化，或表现为正常间隙内软组织影填充，或表现为相应的神经孔道扩大，如翼腭窝、圆孔、海绵窦等。MRI 对骨质改变的显示不如 CT，但结合增强能更好地显示肿瘤内部结构、区分肿瘤组织和阻塞性分泌物、肿瘤侵犯范围等（图 4-7-2）。

【诊断要点】

1. 中老年患者，病史较长。

2. 病变较大，呈"生姜样生长"。

3. 密度或信号不均匀，多发大小不等的囊变、囊壁强化。

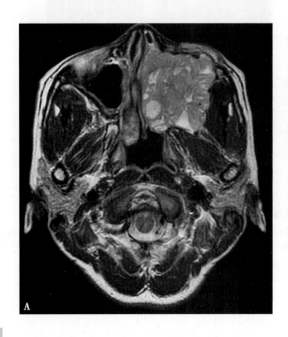

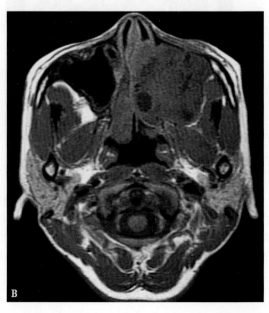

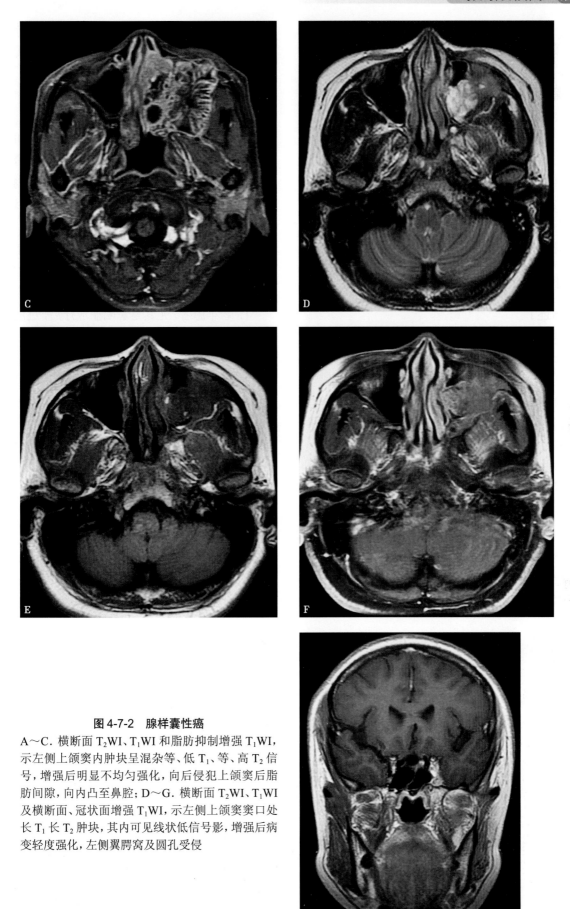

图 4-7-2　腺样囊性癌

A～C. 横断面 T_2WI、T_1WI 和脂肪抑制增强 T_1WI，示左侧上颌窦内肿块呈混杂等、低 T_1、等、高 T_2 信号，增强后明显不均匀强化，向后侵犯上颌窦后脂肪间隙，向内凸至鼻腔；D～G. 横断面 T_2WI、T_1WI 及横断面、冠状面增强 T_1WI，示左侧上颌窦窦口处长 T_1 长 T_2 肿块，其内可见线状低信号影，增强后病变轻度强化，左侧翼腭窝及圆孔受侵

4. 兼有膨胀性及侵蚀性骨壁破坏，提示生长缓慢、低度恶性。

5. 易沿神经周围转移。

【鉴别诊断】

1. **内翻性乳头状瘤**　鉴别点见前所述。

2. **鳞癌**　多为浸润性骨质破坏，T_2WI 上多数呈中等或稍低信号，囊变不如本病明显，增强后不均匀强化。

3. **软骨肉瘤**　MRI 增强后两者外观相似，但软骨肉瘤近似蜂窝状，形态相对更规整，CT 显示结节或环形钙化。

四、未分化癌

【概述】

鼻腔鼻窦未分化癌（sinonasal undifferentiated carcinoma）是一种罕见的高侵袭性肿瘤，组织来源未定，好发于老年患者，部分病例继发于鼻咽癌放疗后。Levine 等于 1987 年首先报道本病，鼻腔、上颌窦和筛窦是常受累及的部位，病变的特征为迅速、广泛组织破坏，易侵犯眼眶和颅前窝。

【临床特点】

临床症状相对较轻，可表现为鼻阻、鼻出血、疼痛、眼球突出、头痛等。患者预后差，平均生存期少于 18 个月，5 年生存率低于 20%。

【病理特点】

大体上肿瘤常大于 4cm，边界不清，常破坏骨质和周围组织。镜下瘤细胞呈巢状、小叶状、小梁状、片状排列；瘤细胞核大、畸形，核仁明显，分裂相多；常见淋巴管、血管浸润。

【影像检查技术与优选】

CT 和 MRI 联合使用为最佳选择。

【影像学表现】

1. **CT 表现**　病变多起源于鼻腔顶部和筛窦，表现为大的软组织肿块，骨质破坏，边界不清楚，平扫密度尚均匀，但增强后不均匀强化，常侵犯颅前窝、眼眶、翼腭窝、咽旁间隙和海绵窦等邻近结构（图 4-7-3）。

2. **MRI 表现**　T_1WI 肿块呈中等信号，T_2WI 呈中等到高信号，增强后不均匀强化。

【诊断要点】

1. 老年患者，尤其是鼻咽癌放疗后，进展快。

2. 鼻腔顶部和筛窦，较大的软组织肿块，边界不清楚。

3. 骨破坏、周围结构侵犯。

4. 中等密度或信号，不均匀强化。

【鉴别诊断】

需要与嗅神经母细胞瘤、鳞癌、黑色素瘤等恶性肿瘤鉴别。

五、腺癌

【概述】

鼻腔鼻窦腺癌（sinonasal adenocarcinoma）少见，多见于男性，高发年龄为 55～60 岁。筛窦是最常见的发病部位，其次为鼻腔、上颌窦。木工、皮革工人

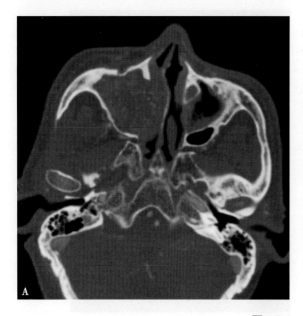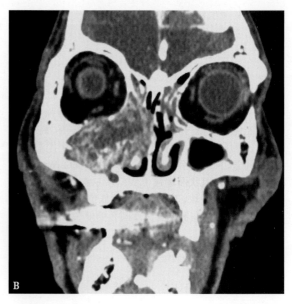

图 4-7-3　未分化癌

A、B. CT 横断面骨窗及冠状位增强软组织窗，示右侧上颌窦、筛窦及鼻腔较大软组织肿块，不均匀强化，骨质侵袭破坏，以上颌窦内侧壁为著

筛窦腺癌的发病率比普通人高1 000倍。

【病理特点】

本病可能起源于上皮、小涎腺或两者同时发病，组织学上分3种类型：乳头型、无蒂型和腺泡-黏液型，乳头型主要起源于上皮，无蒂型可能起源于小涎腺和杯状细胞，腺泡-黏液型起源于黏液浆液腺。

【影像检查技术与优选】

CT和MRI联合使用为最佳选择。

【影像学表现】

腺癌形态不规则，边界尚清楚，多数密度或信号均匀，T_1WI为等信号，T_2WI为较高信号，中等到显著强化（图4-7-4）。

六、黑色素瘤

【概述】

鼻腔鼻窦黑色素瘤（sinonasal melanoma）起源于胚胎发育期从神经嵴迁移到鼻腔和鼻窦黏膜的黑色素细胞，恶性度高，预后差。大约20%的黑色素瘤发生于头颈部，鼻腔鼻窦占3.5%；鼻腔较鼻窦更常见，鼻中隔前部是鼻腔内最常见的发病部位，其次为中、下鼻甲；上颌窦是鼻窦中最常见部位，占80%，其次为筛窦。鼻腔鼻窦黑色素瘤多为单发，也可多发，多数为有色素性黑色素瘤，10%～30%为无色素性黑色素瘤。

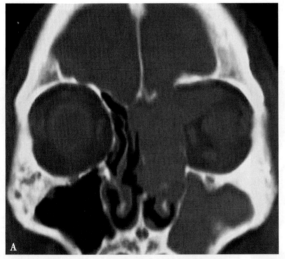
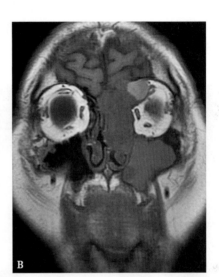
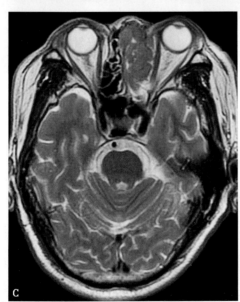
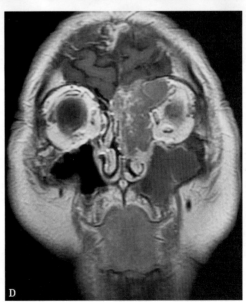

图4-7-4 鼻窦腺癌

A～D. CT冠状面骨窗及冠状面T_1WI、横断面T_2WI、冠状面增强T_1WI，示左侧鼻腔、筛窦区肿块，左侧中鼻甲、筛板、眼眶内侧壁、前颅底及鼻中隔骨质破坏；MRI显示病变呈等T_1等T_2信号，其内见条片状长T_1长T_2信号，增强后病变强化不明显，窦壁黏膜可见强化，左侧额窦及上颌窦内潴留囊肿，病变侵犯左侧眼眶及颅前窝

【临床特点】

本病高发年龄为 50～80 岁，性别无明显差异。临床以鼻阻、血性腐臭分泌物为首发症状，鼻内镜下肿块可因黑色素含量的不同呈黑色、灰黑色、棕色或暗红色等不同颜色，但质脆和易出血为共同特征。

【影像检查技术与优选】

MRI 为首选影像检查手段。

【影像学表现】

1. **CT 表现** 鼻腔鼻窦内不规则软组织密度肿块，膨胀性生长，内无钙化及囊变，邻近骨质溶骨性破坏，增强扫描不均匀的中度或明显强化（图 4-7-5A、B）。

2. **MRI 表现** 肿瘤内的黑色素成分是顺磁性物质，典型者 T_1WI 为高信号，T_2WI 为低信号，有明显强化，多见于较小且含黑色素的肿瘤；当肿瘤较大时，黑色素含量和均质性不同，信号变化很大，多表现为混杂信号，T_1WI 以等信号为主，T_2WI 以高信号为主，局部可见斑片、条状 T_1WI 高信号、T_2WI 低信号，反映病变内含有黑色素细胞聚集。增强后病变呈轻中度不均匀强化（图 4-7-5C～E）。黑色素瘤易通过神经周围向头颈部转移，MRI 易发现。

【诊断要点】

1. 老年人，鼻部黑色等不同颜色质脆、易出血肿物。

2. 好发于鼻中隔前部、中、下鼻甲、上颌窦或筛窦。

3. CT 呈软组织密度，膨胀性生长、溶骨性破坏。

4. MRI 典型信号特征为 T_1WI 高信号，T_2WI 低信号，较大肿瘤多呈混杂信号，T_1WI 以等信号为主，T_2WI 以高信号为主，局部 T_1WI 高、T_2WI 低信号反映了黑色素成分，增强后轻中度不均匀强化。

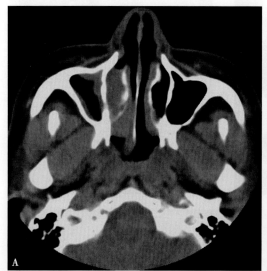
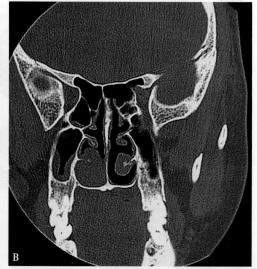
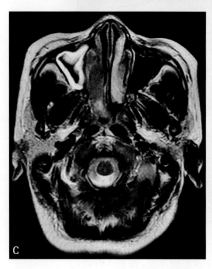
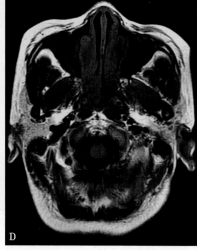
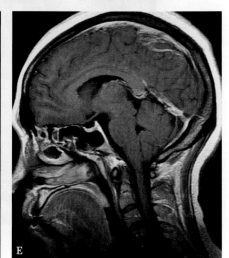

图 4-7-5 鼻腔黑色素瘤

A、B. CT 横断面软组织窗及 CT 冠状面骨窗，示右侧鼻腔下鼻道内软组织肿块，右侧下鼻甲骨质破坏，右侧上颌窦内见软组织密度影；C～E. 横断面 T_2WI、T_1WI 及矢状面增强 T_1WI，为同一患者，病变呈等、低 T_1，等、高 T_2 信号，不均匀强化，凸向后鼻孔

【鉴别诊断】

1. **鳞癌** 好发于上颌窦,病变范围大,T_2WI上常以等低信号为主,可出血囊变。

2. **淋巴瘤** 好发生在鼻腔前部或中线结构。NK/T细胞淋巴瘤骨质破坏程度与肿块大小不成比例,即肿块较大、弥漫,但骨质破坏不明显,易侵犯面部软组织,MRI以中等信号为主。弥漫大B细胞淋巴瘤较局限,多呈较均质的软组织密度和中等信号。

七、嗅神经母细胞瘤

【概述】

嗅神经母细胞瘤(olfactory neuroblastoma)是一种起源于鼻腔嗅上皮神经嵴的肿瘤,可发生于任何年龄,有两个发病高峰,分别是11~20岁和51~60岁,男女发病率基本相等。嗅神经母细胞瘤发病部位与嗅黏膜分布区一致,较典型范围包括鼻腔及其所属的筛窦、前颅底、眼眶,多首发于鼻腔顶部中线区并以鼻腔顶部为中心向周围呈浸润性侵犯,常侵犯上鼻甲、中鼻甲、上鼻道、中鼻道及鼻中隔上端。嗅神经母细胞瘤恶性程度不及其他神经母细胞瘤,大多生长缓慢。Kadish将本病分为3期:Ⅰ期肿瘤局限于鼻腔,Ⅱ期肿瘤已侵入一或数个鼻窦,Ⅲ期肿瘤超出鼻腔或鼻窦,侵入眼眶、颅内,或已有颈淋巴结或远处转移。患者的预后与首次检查时病变范围相关,放射治疗和(或)手术治疗为本病的主要治疗手段,5年生存率达50%以上。

【临床特点】

早期可无明显症状,就诊时多已属中、晚期。最常见的临床包括鼻出血、鼻阻及嗅觉下降或丧失,嗅觉下降或丧失被认为对本瘤有所提示。晚期肿瘤易侵犯筛窦、蝶窦、上颌窦、眼眶,甚至侵入颅内并浸润脑实质,可有突眼、复视、面部疼痛、头痛及视力减退等。远处转移较为常见,最常见转移部位为颈部淋巴结,其次为肺、胸膜、中枢神经系统等。

【病理特点】

肿瘤大体呈灰红色,富含血管,呈息肉状,质地较软而脆,触之易出血。镜下细胞形态兼具神经上皮瘤和神经母细胞瘤的特征,混合存在且彼此间呈移行分布。多数肿瘤细胞大小形态一致,细胞形态以小圆细胞为主,核大,泡浆空乏,细胞聚集呈"菊花团"样改变。瘤内血管增生明显,呈祥网状甚至血管瘤样结构。免疫组化染色见瘤细胞可表达NSE、Syn、NeuN及Ⅲ类β微管蛋白及相关蛋白,对于确诊及鉴别诊断具有重要意义。

【影像检查技术与优选】

CT和MRI联合使用是最佳选择。

【影像学表现】

1. **CT表现** 多数起源于鼻腔上部、筛窦顶(嗅神经分布区),少数可异位发生于蝶窦、鼻咽部,单侧或双侧发病,表现为形态不规则的软组织肿块,边界不清楚,少数可伴有钙化;轻中度膨胀性骨质破坏,局部鼻腔鼻窦扩大、鼻中隔移位,同时有浸润性骨质破坏,极少数可见骨质增生硬化;病变常侵犯鼻窦、眼眶或颅内(图4-7-6A)。

2. **MRI表现** T_1WI呈低信号,T_2WI呈稍高信号,多数病变信号均匀,少数信号不均匀,内有小囊变坏死;增强后中度强化(图4-7-6B~D);增强扫描有助于区分肿块与窦腔内潴留液或阻塞性炎症、判断硬脑膜或脑实质是否侵犯,侵犯前颅窝底呈典型的"哑铃状"表现,嗅神经母细胞瘤侵犯脑实质者周围可出现囊性变,被认为是区别于其他鼻腔肿瘤较特异的征象。

【诊断要点】

1. 发生于儿童、青少年,或者老年人。

2. 鼻腔上部、筛窦顶软组织肿块,具有恶性征象,尤其是向上破坏侵犯颅内呈典型的"哑铃状"表现。

3. 具有轻中度膨胀性骨质破坏,又有浸润性骨质破坏。

4. MRI T_1WI呈低信号,T_2WI呈稍高信号,坏死少,中等强化。

【鉴别诊断】

1. **鳞癌** 鼻腔上部、筛窦顶部少见,密度、信号通常不均匀,T_2WI多呈中等信号,骨质破坏更明显。

2. **腺癌** 少见,T_2WI为较高信号,中等到显著强化。

3. **未分化癌** 非常少见,仅靠影像学与本病不易鉴别。

八、淋巴瘤

鼻腔鼻窦淋巴瘤(sinonasal lymphoma)属于结外淋巴瘤的一种,多为非霍奇金淋巴瘤,发病率高,仅次于鳞癌,根据免疫组化分为3个亚型,即NK/T细胞、T细胞和弥漫性大B细胞淋巴瘤。NK/T细胞淋巴瘤最常见,多发生于鼻腔,常见于亚洲、南中美洲和墨西哥,与EB病毒感染有关,易浸润并破坏血管壁,常引起坏死和骨质侵蚀,预后最差。T细胞型淋巴瘤也常发生于鼻腔,单独发生于鼻窦罕见,预

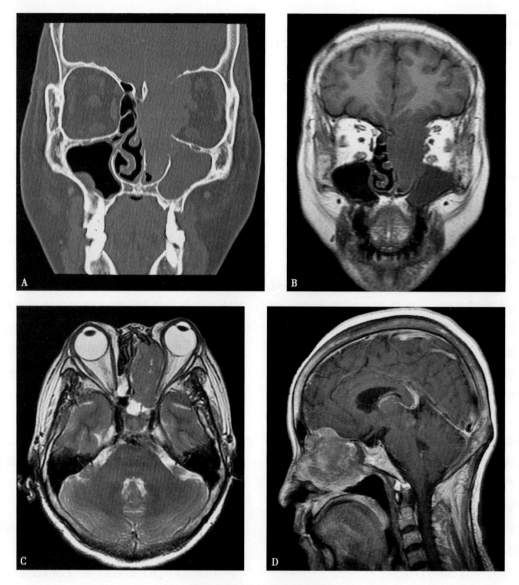

图 4-7-6　嗅神经母细胞瘤

A～D. CT 冠状面骨窗及冠状面 T_1WI、横断面 T_2WI、矢状面增强 T_1WI，示左侧前颅底、筛板和眼眶内侧壁骨质破坏，左侧鼻腔顶、筛窦肿块，呈略长 T_1、混杂等、长 T_2 信号，增强后病变明显强化，肿块侵犯左侧颅前窝

后较 NK/T 细胞型好。弥漫性大 B 细胞型淋巴瘤最少见，多发生于鼻窦，北美和欧洲多见，预后较好。

NK/T 细胞淋巴瘤侵犯上皮，可有广泛溃疡和浅表坏死，T 细胞淋巴瘤病理改变与其相似，弥漫性大 B 细胞淋巴瘤则不同，常为完整黏膜下肿块，坏死、溃疡少见。因此，弥漫性大 B 细胞淋巴瘤的临床及影像学表现不同于 NK/T 细胞和 T 细胞淋巴瘤。本节分别介绍 NK/T 细胞淋巴瘤和弥漫性大 B 细胞淋巴瘤。

（一）NK/T 细胞淋巴瘤

【概述】

NK/T 细胞淋巴瘤（NK/T cell lymphoma）是最常见的鼻腔鼻窦淋巴瘤，在我国占 90% 以上，多位于鼻

腔，过去曾被称为致死性中线肉芽肿（lethal midline granuloma）、多形性网织细胞增生症（polymorphic reticulosis）、中线恶性网织细胞增生症（midline malignant reticulosis）等，其特点为进行性经久不愈的溃疡坏死，有严重的鼻阻和中面部破坏。

【临床特点】

本病好发于中年男性，男女比例为 4∶1。常见临床症状包括鼻阻、流涕、鼻出血、面颊或鼻区肿痛，可伴发热、复视、视物模糊、头痛、眼球突出及脑神经麻痹。鼻窥镜检查见鼻黏膜坏死、溃疡出血，表面常有干痂或脓痂。

【病理特点】

病变绝大部分起源于鼻前庭、鼻腔前部黏膜上

皮，广泛浸润，常累及中、下鼻甲，可扩散至对侧，整体呈铸型改变。特征性病理改变是以血管为中心浸润伴黏膜增生肥厚和黏膜腺体破坏，并伴随显著的坏死、骨质侵蚀。本病易沿皮肤或黏膜下淋巴管向周围组织器官蔓延，常造成邻近皮肤增厚，为本病非常重要的特征。

【影像检查技术与优选】

CT是首选检查方法，MRI为补充检查方法。

【影像学表现】

1. **CT表现** 局限于鼻腔淋巴瘤最常见，多发生于鼻腔前部或下鼻甲，向前易浸润鼻前庭、鼻翼及邻近面部皮肤；肿瘤组织呈中等密度，内可见不成形坏死组织形成的低密度影，使病变整体密度不均，并与并发的炎症分辨不清；鼻中隔、中下鼻甲破坏（图4-7-7A、B）；增强后低或中度强化。弥漫性淋巴瘤表现为鼻腔中线区软组织肿块，充满鼻腔和上颌窦、筛窦，半数以上病例累及邻近的面部软组织、牙槽骨、硬腭、眼眶、鼻咽部、颞下窝、翼腭窝等，骨质破坏不明显，呈特征性的渗透性骨破坏，即虫蚀样、虚线样改变，且无明显的骨性结构移位，而肿瘤组织已突破骨性结构广泛蔓延。以鼻甲破坏最为常见，其次为筛骨眶板、眶底、副鼻窦壁。

2. **MRI表现** T_1WI为低或中等信号，T_2WI为中等或稍高信号，由于组织坏死，部分病例信号不均，多数病变轻到中度强化。T_2WI及增强易将肿瘤与其伴发的炎症进行鉴别，更准确显示病变的范围，尤其发现鼻外结构的侵犯更有优势（图4-7-7C～E）。

【诊断要点】

1. 鼻黏膜坏死，溃疡出血，表面常有干痂或脓痂。

2. 可局限于鼻腔前部或累及鼻中线区，也可广泛浸润。

3. 骨破坏不明显，呈渗透性骨破坏。

4. 易浸润鼻翼、鼻背或邻近面颊部软组织。

5. 多为中等密度及信号、轻中度强化，组织坏死可使信号不均、不强化。

【鉴别诊断】

1. **鼻息肉** 双侧鼻息肉也表现为鼻腔鼻窦内充满软组织影及合并炎症，其骨质改变主要为吸收、变薄，也可伴有骨质硬化，而没有渗透性破坏，并局限于鼻腔鼻窦，不累及鼻背等处皮肤及侵犯鼻外结构。

2. **Wegener肉芽肿** 多为全身性疾病，也常累及肺和肾脏，鼻腔改变较局限，多伴有中下鼻甲和鼻中隔破坏，窦壁骨质增生、硬化，可出现"双边"征，侵犯硬腭、牙槽骨和面部皮肤罕见。

3. **鳞癌** 发病率高，约占鼻窦恶性肿瘤90%以上，典型表现为形态不规则软组织肿块伴明显窦壁骨质破坏，密度或信号往往不均匀，颈部转移淋巴结中央常出现坏死。

4. **内翻性乳头状瘤** 多起源于中鼻甲附近的鼻腔外侧壁，易向筛窦和上颌窦生长，向鼻腔前部及鼻前庭生长少见，局部压迫性骨质破坏，一般不浸润鼻翼及邻近皮肤，T_2WI及增强呈特征性的栅栏样或卷曲脑回样。

（二）弥漫大B细胞淋巴瘤

【概述】

弥漫大B细胞淋巴瘤（diffuse large B cell lymphoma）多发生于鼻窦，北美和欧洲多见，与其他病理类型鼻窦淋巴瘤的生物学行为、临床特点有所差异，预后较好。

【临床特点】

中老年人多见，男性居多。早期病灶向窦腔中生长无特异性症状，很难发现，通常当病灶长得相当大后引起鼻部或头颈部其他症状时才来就诊。患者的主要症状为鼻塞、出血、眶周肿胀、复视、头痛、面部麻木、牙龈肿胀、颈部肿块等，很少伴有发热、盗汗、体重减轻等全身症状。

【病理特点】

多见于鼻窦，常为完整黏膜下肿块，坏死、溃疡少见。病变呈膨胀性生长，对周围邻近组织有压迫表现，同时有浸润性骨质破坏和组织侵袭。

【影像检查技术与优选】

CT是首选检查方法，MRI为补充检查方法。

【影像学表现】

1. **CT表现** 多为较均匀中等密度软组织肿块，类圆形或不规则形，膨胀性生长，边界较清楚，轻度推移骨质，并浸润性骨破坏，侵犯邻近结构（图4-7-8A、B）。增强扫描轻中度较均匀强化。当病变靠近鼻腔前部时，也会出现鼻翼、鼻背的皮肤肿胀、增厚，皮下脂肪层消失。

2. **MRI表现** T_1WI为低或中等信号，T_2WI为中等或稍高信号，信号较均匀，增强后轻中度均匀强化（图4-7-8C～F）。

【诊断要点】

1. 鼻窦好发。

2. 膨胀性生长、浸润性骨破坏，侵犯邻近结构。

3. 比较均匀的中等密度或信号，轻中度强化。

【鉴别诊断】

1. **鳞癌** 密度或信号往往不均匀。骨质破坏更

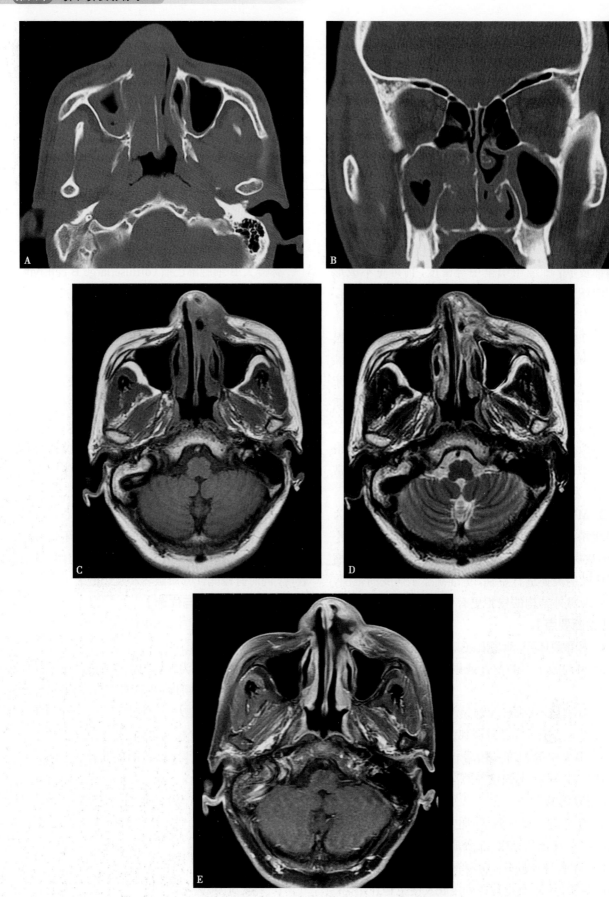

图4-7-7 鼻腔鼻窦NK/T细胞淋巴瘤

A、B. CT横断面及冠状面骨窗，示右侧鼻腔不规则软组织影，向前达鼻前庭，鼻翼及邻近面部软组织增厚，右侧下鼻甲骨质侵蚀，鼻中隔前部骨质破坏；C～E. 横断面T₁WI、T₂WI及增强T₁WI，示左侧鼻腔、鼻前庭及鼻翼部等T₁混杂T₂信号，增强后轻度强化

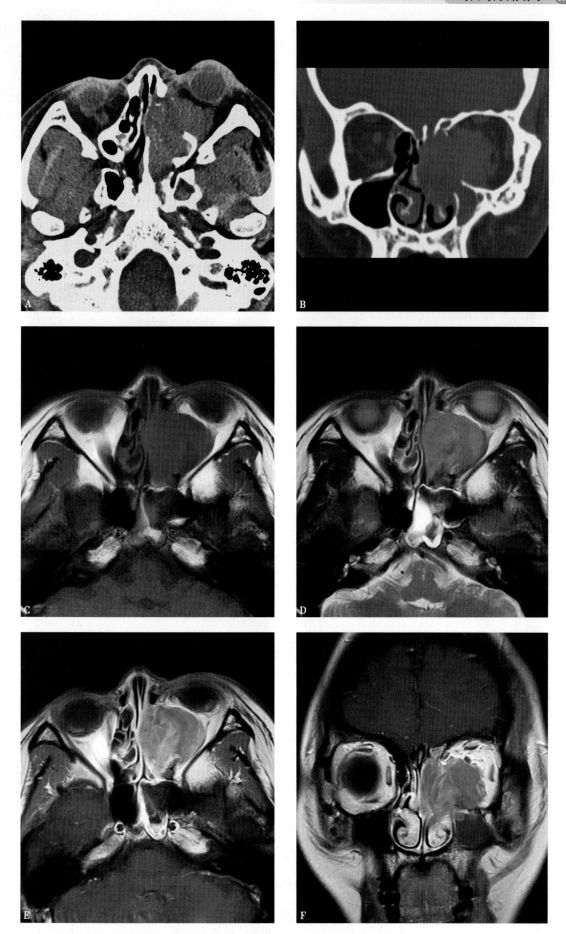

图 4-7-8　鼻腔鼻窦弥漫大 B 细胞淋巴瘤

A、B. CT 横断面软组织窗及冠状面骨窗，示左侧筛窦及鼻腔见不规则中等密度软组织肿块，呈膨胀性生长，骨质广泛浸润性破坏，左眶及上颌窦受侵；C～F. 横断面 T_1WI、T_2WI、增强 T_1WI 及冠状面增强 T_1WI，示肿块呈中等信号，轻中度较均匀强化

显著，少有骨质推移。

2. **黑色素瘤**　特征性的 T_1WI 高信号，T_2WI 低信号，黑色素瘤含量及分布不均时呈混杂信号。

3. **嗅神经母细胞瘤**　鼻腔上部、筛窦顶嗅神经上皮分布区，尤其是向上破坏侵犯颅内，呈典型的"哑铃状"表现，较大肿块密度或信号不均。

九、转移瘤

【概述】

鼻腔鼻窦转移瘤（sinonasal metastasis）少见，最常见源于肾癌，其次为肺癌、乳腺癌和胃肠道肿瘤，少见原发肿瘤包括子宫颈癌和肝细胞癌。转移可能为患者首发的临床表现，据此查出原发肿瘤。尽管转移瘤可累及鼻腔、鼻窦的任何部位，但上颌窦最常见。

【临床特点】

疼痛、面部麻木是本病最常见的临床表现。中老年人多见。

【影像检查技术与优选】

CT 是首选检查方法，MRI 为补充检查方法。

【影像学表现】

1. **CT 表现**　单发或多发，多数转移瘤表现为溶骨性骨质破坏，伴有软组织肿块，边界较清楚，密度较均匀；少数表现为骨质硬化肥厚（图 4-7-9）。

2. **MRI 表现**　T_1WI 多为低信号，T_2WI 多为高信号，增强后强化不一，MRI 能发现早期骨髓内转移。

【诊断要点】

1. 中老年患者。

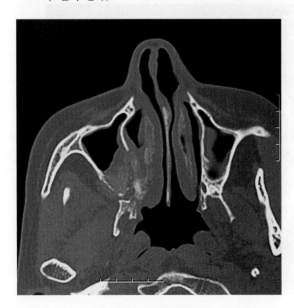

图 4-7-9　鼻窦转移瘤
CT 横断面骨窗，示右侧上颌窦后外侧壁、内侧壁骨质破坏伴软组织肿块，翼突根部骨质硬化肥厚

2. 既有鼻腔鼻窦软组织肿块，又有骨质破坏、周围侵犯。

3. 有原发恶性肿瘤，尤其是肾癌。

【鉴别诊断】

1. **鳞癌**　T_2WI 上常表现为低信号。

2. **腺样囊性癌**　T_2WI 上常呈混杂略高信号；腺样囊性癌常具有沿神经跳跃性侵犯的特点。

3. **淋巴瘤**　骨质破坏程度与肿块大小不成比例，即肿块较大而骨质破坏不明显，有助于鉴别。

4. **黑色素瘤**　常表现为典型的 T_1、短 T_2 信号，强化程度不及转移瘤，鉴别诊断不难。

5. **嗅神经母细胞瘤**　常有沿嗅神经向颅内蔓延的倾向。

十、横纹肌肉瘤

【概述】

横纹肌肉瘤（rhabdomyosarcoma）起源于将来分化为横纹肌的未成熟的间叶细胞，将近 40% 发生于头颈部，20% 发生于鼻腔、鼻窦和鼻咽，是儿童最常见的肉瘤，男性稍多于女性，两者之比为 3:2。肿瘤发展快，恶性度高，预后不佳。

【临床特点】

横纹肌肉瘤可发生于鼻窦任何部位，以筛窦多见，其次是上颌窦。起病急，进展快，常见症状是鼻阻、鼻出血，其他还有嗅觉减退、上颌麻木、牙齿松动、脱落等；病变常蔓延至眼眶、颅底，甚至进入颅内，出现眼球突出、复视、视力减退、头痛及脑神经受累症状等。

【病理特点】

多数学者将本病分为胚胎型、腺泡型和多形型 3 种类型。胚胎型最常见，约占 2/3，多见于儿童和青年，瘤细胞形态、分化不一。腺泡型较胚胎型少见，多见于成年人，由分化差的瘤细胞组成，细胞沿着结缔组织隔整齐排列，类似于肺的腺泡结构，此型预后最差。多形型最少见，仅占 1%，多发生于年龄较大的患者，具有丰富嗜酸性胞质且疏松排列的各种不同形态细胞。

【影像检查技术与优选】

CT 是首选检查方法，MRI 为补充检查方法。

【影像学表现】

1. **CT 表现**　窦腔内充以软组织影，多数形态不规则，边界不清楚，密度较均匀，少数可伴有囊变、坏死或出血，一般无钙化，窦壁浸润性骨质破坏，增强后不均匀强化；本病进展迅速，短期可侵犯眼眶、翼腭窝、颞下窝、颅底,甚至蔓延颅内。

2. **MRI 表现** T_1WI 为稍低信号,T_2WI 为稍高信号,少数肿瘤有囊变、坏死或出血,而表现信号不均匀,增强后呈中等不均匀强化(图 4-7-10)。

【诊断要点】

1. 好发于儿童及青少年。

2. 蝶筛区多见,侵袭性骨质破坏,伴有颅底及眼眶等邻近结构广泛受累。

3. CT 呈中等密度,均匀或不均匀。

4. 在 MRI 上呈稍长 T_1 稍长 T_2 信号,中等不均匀强化。

【鉴别诊断】

1. **内翻性乳头状瘤** 多见于 40 岁以上患者,好发于中鼻道附近的鼻腔外侧壁,对周围骨质可有压迫、侵蚀,但程度较轻,T_2WI 呈中等信号,T_2WI 及增强 T_1WI 上呈栅栏样或卷曲脑回状。

2. **鳞癌** 一般发病年龄较大,好发于上颌窦,病变 T_2WI 信号较低。

3. **嗅神经母细胞瘤** 起源于鼻腔上部的嗅神经上皮,为筛区最常见的肿瘤,侵犯前颅窝底可呈典型的"哑铃状"表现,可见出血、囊变及钙化。

4. **弥漫大 B 细胞淋巴瘤** 病史较长,均匀中等密度或信号,轻中度均匀强化,膨胀性生长,骨壁有推移和破坏。

(丁长伟 李松柏)

第八节 鼻内镜术后影像学

目前鼻内镜手术是治疗慢性或复发性鼻窦炎的常规手术方式,其主要目的是去除不可逆的病变组

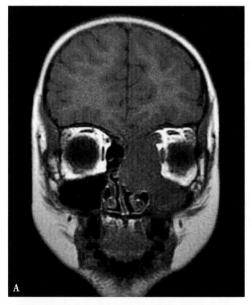
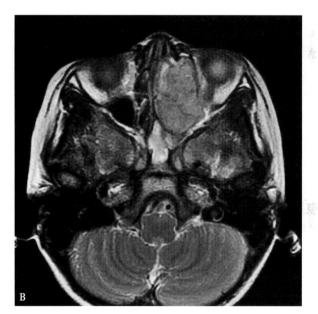
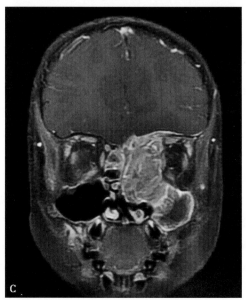

图 4-7-10 横纹肌肉瘤
A～C. 冠状面 T_1WI、横断面 T_2WI 及冠状面增强 T_1WI,示左侧鼻腔鼻窦肿块,呈略长 T_1 略长 T_2 信号,信号欠均匀,增强后肿块不均匀强化,病变侵犯前颅窝、左侧眼眶及鼻中隔,左侧蝶窦内潴留液

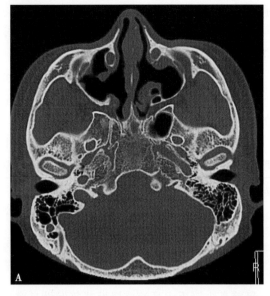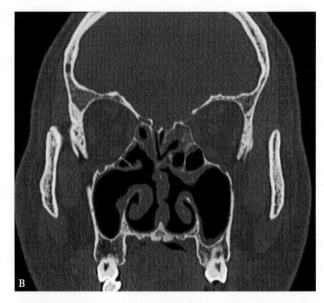

图 4-8-1　鼻内镜术后改变

A. CT 横断面；B. 冠状面骨窗，慢性鼻窦炎内镜术后复查：双侧钩突、中鼻甲及右侧筛房不同程度缺如，双侧上颌窦
口扩大。双侧上颌窦、筛窦黏膜增厚，双侧上鼻道可见软组织密度影，鼻道局部阻塞

织，以重建、恢复鼻窦引流和黏膜纤毛的清扫功能。鼻内镜手术后需定期随访观察，以确定其远期的治疗效果。临床上疗效的判断主要依靠鼻内镜检查所见和患者临床症状的描述。了解鼻窦开放程度除了鼻内镜检查外，还要通过鼻窦 CT 扫描观察，即便是手术后恢复良好的病例，也应了解手术对鼻腔、鼻窦解剖结构的影响，鼻腔、鼻窦的解剖结构变化又与其生理功能状况密切相关，因此，术后鼻窦 CT 扫描是手术疗效的评价内容的一个必要组成部分。

术后 CT 表现：根据慢性鼻窦炎发病部位和程度的不同，术后鼻腔鼻窦结构缺如也有不同。一般都会有钩突部分或全部缺如，中鼻甲部分或全部缺如，筛房缺如，筛漏斗后方的筛房间隔通常缺如，窦口 - 鼻道复合体通畅（图 4-8-1）。

术后复查 CT 需观察内容包括以下几种：

（1）手术开放窦腔引流状况：主要了解窦口或开窗口的开放程度。

（2）术腔黏膜状况：注意术后的黏膜肿胀或纤维化所造成的假阳性，因此应与鼻内镜检查结果对照。

（3）针对术后症状不缓解或出现新症状：CT 扫描可了解是否有残余病灶、术后瘢痕阻塞引流通道或病变术后复发，导致术后症状不缓解或加重，为再次手术提供参考依据。

（4）了解术后并发症：手术造成的如前颅底、筛骨纸板（眶内壁）、视神经管、颈内动脉等重要结构的损伤程度，为可能的再次手术提供解剖参考依据。

值得注意的是鼻窦 CT 扫描并非是鼻内镜手术后疗效的评估的常规手段，而且通常主张术后半年之后行鼻窦 CT 扫描。手术后 3 个月内行鼻窦 CT 扫描容易出现假阳性，因为手术后黏膜的愈合一般在 3 个月以内，但黏膜肿胀的消除和功能恢复和则须更长的时间，故 CT 扫描所见提示不能作为疗效评价的依据。

术后 MRI 检查的目的和观察内容：①进一步了解术后并发症，如眼外肌、视神经、颈内动脉及脑膜损伤及并发感染，为下一步治疗方案提供参考依据；②了解术后有无并发症，如黏液囊肿等；③针对术后症状不缓解或出现新症状的患者，除外并发或伴发肿瘤。

（黄砚玲）

参 考 文 献

1. 唐维，周艺默，任玲，等. 磁共振动态增强对鼻腔鼻窦肿瘤良恶性鉴别诊断价值研究. 放射学实践，2017，32（3）：227-232.

2. 刘红生，杨军乐，邬小平，等. 真菌性鼻窦炎患者 CT 与MRI 诊断分析. 中国 CT 和 MRI 杂志，2016，14（9）：9-11.

3. 杨本涛，王振常，刘莎，等. 鼻硬结病 CT 和 MRI 诊断. 临床放射学杂志，2005，24（7）：586-560.

4. 王振常，鲜军舫，兰宝森. 中华影像医学·头颈部卷. 第 2版. 北京：人民卫生出版社，2010.

5. 杨本涛，王振常，刘莎，等. 鼻腔及鼻窦内翻性乳头状瘤的MRI 诊断. 中华放射学杂志，2008，42（12）：1261-1265.

6. 何占旭，曹志伟，丁长伟. 32 例鼻腔鼻窦淋巴瘤 CT 及 MRI

临床分析. 临床耳鼻咽喉头颈外科杂志, 2016, 7: 516-519.

7. 卢超, 单秀红, 潘冬刚. 鼻 NK/T 细胞淋巴瘤同鼻息肉、内翻乳头状瘤的 CT 对比分析. 实用放射学杂志, 2017, 8: 1182-1186.

8. 杨本涛, 王振常, 姜祖超, 等. 鼻窦鼻腔淋巴瘤的 CT 和 MRI 诊断. 临床放射学杂志, 2006, 25 (6): 518-523.

9. Sumi M, Nakam ura T. Head and neck tumours: combined MRI assessment based on IVIM and TIC analyses for the differentiation of tumors of different histological types. Eur Radiol, 2014, 24 (1): 223-231.

10. 陈瑞楠, 郑汉朋, 许崇永, 等. 鼻腔鼻窦腺样囊性癌 CT 和

MRI 诊断. 医学影像学杂志, 2016, 26 (2): 214-217.

11. 许庆刚, 尹红霞, 鲜军舫, 等. MRI 及动态增强扫描对鼻腔及鼻窦恶性黑色素瘤的诊断价值. 放射学实践, 2016, 31 (2): 155-158.

12. Janik S, Gramberger M, Kadletz L, et al. Impact of anatomic origin of primary squamous cell carcinomas of the nasal cavity and ethmoidal sinus on clinical outcome. Eur Arch Otorhinolaryngol, 2018, 275 (9): 2363-2371.

13. Kawaguchi M, Kato H, Tomita H, et al. Imaging Characteristics of Malignant Sinonasal Tumors. J Clin Med, 2017, 6 (12). pii: E116.

第五章　咽部影像学

第一节　影像学检查方法

咽部病变在临床上一般依靠视诊、触诊、咽喉镜和 X 线检查。自从 CT 和 MRI 广泛应用以来，对咽深部解剖结构，如血管、肌肉、神经、深筋膜间隙以及病变部位、侵犯范围、淋巴结转移等情况，能清晰地显示、观察，这有助于判断病变性质、准确定位、提供治疗方案、选择手术途径以及估计预后、判断肿瘤复发。尽管 CT 和 MRI 有以上的优点，但对有些病变，如：吞咽障碍、咽-食管异物、咽-食管早期肿瘤的筛查，目前还是以 X 线钡剂检查为首选。

一、X 线

咽部平片检查是最古老而基本的检查方法，咽部正位摄片由于咽部和颈椎以及部分颅骨重叠而影响咽部的观察，故常规采用颈部侧位摄片检查。按临床需要，球管中心位置可有不同，重点在鼻咽部时，球管中心对准外耳道口上、前各 2cm 处；在口咽部时，球管中心对准下颌角；在喉咽部时，球管中心对准喉结。受检者取直立正侧位，两肩放松下垂，下颌略上翘，以减少下颌支与咽腔重叠。受检者作平静呼吸，小儿或婴儿可采用侧卧位，使颈部矢状面与检查床面平行（图 5-1-1）。

二、钡剂造影

钡剂造影检查（barium examination），咽部为软组织所构成，前后位摄影又为颈椎所重叠，故需用钡剂，增强对比以勾描出咽腔轮廓。

1. 鼻咽腔造影检查　受检者取仰卧位，肩背垫以较厚的棉垫，使头向后垂，两脚和髋部弯曲（即采取颅底位摄片姿势）。从前鼻腔滴入 3～5ml 碘剂或钡剂，嘱受检者发"k"连续音时作前后位及侧位摄片。摄片可观察鼻咽部表面情况或后鼻孔闭锁部位（图 5-1-2）。

2. 咽部吞钡检查　受检者吞服 150%～200%（W/V）双重造影钡悬浮液一大口后在正位透视下即可显示钡剂经两侧会厌谷、梨状窝后进入颈段食管。梨状窝呈倒置三角，两侧形态、大小相仿，后壁在中线相连称环后线，呈"W"形，中间凹陷为杓间间隙。正常时大约在空咽 2～3 次后会厌谷、梨状窝内钡剂应完全排空。正常梨状窝在发音、呼吸、Valsalva 动作、屏气时可扩张。还可取左、右斜位和侧位来观察梨状窝的前、后壁（图 5-1-3）。

3. 吞咽功能检查　吞咽障碍需进行吞咽功能检查，包括 X 线吞钡摄片、X 线吞钡录像、X 线数字胃肠机吞钡检查（连续摄影），常可发现以下异常表现：钡剂（在会厌谷、梨状窝）滞留、钡剂吸入或漏溢、不对称吞咽、钡团阻滞、结构异常和吞咽迟缓等，尤其是吞咽迟缓是吞咽功能异常的重要征象，正常人钡剂通过咽部的时间为 0.7 秒（指钡头进入口咽至钡尾抵达食管入口的时间），若钡剂通过咽部时间明显大

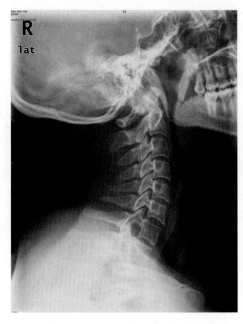

图 5-1-1　咽部 X 线片
颈椎前方低密度空腔上部为咽腔，下部为喉及气管

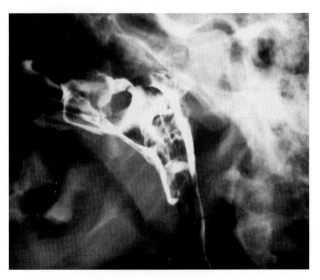

图 5-1-2 鼻咽腔造影
钡剂在后鼻孔及鼻咽腔内涂布

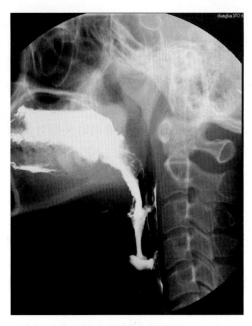

图 5-1-4 吞咽功能的检查
数字胃肠机的吞咽功能检查图像

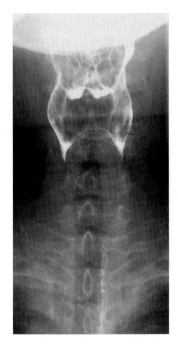

图 5-1-3 咽部吞钡检查
正位片示两侧会厌谷(上)和梨状窝(下)钡剂涂布

要的检查方法。常用位置为横断面、冠状面、矢状面,对鼻咽部检查需用软组织窗和骨窗同时观察,以便了解病变对骨结构的影响,尤其是鼻咽癌侵及颅底骨结构(图 5-1-5);对肿瘤病例或血管丰富的病变要采用注射造影剂增强检查,按检查部位不同其方法如下。

1. **鼻咽部与口咽部 CT 扫描** 受检者仰卧位,横断面扫描基线为听眶下线,冠状面扫描基线为听眶下线的垂直线。鼻咽部扫描范围从蝶骨平台开始,至硬腭平面,如怀疑鼻咽癌则扫描范围需延伸

于 0.7 秒,则可诊断吞咽迟缓。吞咽迟缓是吞咽障碍的一个重要信号,时间的延长与吞咽障碍的程度成正比,钡剂通过咽 - 食管连接处极快,X 线透视下难以观察吞咽细节,利用 X 线录像或数字胃肠机复帧图像可进行钡剂通过咽部时间的测定(图 5-1-4)。

三、CT

螺旋 CT 扫描可在一次呼吸屏气期间完成全部咽部检查。缩短了检查时间,减少吞咽伪影。对咽部病变定位,了解病变范围,及与周围重要解剖结构关系及淋巴结的转移有重要价值,已成为一项必

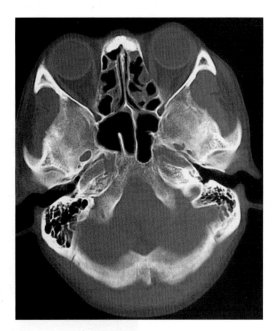

图 5-1-5 颅底 CT
颅底 CT 横断面骨算法重建,示颅底神经孔

至颈根部。口咽部扫描范围从硬腭平面至会厌游离缘。扫描及重建参数如下：

（1）非螺旋方式扫描：层厚 2mm，层间距 2～5mm（异物或较小病变的层间距≤层厚），FOV 为 14cm×14cm～20cm×20cm，矩阵≥512×512，骨算法重建（需观察软组织的患者同时采用骨算法与软组织算法重建），骨窗：窗宽 1 500～3 000HU，窗位 150～400HU；软组织窗：窗宽 300～400HU，窗位 40～50HU。

（2）螺旋方式扫描：准直器宽度 1～2mm，重建间隔小于或等于准直器宽度的 50%，FOV 为 14cm×14cm～20cm×20cm，矩阵≥512×512，骨算法与软组织算法重建；骨窗、软组织窗同非螺旋方式扫描；多平面重组横断面、冠状面：横断面基线为听眶下线，冠状面基线为听眶下线的垂线；重组层厚为 2～3mm，重组间隔 2～5mm（异物或较小病变的层间距≤层厚）。软组织病变或血管性病变的增强扫描推荐使用高压注射器，非离子型碘造影剂总量 80～100ml，流率 2～3ml/s，延迟扫描时间依病变及设备情况而定；软组织算法重建（图 5-1-6）。

2. **喉咽部 CT 扫描**　以横断面为基本方法，范围以会厌游离缘（或舌骨平面）开始，向下达环状软骨下缘。必要时冠状面或矢状面重建图像显示。体位与口咽部相同。

（1）非螺旋方式扫描：层厚 2～3mm，层间距 2～3mm（较小病变的层间距≤层厚）；FOV 为 17cm×17cm～25cm×25cm，矩阵≥512×512，软组织算法重建（需观察骨质改变的患者同时采用骨算法重建）；软组织窗：窗宽 300～400HU，窗位 30～50HU；骨窗：窗宽 1 500～4 000HU，窗位 300～700HU。

（2）螺旋方式扫描：准直器宽度 2mm，重建间隔小于或等于准直器宽度的 50%，FOV 为 20cm×20cm～25cm×25cm，矩阵≥512×512，软组织算法重建（需观察骨质改变的患者同时采用骨算法重建）；软组织窗：窗宽 300～400HU，窗位 30～50HU；骨窗：窗宽 1 500～4 000HU，窗位 300～700HU。喉咽部冠状面或矢状面重建：冠状面重建基线在矢状面上，与颈椎纵轴平行；矢状面重建基线在冠状面上，与喉腔气道平行。包括横断面的重组层厚为 2～5mm，重组间隔 2～5mm（较小病变的层间距≤层厚）。增强扫描，注射碘造影剂 100ml，流率 3ml/s，延迟 30s 扫描，如欲观察肿瘤与动脉的关系，延迟时间约 20s，再在肿瘤局部行实质期扫描（注入造影剂后约 50s）。

3. **上气道螺旋 CT 扫描（适用于阻塞性睡眠呼吸暂停综合征）**　CT 检查扫描时患者均仰卧，不吞咽并用鼻呼吸。头顶部正中矢状面与定位光标纵线重合，横断面扫描基线为听眶下线。扫描范围从鼻咽顶部至声门下方的区域进行螺旋扫描，方向与咽腔垂直。准直器宽度 1～2mm，重建间隔小于或等于准直器宽度的 50%，FOV 为 20cm×20cm～25cm×25cm，矩阵≥512×512，软组织算法重建；软组织窗：窗宽 300～400HU，窗位 30～50HU。CT 重建及图像测量应用重建软件（reformation）将扫描所得原始数据进行矢状面重建，在重建的正中矢状面图像上再进行垂直于咽后壁的横断位重建。

随着扫描速度的提高，CT 扫描可在清醒状态下进行，也可在睡眠状态下进行。在清醒状态下被检查者可模拟深吸气末、深呼气末、平静呼吸及闭口堵鼻深吸气（Mülle 动作）这 4 个动作，其中深吸气末及深呼气末反映了上气道在经过气道正压和气道负压后的状态，Mülle 动作则是模仿 OSAS 患者出

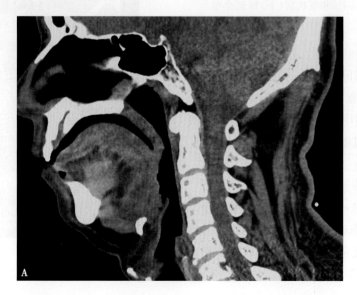
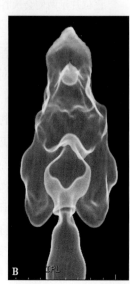

图 5-1-6　咽部 CT
A. 多层螺旋 CT 矢状面示咽部和相邻结构；B. 多层螺旋 CT 扫描后透明法重建示咽腔结构

现呼吸暂停后的吸气状,这些时相均是上气道易发生形态改变的时段。临床上以平静呼吸和深吸气末状态为重点。

四、MRI

MRI检查是一种非放射线检查,具有良好的软组织分辨率、任意方向断面直接扫描、多参数成像等优点,有利于咽部病变的检查。近年来灌注成像、弥散成像成为新的成像方式,二者反映的已不是大体形态学信息,而是分子水平的动态信息,对咽部影像学的发展有很大的推动作用。

1. **鼻咽部与口咽部MRI扫描** 采用头颅正交线圈(或头颅多通道线圈)。横断面扫描基线为听眶下线,冠状面扫描基线为听眶下线的垂直线,矢状面扫描基线平行于正中矢状面。扫描序列常选用SE序列,横断面采用T_1WI或(和)T_2WI,冠状面(必要时加矢状面)采用T_1WI(病变在横断面显示不佳时,需在显示较好的冠状面或矢状面行T_2WI)。脂肪抑制技术:在显示病变的最佳断面行T_2WI(不进行增强扫描时),如行增强扫描可不需要增强前脂肪抑制技术;如T_1WI显示病变内有高信号时,在显示病变的最佳断面行T_1WI;场强低或化学位移脂肪抑制技术效果较差的设备可行STIR。增强扫描后:有条件时可进行动态扫描梯度回波T_1WI,每间隔20~30s扫描1个序列,共扫描10次;脂肪抑制后横断面、冠状面(必要时加矢状面)T_1WI(可只在1个断面使用脂肪抑制技术,场强低或化学位移脂肪抑制技术效果较差的设备不使用脂肪抑制技术)。

扫描参数:层厚3~5mm,层间距0~1mm,FOV为16cm×16cm~20cm×20cm,矩阵≥224×256。

2. **喉咽部MRI扫描** 采用颈部正交线圈(或头颅多通道线圈、头颈联合线圈)。横断面扫描基线为听眶下线,冠状面根据扫描的器官、部位或需显示的结构确定,矢状面根据扫描的器官、部位或需显示的结构确定。扫描序列常选用SE序列,横断面采用T_1WI或(和)T_2WI,冠状面(必要时加矢状面)采用T_1WI(病变在横断面显示不佳时,需在显示较好的冠状面或矢状面行T_2WI)。脂肪抑制技术:显示病变的最佳断面行T_2WI(不进行增强扫描时),如行增强扫描可不需要增强前脂肪抑制技术;如T_1WI显示病变内有高信号时,在显示病变的最佳断面行T_1WI;场强低或化学位移脂肪抑制技术效果较差的设备可行STIR。增强扫描后:脂肪抑制后横断面、冠状面(必要时加矢状面)T_1WI(可只在一个断面使用脂肪抑制技术,场强低或化学位移脂肪抑制技术效果较差的设备不使用脂肪抑制技术)。扫描参数:层厚3~5mm,层间距0.3~1.0mm,FOV为20cm×20cm~25cm×25cm,矩阵≥224×256。

五、数字减影血管造影

头颈部血管畸形、动脉瘤等血管性疾病和富血管肿瘤的血供主要来自颈外动脉分支,血运较为丰富,手术的切除过程中出血量大,可进行介入栓塞治疗或术前辅助性治疗。顽固性鼻出血进行病变血管或颌内动脉和面动脉的介入栓塞,效果更是立竿见影(图5-1-7)。

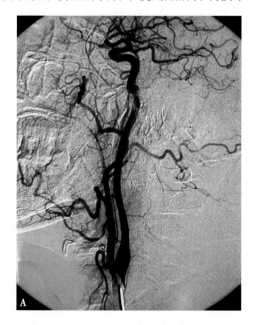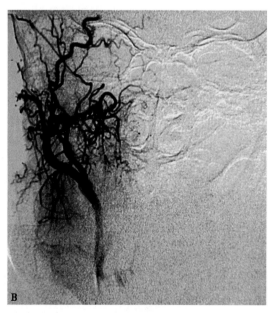

图5-1-7 颈动脉DSA

A. 将导管置入颈总动脉(分叉下方)造影,示颈内、外动脉;B. 将导管置入颈外动脉造影,示颈外动脉及其分支

介入栓塞的方法：采用 Seldinger 技术，局麻下经皮右侧股动脉穿刺插管，先行双侧颈总动脉或患侧椎动脉造影以充分了解脑血管解剖与颜面部病变血供情况，再行双侧或患侧颈外动脉或分支超选择性插管造影，用侧位和正位及汤氏位，必要时加斜位。并利用"路径图"，将导管头尽量送到病变附近或供血动脉远段造影证实无"危险吻合"和血管痉挛后再行栓塞。

（陈立婷　张水兴）

第二节　影　像　解　剖

一、影像解剖基础

1. 咽部正常解剖概述　咽是一个前后略扁的漏斗形肌性管道，位于颈椎的前方，上起自颅底，下至 C_6 椎体下缘平面（环状软骨下缘）移行于食管，全长约 12cm。以软腭下缘和会厌软骨上缘为界，上至颅底为鼻咽，下至环状软骨为喉咽，二者之间为口咽。

2. 鼻咽部正常解剖　鼻咽部是悬挂在颅底的倒置的"J"型肌群，表面覆以黏膜。在上面，它以蝶骨底和斜坡为界，后面以第 1 和第 2 颈椎的椎前肌为界，外侧以咽肌、咽旁间隙、深部软组织和颞下窝为界。鼻咽部向前与鼻腔相通，向下与口咽相续，两者交界较窄部称鼻咽峡。在吞咽时软腭向后上提起抵达咽后壁，使鼻咽和口咽隔开，防止食团反流至鼻咽和鼻腔内。鼻咽腔顶壁由蝶骨体及枕骨斜坡颅外面构成，其下有一团淋巴组织称为增殖腺（咽扁桃体、增殖体或腺样体）。它发生于胚胎第四个月，5 岁左右呈生理性肥大，6～7 岁开始萎缩，至 14～15 岁时达到成人状态。增殖腺后下有一小凹陷称咽囊（位于蝶骨体和枕骨交界处），其大小、深浅不一。咽囊为黏膜向退化的脊索处延伸而成，可发生囊肿或脊索残余肿瘤。鼻咽腔在下鼻甲后 1cm 处，左、右侧壁各有一漏斗状开口，为咽鼓管咽口。通过咽鼓管与中耳腔沟通，以调节中耳腔气压。咽口边缘的前、后、上三面有软骨呈铁蹄状隆起，以上唇和后唇较明显，称为咽鼓管隆突。隆突后方有一纵行深窝为咽隐窝（也称咽侧隐窝）。该隐窝位于颅底破裂孔下面，两者相距 1cm，中间无明显结构。鼻咽癌如发生于咽隐窝，向上很容易侵及破裂孔向颅内蔓延。

3. 口咽部正常解剖　口咽部是指软腭以下到会厌游离缘这一段咽部，是呼吸和消化道的共同通道，前方以咽峡和舌根部与口腔相通。咽峡由软腭的两侧游离缘、中央悬雍垂和两侧舌腭弓组成。口咽侧壁由舌腭弓、扁桃体、咽腭弓和咽侧壁组成。扁桃体（又称腭扁桃体）是一淋巴组织，儿童期较肥大，它位于舌腭弓和咽腭弓所组成的扁桃体窝内。口咽部后壁为第二、第三颈椎和前方头长肌、椎前筋膜和黏膜所组成，正常成人约厚 0.5cm，老年人因萎缩较薄。咽侧壁有咽肌，咽肌可分为上、中、下缩肌，分别位于咽后壁的中线左右，相会于一条垂直的结缔组织为咽缝，三对咽缩肌自下而上依次呈叠瓦状排列。咽缩肌内侧有咽提肌（茎突咽肌、咽腭肌和咽鼓管咽肌），它们收缩时能提咽向上以协调吞咽动作，软腭内有腭肌（包括腭帆张肌、腭帆提肌、悬雍垂肌和舌腭肌）。

4. 喉咽部正常解剖　自会厌游离缘（或舌骨平面）至环状软骨下缘的一段咽腔为喉咽部（或称下咽部），它是环绕喉腔外的间隙，解剖上由两侧梨状窝和环状软骨后的环后间隙所组成。梨状窝是位于喉腔两侧的尖向下的三角空隙，其内壁为会厌侧壁、杓会厌皱襞和杓状软骨外壁。梨状窝外壁上段附着于舌甲膜，下段紧贴甲状软骨板内面。侧壁在咽会厌皱襞下反折，后壁与环后间隙相连，喉咽后壁为相当于第 4～6 颈椎体范围的咽后壁软组织。当食物经口腔咀嚼后吞咽，食团经两侧梨状窝挤压入环后间隙，进入食管入口。

5. 咽部血管、淋巴及神经　咽部动脉主要来自颈外动脉的咽升动脉。此外腭升动脉（为面动脉分支）和腭降动脉（上颌动脉）也参与咽部的血供。甲状腺上动脉的分支供应咽下段。咽静脉在咽后壁的外膜内，互相吻合形成咽静脉丛，其中一部分汇入翼丛，另一部分流入椎静脉丛。其余各支合成咽静脉注入颈内静脉。咽部感觉和运动神经主要有舌咽神经、迷走神经、副神经和交感神经的咽丛（位于咽后壁），分布于咽侧壁和咽缩肌处。运动神经纤维主要来自副神经。

咽部淋巴随部位不同其引流也各异。鼻咽部（包括增殖体）向后汇入咽后淋巴结，继入颈深淋巴结上组及胸锁乳突肌后缘的淋巴结。口咽部向外汇入下颌角淋巴结和颈内静脉二腹肌淋巴结。喉咽部淋巴管向前与声带上喉前淋巴结汇合穿过舌甲膜汇入颈深淋巴结中组；梨状窝淋巴汇入舌骨下淋巴结，再进入颈深淋巴结中组。

6. 咽部筋膜间隙　颈部有许多筋膜，筋膜间形成空隙为筋膜间隙，熟悉这些间隙对疾病扩散和病变定位、定性有重要意义。

（1）咽旁间隙：又称咽颌间隙、咽侧间隙或咽周间隙。位于颈侧，左右各一，间隙呈锥形，锥底上达颅底，尖端下至舌骨，为舌骨上颈筋膜间隙。间隙内为疏松结缔组织。前界为颊咽肌缝，后界为椎前筋膜，外侧界为翼内肌、腮腺的深面以及下颌骨的颈深筋膜浅层；内侧在口咽部以咽缩肌和扁桃窝为界，鼻咽部以腭肌为界。在上段（鼻咽段）由茎突及其附着肌（茎突咽肌和茎突舌肌）将其分为前间隙和后间隙。茎突前间隙较小，内有颌内动脉、三叉神经下颌支及与翼丛相通的静脉丛。其内壁上方与鼻咽侧壁咽隐窝相关，其下方与扁桃体窝相邻。茎突后间隙又称颈动脉鞘，内有颈内动脉、颈内静脉及第Ⅸ～Ⅻ对脑神经、颈交感神经干和淋巴结。如今，咽旁间隙通常指茎突前间隙，颈动脉鞘被归为颈动脉间隙。颈内动脉居椎前肌的前外侧，颈内静脉位于动脉的后外侧，一般右侧大于左侧，这些结构在 CT 和 MRI 检查中均能显示。横断面咽旁间隙在鼻咽段大致呈三角形，在口咽段呈长方形。咽旁间隙前下与下颌下间隙相通，内后与咽后间隙相通，外侧与腮腺间隙及咀嚼肌间隙相通。这些都是炎症扩散的重要通道。此外，咽旁间隙的移位及变形情况有助于判断邻近颈筋膜间隙肿瘤的起源位置。

（2）咽后间隙：为咽颅底筋膜和椎前筋膜间的潜在空隙，向上至颅底，向下达下咽部和食管后面，延伸至后纵隔。间隙被咽缝分为左、右两部分，互不相通，内含有内、外组淋巴结。婴儿期淋巴结较多，6 岁后可消失，每侧残留 1～2 个，内侧淋巴结位于中线附近椎前肌的前方，正常时不显示，如果 CT 扫描显示常为异常表现。

（3）椎前间隙：位于椎前筋膜与椎体间，在咽后间隙后方，上起颅底，下至尾骨，外侧止于椎前筋膜在横突附着处，间隙内包含椎前肌，该间隙感染主要来自脊椎结核。

（4）咽黏膜间隙：为咽黏膜与颅底咽筋膜间的潜在间隙，位于鼻咽和口咽侧壁和后壁，由咽黏膜、淋巴组织、咽缩肌、咽鼓管肌、腭帆提肌和隆突软骨组成。

（5）咀嚼肌间隙：被颧弓分为上、下两部，下部又称为颞下窝。咀嚼肌间隙为颈深筋膜浅层包绕，以翼内肌后缘与咽旁间隙分开，该筋膜向上附着于卵圆孔内侧颅底。此间隙包含颞肌、翼内肌、翼外肌、下颌骨升支、下颌骨体后部、三叉神经的下颌支和翼静脉丛。

（6）腮腺间隙：居颞下窝后部，位于咀嚼肌间隙的后外、咽旁间隙的外前。间隙内包含腮腺、面神经、颈外动脉、面后静脉及淋巴结。腮腺位于外耳道的前下方、下颌支与胸锁乳突肌之间，分浅叶和深叶两部分。浅叶向前覆于咬肌表面和后方，深叶在下颌骨后窝内、胸锁乳突肌前面。深叶内侧靠近颈外、颈内动脉、颈内静脉及二腹肌后腹。

以上诸解剖间隙（除咽后间隙和椎前间隙外）在 CT 和 MRI 横断面均可显示。

二、CT 正常影像解剖

1. 鼻咽部 CT 正常表现 鼻咽部 CT 横断面解剖：鼻咽腔在不同层面中形态各异。在软腭层面呈方形，软腭上层面呈长方形，咽鼓管隆突层面呈双梯形，咽隐窝层面呈梯形（图 5-2-1、图 5-2-2）。咽鼓管隆突层面是较典型的鼻咽部 CT 横断面解剖结构，两侧壁半圆形突起为咽鼓管隆突，因含钙量增加，在 CT 片上显示较周围组织密度略高，其前方黑色凹陷为咽鼓管咽口，其后方较宽的斜形裂腔为咽隐窝。咽鼓管隆突外后椭圆形肌团为腭帆提肌和该肌前外方的腭帆张肌。咽隐窝是一个充气的间隙，它投影到圆枕和腭帆提肌的后面，主要在鼻咽中上部显示，其大小可以有很大变化，青年人由于大量淋巴组织充填而变得很小，老年人因淋巴组织萎缩而变得较大。鼻咽壁外侧的脂肪间隙为咽旁间隙，其前界为翼内、外肌，翼内肌前端可见两条线形骨结构，分别为翼内板和翼外板，两板间为翼窝。咽

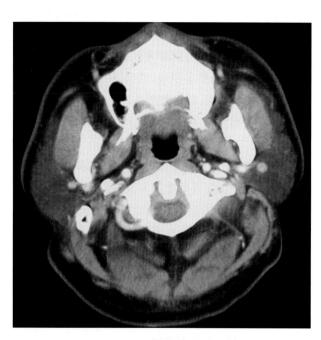

图 5-2-1 CT 鼻咽下部软腭层面
在软腭层面鼻咽部呈方形

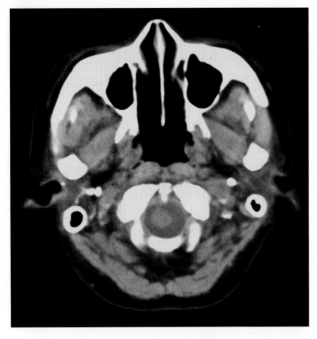

图 5-2-2　CT 鼻咽部层面
示两侧对称的咽鼓管隆突、咽隐窝、头长肌

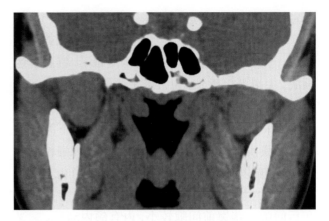

图 5-2-3　鼻咽部螺旋 CT 冠状位
冠状面 MPR 图像示鼻咽顶壁软组织和两侧对称的咽隐窝、咽鼓管隆突

旁间隙后方可见颈内动脉、颈内静脉，颈内动脉居前内，颈内静脉位于后外，边界光整，呈圆形或类圆形中等密度影。第Ⅸ～Ⅻ对脑神经呈点状中等密度影，迷走神经位于颈内动脉后外，副神经位于颈内静脉后内，舌咽神经和舌下神经位于颈内动脉的前外，颈内静脉附近有散在的颈深淋巴结，呈边界光整的中等密度，与神经、血管不易区别，但注入造影剂增强扫描后血管明显强化。鼻咽后壁为左右对称、中等密度的椎前肌。在鼻咽中上部，肌肉间有脂肪组织，在 CT 片上，显示为中等密度肌肉间有低密度三角形脂肪间隙，间隙中央可见一条中等密度的咽缝。在硬腭水平，因咽壁肌肉间无脂肪组织，在 CT 片上均不能分辨各肌束，表现为中等密度。椎前肌前方黏膜下为咽后间隙所在，正常时 CT 扫描多不显示。在咽后壁中，由前向后依次存在咽后间隙、椎前间隙。

鼻咽部 CT 冠状面解剖：在蝶窦下面可见鼻咽顶壁软组织，正常成人厚度约 0.5cm，两侧均匀一致。鼻咽两外侧壁上方隐窝为咽隐窝所在，其下方为咽鼓管隆突软骨，隆突下方为咽鼓管咽口（图 5-2-3）。两侧鼻咽侧壁表面为黏膜和黏膜下纵行的咽上缩肌。鼻咽侧壁外侧为纵行类长方形的咽旁间隙，因间隙内为脂肪组织，故 CT 扫描为低密度。咽旁间隙外侧可见翼外肌和翼内肌。

2. 口咽部 CT 正常表现

（1）口咽部 CT 横断面解剖：不同层面的口咽形状各有不同。在舌根层面，含气的口咽腔呈横置的椭圆形，位于中央（图 5-2-4A）。口咽部横断面的前界为软腭和舌根部，两侧壁由扁桃体与邻近肌组织（咽缩肌）构成，在 CT 扫描二者呈相仿密度，故无法区分。口咽侧壁外侧可见较宽的低密度咽旁间隙，其前方是下颌下腺及下颌骨体，外侧为翼内肌、腮腺深部和下颌支。下颌下腺外缘有舌动脉，腺体后外缘有面总静脉。咽旁间隙后茎突后方为颈动脉间隙，其内从前内到后外，分别为颈外动脉、颈内动脉和颈内静脉。颈内、外动脉相接处即为颈总动脉分叉部，增强时易于识别。口咽后壁为头长肌、颈长肌及颈椎椎体。在口底层面，于舌体两侧和下颌骨内侧之间可见下颌舌骨肌，舌根外侧可见舌骨舌肌和茎突舌肌，在下颌下腺后方可见茎突舌骨肌和二腹肌后腹。

（2）口咽部 CT 冠状面解剖：在较前层面可见软腭和两侧腭弓，舌体之下有舌下间隙，两旁为舌外肌。口底部以细薄而宽阔的下颌舌骨肌为界，下颌舌骨肌下有二腹肌前腹。舌体下外侧可见舌下腺。在咽峡与舌体外侧的咀嚼肌间隙内，翼外肌和翼内肌分别居于其上下区。在较后的口咽层面上，口咽侧壁对称，外侧间隙内可见茎突咽肌和二腹肌后腹分别在上、下斜行。舌根外侧和下颌骨内侧间可见下颌下腺（图 5-2-4B）。

3. 喉咽部 CT 正常表现　喉部横断面扫描检查时喉咽部也同时显示，正常环后区呈闭合状态，横断面图像不能显示，但环后区软组织正常厚度不超过 1cm。正常时梨状窝呈类圆形，两侧大小和形态基本对称，但当切面倾斜时可使两侧不对称，当有积液时可使梨状窝闭塞，易误诊为占位病变（图 5-2-5）。

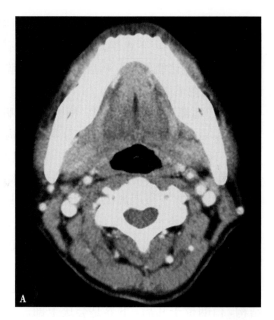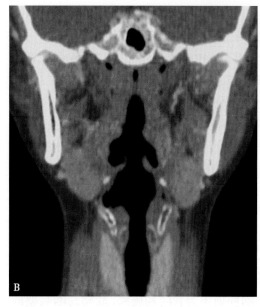

图 5-2-4　口咽 CT
A. CT 口咽舌根层面，含气的口咽腔呈横置的椭圆形，前界为软腭和舌根部，两侧壁为扁桃体与咽缩肌；
B. 口咽部螺旋 CT 冠状面，口咽腔侧壁可见两侧对称的扁桃体及其下方的会厌

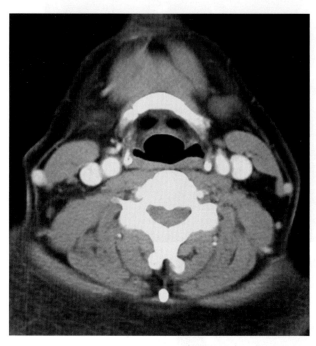

图 5-2-5　CT 下咽部层面
下咽位于颈椎椎体的前缘，两侧是对称的梨状窝

三、MRI 正常影像解剖

1. 鼻咽部 MRI 正常表现

（1）鼻咽部 MRI 横断面解剖：MRI 的 T_1 加权像能很好地显示鼻咽部解剖结构，较 CT 扫描更能区分鼻咽部软组织，注射造影剂后黏膜因强化而显示清楚，这是 CT 扫描所不及的。横断位 T_2 加权图像对于鼻咽部的黏膜、肌肉与脂肪的显示优于 T_1 加权

图像。鼻咽腔最突出的表面标志是咽鼓管隆突，在质子像或 T_2WI 图像上，咽鼓管隆突均呈稍高或较高信号，覆盖其上的黏膜信号强度稍低。咽鼓管咽口和咽隐窝分别在咽鼓管隆突前、后方，稍向侧后壁凹入。咽鼓管隆突后外侧为腭帆提肌，前外方的腭帆张肌，均为低信号。咽旁间隙位于腭帆张肌的外侧，呈较高信号，边界清晰，其内常可见多个小点状 T_2 加权高信号的咽静脉。在其外侧，由后内向前外，可见翼内肌、翼外肌、颞肌与咬肌。这些肌肉之间可见高信号线条状脂肪相隔。鼻咽后壁由两侧头长肌构成，其正中结构表现为高信号脂肪影中间一纵行低信号线影的咽缝（图 5-2-6A）。在鼻咽中部，鼻咽腔的前方为软腭，其脂肪组织较丰富，呈较高信号，其周围为低信号的上颌骨牙槽嵴。鼻咽下部，软腭、腭帆张肌与腭帆提肌汇合成帕萨凡特氏嵴（Passavant's ridge），呈低信号。其前方为较高 T_2 信号的软腭淋巴管和舌上部淋巴管。颈内动脉、颈内静脉也可显示。

（2）鼻咽部 MRI 冠状面解剖：在 T_1WI 上，鼻咽中部层面的标记为咽鼓管隆突。其两外侧壁上方隐窝为咽隐窝所在，隆突下方为咽鼓管咽口。咽鼓管隆突软骨外侧可见腭帆张肌，腭帆提肌居隆突软骨下方（图 5-2-6B）。翼板与斜坡呈高信号，成为鼻咽腔的顶，其下方为较低信号的黏膜。翼管在翼板的内上方。鼻咽腔的侧壁为咽中缩肌及扁桃体组织。其下方中央为悬雍垂。两侧纵行的咽旁间隙把其外

侧的翼内肌与扁桃体分开。在后部层面,两侧鼻咽侧壁表面为黏膜和黏膜下纵行咽上缩肌。

(3)鼻咽部 MRI 矢状面解剖:T$_1$ 加权图像可较好显示鼻咽部顶壁、后壁的形态与厚度。在 T$_1$WI 上,正中矢状面鼻咽腔顶壁软组织呈薄层(2～3mm)均匀中等信号结构,其向后连续构成稍厚的咽后壁组织(3～4mm)。鼻咽腔前界为鼻中隔,鼻中隔上部骨性(筛骨垂直板和犁骨)结构,呈灰白色信号,下方由中隔软骨和大翼软骨内脚构成,信号较强。鼻咽腔顶部上方为低信号的蝶窦和高信号的斜坡骨髓腔。儿童时由于蝶骨体和斜坡间有软骨存在(蝶枕联合),使二者间有裂隙,勿误诊为异常。蝶窦上方为蝶鞍,容纳垂体,其前上方可见视交叉,后方为脑桥。鼻咽腔前下为软腭和硬腭,软腭与咽后壁间

的狭窄口为鼻咽峡(图 5-2-6C)。随着层面向外移,鼻腔内可见上、中、下鼻甲,鼻咽侧壁可显示咽鼓管隆突以及咽侧诸肌组织。咽后外侧壁由黏膜与淋巴组织组成,附着于头长肌。

2. **口咽部 MRI 正常表现** 横断面,口咽部上界为软腭,后界为椎前筋膜,三部分咽缩肌构成后外侧缘。舌根和口底部因腺体较多,常呈混杂信号。腭舌骨肌、腭咽肌从软腭下延并形成扁桃体的支柱。扁桃体在 T$_1$WI 上呈中等信号,在 T$_2$WI 上呈较高信号。扁桃体外有低信号咽基底筋膜所包绕,使之能与肌组织区别。咽旁间隙呈高信号区。淋巴组织在 T$_1$ 加权信号高于肌组织。

在矢状面正中位,上部前方是舌根等口腔底壁结构,口咽位于其后,下界是会厌上部。会厌位于

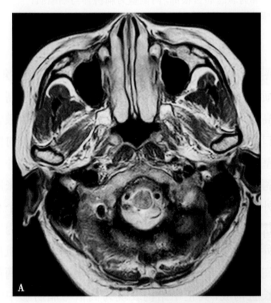

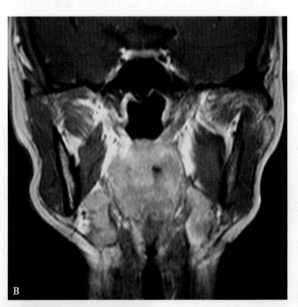

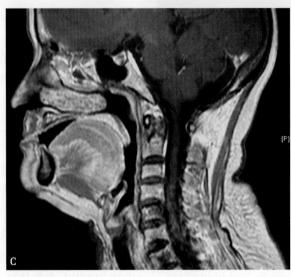

图 5-2-6 鼻咽部 MRI

A. 鼻咽部横断面 T$_2$WI,示鼻咽部的黏膜、肌肉与脂肪;B. 鼻咽部冠状面增强 T$_1$WI,鼻咽腔上方是无信号的含气蝶窦;C. 矢状面增强 T$_1$WI

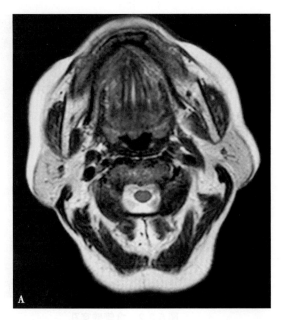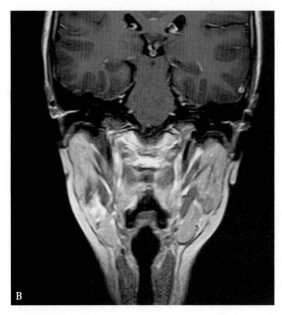

图 5-2-7　口咽部 MRI
A. 口咽部横断面 T_2WI 软腭层面；B. 口咽部冠状面增强 T_1WI

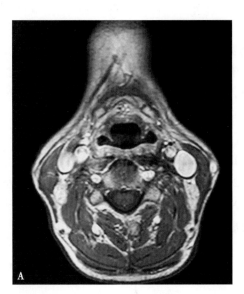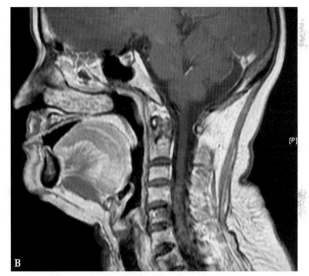

图 5-2-8　下咽部 MRI
A、B. 下咽部横断面、矢状面增强 T_1WI

舌根后下方，呈叶片状由前下伸向后上方，其与舌根间间隙为会厌谷。会厌以下至环状软骨下缘（平第6颈椎下缘）为喉咽，下与气管相连。

在冠状面垂直于喉室中部的层面，会厌软骨在黑色的气腔内，呈"八"字拱形突入口咽，其下是喉咽（图 5-2-7）。

3. 喉咽部 MRI 正常表现　在梨状窝层面显示喉咽和喉紧邻，喉咽腔平时常处于塌陷状态，环后间隙和梨状窝尖狭小，喉咽与食管入口在横断面上显示常欠清晰（图 5-2-8）。

（陈立婷　张水兴）

第三节　异　　物

【概述】

临床耳鼻咽喉科急诊患者中，咽 - 食管异物（pharyngoesophageal foreign body）占较大比重。咽部异物多为鱼刺、鸡骨等尖锐硬物经口腔进入，扎入或刺挂在咽 - 食管壁上。

【临床特点】

患者有咽部异物感或刺痛感、吞咽障碍，人们常常自行吞服食团，欲将咽部异物随食团自行进入消化道而排出,不能奏效时才会来耳鼻咽喉科就诊。尖锐异物刺破黏膜,常会导致少量出血。如果异物处理不当,可能发生咽部感染或脓肿,一旦脓液沿咽后间隙或椎前间隙进入纵隔,就可能形成致命的纵隔脓肿。

【影像检查技术与优选】

口咽部异物用间接咽喉镜很易取出,因此一般不用影像学检查。但有时异物随食物扎、刺入下咽(食管入口)时,不易发现,就会进行影像学检查。多数医院最常用的影像学方法就是食管钡絮检查,在 X 线透视下吞服含有消毒棉絮的钡剂,有时可发现异物。外伤时,一些金属、玻璃的碎屑、碎骨片也有可能进入咽部的侧、后壁。对于不透过 X 线的异物,一般在透视及摄片中就能发现异物的大小、位置及形态等。与食道钡絮检查相比,CT 检查方便易行,漏诊率低,可直接显示异物所在,并能发现更细小的异物,可准确显示异物与大血管、纵隔的关系,对于指导临床手术有更重要的意义。

【影像学表现】

1. X 线吞钡检查　咽 - 食管壁异物时,食管钡絮检查,可发现钡棉在食管壁上停留,表现为"钩挂征"(图 5-3-1),若食管壁被尖硬异物刺破,则可见钡剂进入咽 - 食管旁软组织(图 5-3-2)。如果颈椎前出现软组织增宽、纵隔积气、积液等,则考虑为穿孔或继发感染等并发症。但若无阳性发现也不能否定异物的存在。

2. X 线及 CT 表现　CT 或 X 线摄片可发现咽

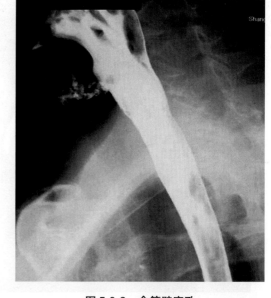

图 5-3-2　食管壁穿孔
X 线透视见吞钡时钡剂进入咽旁软组织

壁内部高密度的异物(图 5-3-3)。异物可存留于扁桃体窝、舌根部、会厌谷及会厌舌面、梨状窝等部位。有咽部脓肿形成的患者,应该作纵隔 CT 增强检查,可能发现纵隔增宽、环形强化的低密度脓肿,要尽早地告知临床处理(图 5-3-4)。

【诊断要点】

1. 有明确的食管误食病史。

2. X 线吞钡发现钡絮在咽 - 食管壁上停留,或 CT、X 线摄片发现咽 - 食管有高密度异物时,诊断即可成立。

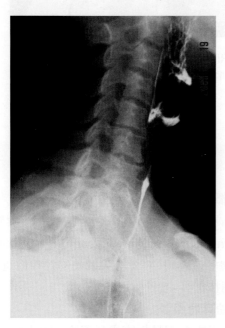

图 5-3-1　咽 - 食管异物
食管钡棉造影,发现钡絮在食管壁上停留(第六颈椎水平)

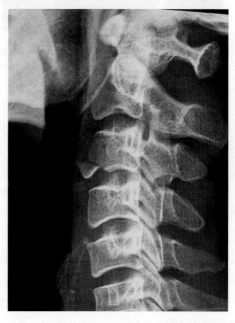

图 5-3-3　颈椎外伤、骨折
X 线侧位片示第三颈椎下缘骨折碎片进入咽后壁区域

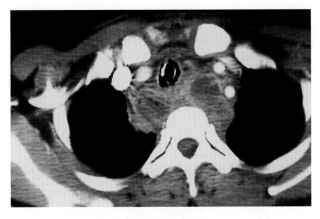

图 5-3-4 纵隔脓肿
增强 CT 示上纵隔增宽、左侧有环形强化的低密度脓肿

3. 咽 - 食管异物如伴有感染时,要注意咽后脓肿的形成。

【鉴别诊断】

1. **咽 - 食管损伤** 咽 - 食管异物、外伤时可能会损伤咽 - 食管,X 线钡剂检查可发现咽 - 食管壁毛糙或小龛影。

2. **气管异物** 气管异物可以导致哮喘及呼吸困难。

(陈立婷 张水兴)

第四节 感染性病变

一、概述

咽部炎症可分为急、慢性两大类。急性炎症颇为常见,大多由化脓菌引起,起因常为上呼吸道感染,少数可以是异物或外伤,有时为理化因素所致(如放疗、长时间插管或吸入腐蚀性液体等)。依发病轻重缓急、部位深浅,症状不同。轻者仅表现为咽部不适、异物感、疼痛等症状。严重者可出现高热、寒战、声音嘶哑、失音、吞咽梗阻感等。张口或咽镜检查可见咽部软组织弥漫性肿胀、充血、淋巴滤泡增生,有时体检可触及颌下或颈部肿大的淋巴结。一般情况下,除外伤和异物,急性咽部感染无需作影像学检查,凭临床症状和体征就能做出明确诊断。

二、慢性咽炎

【概述】

慢性咽炎(chronic pharyngitis)极为常见,多见于成年人。慢性咽炎发病原因包括局部因素和全身因素。局部因素多为急性咽炎反复发作、邻近器官炎症的影响以及烟酒过度、粉尘、有害气体、辛辣食物的刺激等。本病病程长,症状顽固,不易治愈。

【临床特点】

临床上以局部症状为主,全身症状不明显。常有咽部梗阻感、干燥感,有或无明显咽痛,部分患者无任何自觉症状。

【病理特点】

慢性咽炎是咽部黏膜、黏膜下及淋巴组织的慢性炎症,病变范围可为弥漫性和局限性,多为咽淋巴组织的炎症。慢性单纯性咽炎主要表现为黏膜慢性充血,血管扩张,咽后壁散在小淋巴结,常有少量黏稠分泌物附着在黏膜表面。急 - 慢性鼻咽炎反复发作会刺激腺样体组织增生。萎缩性及干燥性咽炎表现为黏膜干燥、萎缩变薄,色苍白且亮,常附有黏稠分泌物或带臭味的黄褐色痂皮。

【影像检查技术与优选】

慢性咽炎一般无需进行影像学检查。若伴发急性感染疑有颈深筋膜感染或脓肿时需做影像学检查,CT 检查不仅可以显示鼻咽后壁软组织对称性增厚,病变的部位、大小和形态,还可观察淋巴结的累及情况。MRI 显示软组织信号以及周围脂肪间隙优于 CT。

【影像学表现】

1. **CT 表现** 咽部软组织弥漫性肿胀,对称性增厚,密度均匀,增强后局部增厚的软组织呈均匀、轻度或中度强化,咽扁桃体可增大,有时周围可见散在肿大淋巴结。咽旁间隙清晰,邻近的骨质无破坏。

2. **MRI 表现** 由于咽部黏膜充血水肿,增厚的软组织在 T_1WI 上呈等或略低信号,T_2WI 上呈高或略高信号,与肌肉信号相似。Gd-DTPA 增强后轻度或中度均匀强化,黏膜线完整。

【诊断要点】

1. 咽部软组织弥漫性肿胀,对称性增厚,密度均匀。

2. 增强后轻度或中度强化,邻近可见肿大淋巴结。

3. 咽旁间隙清晰,骨质无破坏。

【鉴别诊断】

1. **茎突过长** 常出现咽异物感,多为一侧性,在说话、转头、吞咽或夜间加重,扁桃体窝触诊及茎突正、侧位 X 线摄片可明确诊断。

2. **舌骨综合征** 吞咽时一侧颈部疼痛,可放射到耳、面和下颌等处,部分患者有咽异物感、吞咽阻塞感或咽痛。颈部触诊可发现明显触痛点。

3. 舍格伦综合征　除咽部干燥外，还有口干、眼干以及结缔组织疾病的临床表现。血清学检查可以明确诊断。

三、扁桃体肥大、增生

【概述】

扁桃体肥大、增生（tonsillar hypertrophy）多由急性扁桃体炎反复发作或因隐窝引流不畅，导致扁桃体隐窝及其实质发生慢性炎症改变。病原菌以链球菌及葡萄球菌最常见。

【临床特点】

发病年龄以 7～14 岁者最多见，青年人次之，老年人少见。临床症状为反复发作咽痛、易感冒、咽异物感、发痒、阵发性咳嗽等，扁桃体肥大可引起吞咽困难，说话含糊不清，呼吸不畅，若伴有腺样体肥大可引起鼻塞、打鼾及咽鼓管阻塞。

【病理特点】

扁桃体淋巴组织增生，扁桃体显著肥大，突出于腭弓之外，色淡红、质较软。

【影像检查技术与优选】

扁桃体肥大、增生，临床诊断十分容易，一般不需影像学检查，若疑有脓肿或疑似肿瘤则要进行影像学检查。

【影像学表现】

1. CT 表现　一侧或双侧扁桃体肿大，扁桃体突出于腭弓外，密度均匀，与前后腭弓界限不清（图 5-4-1A），可有中等度均匀强化。常伴有下颌角淋巴结肿大。

2. MRI 表现　肿大的扁桃体充血水肿，在 T_1WI 上呈均匀的等或略低信号，T_2WI 上呈高或略高信号，Gd-DTPA 增强后 T_1WI 示均匀强化（图 5-4-1B）。

【诊断要点】

一侧或双侧扁桃体肿大，突出于腭弓外，密度均匀、边界清楚。

【鉴别诊断】

1. 扁桃体淋巴瘤　30～49 岁最多见，表现为扁桃体窝内类圆形软组织肿块影突入口咽腔内，而口腔黏膜相对完整，肿块密度或信号均匀，钙化、囊变或坏死少见，常以无痛性扁桃体肿大或颈部淋巴结肿大而就诊。

2. 扁桃体鳞癌　扁桃体鳞癌是除扁桃体淋巴瘤外最常见的原发性肿瘤，常呈单侧发病，轮廓多不规整，密度或信号不均，不均匀强化，多见坏死、囊变，常侵犯咽旁间隙和舌根部肌肉，合并淋巴结转移时亦多密度不均，边界不清。

3. 扁桃体脓肿　一般有典型临床症状与体征，增强扫描呈环形强化，周围渗出较多，边缘模糊。

四、扁桃体周围脓肿

【概述】

扁桃体周围脓肿（peritonsillar abscess）为腭扁桃体周围间隙疏松组织的化脓性炎症，多发生于单侧。病变早期发生蜂窝织炎（扁桃体周围炎），继之形成脓肿。致病菌以乙型溶血性链球菌或金黄色葡萄球菌为主，多见于成年人。其发病机制存在争议，多认为是急性扁桃体炎后细菌及炎症产物向扁桃体

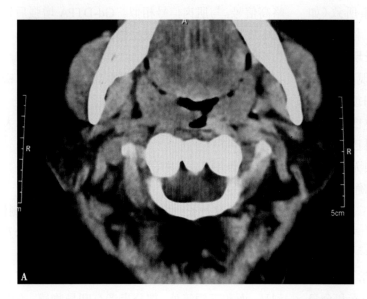
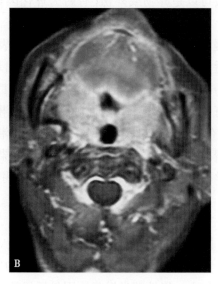

图 5-4-1　双侧扁桃体肥大
A. CT 横断面示扁桃体肥大，突出于腭弓外，密度均匀；B. 横断面脂肪抑制增强 T_1WI，双侧扁桃体肥大，均匀强化

周围间隙扩散而致脓肿。近年有学者指出,其发病途径是咽部致病菌感染了 Weber 腺(一群位于扁桃体窝上方软腭黏膜下的小唾液腺),引起该腺及周围组织的化脓性炎症。

【临床特点】

扁桃体周围脓肿的发病以青壮年多见,男性多于女性。儿童因扁桃体被膜较厚而致密故很少发病。扁桃体周围脓肿多发生于一侧,且多继发于扁桃体急性炎症过程中(发病后 4～5 天)或急性炎症消退后,再度出现发热、寒战、咽痛和扁桃体局部隆起明显,吞咽时尤甚。患者常因疼痛而不敢吞咽,全身症状严重,可有高热。若脓肿甚大,可引起呼吸困难。

【病理特点】

扁桃体周围脓肿根据发生部位主要分为前上型和后上型,前上型脓肿位于扁桃体上极与舌腭弓之间,临床最常见,占 65%～98%;后上型少见,位于扁桃体与咽腭弓之间。前上型脓肿表现为患侧软腭及舌腭弓上段红肿、隆起,腭垂肿胀,偏向健侧,扁桃体被推向内下方。后上型脓肿表现为咽腭弓红肿呈圆柱状,软腭肌及腭垂红肿较轻,扁桃体被推向内下方。

【影像检查技术与优选】

CT 和 MRI 均能明确扁桃体脓肿的形成,增强检查必不可少。

【影像学表现】

1. CT 表现 扁桃体区软组织弥漫性肿胀,密度欠均匀,病灶边界不清,口咽侧壁向口咽腔突出。

脓肿形成后,肿胀的软组织内出现均匀低密度区,周围环以等或稍高密度环,增强后脓肿周边环形强化而中心部分不强化(图 5-4-2)。扁桃体周围脂肪间隙模糊。

2. MRI 表现 除了软组织肿胀、边界模糊外,脓肿在 MRI T_1WI 上呈低信号,周围见等信号环,T_2WI 上呈高信号,脓腔壁为低信号,DWI 上脓腔呈强信号。Gd-DTPA 增强后 T_1WI 脓肿壁呈均匀显著强化(图 5-4-3)。

【诊断要点】

1. 明确的病史、临床症状及体征。

2. 扁桃体区软组织弥漫性肿胀,密度欠均匀,边界不清。

3. CT 和 MRI 影像学检查可以明确脓肿是否形成,增强后脓肿周边环形强化而中心部分不强化。

【鉴别诊断】

1. 扁桃体内脓肿 单侧扁桃体区肿大,伴发热、吞咽疼痛、吞咽困难,但查体可发现扁桃体周围组织无显著波动感。扁桃体周围脓肿的某些特征性表现,如扁桃体靠近中线,悬雍垂偏移、水肿,在扁桃体内脓肿也同样可以出现。增强 CT 中扁桃体内脓肿表现为环形强化的扁桃体实质内聚集的低密度灶,而扁桃体周围脓肿的脓肿多位于扁桃体上间隙,且多有咽旁间隙受累。

2. 咽旁脓肿 患侧咽侧壁充血隆起,病侧扁桃体和咽侧壁皆被推向对侧,扁桃体充血轻微,本身无病变可见,舌腭弓、软腭肌及腭垂正常。

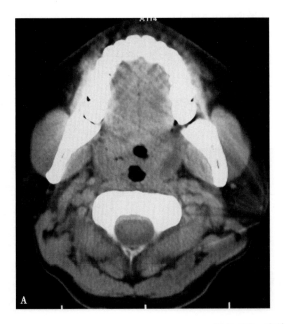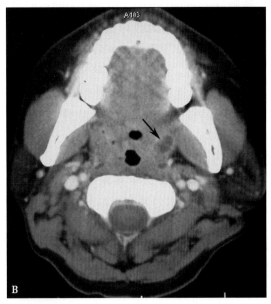

图 5-4-2 左扁桃体周围脓肿
A. CT 横断面示左扁桃体轻度增大;B. 增强 CT 示左扁桃体脓肿周边环形强化而中心部分不强化

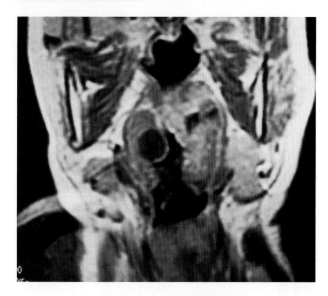

图 5-4-3　右扁桃体周围脓肿
冠状面增强 T_1WI 示右扁桃体脓肿周边环行强化而中心部分无强化

3. **牙冠周围炎**　多发于阻生的下排智齿周围，下牙槽内侧、牙龈、牙龈舌侧和颊侧和舌腭弓的软组织肿胀，但扁桃体和腭垂一般不受波及。

4. **脓性颌下炎**　脓性颌下炎为舌下间隙内弥漫性的蜂窝织炎，多见于拔牙后，短期内波及颌下间隙和颈上部，软腭及舌腭弓无充血肿胀。

5. **扁桃体恶性肿瘤**　尤其是淋巴瘤，易被误诊。一般无发热，局部无炎症改变，扁桃体组织坚实，疼痛较轻。可经活检证实。

五、咽后脓肿

【概述】

咽后脓肿（retropharyngeal abscess）为咽后间隙的化脓性感染，致病菌多为链球菌或葡萄球菌，可分急性和慢性两型。急性者占 94.8%，慢性占 5.2%。急性脓肿以冬春多见，主要与上呼吸道感染有关，也可因外伤或耳源性途径发病。慢性脓肿多为颈淋巴结结核或颈椎结核破坏引起的寒性脓肿，一般发展缓慢，多无明显症状。

【临床特点】

急性咽后脓肿以 3 岁以下小儿多见，起病急，多有畏寒、高热、烦躁不安等全身症状。患儿因咽痛拒食，吞咽困难，语音不清，可出现不同程度的呼吸困难。慢性咽后脓肿一般发生于成人，病程长，脓肿较大时，可出现咽部阻塞及吞咽障碍。

【病理特点】

咽后间隙为一潜在腔隙，内充以疏松结缔组织，在中线密集成正中缝（咽缝），将其分左右两部分，

故急性咽后脓肿多偏于一侧。脓肿形成时，咽后壁一侧充血，呈半圆形隆起，触之有波动感，咽腭弓被推向前方，半数患儿有颈部淋巴结肿大。慢性脓肿形成时，咽后壁隆起，黏膜色泽较淡。

【影像检查技术与优选】

根据病史及体检，可以初步做出咽后壁感染的诊断，CT 和 MRI 检查可以明确有无脓肿形成及颈部淋巴结情况。在慢性结核所致病例，CT 可以了解颈椎骨质破坏程度。CT 在诊断急性咽后壁脓肿方面较 X 线平片有很大的优越性，能准确区分脓肿及早期蜂窝织炎，准确显示病变的部位及累及范围，同时能够清晰显示颈部其他区域的病变特点及解剖结构关系，可以指导临床医师选择穿刺部位或切开排脓部位。MRI 能多方位、多参数成像，结合增强扫描更能准确显示病变范围、程度，壁的特点、信号特征，能为临床分期和治疗提供依据，改善患者预后。

【影像学表现】

1. **颈部侧位片**　急性者可见一侧咽后壁软组织肿胀增厚，随后软组织内出现蜂巢状透亮小区，以后可出现脓腔及液平。颈椎常失去正常弧度，有时出现齿状突的半脱位。X 线平片并不能准确判断有无脓肿形成。

2. **CT 表现**　早期蜂窝织炎时表现为椎前软组织普遍增厚，椎前肌模糊不清，脓肿形成后局部可见低密度区，呈类圆形，偏一侧，同侧咽旁间隙外移或闭塞。增厚肿胀软组织内见点状液性密度及气体密度，病灶与邻近肌群界限不清，局部咽腔变窄。增强扫描观察常可见脓肿壁环状强化，可见积气及液平面（图 5-4-4）。

3. **MRI 表现**　咽后软组织增厚，急性期 T_2 加权像可见咽后间隙长 T_2 信号，而 T_1 加权信号无明显改变。脓肿形成前期（1～7d），MRI 表现为长 T_1、长 T_2 信号，边缘模糊，是由于炎症所致水肿、坏死组织

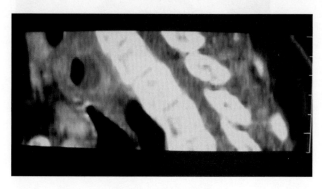

图 5-4-4　咽后脓肿
增强 CT 矢状面示咽后脓肿，内见气 - 液面

引起;脓肿形成后(7～10d),脓肿壁为稍短 T_1 稍短 T_2 信号,脓液在 T_1WI 上呈低信号,T_2WI 及 DWI 呈高信号(图 5-4-5)。Gd-DTPA 增强后 T_1WI 示脓腔周边环形强化。

【诊断要点】

1. 根据病史及临床表现,一般可及时做出诊断。急性咽后壁脓肿起病较急,常有发热,咽痛拒食等,可以引起呼吸困难、窒息和吞咽困难。

2. 咽后壁软组织肿胀、增厚,椎前肌间隙模糊不清,增厚肿胀软组织内见点状液性密度及气体密度,病灶与邻近肌群界限不清,增强可见脓肿壁环状强化。

3. 有呼吸困难或吞咽障碍的患儿,CT 和 MRI 检查可以明确咽后脓肿是否存在,局部穿刺抽脓,即可确诊。

【鉴别诊断】

1. **颈椎结核** 颈椎结核所致的颈前软组织肿胀,除全身结核症状外,CT 扫描可见颈椎骨质破坏,常累及 2～3 个椎体。MRI 上可见椎体破坏呈楔形塌陷,椎间隙消失。

2. **咽旁脓肿** 多有扁桃体周脓肿病史,成年人多见,有颈部肿胀和假性强直,患者咽侧壁充血隆起,颌下区肿胀。

3. **扁桃体周脓肿** 有明确的急性扁桃体炎病史,青壮年多见,患者扁桃体充血红肿,软腭、腭弓、腭垂水肿。

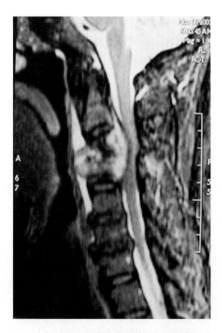

图 5-4-5 颈椎结核伴咽后脓肿

矢状面 T_2WI 示 $C_{3～4}$ 骨破坏,咽后间隙增宽,脓液在 T_2WI 上呈高信号

六、咽部炎性增生性病变

【概述】

喉和下咽部出现感染和炎症的患者很少作影像学检查,但若炎性病灶转为慢性,尤其呈结节、肿块样增生改变,则要进行影像学检查。

咽部炎性增生性病变(pharyngeal inflammatory hyperplasia),有学者认为该病是炎症后肿瘤样变,以后过渡为炎性假瘤。曾经称之为炎性肌成纤维细胞瘤、肌成纤维细胞瘤、浆细胞肉芽肿、非典型纤维黄色瘤等。相关病因目前尚不明确,相关因素可能为:炎症、外伤、异常修复反应、EB 病毒或特殊细菌感染,尤其易发于免疫缺陷的患者。WHO(2002)将其正式命名为炎性肌成纤维细胞瘤(inflammatory myofibroblastic tumor, IMT)。结核、梅毒或细菌性感染者易罹及。它可以引起炎性肿块性病变,颈部、咽部也可被累及,炎性肌成纤维细胞瘤可能恶变为炎性纤维肉瘤。在这种情况下,影像学检查是十分重要的,可以评估疾病的性质,尤其需与真性肿瘤相鉴别。

【临床特点】

患者有咽部慢性炎症病史,如慢性咽喉炎、扁桃体炎、会厌炎等,逐渐发现局部出现结节或肿块,多伴咽部不适、吞咽不适、声音嘶哑等症状。

【病理特点】

显微镜下可见黏膜被覆的鳞状上皮局部增生伴上皮下大量淋巴组织增生及淋巴滤泡形成。增生性胶原纤维多灶样团块样钙化,伴炎性细胞浸润及增生。免疫组化:梭形细胞表达 vimentin、平滑肌肌动蛋白(SMA)、MSA 及 calponin。vimentin 通常强阳性。间变性淋巴瘤激酶(anaplastic lymphoma kinase, ALK)阳性率达 40%,可作为诊断 IMT 的一项指标。

【影像检查技术与优选】

咽部慢性炎性患者,咽喉镜发现局部结节、肿块样增生改变,应先作 CT 检查,必要时结合 MRI 和活检。

【影像学表现】

咽壁见肿块样隆起,肿块也可在黏膜下,边界清,体积一般较大。CT 见其密度多均匀,可有斑块样钙化,病灶有轻度较均匀的强化。MRI T_1WI 见肿块呈等信号,其间有更低信号的钙化影,T_2WI 等高信号,其间见低信号的钙化影,增强后病灶有轻度强化(图 5-4-6)。累及喉软骨者,可见软骨移位或破坏(图 5-4-7)。

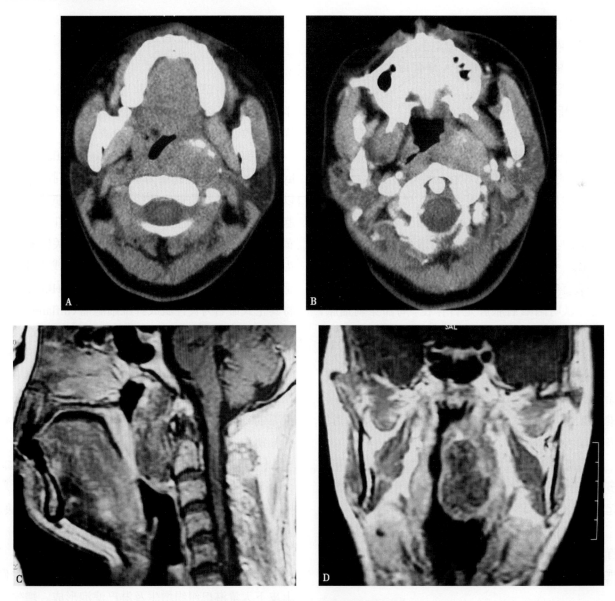

图 5-4-6　口咽侧壁肌纤维组织炎性增生
A. CT 平扫，示左咽壁肿块样隆起，边界清，密度欠均匀，可见钙化；B. 增强 CT 横断面，肿块轻度较均匀强化；C. 矢状面增强 T₁WI，示肿块呈等信号，其间可见更低信号的钙化影；D. 冠状面增强 T₁WI，肿块轻度强化

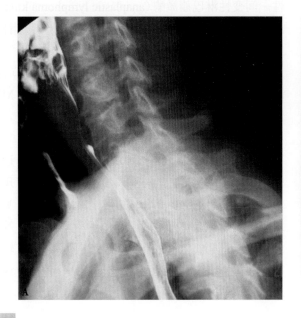

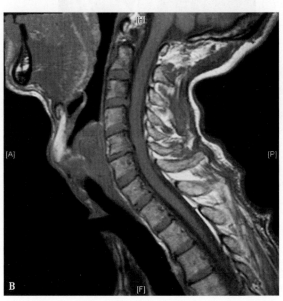

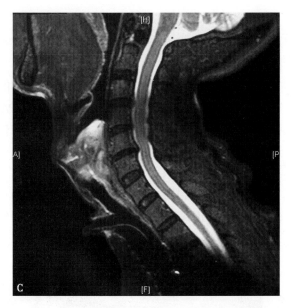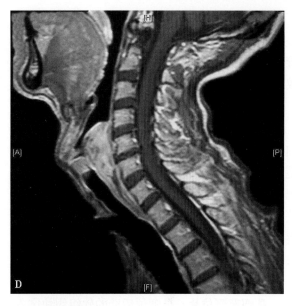

图 5-4-7　下咽肌纤维组织炎性增生

A. 食管吞钡检查见咽 - 食管狭窄、黏膜受压，但光整；B. 矢状面 T_1WI，示肿块呈等信号，边界清晰；C. 矢状面脂肪抑制 T_2WI，示肿块呈等高信号，喉部水肿；D. 矢状面增强 T_1WI，示肿块较均匀强化

【诊断要点】

1. 多有咽部慢性炎症病史。

2. 肿块边界多清楚，颈部多无肿大淋巴结。

3. CT 多呈均匀等密度，轻度均匀强化，可有钙化。

4. MRI T_1WI 呈等低不均信号，T_2WI 呈等、低、高信号，增强后可轻度强化。

【鉴别诊断】

1. **咽部淋巴瘤**　多见于腭扁桃体、鼻咽、软腭、会厌、舌根等部，肿块边界多清，轻度均匀强化，无钙化、坏死，颈部肿大淋巴结多见，且信号改变与咽部病灶相同。

2. **咽部鳞癌**　多见于鼻咽、腭扁桃体、软腭、会厌、舌根等部，肿块边界多不清，病变有不均匀强化。颈部肿大淋巴结多见，且信号改变与咽部病灶相同。

（陈立婷　张水兴）

第五节　肿瘤及肿瘤样病变

一、概述

咽部的肿瘤，种类繁多，鳞状上皮细胞癌是咽部最常见的恶性肿瘤。其他还有血管源性的肿瘤、淋巴瘤，和来源于腺体的良恶性肿瘤，如多形性腺瘤、黏液表皮样癌和腺癌等，其他还有鼻咽腺样体增生、鼻咽纤维血管瘤等。

不同的肿瘤有不同的治疗方法，如扁桃体癌和下咽癌要手术治疗，同时要根据病变情况可能还要作颈部不同类型的淋巴结清扫术和活瓣重建术。手术后，可能还要作放射治疗或化疗。而鼻咽癌和淋巴瘤则作放射治疗或化疗，治疗后的影像学随访主要观察肿瘤缩小的情况、有无复发以及颈部淋巴结是否转移。因此，影像学检查是十分重要的，将 CT 或 MRI 与内镜检查结合起来，可提高肿瘤治疗前 T 分期的准确性，帮助临床医师对病变作出正确的治疗计划及预后评价。

二、鼻咽腺样体增生

【概述】

鼻咽腺样体增生（adenoid hypertrophy）即增殖体肥大。腺样体（咽扁桃体）是位于鼻咽顶部的一团淋巴组织，在儿童期可以呈生理性肥大，约 5 岁最肥厚，其厚度可达鼻咽腔的宽度的 1/2，以后逐渐缩小，至 15 岁左右达成人大小。在成人，腺样体肥大也可因反复上呼吸道感染、营养不良及遗传因素所致，当长期反复炎性刺激，即可导致腺样体的病理性肥大。此外，成人由于慢性咽喉炎、长期吸烟、饮酒等原因也能引起腺样体肥大。

【临床特点】

鼻塞、张口呼吸、睡眠时打鼾为最常见症状。由于呼吸不畅，可有头痛、注意力不集中等症状。由于咽鼓管开放受到影响，可导致中耳炎而出现耳闷及听力减退。

【病理特点】

腺样体增大，淋巴组织增生，有小圆细胞浸润，血管增多，上皮鳞状化生，在成人可出现腺样体萎缩或纤维化。

【影像检查技术与优选】

鼻咽部侧位片即可诊断，在鉴别诊断上 CT 增强扫描有较大的价值。CT 或 MRI 横断面图像上可清楚地显示腺样体及鼻咽腔的全貌，直接判断腺样体肥大的部位及程度，清楚观察腺样体与周围组织的关系，同时可以明确显示副鼻窦炎、中耳乳突炎、扁桃体肿大、颈淋巴结肿大、鼻甲肥厚等并发症，为临床选择手术刮除或保守治疗提供最可靠的依据。

【影像学表现】

1. 鼻咽部侧位片　鼻咽顶后壁的软组织块突入咽腔，使鼻咽腔狭窄，周围骨质无破坏。

2. CT 表现　鼻咽顶后壁中央弥漫性的软组织增生，突向气腔，呈对称性增厚，其肥厚形态主要表现为：①团块状向前突；②山丘腺样体肥大突出；③不规则增厚，表面可以不光整（图 5-5-1）。注射造影剂后均匀强化，两侧咽隐窝受压变窄，两侧咽旁间隙及头长肌形态如常。颅骨无破坏或增生。如伴有分泌性中耳炎则中耳腔和乳突气房密度增高。

儿童鼻咽部腺样体增生，依据 CT 表现分为三型①Ⅰ型（单纯型）：表现为鼻咽顶后壁增厚，形成肿块，前缘平直或略凹陷，阻塞后鼻孔，鼻咽部气道变形、狭窄，上气道变窄；②Ⅱ型：除Ⅰ型的 CT 表现外，同时有上颌窦、筛窦黏膜增厚，窦腔变窄等慢性鼻窦炎表现及鼻甲肥大或（和）鼻中隔偏曲；③Ⅲ型：Ⅰ型

并发分泌性中耳炎，即除Ⅰ型的 CT 表现外，还有咽鼓管咽口粘连狭窄及中耳乳突积液即分泌性中耳炎的表现。

3. MRI 表现　矢状面和冠状面显示增大的腺样体，T_1WI 呈等信号，T_2WI 呈高信号，Gd-DTPA 增强后均匀强化（图 5-5-2），周围软组织及肌间隙信号形态如常，骨质无破坏。

【诊断要点】

1. 儿童鼻咽部腺样体增生，鼻咽顶后壁中央弥漫性、对称性增厚软组织增生，强化均匀，周围结构正常。

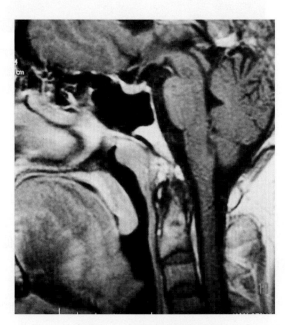

图 5-5-2　鼻咽腺样体增生
矢状面增强 T_1WI 示鼻咽腺样体、软腭增生

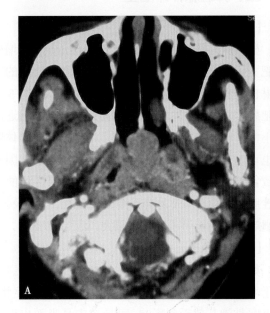
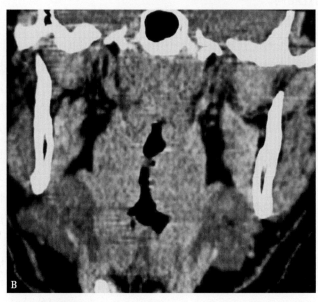

图 5-5-1　鼻咽腺样体增生
A、B. 增强 CT 横断面、冠状面，示鼻咽顶后壁腺样体隆起，密度均匀，边界光整，轻度强化

2. 颅骨无破坏或增生。

3. 可伴有分泌性中耳炎、慢性鼻窦炎、鼻甲肥大或鼻中隔偏曲等表现。

【鉴别诊断】

1. **鼻咽癌** 鼻咽癌起源于咽隐窝和顶后壁。咽隐窝是鼻咽癌最常见的原发部位，后顶壁的鼻咽癌多出现颅底骨质破坏，易出现周围组织间隙蔓延及颈部淋巴结转移。

2. **鼻咽淋巴瘤** 病变广泛，表现为鼻咽部弥漫性肿块，边缘凹凸不平，多合并其他部位淋巴结的广泛肿大。

3. **鼻咽纤维血管** 好发于青少年，持续鼻塞及反复间断性鼻出血为其临床特点。病变多起于后鼻腔，肿瘤常较大，CT 值密度高于肥大的腺样体，常向附近颅底各孔隙及鼻旁窦浸润，病变广泛，增强扫描肿瘤明显强化。

三、咽部囊肿

【概述】

咽部囊肿（pharyngeal cyst）多起源于先天性胚胎结构形成后的残留组织。咽部五对咽弓在胚胎发育第四和第五周时，第二到第四个裂过度发育使得外胚层咽弓继发侧颈窦腔，正常情况下可以完全退化，但也可以形成囊肿、窦管和瘘。咽部囊肿多见于会厌旁、梨状窝等处。鼻咽 Tornwaldt 囊肿位于椎前肌之间的鼻咽后壁中线区。

【临床特点】

患者可感觉到咽部有囊性、光滑、有弹性的包块，肿块轻度可活动，伴随吞咽不适感。

【病理特点】

囊肿的囊壁多规则而薄，但囊肿有感染时囊壁增厚。

【影像检查技术与优选】

CT 或 MRI 都能明确咽部囊肿的部位、性质。

【影像学表现】

CT 典型表现为含水样密度的单房的囊性肿物。囊壁厚薄均匀。囊肿感染时，囊壁增厚且不规则强化。在 MRI 图像上咽部囊肿典型的表现为均匀的水样信号。根据囊内含蛋白量的不同，MRI 图像上信号可不同（图 5-5-3）。

【诊断要点】

1. 咽部囊性包块，包膜光滑、多为水样密度。

2. CT、MRI 上呈典型的水样密度和信号。

【鉴别诊断】

要与咽部脓肿鉴别，脓肿多有疼痛、感染史、壁厚。

四、鼻咽纤维血管瘤

【概述】

鼻咽纤维血管瘤（nasopharyngeal fibroangioma）是鼻咽部常见的良性肿瘤，病因不明。多发生于 15～25 岁的男性青年，一般在 25 岁以后可能停止生长，故又名男性青春期出血性鼻咽血管纤维瘤。1984 年 Chandler 分期标准：Ⅰ期肿瘤局限于鼻咽部；Ⅱ期肿瘤扩展至鼻腔或蝶窦；Ⅲ期肿瘤扩展至上颌窦、筛窦、翼腭窝、颞下窝、眼眶（眶上裂、眶下裂、眶内）、颊部；Ⅳ期肿瘤侵入颅内。Radkowski 分期系统：Ⅰa 肿瘤局限于鼻腔或鼻咽穹窿部；Ⅰb 肿瘤扩展至一个或多个鼻窦；Ⅱa 肿瘤略侵入翼腭窝；Ⅱb 肿瘤完全占据翼腭窝，但眶壁骨质无受累；Ⅱc 肿瘤侵及颞下窝或翼板后方；Ⅲa 肿瘤侵犯颅底，略累及颅内；Ⅲb 肿瘤广泛颅底、颅内受侵，无海绵窦受累。

【临床特点】

多为青春期男性，病程长、进展缓慢。鼻腔和口腔反复出血，出血量多、渐进性鼻阻塞。肿瘤较大时可出现邻近组织或器官的受压症状，如耳部症状（耳鸣、耳闷、听力下降）、眼部症状（眼球突出、视力下降）、面颊隆起、头痛及脑神经症状。

【病理特点】

鼻咽纤维血管瘤大部分起源于鼻咽顶部后鼻孔及蝶腭孔区，呈类圆形紫红色肿瘤，质韧，表面光滑或结节状分叶。肿瘤由纤维组织及血管构成，富含血管，血管壁薄，缺乏弹性，触之极易出血。肿瘤无包膜，切面呈网状或海绵状，有充满血液的窦腔。在病理上虽然为良性，但其生长浸润性强，可沿颅底骨的自然孔道和骨缝生长，骨质破坏与受压改变并存。复发病例主要在术后 6 个月～3 年。

【影像检查技术与优选】

由于 CT 可以了解肿瘤范围、周围软组织及骨骼受累情况，加之本病在 CT 上明显强化的特征性表现，因此为首选检查方法。MRI 凭借高软组织分辨力可以清晰显示病变范围、分期以及周围软组织受累情况。

【影像学表现】

1. **鼻咽部侧位** 鼻咽腔内可见大小不一的肿块。颅底摄影见患侧鼻咽侧壁软组织增厚、隆起。

2. **CT 表现** 鼻咽腔内肿块，呈圆形、类圆形或

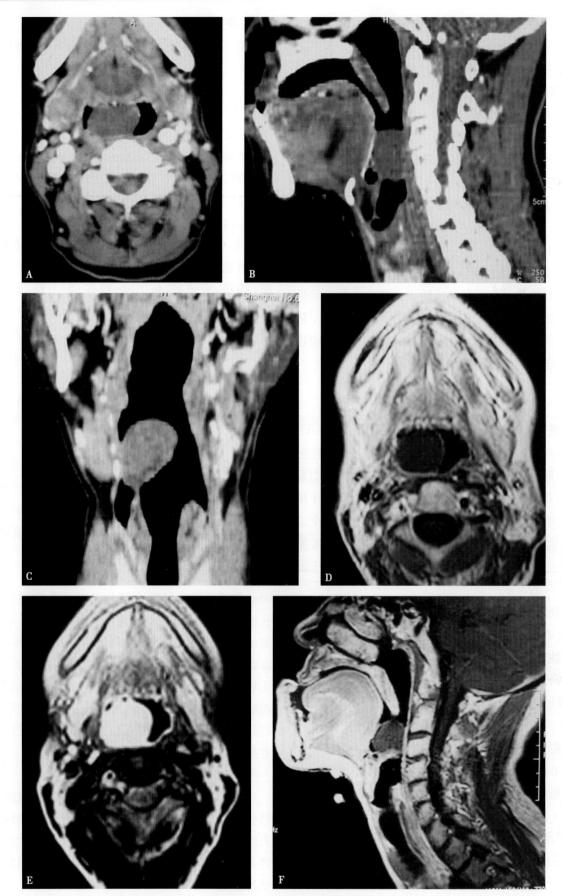

图 5-5-3 咽部(会厌)囊肿

A. 增强 CT 横影面,口咽腔偏右侧见一水样密度的单房囊性肿块;B. 增强 CT 矢状面,见囊性肿块位于口咽腔舌根后方、会厌上方;C. 增强 CT 冠状面,示囊性肿块位于口咽腔、右侧会厌上方;D. MRI 横断面增强 T_1WI,口咽腔右侧见一低信号的囊性包块,囊壁轻度强化;E. 横断面 T_2WI,示口咽腔右侧囊性包块呈均匀高信号;F. 矢状面增强 T_1WI,示囊性肿块位于口咽腔舌根后、会厌上方

哑铃状，密度均匀，一般无静脉石与钙化（图 5-5-4），其密度与肌肉相仿，CT 值为 40～50HU，增强后瘤体明显强化，CT 值可超过 100HU，为特征性表现。肿瘤较大时，对周围组织产生挤压推移，使骨结构受压变形、肌肉组织和间隙移位。肿瘤向可前突入鼻后孔至鼻腔内，使鼻中隔向对侧偏移；可经蝶腭孔侵及翼腭窝和颞下窝，压迫上颌窦后外壁。肿瘤常呈哑铃状，可经眶下裂累及眼眶，使眼球突出。肿瘤向上可累及筛窦和蝶窦。

3. **MRI 表现**　本病在 MRI 上有典型的信号特征，在 T_2WI 以高信号为主，其内夹杂点、线状血管流空征象，较小的肿瘤血管流空征象不明显，在 T_1WI 呈等信号。增强后肿瘤均呈明显强化，体积较大者可出现"盐胡椒"征，较大肿瘤内部可见坏死、囊变，增强后无强化，边界清（图 5-5-5）。

4. **DSA 表现**　显示肿瘤侵及范围和供血动脉。患侧颈外动脉的颌内、咽升动脉向肿瘤供血，肿瘤较大侵入颅内时，可有颈内动脉分支供血（图 5-5-5E）。

【诊断要点】

1. 青年男性，鼻腔和口腔反复出血。

2. CT 显示鼻咽部肿块，类圆形、分叶状或哑铃状，瘤体呈中等密度，无钙化，增强后明显强化，CT 值达 100HU 以上。

3. 沿颅底骨的自然孔道和骨缝生长，骨质破坏与受压改变并存。

4. T_2WI 以高信号为主，其内夹杂点、线状血管流空征象，可出现"盐胡椒征"。

【鉴别诊断】

1. **鼻息肉**　后鼻孔息肉，尤其是出血性息肉要与本病鉴别。鼻息肉多双侧发病，呈"哑铃形"向后延伸至鼻咽部，由于组织学上绝大多数为水肿型，故 T_2WI 多为明显高信号，增强后病变边缘黏膜强化而中央部分不强化。

2. **鼻咽癌**　鼻咽癌呈浸润性生长，增强扫描肿瘤呈轻、中度不均匀强化，往往合并骨质破坏和颈部淋巴结增大。

3. **淋巴瘤**　淋巴瘤侵犯范围广，表现为鼻咽部弥漫性肿块，边缘凹凸不平，骨质破坏少见，增强扫描多无强化或轻度强化，多合并其他部位淋巴结肿大。

五、鼻咽癌

【概述】

鼻咽癌（nasopharyngeal carcinoma）为鼻咽部黏膜上皮发生的癌肿，大多数是鳞状上皮细胞癌。鼻咽癌在西方国家少见，但在我国南部，如广东、广西、湖南等省为高发区。其病因尚未完全明确，已知的相关因素有：遗传因素、病毒因素（如 EB 病毒）、环境因素等。

【临床特点】

鼻咽癌的临床症状视其原发部位、发展方向和波及范围而异。有耳鼻、脑神经及转移 3 个症状群。最有代表性的症状为回缩性涕血（占 26.4%～70%）、一侧耳鸣、耳堵塞感及偏头痛（57%～68%）和颈部

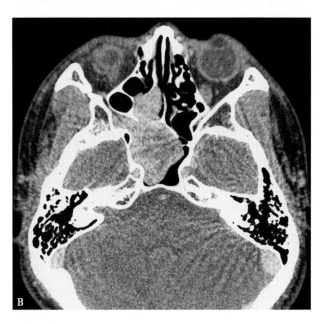

图 5-5-4　鼻咽纤维血管瘤

A. CT 横断面（骨窗）示右侧鼻咽腔内结节状软组织肿块，突入翼腭窝、蝶窦和后组筛窦，右侧蝶腭孔扩大；B. CT 横断面（软组织窗）示右侧鼻咽腔内结节状软组织肿块，密度均匀，边界清楚

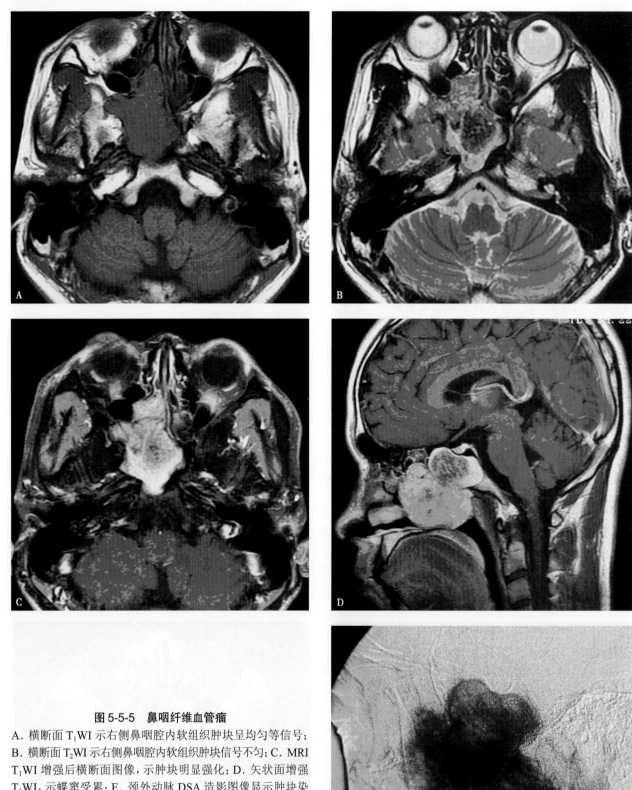

图 5-5-5 鼻咽纤维血管瘤

A. 横断面 T_1WI 示右侧鼻咽腔内软组织肿块呈均匀等信号；B. 横断面 T_2WI 示右侧鼻咽腔内软组织肿块信号不匀；C. MRI T_1WI 增强后横断面图像，示肿块明显强化；D. 矢状面增强 T_1WI，示蝶窦受累；E. 颈外动脉 DSA 造影图像显示肿块染色明显

肿块（36%～45%）。男性患者多于女性，发病高峰为 40～60 岁，儿童及老年人少见。在青少年鼻咽癌患者中，10～20 岁为发病高峰。

【病理特点】

鼻咽癌最常发生于鼻咽顶部，其次为侧壁（包括咽隐窝和咽鼓管隆突），前壁和底壁少见。依肿瘤形态可分为结节型、菜花型、黏膜下浸润型和溃疡型。以结节型最常见，黏膜下浸润型少见，由于后者肿瘤表面为正常黏膜，活检也可以漏诊。

鼻咽癌的病理组织学分型有：原位癌，由鳞状或泡状核细胞组成，局限于上皮层，基底膜完整；浸润癌、高分化癌、未分化癌；其他少见癌，如圆柱形腺癌、黏液表皮样癌、恶性混合瘤、基底细胞癌。

鼻咽癌按其发展方向分上行型、下行型和混合型。上行型（脑神经侵犯型）常常破坏颅底骨质，有第Ⅲ～Ⅵ脑神经受累征象，颈淋巴结的转移较少见，而低分化癌多见。下行型（颈部肿块型）常见颈部淋巴结肿大，一般无颅底骨质破坏，可有Ⅸ～Ⅻ后组脑神经受损症状，也以低分化癌多见。混合型见于未分化癌，可有上行和下行症状。

鼻咽癌常见扩展方向分为颅外扩展和颅内扩展。

（1）颅外扩展：①沿鼻咽侧壁侵及鼻腔后部；②癌肿超越中线侵及对侧鼻咽腔后壁与侧壁；③向下侵及口咽侧壁，达舌骨水平；④向鼻咽深部侵及咽旁间隙、嚼肌间隙；⑤侵及翼腭窝、经眶下裂侵入眼眶，直接破坏上颌窦后壁及后组筛窦。

（2）颅内扩展：①破坏鼻咽顶部侵及蝶窦、海绵窦，破坏斜坡侵入后颅窝；②经破裂孔沿颈内动脉直接侵入海绵窦与颅内；③经破裂孔向前破坏蝶骨大翼（卵圆孔、棘孔），向后破坏颈静脉孔、斜坡及舌下神经孔。

淋巴结转移：鼻咽癌淋巴结转移率高，约 45% 以颈淋巴结转移为首发症状。鼻咽癌淋巴结转移自上而下循序性扩展，跳跃性转移率甚低。最常见的淋巴结转移区包括咽后淋巴结和颈部Ⅱ区淋巴结，其次为Ⅲ、Ⅳ、Ⅴ区淋巴结，Ⅰb区很少受累，Ⅰa和Ⅵ区一般不受累。

淋巴转移按照引流方向有 3 条途径：①直接流入咽后间隙的咽后淋巴结；②直接流入颈深上组；③部分直接流入颈后三角区副神经旁淋巴结。

远处转移：鼻咽癌远处转移率为 20.2%，常见转移部位为骨、肺、肝。

【影像检查技术与优选】

鼻咽癌较大时，鉴于 CT 对骨质破坏的显示优于 MRI，CT 检查可以作为首选方法，但是在癌肿早期，MRI 对软组织的分辨率明显优于 CT。因此，CT 和 MRI 两者结合为最佳选择，X 线检查已少用。

【影像学表现】

1. **鼻咽侧位** 鼻咽顶后壁软组织增厚（鼻咽顶部软组织厚度超过 1.0cm，顶后壁厚度超过 1.5cm），表面可以不光整。颅底破坏时，相应颅骨缺损或密度改变。鼻咽癌极少破坏颈椎骨质。

2. **CT 表现** 鼻咽癌的软组织肿块在 CT 平扫时呈等密度，与周围肌肉密度相同，一般无囊变或钙化。癌肿多呈浸润生长，与周围组织分界不清，增强后肿瘤有中等度较均匀的强化，密度略高于肌肉组织。鼻咽癌局限于黏膜间隙时，表现为鼻咽部黏膜增厚、咽隐窝消失、咽鼓管隆突膨隆、咽旁间隙变浅、一侧鼻咽侧壁僵直（图 5-5-6）。癌肿向深部浸润发展，使鼻咽侧壁增厚，正常的肌间隙消失，咽旁间隙向外、向前受压、移位，甚至消失。癌肿向前方可侵及翼内肌、翼窝，破坏翼板；进入翼颌间隙可破坏上颌窦后外壁侵入上颌窦；经眶下裂可侵及眼眶。癌肿向前内可侵及筛窦和鼻腔后部；向后伸展可至鼻咽后壁，超越中线可至对侧鼻咽部。癌肿沿侧壁可蔓延至口咽侧壁。邻近淋巴结转移时，在软腭平面可见肿大的咽后淋巴结，淋巴结中央坏死形成时，表现为中心区低密度（图 5-5-7）。在 CT 横断面骨窗图像上，有时能显示各种颅底骨质破坏。海绵窦受侵时在增强 CT 扫描可见患侧海绵窦区增宽，同侧蝶窦窦壁破坏（图 5-5-8B）。CT 横断面上还可了解

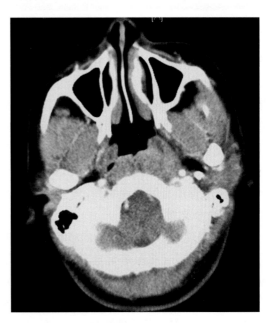

图 5-5-6 鼻咽癌

CT 横断面示左侧鼻咽部软组织增厚，咽隐窝消失

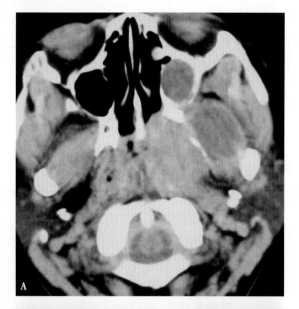
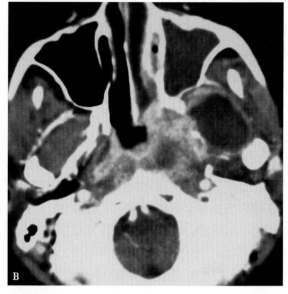
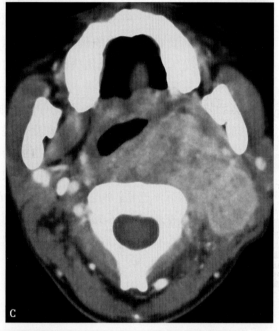

图 5-5-7 鼻咽癌

A. CT 横断面示左侧鼻咽部软组织肿块,肿块侵及左侧颞下窝和翼腭窝;B. 增强 CT 示左侧鼻咽部肿块不均匀强化,可见低密度坏死区;C. 颈部 CT 增强横断面示左侧咽后、咽旁间隙及颈部淋巴结肿大,融合成团

破裂孔、卵圆孔、棘孔、颈动脉管、颈静脉孔是否破坏。在 CT 冠状面上,可以了解蝶窦底、蝶骨大翼、翼板、破裂孔、圆孔及翼管的破坏情况。鼻咽癌对颅底的侵犯可以分为单纯骨质破坏、骨质硬化或两者兼有。单纯骨质破坏较常见,表现为虫蚀样溶骨性破坏,骨边缘不齐、模糊不清(图 5-5-8A)。骨硬化者 CT 显示骨质密度普遍增高,骨皮质与骨松质辨别不清,骨小梁增粗模糊。

3. MRI 表现 不同病理类型的鼻咽癌在 MRI 上信号相似,在 T_1WI 上多呈等信号,少数为略低信号,T_2WI 上信号增高,介于脂肪与肌肉信号间,Gd-DTPA 增强后肿瘤组织呈轻度或中度强化,可与周围组织区分(图 5-5-9)。但在骨质破坏时,显示不如 CT,仅表现为正常无信号的骨皮质被肿瘤组织取代,高信号的黄骨髓被中低信号的肿瘤组织取代。但 MRI 有利于发现早期颅底骨质受侵,表现为骨髓腔信号异常,此时 CT 可能为阴性表现。由于鼻咽部有较丰富的淋巴引流,故较早出现淋巴转移,表现为咽后、咽旁及颈深部淋巴结肿大,直径大于 1.0cm。

MRI 颈部转移淋巴结诊断标准:①横断面图像上淋巴结最小径≥10mm;②中央坏死,或环形强化;③同一高危区域≥3 个淋巴结,其中一个最大横断面的最小径≥8mm(高危区定义:N0 者,Ⅱ区;N + 者,转移淋巴结所在区的下一区;④淋巴结包膜外侵犯:淋巴结边缘不规则强化;周围脂肪间隙部分或全部消失,淋巴结相互融合;⑤咽后淋巴结转移:咽后淋巴结横断面最小径≥5mm;中央坏死环形强化。

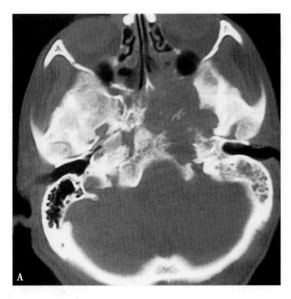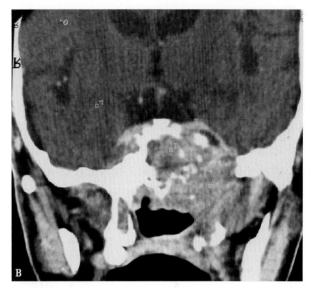

图 5-5-8 鼻咽癌

A. 颅底 CT 横断面（骨窗）示左侧中颅窝底骨质广泛破坏，神经孔显示不清；B. 增强 CT 冠状面示肿块侵及左侧颅底及海绵窦区

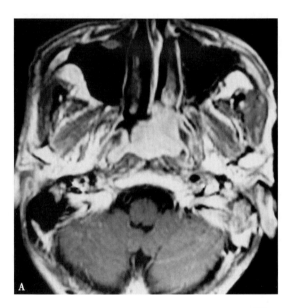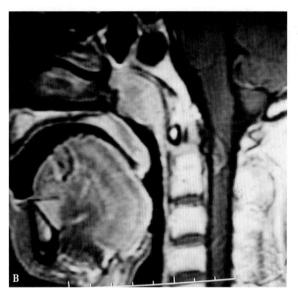

图 5-5-9 鼻咽癌

A. 横断面 T_1WI 增强示鼻咽部偏左侧软组织肿块，均匀强化；B. 矢状面 T_1WI 增强示鼻咽部软组织肿块，均匀强化

【诊断要点】

1. 成年人，有回缩性涕血、耳鸣、耳堵塞感及偏头痛或颈部淋巴结肿大等临床表现。

2. 鼻咽顶壁的增厚，或软组织肿块形成。一侧咽鼓管圆枕肿大或咽隐窝变浅甚至消失。

3. 肌肉受侵，主要是腭帆提/张肌、翼内/外肌、头长肌，表现为肌肉肿胀、肌间隙消失，咽旁间隙受压、变形、移位或消失。

4. 骨质破坏，蝶窦底、蝶骨大翼、翼板、颞骨岩尖、破裂孔的骨质破坏等。

5. 咽旁间隙/颈动脉间隙直接侵犯或淋巴结转移（颈动脉鞘、咽后组淋巴结、神经）。

【鼻咽癌分期】

随着 CT 和 MRI 应用的普及，对鼻咽癌的部位、侵及范围和淋巴结转移等有着更详尽的了解，有助于对肿瘤的准确分期。2008 年 12 月 26 日，中国鼻咽癌临床分期工作委员会在广州成立。对鼻咽癌 92 分期的修订内容进行了充分的讨论，并达成了共识，形成了"鼻咽癌 2008 分期"方案。而 2017 年颁布的 UICC/AJCC 分期第 8 版在国际多学科专家共识的基础上，整合了第 7 版和中国 2008 分期各自优势。2017 年 7 月 1 日中国鼻咽癌临床分期工作委员会在福建南平召开了中国鼻咽癌分期修订工作会议，国内各位专家基于循证医学进行充分地讨论和沟通，并达成共识，一致认为目前 UICC/AJCC 分期第 8 版较为合理，中国 2008 分期修订应参照 UICC/AJCC 分期第 8 版标准，以制定国际统一分期标准。因此，推荐中国鼻咽癌分期 2017 版与 UICC/AJCC 分期第 8 版保持一致，具体分期如下：

原发肿瘤（T）

Tx　原发肿瘤无法评估

T0　未发现肿瘤，但有 EBV 阳性且有颈转移淋巴结

T1　肿瘤局限于鼻咽、或侵犯口咽和（或）鼻腔，无咽旁间隙受累

T2　肿瘤侵犯咽旁间隙，和（或）邻近软组织受累（翼内肌、翼外肌、椎前肌）

T3　肿瘤侵犯颅底骨质结构、颈椎、翼状结构，和（或）鼻旁窦

T4　肿瘤侵犯至颅内，有颅神经、下咽、眼眶、腮腺受累，和（或）有超过翼外肌的外侧缘的广泛软组织侵犯

局部淋巴结（N）

Nx　无法评估区域淋巴结

N0　无区域淋巴结转移

N1　单侧颈部和（或）咽后淋巴结转移（不论侧数）：最大径≤6cm，且位于环状软骨下缘以上区域

N2　双侧颈淋巴结转移：最大径≤6cm，位于且环状软骨下缘以上区域

N3　颈淋巴结转移（不论侧数）：最大径 >6cm 和（或）位于环状软骨下缘以下区域

远处转移（M）

0 期　TisN0M0

Ⅰ期　T1N0M0

Ⅱ期　T0～1N1M0，T2N0～1M0

Ⅲ期　T0～2N2M0，T3N0～2M0

ⅣA 期　T0～3N3M0 或 T4N0～3M0

ⅣB 期　任何 T、N 和 M1

【鉴别诊断】

1. **鼻咽部淋巴瘤**　淋巴瘤好发于青壮年，颅骨破坏较少见，可以多中心生长，伴发肿大淋巴结多无中心坏死，而转移的淋巴结通常可见中心坏死，活检可以明确诊断。

2. **蝶窦恶性肿瘤**　肿瘤中心位于蝶窦，向下破坏蝶窦底侵及鼻咽顶部，同时也可以向上侵及海绵窦及垂体窝，鼻咽侧壁黏膜破坏不如鼻咽癌明显。

3. **脊索瘤**　脊索瘤骨质破坏以斜坡为中心，肿瘤内常有钙化斑块，与鼻咽癌有较大不同。

4. **鼻咽部淋巴组织增生或残留**　成人因慢性炎症致鼻咽部淋巴组织增生、肥厚；青少年因增殖体退化不全使鼻咽顶壁增厚。但鼻咽部两侧肌间脂肪间隙清晰，咽后壁头长肌轮廓清楚，无骨质破坏，可资鉴别。

六、口咽癌

【概述】

口咽癌（oropharyngeal carcinoma）以黏膜源性多见，其中鳞状上皮细胞癌最多见。其次是淋巴瘤、恶性混合瘤、表皮样癌等，后两者少见。口咽部鳞癌中又以腭扁桃体癌多见，其次是侧咽壁鳞癌、软腭癌、会厌鳞癌（见喉部肿瘤）和舌根部鳞癌。病程发展较快，发病年龄 30～70 岁，平均年龄 55 岁，男性多于女性。

【临床特点】

口咽部是完成吞咽功能的主要部位，此外还参与呼吸、发音（共鸣）等。因此，口咽癌会影响患者吞咽、发音、呼吸等功能，有吞咽困难、声音、呼吸异常等。从软腭到会厌上缘平面的咽腔为口咽部，前壁上部为咽峡，下为舌根部（含舌扁桃体）、侧壁由腭舌弓、腭扁桃体、腭咽弓和后侧壁组成。腭舌肌和腭咽肌分别起于软腭，腭舌肌形成腭舌弓，位于扁桃体前面附着于舌外侧。腭咽肌形成腭咽弓，位于扁桃体的后面，向下附着于甲状软骨的后缘，腭舌弓和腭咽弓构成扁桃体窝，容纳扁桃体，因此，扁桃体也称为腭扁桃体。

【病理特点】

口咽癌绝大多数是鳞状细胞癌，起源于黏膜上皮，内镜检查很容易发现，且可经内镜活检证实。

【影像检查技术与优选】

临床咽喉镜可简便、清晰地看清口咽部肿瘤的形态、大小和黏膜情况，并可随机取活检。但对于肿瘤的内在性质、血供、侵犯深度需要影像学检查，MRI 包括动态增强是首选，CT 是补充手段。MRI 具有较高的软组织分辨力，对小病灶的显示准确度较高，其多参数成像原理能够较好地显示早期黏膜及黏膜下病变，对于肿瘤的形态、大小、性质、与周围组织关系及侵犯颈部淋巴结情况显示效果佳。但 CT 对于肿瘤的钙化以及对骨质结构的侵犯显示要优于 MRI。

【影像学表现】

1. **口咽癌** 口咽癌发生于黏膜上皮，多呈不规则形肿块，破坏黏膜后呈浸润生长。CT 平扫时肿块密度不均匀，内可见低密度囊变或坏死区，增强后不均匀强化明显。MRI 表现为 T_1WI 信号中等偏低，T_2WI 信号不均匀增高，增强不均匀明显强化。口咽癌易侵犯周围组织，沿口咽旁间隙、肌束间隙或血管旁路进行扩散，表现为正常结构被异常密度 / 信号的肿瘤所取代，间隙内脂肪界面消失。

2. **扁桃体鳞癌和侧咽壁鳞癌** 影像学表现为扁桃体窝内或侧咽壁隆起的不规则肿块，肿块与周围咽壁肌肉组织界限不清，CT 和 MRI 可见不规则强化，病灶中央可见坏死液化区（图 5-5-10、图 5-5-11）。

3. **软腭癌** 软腭癌时 CT 和 MRI 见软腭明显增厚，T_1WI 呈等信号，质子加权和 T_2WI 信号不均匀增高（图 5-5-12）。

4. **舌根部鳞癌** 口咽下界为舌根，舌根与会厌之间有位于正中线的舌会厌皱襞，内含舌扁桃体，其两侧凹陷形成会厌谷，常为异物停留处，吞咽障碍时可有吞咽物滞留。会厌谷的外侧是舌会厌皱襞的外侧壁，它从舌根后部连至会厌外侧。舌根部鳞癌时，CT 和 MRI 可见肿块位于舌根和会厌之间，多位于舌的一侧，呈圆形或卵圆形，界限不清，增强扫描明显强化。MRI T_2WI 可见肿块浸润舌肌。MRI 冠状面、矢状面成像有助于发现病变侵犯的范围（图 5-5-13）。

【诊断要点】

1. 多见于腭扁桃体、软腭、会厌、舌根等部位，增强有强化。

2. 肿块境界多不清，颈部肿大淋巴结多见。

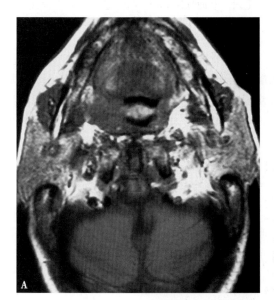

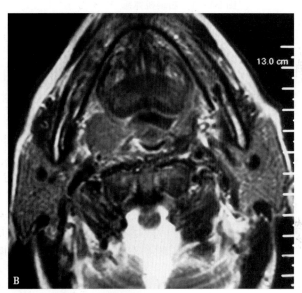

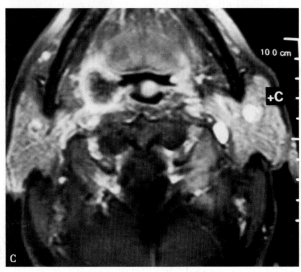

图 5-5-10 右扁桃体癌

A. 横断面 T_1WI 示右侧扁桃体增大，信号均匀，边界不清；B. 横断面 T_2WI 示右侧扁桃体信号轻度增高；C. 横断面增强 T_1WI 示右侧增大的扁桃体明显强化，中央有坏死区

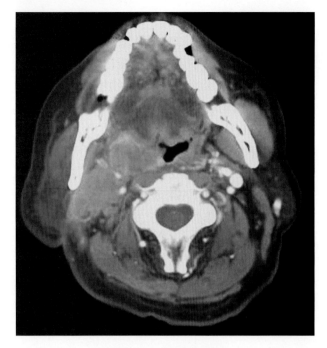

图 5-5-11 右扁桃体癌
增强 CT 横断面示右侧扁桃体肿块,同侧颈鞘淋巴结肿大,
融合成团状

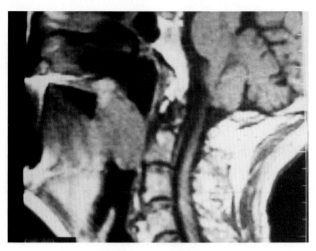

图 5-5-12 软腭癌
矢状面 T_1WI 示软腭明显增厚,呈等信号

3. 原发病灶与肿大淋巴结有不均匀或环形强化。

【鉴别诊断】

咽部淋巴瘤肿物多为位于黏膜下,呈类圆形等密度(等信号)软组织肿块,可双侧对称性分布,边界清楚,密度均匀,无钙化、囊变或坏死,向咽腔突出生长,增强后强化程度与肌肉相仿,一般无相邻结构的侵犯,多数可发现同侧和双侧颈深部淋巴结肿大。

七、下咽癌

【概述】

下咽癌(hypopharyngeal cancer)又称喉咽癌,按解剖可分为梨状窝、环后区、咽后壁 3 个区域;梨状窝是下咽癌最好发的部位,其次是环后区癌,咽后壁癌少见。发病年龄 50～70 岁,男性多见,可能与烟酒有关。颈部淋巴结转移的发生率较高,为 60%～70%。

【临床特点】

下咽癌最主要的临床症状是吞咽障碍,早期为吞咽不适、吞咽异物感、涎液增多,进而吞咽困难,即进食有阻力,通过困难,甚至水和流质会溢入喉、气管,发生呛咳。肿瘤晚期下咽梗阻,不能吞咽。

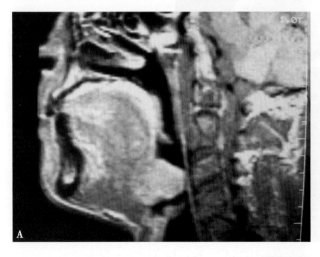

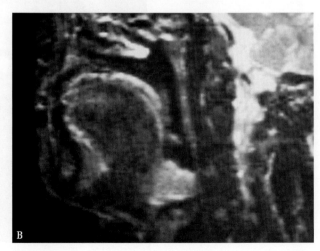

图 5-5-13 舌根部鳞癌
A. 矢状面增强 T_1WI,示肿块位于舌根和会厌之间,呈卵圆形,肿块与舌根部分界不清,增强后明显强化;B. 矢状面脂肪抑制 T_2WI,肿块与舌根界限不清,提示肿块浸润舌肌

当肿瘤侵犯喉软骨或附近的喉返神经时,即出现声音嘶哑,甚至呼吸困难。双侧颈部可见多发肿大淋巴结。

【病理特点】

下咽癌绝大多数是鳞状细胞癌,鳞癌起源于黏膜表面。其治疗和预后依赖于肿瘤在黏膜下浸润的深度及其所累及的解剖结构和范围,因此 CT 和 MRI 成像是必不可少的。下咽部其他恶性肿瘤系未分化癌、恶性混合瘤,还有肉瘤和淋巴瘤,但均少见。下咽癌临床通过内镜检查可发现,且可经内镜活检证实。

【影像检查技术与优选】

下咽癌最主要的临床症状是吞咽障碍,因此,X 线吞钡检查是下咽癌首选的影像学检查方法。CT 和 MRI 对于肿瘤的病理特点、血供、侵犯深度的评估及手术后随访有重要作用。

【影像学表现】

X 线吞钡检查可发现梨状窝的充盈缺损,环后癌时可发现环后区(食管入口)通过障碍,局部黏膜破坏,以及钡剂漏溢(入喉、气管、支气管)、钡剂滞留(会厌谷、梨状窝)、钡剂通过食管入口时间延长等吞咽障碍的征象。

早期梨状窝癌仅侵犯黏膜浅表,可经内镜发现,由于梨状窝在平静呼吸时常处于塌陷状态,在 CT 成像中可能不易看到。此时可以在 CT 扫描时采用瓦尔萨尔瓦呼吸使梨状窝充盈,得以显示。梨状窝肿瘤能够向不同方向侵犯,侵犯各种邻近的结构。可向前侵入声门旁间隙,继而侵犯会厌前间隙及对侧的喉黏膜下;向上可侵犯杓状软骨、环杓关节以及声门下或下咽的环后区;向下可浸润环甲关节、喉外组织、上段气管食管沟及食管入口(图 5-5-14～图 5-5-16)。

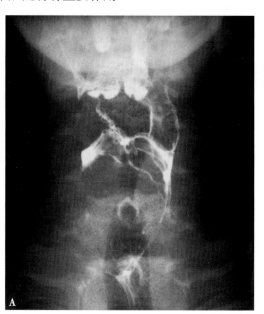

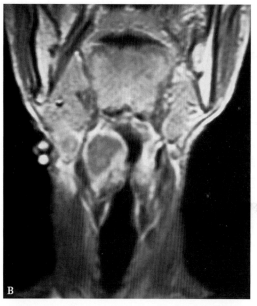

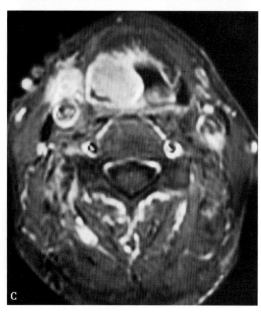

图 5-5-14　右梨状窝癌

A. 食管吞钡检查示右梨状窝充盈缺损;B. 冠状面增强 T_1WI,示右梨状窝肿块均匀强化;C. 横断面脂肪抑制增强 T_1WI,示右梨状窝肿块均匀强化

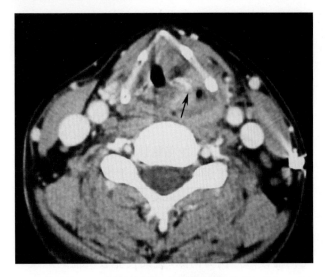

图 5-5-15　左梨状窝癌

增强 CT 横断面，左侧梨状窝肿块将左环杓关节向前推移（箭）

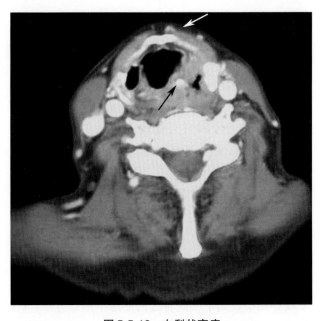

图 5-5-16　左梨状窝癌

增强 CT 横断面，示左侧梨状窝及杓会厌皱襞肿块，左侧甲状软骨（白箭）、杓状软骨（黑箭）破坏

环后区癌也叫做"食管入口癌"，是一种独特类型的鳞癌，并不少见，有些人群具有高危因素，如：普鲁默 - 文森综合征患者（或帕特森 - 布朗 - 凯利综合征）。这种肿瘤侵袭性很强，常向颈段食管侵犯，环、杓软骨的侵犯常见。一些病例，肿瘤可以绕过环杓软骨肌到达甲状腺和气管入口。环状软骨后肿瘤的另一特征是沿着喉返神经的神经周围浸润，导致声带活动性降低甚至固定（图 5-5-17、图 5-5-18）。

咽后壁癌常呈一扁平、较厚的可在黏膜表面扩散的肿块，可同时累及口咽部和喉咽部。这些肿瘤在内镜下就能诊断，但要评估黏膜下的扩散程度需要 CT 和 MRI 检查。在横断位 CT 或 MRI 图像中，这些肿瘤表现为咽后壁不对称性增厚。咽后壁癌的侧面扩散将导致梨状窝的后壁受累，进而向周围黏膜下扩展。大多数咽后壁肿瘤终止于杓状软骨水平（图 5-5-19）。

【诊断要点】

1. 患者多有吞咽困难。

2. 吞钡检查可发现吞咽功能障碍、咽 - 食管黏膜破坏、充盈缺损等征象。

3. CT 和 MRI 可发现咽 - 食管占位。

【鉴别诊断】

下咽癌要与喉癌相鉴别。喉癌除发病部位不同外，还以声音嘶哑、呼吸困难为主要症状。

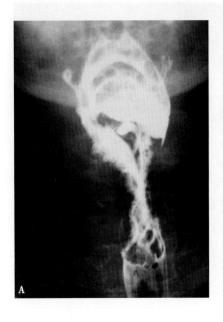

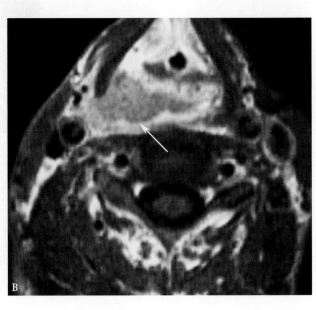

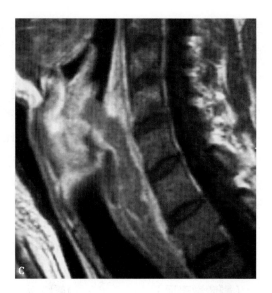
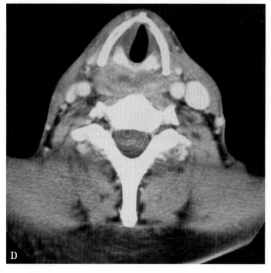

图 5-5-17　环后癌

A. 食管吞钡检查示咽 - 食管狭窄、黏膜破坏；B. 横断面增强后脂肪抑制 T₁WI，示右侧环后区肿块较均匀强化（箭）；C. 矢状面增强后脂肪抑制 T₁WI，示环后区肿块，上缘进入下咽腔，下缘达食管入口下方；D. 增强 CT 横断面示环后区肿块轻度强化

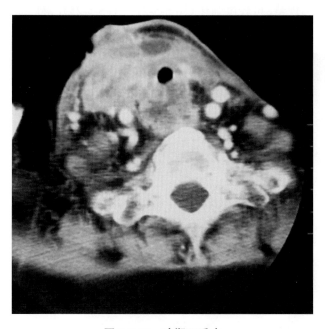

图 5-5-18　晚期环后癌

增强 CT 横断面，示肿块向周围扩散，侵犯颈段食管、包绕侵蚀气管、破坏甲状软骨、环状软骨

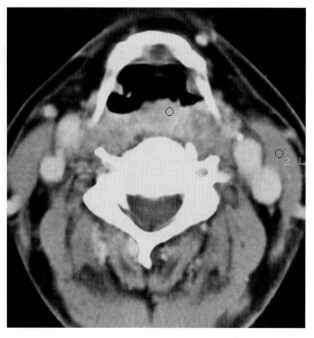

图 5-5-19　咽后壁癌

增强 CT 横断面，示咽后壁明显增厚，不均匀强化

八、淋巴瘤

【概述】

淋巴瘤（lymphoma）多见于咽淋巴环。咽部淋巴组织丰富，包括鼻咽、软腭、扁桃体、口咽及舌根等组成的环状淋巴组织，称咽淋巴环，也称韦氏环（Waldeyer ring）。Waldeyer 环由内环和外环组成。内环前为舌扁桃体，外侧为腭扁桃体，顶部为咽扁桃体（即腺样体、咽鼓管扁桃体），其余为沿咽弓在软腭的后面到咽隐窝的淋巴组织组成的侧束。外环

由咽鼓管、鼻咽、口咽和喉的淋巴组织构成一连续的淋巴管网，直接与邻近的咽后淋巴结、下颌角淋巴结及颌下淋巴结联合并互相沟通，并与颈部诸多的淋巴结群相连通（图 5-5-20）。咽淋巴瘤颈部淋巴结转移的发生率高，文献报道达 50% 以上，咽淋巴瘤发病年龄 40～65 岁，平均年龄 50 岁，女性略多，近年来发病率呈明显上升趋势。

【临床特点】

咽部临床主要表现为咽部不适，吞咽时有梗阻

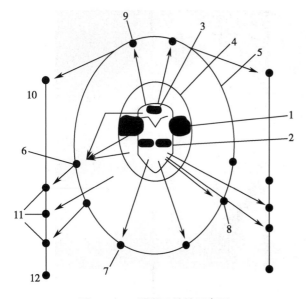

图 5-5-20 颈淋巴结链示意图
1. 腭扁桃体；2. 舌扁桃体；3. 咽扁桃体；4. 内环；5. 外环；6. 下颌角淋巴结；7. 颏下淋巴结；8. 下颌下淋巴结；9. 咽后淋巴结；10. 颈静脉淋巴结链；11. 颈深淋巴结中群；12. 颈深淋巴结下群

感，体检发现咽部肿块或无意中发现颈部多发淋巴结肿大。

【病理特点】

口咽部咽淋巴环有丰富的淋巴组织，是最常见的头颈部结外非霍奇金淋巴瘤（NHL）发病部位。而发生在腭扁桃体的 NHL 在头颈部结外 NHL 中约占半数，且大多为 B 细胞来源。Waldeyer 环是 NHL 最常见的发病部位，且多属 B 细胞型，少数为 T 细胞型。

【影像检查技术与优选】

主要影像学检查方法是 CT、MRI 和超声，CT 扫描是应用最广泛的检查方法。

【影像学表现】

淋巴瘤的 CT 和 MRI 表现具有特征性，均表现为类圆形等密度（等信号）软组织肿块，密度均匀，一般无钙化、囊变或坏死，向咽腔突出生长，肿块轮廓规整，可轻度强化（图 5-5-21～图 5-5-25），淋巴瘤

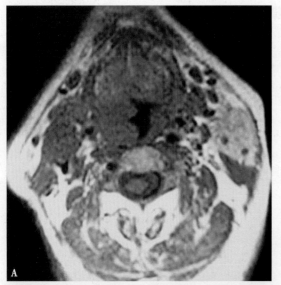

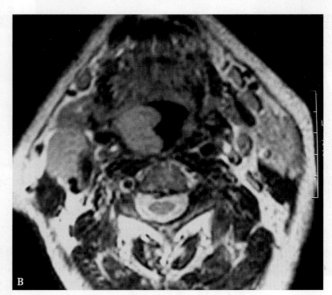

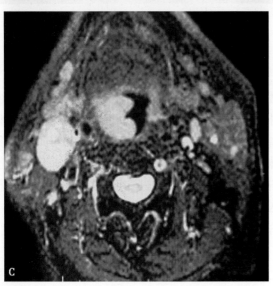

图 5-5-21 右腭扁桃体淋巴瘤
A. 横断面 T_1WI 示右侧腭扁桃体增大，呈等低信号，同侧颈部多发淋巴结肿大；B. 横断面 T_2WI 示右侧腭扁桃体和颈部淋巴结呈等高信号；C. 横断面脂肪抑制 T_2WI 示右侧腭扁桃体和颈部淋巴结呈高信号

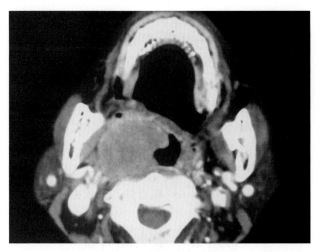

图 5-5-22　右腭扁桃体淋巴瘤
增强 CT 横断面,示右侧腭扁桃体明显增大,肿块轻度均匀强化

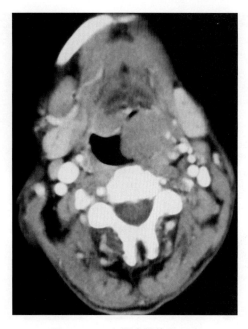

图 5-5-24　左腭扁桃体淋巴瘤
增强 CT 横断面示左腭扁桃体明显增大,肿块轻度均匀强化,颈左侧淋巴结增大

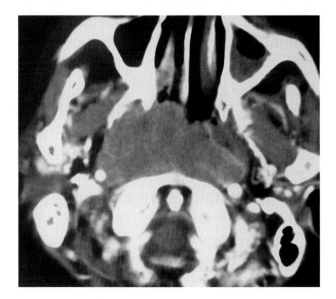

图 5-5-23　(鼻)咽扁桃体淋巴瘤
增强 CT 横断面,示(鼻)咽扁桃体明显增大,肿块轻度均匀强化

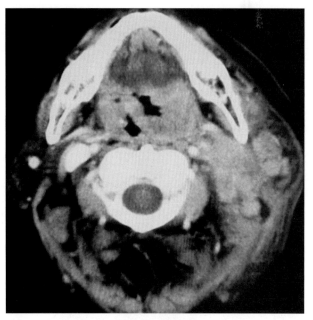

图 5-5-25　左侧咽壁淋巴瘤
增强 CT 横断面示左侧咽壁弥漫性肿大,伴咽旁间隙肿块、颈部淋巴结增大,呈均匀、中度强化

少有深部侵犯,肿块较大时咽旁间隙仅受推移变窄。在 T₂WI 可以清楚显示咽旁间隙内受压移位的高信号脂肪仍存在。

位于腭扁桃体及舌根者的 NHL 在形态上表现较具有特征性,均表现为类圆形软组织肿块影突入口咽腔内,口咽黏膜完整。CT 增强扫描和 MRI T₂WI 均可显示完整的黏膜,无破坏中断。

多数可发现同侧和双侧颈深部淋巴结肿大,肿大淋巴结的形态、密度(信号)改变与原发病灶相仿。晚期病变范围较大,可向周围弥漫性生长,颈部和咽壁弥漫性肿胀,咽腔变形缩小(图 5-5-26)。淋巴瘤在 Waldeyer 环的浸润,可单发,如局限在腭扁桃

体、舌扁桃体、咽扁桃体、侧咽壁等,也可多发,可同时发生在多个部位,伴颈部淋巴结肿大(图 5-5-27)。腭扁桃体淋巴瘤常通过 Waldeyer 环向侧咽壁、咽旁间隙和颈深部浸润。

【诊断要点】

1. 肿块位于咽淋巴环。

2. CT 呈均匀等密度,增强后轻度强化,肿块无钙化,多无坏死、囊变。

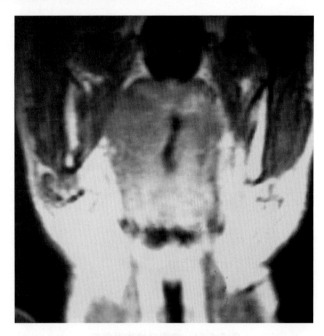

图 5-5-26 咽部淋巴瘤

MRI 冠状面质子加权像示双侧咽壁弥漫性肿胀,咽腔变形缩小、狭窄,肿块呈均匀等高信号

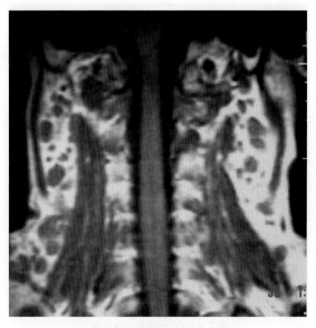

图 5-5-27 Waldeyer 环淋巴瘤

冠状面 T_1WI,示双侧颈部弥漫性淋巴结肿大

3. MRI T_1WI 等低信号,T_2WI 等高信号,信号均匀,轻度均匀强化。

4. 多见同侧和双侧颈深部淋巴结肿大,淋巴结密度、信号改变与肿块一致。

【鉴别诊断】

1. **口咽癌** 口咽部上皮细胞来源的鳞癌容易侵入咽旁间隙累及周围软组织结构,边缘多不清楚,且局部口咽黏膜线中断。

2. **腭扁桃体和舌根鳞癌** 肿块表面多不光整,呈不均匀强化,多有坏死、囊变,可侵犯咽旁间隙和舌根部肌层,颈部转移淋巴结也多呈不均匀强化、有坏死囊变,呈环形强化。

3. **鼻咽和咽侧壁鳞癌** 易侵犯颅底骨质和周围结构,颈部转移淋巴结多呈不均匀强化、有坏死囊变。

4. **咽部淋巴组织增生和扁桃体肥大、增生** 多为对称性增大,且无淋巴结转移、肿大。

(陈立婷 张水兴 杨智云)

第六节 茎突综合征

【概述】

茎突综合征(styloid procces syndrome)临床常称之为茎突过长、茎突过长综合征等,主要是因为茎突过长或其位置、形态的异常,刺激相邻的血管、神经而导致咽部异物感或耳部、颈部疼痛不适、涎液增多等症状。

【临床特点】

正常成人茎突个体差异较大,两侧可不等长,一般长度为 2～3cm,平均 2.5cm。茎突外形可呈羊角状、锥状、柱状或分节状,茎突前端有茎突舌骨韧带与舌骨相连,茎突舌骨韧带可部分或完全骨化。影像学检查只能显示茎突的长度、位置和形态,茎突综合征的诊断必须结合临床症状。

【病理特点】

茎突是颞骨茎乳孔前方角状骨性突起,它与颈鞘血管、神经的行径有关,压迫、刺激相关血管、神经后发生系列症状。

【影像检查技术与优选】

标准茎突正位摄片时患者仰卧张口,球管向足侧倾斜 15°,中心对准鼻尖,将暗盒置于枕颈部,两侧外耳孔连线中点为暗盒中心,嘱患者轻呼"啊……"声时曝光;侧位片时,患者俯卧,被检侧面部紧贴暗盒,外耳孔置于暗盒中心,瞳间线与暗盒垂直,曝光时尽量张口,嘱患者轻呼"啊……"声。CT 对茎突的位置、形态、长度,能精确、直观地显示,并可观察它与颈部血管、神经和咽后壁的关系,CT 为首选检查方法。

【影像学表现】

茎突 X 线正、侧位摄片可清晰地显示茎突的形态、长度(图 5-6-1)。常规头颈部 CT 扫描,在双侧咽旁间隙内都可见到圆点状高密度的茎突断面影,多层螺旋 CT 容积重建技术,可将茎突的位置、形

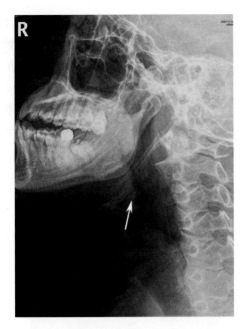

图 5-6-1 茎突侧位片
双侧茎突明显过长，并见茎突舌骨韧带骨化（箭）

态、长度精确、直观地显示，并可观察它与颈部血管、神经和咽后壁的关系，有助于茎突综合征的诊断（图 5-6-2）。

【诊断要点】

正常人茎突的长度多为 2.5cm 以下，但茎突综合征的诊断一定要结合临床症状。

【鉴别诊断】

1. 茎突发育异常，可表现为一侧茎突过短或不发育。

2. 茎突舌骨韧带骨化。

（杨智云）

第七节 吞咽障碍

【概述】

吞咽障碍（deglutition disorders）也可称为吞咽功能异常，按症状轻重程度可分为吞咽不适、吞咽困难和不能吞咽。由于人口老龄化程度增高、气管插管、颈部手术、放疗的增多，吞咽障碍的发病率日渐增加。在美国，养老院住院者中患吞咽障碍者达 40%，美国每年因吞咽障碍噎呛致死者约 10 000 人。吞咽障碍的病因十分复杂，主要有以下几种原因：①鱼刺、鸡骨、义齿脱落对咽、食管的刺刮而引起吞咽不适是五官科最常见的病因之一；②与吞咽相关的咽部结构的退行性改变，多见于老年人；③中枢神经的病变，如脑干、延髓和大脑的损伤、梗死、出血，以及周围神经如第 9、12 对脑神经的病变等；④咽 - 食管连接区及其周围的肿瘤和非肿瘤性病变；⑤咽神经官能症患者自觉吞咽障碍，但临床检查无异常发现。

【临床特点】

吞咽障碍指吞咽过程中有不适感，或食物通过咽 - 食管时有梗阻感、通过困难，若食物不能通过咽 - 食管则为不能吞咽，或吞咽指令发出后，不能作出吞咽反应，也称不能吞咽。吞咽障碍的患者吞咽时，食物或水可向气管、支气管、喉前庭溢出，严重者可从鼻腔溢出，此类患者时有呛咳，常常伴有支气管和肺部感染，严重者可因窒息或肺部继发感染致死。

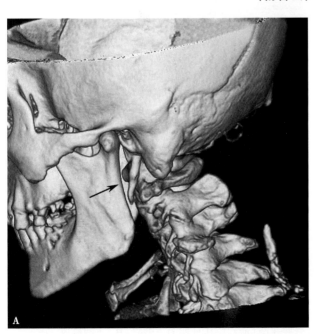

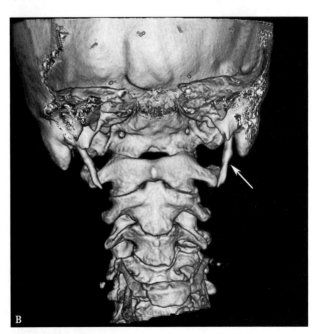

图 5-6-2 多层螺旋 CT 容积重建示双侧茎突（箭）

【病理特点】

吞咽障碍的病因错综复杂,其表现出来的症状只是冰山一角,均应该行咽-食管的内镜或X线吞钡、CT、MRI等影像学检查,查找吞咽障碍的原因。

【影像检查技术与优选】

1. X线吞钡检查可发现咽、食管异物(食管钡絮检查)、咽部肿块(充盈缺损)、黏膜破坏、不能吞咽等肿瘤征象,以及钡剂漏溢、咽滞留、小量吞咽等吞咽障碍的征象。

2. X线吞钡录像或数字胃肠检查(连续摄影)可进行吞咽功能检查。

3. CT和MRI对于咽-食管连接区肿瘤性质、侵犯范围以及周围结构(如喉、甲状腺、颈段食管、颈间隙)病变的发现有重要作用。

【影像学表现】

X线食管钡絮检查可以发现钡絮嵌扎在咽、食管壁上的异物上停留(图5-3-1);X线吞钡检查可发现咽部充盈缺损、黏膜破坏、不能吞咽等肿瘤征象(图5-7-1、图5-7-2)。正常人吞钡检查时,一两次吞咽动作后,可见钡剂在双侧会厌谷和梨状窝均匀涂抹(图5-7-3),而吞咽障碍时,可发现钡剂漏溢、咽滞留、咽部弛张、小量吞咽等征象(图5-7-4)。

利用X线录像或数字胃肠机可记录吞咽过程,作吞咽功能检查(图5-7-5)。正常人钡剂通过咽部的时间为0.7秒(指钡头进入口咽至钡尾抵达食管入口的时间),若钡剂通过咽部时间延长是吞咽障碍的一个重要征象,时间的延长与吞咽障碍的程度成正比,钡剂通过咽-食管连接处极快,X线透视下难以观察吞咽细节,利用X线录像或数字胃肠机复帧图像可进行钡剂通过咽部时间的测定。

CT和MRI对寻找吞咽障碍的病因有重要作用,对病变定性、制订治疗方案有不可替代的作用(图5-7-6、图5-7-7)。中、晚期喉癌、口咽癌的患者都会有吞咽困难的症状。

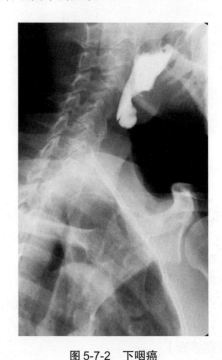

图5-7-2 下咽癌

患者不能吞咽。X线吞钡检查发现钡剂停留在下咽,不能通过食管入口

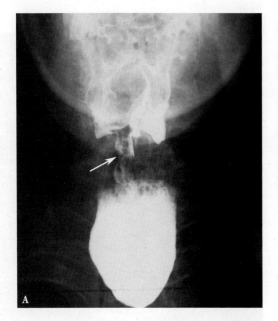

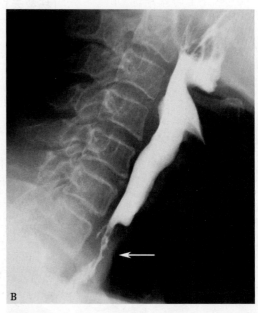

图5-7-1 下咽癌

A. 咽-食管狭窄,X线吞钡检查示咽-食管黏膜破坏、管腔狭窄(箭),临床证实为下咽癌;B. 下咽癌放疗后,咽-食管狭窄,X线吞钡检查示咽-食管黏膜破坏、管腔狭窄(箭)

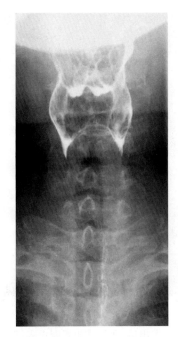

图 5-7-3　正常吞咽相
一两次吞咽动作后,示双侧会厌谷、梨状窝有钡剂均匀涂抹

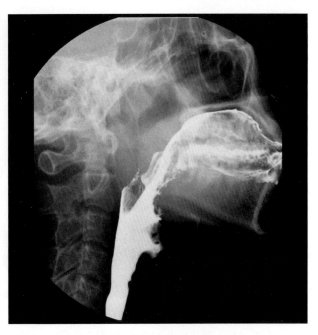

图 5-7-5　吞咽功能检查
数字胃肠机记录的钡剂通过咽 - 食管图像

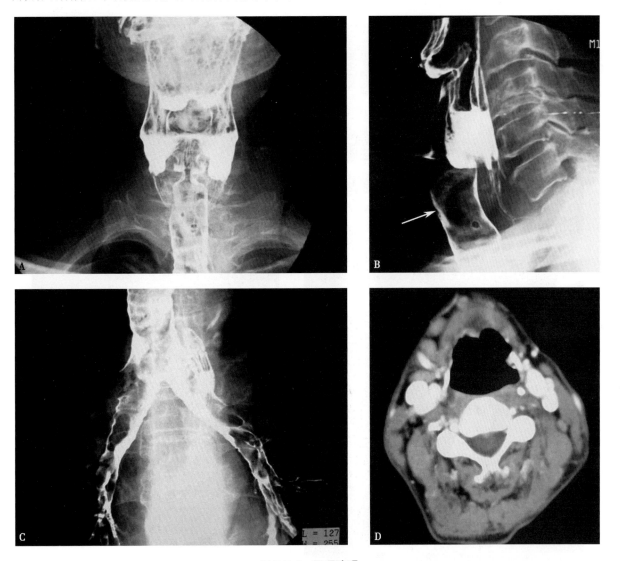

图 5-7-4　吞咽障碍

A. 钡剂滞留,X 线吞钡检查示钡剂在两侧会厌谷、梨状窝滞留;B. 钡剂漏溢,X 线吞钡检查示钡剂溢入气管(箭);
C. 钡剂漏溢,X 线吞钡检查示钡剂溢入气管、支气管;D. 咽部弛张,该例为老年患者,CT 横断面示咽壁萎缩、变薄

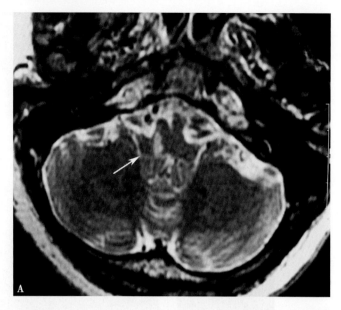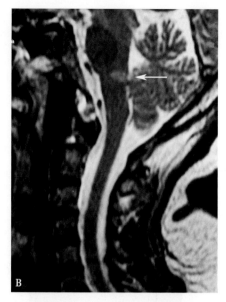

图 5-7-6　吞咽障碍

女性，60 岁，糖尿病史 20 多年，突发不能吞咽，X 线吞钡检查时，吞咽指令发出后，不能作出吞咽反应，A、B. 横断面 T₂WI、矢状面 T₂WI，示右侧脑干梗死灶（箭）。经溶栓治疗后，逐渐恢复正常吞咽

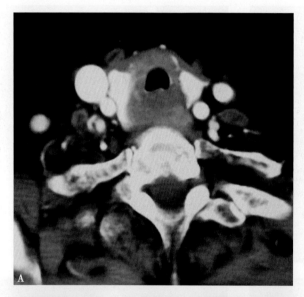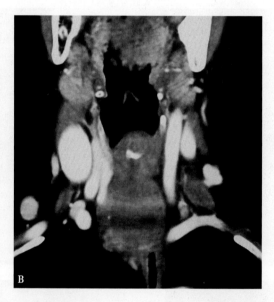

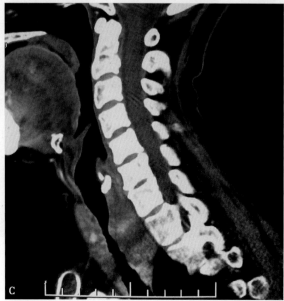

图 5-7-7　食管入口恶性混合瘤

食管入口恶性混合瘤患者，主诉吞咽困难，X 线吞钡检查发现钡剂通过咽 - 食管困难。A. 增强 CT 横断面示咽 - 食管肿块，包绕气管，已向周围侵犯；B. 螺旋 CT 冠状面，示肿块上达下咽，下抵颈段食管；C. 螺旋 CT 矢状面，示肿块包绕气管，气管狭窄

食管入口位于第 4～5 颈椎水平,其后缘就是椎前间隙、颈椎。因此,椎前间隙和颈椎的病变会影响吞咽,如椎间盘前突、颈椎前缘增生、颈椎结核、椎前间隙脓(血)肿,甚至食管入口前壁的环、杓状软骨增生、骨化等都可影响吞咽(图 5-7-8～图 5-7-12)。

【诊断要点】

1. 吞咽障碍的病因多而复杂,因此,有吞咽障碍主诉的患者应该先作 X 线吞钡检查或吞咽功能检查,排除一些非器质性病变,如:咽神经官能症、咽喉部慢性炎症、咽肌退变萎缩等。

2. X 线吞钡检查或吞咽功能检查有异常者,应针对性地进行咽部的 CT 或 MRI,检查咽 - 食管区是否存在占位性病变或周围结构的异常。

3. 若咽部 CT 或 MRI 未发现异常,可进行脑、脑干的 MRI 检查,排除中枢或外周神经的异常。

4. 若各检查均无异常,建议患者神经内科会诊或定期随访。

【鉴别诊断】

吞咽障碍只是一种临床症状,病因多而复杂,有时要采取多种影像学方法鉴别。

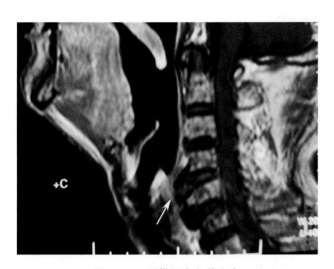

图 5-7-8　颈椎间盘向前突出
矢状面 T_1WI,示 $C_{4～5}$、$C_{5～6}$ 椎间盘向前突出,压迫下咽 - 食管入口(箭)

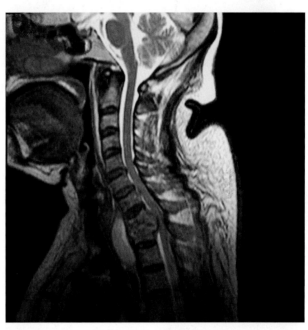

图 5-7-10　胸椎结核
矢状面 T_2WI 示 $T_{1～2}$ 椎间隙变窄、椎体骨质破坏,椎前冷脓肿压迫食管

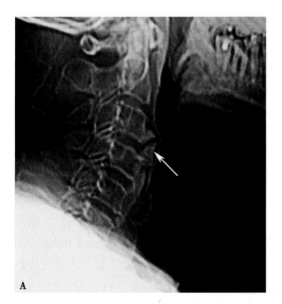

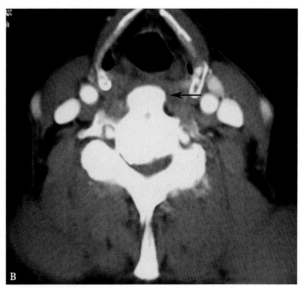

图 5-7-9　颈椎前缘块样骨质增生
A. 颈椎侧位 X 线片;B. 颈椎 CT 横断面,示颈 $C_{3～4}$ 前缘呈尖角、块样骨质增生(箭)

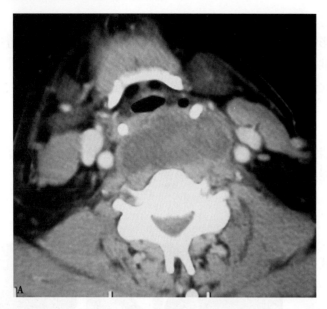
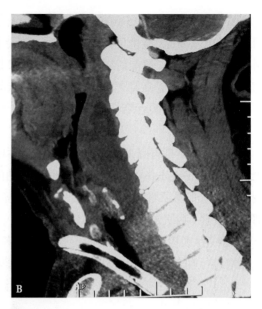

图 5-7-11　咽后血肿

A. 增强 CT 横断面；B. 增强 CT 矢状面，示咽后、下咽巨大囊性包块，边缘轻度强化

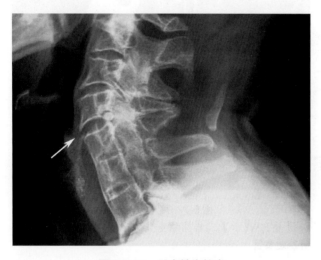

图 5-7-12　强直性脊柱炎

颈椎 X 线侧位片，示 $C_{5\sim7}$ 椎体及椎小关节骨性融合，呈竹节样改变，椎体前缘呈尖角样增生，挤压食管入口（箭）

（杨智云）

第八节　阻塞性睡眠呼吸暂停综合征

【概述】

阻塞性睡眠呼吸暂停综合征（obstructive sleep apnea syndrome，OSAS）又被称为阻塞性睡眠呼吸暂停低通气综合征（obstructive sleep apnea-hypopnea syndrome，OSAHS）是指患者睡眠时，由于上气道的塌陷阻塞引起的呼吸暂停和通气不足，伴有打鼾、睡眠结构紊乱、频繁发生血氧饱和度下降、白天嗜睡等病症。OSAHS 累及的人群包括婴幼儿、青年及老年。一般成年人发病率为 2%～4%。OSAHS 是对人类危害最常见和最严重的睡眠呼吸障碍性疾病（sleep breathing disorders，SBD）。

【发病机制】

目前认为 OSAHS 是一种复杂的多因素和多基因的疾病，确切发病机制尚不清楚。上气道是呼吸和吞咽的共同通道，有完成相应功能的解剖和神经支配，同时上气道又是从鼻孔到呼吸性细支气管的整个呼吸道中唯一没有骨和软骨支撑的部位。OSAS 的发生受多种因素的影响，主要包括：①上气道的解剖性狭窄；②上气道软组织塌陷性增加；③神经反射因素；④咽部肌肉的作用等。OSAHS 是由于睡眠期上气道狭窄和塌陷性增加，引起部分或完全上气道阻塞而出现呼吸低通气和呼吸暂停。

【临床特点】

临床表现主要为夜间睡眠过程中打鼾且鼾声不规律，呼吸及睡眠节律紊乱，反复出现呼吸暂停及觉醒，或患者自觉憋气，夜尿增多，晨起头痛，白天嗜睡明显，记忆力下降；并可能合并高血压冠心病、肺心病、卒中等心脑肺血管病变，并可有进行性体重增加，严重者可出现心理、智能、行为异常。多导睡眠图（polysomnography，PSG）是诊断 OSAHS 的"金标准"。OSAHS 是指每夜 7 小时的睡眠过程中呼吸暂停及低通气反复发作在 30 次以上，或睡眠呼吸暂停低通气指数（apnea hypopnea index，AHI）即平均每小时睡眠中的呼吸暂停加上低通气次数大于或等于 5 次 /h。AHI 决定了 OSAHS 的严重程度。严重程度的标准为：轻度 5～15 次 /h；中度 15～30 次 /h；重度 >30 次 /h。

【影像学表现】

OSAHS 已成为临床常见病、多发病,对咽腔阻塞的准确定位是选择恰当治疗手段的先决条件。

1. X 线表现 OSAHS 患者存在颅骨的异常、颌骨后缩、舌骨位置降低等骨组织的改变。OSAHS 的软组织结构异常主要有软腭过长、舌体及舌根部肥厚、软腭与舌重叠长度增加、咽后壁增厚,以及咽部气道间隙较正常人明显缩小。

2. CT 和 MRI 的表现

(1)测量方法:上气道解剖分区以硬腭、软腭游离缘、会厌尖游离缘为标志将上呼吸道分为 4 部分(图 5-8-1)。鼻咽区(鼻咽顶穹窿部至硬腭水平)、腭后区(硬腭水平至软腭下端)、舌后区(软腭下端至会厌上缘)和会厌后区(会厌上缘至舌骨上缘)。纵观从鼻咽到喉咽整个咽腔影像,取各区咽腔截面积最为狭窄面为狭窄平面。在各部分气道各取 1 个平面测量。测量的指标主要为:最小上气道的发生部位、最大和最小上气道横断面积及其各时相的变化、咽后壁厚度、软腭的形态、上气道的顺应性改变等。上气道的顺应性(气道塌陷度)=(呼气末截面积-吸气末截面积)/呼气末截面积。

(2)正常上气道的观察与测量

1)虽然存在较大个体差异,但作为群体,无鼾人群的上气道是宽大匀称的。

2)在上气道各段中腭后区比较小,腭后区的平均截面积、体积小于其他各区;上气道最小截面积所在处绝大多数位于腭后区,这与 OSAHS 患者的阻塞点往往发生在腭后区相一致。

3)上气道的截面形状是不规则的,无鼾人群的

上气道矢状径/横状径为 0.22～0.91,反映上气道各段截面形状多是左右径长、前后径短的扁圆,其中腭后区"最扁";整个上气道立体形状也是不规则的,上气道各段的最小截面积/最大截面积之比在 0.383～0.761 之间,揭示上气道各段的立体形状都为"漏斗形",其中腭后区的"锥度"最大。

4)从青年到中年再到老年,无睡眠呼吸障碍人群的上气道呈现先逐渐变小、最后又增大的趋势,老年组常具有最宽大的上气道,具有较为理想的鼻咽形态。随年龄增加,腭咽截面变小,舌咽和喉咽截面无明显改变,上气道最小截面积所处位置呈向气道远端迁移的趋势;软腭随年龄逐渐变得肥大,舌体由青年至中年增加,至老年有所减小。

5)咽旁脂肪和咽侧壁肌肉厚度是影响上气道大小的主要因素,舌、软腭、咽后壁和下颌升支对上气道大小的影响并不明显;上气道受周围组织影响最大的是腭咽部分,其次为舌咽;影响腭咽大小的首要因素是咽旁脂肪分布的位置。

(3)OSAHS 上气道的狭窄:OSAHS 患者由上气道阻塞引起,阻塞的部位可发生于咽腔的一个或多个部位,主要位于腭后区与舌后区,同时狭窄程度与病情严重程度呈正相关。从阻塞时间看,大多发生深吸气末相(图 5-8-2),且多为单时相阻塞,少数为多时相阻塞。OSAHS 上气道总体积较小,上气道各段的矢向径、横向径、矢向/横向径比、截面积等都较小、上气道形状为矢向的椭圆。气道塌陷度较正常人高。患者咽腔软组织发生塌陷,咽腔前后径和横截面积明显减小,甚至闭合(图 5-8-3)。关于清醒状态下,上气道阻塞平面的判定标准,有学者认为平静呼吸气道最小截面积≤80mm²,可诊断为气道狭窄。由于不同个体咽腔的差异较大,单从测量单个病例的数值无法判断是否狭窄。

(4)上气道周围组织结构的改变:OSAHS 患者的软腭、舌体肥大是 OSAHS 的主要特征。软腭体积大,厚度大,形态绵长,与舌背接触多(图 5-8-4)。悬雍垂过长,达到舌后区。舌体肥大,基底低,直立,舌根淋巴组织增生及舌根的后坠(图 5-8-5)。如鼻咽区阻塞,可出现鼻中隔偏曲、鼻甲肥大、鼻息肉等病变。喉咽部的狭窄和阻塞较少见,通常出现会厌的异常肥大、杓会厌皱襞黏膜增厚等改变。患者上气道周围脂肪组织较正常人增多,且多沉积于咽旁脂肪垫中,主要表现为颈围增粗,咽旁组织和椎前筋膜增厚。还可出现颅面形态异常如上颌后缩、下颌后缩、下颌体短、下颌升支短。舌骨位置低、较

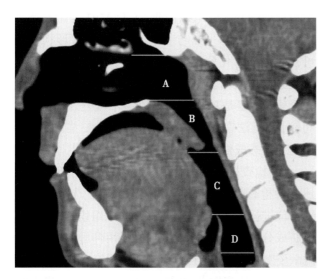

图 5-8-1 上气道 CT 矢状面
A. 鼻咽区;B. 腭后区;C. 舌后区;D. 喉咽区

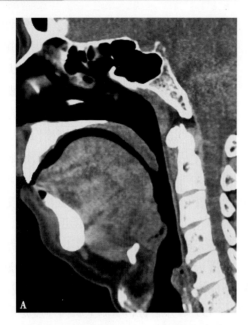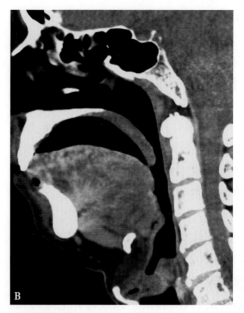

图 5-8-2 咽部 CT 矢状面
A. 平静呼吸相；B. 深吸气末相，示软腭下坠至舌根，舌根后坠使舌后区狭窄

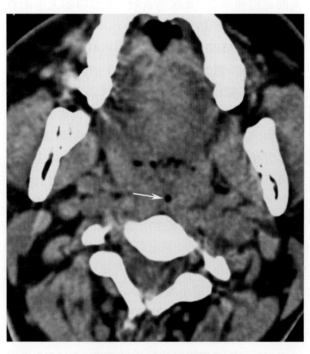

图 5-8-3 咽部 CT 横断面
深吸气末相示腭后区狭窄（白箭），几乎闭塞

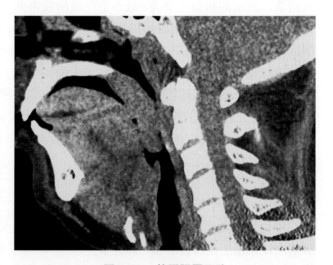

图 5-8-4 软腭肥厚下坠

后置。骨性鼻咽部小于无鼾者。舌下肌、颏舌肌截面增宽，下颌下腺向远心移位等。儿童 OSAHS 的表现为以腺样体及扁桃体肥大等咽淋巴环组织增生导致的鼻咽及口咽上部气道狭窄为主（图 5-8-6），这与成人以口咽上部及舌后区气道狭窄为主有所不同。

【影像检查技术与优选】

头颅侧位片等二维影像对形成上气道支架的颅颌面硬组织如颅骨、颌骨、舌骨和腭骨等形态改变显示较好，但对上气道软组织的显示不及 CT、MRI，

且不能准确判断软组织性质。CT、MRI 等影像技术优势在于对阻塞平面与节段、上气道几何形状进行可视化与定量化分析，虚拟内镜可模拟纤维内镜功能观察气道表面形态。MRI 对软组织显示最佳，同时无辐射，但是对于颅面骨骼显示较差，且检查时间较长，无法在屏气状态下一次完成扫描，故亦无法进行动态成像。

CT 检查技术尤其是多层螺旋 CT 成像综合了上述各种检查技术的优点：① CT 可通过选择不同窗宽窗位进行分析测量，可粗略判断软组织性质，并将脂肪成分区别出来；② CT 扫描采用仰卧位，与患者睡眠姿势一致；③ CT 尤其是多层螺旋 CT 扫描速度快，可采用的多时相动态扫描，几乎涵盖了患者呼吸过程中上气道经历的所有肌张力状态，对全面观

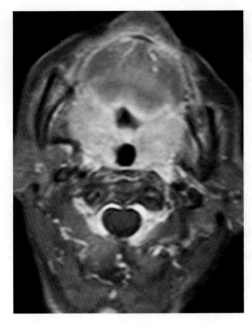

图 5-8-5 扁桃体和舌根淋巴组织增生
横断面脂肪抑制增强 T_1WI，示扁桃体和舌根淋巴组织增生

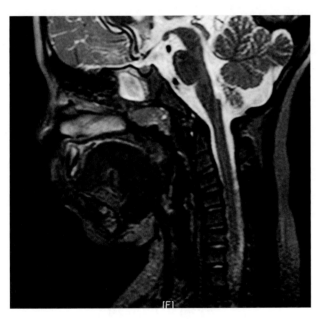

图 5-8-6 腺样体肥大
矢状面 T_2WI 示腺样体肥大

察气道形态改变提供了完整信息；④ CT 所得图像组织结构显示分明，可进行任意层面的重建，测量截面积及径线灵活、准确，判断上气道狭窄及阻塞的位置及范围亦较完整。当然，CT 检查亦存在一定辐射，可采取适当减低 kV 和 mA 值来降低辐射剂量。

【诊断要点】

OSAHS 患者存在不同程度的上气道狭窄和阻塞，主要位于腭后区与舌后区，深吸气末相更明显，随着病情程度的增加狭窄程度增大。OSAHS 患者的软腭、舌体等上气道周围软组织肥大，而环绕的骨性组织比较小。需除外咽部的肿瘤性病变，结合临床可明确诊断。

【鉴别诊断】

阻塞性睡眠呼吸暂停综合征是因上气道周围组织结构的改变引起上气道狭窄所引发的系列症状，要注意与相邻结构肿瘤性病变相鉴别。

（杨智云）

第九节 常见手术术后影像学

【概述】

咽部常见的良性肿瘤或肿瘤样病变，如：扁桃体肥大、鼻咽腺样体增生、咽部囊肿等手术比较简单，术后一般不需要作影像学检查。咽部的一些常见恶性肿瘤如：鼻咽癌和淋巴瘤等，临床多采用放射治疗或化疗，治疗后的影像学随访主要观察肿瘤缩小的情况、有无复发以及颈部淋巴结是否转移。扁桃体癌和下咽癌则要手术治疗，同时要根据病变情况作颈部不同类型的淋巴结清扫术和活瓣重建术，手术后可能还需进行放射治疗或化疗。

【临床特点】

咽部手术术后，手术部位可有软组织的缺损，有时伴喉软骨缺损，术后修复和（或）放疗后，可有结构及外观变形。颈部放疗后，高剂量辐射对正常组织的副作用可以表现为放射治疗后立即出现急性反应，也可为治疗完成后很多年出现迟发效应。常见的并发症包括：骨和软骨坏死、软组织坏死和咽部皮肤瘘等。鉴别为放疗后的改变还是肿瘤复发非常重要，了解放射治疗后表现的影像特点可以减少不必要的穿刺活检，因为放疗后组织的穿刺活检很难治愈，而且容易造成感染或瘘管形成等并发症。

【病理特点】

迟发的并发症主要累及含有慢性增生细胞或非增生细胞的组织，人们通常认为迟发损伤是因小的脉管系统和基质细胞损伤所引起。

【影像检查技术与优选】

CT 和 MRI 是咽部手术术后影像学检查的主要方法，PET 对判断肿瘤的复发和转移有重要价值。

【影像学表现】

下咽癌手术切除后，颈端食管上拉与残咽吻合，闭合处软组织的缺损主要用肌肉和皮肤瓣填充，局部可见喉软骨缺损，因此影像学形态极为不规则。手术时还要根据肿瘤的 TNM 分期作选择性颈部淋巴结清扫或颈部淋巴结限制性根治术、扩大根治术。

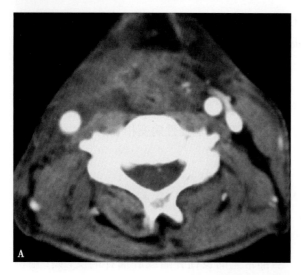
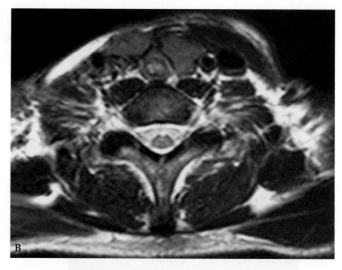

图 5-9-1　右下咽癌右颈部淋巴结根治术后

A. 增强 CT 横断面示咽喉部形态极其不规则、喉软骨缺损，右侧的颌下腺、颈内静脉和胸锁乳突肌缺如，右侧颈部脂肪间隙模糊；B. 横断面 T₂WI，示咽 - 食管形态不规则、右侧颈内静脉和胸锁乳突肌缺如

选择性颈部淋巴结清扫则是选择性地切除一组或多组淋巴结。颈部淋巴结限制性根治术（也称为功能性颈部切割）包括清除所有同侧淋巴结组，保留所有肿瘤没有侵袭的颈部非淋巴结结构。影像学图像显示可以非常精细，包括微小的皮肤增厚、不清晰的软组织和被修平的颈部。扩大的颈部清扫术或根治术切除范围不仅包括转移的淋巴结，而且包括在根治切割手术中不需要切除的非淋巴结构，去除从下颌骨下缘到锁骨、从二腹肌前腹到斜方肌的所有同侧颈部淋巴结（Ⅰ～Ⅳ区）及脊副链淋巴结，同侧的下颌下腺、颈内静脉和胸锁乳突肌也要被切除（图 5-9-1、图 5-9-2）。在术后的 CT 和 MRI 上，患者

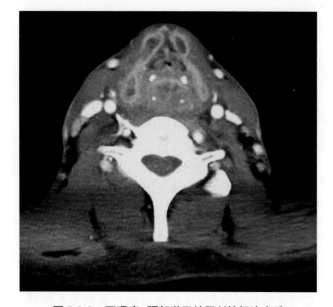

图 5-9-2　下咽癌，颈部淋巴结限制性根治术后

增强 CT 横断面示咽 - 食管形态不规则，甲状软骨和环、杓软骨缺如

颈部变小、平坦，斜方肌逐渐萎缩，可见肩胛骨突出和颈部外展受限等表现和症状。

【诊断要点】

咽部手术术后，闭合处软组织的缺损，有时伴喉软骨缺损，因此影像学形态极其不规则。

【鉴别诊断】

咽部手术术后改变要与咽部恶性肿瘤改变相鉴别，因此，手术病史很重要。

【小结】

咽部手术术后影像学，一定要详细了解手术的术式、手术时间以及放、化疗的情况。

（杨智云）

第十节　影像新技术在咽部肿瘤中的应用

一、体素内不相干运动扩散加权成像

【概述】

体素内不相干运动扩散加权成像（intravoxel incoherent motion diffusion weighted imaging，IVIM-DWI）作为一种新的 MRI 功能成像技术，采用多 b 值的 DWI 通过不同的定量参数分别更精确的评价组织的扩散系数及组织微血管灌注信息，它的前提是生物体内分子的扩散是复杂的而非自由随机的运动形式。相比较单指数的 DWI，IVIM-DWI 对于信号衰减的描述更加详细。目前已经在肝脏、肾脏、乳腺、前列腺、盆腔、颅脑等部位进行应用研究。近

些年来逐步在头颈部肿瘤的诊断及肿瘤预后的判定方面开展研究，主要包括关于肿瘤的临床分期、预后效果评估、良恶性肿瘤的鉴别等方面。

IVIM-DWI 适用于既有水分子的扩散又有血液微循环灌注的活体组织，由受检部位组织细胞结构的差异可计算得出 3 个相关参数：真实扩散系数 D、灌注相关扩散系数 D*、灌注分数 f。D 值为真实扩散系数，反映了真实的水分子扩散。D* 是血液微循环产生的伪扩散系数，f 为灌注分数，表示灌注因素在扩散信号中占的比例，反映了组织内的血管密集程度。D* 值及 f 值与微循环灌注相关，D* 值很大程度取决于肿瘤组织的毛细血管密度，f 值随着组织微循环灌注的增加而增大，因而基于多 b 值的 DWI 的 IVIM-DWI 成像技术，对于显示鼻咽部病变及淋巴结有很大的优势。

【IVIM-DWI 在鼻咽癌中的应用】

常规 MRI 一般依据形态、信号及强化方式来确定，但是 IVIM-DWI 可通过 D 值、f 值、D* 值的检测与鼻咽癌进行鉴别。

1. 临床分期 在 AJCC 临床分期中，低分期（Ⅰ期、Ⅱ期）的 IVIM-DWI 参数数值（D、D*、f）明显高于高分期（Ⅲ期、Ⅳ期）的参数值；扩散参数 D 值比灌注参数（D*、f）更有价值，D 值能反映 AJCC 不同分期肿瘤的细胞性，可作为一个独立可靠的指标来区分高低分期，在鼻咽癌出现颈部淋巴结转移时表现出低的扩散数值，临界值为 $0.782 \times 10^{-3} mm^2/s$。

2. T、N 分期 灌注标记参数（D*、f）在 T 分期预测中有较大的价值，鼻咽癌局部晚期由于组织坏死严重，进而导致肿瘤的血管性减少，因而在肿瘤的高分期中表现出低的灌注信息。在高 N 分期组中，灌注和扩散数值减低，D 值也可作为其独立可靠的参数区分高 N 分期和低 N 分期组，临界值为 $0.761 \times 10^{-3} mm^2/s$。

【IVIM-DWI 在头颈部鳞癌淋巴结转移中的应用】

与良性淋巴结相比，恶性淋巴结组织内水分子的扩散受限，D 值显著降低，同时，恶性淋巴结的新生血管和血流灌注增加，D* 值显著升高。区分良恶性淋巴结的 D 和 ADC 的诊断阈值分别为 $0.726 \times 10^{-3} mm^2/s$ 和 $1.14 \times 10^{-3} mm^2/s$。D* 值的诊断阈值为 $83 \times 10^{-3} mm^2/s$。

【影像检查技术与优选】

采用 SE-DW-EPI 序列，选取 13 个 b 值（$0s/mm^2$、$10s/mm^2$、$20s/mm^2$、$30s/mm^2$、$50s/mm^2$、$80s/mm^2$、$100s/mm^2$、$150s/mm^2$、$200s/mm^2$、$300s/mm^2$、$400s/mm^2$、

$600s/mm^2$、$800s/mm^2$），并进行 IVIM DWI 图像分析。在扫描过程中，应指导受检者减少不自觉吞咽动作，采用并行采集技术，局部放置饱和带，缩短回波时间以保证图像质量。

【鉴别诊断】

1. 鼻咽部良性腺体增生 当 D 值 < $0.75 \times 10^{-3} mm^2/s$ 时，对诊断鼻咽癌有特异性；鼻咽癌的 D* 值约为 $152.96 \times 10^{-3} mm^2/s$，鼻咽部良性腺体增生的 D* 值约为 $48.33 \times 10^{-3} mm^2/s$，因而对于鼻咽癌与良性鼻咽部腺体增生鉴别可依赖 D 及 D* 值。此外，鼻咽癌的 f 值显著下降，小于腺样体增生。

2. 鼻咽癌放疗后纤维化 在鼻咽癌复发中 D、f 值减低，而 D* 值明显升高；D 值可作为鉴别鼻咽癌复发和放疗后纤维化的指标，鼻咽癌复发的 D 值减低，临界值为 $1.062 \times 10^{-3} mm^2/s$。鼻咽癌放疗后纤维化 D* 值减低。如果 D、f 值减低，而 D* 明显升高，提示肿瘤复发可能。

二、影像组学

影像组学（radiomics）是以高通量特征提取、特征计算、图像分析、模型构建为基础的新兴前沿学科方向，并利用若干影像特征直观定量地描述肿瘤的形态及病理生理状态，从而为临床决策提供有力的影像学基础。影像组学作为刚刚兴起的前沿学科，由于它将影像、病理与基因信息紧密联系在一起，目前主要运用于肿瘤治疗疗效及预后预测、淋巴结转移预测、肿瘤良恶性鉴别、分级等，构成了精准医疗的基础。

1. 在评价鼻咽癌治疗疗效中的运用 有研究采用高维特征提取，提取特征包括强度、形状、纹理、小波和其他特征，特征提取方法包括 LASSO、mRMR、0.623+bootstrap，构建组学及临床列线图（nomograph）预测模型。影像组学标签成功地根据影像分数 Radscore 的中位数将晚期鼻咽癌患者分为低风险和高风险组，发现两组患者的无进展生存期具有明显差异，高风险组患者的 3 年无进展生存期比低风险组患者的 3 年无进展生存期明显更差。组学列线图的预测效能明显优于传统 TNM 分期及临床列线图。相比早期鼻咽癌患者（Ⅰ期、Ⅱ期），晚期鼻咽癌患者（Ⅲ～Ⅳb 期）的无进展生存期更短，影像组学可准确预测晚期鼻咽癌患者的预后及治疗疗效，因而这部分患者将更受益。基于多参数磁共振的影像组学在预测晚期鼻咽癌患者无进展生存期方面优于传统 TNM 分期及临床资料，且定量化组学特征与临床分期具有较好相关性，为精准医学提供基础，有望改

善鼻咽癌患者治疗方式。

2. 肿瘤预后生存预测 有学者针对传统临床分期及病理无法有效预测非小细胞肺癌患者无病生存期的现状，将影像组学运用于 282 例早期肺癌（ⅠA～ⅡB 期）患者术后的无病生存期预测，利用 LASSO-Cox 回归模型提取了 5 个肺癌无病生存期相关的影像组学特征，包括无病生存期（DFS）、无复发生存期，无转移生存期，无进展生存期（PFS）及总生存期（OS）等构建预测模型，取得良好预测效果，优于临床病理指标的预测效果。

3. 肿瘤淋巴结转移预测 影像组学特征联合 CT 报道的淋巴转移及临床危险因素的列线图对术前结直肠癌淋巴结转移具有较好的预测能力，指导临床治疗决策。

4. 肿瘤分级、分型应用 影像组学特征对早期和较晚期肿瘤表现出较好的分辨能力，它可以提供给临床诊疗决策和影响治疗方案的制定。在宫颈癌的分级研究中，基于 PET 图像的矩阵纹理特征 RLM 可以很好地鉴别早期肿瘤（Ⅰ、Ⅱ期）和晚期肿瘤（Ⅲ、Ⅳ期），在肺癌分级研究中，基于 CT 值的高斯滤波纹理特征对鉴别Ⅲ期以上的肿瘤具有良好的分辨能力。在结直肠癌分级研究中，基于术前 CT 图像提取出的组学特征能较好区分早期（Ⅰ、Ⅱ期）结肠癌及晚期（Ⅲ、Ⅳ期）结肠癌。基于 MRI 组学特征预测乳腺癌亚型的分子分型取得良好分辨效果。

5. 肿瘤良恶性分辨的运用 影像组学中的特征可以在很多临床应用中鉴别肿瘤的良恶性，如 GLCM 纹理参数被用于脑肿瘤的核心梗死区和缺血半暗带。在乳腺癌的良恶性鉴别上，研究者结合基于形状的纹理参数，共生矩阵参数及三维纹理，利用人工神经网络 ANN 或卷积神经网络 CNN 或深度学习作为训练方法，得到了鉴别率较高的肿瘤良恶性辨别模型。

6. 放化疗疗效评估的预测应用 很多研究发现 MRI 在放化疗评估中，使用基于强度特征的影像组学方法得到较高预测率。比如脑肿瘤的放化疗评估研究中，用 MRI 动态增强图像，结合 DCE-MEI 分析方法，比较了治疗前后的血流动力学参数和直方图参数的相关性和差异，发现较差的疗效结果相对良好的放化疗疗效，其 ADC 图像中肿瘤部位往往呈现较高的峰度和偏度值。

7. 肿瘤遗传学应用 研究发现肿瘤的病理学与肿瘤基因之间存在很强的关联，所以研究肿瘤遗传学可以给肿瘤诊断提供生物学方面的基础，影像组

学恰好就是病理学与基因之间的很好结合，可以作为肿瘤遗传学研究的重要手段。在脑部肿瘤遗传学的研究中，通常利用 MRI 影像中的三维特征与体细胞基因突变，基因表达结合来评估遗传。在最近的一项研究中，基于容积纹理的参数对恶性胶质瘤突变类型有着很好的预测效果。Permuth JB 等研究发现基于 CT 图像的影像组学特征能够提高 miRNA 预测恶性胰腺导管乳头状肿瘤的效能。影像组学的参数特征、形状特征和小波特征在描述肿瘤异质性的同时，也对肿瘤细胞的生存周期有着很好的描述，通常增生的肿瘤细胞具有较复杂的图像特征。

（陈立婷　张水兴）

参 考 文 献

1. 庄奇新，李明华. 舌骨下颈部影像学. 上海：上海科学技术出版社，2010：42-83.

2. 卢占兴，李建钢，庄广义，等. 鼻咽纤维血管瘤的 MRI 诊断价值. 实用放射学杂志，2015（2）：339-341.

3. 许超，包赟，周菊英，等. 鼻咽癌淋巴结转移规律的 Meta 分析. 国际肿瘤学杂志，2015，42（2）：109-114.

4. 中国鼻咽癌临床分期工作委员会. 中国鼻咽癌分期 2017 版（2008 鼻咽癌分期修订专家共识）. 中华放射肿瘤学杂志，2017，26（10）.

5. 张水兴，陈文波，刘恩涛，等. 咽淋巴环影像解剖及口咽部非霍奇金淋巴瘤 PET/CT 和 MRI 表现. 中国临床解剖学杂志，2013，31（4）：430-434.

6. 张水兴，贾乾君，张忠平，等. 基于体素内不相干运动的扩散加权成像对鼻咽癌与炎性增生性疾病的鉴别诊断. 中华放射学杂志，2013，47（7）：617-621.

7. 梁龙，陈文波，张斌，等. 体素不相干运动扩散加权成像在鉴别头颈部鳞癌淋巴结转移中的应用. 临床放射学杂志，2016，35（5）：696-701.

8. Zhang B, Ouyang F, Gu D, et al. Advanced nasopharyngeal carcinoma: pre-treatment prediction of progression based on multi-parametric MRI radiomics. Oncotarget, 2017, 8（42）: 72457-72465.

9. Liang C, Huang Y, Lan H, et al. The development and validation of a CT-based radiomics signature for the preoperative discrimination of stage Ⅰ-Ⅱ and stage Ⅲ-Ⅳ colorectal cancer. Oncotarget, 2016, 7（21）: 31401-31412.

10. Gillies R J, Kinahan P E, Hricak H. Radiomics: Images Are More than Pictures, They Are Data. Radiology, 2015, 278（2）: 563-577.

第六章　喉部影像学

喉（larynx）由软骨和喉肌构成，既是呼吸的管道，又是发音器官。上界是会厌上缘，下界为环状软骨下缘。喉镜能观察喉腔表面的结构和病变，为临床主要检查方法，但难以观察病变浸润的深度、软骨及周围结构侵犯的情况，影像学检查对喉部病变的诊断有重要价值。

第一节　影像学检查方法

一、X线

1. X线平片　喉部X线检查常规以发音相颈部侧位平片为基础，喉部后前位片诊断价值不大。颈侧位摄片检查方法：受检者取侧位直立体位，下颌略上抬，双手臂交叉于背后部，肩放松下垂。以喉结为中心摄片。无需用滤线器。摄片时宜嘱受检者连续发"衣"字音，至曝光结束后停止，以保证喉室显示良好。

2. 常规体层摄影　受检者仰卧，肩背部放置薄棉垫，使颈椎较平直，一般可选用直线轨迹操作，选择在喉结皮下1cm处以2～3mm层厚连续向下取样6～8个层面，每一层面以平静呼吸相和发"衣"音相进行前后位摄片。前后体层摄片可清楚显示室带、声带和喉室以及声门下结构，同时摄呼吸相和发音相有助于了解声带活动情况。

3. 喉部造影检查　受检者服用不透X线造影剂，如碘水或钡剂后，分别摄取充盈期、静止期正侧位及左右斜位，显示咽部的轮廓，间接显示喉腔形态。

随着CT和MRI技术的发展，喉X线检查已经被CT、MRI所取代。

二、CT

（一）CT扫描

受检者仰卧位，颈部稍伸展，使喉部中轴线平行于台面，垂直于X线束，肩松弛向下牵引，嘱受检者勿做吞咽动作。以横断面为基础。以颈侧位作为定位片，扫描基线取与喉室中线或以舌骨平行。扫描范围上起舌骨平面，下至环状软骨下1cm，相当于第3颈椎上缘至第6颈椎下缘。螺距通常小于1。层厚2～5mm，重建间隔小于或等于扫描层厚的50%。软组织算法重建观察软组织情况，骨算法重建观察喉软骨骨质情况。检查时嘱受检者平静缓慢呼吸，不能吞咽或讲话，以减少喉运动伪影。如欲了解声带活动，需嘱受检者发"衣"音时扫描。

增强扫描方法大致同平扫。造影剂采用非离子型含碘造影剂，成人为60～100ml，儿童按体重计算为2ml/kg；高压注射器静脉内团注，速率2.0～3.0ml/s；扫描时间：造影剂注入后延迟15～18s开始扫描。

（二）图像后处理技术

扫描容积数据通过计算机软件可以进行图像后处理，多方位、多角度观察病变及其周围关系。后处理技术常用的有多平面重组（MPR）、表面遮盖成像（SSD）、仿真内镜（CTVE）及容积再现（VR）。

1. 多平面重组（multiplanar reconstruction, MPR）　MPR可多方位、多角度显示喉部解剖结构和病变，可以根据不同的目的选择重组图的方位和层厚。喉部MPR一般做横断位、冠状面及矢状面重组，横断面与声带平行，冠状面垂直于喉室。冠状面可以显示杓会厌皱襞、喉室、室带和声带、声门旁间隙等；矢状面对舌根、会厌、会厌谷、咽后壁、会厌前间隙等显示良好（图6-1-1A、B）。利用骨窗还可显示各软骨及软骨关节连接情况，如环杓关节脱位，经过环杓关节的斜矢状面显示好，对诊断有一定的帮助（图6-1-1C～F）。

2. 表面遮盖成像（surface shaded display, SSD）　气道SSD使气道形成空气铸型影像，可以显示口咽部、会厌谷、梨状窝、喉前庭、声门区及声门下和气道的形态（图6-1-2）。

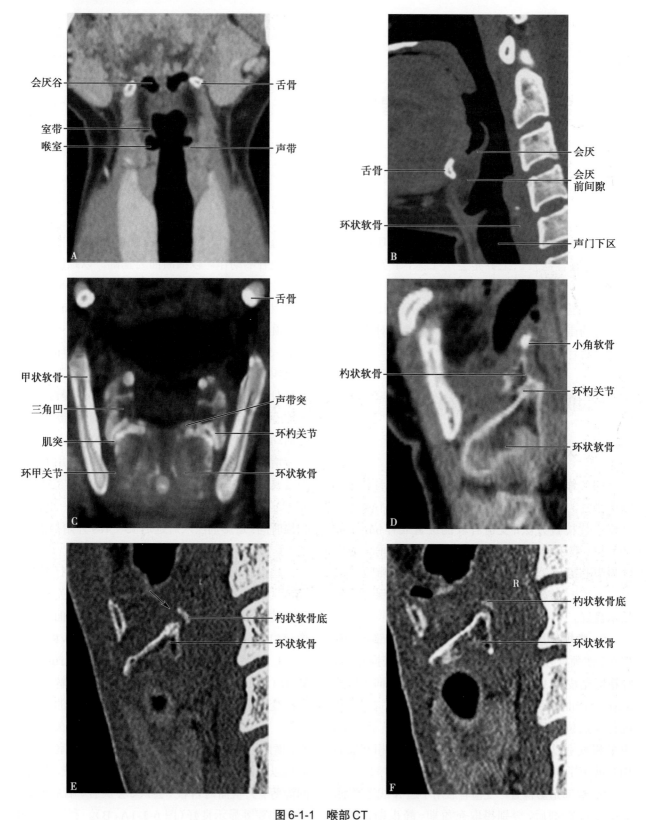

图 6-1-1 喉部 CT

A. 冠状面；B. 矢状面；C. 斜面；D. 斜面；E. 左侧环杓关节半脱位（箭）；F. 与 E 图同一患者的右侧正常对照

3. 容积再现（volume rendering，VR）**技术** 利用全部体素行表面遮盖技术与旋转相结合，加上伪彩编码和不同程度的透明化技术，使表面与深部结构同时立体地显示。VR 可以立体显示喉部软骨、喉腔内结构的情况（图 6-1-3，见文末彩插）。

4. CT 仿真内镜（CT virtual endoscopy，CTVE）利用 CT 扫描获得原始容积数据进行三维表面再现和容积再现，利用计算机的模拟导航技术进行喉腔内透视，结合实时回放（5～30 帧 /s），达到类似纤维内镜观察的效果。喉仿真内镜结合横断位 CT 原

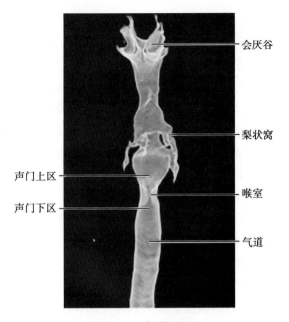

图 6-1-2　气道 SSD

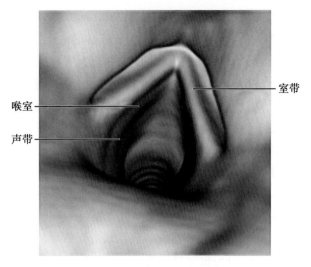

图 6-1-4　喉 CT 仿真内镜

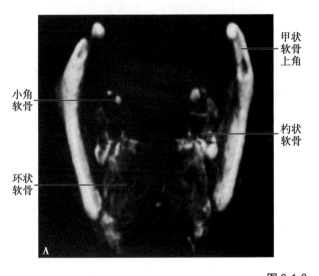

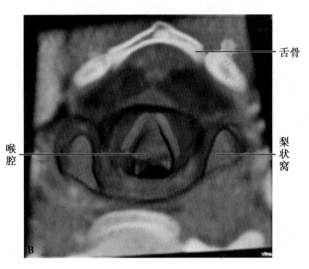

图 6-1-3　喉部 VR
A. 正面观；B. 上面观

始图像可以显示喉内各解剖结构和喉腔内表面（图 6-1-4，见文末彩插）。

三、MRI

喉部 MRI 检查一般采用颈线圈，也可采用头颈联合线圈。扫描范围：舌骨至环状软骨下缘，横断面扫描基线平行于声带。为消除来自颈部搏动血管伪影的干扰，可在扫描范围上、下方使用空间预饱和带。常用的 MRI 扫描序列包括喉部冠状面及矢状面 T_1WI、横断面 T_2WI。快速 SE 序列有利于改善 T_2WI 图像质量，可使用脂肪抑制技术。具体参数根据不同机型、场强进行选择。检查过程中嘱患者平静呼吸，尽量免吞咽动作，减少运动伪影。

（胡春洪）

第二节　影像解剖

一、影像解剖基础

喉是由软骨、肌肉、韧带、纤维结缔组织和黏膜等构成的锥形管状器官。

（一）喉软骨

喉软骨构成喉的支架，包括单个软骨（甲状软骨、环状软骨、会厌软骨）和成对软骨（杓状软骨、小角软骨和楔状软骨），共 9 块。

1. 甲状软骨（thyroid cartilage）　喉支架最大的一块软骨，构成喉的前壁和侧壁，由两块对称的四边形甲状软骨板在前方正中融合而成，融合处为前角（anterior horn），前角上缘向前突出，在成年男性尤为明显，称喉结（laryngeal prominence）。甲状软骨上缘正中为一"V"形凹陷，称之为甲状软骨切迹（thyroid notch）。甲状软骨板后缘上、下各有一小角状突起，分别称甲状软骨上角和下角。上角较长，下角较短。两侧下角的内侧面分别与环状软骨的后外侧面形成环甲关节（cricothyroid joint）。

2. **环状软骨（cricoid cartilage）** 位于甲状软骨下方，第一气管环之上，由前部低窄的环状软骨弓（cricoid arch）和后部高阔的环状软骨板（cricoid lamina）构成。板上缘两侧各有一与杓状软骨形成环杓关节的关节面；弓与板交界处有与甲状软骨构成环甲关节的关节面。该软骨是喉软骨中唯一完整的软骨环，对保持喉气管的通畅至关重要，如果外伤或疾病导致环状软骨缺损常可引起喉狭窄。

3. **杓状软骨（arytenoid cartilage）** 位于环状软骨板外上缘，呈三角锥形，左右各一，顶尖向后内方倾斜，其底部和环状软骨之间形成环杓关节，它在关节面上的滑动和旋转可使声带张开或闭合。杓状软骨底部前端为声带突（vocal process），有甲杓肌和声带附着于此；杓状软骨底的外侧角名为肌突（muscular process），为环杓侧肌和环杓后肌附着之处（图6-1-1C）。

4. **小角软骨（corniculate cartilages）** 左右各一，位于杓状软骨顶部，杓会厌皱襞之中。

5. **楔状软骨（cuneiform cartilages）** 左右各一，有时缺如，呈小棒状，位于小角软骨前外侧、杓会厌皱襞黏膜下，形成杓会厌皱襞上的白色隆起，名为楔状结节。

6. **会厌软骨（epiglottic cartilage）** 扁平呈叶片状，上缘游离呈弧形，下端借甲状会厌韧带附着于甲状软骨前角的内面，婴幼儿会厌质软呈卷叶状。会厌分舌面和喉面，舌面组织疏松，故感染时易肿胀。舌面与舌根之间黏膜形成舌会厌皱襞，其两侧为会厌谷。

（二）喉的连接

分喉软骨间的连接和舌骨、气管与喉之间的连接。

1. **环甲关节** 甲状软骨两侧下角的内侧面分别与环状软骨的后外侧关节面形成环甲关节，为联合关节。在环甲肌牵引下，甲状软骨在冠状轴上作前倾和复位运动，前倾时声带紧张，复位时声带松弛（图6-1-1C）。

2. **环杓关节** 由环状软骨板上缘关节面和杓状软骨底构成，杓状软骨可以沿垂直轴向内、外侧旋转。内旋使声带突互相靠近，缩小声门；外旋则开大声门（图6-1-1C、D）。

3. **甲状舌骨膜（thyrohyoid membrane）** 甲状软骨上缘与舌骨内下缘之间有甲状舌骨膜连接，其中央及两侧后缘增厚部分，称甲状舌骨中韧带（median thyrohyoid ligament）及甲状舌骨侧韧带（lateral thyrohyoid ligament）。

4. **环甲膜** 甲状软骨下缘与环状软弓上缘之间的纤维韧带组织，其前面中央增厚部分称环甲中韧带（median cricothyroid ligament）。

5. **喉弹性膜** 为宽阔的弹性组织，左右各一，被喉室分为上下两部，上方称方形膜，下方称为弹性圆锥。方形膜位于会厌软骨外缘和小角软骨、杓状软骨声带突之间，上下缘游离，上缘构成杓会厌韧带，下缘构成室韧带，其表面黏膜分别为杓会厌皱襞和室带。弹性圆锥前端附着在甲状软骨板交角线的稍外侧，后端位于杓状软骨声带突下缘。前后附着处游离缘边缘增厚形成声韧带，向下附着环状软骨上缘中前部形成环甲膜。

6. **环气管韧带** 为连接环状软骨下缘与第一气管环之间的结缔组织膜。

（三）喉肌

喉肌分为喉外肌和喉内肌。喉外肌将喉与周围结构相连，分升喉肌群（二腹肌、茎突舌骨肌、下颌舌骨肌及颏舌骨肌）和降喉肌群（胸骨舌骨肌、肩胛舌骨肌、中咽缩肌及下咽缩肌）。

喉内肌依据其作用分为4组。①声带外展肌：环杓后肌；②声带内收肌：环杓侧肌和杓肌；③声带紧张肌：环甲肌；④声带松弛肌：甲杓肌。

（四）喉腔

临床上常以声带为界，将喉腔分为声门区、声门上区和声门下区三部分。

1. **声门区（glottic portion）** 包括两侧声带与声门裂。声带是位于室带下面的一皱襞，左、右各一，由黏膜、韧带（甲杓下韧带，也是弹力圆锥的延展部分）及肌肉（甲杓内肌，即声带肌）组成。两侧声带前端相融合成声带腱，附着于甲状软骨交角的内侧，叫前联合。后端附着于杓状软骨的声突。两侧声带之间的空隙叫声门裂（亦称声门），是喉部最狭窄之处。从上向下观，声门裂呈等腰三角形，尖端在前，底在后，两腰为声带游离缘。深吸气时，两侧声带外展，声门裂扩大；发声时，两侧声带内收在中线靠拢，声门裂关闭。我国正常人的声带前端厚度为 5mm,后端厚度为 10mm。正常男性长约 20mm,女性为 15mm。声门裂的前 3/5 为膜部,相当于前联合至杓状软骨声突的前端;后 2/5 为软骨部,即杓状软骨声突的部位,此部也称后联合。

2. **声门上区**(supraglottic portion) 指声带上缘以上的喉腔,此区包括会厌、杓会厌皱襞、杓状软骨、室带和喉室。从解剖上来分,喉入口是指前上缘为会厌游离缘、两侧为杓会厌皱襞、下后缘为两侧杓状软骨之间的范围。杓会厌皱襞内含茎突咽肌、杓会厌肌和小角软骨、楔状软骨及杓状软骨。

从喉入口至喉室带的游离缘平面这一区范围的喉腔上部,称喉前庭,此部上宽下窄。此部后壁为杓状软骨和小角软骨的前面,随着杓状软骨的活动,后壁的形状可有改变。

室带由黏膜、韧带(甲杓上韧带,方形膜下缘)和少量肌纤维组成。前端附于甲状会厌韧带的下方,声带附着处的上方。后端附于杓状软骨声带突的上方。其游离缘在声带一侧,并与之平行。在正常发音时,两侧室带不在中线靠拢,其间的空隙称前庭裂。

喉室是室带游离缘与声带游离缘之间空隙,呈纺锤形隐窝,前、后狭窄,中间稍宽。前壁和两侧是甲状软骨翼板。喉室前部向上延展形成一小憩室,叫喉囊或称喉室附属部。此囊向上可达甲状软骨上缘,少数人可突入舌甲膜附近。

3. **声门下区**(infraglottic portion) 为声带下缘至环状软骨下缘这一段喉腔。上部较狭小呈圆锥形,下部变宽呈圆形,如倒置的漏斗。此区前壁及两侧壁为甲状软骨翼板的下部,环甲膜及环状软骨弓,后壁主要为环状软骨背板。

(五)喉区间隙

1. **喉旁间隙**(声门旁间隙) 它包绕喉室和喉小囊之外,前外侧界为甲状软骨,内下界为弹性圆锥,后界为梨状窝黏膜。原发于喉室的肿瘤易向声门旁间隙扩散。

2. **会厌前间隙** 上方为舌骨会厌韧带,前方为甲状舌骨膜,侧方为方形膜,后方为会厌前面,此间隙呈楔形,由脂肪组织充填,便于会厌运动。

(六)喉部神经、血管和淋巴引流

喉部神经为喉上神经和喉下神经,二者均为迷走神经的分支。喉上神经是迷走神经在颈部的第三分支,司管喉黏膜的感觉和环甲肌的运动。喉下神经(即喉返神经)发自迷走神经干的胸段,分左右二支,其行径不完全相同,变异亦多,管理环甲肌以外喉内肌的运动。

喉部的动脉来自甲状腺上动脉和甲状腺下动脉。甲状腺上动脉自颈外动脉起始处分出,向前下行于颈总动脉和喉之间,是喉部主要供血动脉。甲状腺下动脉由锁骨下动脉的甲状颈干发出。喉部的静脉与动脉伴行,喉上部静脉血经甲状腺上、中静脉回流至颈内静脉;喉下部的静脉血经甲状腺下静脉直接汇入无名静脉。

喉部不同区淋巴引流不同。声门上区淋巴管丰富,声带及声门下区淋巴管较少。声门上区包括会厌、杓状软骨、喉室和室带,淋巴管汇集于杓会厌皱襞,形成粗大淋巴管,穿过舌甲膜达颈内静脉周围的颈深淋巴结,再向第二级淋巴结运行,绝大多数向下进入肩胛舌骨肌淋巴结。声门下区淋巴管较少,又分为前、后二组。前组穿过环甲膜汇入环甲膜前的喉前淋巴结和气管前的气管前淋巴结,随后进入颈深淋巴结。后组在气管外方及后方,穿过环气管膜汇入喉返神经周围的气管旁淋巴结,最后汇入颈内静脉前外侧的颈深淋巴结下群。声门区的淋巴管极少,向上引流与声门上区淋巴管汇合。

二、CT 影像解剖

甲状软骨、环状软骨及杓状软骨为透明软骨,CT 为低密度;随着年龄增加而骨化,骨化大致在 20~25 岁开始,至 65 岁几乎全部骨化,CT 上呈现高密度。会厌、杓状软骨的尖部、小角软骨等起初为透明软骨,随后由于弹性纤维沉积而呈弹性软骨,较少发生钙化或骨化,CT 上呈软组织密度。

声带向前附着于前联合,向后附着于杓状软骨声带突,声带突为确定声带平面的标志。声带内含声韧带(甲杓下韧带)及声带肌(甲杓内肌)。声带的 CT 值与邻近的肌肉密度相似。

室带为附着于甲状软骨板两侧的两条平行带状软组织,因含肌纤维较少,脂肪组织较多,所以密度较声带低。室带层面可见清楚显示声门旁间隙为室带与甲状软骨板之间的低密度间隙,至声带水平声门旁间隙变窄至消失。

喉室为位于声带与室带之间含气腔,呈纺锤形,前、后狭窄,中间稍宽。CT 冠状图片上显示更清楚(图 6-1-1A)。

从下往上各重要层面显示的结构如下:

声门下区层面:为声带下缘至环状软骨下缘的喉腔。CT 上显示后部由环状软骨所包绕,再下方层面为一完整的环。甲状软骨在声门下区中上部出现(图 6-2-1A、B)。

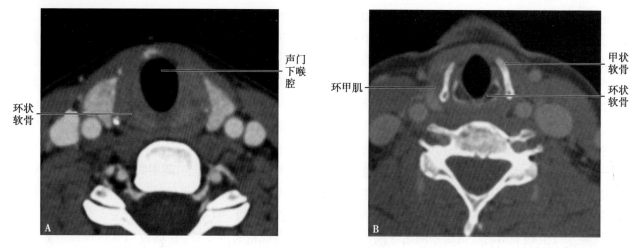

图 6-2-1 声门下区
A、B. 为声门下区下、上两个层面

声门区下部层面：声带下表面层面，为弹性圆锥向上移行与真声带下表面融合的水平，位于声带下缘与甲状软骨外侧缘之间（图 6-2-2A）。

声门区中部层面：显示双侧声带，声带前方附着于甲状软骨内表面，为前联合（图 6-2-2B）。

声门区上部层面（图 6-2-2C）：此水平声门旁间隙纤维脂肪密度增宽。此层面杓状软骨上突或小角软骨仍可见。

声门上区层面：位于声带以上的喉腔。甲状软骨切迹变宽，甲状软骨上角呈圆形高密度影，位于

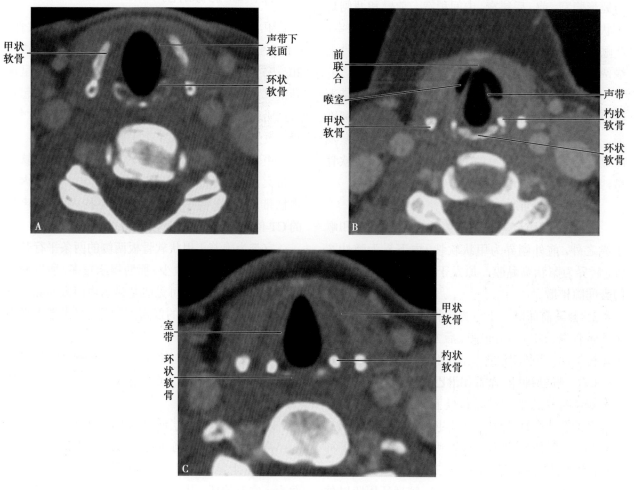

图 6-2-2 声门区
A～C. 声门区下至上三个层面

梨状窝之后外侧。会厌呈软组织密度，构成喉前庭的前壁，侧壁由构会厌皱襞形成。会厌的游离缘突出于舌骨水平之上，在此层面可见会厌谷、舌会厌韧带等。会厌前间隙为脂肪密度，位于会厌与甲状软骨板之间。喉旁间隙位于喉前庭与甲状软骨板之间并延伸入构会厌皱襞（图6-2-3）。

三、MRI 影像解剖

喉部 MRI 解剖与 CT 所见类似，喉部信号特点随着软骨的骨化或钙化程度、脂肪及水的含量不同而不同。骨化骨皮质及钙化在 T_1WI 及 T_2WI 上均呈低信号，中老年者软骨完全骨化，中间的骨髓腔

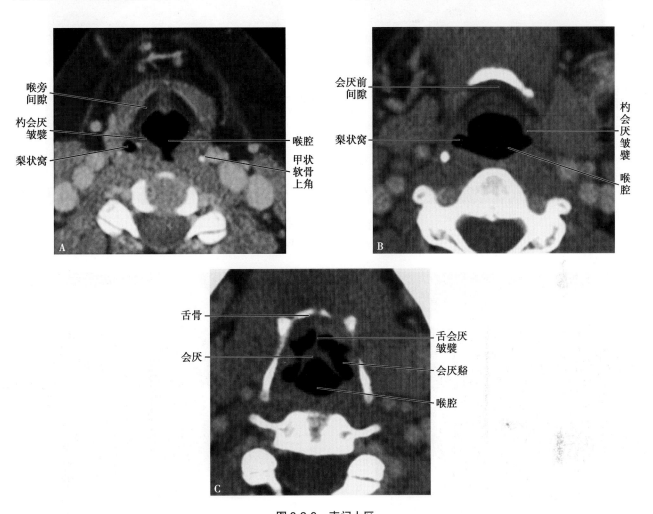

图 6-2-3 声门上区
A～C. 声门上区下至上三个层面

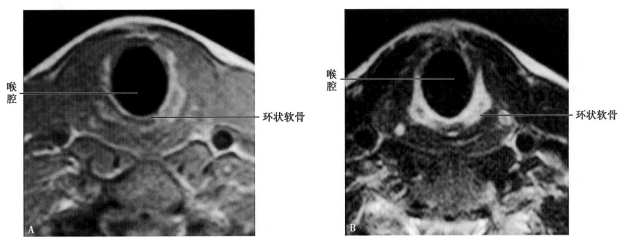

图 6-2-4 声门下平面
A. T_1WI; B. T_2WI

含脂肪常呈稍高信号。MRI 对软组织结构显示较好。会厌、杓会厌皱襞黏膜下含脂肪较多，T_1WI 及 T_2WI 上均为高信号。室带因黏膜下组织疏松并有腺体呈稍高信号，声带因含声带肌而呈等或稍低信号。梯度回波序列扫描速度快，可以减少运动和血管搏动伪影，还可以容积扫描三维重建，增强扫描常用。

各层面的 MRI 解剖见图 6-2-4～图 6-2-16。

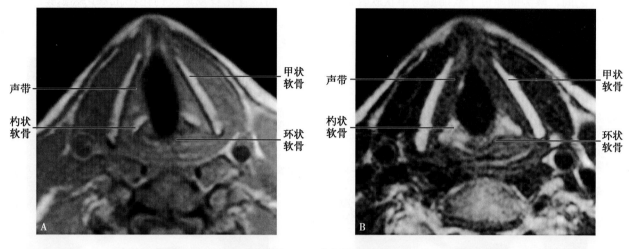

图 6-2-5　声门平面
A. T_1WI; B. T_2WI

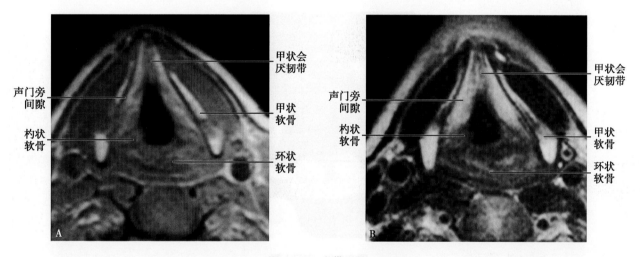

图 6-2-6　室带平面
A. T_1WI; B. T_2WI

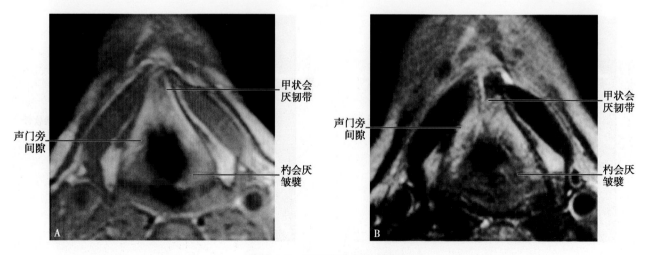

图 6-2-7　甲状软骨中段水平
A. T_1WI; B. T_2WI

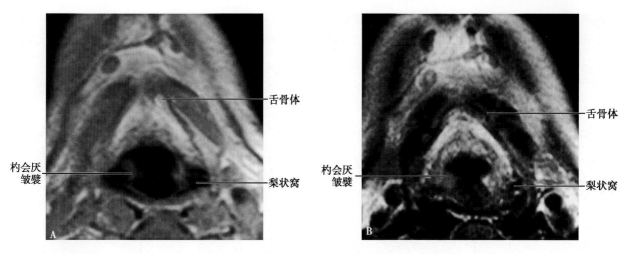

图 6-2-8 舌骨平面
A. T₁WI; B. T₂WI

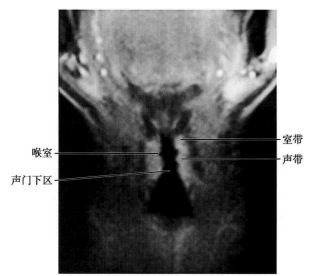

图 6-2-9 喉部冠状面 T₁WI

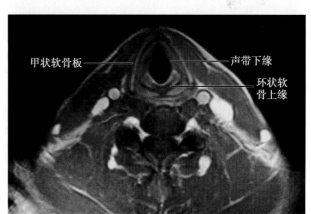

图 6-2-11 声门下缘平面（GR-T₁WI）

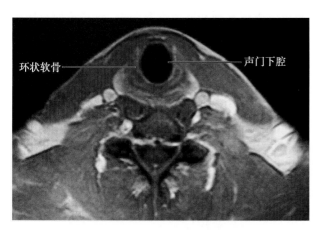

图 6-2-10 声门下腔平面（GR-T₁WI）

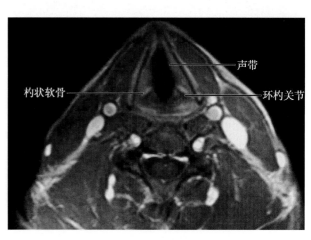

图 6-2-12 声门平面（GR-T₁WI）

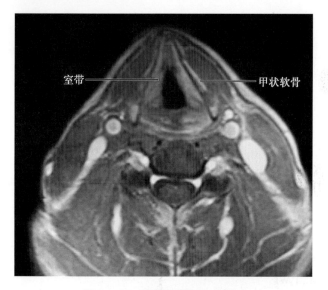

图 6-2-13　室带平面（GR-T$_1$WI）

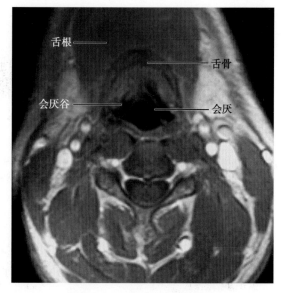

图 6-2-16　舌骨平面（GR-T$_1$WI）

（胡春洪）

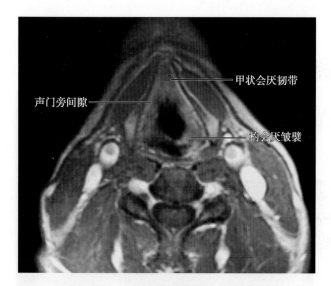

图 6-2-14　杓会厌皱襞平面（GR-T$_1$WI）

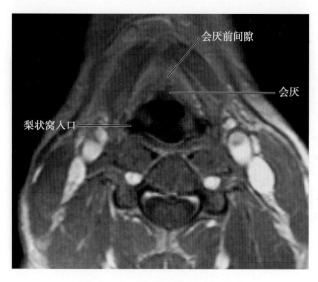

图 6-2-15　会厌平面（GR-T$_1$WI）

第三节　外　伤

一、医源性喉损伤

【概述】

医源性喉损伤（iatrogenic laryngeal injuries）是指在诊疗过程中如内镜、气管插管器械操作不当、放射性治疗等引起的喉损伤。近年来随着内镜和喉气管插管的广泛应用，以及喉颈部放疗增加，医源性喉损伤日益增多。

【临床特点】

插管引起的喉黏膜水肿、擦伤、黏膜下小血肿，表现较轻微，无需治疗，几天后就能自愈。如出现声音嘶哑，提示有杓状软骨脱位可能，喉镜检查中表现为患侧声带松弛、活动差、居旁中位。长期放置喉气管插管可导致声门或声门下区粘连或瘢痕狭窄。

放射治疗后喉损伤在放射治疗后 3～4 周喉黏膜可以出现水肿和放射性黏膜炎，这种放射反应可持续至放疗结束后 6 周到 3 或 4 个月。放疗结束半年后喉软骨可发生坏死，甲状软骨和环状软骨坏死导致喉轮廓改变，出现吸气性呼吸困难。

【影像检查技术与优选】

CT 为首选。软骨有骨化者 MRI 可以帮助显示软骨情况和软组织情况。

【影像学表现】

1. **杓状软骨脱位**　CT 平扫时患侧声带居旁中位，杓状软骨向内前移位，有时可向外侧移位，横断位图表现杓状软骨向内后旋转，环杓关节内外间隙

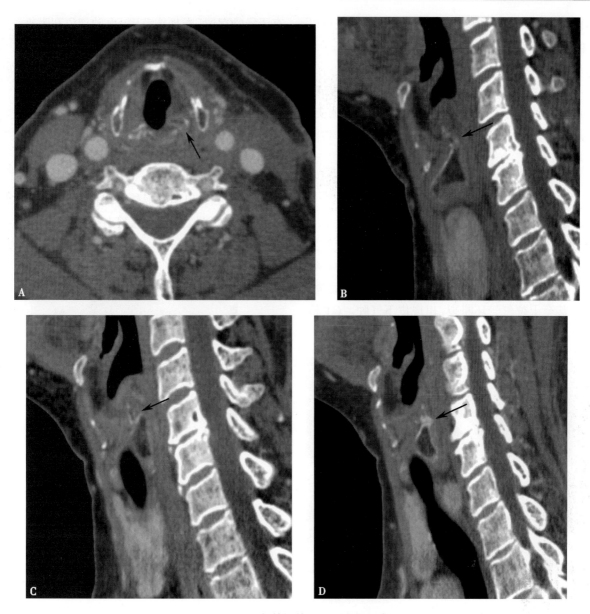

图 6-3-1 气管插管后左侧声带麻痹
A. 喉 CT 横断面骨窗显示左侧声带后部内移，杓状软骨向内后旋转，环杓关节间隙不等宽，关节面不平行（黑箭）；
B. 经过杓环关节矢状面，示左侧杓状软骨向前倾斜，关节间隙前窄后宽（黑箭）；C. 矢状面，示左侧杓状软骨前移（黑箭）；D. 矢状面示右侧正常环杓关节（黑箭）

不等宽。矢状重组图可显示杓状软骨向前倾斜、杓环关节面不平行，关节间隙宽窄不一（图 6-3-1）。

2. **声门及声门下瘢痕** CT 检查见声门或声门下索条状影。气道变形、狭窄（图 6-3-2）。

3. **喉软骨坏死** CT 横断面可显示甲状软骨板断裂，断面彼此重叠，而喉腔内黏膜也因软骨断裂重叠而增厚，喉腔变形。

【诊断要点】

1. 喉症状与医源性诊治行为密切相关，如明确的气管插管、内镜检查或放疗病史。

2. CT 显示喉软骨改变，如杓环关节间隙不等宽，关节面不平行等，显示软骨坏死、变形，气道狭

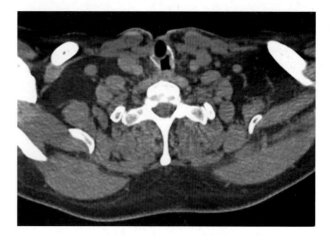

图 6-3-2 喉气道内粘连带
平扫 CT 横断面，喉气道内可见横行粘连带

窄、瘢痕等,多平面重组或三维重建,两侧对照可以明确诊断。

【鉴别诊断】

与非医源性喉疾患如咽喉局部感染性疾病、喉外伤、喉软骨发育不良等鉴别。鉴别主要依靠病史,医源性喉疾患患者出现喉症状与医源性诊治行为密切相关。

二、暴力性喉外伤

【概述】

暴力性喉外伤(blunt trauma)是指喉部受外界暴力损伤。按颈部皮肤软组织有无裂伤可分为单纯型和开放型两类。喉外伤常导致喉软骨骨折、脱位、血肿,甚至上位气管环断裂,出现皮下气肿。CT检查可以明确喉软骨损伤的位置、形态及气道情况、有无异物存留、喉损伤范围、血肿部位和大小。

【临床特点】

有明确的外伤史,出现呼吸困难、声音嘶哑等常需要急诊处理。

【影像检查技术与优选】

CT为首选。MRI可以作为进一步了解软骨情况和软组织情况的手段。

【影像学表现】

CT平扫可以明确喉软骨损伤的位置、形态及气道情况,有无异物存留,喉损伤范围、血肿部位和大小(图6-3-3~图6-3-5)。

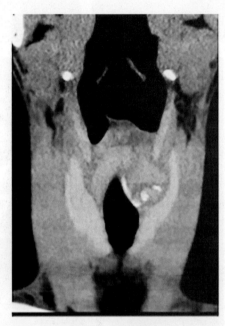

图6-3-4　喉部外伤
颈部CT冠状面显示左侧声门旁血肿及软骨骨化

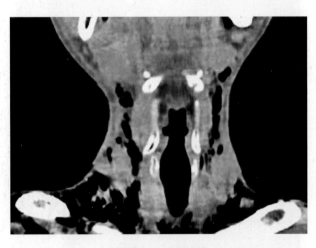

图6-3-3　颈部外伤
颈部CT冠状面示后颈部皮下广泛气肿

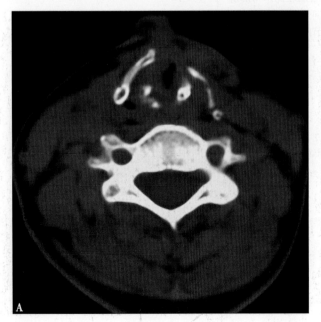

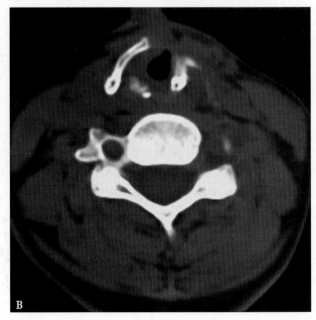

图6-3-5　喉外伤
A、B. 喉部上下两个层面,显示左侧甲状软骨骨皮质不连续,气道狭窄,环状软骨骨痂,颈前瘢痕增生

【诊断要点】

1. 明确外伤史。

2. CT 显示软骨骨折、异物、血肿等。

【鉴别诊断】

无需鉴别。

（夏　爽）

第四节　炎性病变

一、概述

喉部炎性病变是指发生在喉黏膜的炎性病变，包括急性喉炎和慢性喉炎。小儿急性喉炎、会厌炎为呼吸道常见的急性感染性疾病之一，常继发于急性鼻炎及急性咽炎。主要表现为受累喉黏膜水肿、蜂窝织炎、脓肿等。一般起病急，症状重。临床症状主要以声嘶、喉痛、咳嗽甚至喉阻塞、呼吸困难为主。重者可有发热、畏寒、食欲缺乏等全身中毒症状。经过及时处理、控制感染、减轻水肿，一般可治愈。急性喉部炎症不需影像检查。慢性喉部炎症多为急性喉炎反复发作或迁延不愈或用声过度、发声不当所引起的慢性炎症，可波及黏膜下层及喉内肌。长期接触具有刺激性致病因子和鼻、咽感染也是产生慢性喉炎的重要原因。慢性喉炎常引起黏膜增厚、肉芽增生、息肉形成。临床与早期喉癌难鉴别。

二、慢性增生性喉炎

【概述】

慢性增生性喉炎（chronic hyperplastic laryngitis）是慢性喉炎的一种类型，是喉良性增生性疾病的一种，多由慢性单纯性喉炎发展而来，喉部黏膜细胞增生致喉黏膜肥厚。

【临床特点】

早期患者感咽喉部不适、干燥，声音有改变。随着反复发作，声嘶加重。喉镜检查：喉黏膜可见程度不等、分布不匀的肥厚。声带、室带均有肥厚，边缘粗糙不平，声带边缘可有结节或息肉改变。

【病理特点】

病理学上表现为黏膜上皮细胞增生，黏膜下淋巴细胞、浆细胞浸润，黏膜增厚，甚至肉芽增生、息肉形成。

【影像检查技术与优选】

CT 为首选。MRI 较 CT 检查没有明显优势。

【影像学表现】

表现为喉黏膜不均匀普遍增厚，以杓间区明显。室带、声带也呈不对称增厚，边缘不平。增强扫描不强化或轻度强化（图6-4-1、图6-4-2）。

【诊断要点】

病程长，影像上黏膜呈弥漫普遍性增厚。长期声嘶、喉黏膜弥漫性充血及真假声带肥厚，是慢性增生性喉炎的诊断要点。

【鉴别诊断】

慢性增生性喉炎主要需与喉癌鉴别，因影像上无特异性，常需依靠病理进行鉴别。

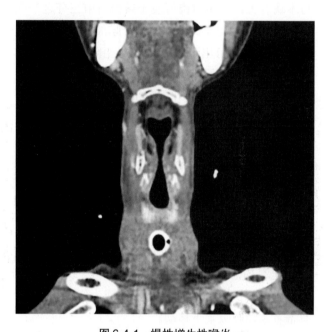

图6-4-1　慢性增生性喉炎

喉CT冠状面示喉声门区、声门下腔黏膜波浪样增厚，轻度强化

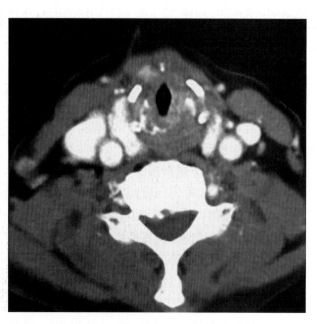

图6-4-2　慢性增生性喉炎

CT横断面示左侧声带黏膜波浪状增厚，杓间区增厚轻度强化

【小结】

喉黏膜弥漫普遍增厚是其特点，但仍需通过活检与癌鉴别。

三、声带息肉

【概述】

声带息肉（polyps of vocal cord）是喉部常见病。由声带慢性炎症、外伤、刺激等因素所致。慢性喉炎的各种病因均可引起声带息肉，特别是长期用声过度，或用声不当，是极其重要的激发因素。也常继发于上呼吸道感染。吸烟、内分泌紊乱、变态反应也与本病有关。声带息肉好发于声带前中三分之一交界处 Reinke 间隙。此间隙为声带膜部上皮下潜在间隙，易受外伤，可出现局限性水肿、出血、血浆渗出、血管扩张、毛细数量明显增多、血栓形成、炎性细胞浸润，晚期演变为纤维化、透明样变或淀粉样变。

【临床特点】

主要是声嘶，其程度视息肉大小和类型而异。小的局限性息肉仅有轻微的声音改变，基底广的息肉声嘶较重，音调低沉而单调，不能唱歌，甚至失音。大息肉可致吸气性喉鸣和呼吸困难。

【病理特点】

大体上于一侧声带的前中部边缘可见灰白色、表面光滑的息肉样组织，多为一侧单发或多发，有蒂或广基，常呈灰白色半透明样，或为红色小突起，有蒂者常随呼吸上下移动。

镜下为声带 Reinke 间隙水肿、血管增生扩张或出血，表面覆盖正常的鳞状上皮，形成淡黄白色或粉红色的椭圆形肿物，病程长的息肉内有明显的纤维组织增生或玻璃样变性。弥漫性声带息肉病的声带膜部边缘出现弥漫性水肿样组织，整个声带游离缘肿胀，Reinke 间隙显著增宽、充满黏液性物质。

【影像检查技术与优选】

CT 为首选，MRI 可作为补充手段。

【影像学表现】

CT 上表现为一侧声带前中游离缘的带蒂肿块，突入声门裂，密度均匀，边缘清楚光滑。弥漫型表现为一侧或双侧声带肥厚，边界清晰。注射造影剂后不强化。MRI 扫描：肿胀组织在 T_1WI 呈较肌组织低的信号，T_2WI 呈等或略高信号。注射造影剂后不强化（图 6-4-3）。

【诊断要点】

1. 声带前中部带蒂结节，CT 上密度均匀，边缘清楚光滑。

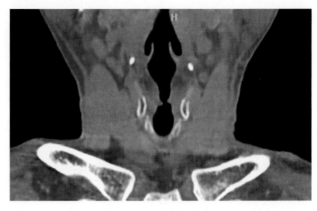

图 6-4-3 双侧声带息肉
CT 冠状面示双侧声带前部小结节突入声门裂

2. MRI 表现为长 T_1 长 T_2 信号，信号均匀。

3. 增强扫描不强化。

【鉴别诊断】

主要与喉乳头状瘤鉴别，喉乳头状瘤增强扫描可有强化。

四、喉结核

【概述】

喉结核（tuberculosis of larynx）为耳鼻咽喉结核中最多见者。多继发于较严重的肺结核或其他器官的结核，通过接触、血行或淋巴途径传播而来，原发性甚少。喉部的接触性传染是因带菌痰液附着于喉部黏膜或黏膜皱褶处，细菌经微小创口或腺管开口侵入黏膜深部而引起的。近年来，喉结核病例并不少见，绝大多数以喉部症状为主诉，全身症状和肺部症状轻微。其中 70% 摄胸片发现活动性肺结核，且青壮年居多。

【临床特点】

主要症状为声嘶，开始较轻，以后逐渐加重，晚期可完全失音。常有喉痛，吞咽时加重，软骨膜受侵时喉痛尤剧。喉部病变广泛者，可因肉芽增生及黏膜水肿而出现呼吸困难。喉镜检查可见喉部黏膜苍白，声带局限性充血，溃疡边缘不整齐，底部有肉芽增生。会厌及杓会厌皱襞水肿、增厚。病变累及环杓关节时可导致声带固定，软骨脓肿向外穿破时，颈部可见到瘘管。

【病理特点】

病变较弥漫，常累及喉部多结构，病灶易发生干酪样坏死。喉结核好发于喉的后部以及声带、室带、会厌等处。按病理变化一般可分浸润型、溃疡型和增生型 3 种。

（1）浸润型：黏膜下有淋巴细胞浸润，形成结节，伴黏膜局限性充血及水肿。

（2）溃疡型：结核结节发生干酪样坏死，形成结核性溃疡，溃疡向深部发展可侵及软骨膜及软骨，其中以会厌软骨及杓状软骨多见。继发化脓菌感染时可形成脓肿。

（3）增生型：晚期浸润病灶伴有纤维组织增生，形成结核瘤。

【影像检查技术与优选】

CT 为首选。MRI 可以作为进一步检查了解软骨和软组织情况的辅助手段。

【影像学表现】

常见的 CT 和 MRI 表现为会厌、杓会厌皱襞、声带和室带等喉内各结构双侧对称性、弥漫性增厚，密度或信号不均匀，双侧喉旁间隙常受累，增强扫描为不均匀的斑点状强化。一般喉结构保持完整，不破坏喉软骨，很少累及声门下区。可伴有颈深淋巴结肿大，淋巴结中央可有坏死改变（图 6-4-4）。

【诊断要点】

1. 病灶弥漫分布，多种形态并存，可见增生及溃疡，增强扫描为不均匀斑点状强化。

2. 喉软骨正常。

3. 临床上，血结核抗体 PPD 呈强阳性，有肺结核可支持诊断。

【鉴别诊断】

1. **喉癌**　喉结核病变弥漫广泛，无喉软骨的破坏。喉癌多局限，可以破坏喉软骨。以增生为主的喉结核难与喉癌鉴别，需依赖病理组织学检查。

2. **喉淀粉样变**　病变常以声门下为主，肿胀软组织内可有钙化，这是喉结核所少见的。

3. **慢性喉炎**　形态上很难与结核区别，需活检确定。

【小结】

喉黏膜弥漫性病变，病变形态多样要考虑结核的可能。

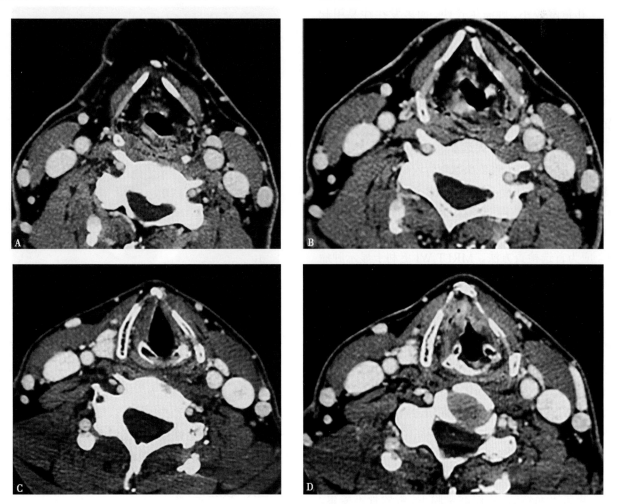

图 6-4-4　喉结核

A～D. CT 横断面示喉黏膜包括会厌、杓会厌皱襞、声带弥漫性增厚，表面凹凸不平，以会厌、前联合明显，呈结节样增厚，不均匀强化

（夏　爽）

第五节 肿瘤和肿瘤样病变

一、喉乳头状瘤

【概述】

喉乳头状瘤（papilloma of larynx）是喉部最常见的良性肿瘤。可发生于任何年龄，可单发也可多发，10岁以下儿童多见。儿童喉乳头状瘤较成人生长快，易复发，随年龄增长有自限趋势。成人喉乳头状瘤易恶变，是喉癌的癌前病变，国外报道癌变率3%～28%。病因尚不清楚，可能由人乳头状瘤病毒（human papilloma virus，HPV）或其他病毒感染引起，也可能与内分泌有关。

【临床特点】

声音嘶哑、失音是最常见的症状。病程长，药物治疗效果不佳。肿瘤较大者可出现喘鸣及呼吸困难。儿童喉腔小，肿瘤生长快，如多发往往易引起呼吸困难，需气管切开。

【病理特点】

喉黏膜来源的上皮瘤。为复层鳞状上皮增生，中心有血管丰富的结缔组织，不向黏膜下浸润。可单发也可多发，基底宽窄不一。

【影像检查技术与优选】

CT和MRI均对喉乳头状瘤有较高的检出率。CT检查可准确定位病灶，并通过MPR进一步观察病灶的生长特点和侵犯范围，利用仿真喉镜检查（CTVE）可提高病灶的检出率。CT扫描快，受呼吸运动影响小，应为首选检查方法。MRI T_2WI 更利于显示肿瘤边界，且MRI功能成像有助于病灶良恶性的鉴别。

【影像学表现】

喉乳头状瘤可发生于喉任何部位，最常见的部位包括声带、室带、喉室、会厌等。CT或MRI表现为喉相应结构表面乳头状肿物，突入气道（图6-5-1、图6-5-2），增强扫描有强化（图6-5-3）。MRI上乳头状瘤 T_1WI 呈等信号，T_2WI 呈高信号，注射Gd-DTPA肿瘤可轻度强化。喉软骨及喉旁间隙正常。成人多次复发者需活检排除癌变。

【诊断要点】

声带表面结节，不浸润黏膜下，喉软骨不受累。成人患者可为癌前病变，需活检排除癌变。

【鉴别诊断】

与喉息肉和喉癌鉴别。喉息肉不强化。与喉癌鉴别需依赖病理检查。

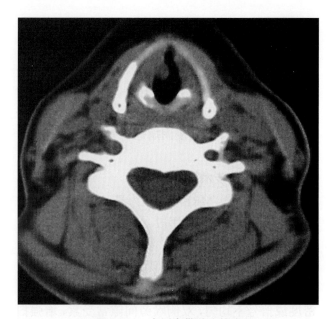

图 6-5-1　右侧声带乳头状瘤
平扫CT横断面，示右侧声带小结节突入气道

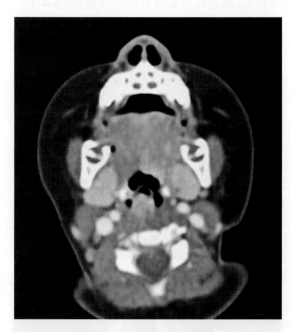

图 6-5-2　喉前庭乳头状瘤
增强CT横断面，示喉前庭强化结节

【小结】

声带表面外生性结节，不侵犯其他结构为其特点，确定诊断需病理组织学检查。

二、喉血管瘤

【概述】

喉血管瘤（haemangioma of larynx）为喉部少见的良性肿瘤，占喉良性肿瘤的1%～2%。可以发生于任何年龄，无明显性别差异。

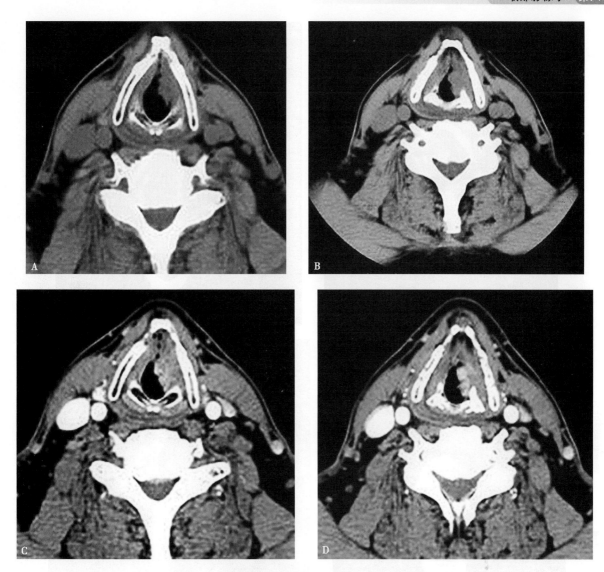

图6-5-3 左声门区乳头状瘤
A、B. 平扫CT, 见密度均匀结节状软组织肿物突入喉室; C、D. 增强CT, 肿物明显强化

【临床特点】

主要有咽异物感、声嘶。损伤易出血。喉镜可见到紫红色肿物, 有蒂或无蒂。弥漫性血管瘤可广泛延及颈部皮下。

【病理特点】

一般病理上分为毛细血管瘤和海绵状血管瘤两型, 前者由薄壁血管组成, 后者主要由血窦构成。

【影像检查技术与优选】

由于病变在MRI T_2WI序列可表现为特征性的高信号, 且MRI动态增强扫描具有特异性, 故MRI为推荐的影像学检查方法。CT可突出显示血管瘤的静脉石征象, 可作为鉴别其他病变的辅助手段。

【影像学表现】

CT或MRI表现为喉部密度/信号均匀的肿物突入喉腔, 边界光滑清楚, CT显示部分肿物内之小点状圆形钙化为静脉石(图6-5-4)。CT或MRI动态增强扫描可显示肿瘤"渐进性强化"(progressive enhancement pattern)征象, 即增强动脉期扫描图像显示肿瘤边缘结节状显著强化, 静脉期及延迟期扫描图像显示强化范围逐渐扩大。MRI平扫肿瘤呈长T_1长T_2信号表现, T_2WI可显示特征性的明显高信号表现(图6-5-4、图6-5-6)。弥漫者可延伸至颈部皮肤、皮下肌间隙, 部分可见增粗增多的引流静脉(图6-5-5、图6-5-6); 部分病例可见大量迂曲流空的血管影。

【诊断要点】

1. 肿物多位于喉黏膜表面。

2. 圆形或类圆形, 边缘光滑, 少数可分叶; 周围结构呈受压改变。

3. CT表现为均匀等密度, 可有圆形或点状静脉

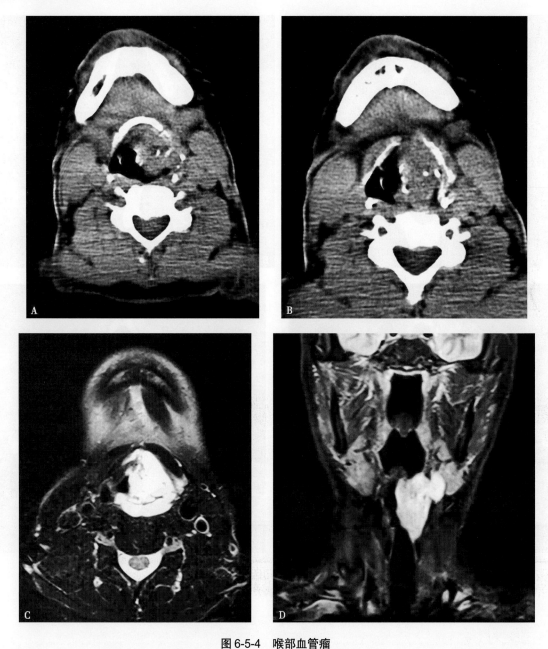

图 6-5-4　喉部血管瘤

A、B. 平扫 CT 横断面示左侧喉旁间隙肿物内多发圆形、弧形、结节状钙化；C. 横断面 T_2WI 脂肪抑制序列示肿物呈明显高信号；D. 冠状面 T_2WI 脂肪抑制序列图像

石；CT、MRI 动态增强扫描呈"渐进性强化"。

4. MRI 表现为长 T_1 长 T_2 信号，T_2WI 抑脂序列可显示特征性的明显高信号表现，增强扫描强化明显。

【鉴别诊断】

与喉息肉、乳头状瘤鉴别。喉息肉增强扫描强化不明显；乳头状瘤轻中度强化，强化程度较血管瘤低。

【小结】

瘤内静脉石、T_2WI 抑脂序列明显高信号、动态增强扫描渐进性明显强化，为其重要影像学特点。CT 增强扫描或 MRI 见大量异常血管团有助于弥漫型诊断。

三、喉淀粉样变

【概述】

喉淀粉样变（amyloid disease of larynx）又名喉部淀粉样瘤，是一种原因不明的淀粉样物质均匀沉积于细胞间的病变。其占喉部良性肿瘤及肿瘤样变中的 1%，可有全身和局部两种类型，全身型少见。局部型者多见于呼吸道和眼部，呼吸道者以喉部为好发部位。病变于喉部发生率的顺序为室带、杓会厌皱襞和声门下区。

【临床表现】

症状因病变部位及范围而异。发生在声带、室

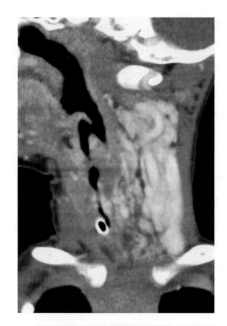

图 6-5-5 喉部血管瘤

增强 CT 斜面示弥漫型血管瘤累及喉,异常血管团累及皮下、颈动脉间隙、肌间隙

带者以声音改变为主要症状,发生在声门下区者以进行性呼吸困难为主。喉镜检查:可见室带、声带或杓会厌皱襞有黄红色结节,常无溃疡。弥漫浸润型则见局部软组织肿胀增厚,表面光滑,气道狭小。

【病理特点】

淀粉样物质经 HE 染色呈红色均匀无结构物,沉积于血管壁、纤维组织、黏膜和腺体的基底膜。血管壁增厚,管腔狭窄。黏膜和腺体基底膜增厚,纤维组织内有团块或条束状红色污染物,其周围有浆细胞浸润、巨细胞反应。淀粉样物是硫酸软骨素与蛋白质的复合物,其发病机制不明。可表现为结节型(肿瘤样),为单个或多个结节隆起,呈灰黄色或金黄色,表面光滑,质硬。也可为弥漫浸润型,黏膜下结构弥漫浸润增厚。

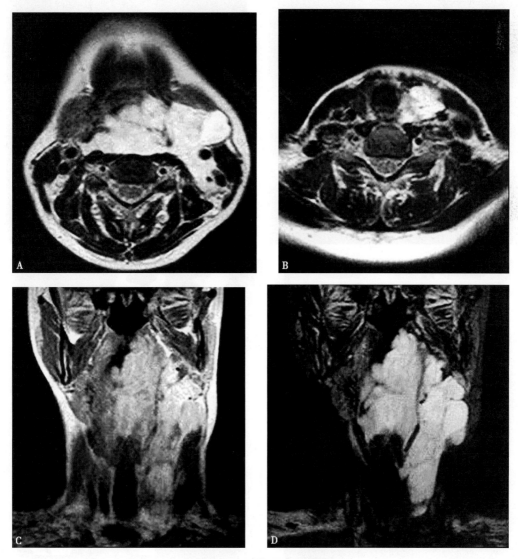

图 6-5-6 喉部巨大血管瘤

A、B. 横断面 T_2WI,示喉部巨大高信号肿物;C、D. 冠状面 T_2WI(脂肪抑制前后),示肿物表面凹凸不平,累及喉咽、口咽、颈部血管鞘、肌间隙

【影像检查技术与优选】

MRI 可明确病变发生的部位、范围及肿物信号特点,是喉部淀粉样变的首选检查方法。CT 对于肿物内点状钙化显示清晰,有助于鉴别诊断。

【影像学表现】

CT 表现为喉部软组织肿物,密度略高于杓会厌皱襞(图 6-5-7),局部黏膜表面相对光滑,增强扫描肿物无强化(图 6-5-8)。弥漫型表现为双侧弥漫性、不对称性喉软组织增厚,表面光滑,增强扫描无强化表现。病灶可有斑点钙化,邻近喉软骨可有增生硬化表现。

【诊断要点】

喉部软组织肿物或喉软组织结构局限性或弥漫性增厚,黏膜表面相对光滑,肿物内可有钙化,增强扫描肿物不强化;邻近喉软骨可增生硬化。

【鉴别诊断】

主要与慢性增生性喉炎和喉结核鉴别。喉炎和结核均累及黏膜,表现为黏膜增厚波浪状、溃疡等,喉淀粉样变黏膜表面相对光滑。

【小结】

喉部软组织密度肿物或喉软组织结构局限性或弥漫性增厚、局部黏膜表面相对光滑、病灶无强化,为其主要影像学特点。

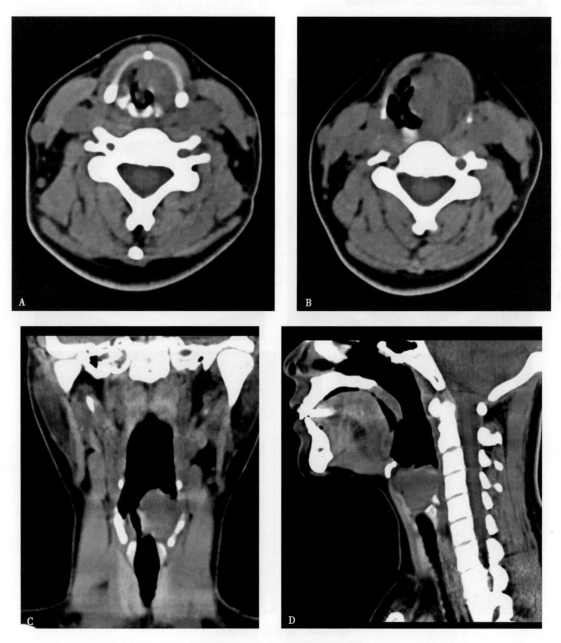

图 6-5-7 左喉局限性淀粉样变

A、B. 平扫 CT 横断面,示左喉部软组织密度肿物累及声门区、声门上区;C. 冠状面;D. 矢状面

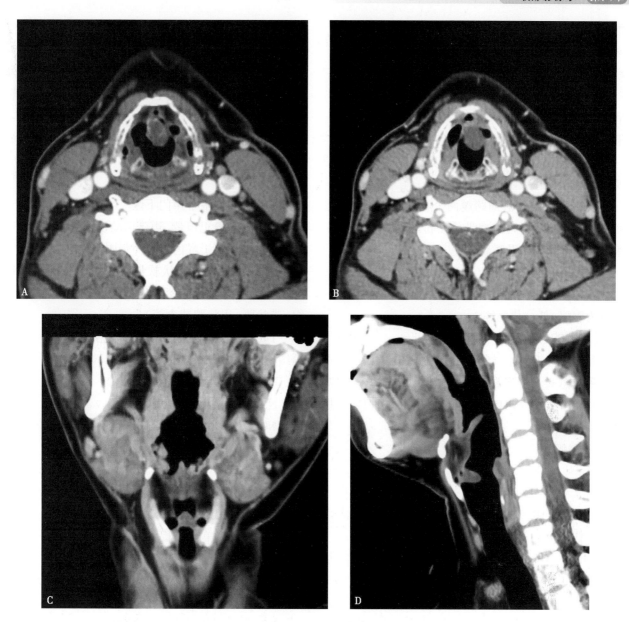

图 6-5-8 喉淀粉样变
A、B. 增强 CT 横断面示喉腔前部软组织密度结节，边缘光整，无强化；C. 冠状面；D. 矢状面

四、喉癌

【概述】

喉癌（carcinoma of larynx）是喉部常见的恶性肿瘤，占全身恶性肿瘤的 1%~5%。我国华北和东北地区的发病率远高于江南各省，城市高于农村，空气污染重的重工业城市高于污染轻的轻工业城市。发病多在 40 岁以上，男性发病率显著高于女性。据世界各地报道，喉癌发病率部分地区略有上升趋势。病因不明，可能与吸烟、饮酒、空气污染、性激素和病毒感染等因素有关。临床上以声门平面为界将喉分为三个区，声门以上的区域为声门上区，包括喉室、假声带（也称为室带）、杓会厌皱襞、会厌；位于室带和声带之间区域为声门区；声门以下的区域为声门下区。声门区喉癌最常见，其次为声门上区，原发于声门下区者最少见。喉癌转移方式常有以下几种：①淋巴道转移：最常见的转移方式，其对生存率有重要意义；②血道转移：发生较晚，多为喉癌淋巴转移后，侵犯颈内静脉所致；③直接蔓延：肿瘤沿组织间隙、淋巴管、血管或神经浸润邻近组织；④呼吸道转移：较为少见，为肿瘤细胞脱落后被吸入下呼吸道所致。

【临床特点】

肿瘤发生部位不同，临床症状表现不一。

1. 声门上区癌 早期症状往往不明显，只有咽喉不适或异物感。肿瘤向下浸润声带时才出现声嘶。肿瘤侵犯下咽、舌根、会厌时可出现吞咽困难。该区淋巴引流丰富，早期即可出现淋巴结转移，在颈部扣及肿块。

2. **声门区喉癌** 主要发生在声带，为声带癌。早期即可出现声嘶。症状进行性加重。肿瘤增大可阻塞声门，引起呼吸困难。

3. **声门下区癌** 较隐蔽，早期无症状。晚期出现声音嘶哑和呼吸困难。

4. **跨声门癌** 肿瘤跨越两个解剖区，早期可无症状。出现声嘶时可能声带已经固定。肿瘤常浸润和破坏声门旁间隙及喉软骨。

【病理特点】

病理以鳞癌最常见，占全部喉癌的 93%～99%。少数为腺癌、低分化癌等。

【喉癌的分期】

喉癌的分期对指导临床制定治疗方案和预后评估有重要意义。目前最新使用的喉癌分期方案需以临床检查和 CT、MRI 检查结果为依据。具体分期方案如下：

T：肿瘤部位

Tx：原发肿瘤无法评估

T0：无原发肿瘤证据

Tis：原位癌

声门上型

T1：肿瘤局限于声门上的一个亚区，声带活动正常

T2：肿瘤侵犯声门上一个以上邻近的亚区、侵犯声门区或声门上区以外（如舌根、会厌谷、梨状窝内壁黏膜），无喉固定

T3：肿瘤限于喉内，声带固定和（或）侵犯下列任何一个部位：环后区、会厌前间隙、声门旁间隙、和（或）甲状软骨轻微破坏（如内面皮质）

T4a：肿瘤侵犯穿过甲状软骨和（或）侵犯喉外组织（如气管、包括深部舌外肌在内的颈部软组织、带状肌、甲状腺或食管）

T4b：肿瘤侵犯椎前间隙，包绕颈动脉或侵犯纵隔结构

声门型

T1：肿瘤局限于声带（可以侵及前联合或后联合），声带活动正常

T1a：肿瘤局限于一侧声带

T1b：肿瘤侵犯两侧声带

T2：肿瘤侵犯声门上区和（或）声门下区，和（或）声带活动受限

T3：肿瘤局限于喉内，伴有声带固定和（或）侵犯声门旁间隙，或甲状软骨轻微破坏（如内面皮质）

T4a：肿瘤侵犯穿过甲状软骨和（或）侵犯喉外组织（如气管、包括深部舌外肌在内的颈部软组织、带状肌、甲状腺或食管）

T4b：肿瘤侵犯椎前间隙，包绕颈动脉或侵犯纵隔结构

声门下型

T1：肿瘤局限于声门下区

T2：肿瘤侵犯声带，声带活动正常或受限

T3：肿瘤限于喉内伴有声带固定

T4a：肿瘤侵犯环状软骨或甲状软骨和（或）喉外组织（如气管、包括深部舌外肌在内的颈部软组织、带状肌、甲状腺或食管）

T4b：肿瘤侵犯椎前间隙，包绕颈动脉或侵犯纵隔结构

N：区域淋巴结

Nx：区域淋巴结无法评估

N0：无区域淋巴结转移

N1：同侧单个淋巴结转移，最大径≤3cm

N2：同侧单个淋巴结转移，最大径＞3cm，但≤6cm；或同侧多个淋巴结转移，最大径均≤6cm；或双侧或对侧淋巴结转移，最大径均≤6cm

N2a：同侧单个淋巴结转移，最大径均＞3cm，但≤6cm

N2b：同侧多个淋巴结转移，最大径均≤6cm

N2c：双侧或对侧淋巴结转移，最大径均≤6cm

N3：转移淋巴结最大径＞6cm

M：远处转移

Mx：远处转移无法评估

M0：无远处转移

M1：有远处转移

临床分期

0 期：TisN0M0

Ⅰ期：T1N0M0

Ⅱ期：T2N0M0

Ⅲ期：T3N0M0，T1N1M0，T2N1M0，T3N1M0

ⅣA 期：T4aN0M0，T4aN1M0，T1N2M0，T2N2M0，T3N2M0，T4aN2M0

ⅣB 期：T4b 任何 NM0，任何 TN3M0

ⅣC 期：任何 T，任何 N，M1

【影像检查技术与优选】

MRI 对喉癌的诊断较 CT 优越，其软组织分辨率较高，通过多方位的扫描，可全面观察喉部各个

结构的信号和形态变化，明确肿瘤的部位、范围和浸润深度。MSCT 多平面重建技术亦可较清楚、完整地显示喉癌侵犯范围。PET/CT 对于喉癌的临床分期、疗效评价、监测复发及转移等方面具有重要的价值。

【影像学表现】

1. 声门区喉癌　多发生于声带的前中部，早期局部不规则或稍增厚变钝，而后可形成结节或肿块，合并坏死或溃疡。CT 上密度不均匀，MRI 上 T_1WI 为稍低信号，T_2WI 上为稍高信号，如有坏死则表现为高信号。增强扫描实性部分强化。病变可向腔内生长，也可向黏膜下生长，浸润声带旁声带肌和声门旁、喉旁间隙，通过间隙向上下蔓延，也可通过前联合侵犯对侧声带，向前上浸润会厌前间隙（图 6-5-9、图 6-5-10）。

2. 声门上区喉癌　包括会厌表面、杓会厌皱襞、

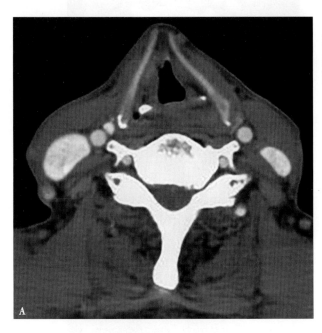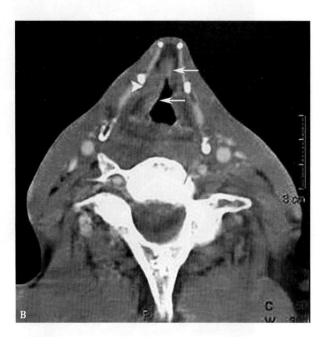

图 6-5-9　声门型喉癌

A. 横断面增强 CT，示右侧声带前段增厚，右侧喉旁间隙模糊；B. 横断面增强 CT，稍下方层面示右侧声带结节（箭），右侧喉旁间隙和前联合受侵（箭头，箭）

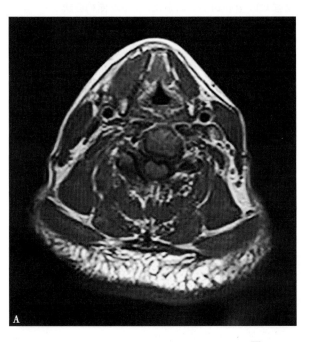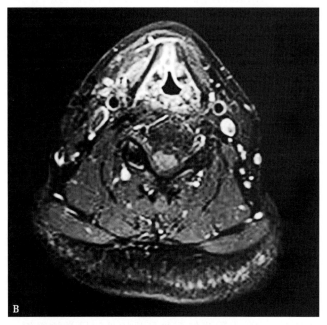

图 6-5-10　双侧声门型喉癌

A. 横断面 T_1WI，示双侧声带及前联合增厚，相对邻近的肌肉呈等信号；B. 横断面 T_1WI 增强，示双侧声带病变区呈明显不均匀强化表现

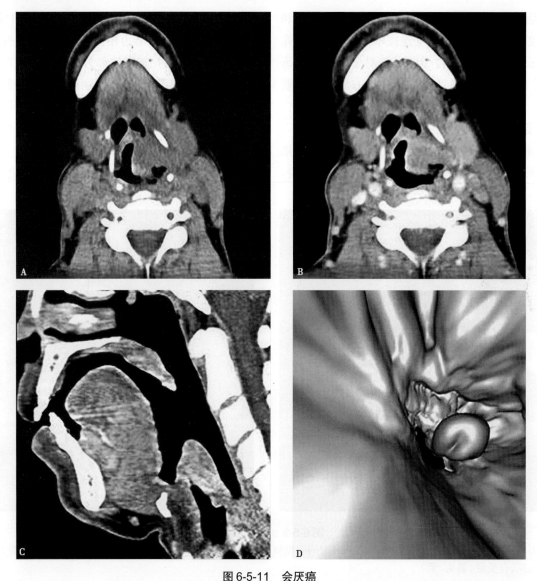

图 6-5-11 会厌癌
A. 横断面平扫 CT，示会厌密度不均肿物影；B. 横断面增强 CT，示肿物不均匀强化，侵犯左侧构会厌皱襞及梨状窝；C. 矢状面；D. CTVE 图示会厌肿胀、增厚

喉室和室带的肿瘤。临床症状出现较晚，就诊时肿物往往较大或侵犯范围广泛。CT 表现为局部结节或肿块，密度不均，强化不均匀，采用特殊重建技术（如 MPR、CTVE、VR 等）更易显示喉癌的侵犯范围（图 6-5-11，见文末彩插）。MRI 上肿块 T_1WI 为稍低信号，T_2WI 上为稍高信号，如有坏死则表现为高信号。增强扫描实性部分强化，DWI 呈高信号，ADC 图呈低信号。病变常向周围间隙蔓延，并向下扩展成为跨声门癌，可早期发生颈部淋巴结转移（图 6-5-12）。

3. 声门下型喉癌 位于声带游离缘至环状软骨之间，原发性较少，多数为声门型及声门上型向下侵犯所致。CT 表现为气管与环状软骨间异常软组织密度灶（图 6-5-13），黏膜厚度大于 1mm 即可视为异常。MRI 可显示声门下区黏膜浸润增厚和结节影。

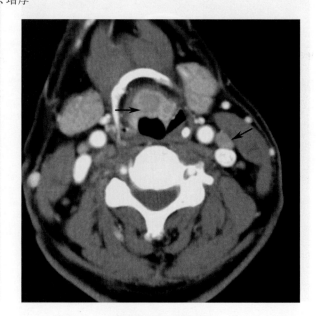

图 6-5-12 会厌癌
增强 CT 横断面示会厌舌面肿块（右侧箭），强化不均匀，侵犯会厌前间隙，伴左侧颈部淋巴结肿大（左侧箭）

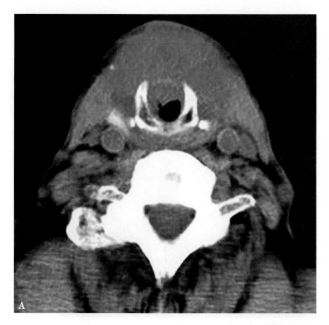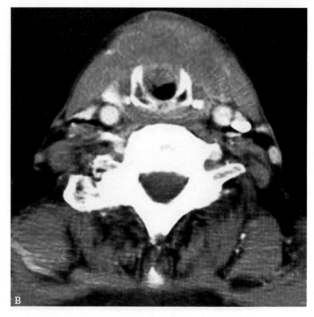

图6-5-13 声门下型癌

A. 横断面平扫CT,示喉腔及声门下区前缘肿块,范围较广,向前外突破甲状软骨累及舌骨下肌群;B. 横断面增强CT,肿块强化

4. **跨声门癌** 为喉癌晚期阶段,此时肿瘤广泛侵犯喉内外结构,并可浸润下咽,如三个区均受累为全喉癌,表现为声门上及声门下区连续的软组织肿块影(图6-5-14、图6-5-15),轮廓不整,会厌前间隙及喉旁间隙常受侵,喉腔变窄。肿块通过环甲膜、环甲间隙甚至破坏喉软骨直接蔓延至喉外。可伴有颈深淋巴结转移。

【诊断要点】

喉癌在喉镜下可以诊断,并可以在喉镜下直接取活检获得病理诊断。影像检查主要为了临床分期。诊断时要注意观察以下几点:

1. 喉黏膜改变,如结节样增厚及黏膜下浸润。

2. 喉旁间隙和喉周间隙是否侵犯。

3. 有无喉软骨破坏。

4. 有无颈部淋巴结及其他远处转移。

【鉴别诊断】

1. **慢性增生性喉炎** 两者难鉴别,需组织病理学检查鉴别。

2. **喉结核** 病变较弥漫,常累及喉部多结构。病灶易发生干酪样坏死,临床和CT上易与喉癌混

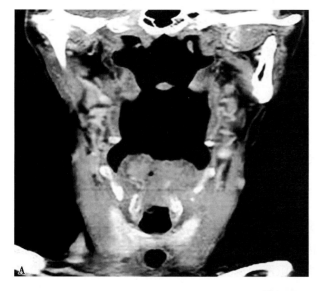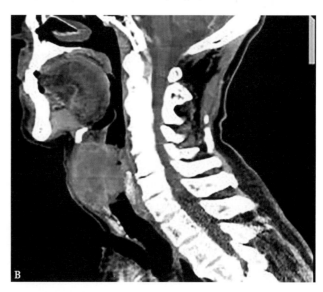

图6-5-14 跨声门区喉癌

A. 冠状位增强CT,示杓会厌皱襞肿物向下侵犯达环状软骨;B. 矢状位增强CT

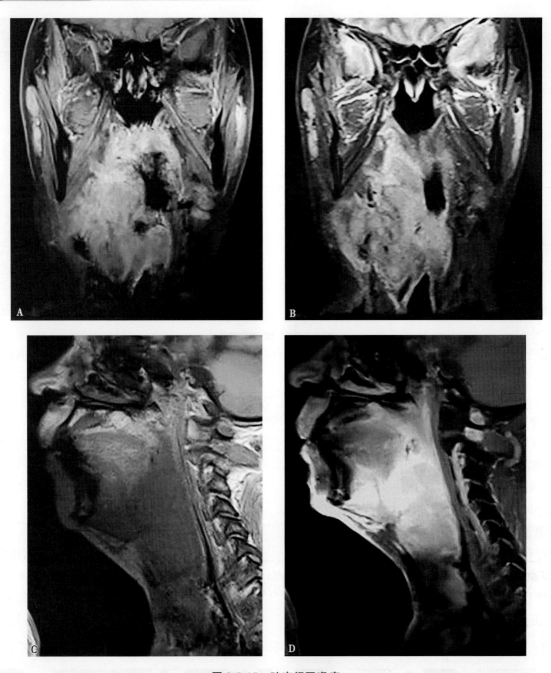

图 6-5-15 跨声门区喉癌

A. 冠状位增强 T_1WI，示口咽右侧壁、喉、双侧下咽巨大异常信号肿物影，强化不均匀；B. 冠状位 T_2WI，示肿物呈稍高信号；C. 矢状位 T_1WI，示喉腔变窄显示不清，肿物呈稍低信号；D. 矢状位增强后脂肪抑制，示肿物明显强化，强化不均

涌。常见的 CT 表现为会厌、杓会厌皱襞、声带和室带等喉内结构受累，双侧弥漫，增强扫描为不均匀的斑点状强化。一般喉结构保持完整，不破坏喉软骨，很少累及声门下区。发现颈部"纸壁样"环状强化之肿大淋巴结和肺及胃肠道结核对诊断有重要提示作用。

3. 喉淀粉样变 为淀粉样物质喉的沉积，可局限，也可为全身病变的一部分，病因不明。CT 表现为喉内软组织局限型或弥漫性增厚，黏膜相对光滑，并有不同程度的钙化和骨化。

4. 喉乳头状瘤 表现为喉黏膜表面结节呈乳头状突入喉腔。成年人的喉乳头状瘤被认为是癌前病变，易复发和恶变，须多次活检排除癌。

【小结】

临床喉癌病理诊断容易获得，影像检查是临床分期、治疗方法的选择及手术方案制定的重要依据。因此，病变大小、范围、周围组织浸润情况，喉软骨、喉间隙浸润情况以及淋巴结是否转移等是影像检查必须回答的问题。

（金观桥　康　巍　苏丹柯）

第六节　术后影像学

喉部是颈部肿瘤的最常见发生部位,治疗方式包括手术、放疗、化疗及不同方式的联合治疗等。手术及放疗后,需随访以了解有无并发症、肿瘤有无残留或复发以及治疗效果等。近期影像随访,主要用于观察术后各种解剖结构的变化情况,确定有无并发症,并判断病变是否残留,以及明确残留病灶的具体位置、大小及其与周围结构的关系。而远期影像随访主要为了了解病变有无复发及远期并发症。随着医学影像分析技术的发展,用影像组学来评估喉癌术后疗效成为研究热点。

喉肿瘤治疗后的随诊包括临床检查、内镜检查和 CT、MRI 检查等。临床检查确定肿瘤是否复发较困难。内镜检查虽可直观显示喉黏膜、声带形态,能对可疑病灶进行活检,但对软骨及黏膜下浸润、声门下区病变及肿物的侵犯范围无法评价。而且,治疗后的黏膜水肿、肉芽组织等改变也常影响内镜检查的准确性。CT、MRI 作为无创性的检查手段,能很好地显示治疗后黏膜、软组织及喉部软骨框架的改变,能显示黏膜下病变的部位、性质及与周围结构的关系,在喉部病变治疗后随诊中有重要意义。

一、术后改变

【概述】

喉部肿瘤手术治疗的方式很多,常见的手术方式包括声带切除术、垂直部分喉切除术、水平部分喉切除术(包括声门上喉切除术和喉环状软骨上部分切除术)以及全喉切除等。术后图像受手术类型、切除范围、重建方式和放疗影响,因此,了解不同手术方式对喉部框架及软组织的改变是术后影像判读的基础。由于术后患者对于呼吸及吞咽运动的控制较差,MRI 图像容易产生运动伪影。增强 CT 是首选影像学检查方法。

【影像学表现】

喉癌术后的影像学表现包括:喉腔结构改变、颈部水肿、颈部伴发炎症、复发,淋巴结转移。喉腔结构改变与手术切除范围、局部组织的再生、修复及重建方式有关。早期声门癌现多采用经口激光切除局部肿瘤,随访可无明确阳性改变,或仅显示局部软组织缺损。切除组织较多时,缺损的组织由瘢痕组织修复,表现为边界清楚、密度均匀的软组织影,有时与肿瘤局部复发较难鉴别,确诊仍需喉镜活检。CT 可显示喉部术后框架软骨的缺如,以及由于重建方式的不同造成的空间关系的改变。软骨及软组织的缺损一般由黏膜、肉芽、瘢痕组织取代。瘢痕组织形态呈不规则增厚,但密度相对均匀,边缘光滑,均匀强化。会厌前间隙、声门旁间隙脂肪减少,边缘模糊,密度增高,可见瘢痕组织影(图 6-6-1),勿认为是肿瘤残留或复发。

全喉切除术后,喉部大部分结构缺如,形成一个由舌根部到颈段食管的软组织结构(图 6-6-2A)。食管由于失去喉部结构的压迫而成圆管状(图 6-6-2B)。

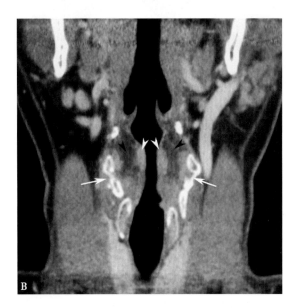

图 6-6-1　部分喉切除后

A. CT 横断面,新声门周围软组织增厚,密度均匀,边缘光滑(长白箭),声门旁间隙后部脂肪减少(黑箭头);
B. CT 冠状面,新声门周围软组织增厚,密度均匀,边缘光滑,未见结节样凸起(白箭头),声门旁间隙脂肪清晰(黑箭头),甲状软骨术后部分缺如(长白箭)

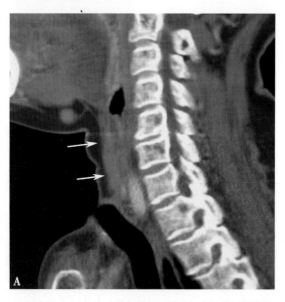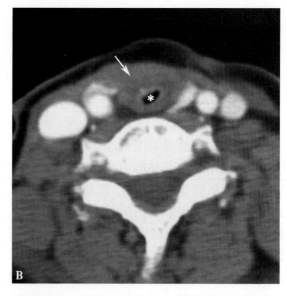

图6-6-2 全喉切除术后

A. CT矢状面，会厌、舌骨、甲状软骨、环状软骨、杓状软骨及声门结构均缺如。喉部为肉芽和瘢痕组织等取代（白箭），表现为密度相对均匀、边缘光滑、强化均匀的软组织密度影；B. CT横断面，正常的喉部结构缺如，为密度均匀、边缘光滑的软组织密度影取代（白箭），其后方的食管由于失去喉部结构的压迫而成圆管状（星号）

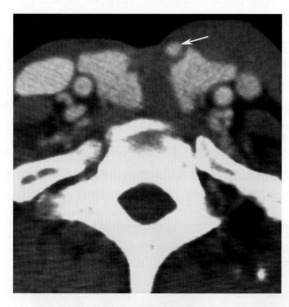

图6-6-3 全喉切除术后

增强CT横断面，示甲状腺峡部缺如，甲状腺左右叶分离，左叶前方见小部分甲状腺组织分离，成类圆形结节状，强化方式与其他甲状腺组织一致（白箭）

由于手术常破坏甲状腺包膜，甲状腺完整性受到破坏，残留的甲状腺形态发生变化，有时分离而成圆形、卵圆形或分叶状（图6-6-3），分析时需多层面观察，平扫与增强对照，勿认为是肿瘤残留或复发。

二、肿瘤局部的残留、复发

【概述】

虽然喉部肿瘤的治疗取得一定的进展，但喉部肿瘤（主要是癌）术后仍有一定的复发率。文献报道的复发率为10%～25%，且大多发生在治疗后2年内。此与肿瘤的分期和手术方式有一定的关系。早期的肿瘤复发较难与术后水肿、肉芽或瘢痕鉴别。一般在术后6～8周手术所致的水肿和出血等已基本吸收，而尚未发生肿瘤复发时行CT或MRI检查作为基准片，作为后续复查的对照。

【影像学表现】

术后肿瘤复发的征象如下。

1. 渐进增大的软组织结节或肿块，是肿瘤复发的直接征象。结节或肿块常直径大于1cm，并常超出喉的界限。

2. 增强扫描肿块不均匀强化，内见坏死的低或无强化区。

3. 残留软骨骨质破坏（图6-6-4）。

肿瘤复发的部位和方式与肿瘤的原发部位、分期和手术方式有关。声门癌局部切除或烧灼术后，常在肿瘤原位或邻近区域发生肿瘤复发（图6-6-5）。垂直部分喉切除术后，肿瘤复发常发生在新声带，表现为声门水平新声带隆起或呈结节样增厚，并向周围侵犯。声门上部分切除术后，肿瘤复发常发生于新前庭，形成声门或声门下软组织肿块影，造成声门及新前庭不对称，周围脂肪间隙消失（图6-6-6）。喉环上部分切除术后，肿瘤复发常发生在环杓关节周围区域和环状软骨-舌骨固定术区域。由于术后失去屏障，肿瘤常在黏膜下扩散。环状软骨区域的

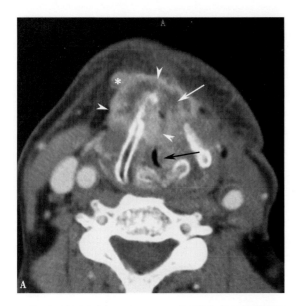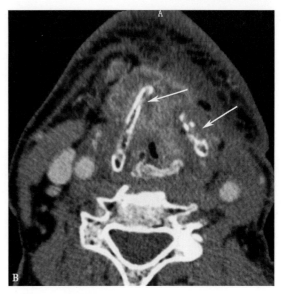

图6-6-4 喉癌垂直部分喉切除术后肿瘤复发

A. CT横断面软组织窗，声门稍下方水平喉部横断面示甲状软骨左侧部分缺如，见一强化不均匀的软组织肿块影跨过甲状软骨缺损处生长（白箭头），其内见低强化的坏死区（长白箭），肿块的右前方见一均匀强化的类圆形淋巴结影（白星号），喉腔受压，左右径变窄（长黑箭）；B. CT横断面骨窗示甲状软骨骨质破坏（长白箭）

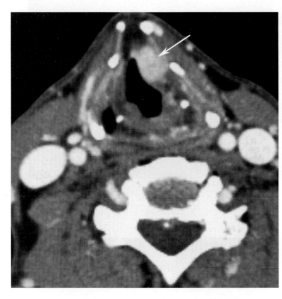

图6-6-5 声门癌局部切除术后复发

增强CT横断面，喉部结构不对称，左侧声带前半部分黏膜下可见结节样强化肿块（长白箭），周围脂肪间隙模糊，肿块向前达前联合

复发常沿新前庭侧壁生长，向上累及残留的会厌和舌根。也可沿深部组织、声门旁间隙、软骨和咽后椎前间隙生长（图6-6-7）。而全喉切除术后，复发多发生在原喉床处和造瘘口附近，表现为不规则形肿块或结节，中心区常有不规则形坏死区，常侵犯其周围组织结构（图6-6-8）。在磁共振上，复发的肿瘤体积较小时信号均匀，T_1WI及T_2WI上信号常与肌肉相仿，增强扫描不同程度强化（图6-6-9）。

肿瘤的局部淋巴结转移。淋巴结转移的直接征象是肿瘤引流区的淋巴结肿大，直径大于10mm，呈球形，淋巴结相互融合，中间可见坏死组织的低密度区，周边的脂肪层消失，增强扫描呈周边环形强化（图6-6-8A）。

【影像检查技术与优选】

临床上对放疗或手术后的喉癌患者检查比较困难，影像学检查是最主要的评价工具。影像包括CT、MRI、B超及PET等。

超声既可以确定颈部肿块的起源部位、病变性质，较准确地反映颈部淋巴结的大小和形状，还可从横向、纵向或斜向观察病灶与邻近大血管的关系，适用于颈部淋巴结的检查，对早期复发转移的淋巴结检查效果更佳。但由于受舌骨及喉部软骨的影响，超声对喉内结构的显示较为困难。

CT检查是喉癌治疗后复发术前主要评价方法之一，能直接显示喉内软组织及声门旁间隙、会厌前间隙、声门下区、喉外颈部的结构形态变化，并确定软骨是否破坏，对肿瘤术前分期和诊断颈部淋巴结转移都有很大帮助，但早期不能可靠地区分复发或放疗后邻近组织的水肿、坏死、纤维化及炎症。

MRI具有软组织分辨率高，无电离辐射，可任意选择方向及平面成像的特点，各种新序列的应用，逐渐提高对微小的早期肿瘤浸润的显示。MRI新技术如扩散加权成像（diffusion weighted imaging，DWI）、动态增强技术的应用，在肿瘤复发与水肿、

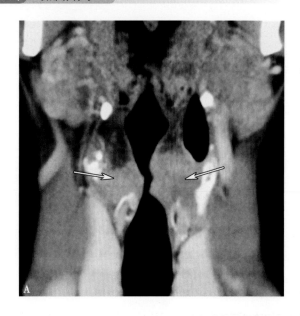

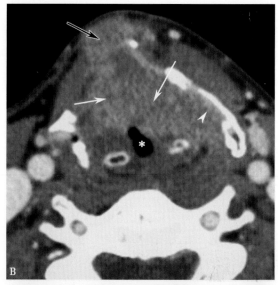

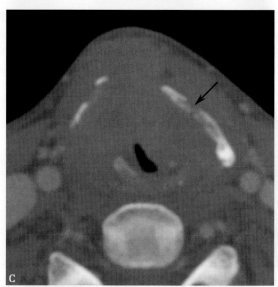

图 6-6-6　喉癌声门上部分切除术后肿瘤复发
A. CT 冠状面,新喉双侧不对称,双侧喉大部分被软组织肿块影占据,周围喉旁脂肪间隙消失(长白箭);B. CT 横断面(软组织窗),甲状软骨右侧部分缺如,双侧声门旁间隙见不均匀强化的软组织肿块影(长白箭),并通过甲状软骨缺损的部分向前侵犯颈前肌(长黑箭),新声门(白星号)左右径变窄,不对称。左侧甲状软骨板内侧部分骨质吸收破坏(白箭头);C. CT 横断面(骨窗),示左侧甲状软骨板部分骨质破坏(长黑箭)

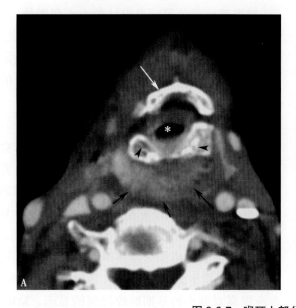

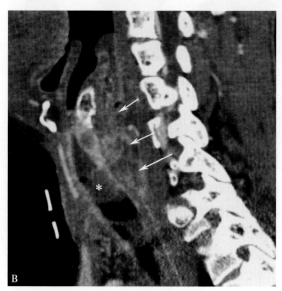

图 6-6-7　喉环上部分切除术后肿瘤复发
A. CT 横断面示舌骨(长白箭)、杓状软骨及喉入口(白星号),环状软骨后方见软组织肿块影,不均匀强化,部分边界模糊(长黑箭);B. CT 矢状面示下咽部软组织肿块,不均匀强化,向前侵犯气管(白星号)后壁

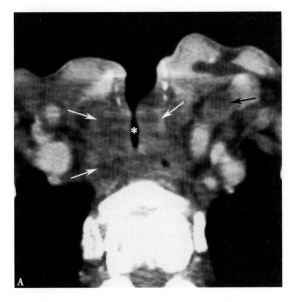

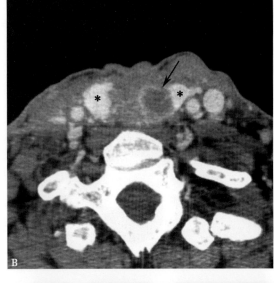

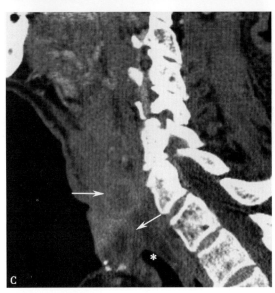

图 6-6-8　喉癌全喉切除术后复发

A. CT 横断面，示气管造瘘管变窄（白星号），周围见强化不均匀的肿块影（白箭），左侧锁骨下血管周围见一强化不均匀的肿大淋巴结（黑箭）；B. 甲状腺中部水平 CT 横断面，示甲状腺左右叶（黑星号）分离，甲状腺左侧叶内侧见一环形强化软组织肿块（黑箭），与甲状腺左侧叶分界不清；C. CT 矢状面，示气管造瘘管周围多个环形强化肿块（白箭）

纤维化、炎性反应、放射性坏死鉴别、肿瘤范围的准确评价方面有一定价值。但是由于 MRI 成像对呼吸运动、吞咽活动及颈部大血管的活动较为敏感，运动伪影会使影像质量降低。随着 MRI 技术发展，扫描速度提高，伪影减轻，MRI 在喉、颈部临床应用将越来越广。

PET 是功能性显像，它可以从分子水平、局部血流分布、葡萄糖代谢评估肿瘤情况，对了解局部有无肿瘤复发及全身远处是否转移有较大帮助。但其价格昂贵、空间分辨率不高、解剖结构显示不清。与 CT 融合的 PET-CT 敏感性和特异性提高，结合了 CT 显示解剖细节和 PET 显示新陈代谢细微变化的优点，可以发现同期局部复发或转移病灶，可提示新陈代谢活跃区域，从而可进行进一步针对性活检。

【诊断要点】

渐进增大的软组织肿块；增强扫描肿块不均匀强化，伴有组织坏死；残留软骨骨质破坏等提示肿瘤残留复发可能。

【鉴别诊断】

1. 术区黏膜增厚、肉芽组织增生或瘢痕形成　其形成软组织影和造成喉腔不对称容易误认为是肿瘤复发。有时候与肿瘤复发较难区别，术后 6～8 周的基准片对判断肿瘤有无复发有重要意义。一般来说，黏膜、肉芽在术后可逐渐吸收。瘢痕组织增强扫描一般无强化或轻度均匀强化。而肿瘤明显不均匀强化。

2. 术后炎症　常表现为局部软组织肿胀，边界不清，邻近脂肪密度增高，但不形成肿块影。

3. 前联合增厚　前联合可以长期增厚，尤其是经颈放射治疗的患者。

4. 软骨硬化　残留软骨的切缘可以发生硬化，为正常的术后改变，与肿瘤复发无关。而软骨内部斑片状硬化或骨化也是正常的术后改变。

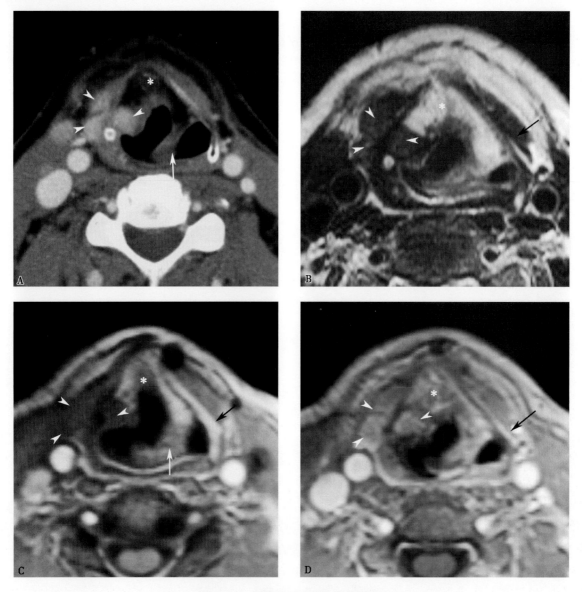

图 6-6-9 喉部分切除术后肿瘤复发

A. 增强 CT 横断面，显示右侧杓会厌皱襞缺如，右侧甲状软骨板缺如，周围被肿块影包绕（白箭头），累及会厌前间隙右后部分。左侧杓会厌襞未见异常（白箭）；B. T₂WI 显示肿块呈稍高信号（与肌肉相比）（白箭头），与会厌前间隙脂肪（白星号）分界清楚，左侧甲状软骨板骨髓腔内见正常的脂肪信号（黑箭），而右侧甲状软骨板正常的骨髓腔信号消失；C. T₁WI，肿块呈等、稍低信号（与肌肉相比）；D. 增强扫描图，示肿块为中度不均匀强化（白箭头）

【小结】

了解手术方式和正常术后改变有助于肿瘤残留复发的诊断。渐进增大的软组织肿块，增强扫描肿块不均匀强化，伴有组织坏死，残留软骨骨质破坏等征象提示肿瘤残留复发可能。

三、常见术后并发症

喉部手术后常见的并发症有喉膨出、瘘道形成及术后喉狭窄等，常需 CT 和 MRI 等进一步检查。

1. 喉膨出 又名喉气囊肿、喉憩室或喉气性疝，为喉室小囊的异常扩张，常为先天性。而喉部术后，由于局部纤维及瘢痕组织堵塞喉室小囊出口，也可

导致医源性喉膨出，发病率约 2%，占所有喉膨出的 15% 左右。按气囊肿的位置分喉内、喉外和喉内外混合三型。气囊肿位于喉内者为喉内型，气囊肿出现于颈部者为喉外型。喉外型多从甲状舌骨膜喉上神经和血管处穿出，位于舌骨下胸锁乳突肌前缘；亦有自环甲膜穿出，位于甲状软骨下方者。混合型为气囊肿同时出现于喉内和颈部，在甲状舌骨膜处有一峡部相连。CT、MRI 上为含气的囊肿，有时可见积液及液气平面。冠状面能较好地显示其与喉室间的关系。

2. 咽皮肤瘘 是喉部术后较常见的并发症，一般在术后 1～2 周内发生。不同的机构、不同的手术

方式的发病率不一，7%～50% 不等。多种因素可导致咽皮肤瘘，如患者的全身状况及营养状况较差、贫血、糖尿病等导致手术创口愈合延长；术腔关闭不严；术前曾行放疗，局部血运差；局部感染等。口服造影剂咽食管造影能显示咽皮肤瘘的大小及走向。CT、MRI 均能显示瘘道的内外口及走向。增强扫描瘘道壁肉芽强化，可更清楚地显示瘘道的边界。

3. **喉狭窄**　喉部术后并发喉狭窄是一个复杂的病理生理过程，主要是创面肉芽组织增生、瘢痕组织收缩牵拉和喉部软骨框架失去支撑力等所致。文献报道喉部分切除术后喉狭窄的发生率 7.0%～29.3%，术后并发喉狭窄的危险因素包括：病变大小、甲状软骨支架切除范围、术后放疗、术后肺部感染、胃食管反流等。喉狭窄的影像诊断，CT 和 MRI 均可显示狭窄的部位、程度及引起狭窄的原因。

四、喉癌放疗后改变

【概述】

放射治疗是喉部恶性肿瘤的较有效的治疗方式，其目的是在杀灭肿瘤细胞的同时，尽量保留喉部结构和功能的完整性。但放疗也存在一些问题，如肿瘤控制不良和并发症等。放疗亦可引起组织扭曲，如水肿、炎症和纤维化。放疗后的变化通常分为早期反应和晚期合并症。在放疗过程中或治疗后 90 天内观察到早期反应在大多数情况下是可逆的。晚期并发症为放疗结束后数月至数年出现，并且往往是不可逆转的。放疗后的随访包括临床和影像检查等。

【放疗后反应】

1. **水肿**　放疗后血管和淋巴管通透性增高而引起间质水肿。放疗后 1～4 个月内，局部的胶原纤维硬化，结缔组织透明变性，引起小动静脉和淋巴管的闭塞。放疗 6 个月以后，局部毛细血管及毛细淋巴管的生成，间质水肿逐渐减轻。对超过半年水肿仍不消退或逐渐加重者要注意局部有无残存或复发。

2. **喉外结构**　照射区域局部皮肤和颈阔肌增厚；淋巴组织萎缩，包括淋巴结和咽淋巴环；照射区域放疗后涎腺炎，表现为大涎腺的强化，体积缩小。

3. **喉部结构**　会厌、杓会厌襞及室带增厚，会厌前间隙、咽旁间隙及声门旁间隙脂肪密度增高，咽后壁环后区水肿，前后联合增厚。喉部结构的增厚一般较均匀对称，轻度强化（图 6-6-10）。这些改变的出现时间不一，一般在放疗后两个半月出现，在放疗后几个月内表现较明显，并随时间慢慢减轻或消失。但有些改变，如前后联合的增厚会长期存在。放疗区域内喉软骨对放疗的反应不如软组织明显，软骨硬化情况的变化可作为判断肿瘤控制情况的一个参考。一般来说，软骨硬化程度增高提示肿瘤控制不良或是可导致软骨坏死和喉萎陷的软骨炎；相反，硬化减轻减少提示局部控制良好。

【放疗后并发症】

喉软骨坏死，是放疗的远期并发症，文献报道发生率 1%～15%。软骨的细胞密度较高，放疗的早期反应较轻。但放疗后 8 个月，病理上常可见软骨膜水肿增厚和纤维化。由于软骨膜是软骨营养的唯

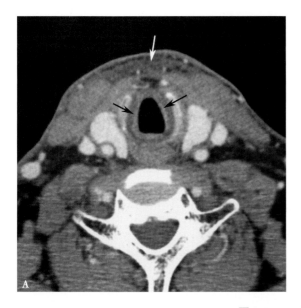

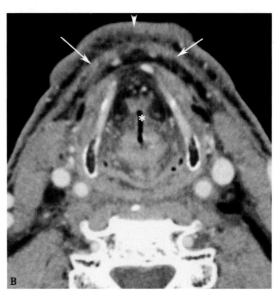

图 6-6-10　喉癌放疗后

A. 增强 CT 横断面，声门下腔黏膜均匀增厚（黑箭），颈前皮下脂肪密度增高，呈网格样改变（白箭）；B. 喉前庭水平 CT 横断面，示颈部皮肤增厚（白箭头），颈阔肌增厚（长白箭），喉前庭黏膜明显增厚致喉前庭明显变窄（白星号）

一来源,高剂量及长时间的放疗可导致软骨炎或骨髓炎,导致软骨坏死或喉萎陷。影像上,可见受累的软骨周围软组织肿胀,这一征象有时是放射性软骨损伤唯一可见的影像表现。软组织内有时见含气溃疡或瘘道形成。受累的软骨形态可无明确改变,或出现硬化、溶骨性骨质破坏,骨皮质断裂或塌陷。甲状软骨发生坏死时,可引起断裂和塌陷;杓状软骨坏死时,常因环杓关节水肿而发生前脱位。MRI上可见软骨周围软组织水肿,正常髓腔内骨髓信号消失,增强扫描可见强化。当同时合并肿瘤复发时,有时较难鉴别。放疗区域内喉软骨对放疗的反应不如软组织明显,软骨硬化情况的变化可作为判断肿瘤控制情况的一个参考。放疗的远期并发症还包括照射野的广泛纤维化导致的吞咽功能障碍、气道狭窄,以及放射性动脉病、放射性脊髓病、脑神经麻痹等。

(刘丽东 罗宁斌 苏丹柯)

参 考 文 献

1. 鲜军舫,王振常,罗德红,等. 头颈部影像诊断必读(第2版). 北京:人民军医出版社,2018.

2. 王振常,鲜军舫,兰宝森. 中华影像医学·头颈部卷. 第2版. 北京:人民卫生出版社,2011.

3. Payabvash S. Quantitative diffusion magnetic resonance imaging in head and neck tumors. Quant Imaging Med Surg, 2018, 8(10): 1052-1065.

4. 黄选兆,汪吉宝,孔维佳. 实用耳鼻咽喉头颈外科学. 第2版. 北京:人民卫生出版社,2010.

5. Naunheim MR, Carroll TL. Benign vocal fold lesions: update on nomenclature, cause, diagnosis, and treatment. Curr Opin Otolaryngol Head Neck Surg, 2017, 25(6): 453-458.

6. 王振常. 头颈部影像学耳鼻咽喉头颈外科卷. 北京:人民卫生出版社,2014.

7. 赵平. 中国肿瘤登记年报. 北京:军事医学科学出版社,2017.

8. 中华耳鼻咽喉头颈外科杂志编辑委员会头颈外科组,中华医学会耳鼻咽喉头颈外科学分会头颈学组,李晓明. 喉癌外科手术及综合治疗专家共识. 中华耳鼻咽喉头颈外科杂志,2014,49(8): 620-626.

9. 刘丽华,林鹏,尹建忠. 喉癌影像诊断评估现状及进展. 国际医学放射学杂志,2015,38(2): 118-121.

10. Vallières M, Kay-Rivest E, Perrin LJ, et al. Radiomics strategies for risk assessment of tumour failure in head-and-neck cancer. Sci Rep, 2017, 7(1): 10117.

11. Park JT, Roh JL, Kim JS, et al. (18)F FDG PET/CT versus CT/MR Imaging and the Prognostic Value of Contralateral Neck Metastases in Patients with Head and Neck Squamous Cell Carcinoma. Radiology, 2016, 279(2): 481-491.

12. Saito N, Nadgir RN, Nakahira M, et al. Posttreatment CT and MR imaging in head and neck cancer: what the radiologist needs to know. Radiographics, 2012, 32(5): 1261-1282.

第七章　口腔颌面部影像学

第一节　影像学检查方法

一、X线

近来，虽然影像检查技术已取得快速发展，但传统常规X线检查技术在口腔颌面部的应用上仍占有一席之地，并未形成完全被淘汰的趋势。之所以如此，主要归功于X线检查具有较高的硬组织（牙体、牙支持组织和骨组织）空间分辨率和对颌骨组织的整体显示。目前临床上较常使用的口腔颌面部X线检查技术主要有：①口内X线片；②口外X线片；③曲面体层摄影；④涎腺造影；⑤颞下颌关节造影；⑥血管造影。

（一）口内X线片

口内X线片包括根尖片（periapical radiograph）、咬合片（occlusal radiograph）和咬翼片（bitewing radiograph）。其中，临床上最常使用的是根尖片，其次为咬合片。

根尖片主要用于显示牙和牙周围支持组织的解剖结构和病变。投照根尖片的技术方法有分角线投照（bisecting-angle projection）和平行投照（paralleling projection）技术。后者又称直角技术（right-angle technique）或长遮线筒技术（long-cone technique），能最大程度减少被照牙的变形。不同牙位的根尖片投照需有不同的中心线放线和投照角度。表 7-1-1 列示了不同的上下颌牙齿根尖片的中心投照角度。

咬合片可以显示比根尖片更大的牙颌影像范围。通常可将其分为上颌咬合片和下颌咬合片。因前者可显示腭骨；后者能显示口底，故临床上常用于①多生牙、埋伏牙和阻生牙的定位；②下颌下腺导管结石的定位；③显示上颌窦底；④显示颌骨病变（骨折、囊肿和肿瘤）；⑤部分不能实施根尖片投照的患者。上颌咬合片有 3 种投照方法：上颌前部咬合片（anterior maxillary occlusal projection）、上颌

前部横断咬合片（cross-sectional occlusal projection of anterior maxilla）和上颌后部咬合片（posterior maxillary occlusal projection）。下颌咬合片的投照方法有 2 种：下颌前部咬合片（anterior mandibular occlusal projection）和下颌横断咬合片（cross-sectional mandibular occlusal projection）。

咬翼片主要用于显示牙冠部，包括牙颈及其相邻牙槽嵴顶。

表 7-1-1　上、下颌牙根尖片中心线投照角度

部位	中心线方向	中心线投照角度范围
上颌中、侧切牙	足侧	$+40°\sim45°$
上颌尖牙	足侧	$+42°\sim45°$
上颌前磨牙及第一磨牙	足侧	$+30°\sim35°$
上颌第二、三磨牙	足侧	$+25°\sim30°$
下颌中、侧切牙	头侧	$+15°\sim20°$
下颌尖牙	头侧	$+10°\sim20°$
下颌双尖牙及第一磨牙	头侧	$+10°\sim12°$
下颌第二、三磨牙	头侧	$+0°\sim5°$

（二）口外X线片

目前，临床上较为常用的口外X线片主要包括下颌骨后前位（posterior-anterior projection of mandible）、下颌骨侧斜位（lateral oblique projection of mandible）、华特位片（Waters projection）、许勒位片（Schüller projection）和X线头影测量片（radiographic cephalometric projection）。

下颌骨后前位片可显示两侧下颌支的冠状面影像，常用于两侧下颌骨升支区解剖结构和病变的对比。下颌骨侧位片常用于显示下颌骨体、升支、角部和髁突区病变。华特位片主要用于显示上颌窦、筛窦、额窦和颧骨等解剖结构和病变。许勒位片主要用于显示颞下颌关节（外侧）的骨性结构（颞骨关节面和下颌髁突）和异常。X线头影测量片是按照一定的几何学要求所投照的头颅X线片，包括X线

投影正侧位测量片。通过 X 线投影测量片，可以对牙、颌骨、颅骨上的各标志点所形成的径线和角度进行测量，并据此分析和判断口腔颌面部软硬组织的结构形态以及生长发育变化。

（三）曲面体层摄影片

曲面体层摄影（panoramic tomography）是一种利用体层摄影和狭缝摄影原理使 X 线球管和胶片作相对旋转，并通过一次曝光获得双侧颌骨及其牙列影像的技术。目前，曲面体层 X 线机采用的运动模式为多轴连续移动式。其运动轨迹与人体的颌骨及其牙列形态基本一致。由于曲面体层摄影影像的清晰度和体层域（X 线片能清晰显示的受检体范围）的厚度、X 线束的宽度、旋转轴与受检体的距离、胶片运动速度等因素有关，现在生产的曲面体层摄影常预设了多种不同的体层域形态和位置，以满足不同的需要。和普通 X 线摄影的放大率由焦点、受检体和胶片的位置关系决定不同，曲面体层摄影中因胶片移动可造成特殊的水平放大率。如欲解决此水平放大率，必须调整胶片的旋转速度，以使其水平放大率和垂直放大率相等。曲面体层摄影主要用于显示两侧上下颌骨、上下颌牙列、上颌窦底部和颞下颌关节影像。部分面中部骨和软骨结构（如硬腭、翼颌缝、颧弓、鼻腔、鼻中隔和下鼻甲等）也可在曲面体层摄影片上得到清晰显示。

（四）涎腺造影

涎腺造影（sialography）是指将高密度造影剂通过涎腺导管注入至腺体内部，使其在 X 线平片上显影的一种影像成像方法。由于解剖上的原因（涎腺导管开口的单一性），涎腺造影一般只在腮腺和下颌下腺上进行。

1. 涎腺造影的适应证和禁忌证　适宜于涎腺造影检查的疾病主要有：涎腺慢性炎症、舍格伦综合征（Sjögren syndrome）、涎瘘（salivary fistula）、涎腺症（sialadenosis）、涎腺导管阴性结石和部分涎腺肿瘤等。如果临床上需要明确涎腺周围病变对涎腺导管有无侵犯，则也可以进行涎腺造影检查。

不宜进行涎腺造影检查的情况有：碘过敏和涎腺急性炎症者。如已明确涎腺导管内有阳性结石，则应慎行涎腺造影，以免结石被推向腺体，增加手术治疗的难度。

2. 涎腺造影的检查方法

（1）腮腺造影的检查方法：先用口镜将被检者的颊部向外牵开。找到腮腺导管口后（可以通过挤压腮腺，使其导管口在有唾液溢出处显示），用 0.5%

碘伏在其局部黏膜消毒。使用特制针头（磨平磨钝后的光滑头皮针）连接装有高密度造影剂（浓度为60%）的针管和针筒。将此特制针头插入腮腺导管口后，嘱咐患者咬住针管以固定针头的位置。上述准备工作完成之后，即可注射造影剂。造影剂的用量一般为 1.5ml，但可根据病情、患者年龄和反应情况进行增加或减少调整。腮腺造影的 X 线检查一般采用后前位和侧位两种投照方位。造影摄片完成之后，应拍摄分泌功能片以观察和评估其分泌功能状况。拍摄分泌功能片前，应嘱咐患者咀嚼酸性食物或让患者含蘸有 2.5% 柠檬酸棉签于舌背前 1/3 处1 分钟。分泌功能摄片应在酸性物刺激后 5 分钟内完成。

（2）下颌下腺造影的检查方法：下颌下腺的造影检查原则和大致步骤和腮腺造影相同。根据下颌下腺的解剖位置特点，插入下颌下腺导管的针头应向前弯曲成 125°。针头插入导管的方向应自舌下肉阜向后外方进入，以适应导管的解剖走向。下颌下腺造影的造影剂用量一般为 1ml，但亦应根据病情、患者年龄和反应情况进行增加或减少调整。进行下颌下腺造影时，一般只拍摄侧位片即可。正位和侧斜位摄片应视具体情况而定。必要时也可拍摄功能分泌片。

（五）颞下颌关节造影

颞下颌关节造影（arthrography of temporomandibular joint）系指将造影剂注入关节腔内以间接显示颞下颌关节内部结构的影像方法。根据造影剂注入颞下颌关节部位的不同，可分为上腔造影和下腔造影；根据所注入造影剂类型的不同，可分为单对比造影（仅为高密度造影剂）和双对比造影（包括高密度和低密度造影剂）2 类。应该指出，随着无创MRI 检查技术的日益普及，颞下颌关节造影作为一种有创检查方法的临床应用价值正面临不同程度的挑战。然而就目前 MRI 技术质量而言，其尚难完全取代颞下颌关节造影。

1. 颞下颌关节造影的适应证和禁忌证　目前，颞下颌关节造影主要用于诊断关节盘穿孔，故凡 X 线平片检查有关节骨质结构破坏，临床检查有关节内连续摩擦音者均可行颞下颌关节造影检查。

不宜进行颞下颌关节造影的情况如下：①疑关节区皮肤有感染者；②患出血性疾病者；③正在使用抗凝血药物治疗疾病的患者；④碘过敏者。

2. 颞下颌关节造影的检查方法

（1）颞下颌关节上腔造影步骤：①先用碘酊和乙

醇进行局部皮肤消毒；②嘱患者大张口，于下颌髁突后方垂直进针 1cm，注入 2% 利多卡因 1ml（达到局部麻醉效果）。退针至皮下后再将针尖斜向前、上、内至关节结节后斜面；③通过针筒注入少许（0.1～0.2ml）利多卡因。如无阻力且能回抽利多卡因者，则提示针尖位于关节上腔内；④更换含有 30% 浓度的造影剂的针筒，注入 1.2～1.5ml 造影剂后即可摄片（包括许勒位片，或关节侧位体层摄影）。所有摄片检查均应包括颞下颌关节的开、闭口位。

（2）颞下颌关节下腔造影步骤：①先用碘酊和乙醇进行局部皮肤消毒。②嘱患者半张口，进针点因左右侧颞下颌关节下腔造影部位的不同而异（左侧相当于髁突后斜面 2 点处进针；右侧相当于髁突后斜面 10 点处进针）。③垂直进针 1cm，注入 2% 利多卡因 1ml（达到局部麻醉效果）。退针至皮下后再将针尖向前直抵髁突后斜面，并使之向上、内滑入关节下腔。④通过针筒注入少许（0.1～0.2ml）利多卡因。如无阻力且能回抽利多卡因者，则提示针尖位于关节下腔内。⑤更换含有 30% 浓度的造影剂的针筒，注入 0.8～1ml 造影剂后即可摄片（片位同上腔造影）。

（六）血管造影

口腔颌面部血管造影（angiography）系采用 Seldinger 操作技术将导管选择性或超选择性置入颈外动脉，然后通过导管注入高密度造影剂使颈外动脉各分支显影成像的方法。临床上，颈外动脉造影主要用于：①血管性病变，如血管瘤和血管畸形（包括混合型血管畸形、动静脉畸形或瘘、真性动脉瘤和假性动脉瘤）；②高血供疾病，如副神经节瘤、青少年鼻咽部血管纤维瘤和血供丰富的恶性肿瘤；③行各类介入治疗前的评估和准备；④显微外科手术供区和受区的血管评价。此外，行颈外动脉造影检查的同时还需行颈内动脉造影，以评价两者之间的关系以及病变在两者之间所建立的联系。行口腔颌面部血管造影时应慎重对待严重高血压、动脉粥样硬化、糖尿病及严重心、肝、肾功能不全者。

二、超声

超声检查一般应用于口腔颌面部浅表组织器官及其病变的诊断。目前，应用于临床上的超声设备主要有二维灰阶超声、彩色多普勒超声和脉冲多普勒超声。

二维灰阶超声是超声诊断的核心和基础。随着超声探头频率的提高（10～14MHz），二维灰阶超声对口腔颌面部浅表组织、器官及其病变的显示更为细致和清晰。彩色多普勒血流成像（color Doppler flow imaging，CDFI）是一种在实时二维灰阶超声基础上按取样框的范围叠加彩色实时血流显像的技术。该技术能清晰显示血管内的血流信号。此外通过脉冲多普勒（pulse waves Doppler，PWD）可测得血管内血流速度及其他血流动力学参数。

迄今，上述超声检查技术已较为广泛地用于检查和诊断口腔颌面部浅表软组织和部分骨组织病变，其中腮腺和下颌下间隙区囊肿、肿瘤和瘤样病变的超声检查最为普遍。此外，舌部病变的超声检查和介入下超声检查和诊断也已部分应用于临床。

三、锥形束 CT

锥形束 CT（cone beam CT，CBCT）是采用锥形 X 线束和面积探测器，只需绕受检者旋转小于 360 度即可获取容积重建所需要的原始图像数据。目前，CBCT 多用于口腔颌面部硬组织（如牙体牙周组织和颌骨）及其病变的检查和评价，如用于牙种植前的颌骨状况评价、牙和颌骨畸形矫治前后的评价、颞下颌关节骨质异常的显示、牙体和牙周组织病变的检查和诊断。此外，CBCT 也可用于评价上呼吸道和面部血管钙化状况。

目前，行 CBCT 检查时，患者的体位有卧式和立坐式 2 种。扫描视野可根据检查要求而定（4～25cm）。部分 CBCT 的空间分辨率可小于 0.1mm。与螺旋 CT 检查相同，CBCT 的图像后处理重建功能主要有：①多平面重建；②曲面重建；③表面重建；④容积重建；⑤最大密度投影等。与螺旋 CT 相比，CBCT 的主要特点为：硬组织空间分辨率高、被检者射线受量小和不能分辨口腔颌面部软组织内部结构。

四、常规 CT

目前，应用于口腔颌面部的常规 CT 检查主要是螺旋 CT（spiral CT），且已广泛应用于各种口腔颌面部软组织和骨组织病变的检查和诊断。螺旋 CT 与 CBCT 各具特点，且在目前技术水平条件下难以相互取代。

常规 CT 检查方法已普遍应用于口腔颌面部：①先天发育性疾病；②创伤性疾病；③炎症性疾病；④囊肿；⑤肿瘤和瘤样病变的检查和诊断。常规 CT 检查对口腔颌面深部病变的诊断作用尤其不能被忽视。增强 CT 检查多用于明确口腔颌面部病变的范围和性质，并能有助于颌面部血管和病变之间的区别。

常规口腔颌面部 CT 扫描方位应包括横断面和冠状面。目前已可使用薄层重建技术完成冠状面或矢状面重建而无需直接进行扫描。扫描范围应根据具体临床要求和病情预估情况而定。一般而言，口腔颌面部平扫 CT 检查的范围应在下颌骨下缘至颅底之间；行增强 CT 检查时，扫描范围还应在平扫范围基础上增加颈部扫描。横断面 CT 检查时，患者取仰卧位，扫描基线与听眶线平行。扫描视野为 20～24cm。螺旋扫描采集容积数据后进行 1～1.5mm 薄层重组横断面、冠状面或矢状面图像，或曲面重建。需行增强 CT 检查者，可通过静脉注入 60% 非离子型碘造影剂 70～100ml（注射速率：2.5～3ml/s）。

常规 CT 检查的禁忌证仅局限于部分行增强 CT 扫描者，如碘过敏、患有严重心、肝、肾功能不全者。此外，由于有金属伪影存在，部分带有金属义齿或行金属充填物修复牙体者的口腔颌面部 CT 图像常不能用于病变的诊断。

五、MRI

随着 MRI 技术的不断发展和进步，口腔颌面部 MRI 检查的临床应用价值亦逐渐增多。根据临床使用需求，口腔颌面部 MRI 检查可分为常规 MRI 检查和特殊 MRI 检查两类。本文将重点介绍颞下颌关节紊乱病的特殊 MRI 检查和评价方法。

（一）MRI 检查的适应证和禁忌证

适用于口腔颌面部 MRI 检查的疾病有：①口腔颌面部软组织感染、各类反应性和肉芽肿性病变；②口腔颌面部囊性病变；③口腔颌面部肿瘤性病变；④具有侵袭特征的颌面骨良性和恶性病变；⑤部分先天性疾病和血管性病变（如血管瘤和血管畸形）。

不宜行口腔颌面部 MRI 检查的情况有：①体内装有心脏起搏器者；②曾行动脉手术或颅内带有动脉瘤夹者；③曾行心脏手术并带有人工心脏瓣膜者；④眼眶、耳和口腔颌面部带有金属假体者；⑤行增强 MRI 检查者患有严重心、肝、肾功能不全者或对 MRI 造影剂过敏者。

（二）口腔颌面部常规和特殊 MRI 检查

常规口腔颌面部 MRI 检查方位应包括：①横断面；②冠状面和矢状面（二选一或全选）。口腔颌面部横断面 MRI 扫描范围至少应在蝶鞍至下颌骨下缘之间（扫描基线与听眶线平行）；冠状面扫描范围应在上颌骨前缘至颞骨乳突之间（扫描基线与听眶线垂直）。上述扫描范围并非是绝对值。临床和

MRI 检查者可根据患者具体病情，在条件允许的情况下扩大或缩小 MRI 扫描范围。通常，口腔颌面部 MRI 的扫描层厚和层间隔分别为 4～5mm 和 1mm。同样此参数亦非绝对值。用于口腔颌面部 MRI 扫描视野的范围为 20～24cm。表面线圈多为头表面线圈或头颈联合表面线圈。口腔颌面部 MRI 扫描的中心位置应视临床检查和病情具体情况而定。

常规口腔颌面部平扫 MRI 序列应包括自旋回波（SE）T_1WI、T_2WI 和抑脂 T_2WI；增强 MRI 扫描应包括自旋回波 T_1WI 和抑脂 T_1WI。

除上述常规检查外，检查者还可根据病变具体情况行口腔颌面部特殊 MRI 检查。这些检查主要有：动态增强 MRI、弥散加权成像、MR 波谱成像和 MR 血管成像等特殊检查。就腮腺和下颌下腺 MRI 检查而言，还可行 MR 涎腺造影（MR sialography）检查。

（三）颞下颌关节 MRI 检查

之所以将颞下颌关节 MRI 检查单独叙述系因其检查方法明显有别于上述常规和特殊口腔颌面部 MRI 检查。事实上，将要叙述的颞下颌关节 MRI 检查方法也仅适用于部分颞下颌关节疾病（如颞下颌关节紊乱病、炎症和创伤等）。对颞下颌关节区囊肿、肿瘤和瘤样病变的 MRI 检查还应以上述常规或特殊口腔颌面部 MRI 检查为主。

目前普遍认可的颞下颌关节 MRI 检查方位和步骤如下：①横断面定位扫描，通常采用自旋回波 T_1WI；②斜矢状面闭口位成像（扫描线垂直于下颌髁突的内外径长轴），通常采用自旋回波 PDWI 或 T_2WI；③斜矢状面开口位成像。成像序列同②；④斜冠状面闭口位成像（扫描线平行于下颌髁突的内外径长轴），通常采用自旋回波 PDWI 或 T_2WI。行开口位检查时应让患者咬住固定开口装置，以避免开口不稳定所形成的关节运动伪影。

通常，行颞下颌关节 MRI 检查所采用的表面线圈直径范围为 6～12cm。可以选用双表面线圈对两侧颞下颌关节进行检查。在斜矢状面上，扫描层厚和层隔分别为 2mm 和 1mm；在斜冠状面上，扫描层厚和层隔分别为 1.5mm 和 0.5mm。斜冠状面成像应确保至少有一个层面通过下颌髁突的中心层面。扫描视野以 8～10cm 范围为宜。

六、同位素扫描

口腔颌面部核素检查主要用于涎腺病变和肿瘤性病变。核素检查所用显像剂主要有：① ^{99m} 锝 - 高

锝酸盐（^{99m}Tc，用于涎腺功能测定和口腔颌面部肿瘤的显像）；②^{99m}锝-亚甲基二膦酸盐（^{99m}Tc-MDP，用于骨肿瘤显像）；③¹⁸F-FDP（用于各种软硬组织恶性肿瘤的显像和诊断）。目前较为常用核素显像检查设备主要是发射型体层成像，主要有发射型计算机体层摄影（emission computed tomography，ECT）、单光子发射型计算机体层摄影（single photon emission computed tomography，SPECT）、正电子发射型体层摄影（positron emission tomography，PET）和 PET/CT（系一种能将 PET 图像和 CT 图像融合的核素显像检查设备）。

（朱文静　乐维婕　陶晓峰）

第二节　影像解剖

一、上颌骨

【影像解剖基础】

上颌骨是构成颜面部下部分的主要骨性结构，成对，双侧对称，由 1 个体部和 4 个突起构成。体部呈锥形，内含上颌窦。上方为眶面，呈三角形骨板，构成上颌窦顶壁和眼眶下壁，从后向前有容纳三叉神经上颌支通过的眶下沟、眶下管。前外侧面为脸面，其上方边缘构成眼眶下缘，眶下缘下方 0.5～1cm 有眶下管的开口——眶下孔。眶下孔下方的骨面呈凹状，为尖牙窝，其深面为尖牙嵴。内前方为鼻切迹，形成梨状孔的下外侧界。体的下方渐移行为牙槽突。内侧面为鼻面，构成鼻腔外侧壁，其前份有泪沟与下鼻甲相结合形成的鼻泪管。后方为颞下面，构成颞下窝前壁，并与翼突、腭骨垂直板共同形成翼腭窝。

上颌骨的 4 个突起分别为额突、颧突、腭突和牙槽突。额突突向上方，与额骨相接，并与鼻骨、泪骨相邻。颧突较粗大，突向外侧，接颧骨。腭突类似三角形骨板，呈水平状向后方中部突出，并与对侧者相接，构成硬腭前部，相接处形成腭正中缝，其前端有切牙孔，正对于双侧中切牙之间，为切牙管开口。经切牙管，口腔与鼻腔相通。牙槽突位于体下部，双侧合成牙槽弓，其后端在第 3 磨牙后上方的骨性突起为上颌结节。

【CT 影像解剖】

在颌面部由上向下的 CT 横断面断层连续层面的骨窗像上，可以清楚识别位于上颌骨体部内的上颌窦以及额突、颧突、腭突和牙槽突。经眼眶下壁层面可见一由后向前走行的低密度沟槽达眶下缘下方皮质表面，依次为眶下沟、眶下管和眶下孔。眶下孔下方上颌窦前壁略向后凹陷的部位为尖牙凹。额突后方，鼻腔外侧壁前份的圆形低密度影为鼻泪管。经腭突平面可见腭中缝，前端可见切牙孔（图 7-2-1）。MPR 上，平行于眶下沟、眶下管和眶下孔的斜矢状像可以将 3 个结构同时显示。在经腭正中缝的矢状像上，切牙管显示为连接口腔和鼻腔之间的管状影，与切牙的长轴方向平行。螺旋 CT 的三维表面重组，可以立体显示上颌骨外形轮廓。

【MRI 影像解剖】

MRI 上，上颌骨各部的形态表现与 CT 相同。T₁WI 和 T₂WI 上，皮质骨呈低信号，松质骨呈高信号。上颌窦窦腔在各脉冲序列上均呈低信号。

二、下颌骨

【影像解剖基础】

下颌骨位于面部的前下，由 1 个体部和两个下颌支构成。体部呈弓形突向前，外面正中线下份向前隆起，为颏隆凸，其下部左右有颏结节，自颏结节斜向后上方的嵴状突起为斜线，斜线上方约第 2 前磨牙根处有下颌管的外孔——颏孔。内面正中线下份有上下两对颏棘，为颏舌肌和颏舌骨肌附着部位。自颏棘向外上方斜行的骨嵴为下颌舌骨肌线，是同名肌所附着处。该线上方前部的浅凹为舌下腺凹，下方中部的浅凹为下颌下腺凹，分别容纳同名腺体。下颌体上缘为牙槽缘，下缘较肥厚部分为下颌底。

下颌支系自下颌体后方向后上突出的骨板，其外面后下份较粗糙，为咬肌粗隆，内面对应的部位，为翼肌粗隆，分别有咬肌、翼内肌所附着。内面的中央处有下颌孔，为下颌管内口，有下颌神经及伴行的血管通过。该孔的下方有一斜向前下方走行的沟槽，为下颌舌骨沟，有同名神经及伴行的血管走行。下颌支后缘最下端为下颌角。前缘与体部外侧面的斜线相续。上缘有两个突起，位于前方者为喙突（亦称冠突），后方者为髁突（亦称关节突）。喙突是颞肌附着部位。髁突上端为下颌头，与颞下颌关节窝形成关节。头下方稍细的部分为下颌颈，其前内侧为翼外肌所附着处。

【CT 影像解剖】

在经下颌切迹上方平面的横断面像上，喙突和髁突显示为前后排列的高密度影，前者呈条状，较小，后者呈类圆形，较大。喙突内侧的软组织影为

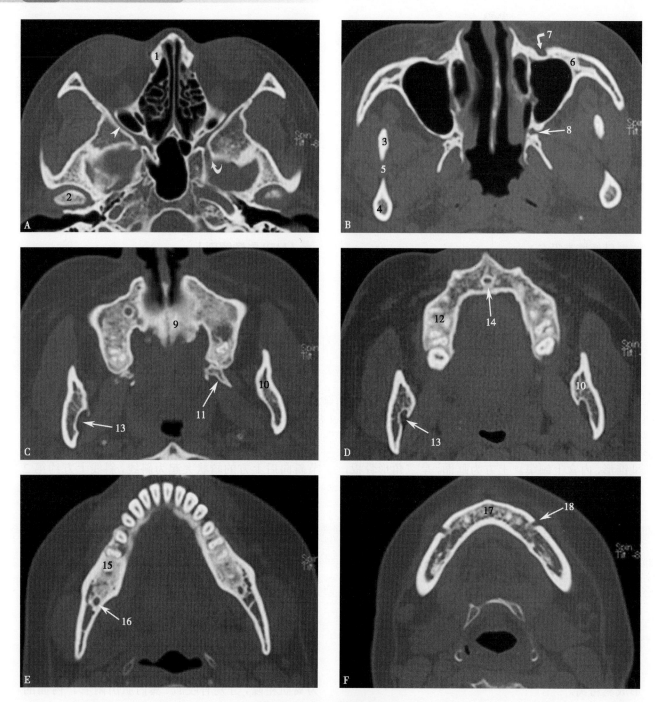

图 7-2-1 正常颌骨 CT 解剖

颌骨 CT 平扫横断面骨窗，A. 经上颌骨额突平面；B. 经上颌骨颧突平面；C. 经上颌骨腭突平面；D. 经上颌骨牙槽突平面；E. 经下颌弓平面；F. 经下颌颏平面

1. 上颌骨额突；2. 下颌小头；3. 下颌骨喙突；4. 下颌骨髁突；5. 下颌切迹；6. 上颌骨颧突；7. 眶下孔；8. 翼腭窝；9. 上颌骨腭突；10. 下颌支；11. 翼突；12. 上颌骨牙槽突；13. 下颌孔；14. 切牙管；15. 下颌体；16. 下颌管；17. 下颌颏；18. 颏孔；图 A 弯箭：圆孔；图 A 箭头：眶下裂

颞肌，髁突内前方的软组织影为翼外肌，两突外侧的软组织影为咬肌。在下颌切迹下方层面，下颌支的断面呈前后方向的致密条状影。在中份内侧可见一小凹，为下颌孔，其内的点状软组织影为下齿槽神经和伴随的动静脉。下颌支外侧和内侧的肌性结构分别为咬肌和翼内肌。下颌支与翼内肌之间的脂肪间隙为翼下颌间隙，呈低密度。在经下颌角下方

的断面上，下颌体显示呈弓形，两侧形态对称。高分辨 CT 上可识别颏孔（图 7-2-1F）。

经喙突和髁突的斜矢状面 MPR 像上，可以从上下方向将下颌支的形态和结构显示出来，清楚观察下颌支各部情况。冠状面 MPR 可从长轴方向同时显示双侧下颌支，便于比较（图 7-2-2）。螺旋 CT 的曲面重组可将弓状的下颌骨呈平面展开，达到类似

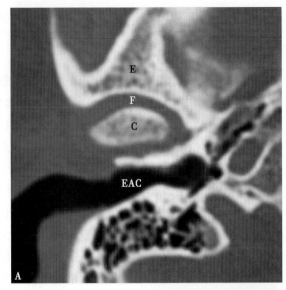
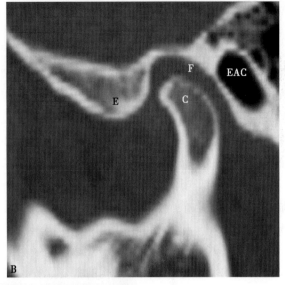
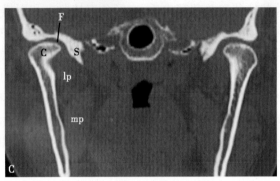

图 7-2-2　正常颞下颌关节 CT 解剖
A. 横断面骨窗；B. 斜矢状面骨窗；C. 冠状面骨窗
C. 髁突；E. 关节结节；F. 颞下颌关节窝；EAC. 外耳道；S. 茎突；lp. 翼外肌；mp. 翼内肌

X 线曲面断层的效果。CT 三维表面重组可以清楚显示下颌骨的外部形态。

【MRI 影像解剖】

MRI 图像中，上、下颌骨各部形态表现与 CT 相同。T_1WI 和 T_2WI 上，皮质骨呈低信号，松质骨呈高信号，与下颌骨相关的肌肉 T_1WI 上呈等信号，T_2WI 上呈低信号。翼下颌间隙因含脂肪组织，T_1WI 和 T_2WI 均为高信号。

三、颞下颌关节

【影像解剖基础】

由下颌骨的髁突、颞骨的下颌关节窝、位于二者之间的关节盘以及周围的关节囊和关节韧带所构成。髁突呈横轴形，由一横嵴将其分为前斜面和后斜面，前斜面有较厚纤维软骨覆盖。下颌关节窝呈卵圆形，表面覆以纤维软骨，窝的前端为颧弓根部所形成的关节结节，关节窝的后部为岩鼓裂。关节结节的后斜面向前下方倾斜，与髁突前斜面基本平行。关节盘位于关节凹和髁突之间，呈卵圆形，边缘较厚，尤其是后缘，中份较薄。关节盘上面前凹后凸，呈斜位，其凹面与关节结节的斜面相对。下面凹，覆盖于髁突表面。关节盘前部有翼外肌附着。此外关节盘前后各有两个附着区将其固定，前部附着于髁突的前斜面和下颌结节的前斜面，后部附着于髁突后斜面后缘和岩鼓裂。在关节盘后缘和后附着之间有由粗大弹力纤维构成的疏松组织区。关节囊为结缔组织所形成的纤维囊，与关节盘的四周相连，后部附着于岩鼓裂。关节盘将关节囊分成上下两腔，上腔较大而松，关节盘和髁突可以向前作滑行运动，故叫滑动关节。下腔小而紧，关节盘和髁突连接紧密，髁突只能作转动运动，故也叫铰链关节。关节周围的韧带有颞下颌韧带、蝶下颌韧带、翼下颌韧带和茎突下颌韧带，起悬吊下颌和维持关节正常活动作用，其中颞下颌韧带自关节囊外侧增强关节。在开口和闭口活动中，髁突、关节盘和下颌窝之间的相对位置将发生改变。

【CT 影像解剖】

经颞下颌关节的横断面上,髁突呈类圆形致密影,周围的低密度带为关节间隙,关节窝前部的致密影为关节结节,后部借鼓板与外耳道相邻。经下颌颈平面,附于下颌颈前内侧的肌肉为翼外肌。与髁突垂直的斜矢状面 MPR 上可清楚显示髁突和下颌关节窝的形态和二者之间的关系。在关节结节的后斜面和髁突的前斜面之间可见稍低密度的关节盘,其后部和前部稍厚,中间较薄。冠状像上,可对称显示双侧颞下颌关节,以及翼外肌附着于下颌颈情况(图 7-2-2)。

【MRI 影像解剖】

MRI 斜矢状位是显示关节结构的主要位置。在 T_1WI 和 T_2WI 像上,髁突、关节结节和关节窝皮质呈低信号,而松质骨呈高信号。闭口位上,髁突位于关节窝内,张口位时则移至关节结节下方,或到达前下方,但后缘不应超过关节结节平面。关节盘呈低信号,前带和后带均较厚,中间带较薄。闭口时,关节盘后带位于髁突横嵴顶上方,约相当于时钟 12 点位。开口活动时,髁突沿关节结节后斜面向前滑动,当移至关节结节下方时,关节盘中间带移位于关节结节和髁突之间,恰在髁突上方(图 7-2-3)。MRI 电影成像可以连续显示颞下颌关节的上述功能活动。

四、腮腺间隙

【影像解剖基础】

腮腺间隙由颈深筋膜浅层——封套筋膜包绕腮腺而形成,除腮腺外,尚包括位于腮腺内的血管、神经、腮腺导管和淋巴组织等。腮腺略呈三角形,位于颧弓之下、外耳道前方和下方、咬肌后缘及下颌支深面的下颌后窝(茎突下颌沟)内,下端达下颌角平面,后方邻近胸锁乳突肌、二腹肌后腹及茎突。以下颌支后缘为界可将腮腺分深浅两叶,浅叶位于咬肌后部表面,又称面突;深叶突入下颌后窝,呈锥状伸向咽旁前间隙,又称下颌后突,其突向咽旁间隙部分也称咽突。腮腺前缘发出腮腺导管并有面神经各表情肌支和面横动脉穿出,后缘有颞浅静脉、颞浅动脉和耳颞神经穿出。腮腺鞘囊由深筋膜浅层包绕形成,鞘囊同时发出多发小隔伸入腺实质将腮腺分成许多小叶。深叶的鞘囊有时不完整,因而腮腺间隙可与咽旁间隙和翼下颌间隙交通。腮腺导管从腮腺浅叶前缘发出,在距颧弓下方一横指处横行于咬肌筋膜浅面,至其前缘时呈直角转向内穿过颊肌,开口于上颌第二磨牙相对处的颊黏膜。腮腺内通过的血管神经包括颈外动脉、面后静脉(下颌后静脉)、面神经和耳颞神经。其排列为面神经位于颈外动脉和面后静脉的浅面。腮腺的淋巴结包括浅深

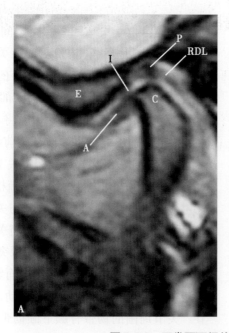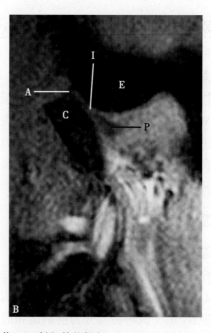

图 7-2-3 正常颞下颌关节 MRI 斜矢状位解剖

A. T_1WI 闭口位,关节盘后带位于髁突横嵴顶上方,相当于时钟 12 点位;B. T_1WI 全张口位,髁突移至关节结节前下方,关节盘中间带移位于关节结节和髁突之间
C. 髁突;E. 关节结节;A. 关节盘前带;P. 关节盘后带;I. 关节盘中间带;RDL. 盘后板

两部，浅部淋巴结位于腮腺浅面，其输出管注入腮腺深淋巴结。腮腺深淋巴结位于腮腺实质内，收纳耳部、鼻腔后部和颊深部淋巴管，输出管注入颈外侧深淋巴结。

【CT影像解剖】

CT横断位像上，腮腺呈楔形，密度低于肌肉，增强扫描密度增高。浅叶较宽居外侧，深叶较窄居内侧，深叶通过茎突下颌沟的情况清楚显示。增强CT上，面后静脉和颈外动脉呈高密度圆形断面，位于下颌支后方，面后静脉较粗，居颈外动脉外侧。约平下颌孔平面，可见到腮腺导管的腺外段行于咬肌前面，至前缘时向内穿过颊肌，指向上颌第二磨牙相对处的颊黏膜。当腮腺内脂肪组织沉积较多而密度降低时，主导管的腺内段有时可以显示，表现为前后方向走行的线状稍高密度影。深叶前端伸入咽旁前间隙的尖状突起为咽突。腮腺鞘囊呈线状高密度影包绕于腮腺外周，以浅叶外侧较为明显。腮腺与附近的咀嚼肌间隙、胸锁乳头肌、二腹肌后腹、茎突以及咽旁间隙的关系可以清楚识别。

【MRI影像解剖】

腮腺在MRI的T_1WI上呈稍高信号，T_2WI上呈中等信号。面后静脉和颈外动脉呈流空信号的圆形断面。面神经主干呈弯曲线状低信号影由后向前穿过腮腺，行于面后静脉的外侧，其后段弯曲，指向胸锁乳突肌和二腹肌后腹之间。腮腺导管在咬肌浅面和颊部脂肪组织高信号对比下显示为清晰的线状低信号影。在咬肌前缘，腮腺导管前方与之平行的带状低密度影为颊大肌，二者之间的点状流空信号影为面静脉。T_2WI上，腮腺导管的腺内段为前后走行的线状高信号影，位于面后静脉浅面，两侧可见稍细的分支汇入，后端多指向胸锁乳突肌。腮腺深叶穿过茎突下颌沟呈楔状指向咽旁前间隙，其后方由外向内可见二腹肌后腹和茎突肌组断面，它们将后方的颈动脉鞘与前方的腮腺深叶和咽旁前间隙分隔开来。腮腺鞘囊表现为腮腺表面的线状低信号影（图7-2-4）。

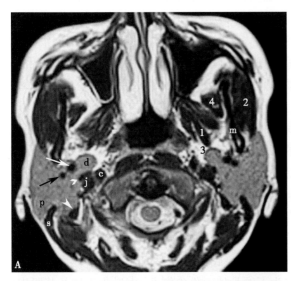

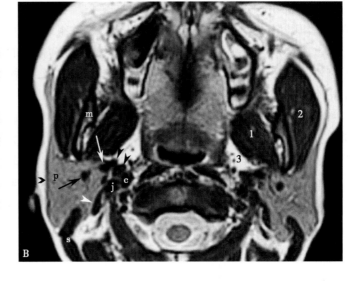

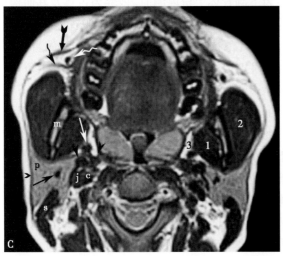

图7-2-4 腮腺MRI解剖

T_2WI横断面，A. 经下颌切迹下方平面；B. 经下颌孔平面；C. 经上颌牙槽突平面

s. 胸锁乳突肌；p. 腮腺；j. 颈内静脉；c. 颈内动脉；m. 下颌骨；d. 腮腺深部. 黑箭. 下颌后静脉. 白箭. 颈外动脉. 黑箭头. 茎突肌组. 白箭头. 二腹肌后腹. 黑弯箭. 腮腺导管. 白弯箭. 面静脉. 鱼尾箭. 颊大肌. 黑小箭头. 腮腺被膜. 白小箭头. 茎突. 1. 翼内肌；2. 咬肌；3. 咽旁间隙；4. 颞肌

五、下颌下间隙和颏下间隙

【影像解剖基础】

下颌下间隙和颏下间隙均位于下颌舌骨肌下方，二者毗邻。下颌下间隙呈三角形，偏外侧，上、内界为下颌舌骨肌和舌骨舌肌，前下界为二腹肌前腹，后下界为二腹肌后腹和茎突舌骨肌。外侧邻接下颌骨下缘。表面为颈深筋膜浅层、颈阔肌、浅筋膜和皮肤所覆盖。间隙内包含下颌下腺浅叶、下颌下腺导管（Wharton 导管）近段、面动脉、面静脉和淋巴结。颏下间隙亦呈三角形，位于双侧二腹肌前腹之间、双侧下颌下间隙的内侧，上界为下颌舌骨肌，外侧为二腹肌前腹，前界为下颌颏后缘，后界为舌骨，下界为颈深筋膜和颈阔肌，间隙内主要含淋巴结。下颌下间隙和颏下间隙之间隔以二腹肌前腹，但二腹肌前腹浅面为疏松结缔组织，并未将两间隙完全分隔开，故两间隙经二腹肌前腹下方彼此交通，是间隙内感染性病灶彼此累及的通道。

【CT 影像解剖】

CT 横断面和冠状面上，可以清楚显示下颌下间隙和颏下间隙解剖范围和内容。颌下间隙内疏松结缔组织呈低密度，周围的肌性结构呈等密度软组织影。内上界的下颌舌骨肌和舌骨舌肌呈条状。前内侧位于舌骨和下颌颏之间肌肉为二腹肌前腹，在横断面上呈条状，冠状面上为下颌舌骨肌下方的圆形断面。颈阔肌呈薄带状影位于间隙下方。间隙内中等密度类圆形团块为下颌下腺浅叶，双侧对称，内、外侧分别与下颌舌骨肌和下颌骨紧邻，增强扫描密度增高。下颌下腺附近可见两条血管影，在上、外方紧邻下颌骨走行的为面动脉，下方邻近腺体表面的为面静脉。

颏下间隙居二腹肌前腹之间，呈三角形低密度影。

【MRI 影像解剖】

下颌下间隙内疏松结缔组织在 T_1WI 和 T_2WI 上呈高信号，下颌下腺浅叶呈类圆形影，在 T_1WI 和 T_2WI 上呈稍高信号。下颌舌骨肌在 T_1WI 上为中等信号，T_2WI 上为低信号。冠状面尚可清楚显示其呈吊带状位于下颌弓之间，形成间隙内上壁，其下方圆形类似信号影为二腹肌前腹，形成间隙前下界。间隙内面动脉、面静脉呈流空信号（图 7-2-5）。

颏下间隙因含疏松结缔组织在 T_1WI 和 T_2WI 上亦呈高信号，借二腹肌前腹与双侧下颌下间隙毗邻。冠状面可见颈阔肌与二腹肌前腹之间无紧密连接，两间隙经其间的疏松结缔组织彼此交通。

六、舌及口底间隙

【影像解剖基础】

舌分前、后两部。前部又称舌体或活动部，约占 2/3，后部又称舌根或基底部，约占 1/3。两部的分界在舌背的人字形界沟，该沟前方排列有 7～9 个轮廓状乳头，沟的顶端有一小孔为舌盲孔。舌体按部位可分成舌尖、舌侧、舌背和舌腹。舌根表面方向几乎与口咽后壁平行，前界为界沟，侧方为舌腭沟，后方毗邻会厌。舌根部中央处黏膜形成一皱襞与会厌相连，为舌会厌正中襞，襞的两侧为会厌谷。舌由纤维组织和走行排列复杂的肌组织构成。纤维组织构成舌中隔，将舌对称分成两半。舌肌由舌内肌和舌外肌组成。前者包括上纵肌、下纵肌、横肌和垂直肌，其起止点均在舌内。后者共四对，包括颏舌肌、舌骨舌肌、茎突舌肌和腭舌肌，均与周围结构有附着。颏舌肌起于上颏棘，向后上呈放射状走行进入舌中，位于舌中隔两侧。舌骨舌肌是扁平四方形肌，起于舌骨大角，垂直向上进入舌侧。茎突舌肌起自茎突，在颈内、外动脉之间下行，进入舌侧面，与舌骨舌肌交织。腭舌肌起于悬雍垂两侧软腭的前面，行向前下外方，在腭扁桃体前面汇入舌的后外侧部。舌的两侧均有舌动脉、舌静脉，舌下神经、舌神经及舌咽神经，构成舌的神经血管束。

舌下间隙亦称口底，为位于下颌舌骨肌上方，口底黏膜与舌底面之间的马蹄形区。舌活动部前下方的部分称为前口底（舌下肉阜间隙），上界为舌体前部的口底黏膜，下界为颏舌肌和颏舌骨肌，前界为下颌骨体中部内侧面，后界为舌体的前方，间隙内有舌系带及其两侧的下颌下腺导管和舌下腺导管的开口。两侧下方的部分称为侧口底（颌舌沟间隙），上界为口底两侧的黏膜，下界为下颌舌骨肌，外界为下颌骨体上份内侧面，内界为舌体及其肌肉，间隙内包含舌下腺和导管、下颌下腺深叶和导管、舌神经、舌下神经、舌动脉和舌静脉。下颌舌骨肌是口底主要支持结构，呈双侧对称的扁平三角形，两边附着于颌骨内面的下颌舌骨肌线，悬吊于下颌弓之间，前份和中份的肌纤维汇合于中缝处，后下份纤维止于舌骨，两侧后界游离。下颌下腺深叶和下颌下腺导管越过其游离缘向前深入舌下间隙。舌下腺位于间隙的前外侧，隔下颌舌骨肌与下颌骨内缘相邻。腺体排泄管有舌下腺大管和舌下腺小管两种，前者与下颌下腺导管共同开口或单独开口于舌下肉阜，后者为数条小导管，直接开口于位于

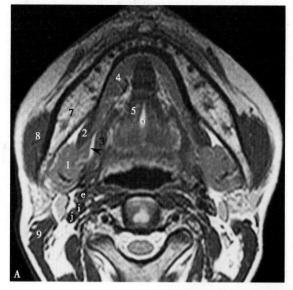
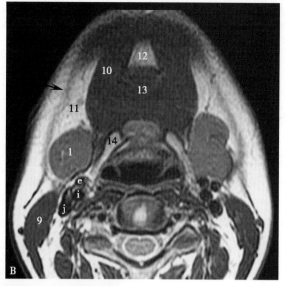
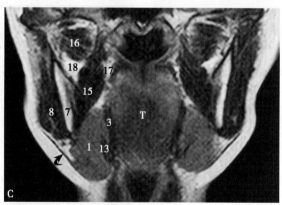

图 7-2-5　下颌下腺、舌下腺及相邻结构 MRI 解剖

A. T₂WI，经口底平面横断面；B. T₂WI，经舌骨平面横断面；C. T₂WI，经颌下间隙平面冠状面

1. 下颌下腺；2. 下颌舌骨肌；3. 舌骨舌肌；4. 舌下腺；5. 颏舌肌；6. 舌中隔；7. 下颌骨；8. 咬肌；9. 胸锁乳突肌；10. 二腹肌前腹；11. 下颌下间隙；12. 颏下间隙；13. 下颌舌骨肌；14. 舌骨；15. 翼内肌；16. 翼外肌；17. 咽旁间隙；18. 翼下颌间隙；箭头. 下颌下腺深部；直箭. 颈阔肌；弯箭. 颈深筋膜；e. 颈外动脉；i. 颈内动脉；j. 颈内静脉；T. 舌

舌下肉阜后外侧的舌下襞表面。颏舌骨肌成对，位于下颌舌骨肌上方，起于下颏棘止于舌骨，居中线两侧。

【CT 影像解剖】

在 CT 上，舌中隔因含脂肪组织，呈中线部位纵行条状低密度影。舌内、外肌呈等密度。舌内肌中，上、下纵肌易于在 CT 冠状像上识别，但垂直肌和横肌彼此交织，不易分辨。舌外肌中的颏舌肌对称位于舌中隔两侧，横断和冠状像上分别显示为前后和上下方向的条带状软组织影。舌骨舌肌在横断像上呈前后走行的条状软组织影，位于舌两侧，冠状像上呈纵行条状软组织影，位于舌骨和舌侧方之间。茎突舌肌与舌骨舌肌后部交织，横断像上可见，但不能将二者截然区分。腭舌肌较小，CT 上不易分辨。增强扫描，颏舌肌与舌骨舌肌之间的点状和小

条状强化影为舌动、静脉。

舌下间隙内的脂肪组织在 CT 上呈低密度。下颌舌骨肌在横断像上呈颌骨内缘和舌骨舌肌外侧的条状软组织影，冠状像上呈吊带状位于下颌弓之间，将舌下间隙与下方的下颌下间隙和颏下间隙分隔开来。横断面上，下颌下腺深叶呈中等密度的尖状突起，从下颌舌骨肌后缘向前伸入下颌舌骨肌和舌骨舌肌之间。间隙的前外侧邻近下颌骨处的稍高密度软组织影为舌下腺。下颌下腺导管一般不能显示。舌骨舌肌是识别血管神经束的重要标志。舌动脉在舌骨舌肌内侧走行，而舌静脉与舌下神经、舌神经则分布于舌骨舌肌外侧。在前部，因无舌骨舌肌分隔，故这些血管和神经均位于颏舌肌外侧，增强 CT 上，舌血管强化呈点、条状高密度影，但神经组织不易识别。

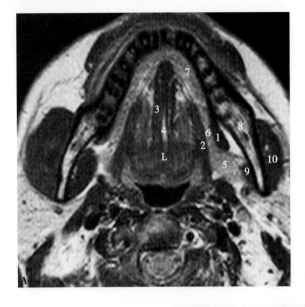

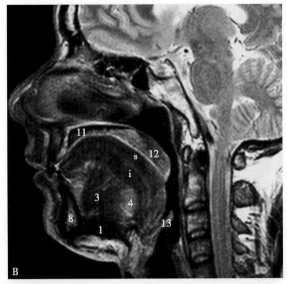

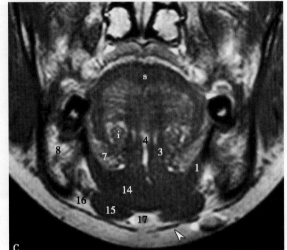

图 7-2-6 正常舌和口底 MRI 解剖

A. 横断面 T_2WI；B. 矢状面 T_2WI；C. 冠状面 T_2WI
1. 下颌舌骨肌；2. 舌骨舌肌；3. 颏舌肌；4. 舌中隔；5. 下颌下腺浅部；6. 下颌下腺深部；7. 舌下腺；8. 下颌骨；9. 翼内肌；10. 咬肌；11. 硬腭；12. 软腭；13. 会厌；14. 颏舌骨肌；15. 二腹肌前腹；16. 下颌下间隙；17. 颏下间隙；s. 舌上纵肌；i. 舌下纵肌；箭头. 颈阔肌；L. 舌纵肌

【MRI 影像解剖】

舌中隔呈位于颏舌肌之间的条状高信号影。舌肌在 T_1WI 上呈等信号，T_2WI 上呈低信号。上下纵肌在矢状像上呈带状前后方向走行，冠状像上，上纵肌呈横行带状位于舌上方，下纵肌呈类圆形断面居下方两侧。矢状位上，颏舌肌呈扇形从下颌颏行向上后方进入舌内肌，横断和冠状面图像上呈舌中隔两侧的条状软组织。横断和冠状像上，舌骨舌肌呈位于下颌舌骨肌内侧并与之基本平行的带状影。横断面上，其后方延伸的部分为茎突舌肌。腭舌肌表现为舌根部后份两侧的薄带状软组织影（图 7-2-6）。

舌下间隙内脂肪组织在 T_1WI 和 T_2WI 上呈高信号。下颌下腺深叶呈下颌舌骨肌和舌骨舌肌之间的稍高信号影。舌下腺呈类似信号影位于间隙前外侧，其后方邻近下颌下腺深叶，冠状像上呈类圆形。T_2WI 上，下颌下腺深叶外侧有时可见细管状高信号影，为下颌下腺导管显影。增强像上，舌血管呈点、条状强化，分布于舌骨舌肌两侧和颏舌肌外侧。

（曹代荣）

第三节 颌面骨骨折

颌面骨包括上颌骨、下颌骨、颧骨、腭骨、筛骨、鼻骨等，临床上骨折十分常见，本节重点介绍上、下颌骨骨折。

一、上颌骨骨折

【概述】

上颌骨骨折（fractures of maxilla）易发生于牙槽突、上颌窦以及邻近骨缝的薄弱部位，如上颌 - 额骨缝、上颌 - 鼻骨缝和上颌 - 颧骨缝附近等，故常伴有与这些骨缝相邻的额骨、鼻骨、颧骨等骨的骨折。眼眶、鼻腔、筛窦和颅前窝底等部位易受累及。典型上颌骨骨折，骨折线循骨质薄弱区分布，按发生部位，Le Fort 将其分成三型（图 7-3-1）。

Le Fort Ⅰ型：骨折线始自牙槽突底部，越过鼻中隔下份和上颌窦下部，水平向后，经上颌结节上方延伸至翼突。牙槽突与上颌骨其余部分分离。

Le Fort Ⅱ型：骨折线越过鼻骨，行向外、下方，经眼眶内壁至眼眶下壁，然后经上颌颧骨缝和颧骨下方向后达翼突。碎骨块呈锥形，上窄下宽。骨折累及筛窦、鼻腔侧壁、眼眶内壁和下壁以及上颌窦外后壁。颅前窝底可受波及。

Le Fort Ⅲ型：骨折线位置最高，横过鼻骨、眼眶内、外壁、颧骨上方和颧骨额骨缝，向后达翼突，形成完全的颅面分离。常伴颅底骨折。

【临床特点】

常见症状包括面部肿胀、皮下瘀斑、眶下神经分布区麻木、咬合错乱、眼运动及功能异常等。可伴有颅脑损伤表现。

【影像检查技术与优选】

CT 因避免了组织影像重叠，在显示复杂的上颌骨骨折方面优势明显，并能发现邻近结构损伤情况，应作为首选检查方法。X 线平片空间分辨率高，可显示明显的骨折。MRI 在显示小的、不明显的线性骨折方面敏感性不如 CT，但在显示软组织的损伤、鼻窦的积液、积血、眼眶内出血以及颅内损伤等方面价值超过 CT。

【影像学表现】

1. X 线表现　骨折线表现为不规则线状透亮影，骨折块可分离和错位。仔细分析骨折线的走行和分布可以确定骨折的类型。Le Fort 骨折表现可不典型，如两型混合存在，或左右两侧类型不一，应注意

观察。Le Fort Ⅰ、Ⅱ型骨折常累及上颌窦，故正位片上可出现上颌窦变形，窦腔密度增高和腔内气液平面等表现。Ⅱ、Ⅲ型均累及眼眶壁，除骨折线外，有时可见眼眶变形。如眼眶上缘至蝶骨嵴之间骨质不连续，表明合并有颅前窝底骨折。筛骨骨折后骨折线可不明显，但气房内积液有提示诊断意义。皮下积气表现为极低密度影，多为鼻窦受累，气体溢入皮下软组织所致。

2. CT 表现　CT 检查时应至少使用两个方向的扫描或重组，以避免遗漏在某一方向上与扫描平面平行的骨折。平片难以显示 Le Fort 氏骨折中翼突的受累、上颌窦后壁的断裂，以及颞下间隙的肿胀、积气，在 CT 上均可准确发现。眶下神经管损伤、眼眶内积血以及合并的颅内损伤，CT 亦可敏感探查到。螺旋 CT 在不同方位上的多层面重组（MPR），可以清楚显示骨折线波及的范围和骨折片移位方向，有助于骨折类型的判断。三维表面重组显示骨折外部特征立体、直观，可为颌面外科提供更多信息（图 7-3-2）。

3. MRI 表现　新近发生的骨折因骨髓水肿，常呈长 T_1 长 T_2 信号改变，即使没有显示明显骨折线时也高度提示骨折的存在。

二、下颌骨骨折

【概述】

下颌骨为面部最大、最突出的骨骼，骨折较上颌骨和面部其他骨常见。下颌骨骨折（fractures of mandible）多发生于解剖薄弱区域，包括颏孔区、正中联合部、下颌角及髁突等。骨折的类型可分为线性和粉碎性。线性骨折中按骨折线的多少又可分为单发性和多发性。多发性骨折中，双侧发生者并不少见。受咀嚼肌的牵拉和其他外伤因素的影响，骨折后骨折片常发生移位。骨折如累及下颌管，可致下齿槽神经和血管受损。

【临床特点】

常见临床表现包括骨折部位软组织肿胀、疼痛、下齿槽神经分布区麻木、口腔出血、张口受限、咬合错乱、吞咽及咀嚼功能障碍等。

【影像检查技术与优选】

CT 无重叠干扰，能显示平片难以显示的下颌骨隐匿性骨折，发现邻近结构和软组织损伤情况，敏感性较高，应作为首选检查方法。X 线平片具有良好的空间分辨率，可以显示明显骨折，并能从整体上观察骨折的范围和类型，但难以显示小的碎骨块和

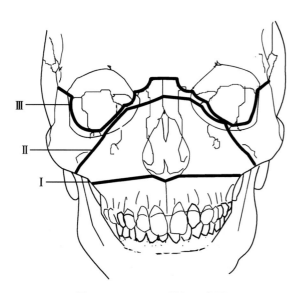

图 7-3-1　Le Fort 骨折示意图
Ⅰ. Le Fort Ⅰ型；Ⅱ. Le Fort Ⅱ型；Ⅲ. Le Fort Ⅲ型

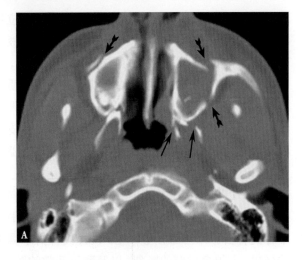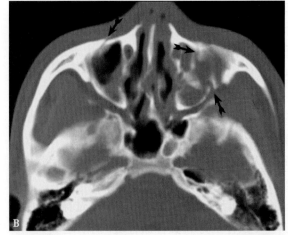

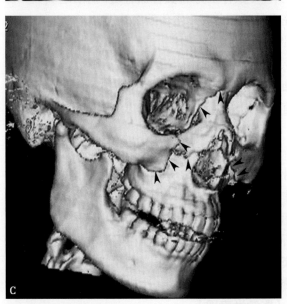

图 7-3-2 Le Fort II型骨折

A、B. CT 横断面，A. 经翼突横断面；B. 经上颌窦上部横断面，示左侧翼突内外板骨折（A，直箭），同时可见双侧颧颌缝骨折，累及双侧上颌窦前壁、眶下缘以及左上颌窦后外壁（A 和 B，鱼尾箭）；C. 颌骨三维重组，示骨折线越过鼻骨，经眼眶内壁至眼眶下壁，向外下行经颧颌缝和颧骨下方（箭头），呈锥形

不明显的线性骨折，故应作为次要检查方法。MRI一般不作为显示颌骨骨折的常规检查方法，如欲显示骨髓损伤、软组织或深部间隙损伤，可以选用。

【影像学表现】

1. **X 线表现** 线形骨折表现为不规则透明线，如伴分离和断端错位，易于观察到皮质不连续。明显的粉碎性骨折，可以显示出碎骨块的数目和移位方向。但小的骨折碎块不易发现。正中联合部骨折如为双侧发生，中份骨折片因受颏舌骨肌牵拉常向后移位，侧位片上易于显示。但单发的正中线形骨折，常无明显移位，仅能根据低密度骨折线的显示才能确定诊断。正中联合部的粉碎性骨折，因两侧的碎骨块受下颌舌骨肌牵引向中线移位，下颌弓可变窄。完全性颏孔区骨折，正、侧位片上常可见前部骨折片受双侧降颌肌群牵拉向下、后方移位，后部骨折片受患侧升颌肌群牵拉向上方内侧移位。下颌支骨折在侧位上易于显示，要注意观察骨折线是否通过下颌管。发生髁突颈部完全性骨折时，受翼外肌牵拉髁突常移向内前方。

2. **CT 表现** 能清楚显示下颌骨骨折的类型、程度和范围、肌肉的附着部位与骨折片的关系以及周围软组织的损伤情况，较常规 X 线检查优越。下颌支的隐匿线形骨折和髁突高位骨折平片显示有困难，高分辨 CT 和螺旋 CT 的多平面重组能够敏感地发现。由于避免了组织重叠影像的干扰，CT 能比平片更准确发现粉碎性骨折中的小骨折碎块及移位方向，特别是在颞下颌关节部位（图 7-3-3）。螺旋 CT 的多方位重组，有利于准确判断骨折是否累及下颌管。CT 曲面重组能全面探查下颌骨骨折，并能显示咬合关系紊乱情况。三维表面重组可立体直观显示骨折后下颌骨的外部形态改变，有助于颌面整形外科治疗方案的制定（图 7-3-4）。

3. **MRI 表现** MRI 不作为显示下颌骨骨折的常规检查，但多参数成像在探查骨折周围软组织的损伤情况方面，较 CT 和平片敏感。

4. **术后改变** 术后 X 线检查和 CT 可了解颌骨

骨折术后对位对线关系、骨痂生长情况、有无畸形愈合和术后感染、以及内固定装置状态。因内固定装置多为金属结构，在 CT 上常有放射状伪影，对观察效果有一定影响。颌骨术后感染具有骨髓炎表现：密度增高，内有不规则低密度坏死区，周围软组织肿胀等，MRI 可以敏感显示病变区域和范围。

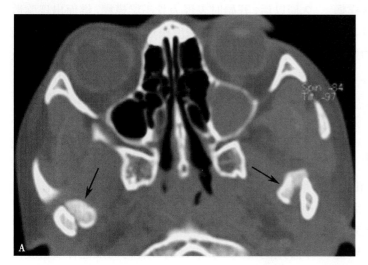
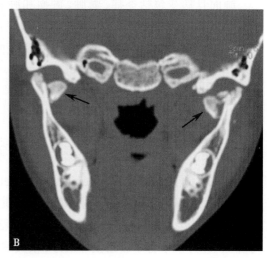

图 7-3-3　下颌骨髁突骨折

A. CT 横断面，经下颌骨髁突层面；B. CT 冠状面

双侧下颌骨髁突完全性骨折，骨折块受翼外肌牵拉向内前方移位（箭）

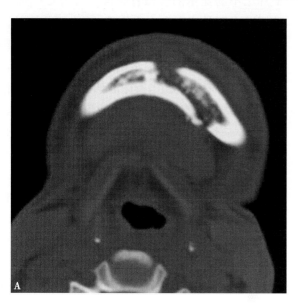
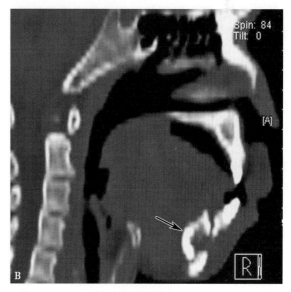

图 7-3-4　下颌骨体部骨折

A. 经下颌骨体部 CT 横断面。显示下颌骨体部偏左侧完全性骨折，累及颏孔区；B. CT 矢状面；C. 三维重建。示前部骨折块受降颌肌群牵拉向下、后方移位（B、C 直箭），后部骨折块受患侧升颌肌群牵拉向上方移位（C 鱼尾箭）

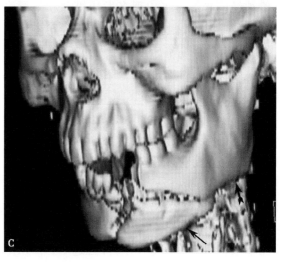

（曹代荣）

第四节　颌面骨病变

颌面骨病变包括炎症、囊肿、肿瘤和肿瘤样病变等多种疾病，常用的检查方法包括 X 线平片、CT 和 MRI，本节重点介绍临床上常见几种病变的影像诊断。

一、颌面骨炎症

（一）化脓性颌骨骨髓炎

【概述】

化脓性颌骨骨髓炎（pyogenic osteomyelitis of jaws）是由细菌感染引起的颌骨骨膜、骨皮质、骨髓及其中的血管、神经的炎症。以牙源性感染最多见，约占 90%，好发于青年。常由坏疽牙、根尖感染、冠周炎或牙周感染所引起。其次有损伤性感染和血源性感染。病变可分为中央性和边缘性。中央性常在急性化脓性牙周膜炎或根尖脓肿基础上发生，病变首先波及骨髓，再向四周扩展累及骨皮质和骨膜。边缘性多起源于下颌第三磨牙冠周炎，感染主要影响骨膜和骨皮质，大多较局限，也可向深层发展波及骨髓腔。两型均多见于下颌骨，其中中央性多见于下颌体，而边缘性多见于下颌角和下颌支。

【临床特点】

急性期常先出现牙槽突或颌骨体局限性症状，主要为患牙疼痛，沿三叉神经分布区放射，并出现发热、畏寒、头痛、白细胞升高等全身症状。当病变进展，牙槽突骨质发生破坏时，可出现患牙松动，脓液自龈沟溢出，骨膜下脓肿形成，全身症状加重。上颌骨病变向外扩展可累及眶下、颞下、翼腭窝等区域，出现相应的局部临床症状。下颌骨骨髓炎沿下牙槽神经管扩散时可出现多发牙松动和下唇麻木。当并发颌周间隙化脓性蜂窝织炎时，可出现面部广泛肿胀。慢性期临床主要特点为持续排脓，瘘管和死骨形成。瘘管周围的纤维组织增生，可形成硬性的炎性软组织块。病变区域可出现咬颌错乱和面部畸形。

【影像检查技术与优选】

X 线平片能显示病变的大体病理特点和病灶范围，可作为首选检查方法。但因平片对探查早期的病灶、微小病灶以及显示病灶内的细节情况和周围软组织改变有很大局限性，故当发现病灶或未显示病灶而临床高度怀疑病变存在时，应选 CT 和 MRI 进一步的检查。

【影像学表现】

1. 中央性颌骨骨髓炎

（1）X 线表现：骨质的异常改变通常出现于发病 2 周以后，开始时表现为骨小梁模糊，继而出现弥散性点状和斑片状低密度破坏区，以病源牙为中心最为明显，逐渐向周围正常骨组织移行，可见骨膜反应，呈平行于骨皮质的致密线状影。病灶局限化后，破坏灶呈较大低密度区，边缘与正常骨质分界清楚，周围可见高密度的新骨生成，病灶内可出现大小不等死骨，密度较高，可伴病理性骨折。至新骨形成期，病灶边缘一般清楚，周围骨小梁增多变粗，密度增高。痊愈期则骨质致密，骨小梁变粗，排列紊乱，颌骨可呈畸形改变。

（2）CT 表现：CT 可以较 X 线片更早发现颌骨内的微小破坏灶，表现为颌骨内局限性骨质密度降低，边缘模糊。随着病变进展，破坏区扩大，CT 上出现不规则低密度区，周围有硬化带，边界较清楚。平片上不易显示的轻微骨膜反应可为 CT 所发现。破坏区内死骨表现为大小不等，形态不规则的高密度斑块。当颌骨周围软组织受累时可见脂肪间隙密度增高，界限模糊，肌肉组织密度降低，有时可出现多发大小不等气泡。当有脓肿形成时表现为局限性低密区，周围有呈带状的稍高密度脓肿壁围绕。增强扫描，病灶呈明显环状强化。慢性期颌骨病灶区骨质增生硬化，密度增高，多层螺旋 CT 的多平面 MPR 可以清楚显示病灶范围（图 7-4-1）。

（3）MRI 表现：颌骨内的破坏灶表现为 T_1 低信号，在骨髓受累时，脂肪信号影消失；T_2 高信号，信号不均匀。增强时，T_1WI 呈环形强化。在早期发现病灶以及显示病灶的范围方面 MRI 较平片和 CT 敏感。此外，MRI 可以敏感的发现颌周软组织和筋膜间隙受累，探明脓肿灶的大小和范围。对于病灶中小死骨的显示和病灶周围骨质的增生硬化情况的判断，MRI 不如 CT，有一定局限性。

2. 边缘性颌骨骨髓炎　病变首先侵犯骨膜、骨皮质，可分为增生型和溶解破坏型两类。

（1）X 线表现：增生型骨质破坏较少而新骨增生明显，皮质外侧可见成堆新生骨增生，外缘较整齐，骨质致密。溶解破坏型多见于骨膜下脓肿和颌周间隙感染之后，骨皮质损害以溶解破坏为主，增生反应不明显。X 线片上呈类圆形低密度区，边缘清晰，病程长者周围出现骨质硬化带。

（2）CT 表现：CT 可以更清楚显示病变两个类型的主要病理改变特点，发现骨膜、骨皮质以及软组

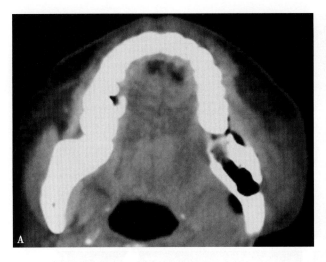

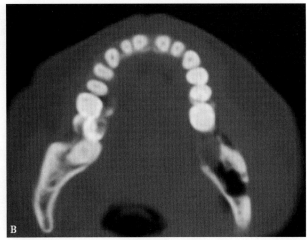

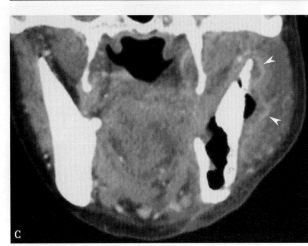

图 7-4-1 中央性颌骨骨髓炎

下颌骨 CT，A. CT 横断面平扫软组织窗，左侧下颌骨骨质破坏，其内和骨旁有积气，周围软组织明显肿胀，咽旁间隙消失；B. CT 横断面平扫骨窗，显示骨质破坏累及左下 8 牙槽骨和下颌支，局部骨皮质缺损，附近骨质增生硬化；C. 增强 CT 冠状面软组织窗，示软组织内有不规则环状强化（箭头）

织内病变的范围（图 7-4-2）。

（3）MRI 表现：病灶中的新生骨增生表现为低信号，溶解破坏区呈长 T_1 长 T_2 信号改变。当颌骨骨髓受累时，原来的正常脂肪高信号影消失，代之以出现长 T_1 长 T_2 信号改变。

【诊断要点】

（1）有牙源性感染病史，临床有牙痛、叩痛、牙松动、局部肿胀、龈沟溢脓或全身中毒症状。

（2）X 线、CT、MRI 上出现弥漫性骨质破坏、局限性骨坏死腔、死骨、骨膜反应、骨膜下新骨形成等征象。

【鉴别诊断】

（1）溶骨性骨肉瘤：表现为颌骨内以溶解破坏为主改变，中央性颌骨骨髓炎应与之鉴别。中央性颌骨骨髓炎的骨质破坏以病源牙为中心，渐向正常骨组织移行，破坏区常有一定的形态；而溶骨性骨肉瘤无这一特点，骨破坏区常无一定形态，边缘常呈切迹样。

（2）成骨性骨肉瘤：成骨性骨肉瘤以在颌骨内和周围软组织内形成多发致密的瘤骨为主，边缘性颌

骨骨髓炎当新骨增生明显时应与之鉴别。边缘性颌骨骨髓炎所形成的骨膜下新骨外缘多较整齐，而成骨性骨肉瘤的瘤骨和钙化分布较弥散，二者表现有所不同。

（二）放射性颌骨骨髓炎

【概述】

放射性颌骨骨髓炎（radiation osteomyelitis of jaws）系继发于放射治疗的颌骨骨髓炎。多数学者认为与解剖部位、放射剂量、疗程、投照技术及放射治疗前后的牙齿和颌骨感染有关，特别是与放射剂量及疗程关系更为密切。放射线可引起颌骨动脉内膜炎，继而导致血管内膜增厚，纤维化，管腔狭窄和闭塞，颌骨局部的血循环和营养发生障碍，最终引起骨坏死。局部有损伤或患有牙源性感染患者更易诱发放射性骨髓炎。

【临床特点】

发病多在放射治疗结束后半年至 3 年内，常有拔牙或局部损伤后创口不愈症状。病变早期有持续性疼痛，颌周软组织感染征象。当脓肿形成后出现溢脓，常经久不愈，后形成瘘管，甚至发生坏死骨质暴

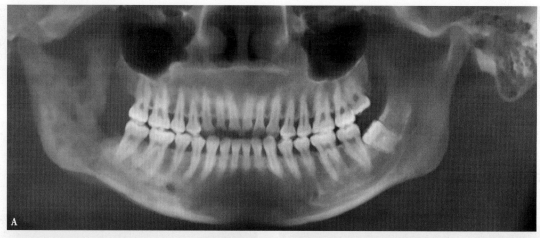

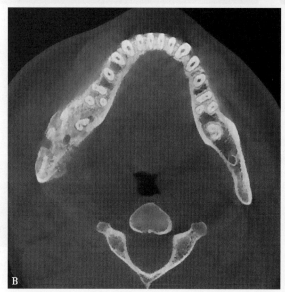

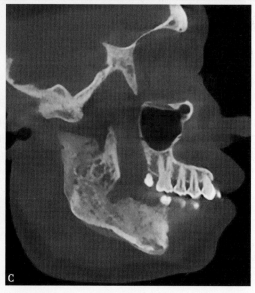

图 7-4-2 边缘性颌骨骨髓炎

下颌骨 CBCT，右下颌反复肿痛，48 拔除术后。A. CBCT 全景重建图；B. CBCT 横断位；C. CBCT 矢状位。示 48 区颌骨高低混杂密度，颊舌侧骨皮质破坏，骨体膨隆并见平行于颊舌侧骨膜反应；其周围软组织肿胀。右下颌 48 区拔牙窝空虚

露。面颊部软组织的放射性损伤和继发感染可致坏死、口腔与颌面部穿通损伤和畸形形成。病变可以反复急性发作，病程较长。患者全身情况一般较差。

【影像检查技术与优选】

与化脓性骨髓炎相同。

【影像学表现】

1. **X 线表现** 主要改变为斑片状的骨质疏松区，周围有粗糙的骨小梁围绕。病变广泛时可有较大范围的骨质吸收区，可累及牙槽突。病程长者，可出现斑片状骨质硬化，邻近伴有骨质稀疏区和死骨。

2. **CT 表现** 骨质吸收区呈不规则低密度灶，周围常见骨质硬化带。如有死骨，表现为低密度灶中的孤立骨块。周围软组织多因放射性改变而结构紊乱，如有瘘管形成可见索状软组织影自坏死区达皮肤表面。

3. **MRI 表现** 病变区颌骨 T_1WI 上呈低信号，T_2WI 上呈高低混杂信号，周围软组织信号常增高（图 7-4-3）。

CT 和 MRI 增强检查，病变区可强化，软组织内脓肿可呈环状强化。

【诊断要点】

1. 曾有颌面部肿瘤放射性治疗病史，并存在有牙源性感染灶。

2. X 线、CT、MRI 上颌骨内出现大小不等骨质破坏区，周围骨质增生、硬化、死骨，软组织内瘘管以及颌周软组织内感染灶。

【鉴别诊断】

1. **化脓性骨髓炎** 可与放射性骨髓炎有相似的影像表现，了解是否有颌面部肿瘤放射治疗病史对于二者的鉴别具有十分重要的意义。

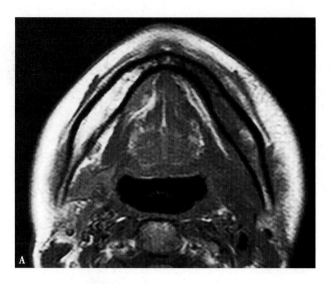

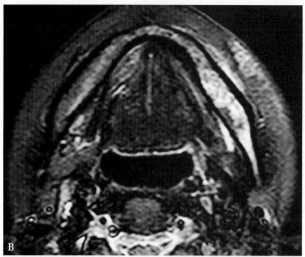

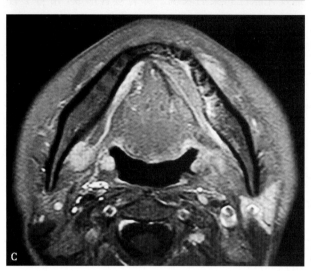

图 7-4-3 放射性颌骨骨髓炎

下颌骨 MRI，A. 平扫横断位 T_1WI：左侧下颌骨骨髓腔内及周围软组织见少许斑片样低信号影；B. 平扫横断位 STIR：左侧下颌骨骨髓腔内及周围软组织见斑片状高信号影；C. 增强扫描横断位 T_1WI：左侧下颌骨骨髓腔内及周围软组织斑片样强化（注：该患者左口底癌术后放疗后 6 个月）

2. **颌骨恶性肿瘤复发** 常出现颌骨骨质破坏区迅速增大以及周围软组织肿块形成，需与放射性骨髓炎鉴别。放射性骨髓炎临床和影像上无局部肿块，影像随访观察病灶少有突然变化，且病程较长。

3. **颌骨骨结核** 骨结核主要表现为骨质破坏，可呈囊样改变，颌骨可有膨胀，死骨常呈细小的点状，并有骨膜反应；而放射性骨髓炎破坏区呈不规则形，颌骨无膨胀，死骨呈大块样，且很少见骨膜反应。

（三）颌骨结核性骨髓炎

【概述】

颌骨结核性骨髓炎（tuberculosis osteomyelitis of jaws）较少见，好发于青少年和儿童。常为继发病变，原发结核病灶多在肺、消化道、胸膜和腹膜。结核杆菌可通过痰和唾液，先累及口腔黏膜；或经拔牙创口或黏膜溃疡，先累及牙龈，然后侵犯颌骨。也可经血液循环途径，由原发部位迁徙侵犯颌骨。

【临床特点】

可分为牙槽突型和中央型。牙槽突型病灶先出现于牙龈黏膜，进而累及牙槽突。临床上主要表现为牙龈溃疡、疼痛、不愈合。病灶向深部累及牙槽突后，患牙出现松动和脱落。当病变扩散时牙槽突膨大或形成瘘管，经久不愈。可继发化脓性感染。中央型多由结核杆菌播散至颌骨所致，多见于松质骨丰富区，如下颌角、颧骨、眶下缘等部位。初期病灶部位多为无痛性肿胀或隐痛，病变进展则肿块增大，疼痛加剧，进一步向外扩展，则穿破骨皮质形成骨旁冷脓肿，经皮肤破溃后常形成经久不愈瘘管，有时有死骨自瘘管口排出。病变通常不引起牙松动。可有低热等症状，继发化脓性感染后可出现急性骨髓炎临床征象。

【影像检查技术与优选】

与化脓性骨髓炎相同。

【影像学表现】

1. **X 线表现** 病变表现以骨质破坏为主，病灶边缘常模糊且不规则。由牙龈结核直接扩散而来者，常先累及牙槽骨，可于牙槽突部位或下方形成囊腔，其内常可见小死骨块。经血行感染者多侵犯下颌角、颧骨及颧颌缝。病变区骨皮质可呈膨胀性改变，以小儿患者较明显。破坏灶周围常可见骨质疏松。如伴发感染，可有骨质增生和新骨形成，表现可类似化脓性骨髓炎。

2. CT 表现 牙槽突型表现为牙槽骨皮质边缘不完整，有不规则骨质破坏区自边缘伸入牙槽骨内。破坏区内常可见死骨，呈由低密度带所围绕的孤立高密度骨块，可大小不等。中央型的破坏区最初见于颌骨的松质骨内，随病变进展范围不断扩大，累及皮质。两型所形成的冷脓肿和干酪性坏死灶表现为低密度区，增强扫描呈环状强化。破坏区周围大多为骨质疏松改变，也可出现骨质增生硬化，多为继发化脓性感染后表现。如有瘘管形成，常可于骨质破坏区与皮肤之间的软组织内见到索条状稍高密度影。

3. MRI 表现 颌骨内的骨质破坏区呈长 T_1 长 T_2 信号改变，灶周常可见水肿带，在 T_2WI 上呈斑片状高信号影。死骨在 T_2WI 上表现为高信号区中的低信号灶。骨质破坏灶旁冷脓肿也呈明显长 T_1 长 T_2 信号改变，增强后呈环状强化。周围软组织常有肿胀，尤见于瘘管周围，T_2 像上信号增高。

【诊断要点】

1. 青少年患病，具有肺、消化道或其他部位原发结核病史。或颌骨病变之前先有牙龈或口腔黏膜结核病灶。

2. X 线、CT、MRI 上病变如表现为牙槽突、下颌角、眶下缘等部位骨质破坏，形态不规则，内有小死骨块，多支持颌骨结核诊断。

【鉴别诊断】

应注意与化脓性骨髓炎鉴别。除临床表现二者有所不同外，影像上，化脓性骨髓炎常有骨膜下新骨形成。而颌骨结核主要以破坏为主，一般无新骨形成。但如继发感染，则病灶附近可出现骨质增生和新骨，此时与化脓性骨髓炎鉴别较困难，应结合其他临床资料综合分析。

（四）其他类型颌骨骨髓炎

1. 慢性骨髓炎伴增生性骨膜炎 又称 Garré 骨髓炎、慢性非化脓性骨炎或骨化性骨膜炎。好发于儿童及青年，主要表现为骨膜成骨，无脓肿及骨坏死。影像学表现为患侧骨质密度增高，骨皮质硬化及大量骨膜成骨形成，周围软组织肿胀。

2. 慢性局灶性硬化性骨髓炎 又称致密性骨炎，是根尖周组织到轻微缓慢持续性的低毒性因素刺激产生的一种骨质增生性、局灶性防御反应。可发生于任何年龄，以青年人多见。主要影像表现为患牙

或正常呀根尖区骨小梁增多、增粗，骨质密度增高，病变局限，骨髓腔变窄或消失。

3. 颌骨化学药物性骨髓炎 又称颌骨化学性骨坏死，是因砷、磷、汞等化学药物中毒所致的颌骨坏死。

二、颌骨囊肿

发生于颌骨的囊肿（cyst of jaws）包括牙源性囊肿、面裂囊肿和非上皮性骨囊肿等。

【影像检查技术与优选】

颌骨囊性病变多数具有良好自然对比，上述不同类型囊肿的病理特征大多可在 X 线平片上显示出来，因此 X 线平片应作为首选检查方法。如欲了解病变的更多细节或进行鉴别诊断，可以进一步选择 CT 或 MRI。

（一）牙源性囊肿（odontogenic cyst）

与成牙组织或牙有关，发生于颌骨内。根据其不同来源和发生部位，可分为根尖囊肿、牙周侧方囊肿、含牙囊肿和牙源性角化囊肿等。

1. 根尖囊肿

【概述】

根尖囊肿（radicular cyst）在颌骨囊肿中最常见，常继发于深龋、残根和死髓牙。病变是由于根尖肉芽肿和慢性炎症刺激，引起牙周膜内上皮残余增生，继后发生变性、坏死，同时伴有周围组织液渗出而逐渐形成。在拔牙后由残留在颌骨内的根尖肉芽肿发生而来的囊肿称为残余囊肿（residual cyst）。病变常呈膨胀性缓慢生长。病理上，囊肿的内膜由覆层鳞状上皮组成，无角化质。

【临床特点】

在病灶部位可发现深龋、残根和死髓牙，以前牙区较为多见。初期无自觉症状，病源牙的牙齿变色，增大后面部局部肿胀膨隆，呈乒乓球样感，邻牙受压移位。

【影像学表现】

1. X 线表现 病变呈圆形或类圆形低密度区，边界清楚、光滑，其内常可见病源牙根端。囊肿周边可见被压迫骨质所形成的骨质硬化带，在伴发感染或有病理性骨折时，该骨质硬化带常不完整。病变多为单房性，但有时也可呈多房改变。邻牙的牙根常被推移，但受侵蚀的较少。总之，囊肿内有根尖存在为本病的特点（图 7-4-4）。

2. CT 表现 CT 横断像上，病变呈囊性低密度区，围绕于高密度的根尖周围，囊肿周围的皮层呈

薄层高密度带。冠状扫描或螺旋 CT 多层面重建可显示囊肿与根尖的关系(图 7-4-4)。由病理骨折所致的皮层断裂,容易为 CT 所发现。

3. MRI 表现 病变在 MRI 的 T_1WI 上为中低信号,T_2WI 上为高信号,其内的根尖呈低信号。增强后根尖周囊肿的边缘伴感染时可呈明显增厚的环形强化表现。

【诊断要点】

(1)病灶呈囊性和膨胀性,其内包含牙根尖。

(2)位于龋齿、死髓牙等病源牙牙根部。

【鉴别诊断】

(1)根尖肉芽肿:根尖肉芽肿一般较小,直径不超过 1.5cm,圆形或椭圆形,边界清楚,通常无密质骨白线围绕。

(2)含牙囊肿:囊壁连于牙冠、根交界处,围绕尚未萌出的牙冠,与囊肿内含牙根尖的根尖囊肿不同。

2. 含牙囊肿

【概述】

含牙囊肿(dentigerous cyst)好发于 10～40 岁,男性多于女性,为居第二位的牙源性囊肿。病变来自于恒牙发生过程中牙釉质形成组织,在牙冠或牙根形成之后,牙冠尚未长出之前,由残余釉上皮与牙冠之间出现液体渗出聚集而形成,可来自一个牙胚或多个牙胚。常见于下颌第三磨牙和上颌尖牙,易累及上颌窦。病理上,囊肿壁由覆层鳞状上皮组成,偶可发生角质化。

【临床特点】

初期可无自觉症状,病灶增大后可形成面部畸形,可伴先天性缺牙或多余牙。囊肿破裂后,可见囊内有草黄色液体流出。

【影像学表现】

1. X 线表现 病变呈围绕尚未萌出的牙冠或部分牙根的膨胀性低密度囊肿影,囊壁连于冠、根交

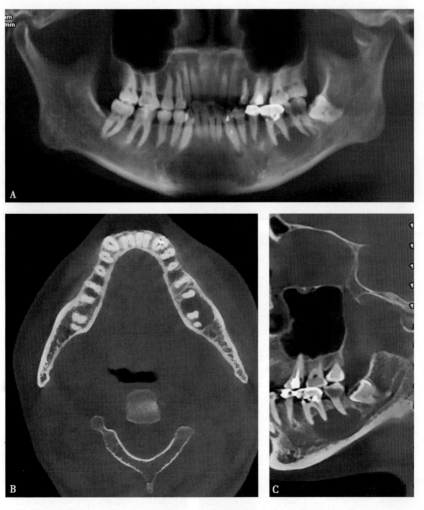

图 7-4-4 根尖囊肿

下颌骨 CBCT,A. CBCT 全景重建图;B. CBCT 横断位;C. CBCT 矢状位。示左下 6、7 根尖区颌骨内卵圆形囊性低密度透射影,边界清,周围环以骨白线,左下颌神经管管壁不连续

界处，囊肿周围有连续骨质硬化带环绕。如伴感染，骨质硬化带可不明显。病灶可为单房，也可呈多房。邻近牙常被推移，但牙根少有被吸收。

2. CT表现　囊肿呈类圆形或不规则形低密度，周围有骨质硬化带环绕，边界清楚，囊肿内可见牙冠。增强扫描，囊壁可呈环状强化。突入上颌窦者，可见上颌窦下份囊肿，与颌骨内的囊性病灶相连，内含牙齿，牙槽突骨质缺损。多排螺旋CT的冠、矢状面重建对于显示病灶部位以及内含牙齿这一主要病理特点很有价值（图7-4-5）。

3. MRI表现　囊液在T_1WI上显示为低中信号，T_2WI上为高信号，所含牙齿为低信号。囊壁在T_2WI上为中等信号，不如鼻窦黏膜信号高，增强像上呈厚度均匀环状强化。

【诊断要点】

（1）囊性膨胀性病灶，包裹牙冠，附着于未萌出牙牙颈部，周围有骨质硬化带。

（2）好发于下颌第三磨牙和上颌尖牙。

【鉴别诊断】

（1）根尖囊肿：其内包含牙根尖，位于龋齿、死髓牙等病源牙牙根部。与包裹牙冠、附着于未萌出牙牙颈部的含牙囊肿不同。

（2）成釉细胞瘤：可以含牙，应注意区别。成釉细胞瘤多见于青少年，多位于下颌磨牙及升支体部。囊实性的成釉细胞瘤有强化的实质成分，而牙源性囊肿内无实质成分，这是二者的主要不同。此外，在分房大小、边缘表现、邻牙改变等方面二者表现有所不同。

3. 牙源性角化囊肿

【概述】

牙源性角化囊肿（odontogenic keratocyst）病变来源于原始的牙胚或牙板残件。病理上，囊壁的上

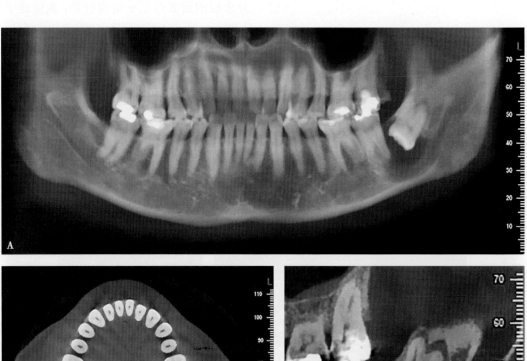

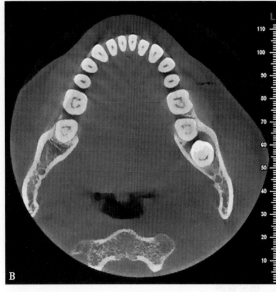

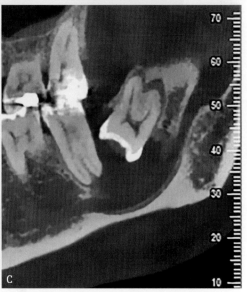

图7-4-5　含牙囊肿

下颌骨CBCT，A. CBCT全景重建图；B. CBCT横断位；C. CBCT矢状位。示左下颌8呈倒置向埋伏阻生，冠周见一囊性膨胀性低密度透射影，边界清，周围见骨白线包绕，下颌神经管被推移位

皮为复层鳞状上皮，表面覆盖角化层，囊内为白色或黄色的角化物或油脂样物。在主囊的囊壁外侧有微小子囊。病变 75% 发生于下颌骨，尤见于下颌第三磨牙区及下颌支。发生于上颌者通常在尖牙区，可累及上颌窦。病变可单发或多发。2005 年 WHO 将牙源性角化囊肿命名为"牙源性角化囊性瘤"，认为其生物行为具有浸润生长的特点的一种良性肿瘤，但因为支持这一假设的证据不够充足，2017 年，新的 WHO/IARC 分类将其重新归类为囊肿，因此它又回到了之前的名称。

【临床特点】

好发于 10~30 岁男性，可伴有先天性缺牙或多余牙。囊肿破裂后可流出皮脂样物。多发者可伴有基底细胞痣综合征（basal cell nevus syndrome），出现皮肤、肋骨、颅骨和颅内的异常改变，可有阳性家族史。临床上大多数患者无明显症状，但发展到一定

程度可有颌骨膨胀。具有一定的癌变能力。术后复发率较其他牙源性囊肿高，其原因可能与微小子囊存在有关。

【影像学表现】

1. **X 线表现** 病变呈膨胀性低密度区，皮层边缘一般光滑完整，但也可呈钝齿状。伴发感染时可边缘不连续。囊肿内可含牙，发生率为 25%~40%。小病灶常为单房性，大病灶常为多房性。突入上颌窦内的小病灶可类似于黏液潴留囊肿，大病灶可致窦腔明显膨大，边缘呈蛋壳状（图 7-4-6）。

2. **CT 表现** 囊肿在 CT 上呈低密度，边缘有稍高密度带，多数偏向颊侧生长，囊壁和分隔一般无强化。冠、矢状面 MPR 可清楚显示病灶的大小、部位、分隔和含牙情况，并可敏感发现继发的病理性骨折。

3. **MRI 表现** 与 CT 相似，可清楚显示病灶的

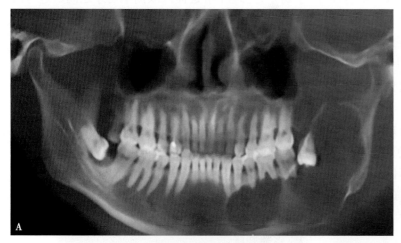
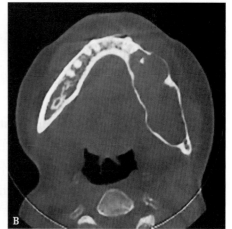
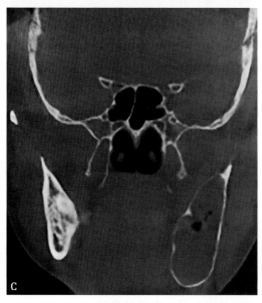
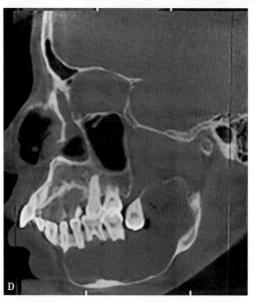

图 7-4-6　牙源性角化囊肿
下颌骨 CBCT，A. CBCT 全景重建图；B. CBCT 横断位；C. CBCT 冠状位；D. CBCT 矢状位。示 33 根尖区颌骨至左下颌乙状切迹膨胀性囊性低密度影，囊内可见气腔影，囊腔颊舌侧膨隆部分边缘呈蛋壳样，受累牙根有吸收，左下 8 倒置向阻生

囊腔、囊壁和含牙情况。囊腔在 T_1WI 上呈低中信号，T_2WI 上呈高信号。囊壁和分隔在 T_2WI 上呈稍低信号，囊内牙齿为低信号。如伴感染，囊肿周围颌骨可出现长 T_1 长 T_2 信号改变。

【诊断要点】

（1）多房或单房性囊性病变，膨胀性生长，含牙或不含牙。

（2）好发于下颌第三磨牙和下颌升支。

（3）如伴有皮肤基底细胞痣、叉状肋、小脑镰钙化、颅骨异常等表现者，支持本病诊断。

【鉴别诊断】

（1）成釉细胞瘤：成釉细胞瘤以囊实质性多见，其实质成分在 CT/MRI 上可强化。多房者，分房常不规则，大小不一，间隔较厚。囊性成分在 MRI 上呈明显长 T_1 长 T_2 信号。而角化囊肿一般无实质成分，多房者分房规则，间隔较薄。因囊内含角化物质和胆固醇结晶，故 T_2WI 上的信号较成釉细胞瘤的囊性成分低。

（2）含牙囊肿：在 X 线片和 CT 上，含牙的角化囊肿可与其表现很相似，但 MRI T_2WI 上，牙源性角化囊肿信号较含牙囊肿稍低。此外，角化囊肿发生于下颌支的概率较含牙囊肿高。

（二）面裂囊肿（facial fissural cyst）

由胚胎发育过程中面突融合线内的残余上皮发生而来，多见于青少年。囊肿发生于不同面突融合部位，导致局部骨质呈膨胀性改变，出现相应临床症状。

1. 正中囊肿

【概述】

正中囊肿（medial cyst）位于切牙孔后方腭中缝任何部位，或发生于下颌正中线处，即胚胎时期的下颌突之间。男性多于女性，多数呈无痛性肿块。

【影像学表现】

（1）X 线 /CT 表现：病变为腭中缝或下颌骨中线部位的圆形或卵圆形低密度囊状影，边界清楚，有硬化带环绕（图 7-4-7）。

（2）MRI 表现：囊肿在 T_1WI 呈低信号，T_2WI 呈高信号。

2. 球状上颌囊肿

【概述】

球状上颌囊肿（globulomaxillary cyst）发生于上颌侧切牙与尖牙之间，即胚胎期球状突与上颌突之间，牙常被推移。病理上，囊肿壁由非角化复层鳞状上皮、角化鳞状上皮、或纤毛柱状上皮构成。

【影像学表现】

（1）X 线 /CT 表现：囊肿位于侧切牙和尖牙牙根之间，呈低密度，周围可见致密线状硬化带。除非伴发感染，硬化带一般连续。侧切牙和尖牙牙根彼此分离，但无骨质吸收（图 7-4-8）。

（2）MRI 表现：病变 T_1WI 上为低信号，T_2WI 上为高信号。

3. 鼻腭囊肿

【概述】

鼻腭囊肿（nasopalatine cyst）亦称切牙管囊肿（incisive canal cyst），发生于上颌切牙管内或附近，是上颌最常见的先天性囊肿。临床上，病变表现为腭部无痛性肿块。组织学上，囊肿壁主要由复层鳞状上皮构成，有时也可见纤毛柱状上皮。

【影像学表现】

（1）X 线 /CT 表现：囊肿呈类圆形低密度影，位于切牙管部位，常延伸入双侧中切牙之间。边缘清楚光滑，周围有骨质硬化带。伴发感染时，病变边缘多不清楚，周围硬化带常不连续（图 7-4-9）。

（2）MRI 表现：囊肿在 T_1WI 上呈低、等信号，T_2WI 上呈高信号。

4. 鼻唇囊肿

【概述】

鼻唇囊肿（nasolabial cyst）位于鼻翼下方，上唇底和鼻前庭内，双侧者占 11%。女性患者多于男性，男女比例 1:3。病变生长缓慢，可长达数年，对邻近骨结构可造成压迫吸收。伴感染时可突然增大，疼痛肿胀。

【影像学表现】

（1）CT 表现：囊肿为鼻翼下方鼻前庭内的类圆形稍低密度影，边缘光滑，邻近骨质压迫变薄（图 7-4-10）。增强 CT 上，病变中心无强化，囊壁薄且有强化。

（2）MRI 表现：囊肿边缘锐利，T_1WI 上呈低信号，T_2WI 上呈高信号。囊肿内有时可见非液性物质与液体之间所形成的界面，多由草酸钙结晶所致。

上述面裂囊肿根据其特定的发生部位，大多在影像上可以做出定性诊断。鉴别诊断方面应注意与牙源性囊肿区别。牙源性囊肿与牙有关，而面裂囊肿与牙无关，且出现在面突融合线内，这是二者的主要区别之处。

（三）非上皮性骨囊肿

【概述】

非上皮性骨囊肿（nonepithelial bone cyst）亦称

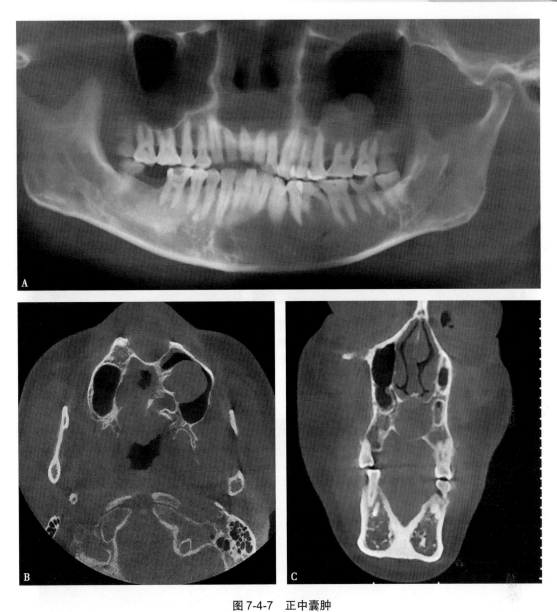

图 7-4-7　正中囊肿

上颌骨 CBCT，A. CBCT 全景重建图；B. CBCT 横断位；C. CBCT 冠状位。示上颌切牙孔后方腭部正中区见卵圆形囊性低密度影，边界清楚，周围有骨白线包绕

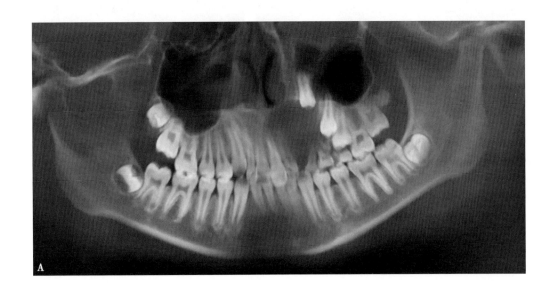

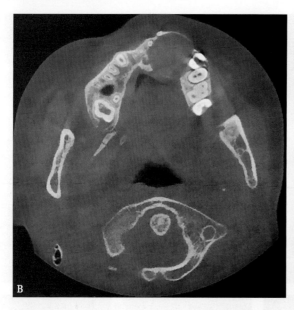
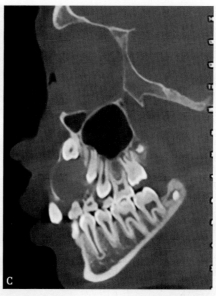

图 7-4-8 球状上颌囊肿

上颌骨 CBCT，A. CBCT 全景重建图；B. CBCT 横断位；C. CBCT 矢状位。示左上颌侧切牙和乳尖牙间见类圆形囊性低密度影，边缘清楚，周围见骨白线包绕。左上颌侧切牙和乳尖牙被推移彼此分离，左上颌 3、4 高位阻生

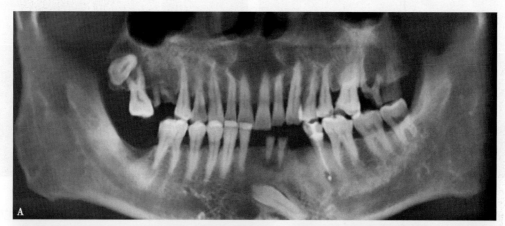

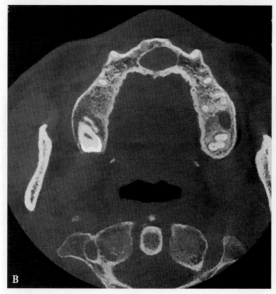
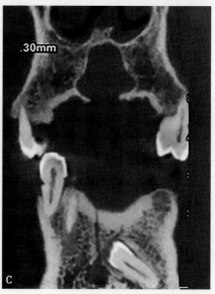

图 7-4-9 鼻腭囊肿

上颌骨 CBCT，A. CBCT 全景重建图；B. CBCT 横断位；C. CBCT 冠状位。示上颌切牙管异常扩大，呈类圆形囊腔，边缘清楚，周围见骨白线包绕

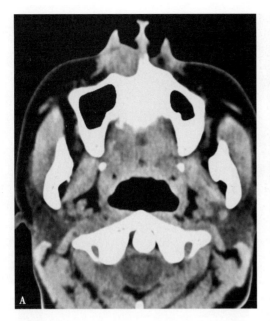

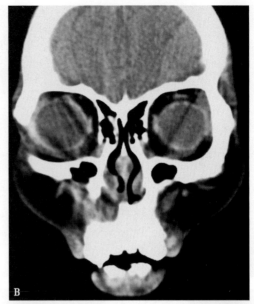

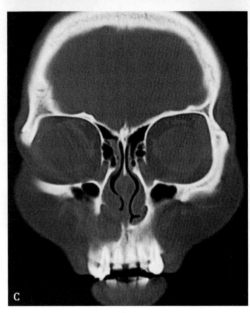

图 7-4-10 鼻唇囊肿

颌面部 CT，A. CT 横断位平扫软组织窗；B. CT 冠状位软组织窗；C. CT 冠状位骨窗。示右侧鼻翼下方、鼻前庭内见类圆形稍低密度影，边缘光滑锐利，邻近鼻底区骨质呈凹陷性压迫吸收

孤立性骨囊肿、出血性骨囊肿、外伤性骨囊肿、单腔骨囊肿等，临床上少见。病理上，囊肿壁无上皮组织，这与其他牙源性骨囊肿不同。发生机制目前尚不清楚，有人认为与骨梗死或骨损伤有关，也有人认为属正常解剖变异。少数病灶可不经治疗而自然痊愈。

【临床特点】

多见于青壮年，主要发生于下颌的前磨牙和磨牙下方，可有明显外伤史，牙数目正常，无移位征象。

【影像学表现】

（1）X 线 /CT 表现：病灶呈不规则骨质缺损的低密度区，多出现于下颌前磨牙和磨牙下方。周围无骨质硬化带，不呈膨胀性改变，一般不引起牙移位（图 7-4-11）。

（2）MRI：病灶在 T_1WI 上为低信号，T_2WI 上为高信号。

【诊断要点】

（1）颌骨内不规则骨质缺损的囊性区，多出现于下颌前磨牙和磨牙下方，周围无硬化致密带。

（2）不呈膨胀性改变，一般不引起牙移位。

（3）可有外伤史。

【鉴别诊断】

应与牙源性囊肿鉴别。牙源性囊肿多呈膨胀性生长，周围有硬化致密带，与牙有明显关系，常引起牙移位，这些均是与本囊肿不同之处。

三、颌骨肿瘤

（一）牙源性肿瘤（odontogenic tumors）

牙源性肿瘤是指牙齿发育过程中形成的颌骨肿瘤，由牙源性上皮和牙源性外胚间叶发生而来，种类很多，大多为良性，恶性者少见。

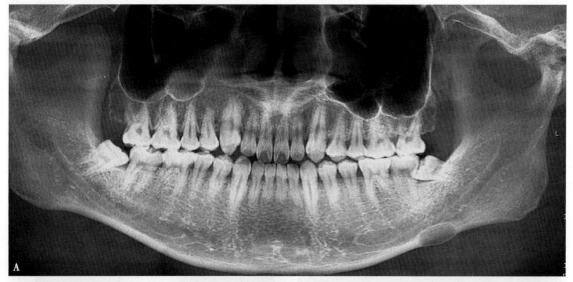

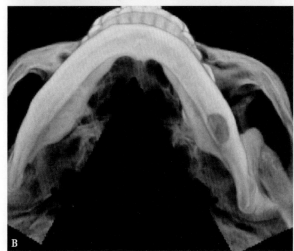

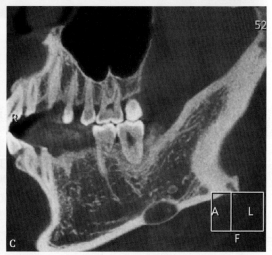

图7-4-11 孤立性囊肿

下颌骨CBCT，A. CBCT全景重建图；B. CBCT MIP；C. CBCT矢状位。示左下颌下缘角前切迹处见一类圆形囊性低密度影，边界清晰，稍向舌侧膨隆，舌侧骨皮质尚延续；向上稍显推挤左侧下颌神经管下壁稍向上移，神经管壁尚延续、清晰

1. 成釉细胞瘤

【概述】

成釉细胞瘤（ameloblastoma）又称造釉细胞瘤或齿釉细胞瘤，是上皮性牙源性颌骨肿瘤，占比11%～64%，为最常见的牙源性肿瘤。病变主要来源于牙板残件或有齿囊肿壁的多功能上皮细胞，约80%发生于下颌骨，尤见于升支远端和磨牙区，20%发生于上颌骨，主要见于前磨牙和磨牙区。病理上，成釉细胞瘤可为实质性、囊性或囊实性，具有单房型和多房型两种生长类型。多房型多见，好发于下颌支，多呈囊实性；单房型少见，常见于下颌磨牙区，多呈囊性。肿瘤虽为良性，但有局部侵袭性。

【临床特点】

成釉细胞瘤多见于青壮年，发病年龄多在30～50岁，男多于女，生长缓慢，呈无痛性。多数患者表现为下颌骨逐渐膨大、面部畸形、牙齿松动。肿瘤较大时可影响下颌骨的运动功能，致咀嚼、吞咽功能发生障碍。累及下齿槽神经时，可引起下唇和颊部麻木。发生于上颌骨时可累及鼻腔、上颌窦和眼眶，出现鼻阻、眼球移位或突出等症状。

【影像学表现】

（1）多房型

X线表现：X线片上，病变呈膨胀性多房性低密度病灶，边缘为线状高密度影，边界清楚、光滑，当病灶较大、颌骨极度膨胀时，病变骨壁可似纸样菲薄。房腔数量不等，较多时成群分布，彼此重叠，形态多呈圆形或卵圆形，大小可相似也可有较大程度悬殊，当大小相近时可类似蜂窝状改变，房腔间分隔多较平滑。肿瘤膨胀的方向多向唇颊侧,邻牙根常被浸润吸收呈锯齿状。病变内可含处于不同发育阶段的牙,可为阻生牙或多余牙,提示病变可能由含牙囊肿发展而来(图 7-4-12)。

CT 表现:肿瘤的囊性部分呈低密度,实质成分、间隔和壁呈等密度,可强化。冠状扫描或螺旋 CT 多层面重建可更好显示病变与邻近牙齿的相互关系。当继发病理性骨折时,CT 显示的敏感性优于平片。

MRI 表现:T_1WI 上,囊性成分呈低信号,实质成分呈低等信号;T_2WI 上,囊性区呈高信号,实质区和囊壁呈等信号。肿瘤内如含牙,则在 T_1WI 和 T_2WI 上均为低信号。增强检查,囊壁、间隔和实质部分可强化。

(2)单房型

X 线表现:肿瘤表现为边界清楚的单一囊状膨胀性低密度病灶,内无间隔,形态多呈类圆形或分叶状。当呈分叶状时,分叶之间可见切迹。病灶内可含牙或不含牙,邻牙牙根常有吸收。

CT 表现:肿瘤呈囊性低密度区,少数病灶内可见实质成分自囊壁突向囊腔,呈等密度软组织肿块或结节,可强化。

MRI 表现:囊性成分在 T_1WI 呈低信号,T_2WI 呈高信号。实质成分在 T_1WI 呈稍低信号,T_2WI 呈等信号。肿瘤的实质成分可强化。

无论多房型还是单房型,虽然肿瘤膨胀性生长可致病灶壁菲薄,但周围多无或仅有轻微骨质硬化

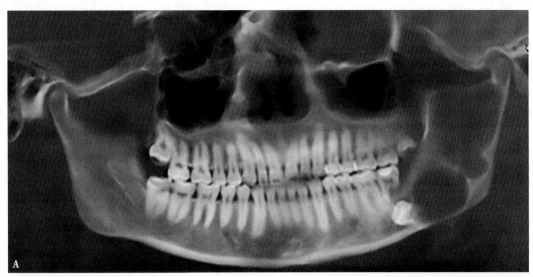

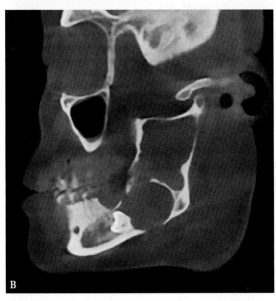
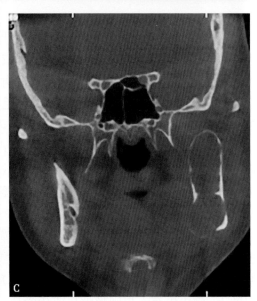

图 7-4-12 造釉细胞瘤

下颌骨 CBCT,A. CBCT 全景重建图;B. CBCT 矢状位;C. CBCT 冠状位。示左侧下颌骨内见膨胀性多房性囊性低密度病灶,向颊舌侧膨隆,病灶边缘骨壁菲薄,内可见分隔骨嵴及切迹,病灶内见左下 8 被推移位阻生于左下 7 根端下方

带,如继发感染,可出现明显骨质增生硬化。当肿瘤穿破颌骨皮质后可在骨旁形成软组织肿块。囊腔内含牙多出现于下颌第三磨牙区。如病灶内出血,MRI 上可出现短 T_1、长或短 T_2 信号。当肿瘤生长速度增快,多房型者原有的骨性间隔破坏消失,骨皮质破坏,为肿瘤恶变征象。

【诊断要点】

(1)肿瘤呈囊性或囊实质性,单房或多房膨胀性生长。

(2)好发于下颌磨牙和升支,偏向唇颊侧,邻牙牙根常被侵蚀吸收。

【鉴别诊断】

应与之鉴别的主要为发生于颌骨、具有囊性生长特点的肿瘤和肿瘤样病变,常见的有牙源性囊肿、囊性骨纤维异常增殖症和巨细胞瘤等。

(1)牙源性囊肿:牙源性囊肿应与成釉细胞瘤鉴别。如为多房性,其前者一般分房大小均匀,间隔较薄,邻牙牙根常被推压移位。而后者分房大小多相差悬殊,间隔较厚,邻牙牙根多被侵蚀成锯齿状。CT 和 MRI 上,牙源性囊肿内无实质成分,而成釉细胞瘤内多可见强化的实质成分。单房牙源性囊肿与单房性成釉细胞瘤的 X 线鉴别要点在于,前者的边缘一般光滑,分叶少见;而后者分叶状和切迹常较明显。如单房性成釉细胞瘤为囊实性,CT 和 MRI 容易发现病变内的实质成分,将其与单囊性牙源性囊肿区分开来。牙源性角化囊肿因内含角化物质和胆固醇,故 T_2WI 上信号常较成釉细胞瘤的囊性成分低。

(2)颌骨囊性骨纤维异常增殖症:该病变系由纤维组织代替骨松质所形成,X 线片上表现为多房或单房的囊性低密度区,可与成釉细胞瘤混淆。但病变常可于囊性区附近见到程度不同的骨化区,呈毛玻璃样改变。而成釉细胞瘤无此征象,应注意区别。

(3)颌骨巨细胞瘤:分隔较粗糙,分房不规则;而成釉细胞瘤间隔光滑,房呈较规则卵圆形和圆形。这些征象有一定鉴别意义。但尽管如此,有时二者的鉴别仍较难,应结合其他临床资料。

2. 中央型骨化纤维瘤

【概述】

中央型骨化纤维瘤(central ossifying fibroma)组织病理学上,瘤内含有不规则形骨片或牙骨质,周围被增生的纤维结缔组织所环绕,可见钙化灶及不成熟编织骨。成熟病灶内有致密板层骨,结缔组织较少。多数病理学家认为,中央型化牙骨质纤维瘤(central cementifying fibroma)和中央型牙骨质骨化纤维瘤(central cemento-ossifying fibroma)为本病的组织学变异。

【临床特点】

临床上,病变常见于青年人,多位单发,女性多于男性。下颌骨为最常见受累部位,特别是前磨牙区。肿瘤呈缓慢膨胀性生长,患者早期无自觉症状,肿瘤逐渐增大后出现局部肿胀,颌面部畸形,咬合紊乱、牙齿松动以及邻近结构受压等症状。

【影像学表现】

(1)X 线表现:病变表现为颌骨内类圆形膨胀性病变,可见粗糙的骨性分隔和不规则钙化灶和骨化灶。早期阶段,因骨质破坏和纤维组织增生而呈局限性类圆形低密度影,易被误认为根尖周病变或牙源性囊肿。随着肿瘤内牙骨质组织和骨组织沉积,钙质增加,低密度区内逐渐出现点状、斑块状或片团状高密度影,病灶变得致密,呈类圆形肿块,边界清楚。受累颌骨虽膨胀,但皮层的侵蚀一般少见。有时可见牙根分离和牙吸收。

(2)CT 表现:病变显示为类圆形肿块,边界清楚,形态一般较规则。病灶的纤维化成分和基质呈均质性低密度或稍低密度,骨质化成分和钙化灶呈不规则形高密度。CT 能敏感发现病变内较小的骨化灶。增强后病灶内未钙化和骨化成分可强化(图7-4-13)。

(3)MRI 表现:病灶内的基质成分呈长 T_1 长 T_2 信号,已钙化和骨化成分在各序列上均呈低信号。增强后病灶内未钙化和骨化成分可强化。

【诊断要点】

(1)颌骨内类圆形膨胀性病变。

(2)有粗糙的骨性分隔和不规则钙化灶、骨化灶。

(3)可出现不均匀强化。

【鉴别诊断】

骨纤维异常增殖症:与颅面骨骨化纤维瘤表现相似,二者区别较困难。骨化纤维瘤和骨纤维异常增殖在密度上没有太大差别,其不同的生长方式和病灶边界是两者的主要区别点。骨化纤维瘤表现为以髓腔为中心向四周膨胀性生长,多单骨受累,边界清楚,与正常骨组织间有明显分界;而骨纤维异常增殖症常沿颌骨外形膨大,多为髓腔的弥漫性闭塞膨大,常多骨受累,病变区与正常骨质区移行,无明确边界。这是二者影像表现的主要不同。

3. 中央型颌骨癌

【概述】

中央型颌骨癌(central carcinoma of jaws)也称

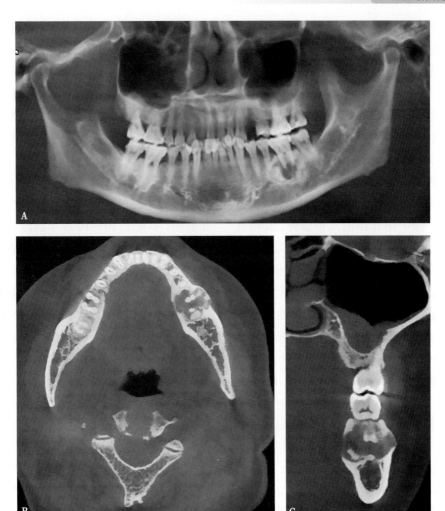

图 7-4-13　骨化纤维瘤

下颌骨 CBCT，A. CBCT 全景重建图；B. CBCT 横断位；C. CBCT 冠状位。示左侧下颌 6 根端区可见类圆形膨胀性病变，病灶呈不规则环形高密度影，中央呈低密度改变，其内混杂不规则斑点、斑块样钙化和骨化灶

原发性骨内癌（primary intraosseous carcinoma），是颌骨内生长的上皮性恶性肿瘤，由牙源性上皮残余发生而来。肿瘤具有鳞癌或腺性上皮癌的组织学特征，但又有明显的牙源性特点。它是全身骨骼系统中唯一可以发生原发性癌瘤的骨骼。该病少见，文献报道亦不多，但临床表现可多样，早期诊断困难，预后差。

【临床特点】

中央性颌骨癌的发病年龄以 50～60 岁最多见，男性稍多于女性，病变好发于下颌骨，特别是下颌磨牙区。早期无自觉症状，继后出现牙痛，下唇麻木，牙松动、脱落。穿破骨皮质可出现局部软组织肿块。中央性颌骨癌易发生区域性淋巴结转移，易至颌下及颈深上淋巴结，也可发生远处转移，但仍以局部复发为主。

【影像学表现】

X 线 /CT：早期病变局限于根尖区骨皮质内，呈不规则虫蚀状骨质破坏。以后病变进展，破坏区扩大，累及皮质。下颌神经管受累可见扩大、破坏、中断。病变广泛时则呈弥漫性溶骨性破坏，与溶骨性骨肉瘤难以鉴别。

【诊断要点】

（1）病变好发于下颌骨。

（2）自根尖区开始的虫蚀状骨质破坏，逐渐扩大，侵蚀骨皮质和下颌神经管。

（3）区域性颈淋巴结转移常见。

【鉴别诊断】

（1）颌骨慢性骨髓炎：慢性骨髓炎有感染病史，影像上除骨质破坏外，还可见增生修复改变，如骨质增生硬化和骨膜增生，可见死骨，与本病区别主要为骨质破坏的表现不同。

（2）颌骨骨肉瘤：本病与颌骨溶骨性和混合性骨肉瘤的影像表现很相似，二者鉴别困难，确诊需组织学检查。

（3）牙龈癌及口底癌：牙龈癌及口底癌骨质破坏常表现为软组织肿块从外向内侵蚀破坏所致。而原发性骨内癌表现为以颌骨为中心的骨质破坏，且破坏从中心向周边扩展，软组织肿块环绕颌骨。

4. 其他牙源性肿瘤　牙源性肿瘤种类较多，其中以良性者多见，除上述介绍的几种以外，其他几种较常见牙源性肿瘤的X线表现见表7-4-1。其他，如成釉细胞纤维瘤（ameloblastic fibroma）、成釉细胞纤维牙瘤（ameloblastic fibro-odontoma）、牙源性钙化囊肿（calcifying odontogenic cyst）、牙源性鳞状细胞瘤（squamous odontogenic tumor）、成釉细胞牙瘤（ameloblastic odontoma）等，均较少见。

（二）非牙源性肿瘤（nonodontogenic tumors of jaws）

1. 颌骨中心性血管瘤

【概述】

颌骨中心性血管瘤（central hemangioma of jaw）又称颌骨血管瘤，是颌骨内的动、静脉畸形，有学者认为它并非真正肿瘤而是发育异常；也有学者认为它是一种真性肿瘤，起源于原始内皮细胞增殖、分化而形成的血管。临床上不多见，约占口腔颌面血管瘤的4.1%，是一种具有潜在危险性疾病，若不了

解，贸然手术或拔除患区牙齿，可引起致命性大出血。颌骨内发生血管瘤和软组织血管瘤一样，按组织学形态可分为毛细血管瘤、海绵状血管瘤和蔓状血管瘤。临床上多为毛细血管瘤和海绵状血管瘤两种混合型。其组织学结构特点为海绵状窦腔与毛细血管网混合组成。蔓状血管瘤中有较大的动脉血输入。

【临床特点】

颌骨中心性血管瘤多为先天性。可发生于任何年龄组，多见于10～19岁年龄段。男女发病比例约为2:1。早期多无特异症状，随着病变增大，出现颌骨无痛性膨隆是本病的常见体征。常因外伤、拔牙、活检或手术而突发致命性难以控制的大出血。约65%发生在下颌骨，表现为生长缓慢的无痛性肿块，可造成面部畸形，患区牙根有时出现反复自发性出血，牙齿可发生松动、移位，有的可伴有黏膜血管瘤样增生，偶能感觉到肿物处有搏动或局部发麻、疼痛。蔓状血管瘤除出现上述症状外，局部有跳痛感觉，可闻及血管杂音。

【影像学表现】

多数学者认为颌骨中心性血管瘤的影像表现多种多样，不具有特征性，但影像学检查仍具有重要作用。

（1）X线表现：平片上可见中心性血管瘤内部的多囊状低密度改变，呈蜂窝状或肥皂泡状（图7-4-14），不规则；骨质出现膨隆、变薄；邻牙可见移位，牙根

表7-4-1　几种牙源性肿瘤的临床和X线表现

肿瘤	好发年龄	好发部位	X线表现
牙瘤（odontoma）	10～20岁	上、下颌骨前部	膨大颌骨内类似牙质的高密度团块影，混合型周围有低密度囊腔，组合型包含多发小的牙样结构或牙釉质。常伴阻生牙
牙源性腺样瘤（adenomatoid odontogenic tumor）	10～20岁	上颌骨尖牙区	囊性病灶，多为单房，边界清楚，多位于侧切牙和尖牙之间，部分肿瘤内有钙化，牙根分离常见，常伴阻生牙
牙源性中央纤维瘤（central odontogenic fibroma）	20～20岁	下颌骨	膨胀性低密度病灶，可为多房性或单房性，有硬化边缘，瘤内可有钙化灶
牙源性黏液瘤（odontogenic myxoma）	0.5～62岁	下颌骨后部	颌骨膨大，呈"肥皂泡"状或不规则低密度区，可多房或单房，有纤细骨性分隔，部分病灶边界不清楚
牙源性钙化上皮瘤（calcifying epithelial Odontogenic tumor, Pindborg瘤）	40岁	下颌磨牙区	初期为颌骨内膨胀性低密度囊状病灶，后出现钙化灶并逐渐增多，最后发展为有大量钙化的多房性病灶。可伴阻生牙
成牙骨质细胞瘤（cementoblastoma）	20岁以下	下颌磨牙，尤见于第一磨牙	肿瘤呈圆形致密影，边界周围有薄层透光带围绕。因牙骨质增生明显，牙根常显示模糊。病变多呈膨胀性清楚

尖可出现不规则吸收。少数病变出现牙槽突骨质破坏，累及下颌神经管时可造成下颌孔扩大呈喇叭口状、下颌神经管及颏孔的异常增粗。发生于上颌骨者可致上颌窦密度增高，窦壁骨质破坏，窦腔扩大。

（2）CT 表现：颌骨骨质膨隆，骨髓腔间隙增大，骨皮质完整，其内骨小梁结构消失，无或有分隔，骨隔纤细，可排列成网状、蜂窝状和皂泡状（图 7-4-14），增强扫描中度强化。CT 能进一步明确肿瘤的形态、骨质破坏的程度，如下颌骨内外板有无破坏及破坏的范围等。

（3）MRI 表现：颌骨骨髓腔内不均匀异常信号，T_1WI 和 T_2WI 均表现为低信号，如果伴发周围软组织的动静脉畸形，则表现为不规则的蜂窝状流空血管巢及曲张的营养血管，或仅见不规则曲张异常的流空血管影。

（4）DSA 表现：牙槽骨后部在动脉早、中期出现的异常血管团（又称"静脉池"），并持续到静脉晚期；见迂曲扩张的动脉走行于扩张的下颌管中，然后通入血管团内。DSA 能充分显示颈动脉系统分支和颌骨血管瘤的形态、血供及交通支；超选择性的导管介入造影对病变区血供形态分布显示更加清晰，并可进行栓塞治疗。

（5）超声表现：边界清楚的多囊性肿物，在多囊状暗区中可见稀疏光点流动。

【诊断要点】

（1）好发于 10～19 岁青少年。

（2）牙龈沟自发性或继发性频繁出血且量较多。

（3）颌骨无痛性膨隆。

（4）颌骨内多囊状改变，蜂窝状或肥皂泡状，骨质变薄、膨隆，邻牙移位、牙根吸收。

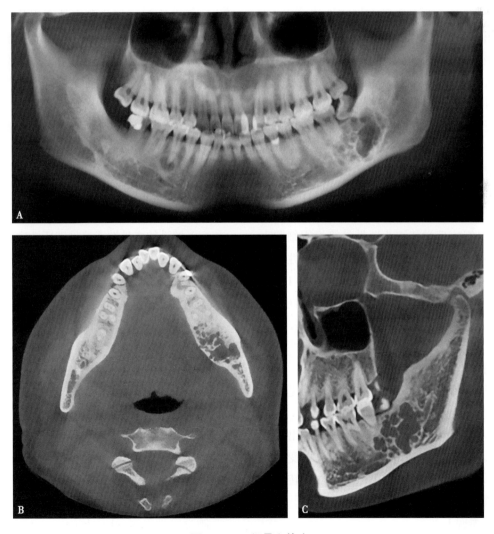

图 7-4-14　颌骨血管瘤

下颌骨 CBCT，A. CBCT 全景重建图；B. CBCT 横断位；C. CBCT 矢状位。示左侧下颌 7、8 区内见多发大小不等的类圆形小囊腔状低密度影，呈"蜂窝样"改变，内见纤细分隔影，左下颌神经管管壁欠清晰

（5）DSA 显示畸形血管团"静脉池"，有助于确诊，并有助于确定病变范围，利于制订治疗方案。应避免做活检。

【鉴别诊断】

（1）成釉细胞瘤：可表现为下颌骨多房性改变，但颌骨膨胀明显，可导致颊舌侧骨板膨隆、破坏；边缘可见硬化，牙根骨吸收，无牙龈自发出血。

（2）牙源性黏液瘤：和颌骨中心性血管瘤都常有蜂窝状改变，但黏液瘤没有牙龈出血、穿刺无血等。

（3）颌骨囊肿：颌骨血管瘤的骨质膨隆为骨质均匀性膨胀性改变，不像囊肿那样呈圆形或类圆形改变，尽管血管瘤在下颌骨也沿着其长轴发展，但病变的周界不及囊肿清晰。

（4）棕色瘤：见于甲状旁腺功能亢进，实验室检查血清钙、磷和碱性磷酸酶含量异常；全身广泛性骨质疏松有助于鉴别。

（5）白血病：可出现骨质疏松、溶骨性破坏，牙龈、黏膜出血表现。但患者常有坏死性龈口炎，可出现发热、肝脾肿大。

2. 颌骨骨肉瘤

【概述】

颌骨骨肉瘤（osteosarcoma of jaws）是最常见的原发性恶性骨肿瘤之一，发生率占骨肉瘤中的 5%～7%，患病年龄较长骨骨肉瘤患者高，常发生于青壮年，平均年龄 20～40 岁，男性多于女性，远处转移少见。除原发外，该病也可继发于骨纤维异常增殖症、Paget 病恶变，以及口腔、颌面部病变放疗后。

病变的组织病理学特点为恶性结缔组织细胞直接形成骨基质。大体病理上，肿瘤具有成骨性和溶骨性两个类型，其中成骨性多见于下颌骨，约 1/4 有骨膜反应，其恶性程度较低，生长较慢；溶骨性多见于上颌骨，大多无骨膜反应，其恶性程度较高，生长较快。

【临床特点】

疼痛和肿块为该病主要特征。早期多为无痛性或微痛性肿块，但生长迅速。随着肿瘤增大，患部逐渐出现麻木和持续性疼痛，累及牙槽突时出现牙松动和移位。肿瘤较大时常有面部畸形，病变区域皮肤表面常见静脉怒张。骨肉瘤一般以血行转移为主，最常转移至肺、脑、骨。

【影像学表现】

（1）X 线表现：病变表现为边界不清的溶骨性、成骨性或混合性骨质破坏，附近可见密度增高的软组织肿块，边界不清，内含钙化的骨基质或软骨基质。上颌骨病变常发生于牙槽突，下颌骨病变多发生于下颌骨体部。骨膜反应不常见，特别是发生于上颌骨者。病变早期的 X 线表现可不明显，有时可见下颌管不规则增宽或局部狭窄，还可见颌骨皮层边缘局部骨质缺损。

（2）CT/MRI 表现：断面上可清楚显示肿瘤的骨质破坏灶，其形态和边缘常不规则，骨皮质不同程度缺失，软组织肿块可从骨内侵入骨旁软组织。肿块内瘤骨呈不规则斑点状、斑片状、或放射状高密度影。如以成骨为主，因瘤骨较多，肿瘤密度明显增高，病变区与正常区骨质交界模糊。如以溶骨为主，病变区则主要以软组织肿块为主，肿块内仅见少量瘤骨或无瘤骨，瘤内的坏死灶表现为局限性低密度区（图 7-4-15）。MRI 上，骨质破坏区和软组织肿块呈长 T_1 长 T_2 信号，瘤骨或钙化灶在各序列像上均呈低信号。瘤内的坏死灶在 T_2WI 上呈高信号。在两种检查方法的增强图像上，肿瘤常出现不均匀强化，瘤内的坏死部分和瘤骨不强化（图 7-4-16）。CT 和 MRI 可以比平片更清楚显示肿瘤对邻近结构和间隙的侵犯和破坏。上颌骨病变易侵犯上颌窦、颊间隙和翼腭窝。下颌骨病变易累及咀嚼肌间隙、颌下间隙和舌下间隙。颈部可见肿大淋巴结。CT 在显示肿瘤钙化、骨皮质受累、软组织肿块、病变在骨髓内的蔓延等病理改变方面很敏感，而 MRI 在探查骨髓内和骨外的肿瘤成分，以及显示肿瘤内有无坏死灶等方面较 CT 优越。

【诊断要点】

（1）颌骨的成骨性或溶骨破坏性病灶，边界不清。

（2）病变区软组织肿块形成，内可含钙化灶。

（3）累及邻近结构和间隙，浸润征象明显。

【鉴别诊断】

（1）颌骨软骨肉瘤：具有骨质破坏和肿块内钙化灶，应注意与之区别。软骨肉瘤常存在比骨肉瘤更明显的钙化。这是二者在影像上的主要不同。

（2）颌骨骨髓炎：骨肉瘤的瘤骨和钙化可能与慢性骨髓炎的骨膜下新骨混淆。但慢性骨髓炎形成的骨膜下新骨外缘多较整齐，与骨肉瘤的瘤骨和钙化弥散分布于软组织肿块内有所不同，应注意鉴别。

3. 颌骨软骨肉瘤

【概述】

颌骨软骨肉瘤（chondrosarcoma of jaws）易发生于上颌骨切牙区软骨、前磨牙和磨牙区齿槽嵴，可以直接延伸入邻近的上颌窦、鼻腔。下颌骨的病变常见于磨牙区、冠状突，罕见于髁状突。病变的主

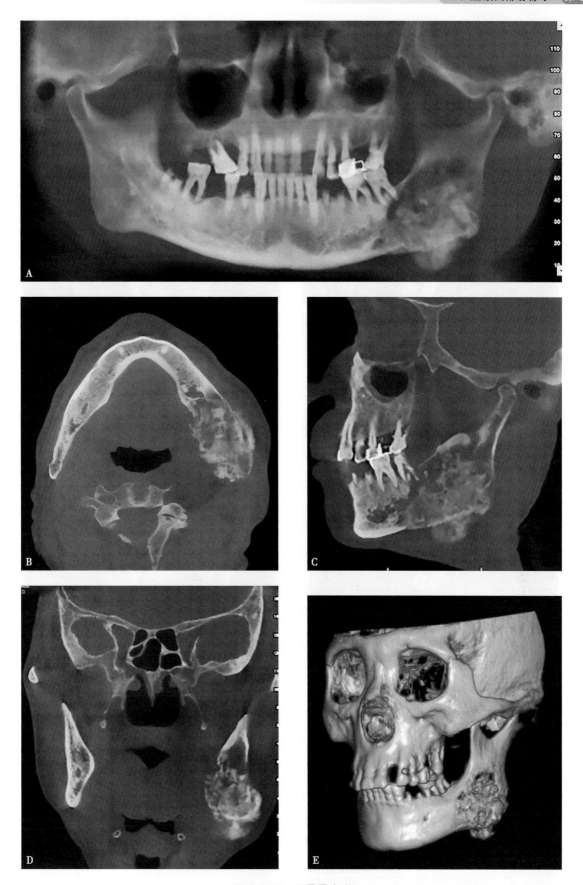

图 7-4-15　颌骨骨肉瘤

左下颌骨 CBCT，A. CBCT 全景重建图；B. CBCT 横断位；C. CBCT 矢状位；D. CBCT 冠状位；E. CBCT SSD。示左侧下颌角区颌骨呈虫蚀样破坏，局部见肿块从骨内侵入骨旁软组织，边界不清。肿块内瘤骨密度明显增高呈"象牙质"样改变，左下颌神经管管壁破损

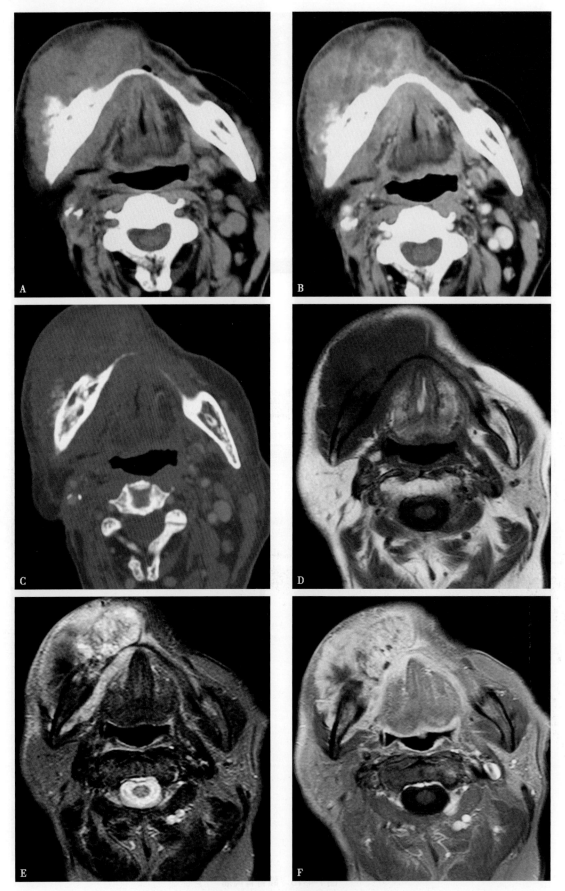

图 7-4-16　放射性颌骨骨肉瘤

下颌骨 CT，A. CT 横断位平扫软组织窗；B. CT 横断位增强软组织窗；C. CT 横断位骨窗。右侧下颌骨骨皮质破坏，局部见软组织肿块，内见少量高密度瘤骨，增强后肿块明显强化。下颌骨 MRI，D. 平扫 T_1WI 横断位；E. 平扫 STIR 横断位；F. 增强 T_1WI 横断位。右侧下颌骨周围见明显软组织肿块影，右侧下颌骨骨髓腔信号异常，上述呈长 T_1 长 T_2 异常信号，增强后明显强化；肿块内见少量斑片样低信号瘤骨，无强化（注：该患者右侧扁桃体癌术后放疗后 20 年）

要组织病理学特征为软骨内含异常软骨细胞，表现为细胞巨大，核增大或双核。病灶内可见较明显的钙化和骨化。头颈部软骨肉瘤者约占全身软骨肉瘤中的1%~10%。病变除常见于颌骨外，还可起自于蝶筛窦结合部以及犁骨和蝶骨结合部。

【临床特点】

临床上，病变的主要症状为局部肿胀，或发现分叶状肿块。可出现疼痛、牙松动、牙分离、皮肤感觉异常和鼻阻塞。患者以中年人居多。

【影像学表现】

（1）X线表现：早期，病灶部位牙根周围可见对称增宽的低密度牙周膜间隙，随着病程进展，逐渐出现明显的溶骨性骨质破坏，边界常不清晰，累及骨皮质后造成皮层骨缺失。骨内和骨旁有不规则软组织肿块形成，边缘模糊，内有散在分布的高密度钙化灶。典型的病变，肿块的一侧常钙化明显，且中心最致密，周围密度逐渐变淡，呈日光放射状；另一侧多呈分叶状低密度，酷似多房性囊肿，其内的钙化灶呈散在斑点状或斑块状。

（2）CT表现：病变表现为颌骨骨质破坏，边界不规则，骨皮质不完整，骨内和骨旁有软组织肿块形成，其内可见不规则斑点状或斑块状高密度钙化灶（图7-4-17）。

（3）MRI表现：因肿瘤内有纤维软骨灶和钙化灶存在，信号多不均匀。T_1WI上，肿瘤呈不均匀中低信号，T_2WI上呈不均匀中高信号，内有不规则低信号灶，后者多代表钙化、瘤骨或出血。CT和MRI增强扫描，病变可呈不均匀中度或明显强化。肿瘤可侵犯邻近的咀嚼肌间隙、舌下间隙、颌下间隙、颊间隙以及上颌窦等区域。当肿瘤的侵犯较隐袭时，MRI表现比CT敏感。

【诊断要点】

（1）颌骨溶骨性骨质破坏，累及骨皮质。

（2）病变区软组织肿块，内有明显钙化。

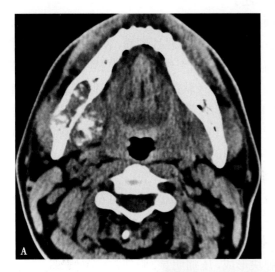
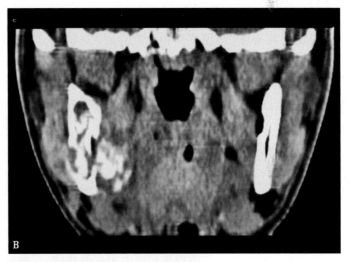
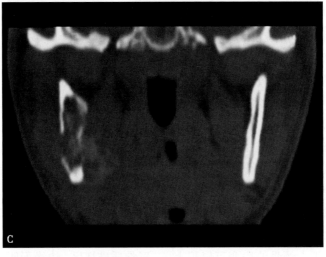

图7-4-17　颌骨软骨肉瘤

下颌骨CT，A. CT横断位平扫软组织窗；B. CT冠状位平扫软组织窗；C. CT冠状位骨窗。右下颌骨升支及角部骨破坏，骨皮质不完整，骨旁见软组织肿块，其内可见不规则斑块状高密度钙化瘤骨

【鉴别诊断】

骨肉瘤：其肿瘤内钙化不如软骨肉瘤明显。成骨性骨肉瘤的瘤骨在平片和 CT 上呈致密影，或日光放射状，与软骨肉瘤不同。

软骨肉瘤内钙化明显是其特点之一，但因钙化并非特征性，也可见于其他颌骨原发性恶性肿瘤，故仅凭此征象鉴别困难，应结合其他征象和临床资料综合分析。

4. 颌骨纤维肉瘤

【概述】

颌骨纤维肉瘤（fibrosarcoma of jaws）属口腔颌面部成纤维细胞来源的恶性肿瘤，可分为发生于颌骨骨膜外层、牙周膜的周围型和发生于颌骨骨髓内、骨内膜的中央型两型，中央型恶性程度一般高于周围型。病变多见于下颌骨前联合、下颌角及髁状突，也可见于上颌后部及上颌窦。病变多见于儿童和青年人。

【临床特点】

肿瘤生长速度较快，周围型邻近组织和器官常受明显压迫和破坏，出现疼痛和功能障碍，易受累及的部位包括上颌窦、鼻腔和眼眶。中央型早期骨质即可发生破坏，累及牙槽骨可出现牙松动和脱落，穿破骨皮质后形成软组织肿块。两型均可致面部肿大变形。

【影像表现】

（1）X 线表现：颌骨纤维肉瘤主要表现为溶骨性骨质破坏，边缘硬化带少见，无骨膜反应。中央型破坏区出现于颌骨内，形态不规则，边缘不清晰，可见斑点状骨膜新骨，穿破骨皮质后可在骨旁形成边界不清的软组织肿块。周围型早期可无明显骨质改变，随病程进展，肿瘤生长增快，常侵蚀骨皮质出现溶骨性骨质破坏区。当骨破坏范围较大时，常不易与中央型区别。两型肿瘤内均可见斑点状钙化灶。

（2）CT 表现：中央型表现为颌骨骨髓内出现溶骨性骨质破坏区，大小可不等，边缘常不规则，少有硬化带。病变进展后常破坏骨皮质，自骨内突入骨旁软组织，形成大小不等轮廓不规整软组织肿块，病变区常可见斑片状或斑点状高密度钙化灶。周围型早期表现为颌骨旁软组织肿块，病变进展后侵蚀骨皮质出现皮质骨缺损，以后逐渐向髓腔方向发展，从颌骨外周累及中央，形成较大软组织肿块，内可见斑点或斑片钙化灶。发生于上颌骨的病变可侵犯上颌窦、鼻腔和眼眶。增强扫描肿瘤常呈不均匀强化。

（3）MRI 表现：颌骨纤维肉瘤呈不均匀长 T_1 长 T_2 信号改变，瘤内钙化灶在各序列上均呈斑点状低信号，坏死区呈明显 T_1 低信号、T_2 高信号。增强后肿瘤明显强化。

【诊断要点】

（1）多见于青少年。

（2）发生于颌骨骨髓内或骨皮质外侧的溶骨性骨质破坏，边缘硬化带少见，无骨膜反应。

（3）骨质破坏区形态不规则软组织肿块，内有高密度的斑点或斑片状钙化灶。

（4）MRI 上，病变呈不均匀长 T_1 长 T_2 信号。

（5）CT 和 MRI 增强检查，肿瘤明显强化。

【鉴别诊断】

（1）颌骨骨肉瘤：与中央型纤维肉瘤影像表现很相似，鉴别较为困难，应结合临床和其他检查。

（2）颌骨软骨肉瘤：软组织肿块内有明显钙化，其程度和范围均超过纤维肉瘤。

5. 颌骨骨髓瘤

【概述】

颌骨骨髓瘤（myeloma）也称浆细胞肉瘤，系起源于骨髓网织细胞的恶性肿瘤，发病率约占原发性骨肿瘤的 9.6%。病变细胞主要在髓腔内浸润，后期破坏骨皮质，侵入软组织，最常侵犯的部位为中轴骨，如脊椎、肋骨、颅骨、盆骨等，也可发生于颌骨。病变可单发也可多发，以多发者多见。颌骨病变可为多发部位中的一部分，也可为单发。

【临床特点】

病变多见于 40～70 岁，平均 60 岁，男性多见。主要症状为局部剧烈疼痛，初期为间歇性，后为持续性，位于颅骨、颌骨等表浅部位的肿瘤可有骨膨胀和肿块形成，压痛明显，晚期常出现低热、贫血及恶病质表现。实验室检查可见高钙血症、高蛋白血症及本-周氏蛋白尿。

【影像表现】

（1）X 线表现：颌骨中出现多个大小不等的圆形、卵圆形或不规则形溶骨性凿孔状骨质缺损，边界清楚或模糊，周围无骨膜反应，可穿破骨皮质。伴病理性骨折时可见骨折线，骨皮质边缘不连续或骨折端错位。颌骨和颅骨有普遍性骨质疏松改变，密度降低（图 7-4-18）。

（2）CT 表现：颌骨和颅骨密度降低，呈骨质疏松改变。颌骨内有多发大小不等、类圆形或不规则形骨质破坏区，边缘无明显硬化带。仅有少数病灶，破坏区边缘可出现硬化缘。骨皮质受累部位可见皮质骨缺损，其旁可出现软组织肿块和结节。增强扫

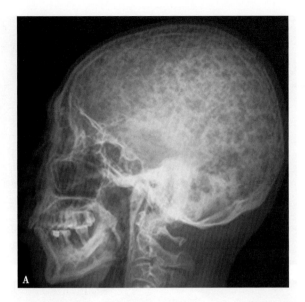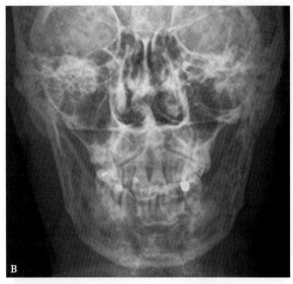

图 7-4-18　颌骨骨髓瘤

X 线平片，A. 头颅侧位；B. 颌骨正位，颅骨及上、下颌骨内可见多发大小不等的类圆形和不规则形凿孔状骨质破坏区，边界较清楚

描，骨质破坏区和软组织肿块明显强化。过于早期或较小的病灶 CT 不能显示。

（3）MRI 表现：平片和 CT 上所出现的溶骨性骨质破坏灶及软组织肿块在 T_1WI 上呈低信号，T_2WI 上呈高信号，信号的异常改变尤以脂肪抑制后 T_2WI 显示明显。当颌骨病变呈弥漫性浸润性改变时，在 T_1WI 上呈广泛弥漫性低信号，脂肪抑制后 T_2WI 上呈明显高信号。增强检查，病变区明显强化（图 7-4-19）。

【诊断要点】

（1）广泛性骨质疏松。

（2）无明显硬化边缘的凿孔状骨质破坏以及软组织肿块。

（3）MRI 上病变区为长 T_1 长 T_2 信号改变。

（4）临床上具有高钙血症、高蛋白血症及本 - 周氏蛋白尿。

【鉴别诊断】

（1）骨质疏松：在平片和 CT 上密度降低但骨皮质完整，无灶性骨质缺损区。MRI 上因脂肪沉积，在 T_1WI 和 T_2WI 上信号增高。实验室检查无本 - 周氏蛋白尿。

（2）转移瘤：一般大小不一，边缘模糊，可有骨膜反应，无明显骨质疏松。如有原发肿瘤病史，更有助于鉴别。

6. 颌骨转移瘤

【概述】

颌骨转移瘤（metastases of jaws）以发生于下颌骨居多，上颌骨少见。原发肿瘤主要来自于乳腺、甲状腺、肺、前列腺和肾的癌肿，也可来自其他部位的肉瘤。病理类型上，颌骨转移瘤有溶骨性和成骨性之分，由前列腺癌和某些原发性恶性骨肿瘤所引起的颌骨转移多为成骨性。肿瘤的侵犯可发生于颌骨内松质骨，也可发生于边缘的皮质骨。

【临床特点】

疼痛是颌骨转移瘤最常见症状。颌骨内转移瘤，常引起骨膨胀，早期可出现疼痛症状。如累及下牙槽神经，常出现剧烈疼痛。累及牙槽骨可致牙松动或脱落。

【影像表现】

（1）X 线表现：溶骨性转移瘤表现为颌骨内单个或多个囊状透亮区，边缘呈虫蚀状，少数可出现骨膜反应。成骨性转移瘤表现为颌骨内斑片状或结节致密影，边缘不规则，骨皮质外缘粗糙，或可见日光放射状瘤骨。

（2）CT 表现：溶骨性转移瘤表现为颌骨内出现多个大小不等、边缘不规则低密度骨质破坏区，累及骨皮质者常见颌骨边缘骨质缺失。骨旁可见软组织肿块形成（图 7-4-20）。由前列腺癌等所致的成骨性转移表现为颌骨内单发或多发致密结节或肿块，无骨小梁，边缘模糊且不规则，累及皮质后可见放射状骨膜反应和瘤骨。如为混合性转移，可同时见到溶骨性和成骨性改变。显示病灶的数量和大小 CT 较平片优越。

（3）MRI 表现：肿瘤在 T_1WI 上呈低信号，T_2WI 上呈高信号，脂肪抑制序列显示肿瘤的大小和分布

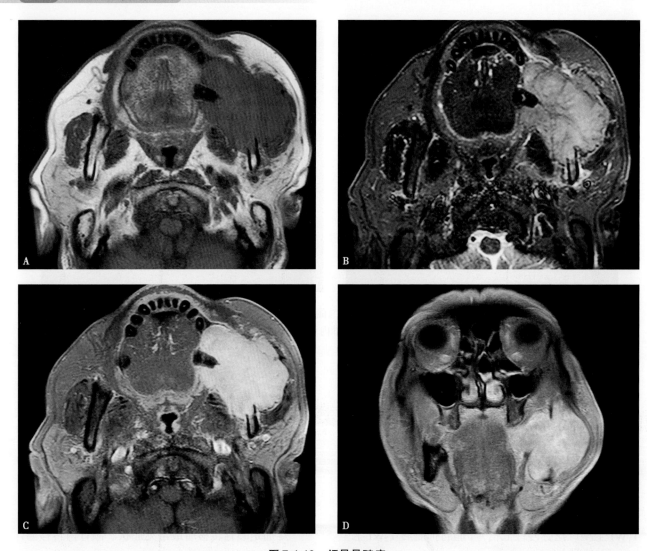

图 7-4-19 颌骨骨髓瘤

下颌骨 MRI，A. 平扫 T_1WI 横断位；B. 平扫 STIR 横断位；C. 增强 T_1WI 横断位；D. 增强 T_1WI 冠状位。左下颌骨明显骨质破坏，骨皮质中断，局部见明显软组织肿块影，呈 T_1WI 低、STIR 稍高信号，增强后明显强化；病变累及左侧咬肌

尤为清晰。如为成骨性转移，瘤骨所在区域各序列像上均呈低信号。CT 和 MRI 的增强扫描，肿瘤大多出现强化。

【诊断要点】

（1）颌骨内单发或多发性溶骨性或成骨性病灶。

（2）CT 和平片上，溶骨性转移灶呈边缘不规则骨质破坏区，成骨性转移呈边缘模糊的致密结节或肿块。

（3）MRI 上肿瘤呈长 T_1 长 T_2 信号，成骨性转移在各序列呈低信号。

（4）CT 和 MRI 上病灶强化。

（5）可有明确原发肿瘤病史。

【鉴别诊断】

多发性骨髓瘤：溶骨性颌骨转移瘤应与之区别。多发性骨髓瘤常有广泛性骨质疏松背景，骨质破坏呈凿孔状，一般无骨膜反应；颌骨转移瘤骨质疏松不明显，骨质破坏区边缘不规则，可有骨膜反应。此外，多发性骨髓瘤具有高钙血症、高蛋白血症及本 - 周氏蛋白尿，而转移瘤常有原发肿瘤病史，这些临床资料对于鉴别诊断很有帮助。

7. 颌面血管瘤

【概述】

颌面血管瘤（maxillofacial hemangioma）发生率约占全身血管瘤的 60%，其中多数发生于皮肤和软组织内。组织病理学上，肿瘤可分为毛细血管型、海绵型和蔓状三种。毛细血管型多见于皮肤，由大量错杂交织的扩张毛细血管构成。海绵型好发于颊、颈、唇、舌、口底和颅骨，也可累及颌骨。病变由衬有扁平内皮细胞的血窦组成，瘤内常见钙化。蔓状血管瘤好发于颞部和头皮下组织，可侵蚀基底的骨质，病变由显著扩张的动脉和静脉直接吻合而形成。

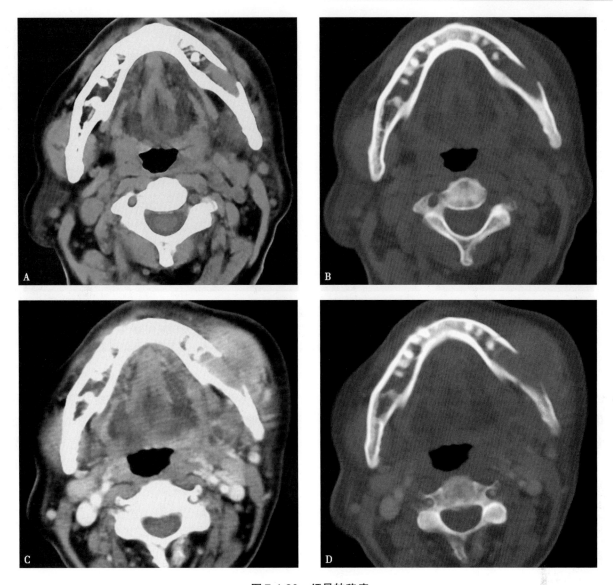

图 7-4-20　颌骨转移瘤

下颌骨 CT，A. CT 横断位平扫软组织窗；B. CT 横断位平扫骨窗示左侧下颌骨骨质破坏，伴局部少许软组织影。1 个月后复查 CT，C. CT 横断位增强软组织窗；D. CT 横断位增强骨窗示左侧下颌骨骨质破坏范围较前增大，局部软组织肿块较前明显增大（注：同时发现左肺尖癌）

【临床特点】

位置表浅的血管瘤有颜面外观改变。毛细血管型血管瘤患部皮肤呈红色或紫红色，与正常皮肤表面平齐，压之可褪色，或突出皮肤，高低不平，似杨梅状。海绵状血管瘤多呈蓝色或紫色肿块，边界不清，随体位变化其大小可发生改变，有时可扪及静脉石。蔓状血管瘤常致皮肤突起呈念珠状，局部皮温增高，扪诊有震颤感，患者可感觉其搏动。

【影像学表现】

（1）X 线表现：发生于软组织内的毛细血管型血管瘤平片可能表现正常，或显示局部软组织密度增大，但边界常不清楚。海绵状血管瘤常见静脉石，数量、大小可不等，是较特征性的征象。明显的蔓状血管瘤局部病灶区密度增高，有时可见粗大迂曲的管状影，病灶区可出现曲线状或无定形钙化。颌骨血管瘤多表现为膨胀性多房状低密度病灶，骨性分隔较粗糙，有时可见放射状骨针，附近软组织影内常可见静脉石和钙化灶。

（2）CT 表现：软组织血管瘤表现为边界不清的软组织肿块，其内常见分布不均的脂肪组织低密度影以及多发大小不等的钙化灶和静脉石。增强后病变区明显强化，有时可见强化的蜿蜒增粗的血管结构。颌骨血管瘤多呈膨胀性多房囊性病灶，在断面上呈蜂窝状和多格状，大囊腔内常套有小囊腔，骨性分隔和骨针呈粗条状、点状或放射状。病灶中有时可见由高密度影所围绕的圆形或弯曲条状低密度

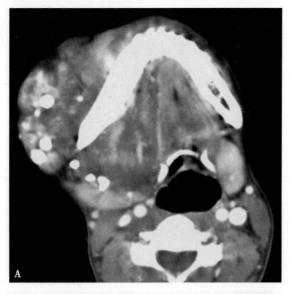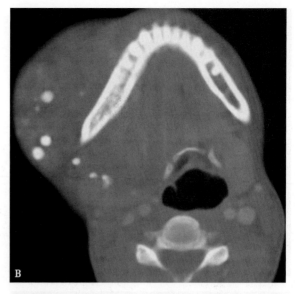

图 7-4-21　颌面血管瘤

增强 CT 横断面，A. 软组织窗；B. 骨窗，右侧颌面部巨大软组织肿块，累及颌下及口底间隙，密度不均匀，内有类圆形和斑点状强化灶以及脂肪密度斑点影。骨窗像上清楚显示肿块内有多个大小不等类圆形静脉石或钙化灶

区，代表增粗的血管。周围软组织内常有斑点状的钙化灶或静脉石。CT 在显示微小静脉石和钙化灶方面较平片和 MRI 敏感（图 7-4-21）。

（3）MRI 表现：病变主要呈长 T_1 长 T_2 信号改变。T_1WI 上为低信号，T_2WI 上为明显高信号，且随着回波时间的延长信号增高更明显。钙化灶和静脉石在各脉冲序列上均为斑点状低信号，在 T_2WI 上因周围高信号灶的对比显示更清晰。病灶中如见多发腔隙状改变，多为海绵状血管瘤；而蜿蜒状则提示多为蔓状血管瘤，后者有时可呈低信号流空影（图 7-4-22）。瘤内出血表现为 T_1WI 和 T_2WI 上高信号。周围有含铁血黄素沉着时，T_2WI 上呈明显低信号。增强扫描，肿瘤常明显强化。

【诊断要点】

（1）颌面部软组织肿块，并有颜面皮肤异常改变。

（2）病灶内有脂肪沉积、钙化灶和静脉石。

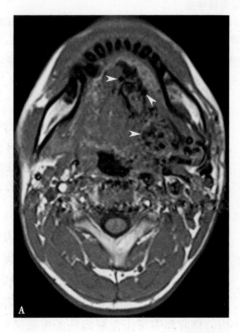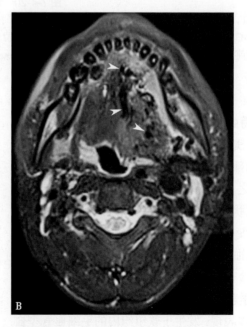

图 7-4-22　颌面血管瘤

MRI 横断面，A. T_1WI；B. T_2WI，左侧颌下、咽旁、口底和颈动脉鞘等间隙内占位病灶，呈长 T_1 长 T_2 信号，内部可见多个大小不等点状和蜿蜒条状流空血管影（箭头），舌中隔右偏，口咽腔变形

（3）MRI 上呈明显长 T_2 信号改变。CT 和 MRI 上病灶明显强化。

【鉴别诊断】

（1）颌骨骨肉瘤：颌骨血管瘤可同时具有骨质和软组织的改变，应与颌骨骨肉瘤区别。骨肉瘤病程短，肿瘤生长迅速，无明显脂肪沉积，骨针排列不规则，钙化灶多呈斑点状。血管瘤病程长，多呈膨胀性多房囊性病灶，周围软组织脂肪沉积明显，静脉石多呈类圆形。

（2）颌面脂肪瘤：颌面软组织血管瘤因其脂肪沉积较多，应与其区别。脂肪瘤呈脂肪密度和信号团块，无强化，无静脉石，这些与血管瘤的表现不同，仔细分析，不难鉴别。

（3）神经源性肿瘤：病灶形态通常比较规则，边界清晰，增强扫描呈中度强化，其发生部位与神经血管束关系密切，沿神经干分布以及神经支配肌肉的肌肉萎缩是其特点。

8. 颌面部神经纤维瘤

【概述】

颌面部神经纤维瘤（maxillofacial neurofibroma）多发生于第 V 或第 VII 脑神经，可累及软组织和颌骨。病变可单发也可多发，多发者常为神经纤维瘤病的表现。

【临床特点】

病变多见于青年人，肿瘤生长缓慢，颜面部软组织神经纤维瘤病变部位皮肤可出现棕色斑，皮肤内可触及质硬结节，多发者常呈串珠状或丛状沿皮下神经分布。较大的病灶其病变部位结缔组织异常增生，皮肤松弛、折叠下垂。侵犯颌骨时，颌骨膨大，面部畸形。多发性病变身体皮肤常可见牛奶咖啡色素斑，颅骨或颌面骨可出现骨质缺损，颅内可并发神经纤维瘤、脑膜瘤或胶质瘤。

【影像表现】

（1）X 线表现：发生于颜面软组织者病变局部软组织密度增高，可见结节状或斑片状软组织影。累及骨质者可见骨皮质吸收、骨质缺损。发生于三叉神经下颌支者，常见下颌神经管破坏扩大、下颌骨升支骨质缺损，附近软组织密度增高，形成软组织肿块。

（2）CT 表现：软组织内神经纤维瘤表现为中等密度结节、肿块或斑块，边界清楚。颌骨的破坏边缘常不规则。来自于三叉神经下颌支的神经纤维瘤常累及下颌神经管，从下颌神经孔至颏孔形成沿下颌神经管分布的骨质破坏。当肿瘤破坏下颌骨皮质

后可侵入咀嚼肌间隙，形成类圆形或分叶状软组织肿块。增强扫描，软组织和颌骨内病灶均可强化。多发性神经纤维瘤病可在皮下、咽旁间隙、咀嚼肌间隙、腮腺间隙、翼腭窝、眼眶等处见到多个软组织肿块或结节，可出现眶壁、颅底等部位骨质缺损，颅内可合并出现神经纤维瘤、脑膜瘤等。

（3）MRI 表现：病灶的分布特点与 CT 相似。T_1WI 上，病灶呈低信号，T_2WI 上呈高信号，增强后出现强化。在显示肿瘤的分布和大小上，MRI 较 CT 敏感。

【诊断要点】

（1）颜面部软组织特征性表现，多发者皮肤有牛奶咖啡色素斑。

（2）颜面部软组织肿块和结节，边界清楚。

（3）颌骨骨质破坏。

（4）沿下颌神经管分布肿块，可累及咀嚼肌间隙。

（5）多发者颅骨或颌面骨出现骨质缺损，颅内并发神经纤维瘤、脑膜瘤或胶质瘤。

【鉴别诊断】

颌面部血管瘤：病变部位颜面皮肤异常改变主要为红色或紫红色，病灶内可见脂肪沉积、钙化灶和静脉石，MRI 上病变呈明显长 T_2 信号改变，CT 和 MRI 上病灶明显强化。

【影像检查技术与优选】

X 线平片虽然可以显示颌骨多数良、恶性肿瘤的大体病理改变特点，但平片有很大局限性，目前已基本弃用。而 CT 和 MRI 则具有明显的优越性，作为首选的检查方法，以便为临床提供更多的信息。

四、骨纤维异常增殖症

【概述】

骨纤维异常增殖症（fibrous dysplasia of bone）又称骨纤维结构发育不良，是异常增生的纤维组织代替正常骨组织的一组疾病，是良性骨肿瘤样病变。临床上，颌骨的骨纤维异常增殖症具有单骨受累和多骨受累两类，以单骨受累较多见，上颌多于下颌，常累及第一磨牙周围区域，下颌病变通常出现在颏孔和下颌角之间。多见于年轻人，男女发病率相等。多骨受累好发于 10 岁以前儿童，以女性多见，可伴有内分泌异常（如 Albright 综合征）。骨纤维异常增殖症可恶变为骨肉瘤和纤维肉瘤，在单骨性病变所发生的肉瘤变中，50% 见于颌面部。

【临床特点】

病变发展缓慢，病程长，青春期可停止生长，

也可终生缓慢进展。常呈无痛性骨膨胀,逐渐出现脑神经受压征、牙齿移位和面部畸形。常见的临床症状包括疼痛、咬合功能紊乱和面部不对称等。伴Albright综合征者可出现性早熟。面颌骨广泛受累可致明显畸形,呈所谓骨性狮面表现。骨膨胀可侵及眼眶、鼻、神经血管孔道和鼻窦而出现相应临床症状。

【影像检查技术与优选】

临床上对面部缓慢无痛性肿胀、面部不对称中青年,常规行X线检查,但X线不能清晰显示细节改变、病变边缘、范围。当病变累及范围较广时,CT可作为首选检查手段;CT和MRI可以从不同技术角度显示病变的病理特点,有助于判断病变的类型、程度和范围,从而指导治疗方案的制定。

【影像学表现】

1. **X线表现** 因病变区组织成分不同而具有不同密度表现。如纤维组织转变为骨样组织较多,则病灶区密度增高,超过正常骨质,呈硬化表现,松质骨呈网状,髓腔变窄或消失。如纤维组织与骨样组织混杂,则病变呈磨玻璃样改变,密度低于骨皮质而高于骨髓质,与正常骨组织交界部骨质常融合,边界不清。如以纤维组织为主,而骨样组织较少,则病灶呈类圆形单房或多房囊状低密度,边缘常硬化,周围可有程度不等骨化。无论何种类型,病变区颌骨通常膨大,皮质变薄。

2. **CT表现** 病变的密度取决于病变中纤维组织、骨样组织和新生骨小梁结构成熟度和比例的不同。

受累骨膨胀畸形,病变表现为软组织密度、磨

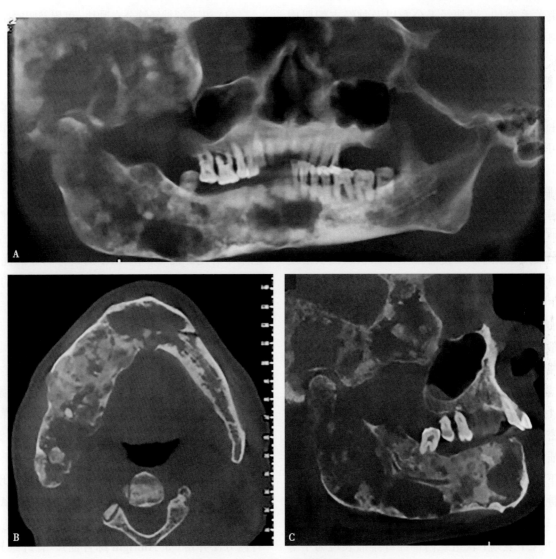

图7-4-23 骨纤维异常增殖症

颌骨CBCT,A. CBCT全景重建图;B. CBCT横断位;C. CBCT矢状位。示右上、下颌骨呈膨胀性改变,正常骨质结构消失,骨体膨隆,骨皮质变薄,骨内密度混杂,可见斑片状不均匀高密度区,局部呈磨玻璃样改变,夹杂多个大小不等的低密度灶,部分近似囊性,为尚未钙化和骨化的纤维组织。A、C图示右侧颞骨、蝶骨、颧骨、颅底等骨质有类似改变

玻璃高密度、斑点状或片状高密度、液性密度的一种或几种影像，以混杂密度多见，单一密度少见，单一密度以磨玻璃样高密度多见。病变表现为软组织密度时密度较相邻软组织密度高；表现为磨玻璃样高密度时呈均匀高密度，无骨小梁结构；表现为斑点状或片状高密度时呈致密钙化灶；表现为液性密度时为囊性密度（图7-4-23）。增强检查仅软组织密度部分有不同程度强化。

根据 CT 表现分为三型：硬化型、磨玻璃型和囊型。

（1）硬化型：病变中纤维组织转变为骨组织而增生的纤维组织较少，病变密度增高，CT 表现为高密度影，内可见小片状低密度纤维组织，边界模糊。

（2）磨玻璃型：病变骨样组织和纤维组织量相当，骨皮质和骨松质分界模糊或消失，髓腔和骨小梁为纤维组织和骨样组织取代而呈磨玻璃样改变，病灶与邻近正常骨质间无截然分界。CT 表现为骨样组织和囊状低密度纤维组织不均匀混杂密度，内可见更高密度钙化影。

（3）囊型：病变以增生纤维组织为主，密度减低，CT 表现为单囊性圆形低密度团块，有或无硬化边缘；也可表现为多囊性，呈分房或皂泡样改变。

3. MRI 表现　病变在 CT 上呈高密度改变的区域，MRI 各序列上均为低信号；CT 上呈混杂密度改变的区域，MRI 上信号常不均匀，在 T_1WI 和 T_2WI 上呈高、低混杂信号。增强后病灶常有不均匀强化。

【诊断要点】

1. 病变呈膨胀性。

2. X 线和 CT 上呈不均质高密度、磨玻璃样或囊状改变。

3. MRI 各序列上呈低信号，或 T_1WI 和 T_2WI 上呈高低混杂信号。

4. 与邻近正常骨质间无截然分界。

【鉴别诊断】

1. **中央型骨化纤维瘤**　真性骨肿瘤，病变较局限，与正常骨组织间有明显边界；而骨纤维异常增殖症与正常骨组织间常无截然分界，病变区和正常组织间有融合。

2. **畸形性骨炎**　其钙化灶常呈棉团状或羊毛状，与本病的磨玻璃样改变不同。

3. **成釉细胞瘤**　其囊性灶可相似于囊性骨纤维异常增殖症，但病灶附近无磨玻璃样骨质硬化带，与骨纤维异常增殖症影像表现有所不同。

（吴大明　韩方凯　董　珉）

第五节　涎腺病变

涎腺病变种类繁多，主要有先天发育性病变、涎石、涎瘘、炎症性与反应性病变、囊肿和肿瘤性病变。

一、先天发育性病变

涎腺先天发育性病变主要有涎腺先天性缺失（congenital absence of salivary gland）或发育不全（aplasia of salivary gland）、先天性涎腺导管闭锁（congenital duct atresia）、先天性涎瘘（congenital salivary fistulae）、涎腺异位（ectopic salivary gland）、涎腺先天发育性囊肿（包括鳃裂囊肿、淋巴上皮囊肿、表皮样囊肿和较为罕见的 Merkel 囊肿）、血管畸形、淋巴管畸形和婴儿血管瘤等。本文主要介绍较为常见的涎腺区鳃裂囊肿、表皮样囊肿、血管瘤、血管畸形和淋巴管畸形。

（一）鳃裂囊肿

【概述】

鳃裂囊肿（branchial cleft cyst）是一种发生于颌面颈部的良性的、先天性、发育性囊肿。关于鳃裂囊肿的起因，目前虽无定论，但一般认为和胚胎期鳃器（branchial apparatus）或咽囊的上皮残余有关。根据囊肿的发生部位不同，鳃裂囊肿有第一到第四鳃裂囊肿之分。第二鳃裂囊肿约占所有鳃裂囊肿的90%，最为常见，以后依次为第一鳃裂囊肿、第三鳃裂囊肿和第四鳃裂囊肿。其中与涎腺密切相关的是第一鳃裂囊肿（腮腺间隙）和第二鳃裂囊肿（下颌下间隙）。值得一提的是术语淋巴上皮囊肿（lymphoepithelial cyst）一词。目前多认为该囊肿即为第一鳃裂囊肿。但淋巴上皮囊肿可分为2型：AIDS 相关型（HIV 感染者）和非 AIDS 相关型。

第一鳃裂囊肿是一种出现在腮腺和外耳道周围的良性、先天性、发育性囊肿。该囊肿起源于未完全消退的第一鳃器上的上皮剩余。病变可有内口、外口或内外口相通。其末端封闭者为盲袋（blind pouch）。多数第一鳃裂囊肿发生于10岁以下儿童，有窦道形成者的发病年龄可以更小，仅表现为囊肿者的发病年龄可较大。第一鳃裂囊肿相对少见，仅占所有鳃裂囊肿的8%。约2/3的第一鳃裂囊肿为孤立性囊肿。第一鳃裂囊肿有2种类型：Ⅰ型，囊肿主要发生于外耳道周围（多见于外耳道的前、下或后方），属于纯外胚层异常；Ⅱ型，囊肿主要发生于腮腺周围（包括腮腺内和腮腺浅表皮肤），包括外胚层和中胚层异常。Ⅱ型第一鳃裂囊肿较Ⅰ型更常见。尚存异议的是位于咽旁间隙的鳃裂囊肿究竟属于第一鳃裂囊肿还是第二鳃裂囊肿。如其属于第一鳃裂囊肿，则应是Ⅱ型第一鳃裂囊肿。

第二鳃裂囊肿是一种与第二鳃器发育异常有关的囊性残余。第二鳃弓残余可以是瘘、窦或囊肿。第二鳃弓的过度生长可导致颈窦不能完全消失，进而形成第二鳃裂囊肿、鳃裂瘘或窦。完整的第二鳃裂瘘起自下颌下腺，通过颈动脉分叉至扁桃体窝的末端。本病多见于青少年（66%～75%）和成人。无明显性别差异。根据病变所在部位的不同，第二鳃裂囊肿可被分为4种亚型：Ⅰ型位于下颌下腺前方，颈阔肌之下；Ⅱ型与颈内动脉相邻，通常与颈内静脉相粘连；Ⅲ型位于颈内动脉和颈外动脉之间；Ⅳ型位于咽侧壁的外侧（咽旁间隙），可伸展至颅底。

【临床特点】

临床上，鳃裂囊肿常表现为颈部无痛性肿块，质地柔软，大小不固定。囊肿易继发感染，并出现反复肿大。感染破溃后可经久不愈，形成鳃裂瘘（branchial cleft fistula）或窦（sinus）。瘘为双开口（外口和内口），而窦仅有单个开口（内口或外口）。继发感染者可出现发热。对鳃裂囊肿的治疗采用完整的外科手术切除即可。鳃裂囊肿术后复发者少见，约5%。绝大多数病变预后良好，但文献上亦有在鳃裂囊肿基础上发生癌变的报道。

【病理特点】

大体病理上，鳃裂囊肿呈囊性肿物表现，其内液体或呈清亮水样，或呈黏液状。偶尔可见去鳞化的细胞碎片。镜下，第一鳃裂囊肿的囊壁外层为纤维组织，内层为无角化的扁平或柱状鳞状上皮。由于反复感染和免疫变化，该囊肿的镜下病理改变可以随年龄变化而异。

【影像检查技术与优选】

对颈部鳃裂囊肿的影像学诊断应以超声检查为首选，CT和MRI检查对清晰显示病变与周围组织的关系至为重要。

【影像学表现】

Ⅱ型第一鳃裂囊肿可见于腮腺周围（包括腮腺深叶和咽旁间隙）；第二鳃裂囊肿主要位于下颌角周围，多位于下颌下腺的后外侧、颈动脉间隙的外侧和胸锁乳突肌的前内方。如有第二鳃裂瘘或窦形成，则其多位于颈内、外动脉之间至咽扁桃体处。几乎所有鳃裂囊肿均为单囊类圆形表现。第一鳃裂囊肿的直径通常小于3cm；第二鳃裂囊肿的直径可

在1～5cm之间，少数可大于5cm。

1. **超声表现** 鳃裂囊肿的内部结构表现多样，主要表现有4型：无回声型、均匀低回声伴碎片型、假实性型和不均匀型。其中，无回声和均匀低回声者多见（图7-5-1）。病变界限清晰。

2. **CT表现** 鳃裂囊肿多为CT值等于或接近于水的低密度表现（图7-5-2），如为以往有感染的鳃裂囊肿，则其密度可等于或接近于软组织。增强CT上，囊内容物无强化表现，囊壁可见强化，或强化不

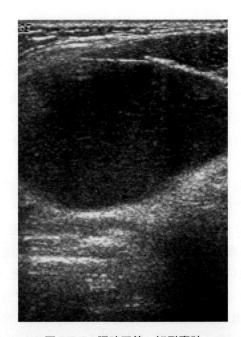

图7-5-1 腮腺区第一鳃裂囊肿

超声图示腮腺区有类圆形低回声区，间杂以无回声区，边界清晰，可见包膜反射光带

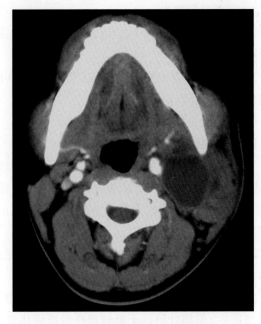

图7-5-2 腮腺区第一鳃裂囊肿

增强CT横断面示左腮腺深叶深部类圆形囊性低密度，边界清晰，可见包膜

明显。遇有继发感染时，可见囊壁有增厚表现，且强化明显。

3. MRI 表现 鳃裂囊肿表现为 T_1WI 上呈均匀低信号、中等信号或略高信号；T_2WI 上呈高信号（图 7-5-3）。增强 MRI 上，鳃裂囊肿的内部无强化，但边缘可呈环形强化。

【诊断要点】

1. 10 岁以下儿童多见。

2. 第一鳃裂囊肿多见于腮腺区；第二鳃裂囊肿多见于下颌下间隙区。

3. 类圆形，边界清晰。

4. 超声上，病变以无回声或均匀低回声表现为主。

5. 平扫 CT 上，病变为单囊液性密度表现；增强 CT 上，囊内容无强化，囊壁可强化。

6. T_1WI 上，病变呈低信号；T_2WI 上，病变呈均匀高信号。

【鉴别诊断】

鳃裂囊肿的影像表现易与淋巴管瘤、脓肿、化脓性淋巴结炎和恶性坏死性淋巴结病变相混淆。第一鳃裂囊肿的影像表现常与颞下颌关节区的腱鞘囊肿或滑膜囊肿、Warthin 瘤和舍格伦综合征相似；第二鳃裂囊肿的发生部位和影像表现可与囊性迷走神经鞘瘤相似。

淋巴管瘤的影像表现具有多囊特点，病变内可有液 - 液平面。但单囊状淋巴管瘤的影像表现有时难与鳃裂囊肿相区别。脓肿和化脓性淋巴结炎常伴有典型的感染症状（临床上表现为压痛和发热），病变的影像表现以厚壁囊性肿块为特点，其内可见分隔，并有间隙感染征象和周围淋巴结的反应性增大。

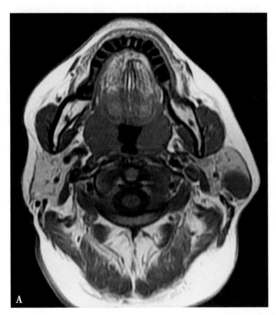
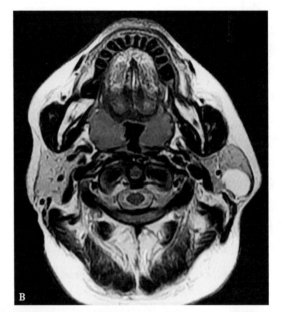
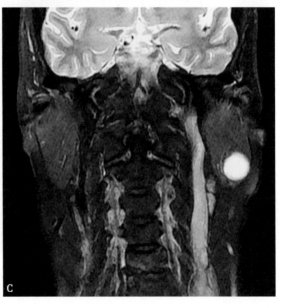

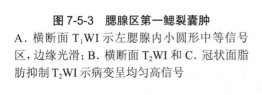

图 7-5-3 腮腺区第一鳃裂囊肿
A. 横断面 T_1WI 示左腮腺内小圆形中等信号区，边缘光滑；B. 横断面 T_2WI 和 C. 冠状面脂肪抑制 T_2WI 示病变呈均匀高信号

恶性坏死性淋巴结病变（如淋巴结转移性肿瘤）的影像表现虽可与鳃裂囊肿相同，但该病变包膜外侵犯的特点少见于鳃裂囊肿。Ⅰ型第一鳃裂囊肿多紧贴于外耳道后方，而来源于颞下颌关节的腱鞘囊肿或滑膜囊肿多紧贴于下颌髁突的外表面，呈圆形改变，直径大小多在1cm左右。舍格伦综合征常呈多囊状改变，多累及两侧腮腺和下颌下腺，与呈单发和单囊表现的第一鳃裂囊肿明显不同。Warthin瘤和Ⅱ型第一鳃裂囊肿均好发于腮腺下极。虽然Warthin瘤可呈囊性改变，但其实性部分几乎不见于鳃裂囊肿，故易于在影像学上予以区分。囊性迷走神经鞘瘤和第二鳃裂囊肿的不同之处在于：前者多位于颈内动脉，颈总动脉和颈内静脉的后方；病变内部多有强化，囊壁较厚，临床上无反复发作的感染史。

（二）表皮样囊肿

【概述】

表皮样囊肿（epidermoid cyst）也是一种起源于胚胎期发育性上皮剩余的囊肿性病变，来源于胚胎的外胚层。表皮样囊肿一词常被误用为皮脂腺囊肿（sebaceous cyst），实际上，表皮样囊肿多因位于真皮内的表皮样细胞异常增生所致。表皮样囊肿多见于儿童青少年和年轻成人，发病年龄可早于皮样囊肿。无明显性别差异。

【临床特点】

临床上，表皮样囊肿多表现为无痛性、缓慢生长、质地柔软的软组织肿块。遇有感染时，肿块可出现突然增大和疼痛症状。治疗表皮样囊肿多以手术切除为主。表皮样囊肿预后良好，复发少见。

【病理特点】

大体病理上，表皮样囊肿具有一般囊肿特点，囊液或透明而黏稠，或含干酪样黄白色物质，囊壁光滑。镜下见，表皮样囊肿内衬复层鳞状上皮，纤维囊壁内无皮肤附属器结构。

【影像检查技术与优选】

对位于腮腺与下颌下腺区的表皮样囊肿的影像学诊断应以超声检查为主，CT和MRI检查为辅。

【影像学表现】

表皮样囊肿多发生于头颈部两侧的浅表区域，腮腺间隙及其皮下组织区域是其好发部位之一。表皮样囊肿多呈圆形或类圆形改变，病变边界清晰而光滑。大多数表皮样囊肿的范围局限，较少侵入周围组织结构或引发周围组织反应。

1. **超声表现** 表皮样囊肿多为单囊无回声或分布均匀的低回声结构表现（图7-5-4），后方回声可有增强，可见包膜反射光带。囊液内的细胞碎片可造成"假实性"（pseudosolid）表现。

2. **CT表现** 表皮样囊肿多为单囊均匀的水样密度表现，边界清晰。

3. **MRI表现** 表皮样囊肿的信号表现和一般囊肿相同，多呈T_1WI上的低信号和T_2WI上的均匀高信号（图7-5-5），边界清晰。

【诊断要点】

1. 儿童青少年和青年成人多见。
2. 多见于腮腺区浅表部位。
3. 类圆形，边界清晰。
4. 超声上，病变以无回声或均匀低回声表现为主。

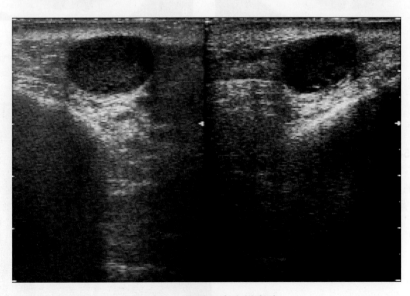

图7-5-4 腮腺区表皮样囊肿
超声图示腮腺区椭圆形低回声肿块，后方回声增强，境界清晰，有包膜反射光带

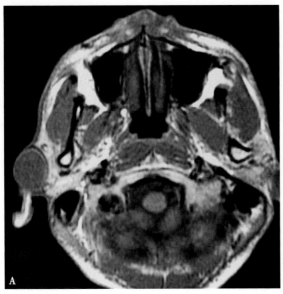
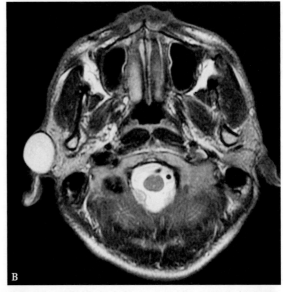
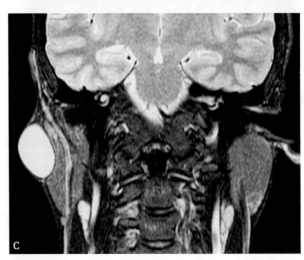

图 7-5-5　腮腺区表皮样囊肿
A. 横断面 T_1WI 示右腮腺皮下组织区圆形中等信号影，边缘光滑；B. 横断面 T_2WI 和 C. 冠状面脂肪抑制 T_2WI 示病变呈均匀高信号

5. 平扫 CT 上，病变呈单囊液性密度表现；增强 CT 上，囊壁可强化。

6. T_1WI 上，病变呈低信号；T_2WI 上，病变呈均匀高信号。

【鉴别诊断】

与头颈部表皮样囊肿影像表现相似的囊肿性病变主要有皮样囊肿、皮脂腺囊肿和舌下囊肿。头颈部表皮样囊肿多位于皮肤和黏膜的浅表部位，较少发生于中线附近，其影像表现具有一般囊肿表现的共性，但缺乏特性。因此仅以回声、密度和信号表现为依据，常难与其他囊肿性病变相区别。近来有研究提示 MR-DWI 技术能在表皮样囊肿和真性囊性病变之间进行区别。

（三）血管瘤

【概述】

血管瘤（hemangioma）是以血管内皮细胞和外皮细胞增生为特征的肿瘤。其同义词有婴儿血管瘤（infantile haemangioma）、良性或婴儿血管内皮瘤（benign or infantile haemangioendothelioma）、富细胞血管瘤（cellular haemangioma）、青少年血管瘤（juvenile haemangioma）和不成熟毛细血管瘤（immature capillary haemangioma）。大多数血管瘤为孤立性病变，主要发生于皮肤和皮下组织；约 20% 的血管瘤为多发性病变。涎腺血管瘤约占涎腺肿瘤的 0.4%。血管瘤可发生于任何年龄，但 2/3 病例在 20 岁前获得诊断，且为发生于婴幼儿中的常见肿瘤。女性较男性多见，男女之比为 1∶2～2.5。

【临床特点】

血管瘤多在新生儿出生后 1～4 个月开始有所表现，出生后 2 周～4 周为快速生长期，直到 6～8 个月，而后进入消退期，至 5～8 岁时可完全消退。通常对血管瘤无需治疗，因为任何干预都是延时性的。

【病理特点】

病理上，血管瘤有增殖期和消退期之分。增殖期血管瘤的病理特征为内皮细胞分裂象多，大量肥大细胞及基底膜增厚。消退期血管瘤的病理特征为内皮细胞形态扁平，呈静止态改变，其周围基质是所谓的"纤维脂肪组织"。

【影像检查技术与优选】

对腮腺区血管瘤的影像学检查应以超声为主，但 CT 和 MRI 检查对明确病变性质以及病变与周围组织结构的关系至为重要。

【影像学表现】

血管瘤好发于腮腺。病变一般呈圆形或类圆形改变，界限清晰。

1. **超声表现** 真性血管瘤的内部以混合性低回声为主，可见大量管腔样或条束状结构或伴光带，后方回声增强或不变（图 7-5-6，见文末彩插）。随着血管瘤的消退，其内部的脂肪及纤维成分不断增多，血管减少。

2. **CT 表现** 血管瘤为软组织密度改变。增生期血管瘤多密度均匀；消退期血管瘤因其内含有低密度脂肪组织而呈不均匀密度表现；增强 CT 上，增殖期血管瘤多表现为均匀强化的软组织团块。

3. **MRI 表现** 增殖期血管瘤在 T_1WI 上呈等信号表现；在 T_2WI 上呈不均匀高信号（图 7-5-7）；消退期血管瘤可在 T_1WI 和 T_2WI 上均呈不均匀高信号表现（脂肪组织增多之故）。增强 MRI 上，增殖期血管瘤多有明显强化表现。

【诊断要点】

1. 见于婴幼儿。

2. 腮腺多见。

3. 类圆形，边界清晰。

4. 超声上，病变以混合性低回声表现为主，内有丰富血流信号。

5. 平扫 CT 上，病变为软组织密度；增强 CT 上，增殖期血管瘤强化明显。

6. T_1WI 上，病变呈等信号；T_2WI 上，病变呈不均匀高信号；增强 T_1WI 上，增殖期血管瘤强化明显。

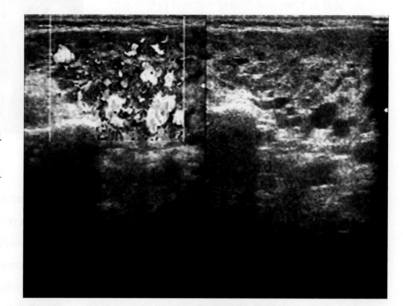

图 7-5-6 腮腺区血管瘤
超声图示腮腺区肿块状混合性低回声区，边界欠清晰。病变内有大量管腔样或条束状结构，后方回声增强，CDFI 提示病变内有较丰富的血流信号

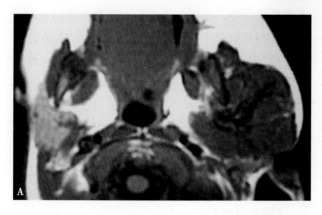
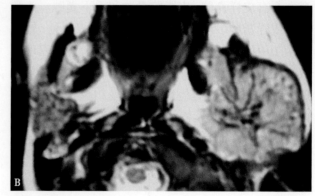

图 7-5-7 腮腺区血管瘤
A. 横断面 T_1WI 示左腮腺内类圆形中等信号区，边缘清晰；B. 横断面 T_2WI 示病变呈不均匀高信号，内含管状信号流空结构

【鉴别诊断】

血管瘤的 CT 和 MRI 表现可以和许多其他良性肿瘤或瘤样病变相似，尤其是低血流型血管畸形（如静脉性血管畸形）。通常以下特点可作为两者的鉴别依据：①血管瘤以单发多见，而血管畸形以多发常见；②多数血管瘤范围局限，病变与周围组织分界清晰；③动态增强 CT 和 MRI 上，血管瘤的强化时间通常早于静脉性血管畸形；④随访检查可见多数血管瘤呈缩小或脂肪化趋势，甚至可以消失。

（四）血管畸形

【概述】

血管畸形（vascular malformation）属于一种发育畸形，而非真性肿瘤。沿用至今的血管畸形分类大致有 4 种：毛细血管性（capillary）、海绵状（cavernous）、静脉性（venous）和动静脉性（arteriovenous）。混合性血管畸形（mixed haemangioma）是指上述两种或两种以上的血管畸形并存于同一病变内。血管畸形是口腔颌面部最为常见的良性病变之一。可见于任何年龄，但多在出生后不久即被确诊。血管畸形无明显性别差异。

【临床特点】

血管畸形的临床表现可因类型不同而表现各异。静脉畸形和海绵状血管畸形形态、大小不一，可以是小而界限清楚的病变，也可以是大而界限模糊的弥漫性病变。病变可累及皮下脂肪、骨骼、神经血管束和内脏。表浅的病变表现为柔软、可按压变形、无搏动和杂音。病变颜色因病变部位的深浅而变化，可由浅蓝到深紫色不等。同时，病变周围皮肤可出现毛细血管扩张、静脉曲张或瘀斑。动静脉畸形多有特征显著的临床症状表现，如皮肤发红和发热、病变区有血管搏动和溃疡出血等。根据动静脉畸形的临床表现及危害程度可以进一步分为静止型、扩张型、破坏型及失代偿型。

临床上和影像学表现上均可分血管畸形为低血流（low flow）和高血流（high flow）两类。低血流性血管畸形主要指海绵状血管畸形和静脉性血管畸形，高血流性血管畸形主要指动静脉畸形。

【病理特点】

病理上，血管畸形主要由扩张的脉管腔组成，管壁是成熟的内皮细胞。静脉性血管畸形由扩张的厚壁血管腔组成，血管壁缺乏弹力层，α平滑肌抗体染色表明其平滑肌缺乏或有异常排列，导致其随全身生长而不断扩张。海绵状血管畸形主要由扩张而充满血液的薄壁窦腔组成，窦腔壁衬以扁平内皮细胞。

静脉性和海绵状血管畸形内均可有静脉石形成。毛细血管畸形由衬以扁平内皮细胞的扩张的毛细血管网组成，主要位于皮下，周围有不规则的胶原。动静脉畸形是动静脉的异常吻合，为动脉血不通过正常毛细血管直接灌注于静脉，导致静脉的动脉化。

【影像检查技术与优选】

超声检查是腮腺浅部和下颌下间隙区血管畸形的首选影像学方法。但 MRI 检查对明确血管畸形的发生部位（尤其是累及腮腺深叶及颌面深部间隙的血管畸形）和范围具有重要价值。CT 能清晰显示病变内的钙化，但在显示病变范围上逊色于 MRI。

【影像学表现】

血管畸形可发生于口腔颌面部的任何部位。颌面部诸间隙，尤其是腮腺间隙和下颌下间隙为其常见部位之一。不同类型的脉管性疾病，其形态表现各异。而同一类型的脉管性疾病可有不同的形态类型。海绵状或静脉性血管畸形多呈圆形或类圆形改变，可以多发；毛细血管畸形和动静脉畸形的形态多不规则，部分病变可呈弥漫性改变。多发性血管畸形的形态可规则或不规则。一般规律为：呈规则形态表现的血管瘤和血管畸形多有清晰的边界，甚至可见假包膜存在；而形态不规则的病灶多无清晰界限。与四肢脉管畸形不同，颌面部静脉性或海绵状血管畸形可导致骨骼发育异常。静脉性或海绵状血管畸形所引起的骨骼异常主要表现为颌面骨的肥大和变形。动静脉畸形常伴有颌骨（尤其是下颌骨）的受累，主要表现为单囊或多囊状骨质破坏、下颌神经管的增粗和骨皮质的穿凿样破坏。

1. 超声表现 静脉性或海绵状血管畸形多为低回声表现（82%）。16% 的静脉性或海绵状血管畸形因含有静脉石而表现为后方强光团声影（图 7-5-8），此为该病变的特征性表现之一。约一半的静脉性或海绵状血管畸形在低头试验的超声检查中呈阳性表现：即在头低位时病变暗区增大。动静脉畸形表现为大脉管形态的不均匀回声，无软组织实质。CDFI 和脉冲多普勒超声上，78% 的静脉性或海绵状血管畸形为单向血流，6% 和 16% 为双向血流和无血液流动。动静脉畸形内为收缩期血流，内有动静脉分流，即动脉血直接流入扩张的静脉内。

2. CT 表现 几乎所有血管畸形均为软组织密度改变。静脉性或海绵状血管畸形内可出现单个或多个小圆形高密度影，为静脉石（图 7-5-9），为诊断此类疾病的可靠依据。增强 CT 上，静脉性或海绵状血管畸形在动脉期多无明显强化，随着造影剂逐

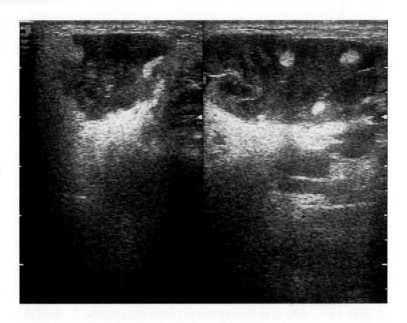

图 7-5-8 腮腺区静脉畸形
超声图示腮腺区有类圆形混合性低回声肿块，内有散在分布的液性暗区和强光团声影，境界清晰

渐进入瘤体，可呈渐进性强化表现。动静脉畸形亦可呈早期明显强化表现，且可见增粗的供血动脉和扩张的回流静脉（图 7-5-10）。

3. MRI 表现 毛细血管畸形多表现为 T_1WI 上的中等信号和 T_2WI 上的不均匀高信号。静脉性或海绵状血管畸形有单囊和多囊结构之分，多囊病变的囊隔常为线状低信号影。静脉性或海绵状血管畸形在 T_1WI 上为低或中等信号表现；在 T_2WI 上为较均匀高信号表现。病变内可出现静脉石影，表现为单个或多个散在的小类圆形低信号区（图 7-5-11）。通常，静脉性或海绵状血管畸形在 T_2WI 上信号强度高于其周围的脂肪组织信号。"信号流空"（signal void）是高血流性动静脉畸形的特殊征象。扩张的

供血动脉及迂曲的回流静脉团在所有 MRI 序列上均表现为低信号的匍匐状、管状或大小不一多囊状结构。部分区域可为血块或血栓占据。增强后，静脉性或海绵状血管畸形多呈渐进性强化表现；动静脉畸形因流空效应可无明显强化。

【诊断要点】

1. 见于婴幼儿。

2. 腮腺区多见，可有多发。

3. 低血流病变多呈类圆形或团块状，边界清晰；高血流病变多形态不规则，界限不清。

4. 超声上，低血流病变以混合性低回声表现为主，其内可因含有静脉石而表现为后方强光团声影；高血流病变多为不均匀回声，内有丰富血流信号。

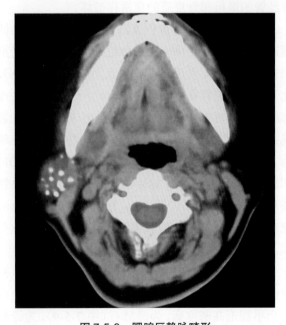

图 7-5-9 腮腺区静脉畸形
CT 横断面平扫示右腮腺区类圆形软组织肿块，其内可见散在分布的高密度静脉石，边界清晰

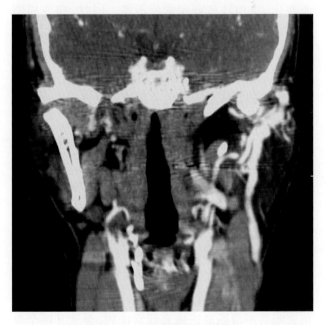

图 7-5-10 腮腺区动静脉畸形
增强 CT 冠状面示左腮腺区不规则形扩张迂曲血管影，界限不清。同侧颈外静脉提前显示（对侧颈外静脉未显示）

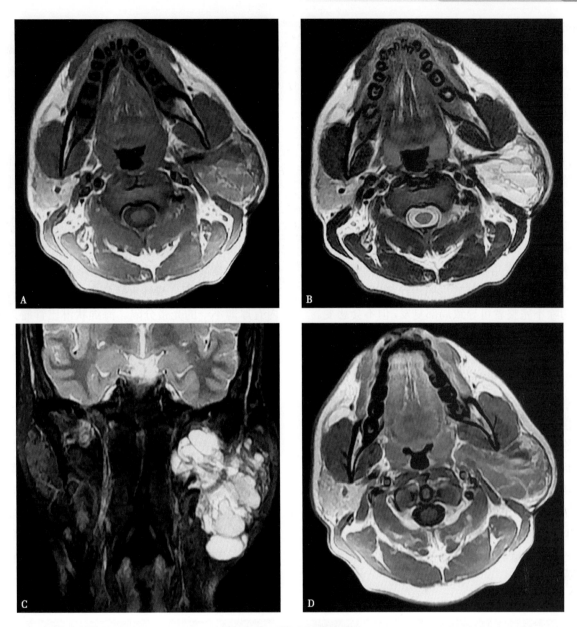

图 7-5-11　腮腺区静脉畸形

A. 横断面 T_1WI 示左腮腺区类圆形多囊状病变呈略高信号表现，界限清晰；B. 横断面 T_2WI 和 C. 冠状面脂肪抑制 T_2WI 示病变呈多囊状均匀高信号表现；D. Gd-DTPA 增强横断面 T_1WI 示病变内囊隔有轻度强化，囊内容物无强化

5. 平扫 CT 上，病变为软组织密度；增强 CT 上，低血流病变呈渐进性强化表现，高血流病变则呈早期强化表现，且静脉回流早显。

6. T_1WI 上，病变呈低或等信号；T_2WI 上，低血流病变可呈多囊状均匀高信号表现，高血流病变内部有点状和管状信号流空区；增强 T_1WI 上，低血流病变呈不均匀渐进性强化表现，高血流病变则无强化表现，且有静脉早显。

【鉴别诊断】

血管畸形的 CT 和 MRI 表现可以和许多其他良性肿瘤或瘤样病变相似。但以下影像学表现特点的出现应多考虑有海绵状和静脉性血管瘤或血管畸形

的可能：①平扫 CT 上，如见软组织肿块中出现高密度钙化者；②在 MRI T_2WI 上，如见病变的信号强度高于周围脂肪组织者；③增强 CT 和 MRI 上，病灶呈渐进性强化表现者。MRI 上，如见病变以多囊或单囊状、圆形、管状、弧形或不规则形的"信号流空"表现者；增强 CT 上，如见病灶强化明显且伴有周围粗大扩张血管者，则应考虑有动静脉畸形的可能。

（五）淋巴管畸形

【概述】

淋巴管畸形（lymphatic malformation）是一种由扩张的淋巴管构成的海绵状 / 囊性良性淋巴管病变，又称淋巴管瘤（lymphangioma）。囊性水瘤（cystic hygroma)一词多指囊腔体积大于 2cm³ 的淋巴管瘤。淋巴管畸形可见于任何年龄，但于儿童更多见，多数患者（80%～90%）于出生时和 2 岁以内被发觉。无明显性别差异。淋巴管畸形还可以是 Turner 综合征的表征之一。相对于血管畸形而言，淋巴管畸形较少发生于腮腺和下颌下间隙。

【临床特点】

临床上，淋巴管畸形多表现为无痛性肿块，质地柔软，触有波动感。如病变内有出血或继发感染，则可能压迫周围组织。囊性水瘤及海绵状（微囊）淋巴管畸形多为单发病灶，少数可多发。除非发生淋巴水肿或过度角化，淋巴管畸形一般不伴有皮肤颜色的异常。对淋巴管畸形的治疗多以手术切除为主。切除不完整者可导致局部复发，但不会恶变。

【病理特点】

大体病理上，根据淋巴管畸形的形态表现差异，可分为 4 种类型：囊性水瘤（cystic hygroma）、海绵状淋巴管瘤（cavernous lymphangioma）、毛细血管性或单纯性淋巴管瘤（capillary or single lymphangioma）和血管淋巴管畸形（vasculolymphatic malformation）。海绵状淋巴管瘤的海绵状腔隙经长时间进行性扩张后可转变为囊性水瘤。淋巴管畸形的剖面为多囊状或海绵状改变。囊内含有水性或乳性液体。镜下见，淋巴管畸形的特征是含有大小不等、薄壁扩张的淋巴管，管壁衬覆扁平内皮细胞，周围有淋巴细胞聚集。

【影像检查技术与优选】

超声检查为腮腺和下颌下间隙区淋巴管畸形的首选影像学方法。CT 和 MRI 检查对明确病变部位（尤其是腮腺深叶）及其与周围组织的关系具有重要意义。

【影像学表现】

75%～80% 的囊性水瘤位于颈部和下面部。成人淋巴管畸形多见于下颌下和腮腺间隙。囊性水瘤形态规则，多呈圆形或类圆形改变，边界清晰，可见包膜。海绵状淋巴管瘤或术后复发的淋巴管瘤可为不规则形态，与周围组织无清晰分界。少数受挤压后破裂的囊性水瘤亦可呈不规则形态表现。

1. **超声表现** 囊性水瘤多为多囊状无回声改变，内有厚薄不一的光带分隔。海绵状淋巴管瘤为多囊状混杂性高回声。CDFI 上，淋巴管畸形内无血流。

2. **CT 表现** 淋巴管畸形的 CT 值与水相等或相近。囊性水瘤内多有囊隔，呈多囊结构改变。海绵状淋巴管瘤多表现为微小多囊状低密度改变。增强 CT 上，淋巴管畸形内的囊隔呈轻至中度强化，边缘呈环形强化表现。

3. **MRI 表现** 大多数淋巴管畸形呈多囊结构改变，少数为单囊结构。T_1WI 上，淋巴管畸形多呈低或中等信号，少数病变可为高信号改变（与病变内的出血和脂肪样囊隔相对应）；T_2WI 上，病变为均匀高信号表现（图 7-5-12）。如病变内有出血或液体内富含蛋白成分，则可出现液 - 液平面征象。增强

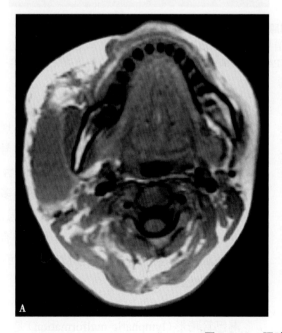 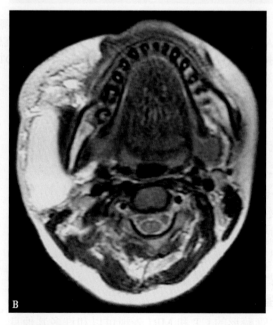

图 7-5-12 腮腺区淋巴管畸形

A. 横断面 T_1WI 示右腮腺区长圆形略长 T_1 信号影；B. 横断面 T_2WI 上病变呈均匀高信号，界限清晰，可见较完整低信号包膜

MRI 上,淋巴管畸形的内部无强化表现,但其纤维包膜和囊隔可出现强化。

【诊断要点】

1. 儿童多见。

2. 类圆形,边界清晰。

3. 超声上,病变以多囊状无回声或均匀低回声表现为主。

4. 平扫 CT 上,病变为多囊液性密度表现;增强 CT 上,囊隔和囊壁可有轻度强化。

5. T_1WI 上,病变呈多囊状低或等信号;T_2WI 上,病变呈多囊状高信号。可见液 - 液平面。增强 T_1WI 上,病变包膜和囊隔可有强化表现。

【鉴别诊断】

发生于腮腺间隙的淋巴管畸形应与坏死性淋巴结、脂肪瘤、脂性神经纤维瘤病和囊性神经鞘瘤鉴别。坏死性淋巴结一般少有淋巴管瘤的多囊状结构,病变可为多发表现。脂肪瘤和脂性神经纤维瘤的内部虽然有纤维分隔,但其脂肪密度和信号表现与淋巴管畸形的密度和信号表现明显有别。囊性神经鞘瘤多为单囊结构表现,内部没有弧线状纤维分隔。

二、涎石病和涎瘘

(一)涎石病

【概述】

涎石病(sialolithiasis)是指因唾液腺导管或腺体内有钙化结石形成而导致的一系列病理性改变。涎石的无机盐成分主要为磷酸钙和碳酸钙。涎石的核心部分为上皮细胞、异物和细胞分解产物。涎石在涎腺导管内的长期阻塞可导致导管和腺体的炎症、腺体间质退变和分泌功能的受损。涎石病最好发于下颌下腺,次为腮腺。

【临床特点】

临床上,涎石病主要表现为进食时出现大涎腺区肿胀和疼痛,之后不久,肿胀和疼痛可逐渐消失。临床检查可见:唾液腺导管口黏膜红肿,挤压大涎腺腺体后可有脓性分泌物自导管口处溢出。有时可在涎石所在处形成压痛。受累腺体的质地较硬,亦可有压痛。对涎石病的治疗可采用手术和内镜等方法。

【病理特点】

病理上,结石多呈圆形、椭圆形或长柱状。结石剖面呈同心圆层板状,其中心区有一个或多个核心。

【影像检查技术与优选】

约 80% 的下颌下腺涎石和 60% 的腮腺涎石为阳性涎石,故 X 线平片检查是诊断涎石病的常用方法。对于可疑而又无法在平片上予以清晰显示的涎石,尤其靠近下颌下腺腺体的涎石,可采用 CT 检查予以确诊。

【影像学表现】

1. **X 线表现** 涎石多表现为单个或多个类圆形高密度影(图 7-5-13),大小不一,多沿导管走向排列,有时涎石呈同心圆状。有时,阴性涎石在 X 线涎腺造影片上可以表现为圆形或卵圆形充盈缺损区,其远端导管也多有扩张表现;或无导管影像显示。

2. **CT 表现** 涎石主要表现为 CT 值高于软组织密度的圆形或卵圆形钙化影(图 7-5-14),与其相邻的扩张导管内可有液体积聚,有时可见被阻塞的唾液腺腺体外形明显肿大。

近来,有研究认为可以通过 MR 唾液腺造影和虚拟 MR 内镜成像技术进行涎石病的检查和诊断。

【诊断要点】

1. 男性成人患者多见。

2. 进食后,受累涎腺明显肿大。

3. X 线平片和 CT 上,可见腮腺或下颌下腺主导管内有高密度结石形成。

【鉴别诊断】

CT 上,表现为高密度的涎石容易和淋巴结钙化相混淆。淋巴结钙化多表现为不规则点状形态,其位置一般也在唾液腺导管的走行区之外。

(二)涎瘘

【概述】

涎瘘(salivary fistula)多因涎腺腺体或导管受损

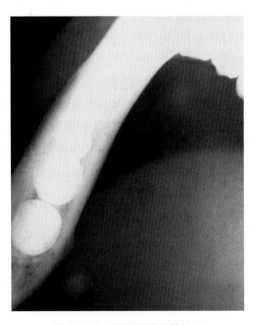

图 7-5-13 下颌下腺导管结石
下颌横断面咬合片示右下颌下腺类圆形高密度结石影

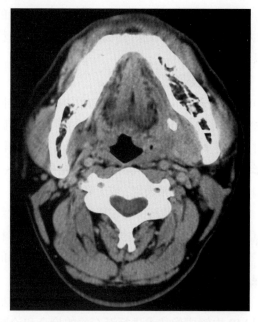

图7-5-14 下颌下腺结石伴炎症

CT横断面平扫示左下颌下腺外形增大,其前缘有高密度钙化影显示

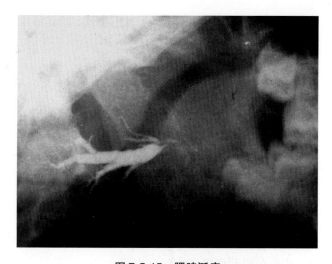

图7-5-15 腮腺涎瘘

右腮腺造影片示右腮腺涎瘘远端主导管和部分分支导管明显增粗

伤后(外伤、感染和不正确手术所致),涎液经创口外流,且经久不愈所致。涎瘘有外瘘和内瘘之分。外瘘指涎瘘瘘口位于面颊部皮肤的表面;内瘘指涎瘘瘘口位于口腔内,后者一般对患者无明显影响。根据涎瘘发生部位,可分为腺瘘和导管瘘。腺瘘指发生于涎腺腺体的涎瘘;导管瘘指发生于涎腺主导管的涎瘘。

【临床特点】

涎瘘多发生于腮腺区。由于涎液可对皮肤形成刺激,故外瘘可伴有相应临床症状。临床上,常可见清亮唾液自瘘口流出,进食时尤其明显。涎瘘发生时间较长者,还可伴发皮肤轻度炎症(红肿)和湿疹样皮损。

【影像检查技术与优选】

涎腺X线造影是显示和诊断涎瘘、确定涎瘘类型的主要影像学方法。一般将造影剂自瘘口注入瘘道后即可显示该瘘与涎腺导管和腺体的关系;有时将造影剂自正常涎腺开口注入后,可见其自瘘口流出。

【影像学表现】

涎腺X线造影片上,腺瘘多表现为涎腺导管系统完整,外形正常,局部腺体可部分充盈或充盈不佳。在自瘘口注入造影剂的过程中,有时可见造影剂自腺体处外溢;但这种表现有时可因腺瘘瘘口狭小而难以显示。管瘘可在涎腺X线造影片上表现为涎腺导管系统显示完整或不完整。管瘘瘘口狭小

或伴发感染时,可见远心端涎腺导管呈扩张性改变(图7-5-15)。

【诊断要点】

1. 患者多有相应病史可循。

2. 进食后,可见涎液自瘘口流出。

3. X线涎腺造影上,受累涎腺的导管系统虽显示完整,但可出现扩张表现。

【鉴别诊断】

一般情况下,通过涎腺X线造影即可明确涎瘘的诊断,不需要和其他唾液腺疾病鉴别。

三、炎症性和反应性病变

涎腺炎症性和反应性病变主要包括:慢性复发性腮腺炎、慢性阻塞性涎腺炎、涎腺结核、舍格伦综合征、嗜酸性粒细胞淋巴肉芽肿和结节病等。

(一)慢性复发性腮腺炎

【概述】

慢性复发性腮腺炎(chronic recurrent parotitis)又称儿童复发性腮腺炎(juvenile recurrent parotitis)。病因不明,可能与涎腺导管逆行性感染、儿童免疫功能低下或自身免疫性疾病有关。本病多自儿童(5~6岁男性患者最为常见)起病,其间可多次出现反复发作,至青春期时多数患者可以自愈。少数患者可演变为成人复发性腮腺炎(adult recurrent parotitis)。慢性复发性腮腺炎于男性患者稍多见。

【临床特点】

临床上,慢性复发性腮腺炎主要为腮腺反复肿胀,进食后尤为明显。疾病的间隔期可自数周至数月不等。多数患者的间隔期随年龄增长而延长,成

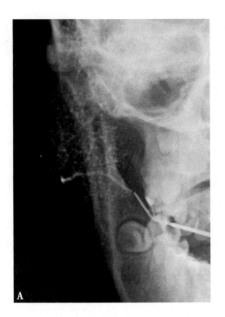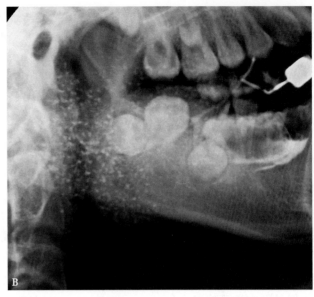

图 7-5-16 腮腺儿童复发性腮腺炎

右腮腺造影正位（A）和侧位（B）示右腮腺末梢导管呈点状扩张，分布均匀。腮腺主导管正常

年后一般不再发作。少数患者可演变为成人复发性腮腺炎。

【病理特点】

病理上，慢性复发性腮腺炎主要表现为小叶间及小叶内导管上皮增生，囊状扩张。囊壁为一至数层扁平上皮，囊腔可以相互融合，周围有淋巴细胞浸润或淋巴滤泡形成。

【影像检查技术与优选】

涎腺 X 线造影是诊断慢性复发性腮腺炎的主要影像学方法。CT 和 MRI 具有辅助诊断慢性复发性腮腺炎的作用。

【影像学表现】

1. **X 线涎腺造影表现**　慢性复发性腮腺炎主要表现为腮腺腺体和副腺体的末梢导管呈点状、球状扩张，大小一致，分布均匀（图 7-5-16）。少数可呈囊腔状扩张。造影剂排空有延迟。腮腺导管系统多无明显异常表现。随着年龄的增长，末梢导管的扩张数目可逐渐减少，甚至会消失。

2. **CT 表现**　慢性复发性腮腺炎主要表现为局限或弥漫状的唾液腺腺体增大。正常腮腺腺体的低密度表现可为不规则增生的软组织密度影所取代（图 7-5-17），叶间间隔和包膜可有增厚。

3. **MRI 表现**　慢性复发性腮腺炎可表现为 T_1WI 上的均匀或不均匀的低和中等信号，T_2WI 上的中等或不均匀高信号。范围较大的病变多边界不清。有时慢性腮腺炎在 T_2WI 上也可表现为低信号，这和病变在病理上有明显的纤维化和细胞浸润有关。

【诊断要点】

1. 男性儿童患者多见。

2. 进食后，腮腺明显肿大。

3. X 线涎腺造影上，病变以腮腺末梢导管呈点状扩张表现为主。

4. CT 上，腮腺腺体增大，密度增高。

5. MRI 上，病变腺体表现为 T_1WI 上的均匀或不均匀的低和中等信号；T_2WI 上的中等或不均匀高信号。

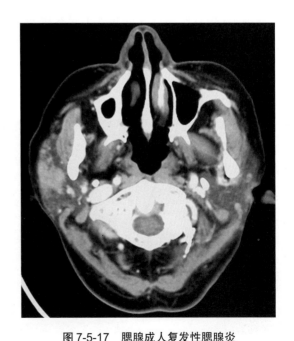

图 7-5-17 腮腺成人复发性腮腺炎

增强 CT 横断面示右腮腺浅叶不规则形软组织增生影，界限模糊

【鉴别诊断】

儿童复发性腮腺炎应与流行性腮腺炎（mumps）相区别。两者之间的主要不同在于：流行性腮腺炎系病毒引起的传染性疾病；患者以儿童为主，除腮腺受累外还可出现其他器官受累（如下颌下腺、舌下腺、泪腺和性腺等）；同时可伴有发热、头痛等全身症状；血和尿淀粉酶升高。成人复发性腮腺炎的X线腮腺造影表现和舍格伦综合征相似，都有末梢导管扩张表现。一般情况下，舍格伦综合征多见于中老年女性，多无幼年发病史，常伴有眼干和口干症状，或有其他系统性结缔组织疾病。但如在舍格伦综合征的基础上合并有继发感染，则两者之间的鉴别诊断较为困难。

（二）慢性阻塞性涎腺炎

【概述】

慢性阻塞性涎腺炎（chronic obstructive sialadenitis）系因导管狭窄、涎石、异物、瘢痕和肿瘤压迫等因素导致的涎腺炎症性改变。该病变可发生于腮腺和下颌下腺，且多与涎石并存。慢性阻塞性涎腺炎好发于成人，男性患者多见。

【临床特点】

临床上，慢性阻塞性涎腺炎的典型表现为：进食中或进食后涎腺腺体出现肿胀。有时口内有咸味分泌物。触诊受累腺体可扪及条索状粗硬的涎腺导管。挤压涎腺腺体后可见脓性或黏稠分泌物自导管口溢出。

【病理特点】

病理上，慢性阻塞性唾液腺炎主要表现为导管系统的扩张；管周结缔组织水肿，内有弥慢性淋巴细胞和慢性炎症细胞浸润；腺泡大部分破坏消失，小叶内和小叶间导管扩张等。

【影像检查技术与优选】

涎腺X线造影是诊断慢性阻塞性涎腺炎的主要影像学方法。MR涎腺造影对不能进行涎腺X线造影检查者具有辅助参考价值。

【影像学表现】

1. X线涎腺造影　慢性阻塞性涎腺炎主要表现为涎腺导管系统的明显增粗和扩张（图7-5-18），病变可单独累及主导管，也可同时累及主导管和分支导管。有时可见导管内有充盈缺损区显现（结石所致）。如果病变继续发展，则可累及唾液腺腺体，形成末梢导管的点状扩张。造影剂的排空延迟同样会出现在导管和腺泡系统。下颌下腺阻塞性唾液腺炎时，导管扩张常表现较为明显，但末梢导管的点状扩张却不易出现，这可能和小叶内导管较粗短有关。

2. CT表现　导管内高密度钙化结石影可直接显现。有时还可见增粗的涎腺导管显影。病变累及涎腺腺体时，可见显现腺体外形增大。慢性阻塞性腮腺炎腺体实质密度可明显增高，表现为软组织密度。

3. MRI表现　可见明显增粗的涎腺导管。此增粗的涎腺导管在T_1WI上呈低信号，在T_2WI上呈高信号。MR涎腺造影图像上，增粗的涎腺主导管可被清晰显示。

【诊断要点】

1. 多见于成年男性患者。

2. 进食后，病变侧腮腺或下颌下腺明显肿大。

3. X线涎腺造影上，病变以主导管扩张改变为主，偶尔可见腺体内有末梢导管扩张。

4. CT上，腮腺主导管明显扩张，腺体密度增高；偶尔可见导管或腺体内有高密度结石。

5. MR涎腺造影上，可见异常增粗的涎腺主导管。

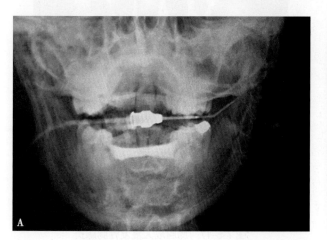
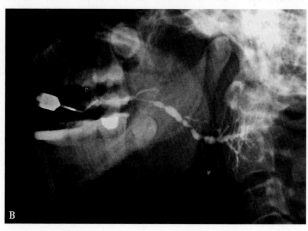

图7-5-18　腮腺慢性阻塞性涎腺炎
左腮腺造影正位（A）和侧位（B）片示左腮腺主导管和部分分支导管扩张增粗。左腮腺腺体表现正常

【鉴别诊断】

慢性阻塞性腮腺炎应与成人复发性腮腺炎相鉴别。成人复发性腮腺炎可追寻到幼年发病病史，且多表现为迁延不愈，反复发作。X线涎腺造影片上，慢性阻塞性腮腺炎以主导管扩张改变为主；而成人复发性腮腺炎以末梢导管扩张表现为主。

（三）涎腺结核

【概述】

结核（tuberculosis）是机体感染结核分枝杆菌后发生的以组织中形成结核结节和干酪性坏死为特征的传染性疾病。涎腺结核（tuberculosis of salivary gland）并不多见。根据其在涎腺的发生部位可分为腺体结核和淋巴结结核2类。涎腺腺体结核十分少见，而涎腺淋巴结结核主要发生于腮腺间隙和下颌下间隙。涎腺结核多见于20～30岁成年人。无种族和性别差异。

【临床特点】

临床上，急性涎腺结核的表现多与急性涎腺炎症相似，但多数涎腺结核的临床表现和无痛性涎腺肿块相似。结核可以多发。

【病理特点】

涎腺结核的组织学表现包括炎症和干酪样坏死。涎腺结核早期，可见孤立性结核样肉芽结节位于涎腺腺体内；病变中期，结核病变取代唾液腺腺泡；病变晚期，涎腺腺体结构不能被辨认，内有干酪样坏死或脓肿形成。淋巴结结核也可分为3期：早期为结核样肉芽肿，病变内部可有钙化；中期主要表现为干酪样坏死表现；晚期为纤维钙化表现。

【影像检查技术与优选】

超声和CT检查是显示涎腺结核的主要影像学方法。MRI相对少用，涎腺X线造影目前已极少使用。

【影像学表现】

1. **超声表现**　腮腺区淋巴结结核多表现为实性均匀低回声。干酪样坏死形成后，其内可见液性暗区。结核纤维钙化形成期，可见其呈不均匀低回声表现。

2. **涎腺X线造影表现**　涎腺结核可破坏涎腺导管系统，表现为导管中断。造影剂可从中断的导管内溢出，形成高密度的池状结构。

3. **CT表现**　涎腺腺体结核多呈不规则形肿块状表现，淋巴结结核多呈类圆形肿块表现。涎腺淋巴结结核的CT表现具有多样性。与病理分期相对应，结核肉芽肿形成期，病变多为密度均匀的软组

织肿块，中心可有钙化或无钙化。造影剂增强后，病灶呈非特异性的均匀强化表现（图7-5-19）。结核干酪样坏死形成期，病灶内部表现为单囊或多囊状低密度液化坏死区（图7-5-20），病变边缘规则或不规则增厚，在增强CT上可见强化。如果在CT上发现肿块边缘不规则强化伴中央较大低密度区，则应考虑结核脓肿形成。淋巴结结核晚期，病变虽仍在平扫CT上表现为块状软组织密度，但在增强CT上，其多无明显强化表现。此期淋巴结结核可有钙

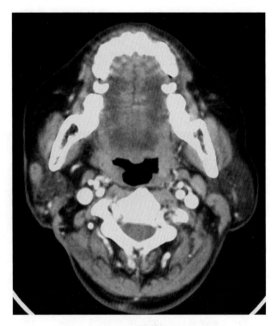

图7-5-19　腮腺区淋巴结结核
增强CT横断面示右腮腺浅叶实性椭圆形病变，边界清晰

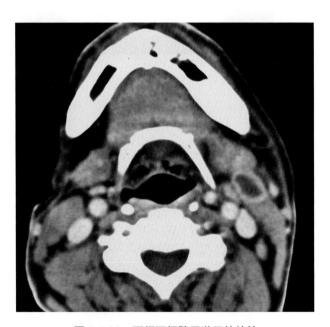

图7-5-20　下颌下间隙区淋巴结结核
增强CT横断面示左下颌下间隙区椭圆形病变，其中央区单囊低密度，边缘呈环形强化，界限清晰

化灶显示。上述各期中,以中期淋巴结结核的 CT 表现最为常见。

4. MRI 表现　涎腺结核的信号表现因其病变内部的结构不同而变化多样。病变一般在 T_1WI 上呈低信号或中等信号,在 T_2WI 上呈中等信号或高信号。增强 MRI 上,病变实质部分可以出现强化表现(图 7-5-21)。

【诊断要点】

1. 青年患者多见。

2. 多发性,以腮腺区淋巴结结核为多见。

3. 类圆形,边界清晰(无包膜外侵犯)或不清(有包膜外侵犯)。

4. 超声上,病变以低回声表现为主,可见液性暗区和钙化。

5. CT 上,淋巴结结核表现多样:或为实性软组织密度;或其内有钙化存在;或内有单囊或多囊状低密度液化坏死区形成。增强 CT 上,病变早期可有轻至中度强化;晚期则无强化。

6. T_1WI 上病变以低信号或中等信号为主;T_2WI 上呈中等信号或高信号。增强 T_2WI 上,病变实质部分有强化表现。

【鉴别诊断】

孤立性涎腺结核病变和涎腺恶性肿瘤的影像学表现有时十分相似,影像鉴别诊断较为困难。应与涎腺淋巴结结核鉴别的淋巴结病变有:淋巴结转移性肿瘤、结内型淋巴瘤和淋巴结炎等。虽然淋巴结结核与淋巴结转移性病变的影像表现有重叠之处,但淋巴结结核的以下特点可为两者的鉴别提供相对

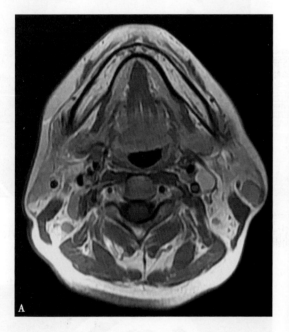
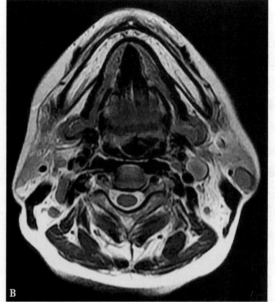
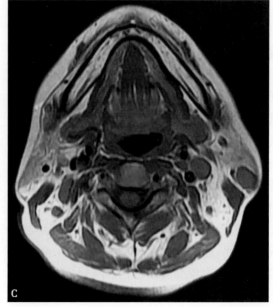

图 7-5-21　腮腺区淋巴结结核
A. 横断面 T_1WI 示左腮腺浅叶区椭圆形病变呈中等信号;B. 横断面 T_2WI 示病变呈中等信号;C. 横断面 Gd-DTPA 增强 T_1WI 示病变轻度强化

依据：①淋巴结内可有钙化显示（乳头状甲状腺癌转移除外）；②淋巴结内可显示有多个小囊状液化坏死；③淋巴结的增强边缘多呈厚而不规则表现；④超声上可有淋巴门结构显示。与结内型淋巴瘤相比，呈实性密度或信号改变的淋巴结结核并无特征性。但淋巴结结核影像表现具有多样性。除实性密度或信号改变外，淋巴结结核内部还可有钙化、液化坏死等征象出现。与淋巴结炎的鉴别可依据其临床表现：淋巴结结核多为无痛性肿块表现，而淋巴结炎多表现为疼痛性肿块，抗炎治疗有效。

（四）舍格伦综合征

【概述】

舍格伦（sjögren）综合征，又名干燥综合征（sicca syndrome），曾被命名为Mikulicz病（Mikulicz disease）和淋巴上皮病（lymphoepithelial lesion）。舍格伦（sjögren）综合征是一种自身免疫性疾病，其特征为干性角膜炎、口干或伴有全身结缔组织病，如类风湿关节炎等。舍格伦综合征是仅次于类风湿关节炎的第二常见的自身免疫性疾病。如自身免疫性疾病仅累及涎腺和泪腺者则称为原发性舍格伦综合征；如合并出现其他免疫结缔组织疾病时，则称之为继发性舍格伦综合征。舍格伦综合征主要见于40～60岁女性（90%～95%）。

【临床特点】

临床上，舍格伦综合征表现为口干、眼干和单侧或双侧的唾液腺肿大。化验检查可有轻度贫血、血小板减少、血沉加快等。相关抗核抗体试验可呈阳性表现。

【病理特点】

诊断舍格伦综合征的病理标本常取自腮腺和小涎腺（唇腺为主）。病理上，病变腺体呈弥漫肿大或结节状包块。前者腺小叶界限清晰；后者腺小叶界限不清。镜下见：大量淋巴细胞和组织细胞增生浸润涎腺实质。严重时，小叶内腺泡结构可以全部消失，腺体萎缩或消失。受累腺体的小叶内导管增生，上皮增生，形成上皮团块（上皮岛），导管管腔扩张或完全闭锁。

【影像检查技术与优选】

涎腺X线造影是诊断舍格伦综合征的主要影像学方法。CT和MRI检查可作为舍格伦综合征的辅助影像学方法。

【影像学表现】

舍格伦综合征的X线涎腺造影、CT和MRI等影像学表现具有多样性，通常可分为以下几型：

1. 末梢导管扩张型 此型最多见。腮腺X线造影上，病变早期多表现为腺体导管系统形态正常，导管周围的末梢导管呈多点状扩张，扩张的直径小于1mm，且大小一致，分布均匀。病情发展后，腮腺主导管可以出现层状或葱皮样改变。涎腺腺体内可见末梢导管扩张可呈球状（直径大于2mm）和囊状（直径大于5mm），且大小不一，分布不均（图7-5-22）。病变可弥漫于整个腮腺腺体，无清晰界限。伴有继发性感染时，腮腺X线造影上腮腺主导管既可表现为扩张和粗细不均，亦可表现为"葱皮样"改变。

（1）CT表现：病变早期，其多表现为单侧或双侧的腮腺和下颌下腺肿大。腮腺密度增高，呈软组织密度改变，有时可见病变内有液体积聚和钙化。病变发展后，可见病变区末梢导管呈低密度或等密度球样或囊样扩张（图7-5-23）。

（2）MRI表现：病变早期，多呈结节状不均匀信号表现，可同时累及腮腺和下颌下腺。扩张的末梢导管在T_1WI上呈低信号；在T_2WI上呈高信号。有人形容这种表现为"椒盐征"或"蜂窝"。之后，随着病情发展，病变多呈球状和囊状扩张，T_1WI上其表现为低信号；T_2WI上为高信号表现（图7-5-24）。比较罕见的是病变腺体的内部可以出现囊肿样改变，囊肿的直径大小可自数毫米至数厘米不等。伴有继发性感染时，MR涎腺造影上也可显示腮腺主导管扩张和末梢导管扩张等征象（图7-5-25）。

2. 腺体萎缩型 此型舍格伦综合征为病变晚期，唾液腺腺泡几乎被完全破坏，腺体出现萎缩。腮腺X线造影时可见造影剂仅充盈于主导管和少量分支导管系统中，腺体内可见少量点状末梢导管扩张或

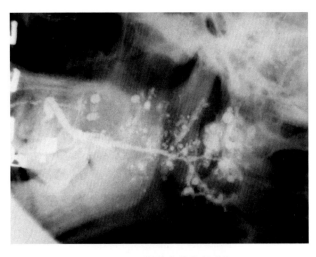

图7-5-22 腮腺舍格伦综合征
左腮腺造影侧位片示左腮腺腺体内可见末梢导管扩张呈点状、球状和囊状，扩张的末梢导管弥漫分布于整个腮腺腺体

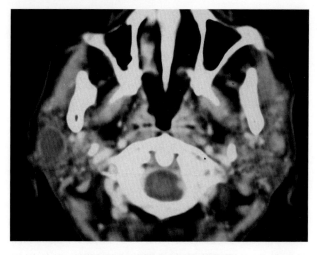

图 7-5-23　腮腺舍格伦综合征
增强 CT 横断面示双侧腮腺外形略大，密度高低不均，呈不规则形软组织增生改变。于右腮腺区病变内可见囊状改变，边缘强化

基本不显影。CT 和 MRI 上，可见两侧腮腺腺体相对变小。腺体的平均 CT 值增高。腺体的 MRI 信号则在 T_1WI 和 T_2WI 上均为中等信号表现。

3. **肿块型**　此型舍格伦综合征的临床表现和影像学表现类似于涎腺肿瘤。涎腺 X 线造影片上，除显示因软组织肿块造成的造影剂充盈缺损和主导管增粗外，还可伴有末梢导管扩张。CT 上，肿块型病变多表现为软组织密度，边界清晰。MRI 上，肿块多表现为 T_1WI 上的中等信号和 T_2WI 上的高信号。肿块周围的腺体或对侧腮腺和下颌下腺可出现点状或球囊状末梢导管扩张（图 7-5-26）。

【诊断要点】
1. 中年女性患者多见，有口干、眼干主诉。
2. 多发性，多累及两侧腮腺、下颌下腺和泪腺。

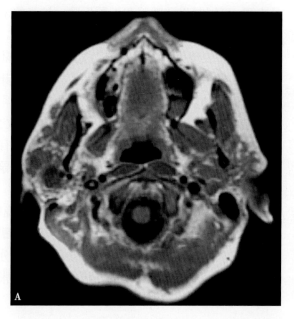

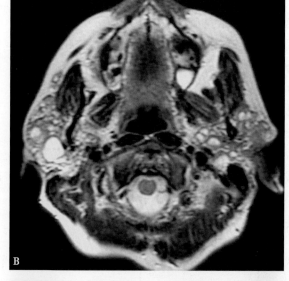

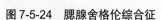

图 7-5-24　腮腺舍格伦综合征
MRI 示双侧腮腺内弥散分布异常组织信号，横断面 T_1WI（A）上病变呈低和中等信号；横断面 T_2WI（B）和冠状面脂肪抑制 T_2WI（C）上病变呈多囊状高信号（右侧明显）

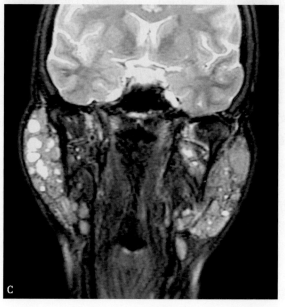

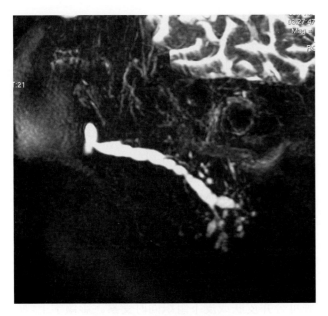

图 7-5-25 腮腺舍格伦综合征

MR 腮腺造影示左腮腺主导管明显扩张，呈高信号，左腮腺末梢导管呈点和球状扩张，亦为高信号

3. 弥漫状（腺体），边界不清。

4. X 线腮腺造影上，病变表现为末梢导管扩张、主导管扩张或呈"葱皮样"改变。

5. CT 上，病变早期为软组织密度表现；病变进展后，其末梢导管多呈低密度或等密度球样或囊样扩张表现。

6. 扩张的末梢导管在 T_1WI 上呈低信号，在 T_2WI 上呈高信号。

【鉴别诊断】

舍格伦综合征末梢导管扩张型的早期腮腺 X 线造影和晚期成人复发性腮腺慢性炎十分相似，鉴别诊断相对困难。当末梢导管呈球状和囊状扩张时，则其大小不一、分布不均的特点则与晚期成人复发性腮腺慢性炎稍显不同。此外，舍格伦综合征患者之腮腺主导管呈层状或葱皮样改变的征象也不会见于成人复发性腮腺慢性炎。如果在舍格伦综合征的基础上合并感染，并出现主导管扩张、增粗等征象时，则两者之间的鉴别诊断更为困难。CT 和 MRI 上，舍格伦综合征所累及的腺体多呈明显不均匀表现，而成人复发性腮腺慢性炎虽有密度和信号异常，但病变密度和信号的分布多呈比较均匀的表现。另外，CT 和 MRI 上可显示舍格伦综合征患者的多个腺体受累状况，而成人复发性腮腺慢性炎多只累及单个腺体。

需与肿块型舍格伦综合征鉴别的主要涎腺病变是各种涎腺肿瘤。涎腺 X 线造影和 MRI 检查时，涎腺肿瘤周围的腺体一般不会伴有末梢导管扩张征象出现。临床上，涎腺肿瘤也多无眼干和口干等舍格伦综合征所特有的症状。

（五）嗜酸性粒细胞淋巴肉芽肿

【概述】

嗜酸性粒细胞淋巴肉芽肿（eosinophilic lymphogranuloma）又称嗜酸性粒细胞增生性淋巴肉芽肿（eosinophilic proliferative lymphogranuloma）、Kimura

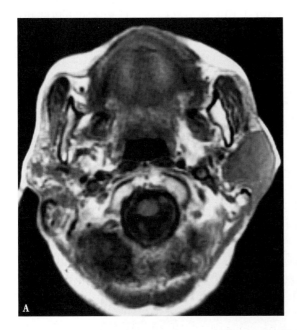
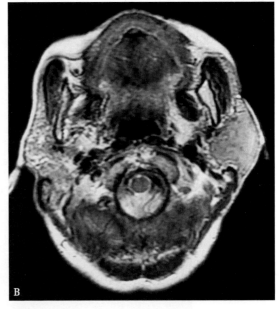

图 7-5-26 腮腺舍格伦综合征

A、B. 横断面 T_1WI、T_2WI，双侧腮腺区可见异常信号影，右侧呈弥散状，左侧呈肿块状；T_1WI 上呈中等信号；T_2WI 上呈略高信号，边界不清

病（Kimura disease）、血管淋巴样增生伴嗜酸性粒细胞浸润（angiolymphoid hyperplasia with eosinophilia）、上皮样血管瘤（epithelioid haemangioma）、伴嗜酸性粒细胞和淋巴滤泡的结节性血管母细胞增生（nodular angioblastic hyperplasia with eosinophilia and lympho-folliculosis）、皮下血管母细胞性淋巴样增生伴嗜酸性粒细胞浸润（subcutaneous angioblastic lymphoid hyperplasia with eosinophilia）和炎性血管瘤样结节（inflammatory angiomatoid nodule）。对本病属于肿瘤或慢性反应性炎性病变尚存争议。认为本病属于慢性反应性炎性病变者的依据是：部分患者有外伤史；病变围绕受损的大血管；内有明显的炎性成分。嗜酸性粒细胞淋巴肉芽肿发生于皮下者多与肌性动脉有关。大多数病例伴有显著的炎性细胞成分，嗜酸性粒细胞是其固有特征。本病属于少见病变，多见于东亚地区，发病的高峰年龄在20～40岁之间，男性略多见。嗜酸性粒细胞淋巴肉芽肿好发于头颈部。

【临床特点】

临床上，病变主要表现为软组织无痛性肿块，病程较长。患区可有皮肤瘙痒和色素沉着。部分患者的病损可以出现表皮剥脱和出血。还有些病例可有外周血嗜酸性粒细胞增多。血清学检查可有IgE升高。对本病的治疗尚缺乏明显有效的手段。放射治疗是目前应用较多的方法之一。因为部分病变具有弥漫分布特点，采用手术有时很难保证完全切除病灶。类固醇和羟基保泰松可使病变迅速变小，但时效短暂。

【病理特点】

病理上，本病呈典型肉芽肿结构表现，其特征为病变内既有血管成分又有炎性细胞成分。炎性细胞主要是嗜酸性粒细胞和淋巴细胞呈灶性或弥漫性浸润。病变内部有明显的血管增生，血管形态幼稚，内衬饱满的上皮样（组织细胞样）内皮细胞，缺乏分化好的管腔。

【影像检查技术与优选】

超声、CT和MRI均为颌面颈部嗜酸性粒细胞淋巴肉芽肿的主要影像学检查方法。

【影像学表现】

腮腺和面颈部淋巴结是嗜酸性粒细胞淋巴肉芽肿的好发部位。腮腺咬肌区嗜酸性粒细胞淋巴肉芽肿可合并皮肤或皮下组织同时受累。影像学上，嗜酸性粒细胞淋巴肉芽肿的病变形态一般有两种表现：弥漫状和类圆形肿块。腮腺、皮肤或皮下组织的嗜酸性粒细胞淋巴肉芽肿多呈弥漫性肿块表现，边界模糊。淋巴结病变则多呈类圆形肿块形态，边界较清晰。

1. **超声表现** 病变多呈不均匀低回声表现（图7-5-27）。

2. **CT表现** 病变多为软组织密度（图7-5-28）；增强CT上，病变实质部分可无明显强化或为轻度至中度强化表现，但病变边缘可呈环形强化。

3. **MRI表现** 嗜酸性粒细胞淋巴肉芽肿的信号表现多样，或为T_1WI上的不均匀低等信号和T_2WI上的略高信号和高信号（图7-5-29），或在T_1WI和T_2WI上均表现为高信号。后者多见于皮肤和皮下组

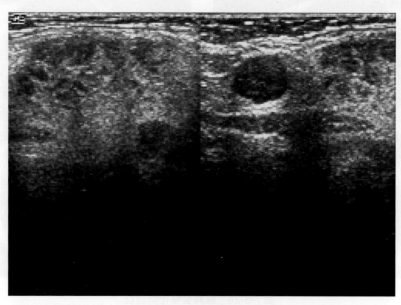

图7-5-27 下颌下间隙区淋巴结嗜酸性粒细胞淋巴肉芽肿
超声图示左下颌下区类圆形混合性低回声肿块，境界清晰，肿块后方回声增强

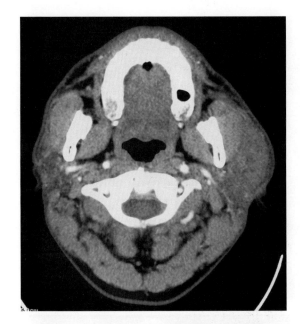

图 7-5-28 腮腺区嗜酸性粒细胞淋巴肉芽肿
增强 CT 横断面示左腮腺较对侧明显肿大,内可见弥漫增生的异常软组织密度影,边界不清

织病损。增强 MRI 上,多数病变呈轻度或中度强化(图 7-5-29)。病变内部可出现低信号影,或与病变内的流空血管有关;或与病变内的纤维组织相对应。

【诊断要点】

1. 青年和中年患者多见。

2. 多发性,多累及腮腺及其皮下组织、颈部淋巴结。

3. 不规则形(皮下组织和腺体病变)或类圆形(淋巴结),边界清晰。

4. 超声上多为不均匀低回声。

5. 平扫 CT 上病变呈软组织密度;增强 CT 上,病变呈轻至中度强化。

6. T_1WI 上多呈不均匀低等信号;T_2WI 上呈略高信号或不均匀高信号;增强 MRI 上,病变多呈轻度或中度强化。

【鉴别诊断】

应与涎腺区嗜酸性粒细胞淋巴肉芽肿鉴别的病变主要有弥漫性神经纤维瘤、软组织恶性肿瘤和炎症性病变等。和弥漫性神经纤维瘤一样,嗜酸性粒细胞淋巴肉芽肿也可表现为边界模糊的皮肤或皮下组织弥漫性病损。但在嗜酸性粒细胞淋巴肉芽肿病灶中几乎没有囊性变、"靶征"和颌面骨形态异常等体现弥漫性神经纤维瘤特征的征象出现。弥漫性神经纤维瘤的病变范围通常较嗜酸性粒细胞淋巴肉芽肿更广泛。同样,界限模糊的软组织弥漫性病变还可见于软组织恶性肿瘤,但和软组织恶性肿瘤不同

的是嗜酸性粒细胞淋巴肉芽肿几乎不侵犯与之相邻的骨组织。颌面颈部的蜂窝织炎也可表现为界限不清晰的弥漫性病变并伴有淋巴结肿大,但嗜酸性粒细胞淋巴肉芽肿起病缓慢,病程较长,且无明显抗炎治疗效果。无论治疗有效与否,蜂窝织炎在短期内均可出现较大的影像学变化:或出现液化坏死,以至脓肿形成;或病变范围局限,以至完全吸收痊愈。

（六）结节病

【概述】

结节病(sarcoidosis)是一种不明原因的系统性疾病,其本质是一种以上皮样细胞增生为特点的非干酪性肉芽肿。结节病的发生有一定区域和种族分布特点。美洲黑人、瑞典人和丹麦人最易受累。亚洲的日本也是结节病的高发区。该病变多发生于 20～40 岁的成年人,女性略多见。约 6% 的结节病可累及腮腺。

【临床特点】

临床上,累及腮腺的结节病多表现为两侧腮腺的无痛性肿大,可伴有口干,类似舍格伦综合征。结节病起病缓慢者,受累器官可出现纤维化。皮质类固醇药物对结节病的治疗具有效果。对生物学行为表现为侵袭性的结节病或复发性结节病,还可采用免疫抑制剂治疗。

【病理特点】

大体病理上,结节病多表现为融合性肿块,质地均匀而柔软,边界清晰。结节病的病灶内可以出现坏死,但绝非干酪性坏死,钙化也较为少见。镜下见,病灶呈非坏死性肉芽肿性改变。肉芽肿主要由上皮样细胞和多核巨细胞组成,细胞内外可见星状包涵体。

【影像检查技术与优选】

超声、CT 和 MRI 均可作为腮腺和颈部结节病的影像学检查方法。

【影像学表现】

结节病病变多表现为多个类圆形结节或肿块。各结节或肿块大小不一(淋巴结直径多大于 2cm),可相互融合,或呈分叶状改变。病变边界清晰。

1. **超声表现** 结节病可表现为混合性低回声,其内可见散在性强光点(图 7-5-30),有包膜反射光带显示。

2. **CT 表现** 结节病多表现为两侧腮腺对称性弥漫性肿大。病变为实性均匀软组织密度影,其内偶尔可见高密度钙化。增强 CT 上,结节病病灶可

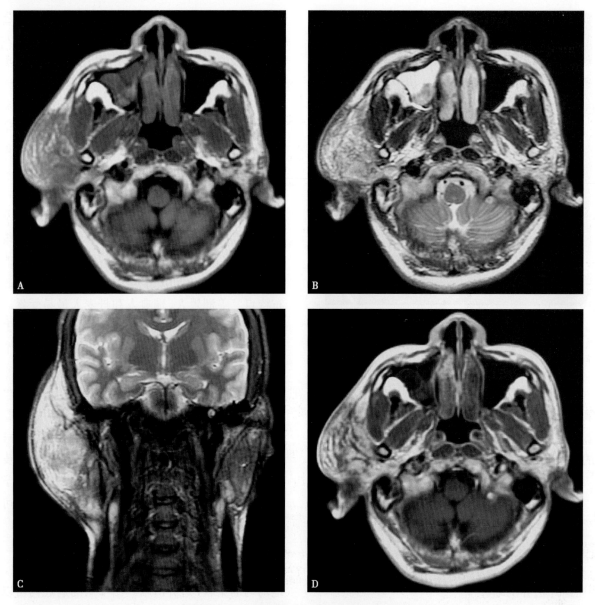

图7-5-29 腮腺区嗜酸性粒细胞淋巴肉芽肿

A. 横断面 T_1WI 示右腮腺区弥漫肿大性病变，呈混合中等信号和高信号，边界不清；B. 横断面 T_2WI、C. 冠状面脂肪抑制 T_2WI 示病变呈混合高信号；D. 横断面 Gd-DTPA 增强 T_1WI 示病变呈网格状强化，实性部分强化

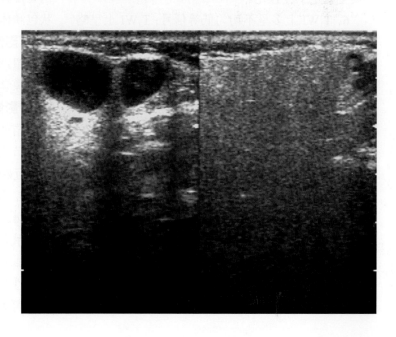

图7-5-30 腮腺区结节病

超声示腮腺内见多个类圆形混合性低回声肿块，境界清晰，有包膜反射光带，后方回声增强

表现为均匀强化（图 7-5-31），也可为无明显强化。病变界限清晰，少有包膜外侵犯。

3. MRI 表现 结节病在 T_1WI 上呈中等信号，在 T_2WI 上表现为高信号（图 7-5-32）。增强 T_1WI 上，该病变可有轻至中度强化。

【诊断要点】

1. 青年和中年患者多见。

2. 多发性，可累及两侧腮腺和颈部淋巴结。

3. 弥漫状（腺体）或类圆形（淋巴结），边界清晰。

4. 超声上多为混合性低回声，其内可见散在性强光点。

5. 平扫 CT 上病变为软组织密度表现，偶可伴有钙化；增强 CT 上，病变可无强化或有均匀强化。

6. T_1WI 上多呈低或中等信号，T_2WI 上多呈均匀高信号，增强 T_1WI 上呈强化表现。

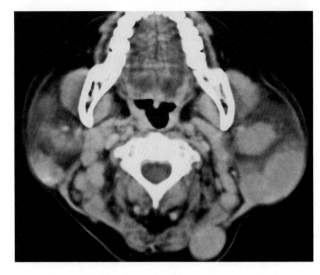

图 7-5-31 腮腺区结节病

增强 CT 横断面示两侧腮腺间隙内多发性软组织肿块形成，密度均匀，无明显强化，边界清晰

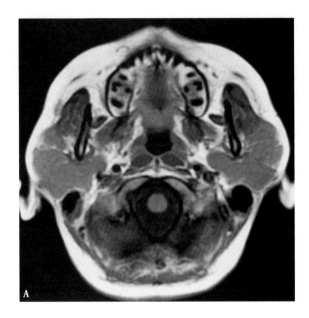

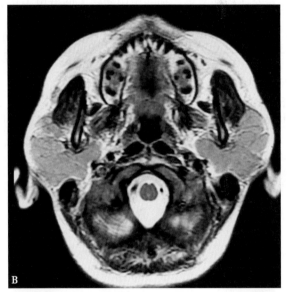

图 7-5-32 腮腺区结节病

A. 横断面 T_1WI 示两侧腮腺明显肿大，呈中等略高信号，界限清晰；B. 横断面 T_2WI；C. 冠状面脂肪抑制 T_2WI，示两侧腮腺病变呈高信号

【鉴别诊断】

腮腺区结节病应与肿块型舍格伦综合征和慢性腮腺炎鉴别。CT 和 MRI 上，腮腺结节病为实性多结节软组织肿块表现，病变内部无点状或小囊状末梢导管扩张。慢性腮腺炎多为弥漫性病变表现，病变内有密度或信号高低不均的末梢导管扩张表现。肿块型舍格伦综合征周围也多可见腮腺末梢导管扩张征象。

四、涎腺囊肿和肿瘤

涎腺囊肿有两类：获得性囊肿和先天发育性囊肿。前者主要指黏液囊肿和浆液囊肿；后者主要有鳃裂囊肿、皮样囊肿和表皮样囊肿（见先天性发育性疾病）。本文叙述的涎腺囊肿是较为常见的舌下囊肿。

涎腺肿瘤多为良性肿瘤（占 54%～79%），恶性肿瘤相对少见（占 21%～46%）。某些肿瘤类型的分布还存在地域性差异。如北美因纽特人的淋巴上皮癌发生率较高，英国人黏液表皮样癌的发生率相对较低。约 64%～80% 的原发性、上皮性涎腺肿瘤发生于腮腺（多见于腮腺浅叶）；7%～11% 发生于下颌下腺；1% 发生于舌下腺；9%～23% 发生于小涎腺。腮腺肿瘤中，良性肿瘤约占 68%～85%；恶性肿瘤为 15%～32%。下颌下腺肿瘤中，良性肿瘤约占 55%～59%；恶性肿瘤为 41%～45%。舌下腺肿瘤中，良性者为 10%～30%；恶性者为 70%～90%。小涎腺肿瘤中，恶性者也较良性肿瘤多见。发生于舌、口底和磨牙后区的小涎腺肿瘤中，约 80%～90% 为恶性肿瘤。整体而言，涎腺肿瘤的女性患者略多于男性。良性肿瘤和恶性肿瘤的平均发病年龄分别为 46 岁和 47 岁。绝大多数的涎腺肿瘤病因不明。但某些肿瘤的成因可能和病毒（如 EB 病毒和淋巴上皮癌密切相关，但似乎仅限于亚洲人和北美因纽特人）、辐射、职业、激素、生活方式和营养有关。

2017 年发表的 WHO 涎腺肿瘤分类中将其分为 5 类，具体内容见表 7-5-1。

表 7-5-1　2017 年 WHO 的涎腺组织肿瘤分类

恶性肿瘤	良性上皮肿瘤	非肿瘤性上皮病变	软组织良性病变	淋巴造血系统性肿瘤
黏液表皮样癌	多形性腺瘤	硬化性多囊性腺病	血管瘤	结外边缘区淋巴组织黏膜相关淋巴瘤（MALT 淋巴瘤）
腺样囊性癌	肌上皮瘤	结节性嗜酸性粒细胞增生	脂肪瘤 / 涎腺脂肪瘤	
腺泡细胞癌	基底细胞腺瘤	淋巴上皮样涎腺炎	结节性筋膜炎	
多形性腺癌	Warthi 瘤（沃辛瘤）			
透明细胞癌	嗜酸性细胞瘤			
基底细胞腺癌	淋巴腺瘤			
导管内癌	囊腺瘤			
腺癌，NOS	乳头状涎腺瘤			
涎腺导管癌	导管乳头状瘤			
肌上皮癌	皮脂腺瘤			
上皮 - 肌上皮癌	管状腺瘤及其他导管腺瘤			
癌在多形性腺瘤中				
分泌性癌				
皮脂腺癌				
癌肉瘤				
低分化癌				
未分化癌				
大细胞神经内分泌癌				
小细胞神经内分泌癌				
淋巴上皮样癌				
鳞状细胞癌				
嗜酸细胞癌				
恶性潜能未定				
涎腺母细胞瘤（成涎细胞瘤）				

另外，涎腺肿瘤的分期对估计其预后具有重要的作用。2002 年美国抗癌联合会（AJCC）公布了涎腺癌的 TNM 分期规则（表 7-5-2）及其相应的临床分期（表 7-5-3）。

表 7-5-2　涎腺癌的 TNM 分期

TNM 分期
原发肿瘤（T）
T_X—原发肿瘤不能被评估
T_0—无原发肿瘤证据
T_1—肿瘤最大直径≤2cm，无腺实质外侵犯
T_2—肿瘤最大直径>2cm，但≤4cm，无腺实质外侵犯
T_3—肿瘤最大直径>4cm，和（或）有（腺体）实质外侵犯
T_{4a}—肿瘤侵犯皮肤，下颌骨，耳道和（或）面神经
T_{4b}—肿瘤侵犯颅底和（或）翼板和（或）包绕颈动脉
注意：除 T_{4a} 和 T_{4b} 外，腺实质外扩散是指临床和肉眼所见软组织或神经受侵，单独的镜下证据不属于腺实质外扩散
区域性淋巴结（N）（指颈部淋巴结）
N_X—区域性淋巴结不能被评估
N_0—无区域性淋巴结转移
N_1—同侧单个转移性淋巴结，最大直径≤3cm
N_{2a}—同侧单个转移性淋巴结，其最大直径>3cm，但≤6cm
N_{2b}—同侧多个转移性淋巴结，其最大直径>3cm，但≤6cm
N_{2c}—双侧或对侧转移性淋巴结，其最大直径≤6cm
N_3—转移性淋巴结，其最大直径>6cm
注意：中线淋巴结视为同侧淋巴结
远处转移（M）
M_X—远处转移不能被评估
M_0—无远处转移
M_1—有远处转移

注：分类规则：涎腺癌的 TNM 分类适用于腮腺、下颌下腺和舌下腺等大涎腺；小涎腺肿瘤的分期与其病变所在解剖部位的肿瘤分期相对应

表 7-5-3　涎腺癌临床分期

分期	T	N	M
Ⅰ期	T_1	N_0	M_0
Ⅱ期	T_2	N_0	M_0
Ⅲ期	$T_3N_1M_0$、$T_1N_1M_0$		
ⅣA 期	$T_4N_0M_0$、$T_{4a}N_1M_0$、$T_1N_2M_0$、$T_2N_2M_0$、$T_3N_2M_0$、$T_{4A}N_2M_0$、任何 TN_2M_0		
ⅣB 期	T_{4b}	任何 N	M_0
	任何 TN_3M_0		
ⅣC 期	任何 T、任何 N		M_1

以下叙述的涎腺良性肿瘤有多形性腺瘤、Warthin 瘤、肌上皮瘤和基底细胞腺瘤；恶性肿瘤包括黏液表皮样癌、腺样囊性癌、腺泡细胞癌、非特异性腺癌、淋巴上皮癌、癌在多形性腺瘤中和鳞状细胞癌。

（一）舌下囊肿

【概述】

舌下囊肿（ranula）是一种因外伤或感染而发生于舌下腺或舌下间隙小涎腺的潴留性囊肿。舌下囊肿又名舌下腺黏液囊肿（sublingual gland mucocele）和黏液潴留性囊肿（mucous retention cyst）。通常可将舌下囊肿分为 2 类：单纯性舌下囊肿（simple ranula）和潜跃性舌下囊肿（diving ranula）。前者是真性舌下囊肿，几乎均位于口底和下颌舌骨肌之上，属于口内型舌下囊肿（intraoral ranula）；后者为深在或潜跃性舌下囊肿，多由前者破裂后发展而来，既可位于下颌舌骨肌之上，也可位于下颌舌骨肌之下（口外型舌下囊肿）。比较而言，单纯性舌下囊肿较潜跃性舌下囊肿多见。舌下囊肿好发于 20 岁左右成年人，男性患者略多见。在 AIDS 高发地区，近 90% 的舌下囊肿患者呈 HIV 阳性表现。

【病理特点】

大体病理上，单纯性舌下囊肿多为蓝色肿物；潜跃性舌下囊肿内为渗出性黏液。镜下见，单纯性舌下囊肿的囊壁衬以鳞状立方或柱状上皮组织；潜跃性舌下囊肿的囊壁无上皮衬里，多为含有慢性炎性细胞的纤维组织、肉芽组织和致密结缔组织所包绕，其实质为假囊肿（pseudocyst）。

【临床特点】

临床上，舌下囊肿主要表现为舌下区或下颌下区的蓝色透明状无痛性隆起。约 50% 的患者有口腔或颈部外伤史可寻。儿童口内型舌下囊肿可在 6 个月内自行消失。治疗上，对舌下囊肿多采用传统的手术摘除法（根据其所在位置的不同采用不同的手术进路）。舌下囊肿预后良好，但可有复发。

【影像检查技术与优选】

CT 和 MRI 检查能明确舌下囊肿的范围、类型及其与邻近组织结构的关系。对临床治疗具有重要参考作用，故应视为首选影像学检查方法。超声检查可作为辅助影像学检查方法。

【影像学表现】

单纯性舌下囊肿通常位于单侧舌下间隙；潜跃性舌下囊肿可占据单侧舌下间隙和下颌下间隙，甚至可累及咽旁间隙。双侧舌下腺囊肿虽然可见，但较少发生。单纯性舌下囊肿多为类圆形薄壁肿块，直径大小多约 3cm，边界清晰。潜跃性舌下囊肿多表现为由"尾征"（指位于舌下间隙的部分）和"头部"（指位于下颌下间隙的部分）组成的彗星状肿块，囊肿的直径大小可超过 5cm，形成颈部巨大型舌下囊

肿。囊肿壁薄而光滑,边界清晰。单纯性舌下囊肿虽多局限于舌下间隙,但也可向后侵入下颌下间隙。大多数舌下间隙局限于一侧,但也有少数病变可跨越中线侵犯至对侧。

1. **超声表现** 舌下囊肿主要表现为无回声或均匀低回声肿块,后方回声略增强。

2. **CT 表现** 单纯性舌下囊肿多为单囊状表现。病变内部的 CT 值等于或接近于水(图 7-5-33);潜跃性舌下囊肿既可为单囊状,也可呈多囊状低密度

表现。增强 CT 上,囊肿内容物无强化表现,但囊壁可有轻度强化。

3. **MRI 表现** 舌下囊肿主要表现为 T_1WI 上的低信号和 T_2WI 上的均匀高信号(图 7-5-34)。增强 MRI 上,囊肿中心部分无强化表现,囊肿壁可呈轻度强化表现。遇有感染时,则囊壁强化明显。

【诊断要点】

1. 青年患者多见。

2. 偏侧生长的口内型舌下囊肿多见。

3. 多呈类圆形,边界清晰。

4. 超声上为无回声或均匀低回声表现。

5. 平扫 CT 上呈液性密度,增强 CT 上囊壁可轻度强化。

6. T_1WI 上多呈低信号;T_2WI 上呈均匀高信号;增强 T_1WI 上囊壁可轻度强化。

【鉴别诊断】

与舌下囊肿发生部位和影像表现相似,且应鉴别的疾病主要有皮样囊肿、表皮样囊肿、第二鳃裂囊肿、淋巴管瘤、坏死性淋巴结、脓肿和下颌下腺黏液囊肿。口底区皮样囊肿多位置居中,和单侧生长的舌下囊肿有所不同。表皮样囊肿较少出现在舌下间隙,而一旦出现则很难同单纯性舌下囊肿鉴别。第二鳃裂囊肿和下颌下腺黏液囊肿均可位于下颌下间隙,但一般不会出现在舌下间隙,更少出现潜跃性舌下囊肿所特有的"尾征"。淋巴管瘤的多囊表现可与多囊表现的潜跃性舌下囊肿相似,但淋巴管瘤也较少出现在舌下间隙区。颌下区坏死性淋巴结具

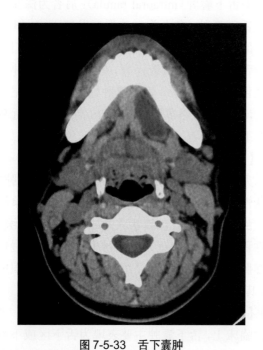

图 7-5-33 舌下囊肿
CT 横断面平扫示左舌下间隙区一单囊状低密度占位,边缘光滑。左侧颏舌肌被推向右移位

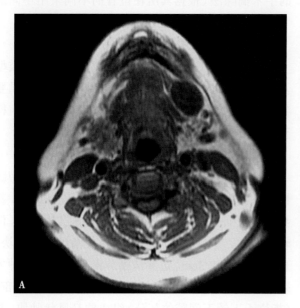

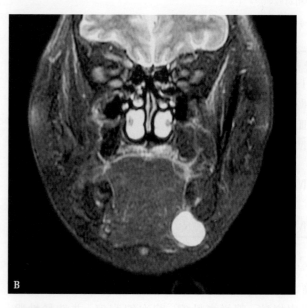

图 7-5-34 舌下囊肿
A. 横断面 T_1WI;B. 冠状面脂肪抑制 T_2WI,示左舌下间隙区类圆形异常信号影,呈长 T_1 长 T_2 信号,信号均匀,边缘光滑

有多灶性特点，可有别于单灶多囊表现的舌下囊肿。脓肿多具有典型的炎症病程和体征，影像学表现上，脓肿壁厚薄不均，强化明显。

（二）多形性腺瘤

【概述】

多形性腺瘤（pleomorphic adenoma）又称混合瘤（mixed tumor）。是一种包膜情况不定、光镜下以结构多形性而非细胞多形性为特点的肿瘤，其中最为常见的是上皮和变异的肌上皮成分与黏液样或软骨样成分相混合。在涎腺组织肿瘤中，多形性腺瘤最为常见，约占所有涎腺肿瘤的 60%。其年发病率约为 3/10 万人口。发病的年龄范围广泛，患者的平均就诊年龄为 46 岁左右，女性略多见。

【临床特点】

临床上，多形性腺瘤生长缓慢，主要表现为无痛性、孤立性软组织肿块。虽偶尔可见疼痛和面神经麻痹，但肿瘤一般不会影响涎腺的分泌功能和面神经功能。较小的肿瘤表面光滑，可活动。由于肿瘤包膜内有瘤细胞浸润或卫星瘤结形成，故治疗方法不妥易造成肿瘤复发。复发者可形成固定不活动肿块。多次复发的多形性腺瘤还可引发癌变。治疗多形性腺瘤以手术切除为主。虽然多形性腺瘤是良性肿瘤，但因其易复发和具有恶性变的危险性，故常会引发一系列的临床处理问题。多形性腺瘤的复发具有以下特点：复发更常见于年轻患者；起源于小涎腺者复发罕见。许多复发性多形性腺瘤呈多灶性表现，部分病变分布范围较广，以致不能用单纯手术方法予以控制。

【病理特点】

大体病理上，多形性腺瘤常大小不一，呈圆形或卵圆形，大多为结节或分叶状表现。肿瘤表面光滑，常有包膜，但包膜厚薄不一。部分多形性腺瘤包膜不完整或完全无包膜，此种情况尤其多见于以黏液样成分为主的多形性腺瘤或小涎腺多形性腺瘤。多形性腺瘤的剖面为均质实性，灰白色或褐色，有时可见浅蓝色软骨样组织、半透明胶冻状黏液样物质和灰白色圆形小块角化物。当病变发生囊性变时，其囊腔可大小不一，内含无色透明或褐色液体。偶有出血、钙化和坏死灶。镜下，多形性腺瘤有较高程度的形态学变异，主要成分有包膜、上皮和肌上皮细胞、间叶或间质成分。多形性腺瘤具有多形性或混合性特征。肿瘤主要由肿瘤性上皮组织、黏液样组织和软骨样组织混合而成。上皮性成分常形成腺管样结构、肌上皮细胞和鳞状细胞团块。

【影像检查技术与优选】

对位于颌面部浅表部位（腮腺、下颌下腺和颊部）的多形性腺瘤应首选超声进行检查；CT 和 MRI 则适宜于检查任何部位的多形性腺瘤。一般而言，采用 MRI 和 CT 检查能清晰显示多形性腺瘤的内部结构、病变与其周围正常组织结构的关系。

【影像学表现】

腮腺是多形性腺瘤的最好发部位，约占 80%，其次是下颌下腺（10%），再其次是小涎腺（10%）。腮腺下极是肿瘤最常见的发生部位，位于腮腺深叶的多形性腺瘤可类似于咽旁间隙肿块。小涎腺多形性腺瘤主要发生于口腔（如腭部）、鼻腔、鼻窦和上呼吸道。多形性腺瘤一般呈圆形或类圆形改变，肿瘤可为分叶状，边界清晰。

1. **超声表现** 直径小于 3cm 的多形性腺瘤多呈均匀低回声表现；而直径大于 3cm 者多为不均匀低回声表现（图 7-5-35，见文末彩插）。如肿瘤内软骨样成分较多则病变以强回声表现为主；如肿瘤内黏液组织成分较多，则病变多表现为散在分布的点状液性暗区。肿瘤周围有不清晰或不完整的包膜反射光带。

2. **CT 表现** 直径小于 2cm 的多形性腺瘤多表现为密度均匀的软组织肿块，该软组织肿块的密度一般高于正常的腮腺组织（图 7-5-36）；较大的多形性腺瘤可以表现为密度不均的软组织肿块，其内可有低密度的液化坏死、陈旧性出血和囊样变区，有时病变内部还有高密度的出血和钙化（图 7-5-37）。造影剂注入后，较小的肿块或无明显强化或为均匀强化（图 7-5-36）；而较大的肿块可呈不均匀强化表现（图 7-5-37）。

3. **MRI 表现** 多形性腺瘤在 T_1WI 上多呈均匀低或中等信号，在 T_2WI 上既可表现中等信号，也可表现为不均匀高信号（图 7-5-38）。静脉注入 Gd-DTPA 后，病变可不均匀强化（图 7-5-38）。如肿瘤内部出现钙化，则在 MRI 上难以将其同局灶性的纤维化区别。多形性腺瘤多有完整或不完整包膜显示，T_2WI 上此包膜呈弧线状低信号表现。

近来，对多形性腺瘤的 MRI 表现及其病理对照研究显示：肿瘤在 STIR 和 T_2WI 上的高信号区与其内成分占优势的黏液样组织位置一致；而低信号区则代表了黏液样组织较少的多细胞区。同样，在 MR 弥散加权像（MR-DWI）上，肿瘤内多细胞区的 ADC 值较肿瘤的黏液样区为低；而在动态 MRI 上其多表现为缓慢持续强化。

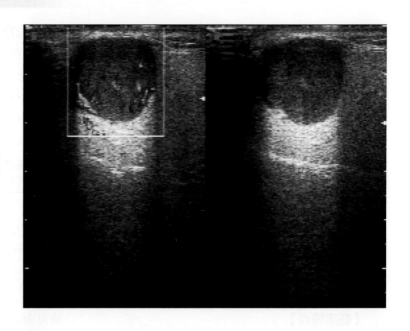

图 7-5-35　腮腺多形性腺瘤

超声图示腮腺内类圆形实质性低回声肿块，回声欠均匀，境界清晰，有包膜反射光带，后方回声稍增强

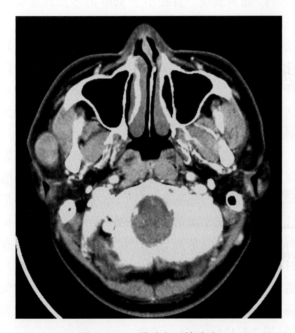

图 7-5-36　腮腺多形性腺瘤

增强 CT 横断面示右腮腺浅叶有均匀增强的小圆形软组织肿块，边界清晰

【诊断要点】

1. 中年患者多见。

2. 病变主要位于腮腺。

3. 多呈类圆形，分叶状，边界清晰。

4. 超声上，直径小于 3cm 者多为均匀低回声，直径大于 3cm 者多为不均匀低回声。

5. 平扫 CT 上肿瘤为软组织密度，可伴有钙化；增强 CT 上病变可呈均匀或不均匀强化。

6. T_1WI 上多呈低或中等信号，T_2WI 上多呈中等或不均匀高信号，增强 T_1WI 上呈不均匀强化表现。

【鉴别诊断】

多形性腺瘤主要需与腺淋巴瘤相鉴别：①发病性别及年龄：腺淋巴瘤多发生于老年男性，有长期吸烟史；而多形性腺瘤发病年龄跨度较大，但以中青年为多，女性稍多，但差异并不明显，对诊断仅有参考作用。②发病部位：两者均好发于腮腺浅叶，但腺淋巴瘤多位于腮腺浅叶后下极；多形性腺瘤可位于浅叶的任何位置。③病灶数目：两者均以单侧发病多见，而腺淋巴瘤有双侧发病的特点。④动态增强特点：多形性腺瘤以持续性或渐进性强化为主要特点，而腺淋巴瘤以动脉期显著强化、延迟期强化程度迅速减低为特征，同时可见贴边血管征。⑤囊变：两者均可见囊变，但相对于多形性腺瘤，腺淋巴瘤囊变区域往往较大，甚至广泛囊变。

（三）Warthin 瘤

【概述】

Warthin 瘤（Warthin tumor）又称腺淋巴瘤（adenolymphoma）、淋巴囊腺瘤（cystadenolymphoma）和乳头状淋巴囊腺瘤（papillary cystadenoma lymphomatosum）。目前多采用 Warthin 瘤一词以避免将其同淋巴瘤和独立的疾病淋巴腺瘤相混淆。根据 WHO 的定义，Warthin 瘤通常是一种由腺样和囊性结构组成的肿瘤，有时呈乳头囊样排列，囊壁内衬特征性的双层上皮，内层为柱状嗜酸性粒细胞，外层围以小基底细胞。肿瘤间质内含有不等量的伴有生发中心的淋巴样组织。多数研究显示，Warthin 瘤是继多形性腺瘤之后的第二常见涎腺肿瘤，约占全部腮腺肿瘤的 5%～10%。Warthin 瘤好发于高加索人和亚洲人。该肿瘤多见于中老年男性患者，患者诊断时的

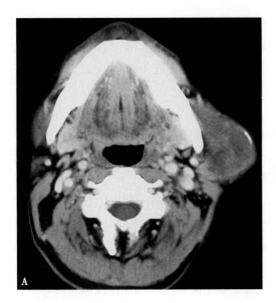 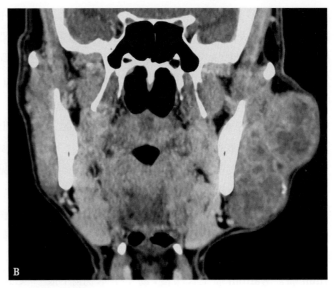

图 7-5-37　腮腺多形性腺瘤

A. 增强 CT 横断面；B. 增强 CT 冠状面，示左腮腺内异常软组织肿块，密度不均匀，病变边缘见点状高密度影，边界欠清晰

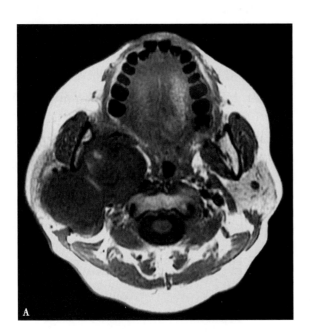 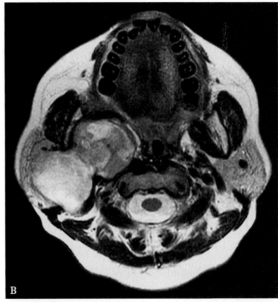

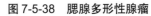

图 7-5-38　腮腺多形性腺瘤

A. 横断面 T_1WI，示右腮腺深叶肿块呈中等信号，界限清晰；B. 横断面 T_2WI，病变呈不均匀高信号；C. Gd-DTPA 增强 T_1WI，病变不均匀强化，向内推挤右咽旁间隙

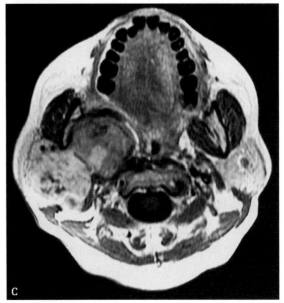

平均年龄为 62 岁，40 岁以前发病者少见。有研究显示，Warthin 瘤与吸烟关系密切，吸烟者 Warthin 瘤的发病率是非吸烟者的 8 倍。虽然吸烟导致 Warthin 瘤发病的机制尚不清楚，但推测可能与刺激物导致腮腺组织化生有关。此外，还有人推测认为 Warthin 瘤可能来自腮腺内或腮腺周围淋巴结内异位的涎腺导管闰管细胞和基底细胞。

【临床特点】

临床上，Warthin 瘤主要表现为无痛而活动的软组织肿块。肿块直径的平均 2～4cm。伴有疼痛者少见，约占 9%；伴发面神经麻痹（多继发于炎症和纤维化）者更为罕见。此两者常见于伴有化生的 Warthin 瘤。Warthin 瘤生长缓慢，易于手术切除，很少有复发，复发者约占 2%。Warthin 瘤发生恶变者罕见，约占 1%，癌变的类型多样，可以是鳞状细胞癌、腺癌和黏液表皮样癌等。Warthin 瘤有时可与其他涎腺良性肿瘤有关，尤其是多形性腺瘤。

【病理特点】

大体病理上，Warthin 瘤多呈圆形或卵圆形，直径 2～4cm，表面光滑，包膜韧而较薄。肿瘤实性区多为褐色至白色，质地均匀，化生型者常较硬而纤维化。病变内有广泛的坏死区。部分 Warthin 瘤可呈囊性，囊腔可以是小裂隙或大腔隙（数厘米直径大小），腔内可含透明的黏液样，乳汁样或褐色液体。镜下见，Warthin 瘤边界清晰，有包膜。肿瘤可由实性和囊性两部分组成。实性部分主要由上皮和淋巴样组织组成。前者可形成不规则的大腺管或囊腔，并呈乳头状突入管腔内；其上皮细胞排列成假复层。后者是肿瘤的间质组成部分之一，许多淋巴细胞密集成大小不等的团块，或形成具有生发中心的淋巴滤泡。囊性腔隙内含嗜酸性分泌物。

【影像检查技术与优选】

影像学检查上，超声、CT、MRI 和核素成像（^{99m}Tc）均可作为 Warthin 瘤的检查方法。其中，超声检查因其操作简单，能清晰显示病变的内部信息而被视为影像学检查的首选；MRI 则能较其他影像学检查更清晰地显示病变与周围组织结构的关系。在实际工作中，此两种检查对影像诊断的作用有时是互补的，或缺一不可。

【影像学表现】

Warthin 瘤几乎都发生于腮腺或腮腺淋巴结内。病变常累及腮腺下极。10% 的 Warthin 瘤位于腮腺深叶。偶有 Warthin 瘤发生于邻近淋巴结内的报道。Warthin 瘤的另一特点是临床上的多中心性（同时或不同时）。文献报道显示约 10% 的 Warthin 瘤可于双侧腮腺发生。Warthin 瘤一般表现为圆形或类圆形肿块，肿瘤直径超过 4cm 者少见。病变边界清晰，多可见完整包膜。

1. **超声表现** Warthin 瘤一般表现为较均匀实性低回声（图 7-5-39）；少数病变表现为混合性不均匀低回声，内有多灶性液性暗区和分隔。肿瘤周围可见薄而完整的包膜光带。

2. **CT 表现** 该肿瘤既可以表现为低密度囊性，内部可有瘤结节；也可表现为均匀的软组织密度（图 7-5-40）。病变内部出现钙化者罕见。增强 CT 上，病变或呈轻度强化，或为明显强化。动态增强 CT 上，病变多呈快速流入和快速流出表现。

3. **MRI 表现** Warthin 瘤的信号变化多样且复杂。肿瘤一般在 T_1WI 上表现为低或中等信号（图 7-5-41A），偶有高信号出现；在 T_2WI 上表现为中等信号或高信号（图 7-5-41B）。静脉注入 Gd-DTPA 后，病变有轻度强化（图 7-5-41C），或无明显强化表现。动态增强 MRI 上，病变多呈快速流入和快速流出表现。MR 弥散成像研究显示，Warthin 瘤的 ADC 均值明显低于腮腺恶性肿瘤。

4. **核医学表现** 因 Warthin 瘤的上皮细胞能对 ^{99m}Tc 的摄入增加，故同位素 ^{99m}Tc 扫描多为特征性的"热结节"表现。

【诊断要点】

1. 中老年男性患者多见。

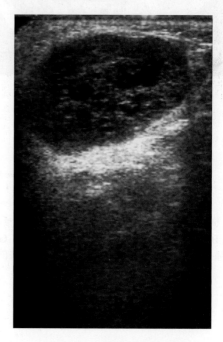

图 7-5-39 腮腺 Warthin 瘤
超声示腮腺内类圆形混合低回声肿块，境界清晰，病变内有散在液性暗区，后方回声增强

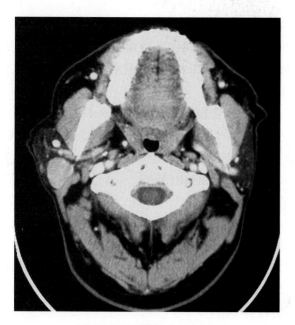

图 7-5-40　腮腺 Warthin 瘤
增强 CT 横断面示右腮腺浅叶后部中度强化类圆形软组织肿块,边界清晰

2. 病变主要位于腮腺(腮腺下极多见),可多发。

3. 类圆形,直径多在 4cm 以内,边界清晰。

4. 超声上多为实性低回声,其内可有多灶性液性暗区和分隔。

5. 平扫 CT 上呈软组织密度或低密度囊性变,增强 CT 上病变可呈均匀或不均匀强化。

6. T_1WI 上多呈低或中等信号,T_2WI 上多呈中等或高信号,增强 T_1WI 上呈强化表现。

7. 动态增强 CT 和 MRI 上,病变呈快速流入和快速流出表现。

8. ^{99m}Tc 扫描呈"热结节"表现。

【鉴别诊断】

Warthin 瘤的影像表现特点为:病变多位于腮腺下极,具有多中心性或双侧腮腺发病的特点,病变直径少有超过 4cm 者,病变内部回声、密度和信号多为不均匀表现,边界清晰且多有完整包膜。这些

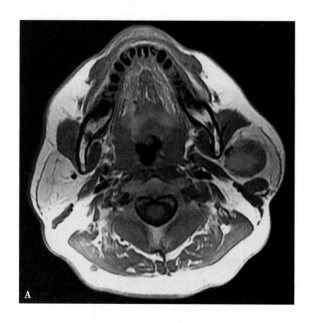

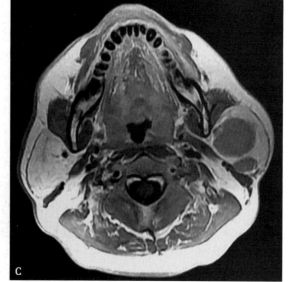

图 7-5-41　腮腺 Warthin 瘤
MRI 示左腮腺可见两个类圆形异常信号影;A. 横断面 T_1WI,病变呈中等信号;B. T_2WI,病变呈略高信号;C. Gd-DTPA 增强 T_1WI,病变呈轻度均匀强化,边界清晰

特点明显有别于腮腺其他良性上皮性肿瘤（尤其是多形性腺瘤）。CT 和 MRI 上，单侧腮腺发生的孤立性 Warthin 瘤有时很难和腮腺多形性腺瘤或其他肿瘤（包括各种良性或低度恶性肿瘤）相鉴别。

（四）肌上皮瘤

【概述】

肌上皮瘤（myoepithelioma）是一种良性涎腺肿瘤，几乎均由片状、岛状或条索状排列的具有肌上皮分化特点的细胞组成，这些细胞可表现为梭形、浆细胞样、上皮样和透明细胞质样。肌上皮瘤又名肌上皮腺瘤（myoepithelial adenoma）和良性肌上皮瘤（benign myoepithelial tumour）。与多形性腺瘤和 Warthin 瘤相比，肌上皮瘤是比较少见的良性涎腺上皮性肿瘤，好发于腮腺浅叶，约占所有涎腺良性肿瘤的 1%。肌上皮瘤无明显性别差异。多见于成年人，平均发病年龄为 44 岁。

【临床特点】

临床上，肌上皮瘤多表现为缓慢生长的无痛性肿块，活动而边界清晰。通常无感觉障碍，亦无其他颌面部功能障碍。治疗肌上皮瘤以手术切除为主。肌上皮瘤虽可复发，但复发率明显低于多形性腺瘤。此外，良性肌上皮瘤还可发生恶变，尤其是长时间生长的肌上皮瘤和多次复发的肌上皮瘤。

【病理特点】

大体病理上，肌上皮瘤的直径通常小于 3cm，边界清晰。肿瘤剖面为实性，呈褐色或黄褐色，有光亮。镜下见，肌上皮瘤的细胞形态多样，可呈梭形、浆细胞样、上皮样和透明细胞样。多数肌上皮瘤由单一细胞类型构成，少数肿瘤由多种细胞共同组成。

【影像检查技术与优选】

对腮腺肌上皮瘤的影像检查宜以超声为主，CT 和 MRI 检查为辅。但对位于腭部小涎腺的肌上皮瘤，宜首选 CT 或 MRI 检查。

【影像学表现】

肌上皮瘤主要发生在腮腺，约占 40%，其次为小涎腺，尤其是位于腭部的小涎腺。肌上皮瘤多呈圆形或类圆形改变，边界清晰。但由于与周围肌肉组织的密度对比较差，腭部肌上皮瘤在 CT 上可表现为边界不清。

1. **超声表现** 肌上皮瘤的内部回声表现和多形性腺瘤相似，多呈低回声（图 7-5-42，见文末彩插）。

2. **CT 表现** 多数肌上皮瘤呈均匀软组织密度表现，少数肿瘤内部可见高密度钙化斑点；增强 CT 上，直径较小的病变呈均匀强化表现（图 7-5-43），而直径较大的病变多呈不均匀强化表现。

3. **MRI 表现** 肌上皮瘤表现为 T_1WI 上低或中等信号、T_2WI 上均匀高信号（图 7-5-44）。静脉注入 Gd-DTPA 后，病变可有强化（图 7-5-44）。

【诊断要点】

1. 青年和中年患者多见。

2. 病变多见于腮腺和腭部小涎腺。

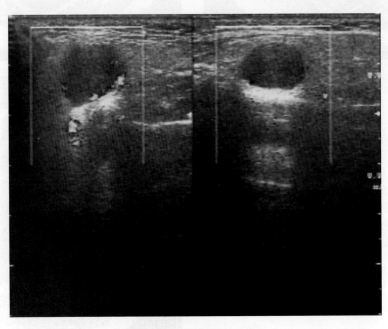

图 7-5-42 腮腺肌上皮瘤
超声图示腮腺内类圆形混合低回声肿块，境界清晰，后方回声增强

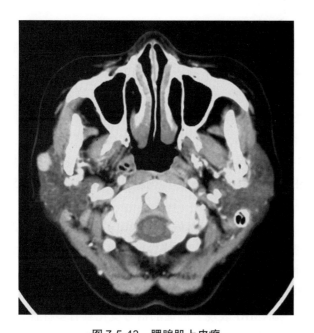

图7-5-43 腮腺肌上皮瘤
增强CT横断面示右腮腺浅叶内明显均匀强化小圆形软组织肿块,边界清晰

3. 类圆形,边界清晰。

4. 超声上多为低回声。

5. 平扫CT上呈软组织密度,可伴有钙化;增强CT上病变可呈均匀或不均匀强化。

6. T_1WI 上多呈低或中等信号,T_2WI 上多呈均匀高信号,增强 T_1WI 上呈强化表现。

【鉴别诊断】

肌上皮瘤的影像表现和多形性腺瘤相似,不具有特征性,通常很难根据影像表现区分两者。肌上皮瘤具有一般良性肿瘤的影像表现特点,能比较容易地同涎腺恶性肿瘤相区别。

(五)基底细胞腺瘤

【概述】

基底细胞腺瘤(basal cell adenoma,BCA)是一种由单一类型的基底细胞样上皮细胞组成的良性肿

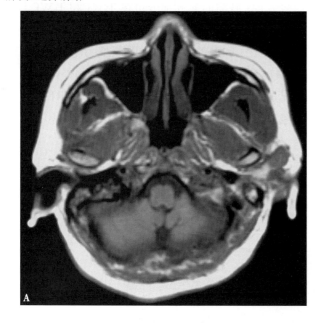

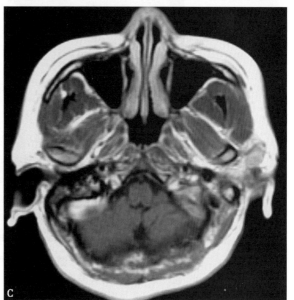

图7-5-44 腮腺肌上皮瘤
MRI示左腮腺内近髁突外侧有小圆形肿块状异常信号影,A.横断面 T_1WI,病变呈中等信号;B. T_2WI,病变呈均匀高信号;C. Gd-DTPA增强 T_1WI,病变表现为均匀强化,边界清晰

瘤,临床较为罕见。基底细胞腺瘤约占所有涎腺肿瘤的1%～3%。一般见于60～70岁的成人,男女之比约为1:2。膜状型(membranous type)基底细胞腺瘤,无明显性别差异。

【临床特点】

临床上,基底细胞腺瘤多表现为缓慢生长的无痛性肿块,边界清晰。肿块多为实性,质地较硬,可活动;偶有囊性表现。膜状型者(皮肤相似性肿瘤,dermal analogue tumour)可以多发,且可与皮肤圆柱瘤(dermal cylindroma)或毛发上皮瘤(trichoepithelioma)同时发生。基底细胞腺瘤的治疗以手术切除为主。基底细胞腺瘤一般预后佳,极少有复发,但膜型基底细胞腺瘤除外(其复发率为25%)。肿瘤恶变者虽有报道,但较罕见。

【病理特点】

大体病理上,基底细胞腺瘤有境界清晰的包膜,肿瘤直径大小为1～3cm。表面呈结节状改变。基底细胞腺瘤的剖面多为均质实性,亦可为囊性,或为囊性和实性混合,呈灰白色至褐色。镜下见,肿瘤由基底细胞样细胞构成。肿瘤细胞可排列成实性、梁状、管状和膜状结构。上述肿瘤细胞的排列方式多以单一形式出现在单一肿瘤中,少数也可以是多种排列方式出现在单一肿瘤中。

【影像检查技术与优选】

对腮腺基底细胞腺瘤的影像检查宜以超声为主,CT和MRI检查为辅。

【影像学表现】

基底细胞腺瘤多发生于大涎腺。腮腺基底细胞腺瘤约占75%;下颌下腺者约为5%;小涎腺者罕见(上唇最常见、颊黏膜次之)。偶有双侧腮腺发生基底细胞腺瘤的报道。基底细胞腺瘤多呈圆形或类圆形改变,病变直径一般小于3cm,边界清晰。

1. **超声表现** 基底细胞腺瘤的影像表现和多形性腺瘤相似,主要呈不均匀低回声表现(图7-5-45,见文末彩插)。

2. **CT表现** 基底细胞腺瘤多表现实性软组织密度;部分病变内可见囊性低密度区。增强CT上,肿瘤的实性部分多表现为中度强化,部分可表现为不均匀强化(图7-5-46)。

3. **MRI表现** 肿瘤的信号变化具有多样性,实性部分多呈T_1WI低信号和T_2WI高信号(图7-5-47),但相对于腮腺腺体而言其在T_2WI上多为低或中等信号表现;肿瘤的囊性部分可在T_1WI和T_2WI上均表现为高信号,此多与病变内的出血灶相对应。增强MRI上,肿瘤的实性部分多表现为中度强化(图7-5-47),部分可表现为不均匀强化。此外,T_2WI上可见肿瘤边缘有低信号包膜带。增强MRI上可见此包膜呈环形强化。

【诊断要点】

1. 中年女性患者多见。

2. 病变多见于腮腺。

3. 类圆形,直径小于3cm,边界清晰。

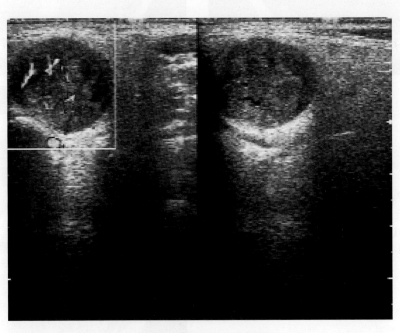

图7-5-45 腮腺基底细胞腺瘤
超声图示腮腺内类圆形肿块呈混合低回声改变,病变后方回声增强,境界清晰,有包膜反射光带

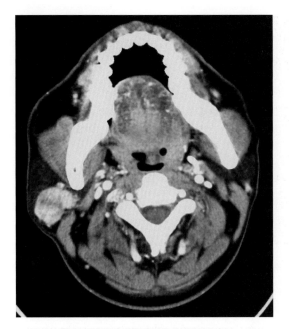

图 7-5-46 腮腺基底细胞腺瘤
增强 CT 横断面示右腮腺类圆形不均匀强化之软组织肿块，边界清晰

4. 超声上多为不均匀低回声。

5. 平扫 CT 上呈软组织密度，可伴有囊变；增强 CT 上病变可呈中度强化。

6. T_1WI 上多呈低信号，T_2WI 上多呈高信号，增强 T_1WI 上呈中度强化。

7. 动态增强 CT 和 MRI 上，病变呈早期强化。

【鉴别诊断】

影像学上，基底细胞腺瘤多具有典型的良性肿瘤表现，一般易于同典型的恶性肿瘤相区别。但仅根据基底细胞腺瘤的形态学改变有时尚不能将其同腮腺区其他良性肿瘤区别。近来，动态增强 CT 和 MRI 研究显示：基底细胞腺瘤的时间 - 密度曲线（TDC）和时间 - 信号强度曲线（time-signal intensity curve，SI-Time 曲线）与多形性腺瘤和 Warthin 瘤有所不同，可作为其间相互鉴别的参考依据。三者之间的不同表现为：基底细胞腺瘤表现为造影剂的快速持续流入；Warthin 瘤表现为造影剂的快速流入和快速流出；多形性腺瘤表现为造影剂的缓慢持续流入。

（六）黏液表皮样癌

【概述】

黏液表皮样癌（mucoepidermoid carcinoma）是一种以黏液细胞、中间细胞和表皮样细胞为特点，兼有柱状细胞、透明细胞和嗜酸细胞的恶性腺体上皮性肿瘤，又称混合性表皮样和黏液分泌癌（mixed epidermoid and mucus secreting carcinoma）。流行病学调查显示黏液表皮样癌是儿童和成人中最为常见的原发性涎腺恶性肿瘤。黏液表皮样癌可发生于任何年龄，但以 30~50 岁者居多，平均发病年龄约 45 岁，儿童和老年人相对少见。女性患者多于男性。

【临床特点】

临床上，黏液表皮样癌主要表现为固定不活动的无痛性肿块。位于腭部的黏液表皮样癌多呈乳头状，位于腮腺内的黏液表皮样癌可以出现面瘫症状。此外，黏液表皮样癌还可引起疼痛、感觉异常、吞咽困难、出血和张口受限等症状。黏液表皮样癌具有浸润性生长的特点，下颌下腺的低分化黏液表皮样癌更具有侵袭性。对黏液表皮样癌的治疗以手术切除为主。肿瘤可术后复发。病变可发生局部淋巴结转移，亦可发生远处转移。多数获得适当治疗的患者有较好的预后。

【病理特点】

大体病理上，黏液表皮样癌的剖面为实性，略呈分叶状，色灰白或浅粉红色或褐色，边界清晰或边界有浸润，无完整包膜。肿瘤内可有大小不等的囊腔，内含透明黏液状液体，或含血丝。镜下见，黏液表皮样癌主要由黏液细胞、表皮样细胞和中间细胞组成。不同类型的细胞比例和其内部结构（包括囊腔形成）在肿瘤内部和肿瘤之间是不同的。黏液表皮样癌的分级方法多样，迄今尚无任何一种方法被广泛接受。

【影像检查技术与优选】

对腮腺和下颌下腺来源的黏液表皮样癌的影像检查宜以超声为主，CT 和 MRI 检查为辅。对口腔颌面部其他部位的黏液表皮样癌应以 CT 和 MRI 检查为主。

【影像学表现】

近 50% 的黏液表皮样癌发生于大涎腺，其中腮腺是最为好发的部位（45%），其次为下颌下腺（7%）。小涎腺者多见于腭部和颊黏膜。黏液表皮样癌多呈类圆形肿块。低度恶性者多表现为边缘清晰；高度恶性者多表现为边缘模糊。位于腮腺区的黏液表皮样癌可侵犯面神经、破坏吸收下颌骨、侵犯腮腺内的血管（面后静脉和颌内动脉），甚至向内后侵犯颈鞘内的神经和血管。位于腭部的黏液表皮样癌可破坏吸收腭骨水平板，侵犯上颌窦、鼻腔和翼腭间隙。

1. **超声表现** 黏液表皮样癌多呈不均匀低回声（图 7-5-48），少数病变伴有强回声光带或光团。

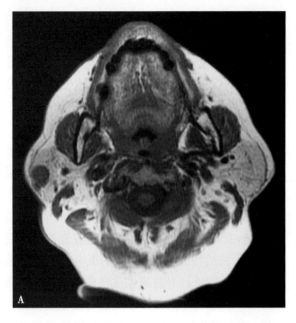
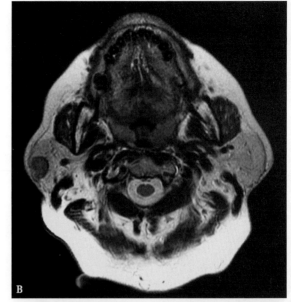
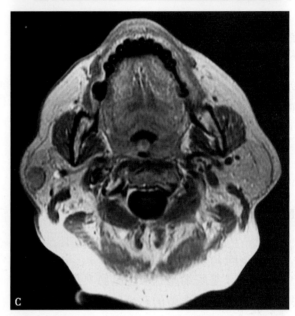

图 7-5-47　腮腺基底细胞腺瘤
A. 横断面 T_1WI，右腮腺浅叶小圆形中等信号肿块；
B. T_2WI，与腮腺腺体信号相补，病变呈均匀略低信号；
C. Gd-DTPA 增强 T_1WI，病变表现为轻度均匀强化，边界清晰，可见包膜

　　2. **CT 表现**　黏液表皮样癌的密度变化多样，可为密度均匀或密度不均匀的软组织肿块。密度不均匀者的内部可以出现液化、坏死和钙化。增强 CT 上，黏液表皮样癌多呈均匀或不均匀强化表现（图 7-5-49）。

　　3. **MRI 表现**　黏液表皮样癌多在 T_1WI 上表现为中等信号；在 T_2WI 上表现为低和中等信号，或为高信号表现。增强 MRI 上，黏液表皮样癌多呈均匀或不均匀强化表现。（图 7-5-50）

　　【诊断要点】

　　1. 中年女性患者多见。

　　2. 病变多见于腮腺和腭部小涎腺。

　　3. 类圆形，低度恶性者边界清晰；高度恶性者边界不清。

　　4. 超声上多为不均匀低回声。

　　5. 平扫 CT 上呈软组织密度，可伴有液化、坏死和钙化；增强 CT 上病变呈均匀或不均匀强化。

　　6. T_1WI 上多呈中等信号，T_2WI 上多呈等高混合信号，增强 T_1WI 上呈均匀或不均匀强化。

　　7. 动态增强 MRI 上，病变呈早期强化表现。

　　【鉴别诊断】

　　涎腺黏液表皮样癌的影像学表现缺乏特征性。低度恶性的黏液表皮样癌可以和多形性腺瘤等良性肿瘤的影像表现相似；而高度恶性的黏液表皮样癌不能和其他涎腺恶性肿瘤相区别。近来，动态增强 MRI 的研究结果提示：黏液表皮样癌呈早期强化表现。此表现似乎能为涎腺良性病变和恶性肿瘤的鉴别提供有意义的信息。

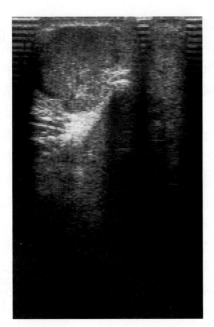

图 7-5-48 腮腺黏液表皮样癌
超声图示腮腺内有肿块状实性低回声区，境界清晰，后方回声增强

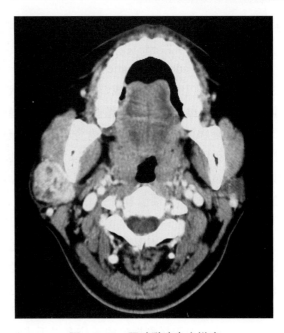

图 7-5-49 腮腺黏液表皮样癌
增强 CT 横断面示右腮腺内有类圆形软组织肿块，不均匀强化，边界清晰

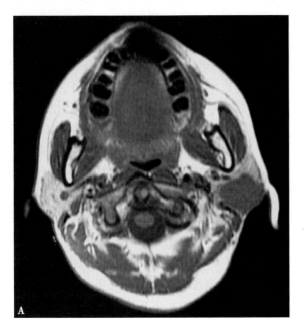

图 7-5-50 腮腺黏液表皮样癌
A. 横断面 T_1WI，示左腮腺内中等信号肿块，边界欠清；
B. T_2WI，示病变呈混合中高信号；C. Gd-DTPA 冠状面脂肪抑制增强 T_1WI，示病变强化明显

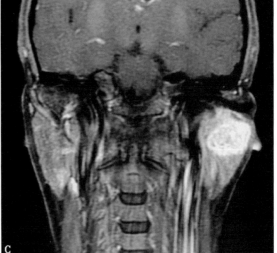

（七）腺样囊性癌

【概述】

腺样囊性癌（adenoid cystic carcinoma）是一种由上皮细胞和肌上皮细胞组成，具有管状、筛状和实体等不同形态结构的基底样细胞肿瘤。腺样囊性癌约占所有涎腺肿瘤的 10%。国内资料显示：腺样囊性癌是小涎腺恶性肿瘤中最常见者。腺样囊性癌多见于 50～60 岁中老年患者。无明显性别差异，但发生于下颌下腺者，女性患者多见。

【临床特点】

临床上，腺样囊性癌主要表现为疼痛性或无痛性肿块。因腺样囊性癌有围绕或沿着纤维（神经纤维和胶原纤维）生长的倾向，故其易在早期侵犯神经组织。此时，患者可出现自发性疼痛、面部麻木和面瘫等症状。对腺样囊性癌的治疗多以手术切除为主。影响腺样囊性癌患者的生存率因素主要有组织学类型（管状型和筛状型的预后好于实性型）、肿瘤部位、临床分期和手术切缘情况。腺样囊性癌的 5 年生存率约为 35%。局部复发率在 16%～85% 不等。伴有颈淋巴结转移者相对少见。约 25%～50% 的患者可发生远处转移。肺、骨、脑和肝是较为常见的远处转移器官。腺样囊性癌是最为常见的易发生肺转移的头颈部恶性肿瘤之一。20% 的腺样囊性癌患者的带瘤生存期较长，可超过 5 年。

【病理特点】

大体病理上，腺样囊性癌为实性结构，肿瘤多呈圆形或结节状，大小不等，界限清晰而无包膜，并可向周围组织浸润。肿瘤质地均匀而稍硬，剖面呈灰白色，偶见出血、囊变和透明条索。镜下见，腺样囊性癌的细胞类型有 2 种：导管内衬上皮细胞和变异的肌上皮细胞。腺样囊性癌的病理类型有 3 种：管状、筛状和实性。管状型者导管形成完好，衬以内层的上皮细胞和外层的肌上皮细胞，中央为管腔。筛状型者最常见，以肿瘤细胞巢伴有圆柱型微囊腔隙为特点。实性型或基底样型者少见，此型主要由上皮细胞构成的实性团块组成，瘤内可发生细胞退变坏死和囊性变，缺乏管状和微囊结构。应该指出上述 3 种类型中的每一型可作为肿瘤中主要部分，也可作为（更常见）复合性肿瘤的一部分。

【影像检查技术与优选】

由于病变具有嗜神经性，易沿神经分布区扩散，故对大多数口腔颌面部腺样囊性癌的影像学检查而言，应以 CT 和 MRI 为主。超声仅限于腮腺和下颌下腺区腺样囊性癌的检查。

【影像学表现】

腺样囊性癌多发生于小涎腺，占小涎腺上皮性肿瘤的 30%。腭、舌、颊、唇和口底均为腺样囊性癌的好发部位。在大涎腺中，腺样囊性癌好发于腮腺和下颌下腺。腺样囊性癌多呈肿块状表现。肿块的形态和边缘变化较大：病变直径较小者可呈类圆形改变，边界清晰；病变直径较大者多呈不规则形态改变，边缘模糊，无包膜影显示。由于腺样囊性癌有围绕神经组织生长的特性，故病变沿神经组织的扩散和侵犯是其影像表现特点之一。在颌面颈部，腺样囊性癌累及的神经主要有三叉神经的第二支（上颌神经）、第三支（下颌神经）和面神经。CT 和 MRI 均可不同程度地显示这些神经受侵情况。CT 上，神经受累的主要征象有：①颅底上骨性孔管（圆孔、卵圆孔和翼管）的异常扩大；②可见有三叉神经穿行的翼腭窝（翼腭间隙）前后径增宽；③蝶骨翼突的破坏吸收。事实上，MRI 检查能较 CT 更直接清晰地显示受累神经的形态变化。MRI 上，颌面部恶性肿瘤侵犯神经的主要征象有：①神经的增大或增粗；②圆孔或卵圆孔扩大；③低信号表现的三叉神经被中等信号的肿瘤组织所取代；④单侧海绵窦增大和脑膜增厚；⑤咬肌或舌肌萎缩。此外，腺样囊性癌可以破坏吸收与之相邻的颌面骨组织，如下颌骨、上颌骨（窦）、腭骨、颧骨、蝶骨和颞骨等。

1. 超声表现 腺样囊性癌多呈实性不均匀低回声表现，局部可见无回声区（图 7-5-51）。

2. CT 表现 腺样囊性癌多为软组织肿块表现，肿瘤内部可以出现囊性变和坏死，密度不均匀。增强 CT 上，腺样囊性癌多呈不均匀强化表现。（图 7-5-52）

3. MRI 表现 腺样囊性癌多表现为 T_1WI 上的低信号或中等信号和 T_2WI 上的混合高信号。部分恶性程度较高的腺样囊性癌可在 T_2WI 上表现为低信号或中等信号。增强 MRI 上，病变多呈不均匀强化表现。（图 7-5-53）

【诊断要点】

1. 中老年患者多见。

2. 病变多发生于小涎腺，易沿三叉神经、面神经扩散；并可累及颅底诸孔和海绵窦。

3. 不规则形，边界不清。

4. 超声上多为不均匀低回声。

5. 平扫 CT 上呈软组织密度，内部可有囊变和坏死；增强 CT 上病变呈不均匀强化。

6. T_1WI 上呈低或中等信号，T_2WI 上呈等高混合信号，增强 T_1WI 上呈不均匀强化。

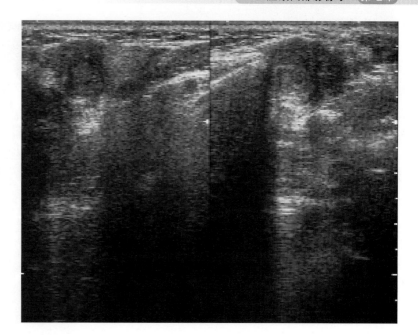

图 7-5-51　腮腺腺样囊性癌
超声图示腮腺区有不规则形混合低回声肿块，部分呈暗区样低回声，境界不清

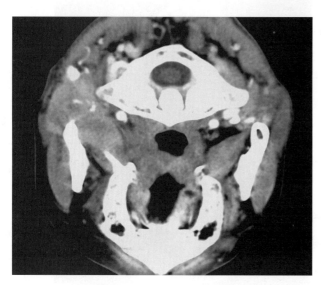

图 7-5-52　腮腺腺样囊性癌
增强 CT 横断面示右腮腺不规则形软组织肿块，病变呈不均匀强化，边缘欠清晰

7. 动态增强 MRI 上，病变呈早期强化表现。

【鉴别诊断】

一般情况下，腮腺区低度恶性的腺样囊性癌在影像学上很难同腮腺区良性肿瘤相区别，而高度恶性的腺样囊性癌虽在 MRI 信号、病变边缘和病变外形上明显有别于腮腺良性肿瘤，但在各涎腺恶性肿瘤之间，其也常缺少特征性的影像表现。小涎腺腺样囊性癌可以在 CT 和 MRI 上显示出侵犯神经的特点。尽管其他颌面部恶性肿瘤也可拥有此特性（如鳞状细胞癌、恶性黑色素瘤和腺癌等），但鉴于腺样囊性癌更具此生物学特性，一旦在 CT 或 MRI 上发现面部神经的受累征象，则应首先考虑腺样囊性癌

的诊断。近来，有研究者采用动态增强 MRI 评价腺样囊性癌，结果显示该肿瘤表现为早期强化。

（八）腺泡细胞癌

【概述】

腺泡细胞癌（acinic cell carcinoma）是一种涎腺恶性上皮性肿瘤，至少部分肿瘤细胞表现为浆液性腺泡细胞分化，并以胞质内酶原分泌颗粒为特点。涎腺导管细胞也是该肿瘤的一部分。腺泡细胞癌亦称浆液细胞腺癌（serous cell adenocarcinoma）和腺泡细胞腺癌（acinic cell adenocarcinoma or acinous cell carcinoma）。该肿瘤在涎腺恶性上皮性肿瘤中并不少见，有资料显示腺泡细胞癌在恶性涎腺上皮性肿瘤中位居第 2 或第 3。本病可见于任何年龄（10～70 岁），20 岁以下者较少见。女性患者略多于男性。无明显种族差异。目前，多数研究认为腺泡细胞癌来自朝向腺细胞分化的终末导管细胞。

【临床特点】

临床上，腺泡细胞癌主要表现为缓慢增大的实性肿块，多数具有活动性。许多患者可出现面部疼痛（间隙性疼痛），偶尔可出现面部感觉异常。对腮腺腺泡细胞癌的治疗以手术切除（常为腮腺浅叶或全叶切除）为主。观察表明腺泡细胞癌有 30%～45% 的复发率，这可能和肿瘤侵犯包膜或包膜外以及手术不彻底有关。肿瘤可转移至局部颈淋巴结和肺。

【病理特点】

大体病理上，腺泡细胞癌多呈圆形，边界清晰，有不完整包膜。肿瘤剖面为实性分叶状，呈褐色或黄白色，质地柔软。偶有出血、坏死和囊性变。镜下见，腺泡细胞癌的主要特点是浆液性腺泡细胞的

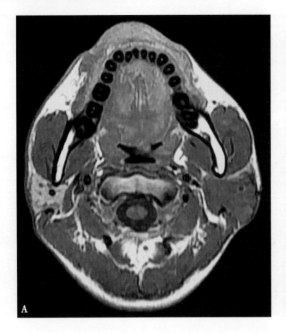

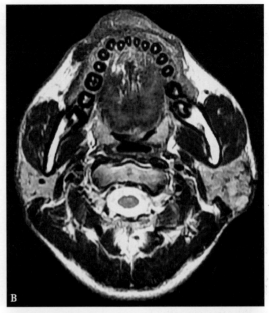

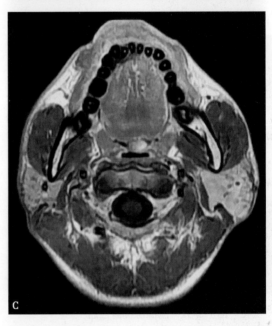

图 7-5-53 腮腺腺样囊性癌
A. 横断面 T_1WI 示左腮腺区肿块呈中等信号；B. 横断面 T_2WI，病变呈不均匀高信号；C. Gd-DTPA 增强横断面 T_1WI，病变呈不均匀强化，边界欠清晰

分化。除此之外，肿瘤细胞还可呈腺泡状、闰管状、空泡样、透明样和非特异腺样细胞、实体/小叶状、微囊性和滤泡样结构等。肿瘤细胞呈圆形或多边形，大小一致，且多具有特征性的嗜碱性颗粒状胞质。肿瘤细胞多排列成片状，并具有分泌功能。研究显示肿瘤的病理分级与患者的生存率相关，即高分化腺泡细胞癌的生存率高；低分化者反之。

【影像检查技术与优选】

对腮腺浅叶来源的腺泡细胞癌的影像检查应以超声为主，而对腮腺深叶和腭部起源的肿瘤应以 CT 和 MRI 检查为主，以明确其范围和对周围组织结构的影响。

【影像学表现】

80% 的腺泡细胞癌好发于腮腺，约 3% 的腺泡细胞癌可同时发生在两侧腮腺。发生于小涎腺者占 17%。腮腺腺泡细胞癌多呈类圆形或不规则形改变，界限清晰或欠清晰。腮腺腺泡细胞癌通常局限于腺体内生长，较少侵犯至腺体外。但腺泡细胞癌容易复发，而复发的腺泡细胞癌可以侵犯其周围的软硬组织结构，如下颌骨、腭骨、上颌骨、肌肉组织、间隙组织和颅底结构等。少数腺泡细胞癌还可侵犯至颅内。

1. **超声表现** 腺泡细胞癌主要表现为实性不均匀低回声（图 7-5-54）。

2. **CT 表现** 腺泡细胞癌有实性和囊性之分，多数病变表现为实性软组织密度；少数病变可呈囊性，并伴有壁结节。病变内部还可出现低密度或不均匀密度区，其往往同肿瘤内部的囊性变、出血和坏死区相对应。一般情况下，腺泡细胞癌内少有钙化出现，但亦有报道称腺泡细胞癌内可伴有骨形成。增强 CT 上，该肿瘤可有轻度强化（图 7-5-55）。

3. **MRI 表现** 腺泡细胞癌多表现为 T_1WI 上的中等信号和 T_2WI 上的高信号（图 7-5-56）。如肿瘤内有出血，其可表现为 T_1WI 和 T_2WI 上的高信号。双侧腮腺发病时，可见相同的异常肿块密度或信号分别出现在双侧腮腺内。增强 MRI 上，病变可呈轻至中度强化（图 7-5-56）。

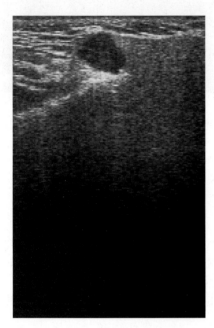

图 7-5-54 腮腺腺泡细胞癌
超声图示腮腺区有类圆形混合低回声肿块，边界清晰，后方回声增强

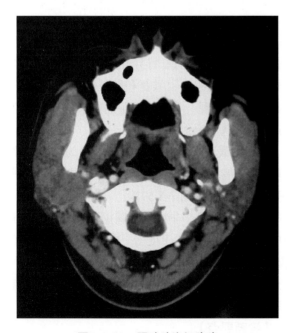

图 7-5-55 腮腺腺泡细胞癌
增强 CT 横断面示右腮腺内可见密度不均匀软组织肿块，呈轻度强化，边界欠清

【诊断要点】

1. 病变多见于单侧腮腺，偶见于双侧。

2. 类圆形或不规则形，边界清或不清。

3. 超声上多为实性不均匀低回声。

4. 平扫 CT 上可呈囊性或实性改变（囊性者可见壁结节，实性者呈软组织密度）；增强 CT 上病变实性部分可呈轻度强化。

5. T_1WI 上呈中等信号，T_2WI 上呈高信号，增强 T_1WI 上呈轻至中度强化。

【鉴别诊断】

腺泡细胞癌的影像学表现缺乏特征性。大多数腺泡细胞癌的 CT 和 MRI 表现和多形性腺瘤相似，鉴别诊断较为困难。部分呈侵袭性改变的腺泡细胞癌具有恶性肿瘤的影像表现特点，但通常很难和其他涎腺恶性肿瘤相区别。

（九）非特异性腺癌

【概述】

非特异性腺癌（adenocarcinoma, no otherwise specified）是一种涎腺恶性肿瘤，病变内有导管分化，但没有其他涎腺肿瘤的组织形态表现特点。由于许多其他类型的上皮性涎腺恶性肿瘤也可被命名为腺癌，故对本病的命名应冠以"非特异性"之名。以往，有关非特异性腺癌的命名有：混合性腺癌（miscellaneous carcinoma）、未分类腺癌（unclassified carcinoma）和腺癌（adenocarcinoma）。非特异性腺癌应与来自鼻腔、鼻窦和喉部的腺癌相区别，因为这些部位的腺癌比非特异性腺癌更具侵袭性。非特异性腺癌并不少见，该肿瘤好发于 60～80 岁老年患者，儿童罕见。女性患者稍多见。

【临床特点】

临床上，大涎腺非特异性腺癌主要表现为实性、无症状性、质地较硬的肿块。约 20% 的患者可伴有疼痛（常见于下颌骨）和面部不适。发生在小涎腺的非特异性腺癌可出现溃疡。肿瘤病程在 1～10 年之间。对非特异性腺癌的治疗多以手术为主。非特异性腺癌患者的预后和病变的临床分期、病变部位、组织学分级密切相关。发生于小涎腺的非特异性腺癌似较大涎腺者预后好。高度恶性的非特异性腺癌常有复发和转移。非特异性腺癌常可发生同侧颈深上淋巴结转移。

【病理特点】

大体病理上，非特异性腺癌表现为实性、硬性肿块。多数肿瘤界限不清，仅部分肿瘤有清晰边界。其剖面呈白色或黄白色，可有出血和坏死，但极少

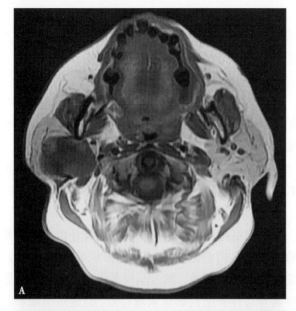

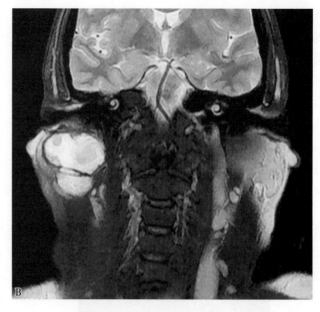

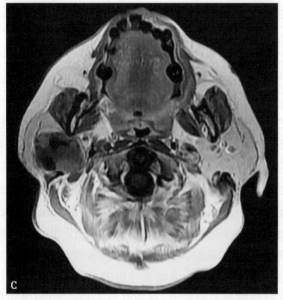

图 7-5-56　腮腺腺泡细胞癌
A. 横断面 T_1WI 示右腮腺深叶类圆形肿块,呈低、中等信号;
B. 冠状面脂肪抑制 T_2WI,肿块为混合高信号;C. Gd-DTPA
横断面增强 T_1WI,病变不均匀强化,边界清晰

有腔隙形成。镜下见,非特异性腺癌内几乎都有腺样或导管样结构出现,并向腺实质和周围组织浸润。腺癌细胞多呈实性团块状或条索状排列。低度和中度恶性的非特异性腺癌中有广泛的导管分化。但在分化程度较低的非特异性腺癌中,分化导管较少见。

【影像检查技术与优选】

对腮腺和下颌下腺来源的非特异性腺癌的影像检查应以超声为主,CT 和 MRI 检查为辅。对口腔颌面部其他部位来源的非特异性腺癌的影像检查应以 CT 和 MRI 为主。

【影像学表现】

非特异性腺癌主要见于腮腺、下颌下腺和腭部的小涎腺。非特异性腺癌多呈类圆形或不规则形。病变边界多模糊不清。位于腮腺内的非特异性腺癌可侵犯腺体内的面神经、面后静脉、颌内动脉和下

颌骨。而位于腭部的非特异性腺癌可破坏吸收腭骨水平板,甚至侵犯至上颌窦和鼻腔。

1. **超声表现**　非特异性腺癌多表现为混合性低回声,多无包膜反射光带。

2. **CT 表现**　非特异性腺癌一般为软组织密度表现,内部密度可均匀或不均匀。增强 CT 上,肿瘤可呈不均匀强化(图 7-5-57)。

3. **MRI 表现**　非特异性腺癌可表现为 T_1WI 上的中等信号和 T_2WI 上的等、高混合信号或高信号(图 7-5-58)。

4. **核医学表现**　核素显像提示非特异性腺癌能摄取 $^{18}F\text{-}FDG$。

【诊断要点】

1. 中老年人多见。

2. 病变多见于腮腺、下颌下腺和小涎腺。

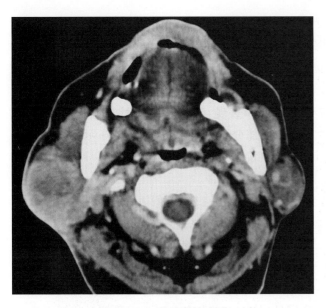

图 7-5-57　非特异性腺癌
增强 CT 横断面示右腮腺内可见界限不清的软组织肿块形成,病变呈不均匀强化

3. 病变呈类圆形或不规则形,边界不清。

4. 超声上多为混合性低回声。

5. 平扫 CT 上呈软组织密度,增强 CT 上可呈不均匀强化。

6. T_1WI 上呈中等信号,T_2WI 上呈中等信号或混合高信号,增强 T_1WI 上有不均匀强化。

【鉴别诊断】

发生在大唾液腺内的低度恶性非特异性腺癌的影像表现可以类似于多形性腺瘤。高度恶性的非特

异性腺癌具有恶性肿瘤的一般影像表现特征,易于与良性涎腺上皮性肿瘤区别。由于非特异性腺癌的影像表现不具有特征性,一般不能将其与其他恶性肿瘤相区别。

(十)淋巴上皮癌

【概述】

淋巴上皮癌(lymphoepithelial carcinoma,LEC)是一种伴有明显肿瘤性淋巴浆细胞浸润的未分化癌。与 LEC 同义的病名有淋巴上皮瘤样癌(lymphoepithelioma-like carcinoma)、恶性淋巴上皮病(malignant lymphoepithelial lesion)、伴淋巴样间质未分化癌(undifferentiated carcinoma with lymphoid stroma)、未分化癌(undifferentiated carcinoma)和癌在淋巴上皮病中(carcinoma ex lymphoepithelial lesion)。涎腺淋巴上皮癌罕见,约占所有涎腺肿瘤的 1%。LEC 有明显的种族发病倾向,好发于蒙古人种,如北极因纽特人、中国南方人和日本人。LEC 的发病年龄分布广泛(10~90 岁),但多见于中年人。LEC 无明显性别差异或女性患者略多见。过去曾认为 LEC 与良性淋巴上皮病(Sjögren 综合征)有关,故有恶性淋巴上皮病和癌在淋巴上皮病中之称。近来研究表明 LEC 可能是一种独立的疾病。地方性 LEC 的发生与 Epstein-Barr(EB)病毒关系密切;而非地方性 LEC 的发生似与 EB 病毒无关。由此似可说明种族性、地方性和病毒在涎腺 LEC 的发生中起着复杂的相互作用。

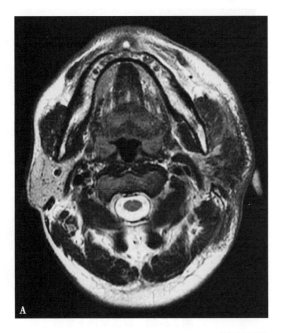
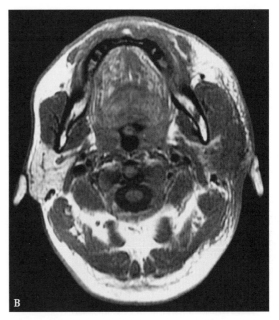

图 7-5-58　非特异性腺癌
A. 横断面 T_2WI,左腮腺内不规则形中等信号病变;B. 横断面 T_1WI,病变呈中等信号,边界不清

【临床特点】

临床上,LEC 多表现为腮腺或下颌下腺区疼痛性或无痛性肿胀,该肿胀可以长期存在(可历经数年之久),或于近期快速增大。约 20% 的患者可出现面瘫。部分患者可同时伴有颈部淋巴结肿大。20% 的患者可发生远处转移,远处转移的部位主要为肺、肝、骨和脑。多数患者不伴有 Sjögren 综合征的临床和血清学表现。对 LEC 的治疗以手术切除为主,放疗和化疗为辅。LEC 的预后和肿瘤分期有关。联合治疗 LEC 后的 5 年生存率约在 75%～86% 之间。以往认为 LEC 是未分化癌的一种,但因其预后明显好于其他类型的未分化癌,且与 EB 病毒密切相关,故有人建议将两者区分之。

【病理特点】

大体病理上,LEC 多呈实性表现,质地较硬。和周围组织有分界,但呈浸润性生长。LEC 的剖面为鱼肉状,呈灰黄或黄褐色。镜下见,LEC 中有丰富的淋巴细胞和浆细胞浸润,且常伴有反应性淋巴样滤泡。肿瘤细胞界限清晰,胞质嗜酸性,为椭圆形泡状核,染色质空,核仁明显。肿瘤呈浸润的片状、岛状和条索状。部分 LEC 的肿瘤岛中有丰富的组织细胞,呈满天星状排列。

【影像检查技术与优选】

对来源于腮腺的 LEC 应以超声检查为主,CT 和 MRI 检查为辅。

【影像学表现】

80% 的 LEC 发生于腮腺,下颌下腺次之,小涎腺者罕见。LEC 多呈圆形或类圆形改变,少数呈不规则分叶状形态,大多数 LEC 境界清晰;部分边界模糊。位于腮腺和下颌下腺区的 LEC 可以侵犯腺体内的神经和血管;亦可破坏吸收下颌骨。

1. **超声表现** LEC 多呈不均匀低回声表现(图7-5-59),部分可见液性暗区。CDFI 示肿瘤内部和周围有点状和条状血流信号。部分肿瘤可显示不连续的包膜反射光带。

2. **CT 表现** LEC 一般表现为密度均匀或不均匀的单发软组织肿块。少数 LEC 可呈多发囊性和实性肿块改变(多为转移性淋巴结)。增强 CT 上病变的实性部分可呈轻度至中度强化表现(图 7-5-60)。

3. **MRI 表现** LEC 在 T_1WI 上多表现为低或中等信号;在 T_2WI 上多表现为中等信号或混合高信号(图 7-5-61)。增强 MRI 上,病变的实性部分可呈轻度至中度强化表现(图 7-5-61)。

4. **核医学表现** 核素显像检查提示 LEC 能摄取 18F-FDG。

【诊断要点】

1. 中年人多见。

2. 病变多位于腮腺和下颌下腺。

3. 多为类圆形,边界清或不清。

4. 超声上多为不均匀低回声,部分可见液性暗区。

5. 平扫 CT 上呈软组织密度,增强 CT 上呈轻至中度强化。

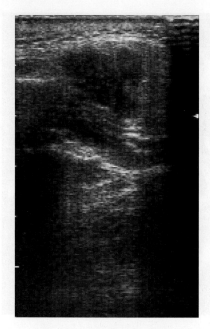

图 7-5-59 腮腺淋巴上皮癌
超声图示腮腺内混合性低回声肿块,境界欠清晰

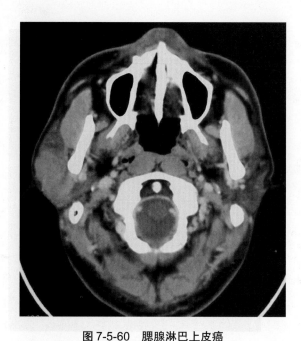

图 7-5-60 腮腺淋巴上皮癌
增强 CT 横断面示右腮腺区不规则形软组织肿块,呈均匀强化,边缘模糊

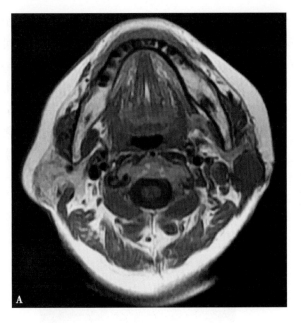
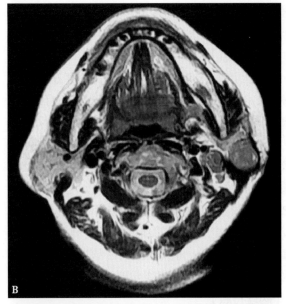
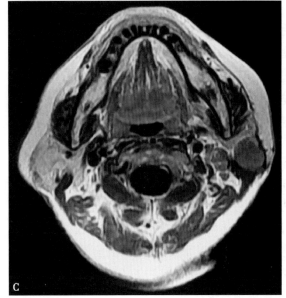

图 7-5-61 腮腺淋巴上皮癌
A. 横断面 T_1WI 示左腮腺区肿块呈中等信号；B. T_2WI，病变为略高信号；C. Gd-DTPA 横断面增强 T_1WI，病变呈均匀强化表现

6. T_1WI 上呈低或中等信号，T_2WI 上呈中等信号或混合高信号，增强 T_1WI 上有轻至中度强化。

【鉴别诊断】

呈实性改变的 LEC 多缺乏影像学表现特点，通常较难与涎腺其他肿瘤鉴别。多结节性病变如出现在同侧腮腺区或下颌下腺区时，除应考虑有淋巴瘤、结核和淋巴结炎外，还应考虑有发生本病的可能。值得注意的是：部分良性淋巴上皮病（Sjögren 综合征）除可发展为淋巴瘤外，还可演变为 LEC。根据作者的经验，在良性淋巴上皮病患者的随访观察过程中，一旦在 CT 上发现腮腺或下颌下腺内的多囊病变全部或部分转变为实性软组织密度者，首先应高度怀疑病变有转变为淋巴瘤可能，其次还应考虑有 LEC 的可能。

（十一）癌在多形性腺瘤中

【概述】

根据 2017 年 WHO 涎腺组织肿瘤分类中的定义，癌在多形性腺瘤中（carcinoma ex pleomorphic adenoma，Ca-ex-PA）是指来自于多形性腺瘤的上皮性恶性肿瘤。本病又名恶性多形性腺瘤（malignant pleomorphic adenoma）、恶性混合瘤（malignant mixed tumor）、癌发生在良性混合瘤中（carcinoma arising in a benign mixed tumor）、癌在良性混合瘤中（carcinoma ex benign mixed tumor）和癌发生在多形性腺瘤中（carcinoma arising in a pleomorphic adenoma）。根据较新的总结，Ca-ex-PA 大约占所有涎腺肿瘤的 3.6%；占所有涎腺恶性肿瘤的 12%。90% 的恶性多形性腺瘤源于多形性腺瘤的癌变。本病多见于 50～

70 岁中老年人。Ca-ex-PA 较多形性腺瘤患者的发病年龄晚 10 年。

【临床特点】

临床上，Ca-ex-PA 主要表现为长期存在的无痛性肿块（常在 3 年以上），但偶尔可见局部有疼痛、面瘫和固定不活动的肿块。Ca-ex-PA 的治疗以手术切除为主。部分有广泛浸润的 Ca-ex-PA 还可辅以放疗。非侵袭性和微侵袭性 Ca-ex-PA 具有较好的预后，局部复发、扩散和转移均少见。侵袭性 Ca-ex-PA 预后较差，复发率在 20%～50% 之间，远处转移发生率高。全身转移的部位依次是肺、脊柱、腹部和中枢神经系统。有研究显示：该肿瘤患者的 5 年生存率与 Ca-ex-PA 的组织学亚型有关。

【病理特点】

大体病理上，Ca-ex-PA 的平均大小是多形性腺瘤的 2 倍，肿瘤无包膜或包膜不完整，呈浸润性生长。肿瘤实质部分可有出血和坏死。镜下见，Ca-ex-PA 中的良性和恶性成分比例变化较大。肿瘤中的恶性成分主要是低分化腺癌（涎腺导管癌或非特异性腺癌）或未分化癌，其他成分有鳞状细胞癌、肌上皮癌或软骨肉瘤。肿瘤癌变部分的上皮细胞丰富，大小不等，核多形性，核染色质和核浆比例增加，有异常核分裂象。WHO 涎腺组织肿瘤分类中建议分 Ca-ex-PA 为非侵袭性、微侵袭性和侵袭性 3 组。前 2 组预后较佳；后者预后较差。侵袭性 Ca-ex-PA 和非侵袭性 Ca-ex-PA 的区别要点在于：肿瘤是否破坏包膜和侵犯其周围的组织结构。

【影像检查技术与优选】

对来源于腮腺的 Ca-ex-PA 应以超声检查为主，CT 和 MRI 检查为辅。对口腔颌面部其他部位来源的 Ca-ex-PA 影像检查应以 CT 和 MRI 为主。

【影像学表现】

Ca-ex-PA 多见于腮腺和腭部的小涎腺。Ca-ex-PA 多为圆形或类圆形表现，部分 Ca-ex-PA 的形态为不规则形或呈分叶状。肿瘤边界可清晰，亦可模糊不清。影像学上，Ca-ex-PA 可以表现为对周围组织的侵犯。Ca-ex-PA 可以侵犯其周围的神经和血管，亦可破坏吸收与之相邻的颌面诸骨，如腭骨、上颌骨和下颌骨等。

1. 超声表现　大多数 Ca-ex-PA 呈实性不均匀低回声表现（图 7-5-62）。如肿瘤内部软骨成分多，则可表现为强回声区；如肿瘤内部黏液成分多，则表现为液性暗区。超声上，多数肿瘤有包膜反射光带。

2. CT 表现　Ca-ex-PA 为软组织密度表现，部分病变内可出现高密度钙化或骨化，亦可有低密度液化坏死灶显现。增强 CT 上，Ca-ex-PA 内部可呈轻至中度强化表现（图 7-5-63）。

3. MRI 表现　Ca-ex-PA 在 T_1WI 和 T_2WI 上多表现为中等信号，或 T_2WI 上的高信号（图 7-5-64）。增强 MRI 上，Ca-ex-PA 内部可呈轻至中度强化表现。事实上，Ca-ex-PA 内部结构的变化在影像学表现上具有多样性。此多样性变化可能和 Ca-ex-PA 内不同的肿瘤组织类型有关。

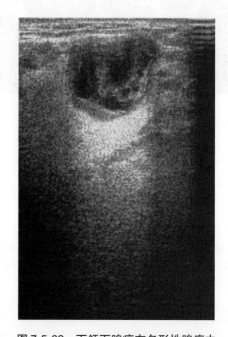

图 7-5-62　下颌下腺癌在多形性腺瘤中

超声图示下颌下腺内混合性低回声肿块，境界尚清晰，有包膜反射光带，后方回声增强

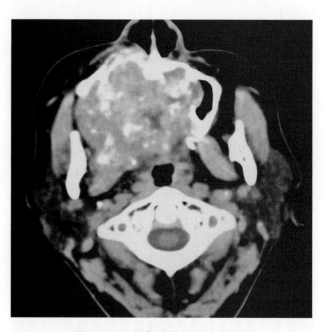

图 7-5-63　腭部癌在多形性腺瘤中

增强 CT 横断面示腭部不规则形软组织肿块形成，边缘模糊，呈中度强化，内有散在钙化

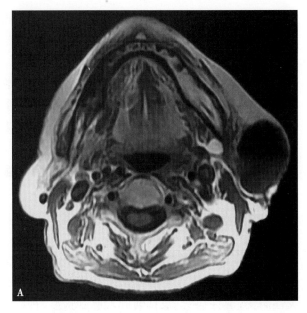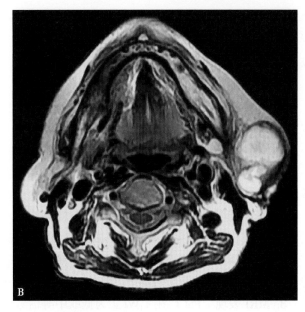

图 7-5-64　腮腺癌在多形性腺瘤中
A. 横断面 T_1WI 示左腮腺下极肿块呈中等信号；B. 横断面 T_2WI，病变呈不均匀高信号，边界清晰

4. **核医学表现**　核素显像显示 Ca-ex-PA 能摄取 ^{18}F-FDG。

【诊断要点】

1. 中老年人多见。

2. 病变多位于腮腺和腭部小涎腺。

3. 多为类圆形、分叶状，边界清或不清。

4. 超声上多为实性不均匀低回声。

5. 平扫 CT 上呈软组织密度，可见点片状钙化或骨化；增强 CT 上呈轻至中度强化。

6. T_1WI 上呈低或中等信号，T_2WI 上呈中等信号或不均匀高信号，增强 T_1WI 上有轻至中度强化。

【鉴别诊断】

Ca-ex-PA 的病理和影像表现均有十分明显的多样性，且和其他涎腺肿瘤有相似之处，故影像鉴别诊断较为困难。一般而言，侵袭性 Ca-ex-PA 的影像表现特点和涎腺恶性肿瘤相似，病变内部可以出现低密度坏死灶、肿瘤壁厚而不规则、边界不清；而非侵袭性和微侵袭性 Ca-ex-PA 的影像表现特点多和涎腺良性肿瘤相似。

（十二）原发性鳞状细胞癌

【概述】

根据 2017 年 WHO 涎腺组织肿瘤中的定义，鳞状细胞癌是一种由表皮样细胞构成的原发性恶性上皮性肿瘤，在光学显微镜下，可见肿瘤细胞形成角化和（或）细胞间桥。一般情况下，诊断涎腺鳞状细胞癌时应先排除转移性病变。由于不能确认鳞状细胞癌的来源是小涎腺或黏膜，诊断涎腺鳞状细胞癌时通常也仅限于大涎腺。涎腺鳞状细胞癌又称表皮样癌（epidermoid carcinoma）。流行病学调查显示涎腺原发性鳞状细胞癌（primary squamous cell carcinoma，PSCC）在所有涎腺肿瘤中的所占比例可能不足 1%。该肿瘤好发于中老年男性患者（男女之比为 2:1），平均发病年龄为 60～65 岁，20 岁以下者少见。有研究提示 PSCC 与辐射史有关，潜伏期为 15～30 年。此外，PSCC 多由涎腺的导管上皮鳞状化生而来，此鳞状化生可能和涎腺结石、慢性炎症密切相关。

【临床特点】

临床上，PSCC 主要表现为快速生长的质硬、活动欠佳肿块。常伴有疼痛、麻木和面瘫等症状。对 PSCC 的治疗通常以手术切除为主，也可辅以放疗和化疗。由于 PSCC 是相对高度恶性和侵袭性的涎腺癌，预后相对较差。PSCC 的远处转移发生率为 20%～30%。影响 PSCC 预后的最重要因素是肿瘤分期。年龄超过 60 岁、肿瘤固定不活动、有溃疡形成和出现面瘫者均为预后不良的标志。

【病理特点】

大体病理上，PSCC 为边界模糊的侵袭性肿瘤。多数 PSCC 的直径超过 3cm。肿瘤切面为实性，质地硬，呈浅灰色、褐色至白色。有时可见肿瘤内有坏死。镜下，PSCC 的组织学表现和头颈部其他部位的高至中分化 SCC 相似。肿瘤多呈不规则巢状和梁状侵入涎腺腺体实质，且伴有纤维性或促结缔组织性反应，不存在黏液分泌。

【影像检查技术与优选】

对腮腺区 PSCC 应以超声检查为主,CT 和 MRI 检查为辅。

【影像学表现】

80% 的 PSCC 发生于腮腺,20% 见于下颌下腺。舌下腺内发生 PSCC 者极为少见。大多数 PSCC 为不规则形态,少数可呈类圆形改变。肿瘤边界模糊不清。位于腮腺和下颌下腺区的 PSCC 可以侵犯腺体内的神经和血管;亦可破坏吸收下颌骨。

1. **超声表现** PSCC 多表现为分布不均匀的低回声。CDFI 上可见肿瘤周缘有彩色血流信号。

2. **CT 表现** PSCC 多为软组织密度,少数密度不均匀。增强 CT 上,病变呈轻至中度强化(图 7-5-65)。

3. **MRI 表现** PSCC 在 T_1WI 上为低或中等信号改变,在 T_2WI 上呈中等信号或不均匀高信号。增强 MRI 上,病变呈中度强化。

4. **核医学表现** 核素显像提示 PSCC 能摄取 ^{18}F-FDG。

【诊断要点】

1. 多见于男性中老年患者。

2. 病变局限于腮腺或下颌下腺,且无累及周围组织(尤其是口腔黏膜组织)。

3. 多形态不规则,边界不清。

4. 超声上多为不均匀低回声。

5. 平扫 CT 上呈软组织密度,增强 CT 上呈轻至中度强化。

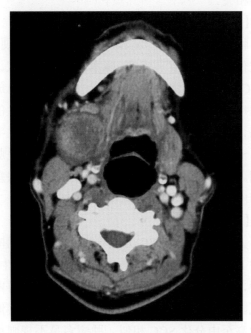

图 7-5-65 下颌下腺鳞状细胞癌
增强 CT 横断面示右下颌下腺内类圆形软组织肿块,病变呈轻度强化,边缘欠清晰

6. T_1WI 上呈低或中等信号,T_2WI 上呈中等或不均匀高信号,增强 T_1WI 上有中度强化。

【鉴别诊断】

一般而言,腮腺和下颌下腺区 PSCC 具有恶性肿瘤的共同影像特征,不易同涎腺良性肿瘤相混淆。但由于 PSCC 的影像表现缺乏特异性,故很难将其同其他涎腺区恶性肿瘤相区别。

(栗靖凯 月 强)

第六节 舌及口底病变

舌和口底病变根据起源不同种类较多,这分别介绍几种常见的良性病变和恶性病变。良性病变包括炎性病变、囊性病变(皮样囊肿)、脉管畸形、神经鞘瘤等;恶性病变主要介绍鳞癌和腺样囊性癌(ACC)。

一、口底炎性病变

【概述】

口底炎性病变(floor of mouth inflammatory disease)指发生于舌下腺的炎症,中年女性较常见,发病率低,临床多误诊为恶性肿瘤。

【临床特点】

临床表现可表现为舌下区酸胀、肿块、疼痛不适等,或于口内导管处有脓性分泌物流出,通常以慢性化脓性炎较多见。

【病理特点】

涎腺导管扩张,导管内有炎症细胞;导管周围及纤维间质中有淋巴细胞和浆细胞浸润,或形成淋巴滤泡;腺泡萎缩、消失而为增生的纤维结缔组织取代;小叶内导管上皮增生,并可见鳞状化生。

【影像检查技术与优选】

超声、增强 CT 均是常用检查方法,增强 MRI 具有良好的软组织分辨率,诊断价值优于 CT。

【影像学表现】

1. **CT 表现** 平扫 CT 主要表现为舌下腺区局部软组织增厚影,边界不清、形态不规则,增强后呈明显均匀或不均匀强化,若小脓肿形成,可见环形强化改变(图 7-6-1)。

2. **MRI 表现** 可表现为舌下腺肿胀,T_1WI 一般呈低信号,T_2WI 呈高信号,信号均匀或不均匀,增强后可见明显均匀或不均匀强化,若小脓肿形成,可见环形强化改变。功能磁共振成像具有一定的诊断价值,ADC 值一般较高,DCE-MRI 曲线类型一般为缓慢上升型,这与舌下区恶性肿瘤的特点明显不同。

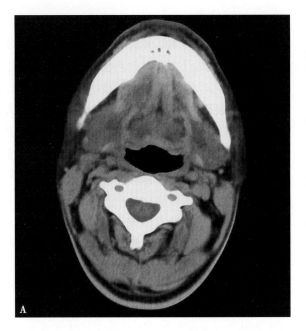

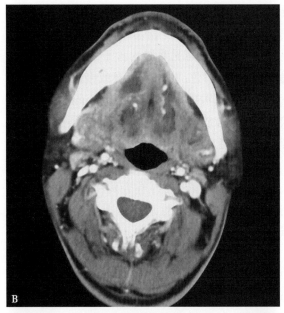

图 7-6-1 右侧口底炎症伴脓肿形成

A. 横断位 CT 平扫显示右侧口底区软组织明显肿胀，边界不清，中央呈稍低密度；B. 横断位增强 CT 显示病灶边缘强化，中央无强化；C. 冠状位 CT 增强显示病灶边缘环形强化，边界模糊不清，病灶中央呈液体密度

【诊断要点】

1. 边界不清、形态不规则软组织影。

2. CT 一般表现为舌下腺区软组织增厚肿胀，增强明显不均匀强化，如有脓肿形成，可见出现环形强化。

3. MRI 显示病变较清楚，功能磁共振如 ADC 值、DCE-MRI 曲线类型对该病变有提示作用。

【鉴别诊断】

1. **恶性肿瘤** 舌下腺恶性肿瘤多见，如腺样囊性癌、黏液表皮样癌等，一般 MRI 上边界显示较清楚，ADC 值偏低，DCE-MRI 曲线类型多为速升速降或平台型。

2. **舌下腺囊肿** T_1WI 呈低信号，T_2WI 呈明显高信号，增强后病灶未见明显强化，可见边缘强化。

二、皮样囊肿

【概述】

皮样囊肿（dermoid cyst）是指起源于胚胎期发育性上皮剩余的囊性病变。该囊肿起源于胚胎的外胚层和中胚层，属较少见的先天性异常。口底皮样囊肿为第一和第二鳃弓处外胚层结构陷入所致。发生于头颈部的皮样囊肿占全身皮样囊肿发生率的7%。该病发展缓慢，发病年龄多在 20～30 岁，无明显性别差别。

【临床特点】

临床表现为头颈部皮下或黏膜下无痛性缓慢生长肿块，触诊有弹性和面团感。较大病灶可压迫气道，导致呼吸困难。当囊肿继发感染时可见明显增大及局部红肿热痛改变。

【病理特点】

大体病理观察可见囊肿内含干酪样物质,可呈棕褐色、黄色或白色;也可含血液或慢性出血产物。镜下可见皮样囊肿的壁较厚,约2~6mm,内衬角化鳞状上皮,内含皮肤及其附件(包括皮脂腺、发囊、血管、汗腺和脂质)。皮样囊肿属于畸胎瘤性疾病。

【影像检查技术与优选】

B超是首选检查方法,检查费用较低且准确性较高;仍对口底病变的性质及范围难以定夺时,则选择CT和MRI为补充检查。

【影像学表现】

头颈部皮样囊肿好发于人体中线区,口底皮样囊肿是颌面颈部最好发部位之一。通常以下颌舌骨肌为界分为口内型(舌下区)和口外型(颏下和下颌下区)两种。

1. B超表现 皮样囊肿呈单囊混合回声表现,期内含有不同量的脂肪和钙化。病灶可见散在分布且强弱不一的光点。实时超声检查时可见其内光点呈翻滚样变化。囊壁回声较明显,有包膜反射带。

2. CT表现 皮样囊肿呈单囊状结构表现,大体结构多呈椭圆形或类圆形。囊肿壁薄而光滑,呈软组织密度表现,大多边界清晰,继发感染时边缘可较为模糊。其内CT值变化因其内部结构不同而呈现不同表现:大多病灶可呈均匀脂肪密度表现,或呈水样密度改变;少数病变呈不均匀密度改变,部分还可见钙化或脂-液平面。邻近肌肉组织及脂肪间隙均呈受压移位表现(图7-6-2)。

3. MRI表现 皮样囊肿的信号变化同样因其内部成分不同而有着不同的变化。以脂质成分为主的皮样囊肿在T_1WI及T_2WI上均呈高信号改变,而在抑脂序列上呈低信号改变;以液体为主的病灶则在

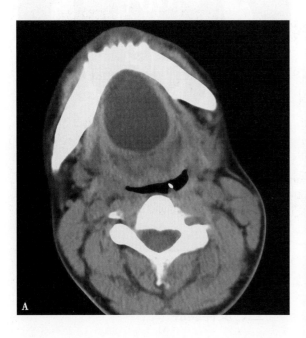

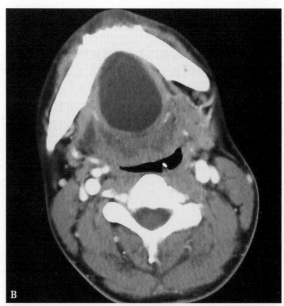

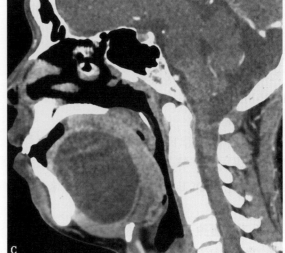

图 7-6-2 口底正中皮样囊肿

A. 横断位 CT 平扫显示口底正中区椭圆形肿块,呈低密度影,边界清,边缘光滑;B. 横断位 CT 增强;C. 矢状位 CT 增强显示病灶无强化,密度均匀

T_2WI 上呈明显高信号，T_1WI 上呈低信号。若病灶中存在钙化，则在 T_1WI 及 T_2WI 上均多呈低信号表现。"大理石袋"征是皮样囊肿的特征性表现之一。此表现与病变内部脂肪结构融合成结节并镶嵌于液性成分内有关。在磁共振 T_1WI 及 T_2WI 序列上表现为大小不一高信号结节影。增强 MRI 序列上，皮样囊肿内容物信号与平扫相比多无明显变化，但周围囊壁信号可有增高（图 7-6-3）。

【诊断要点】

1. 多位于口底中线位置。

2. 圆形或椭圆形，边缘光滑。

3. CT 呈均匀低（水样或脂肪样）密度，增强后囊壁可有强化。

4. MRI 表现为短 T_1 长 T_2 信号后长 T_1 长 T_2，信号均匀，增强后内容物无明显强化。

【鉴别诊断】

1. **舌下囊肿** 以液性成分为主的皮样囊肿需要与舌下囊肿鉴别，皮样囊肿多位于口底中线位置，而舌下囊肿多位于口底一侧。

2. **淋巴管畸形** 常为多囊状改变，其密度和信号亦可呈不均匀改变，但其变化形式不如皮样囊肿丰富，更缺乏"大理石袋"征象。

3. **口底脓肿** 患者在临床上有特殊的症状和体征。且增强 CT/MRI 上，脓肿壁强化明显，且厚薄不均匀，欠光滑，周围组织多有水肿表现。

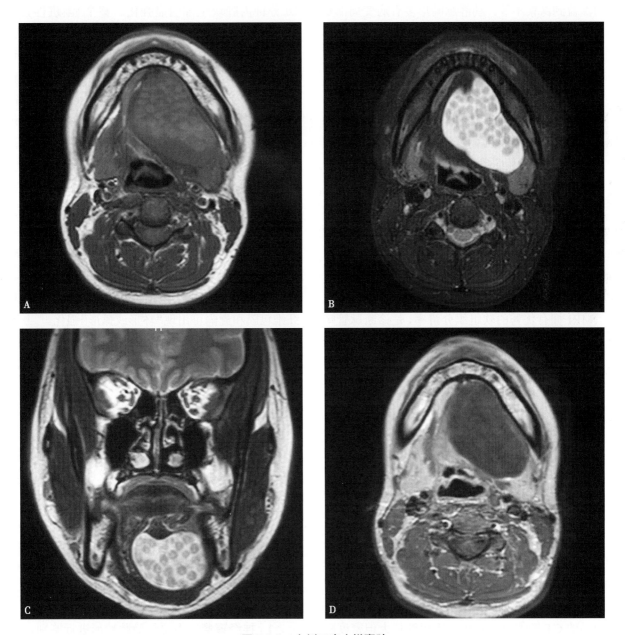

图 7-6-3 左侧口底皮样囊肿

A. 横断位 T_1WI 显示左侧口底区椭圆形肿块，呈等信号，内混杂多发小圆形稍高信号影；B. 横断位 T_2WI 抑脂；C. 冠状位 T_2WI 上病灶呈明显高信号，内混杂多发小圆形稍高信号影；D. 横断位 T_1WI 增强扫描后病灶无强化，边界清，边缘光滑

三、脉管畸形

【概述】

脉管畸形属于一种发育畸形，而非真性肿瘤。口底及舌部较为好发的脉管畸形包括静脉畸形（venous malformation）、动静脉畸形（arteriovenous malformation，AVM）、淋巴管畸形（lymphatic malformation）及混合性脉管畸形。混合性脉管畸形包括两种或两种以上的脉管畸形并存于同一病变内。

【临床特点】

临床表现可因脉管畸形的类型不同而表现各异。静脉畸形通常为单发病变，形态多样，病变较为柔软，可受压变形，体位试验多为阳性，病变颜色可由深蓝到深紫不等。动静脉畸形多有病变局部发热、发红，具有搏动感，有时可出现破溃、出血。淋巴管畸形多表现为无痛性肿块，质地柔软，触之有波动感。

【病理特点】

静脉畸形大体病理为椭圆形或有分叶的实性肿块，呈暗紫红色，外有薄的纤维膜包裹，切面呈海绵状、多孔，组织学显示肿瘤由大小不等的血管腔构成。动静脉畸形是动静脉的异常吻合，为动脉血不通过正常毛细血管直接灌注于静脉，从而导致静脉的动脉化，病变静脉常有异常增粗、迂曲。淋巴管畸形镜下可见大小不等、薄壁扩张的淋巴管。管壁衬覆扁平内皮细胞，周围常有淋巴细胞聚集。

【影像检查技术与优选】

MRI 拥有优秀的软组织分辨率，是诊断脉管畸形的最佳检查。尽管 DSA 检查是诊断动静脉畸形的金标准，但其属于有创检查，目前在一定范围内已经被 MRA 或 CTA 取代。CT 及 B 超在筛查病变中具有一定价值。

【影像学表现】

1. **CT 表现** 静脉畸形一般为单发，少数可有多个病灶。肿瘤可呈椭圆形或不规则形，部分肿瘤有分叶，边界清楚，大多数静脉畸形与舌肌密度相近，密度均匀，少数肿瘤内可见小圆形高密度致密影，为静脉石形成，是静脉畸形的特征性表现之一。CT 动态增强扫描可显示"渐进性强化（progressive enhancement pattern）"征象，即在注入造影剂后立即扫描的 CT 图像可见肿瘤边缘有结节状强化，在随后扫描的 CT 图像可见强化范围逐渐扩大但密度降低，约 10 分钟后由于造影剂流出，密度明显降低变为等密度。动静脉畸形平扫呈软组织密度，动脉早期可见明显强化，病灶内可见明显增粗的供血动脉及扩张的回流静脉。淋巴管畸形多呈椭圆形或不规则匍匐样生长，边界多清晰，平扫 CT 上病灶内部密度与水密度相接近，内部可呈单囊状或多囊状改变，且以多囊病灶为主。多囊病灶可见其内多个条状软组织分隔。增强 CT 可见囊壁及其囊隔轻度强化。

2. **MRI 表现** 静脉畸形 T_1WI 呈低信号或等信号，T_2WI 呈高信号（图 7-6-4），这主要是由于静脉畸形内流动缓慢的血液和间质内有较多的液体，此征象有一定特征性。MRI 动态增强扫描可明确显示"渐进性强化"征象，即在注入造影剂后立即扫描的第一个时相肿块内可见点片状强化，随着扫描时相延长，肿块强化范围逐渐向中央扩大，一般在 5～10 分钟内肿块全部明显强化。整个"渐进性强化"过程在 MR 动态增强扫描显示清楚明确，由于病灶由大小不等的血管腔构成，血管腔之间为纤维组织分隔，注入造影剂后，造影剂从供血血管与肿瘤的连接点进入肿瘤，然后通过纤维间隔逐渐填充各个血管腔，最后肿瘤内所有血管腔全部为造影剂充填。MRI 显示肿瘤的信号、显示"渐进性强化"征象、定位和定性诊断均优于 CT。扩张的供血动脉和迂曲的回流在所有的 MRI 序列上均表现为流空低信号的匍匐样、管状或大小不一囊状结构，增强后动静脉畸形可无明显强化。淋巴管畸形可呈不规则、圆形或椭圆形。其信号特点为在 T_2WI 上呈均匀高信号。如病变内有出血或富含蛋白成分可形成液 - 液平征象。增强后淋巴管畸形内部无强化表现，但其纤维包膜和囊隔可出现"环形或弧形"强化。

【诊断要点】

1. 动静脉畸形病变明显发红、发热，可触及搏动感。

2. CT 上呈软组织或水样密度，淋巴管畸形内部结构常见为多囊状改变。

3. 增强 CT 提示静脉畸形呈渐进式强化方式，动静脉畸形早期明显强化，淋巴管畸形内部分隔及囊隔强化。

4. MRI 表现为淋巴管及静脉畸形长 T_1 长 T_2 信号，信号均匀，动静脉畸形可见"流空征"。

5. 动态增强扫描静脉畸形呈"渐进性强化"，动静脉畸形无明显强化。

【鉴别诊断】

1. **神经鞘瘤** 需要与静脉畸形进行鉴别，典型的神经鞘瘤密度 / 信号不均匀，内有低密度或长 T_1 长 T_2 信号的黏液疏松区，增强后肿瘤立即强化，强

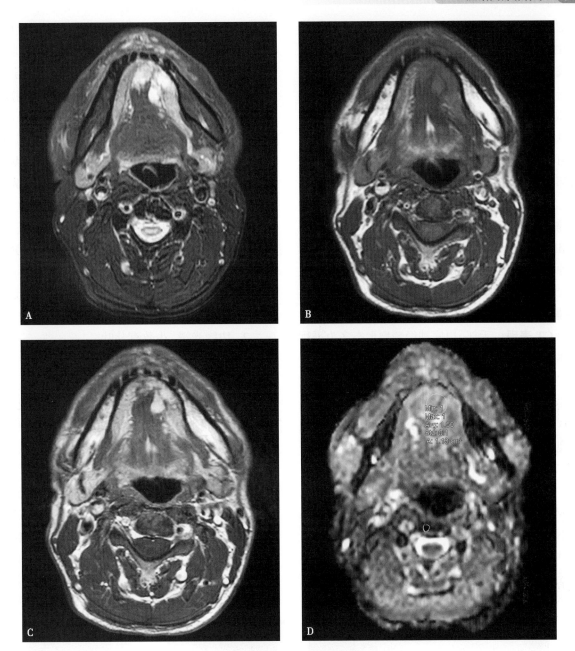

图 7-6-4　口底静脉畸形

A. 横断位 T_2WI 抑脂可见左侧口底软组织团块影，呈不均匀高信号，形态不规则，边界清，过中线，邻近下颌骨未见破坏；

B. 横断位 T_1WI 显示病变呈稍高信号；C. 横断位 T_1WI 增强后病变呈不均匀强化；D. 病变 ADC 值约为 $1.5 \times 10^{-3}mm^2/s$

化不均匀，内有不强化或轻度强化区，无"渐进性强化"特点，增强 MRI 更有助于二者的鉴别。

2. 血管外皮细胞瘤　较少见，增强后肿瘤立即强化，无"渐进性强化"特点。

四、神经鞘瘤

【概述】

神经鞘瘤（neurilemmoma）又称为施万细胞瘤（Schwannoma），是一种起源于神经鞘膜施万细胞的良性肿瘤。其病程发展缓慢，无明显性别差异。头颈部是周围神经鞘瘤的好发部位之一，其发生部位

与面部神经走向密切相关，其中舌、口底神经鞘瘤多与舌神经、舌下神经有关。

【临床特点】

舌部、口底较小的神经鞘瘤可无明显临床症状，肿瘤增大后可发现局部口底肿块，并可见因压迫相应神经导致感觉异常或疼痛，例如舌肌萎缩、伸舌偏移、口底疼痛等。

【病理特点】

大体病理上，神经鞘瘤的质地较硬，分叶状，表面光滑，边界清晰并有包膜。肿瘤切面呈淡黄色或灰白色，其内可见囊变和出血。镜下可见肿瘤由

施万细胞和周围胶原基质组成，并特征性地表现为Antoni A区（肿瘤细胞丰富，多由形态单一的施万细胞组成，沿长轴紧密排列，呈木栅状）和Antoni B区（细胞排列分散，形态多样，边界模糊，常见黏液样变和微小囊变）。两者在肿瘤内部分布比例不一，通常以Antoni A区为主。Antoni B区内的微小囊变融合可导致神经鞘瘤中的囊变区域形成。此外，肿瘤内部的坏死和出血形成可能和其自发性血管栓塞有关。

【影像检查技术与优选】

MRI和CT均可用于神经鞘瘤的检查，但MRI对于肿瘤内部成分的观察明显优于CT，且功能磁共振对于神经鞘瘤的诊断也有一定的指导价值。

【影像学表现】

1. **CT表现** 舌部、口底神经鞘瘤形态多为平行于舌体长轴的类椭圆形肿块，边界清晰，可见包膜。平扫CT上神经鞘瘤多为软组织密度表现，肿瘤中的囊性成分CT值接近于水，伴有出血时可见液-液平面。增强CT上，多数神经鞘瘤呈不同程度的强化表现，并且以不均匀强化为主，均匀强化较为少见（图7-6-5）。周围结构多为受压推移改变。

2. **MRI表现** 神经鞘瘤MRI信号特点多表现为T_1WI上的低或等信号（与肌肉组织相比）和T_2WI上的不均匀高信号（图7-6-6A、B）。遇有肿瘤内部出血时，在T_1WI上可表现为高信号。当肿瘤内部细胞量增加时，其T_2弛豫时间会缩短，表现为T_2WI

信号的降低，因此神经鞘瘤表现为T_2WI上信号的不均匀。如肿瘤内部有囊变或囊肿形成，则和肿瘤其他区域相比，其在T_1WI上为较低信号，而在T_2WI上呈较高信号。增强MRI上，神经鞘瘤多有均匀或不均匀强化表现。和增强CT一样，肿瘤内部的囊变、出血、液化和坏死区域是导致其不均匀强化的主要原因之一。在功能成像MRI特点：①动态增强神经鞘瘤多呈不均匀强化，且强化较为缓慢，因此病灶时间-信号曲线多呈持续上升型。②弥散序列上神经鞘瘤通常呈稍高信号，ADC值多大于$1.1 \times 10^{-3} mm^2/s$（图7-6-6C，见文末彩插）。③磁共振波谱在3.2ppm上可见明显胆碱峰。

【诊断要点】

1. 椭圆形，与神经分布区域相关。

2. 边缘光滑，少数有分叶。

3. CT呈不均匀软组织密度，多有囊变、坏死区域，增强后不均匀强化。

4. MRI信号不均匀，可见囊变、出血及坏死区域，增强后实性部分强化，囊变区域不强化

5. 磁共振波谱可见明显胆碱峰。

【鉴别诊断】

1. **静脉畸形** 静脉畸形形态不规则，无包膜结构。信号特点多呈T_2WI明显高信号，当有静脉石形成时其内可见结节状T_2WI低信号影。典型静脉畸形在MRI动态增强上呈渐进性强化方式。

2. **局限性淋巴管瘤** 肿瘤形态不规则，包绕眼

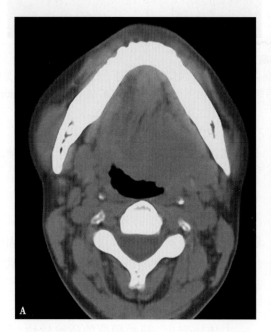 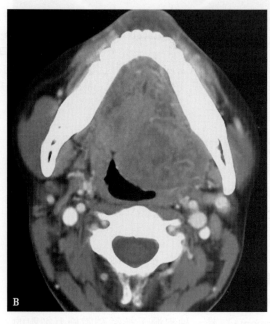

图7-6-5 左侧舌根神经鞘瘤

A. 横断位CT平扫图示左侧舌根类圆形肿块影，呈软组织密度，中线结构受压向右推移；B. 横断位CT增强后病灶呈轻度不均匀强化，边界清晰

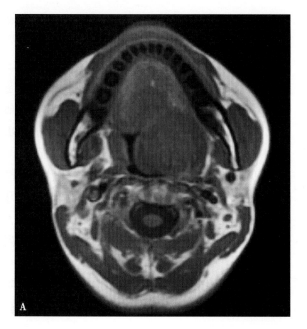

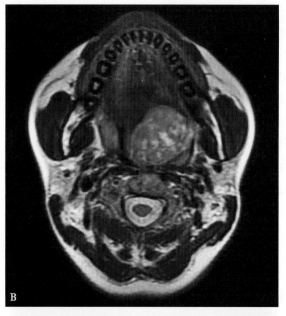

图 7-6-6 左侧舌根神经鞘瘤
A. 横断位 T_1WI 显示左侧舌根软组织肿块呈等信号，边缘清晰；B. 横断位 T_2WI 显示病灶信号不均，呈稍高信号，其内混杂散在斑点状、斑片状更高信号影，边缘光滑锐利；C. DWI 图显示病灶呈稍高信号，ADC 值为 $1.6 \times 10^{-3}mm^2/s$

球生长，内部密度 / 信号不均匀，内部常有出血导致的液 - 液平面，在 T_1WI 上可见高信号的亚急性期出血，波谱无胆碱峰升高。

3. 软组织肉瘤 有时难以鉴别，但部分磁共振功能成像表现可提示恶性肿瘤征象，如时间 - 信号曲线呈平台型或流出型，ADC 值小于 $1.1 \times 10^{-3}mm^2/s$。

五、口底鳞癌

【概述】

口底鳞癌（floor of mouth squamous cell carcinoma）指原发于口底黏膜的癌，发病年龄常见于 50～70 岁，男性多于女性，男女发病比例约 2:1，与吸烟、饮酒关系密切，多见于口底前部；总体 5 年生存率约 60%。

【临床特点】

临床表现多为疼痛性溃疡，质地一般较硬。

【病理特点】

口底鳞癌是一种上皮性恶性肿瘤，其特征是角蛋白形成和细胞间桥出现。

【影像检查技术与优选】

增强 MRI 是首选检查方法，能清楚显示病灶边界及对周围结构的侵犯；当肿瘤侵犯周围骨质时，增强 CT 亦是重要的检查手段。

【影像学表现】

1. CT 表现 好发于口底前部，平扫 CT 主要表现为口底局部软组织不规则增厚影，边界一般不清楚，增强后呈明显均匀或不均匀强化，可见明显低密度液化坏死区域。若肿瘤侵犯下颌骨，CT 对骨质的破坏显示较 MRI 清楚（图 7-6-7）。

2. MRI 表现 由于 MRI 具有较高的软组织分辨率，病灶边界及范围可以明确显示，T_1WI 一般呈等或低信号，T_2WI 呈高信号，信号均匀或不均匀，增强后可见明显均匀或不均匀强化（图 7-6-8）。病灶向上可侵犯舌体、向后侵犯舌根和下颌下间隙、向前向外侵犯下颌骨体等邻近结构，可使下前牙发生松动、甚至脱落。

【诊断要点】

1. 多位于口底前部。

2. 形态不规则，边界不清楚。

3. CT 呈等低密度，增强后明显均匀 / 不均匀强化。

4. MRI 表现为 T_1WI 等或低信号，T_2WI 呈高信号，增强后明显均匀或不均匀强化。

【鉴别诊断】

1. **炎性肉芽肿性病变** 两者之间从影像形态学上较难鉴别，均可表现为边界不清，形态不规则的异常密度或信号，功能磁共振成像如 ADC 值、DEC-MRI 有助于两者的鉴别，炎性肉芽肿性病变一般 ADC 值较高，DCE-MRI 曲线类型多为缓慢上升型，而口底鳞癌一般 ADC 值偏低，曲线类型多为速升速降或平台型。

2. **静脉畸形** 一般质地较软，T_2WI 抑脂序列呈明显高信号，增强呈渐进性强化。

3. **舌下腺囊肿** T_1WI 呈低信号，T_2WI 呈明显高信号，增强后病灶未见明显强化，可见边缘强化。

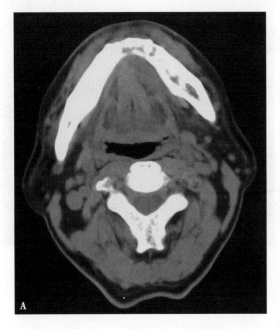
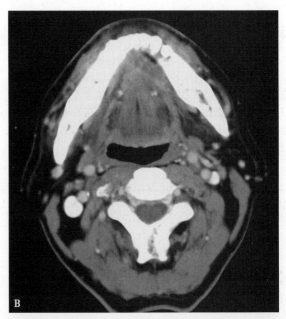
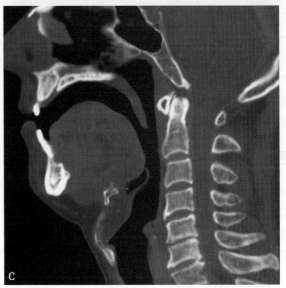

图 7-6-7 口底前区鳞癌

A. 横断位 CT 平扫左侧口底区软组织明显增厚，过中线；B. 横断位 CT 增强后病灶呈不均匀强化，边界不清；C. 矢状位 CT 骨窗显示邻近下颌骨骨质破坏

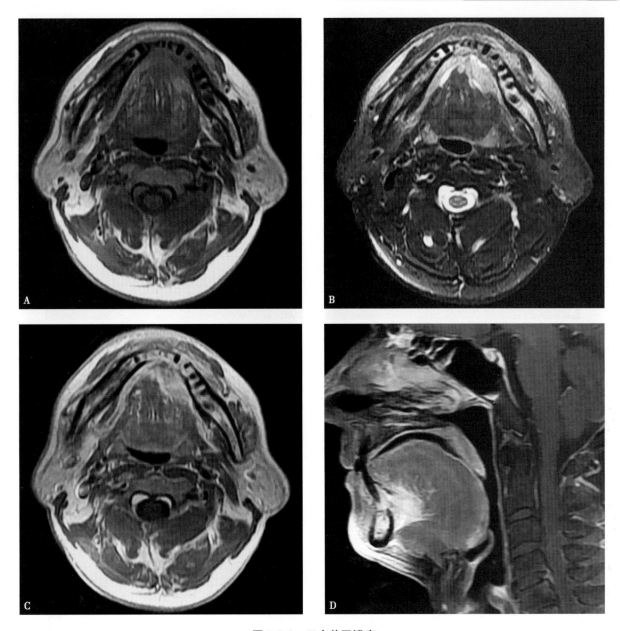

图 7-6-8 口底前区鳞癌

A. 横断位 T_1WI 显示左侧口底区肿块呈等信号，过中线，边界不清；B. 横断位 T_2WI 上肿块呈不均匀高信号；C. 横断位 T_1WI 增强和 D. 矢状位 T_1WI 抑脂增强显示病灶明显强化，邻近下颌骨骨质破坏

六、口底腺样囊性癌

【概述】

口底腺样囊性癌（floor of mouth adenoid cystic carcinoma）指原发生于舌下腺的腺样囊性癌，发病年龄常见于 40～60 岁，男女发病率无明显差别，此肿瘤腮腺、腭部多见，颌下腺、舌、口底等亦可发生，发生在舌下腺者，应首先考虑腺样囊性癌。

【临床特点】

临床表现多为无痛性、质地较硬的肿块，但易早期浸润神经，引起相应神经症状。淋巴结转移少见，易血行转移至肺。

【病理特点】

肉眼观察呈圆形或结节状，无被膜并向周围组织浸润，质稍硬，剖面灰白，质地均匀，偶见透明索条、出血和囊性变。显微镜下观察肿瘤细胞有两型，即导管内衬上皮细胞和肌上皮细胞，根据此瘤细胞形成之组织结构又可分为三型：腺样（筛孔）型、管状型和实性（基底细胞样）型。

【影像检查技术与优选】

增强 MRI 是首选检查方法，能清楚显示病灶边界及对周围结构的侵犯；当肿瘤侵犯周围骨质时，增强 CT 亦是重要的检查手段。

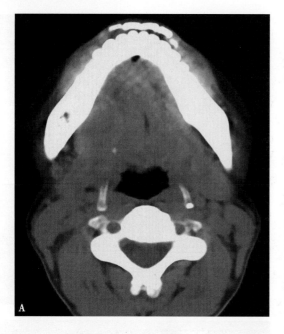

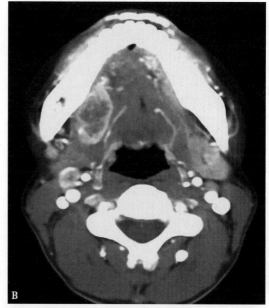

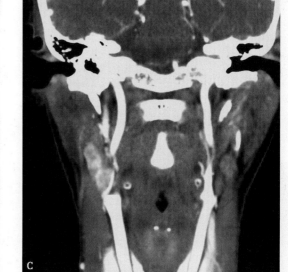

图7-6-9 右口底腺样囊性癌
A. 横断位 CT 平扫示右侧口底舌下腺区软组织团块影；B. 横断位 CT 增强显示病灶明显不均匀强化，形态不规则，边界较清；C. 冠状位 CT 增强显示双颈深上淋巴结转移

【影像学表现】

1. **CT 表现** 平扫 CT 主要表现为舌下腺区局部软组织增厚影，增强后呈明显均匀或不均匀强化（图7-6-9），无特征性表现。

2. **MRI 表现** 由于 MRI 具有较高的软组织分辨率，病灶边界及范围可以明确显示，腺样囊性癌一般边界清楚，T_1WI 一般呈低信号，T_2WI 呈高信号，信号均匀或不均匀，增强后可见明显均匀或不均匀强化（图7-6-10）。

【诊断要点】

1. 多位于一侧舌下腺区。

2. 形态一般呈圆形或卵圆形，边界较清楚。

3. CT 呈等低密度，增强后明显均匀 / 不均匀强化。

4. MRI 表现为 T_1WI 等或信号，T_2WI 呈高信号，增强后明显均匀或不均匀强化。

【鉴别诊断】

1. **炎性病变** 舌下腺炎较少见，形态一般不规则，边界较模糊，偶有小脓肿形成可见出现典型环形强化表现，有时候和腺样囊性癌鉴别较困难，功能磁共振成像如 ADC 值、DEC-MRI 有助于两者的鉴别，炎性病变一般 ADC 值较高，DCE-MRI 曲线类型多为缓慢上升型，而腺样囊性癌一般 ADC 值偏低，曲线类型多为速升速降或平台型。

2. **黏液表皮样癌或其他恶性肿瘤** 鉴别较困难，黏液表皮样癌淋巴结转移较腺样囊性癌多见。

3. **舌下腺囊肿** T_1WI 呈低信号，T_2WI 呈明显高信号，增强后病灶未见明显强化，可见边缘强化。

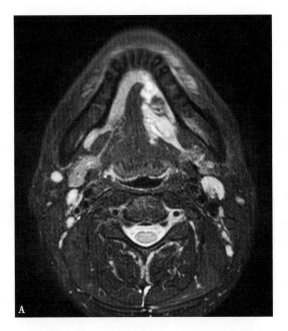

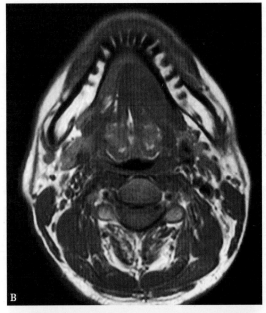

图 7-6-10　左口底腺样囊性癌
A. 横断位 T_2WI 抑脂示左侧舌下腺肿块呈不均匀高信号，其内混杂低信号影；B. 横断位 T_1WI 示病灶呈等低混杂信号；C. 横断位 T_1WI 增强显示病变明显不均匀强化，边界不清

（陶晓峰　朱　凌）

第七节　颞下颌关节病变

一、颞下颌关节紊乱病

【概述】

颞下颌关节紊乱病包括咀嚼肌紊乱、关节结构紊乱、关节炎性病变[滑膜炎及（或）关节囊炎]和骨关节病四类。影像学检查对后三者都有诊断或鉴别诊断价值。

1. 关节结构紊乱　主要表现为可复性盘前移位、不可复性盘前移位、盘内移位、外移位及旋转移位等。

（1）可复性盘前移位：在关节造影侧位体层闭口位片上，可见关节盘后带的后缘位于髁突横嵴的前方，向前超过正常位置；开口运动中髁突向前滑动到盘后带时，关节盘向后反跳，继之恢复正常的盘 - 髁关系；因而于关节造影侧位体层开口位片上表现为前上隐窝造影剂几乎全部回到后上隐窝。关节斜矢状位闭口位磁共振 PDWI 可见关节盘本体部呈低信号，位于髁突横嵴前方，关节盘双板区越过髁突顶部 12 点的位置，并可见双板区和后带之间的界限较正常图像模糊。开口位 T_2WI 显示盘 - 髁位置恢复正常，即关节盘中间带位于髁突顶部（图 7-7-1）。关节盘一般无明显形态异常，呈双凹形。关节盘双板区与后带的分界较闭口位清晰。

（2）不可复性盘前移位：在关节造影及关节斜矢状面磁共振图像上均显示闭口时，关节盘本体部明显位于髁突横嵴之前方，开口时关节盘不能恢复正常位置，仍处于前移位状态（图 7-7-2）。在关节造影开口位片上显示前上隐窝造影剂不能完全回到后上隐窝，并常可见盘发生变形，类似一肿块压迫造影剂的影像。侧位体层开口位片显示此征最为清楚

（图 7-7-3）。在斜矢状位闭口磁共振 PDWI 上，显示低信号的关节盘本体部明显移位于髁突的前方，关节盘双板区影像明显拉长，并移位于髁突顶前方。开口位 T₂WI 图像可显示关节盘本体部仍位于髁突顶前方，不能复位，并常发生明显变形。关节盘双板区与后带间的分界远不如正常者清晰。

（3）关节盘侧方移位：包括关节盘内移位及外移

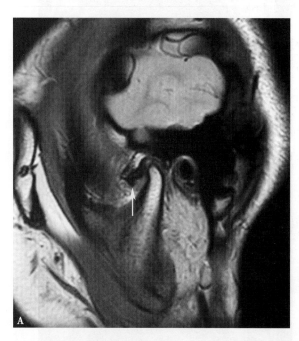
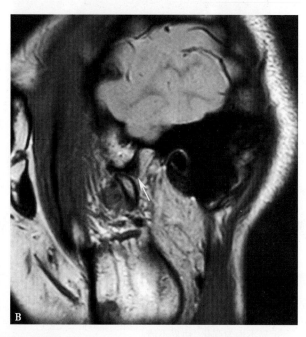

图 7-7-1 可复性盘前移位

颞下颌关节 MRI 斜矢状位 PDWI 示可复性盘前移位，A. 闭口位，关节盘位于髁突横嵴前方（箭）；B. 开口位，关节盘中间常位于髁突顶部（箭），盘 - 髁关系恢复正常

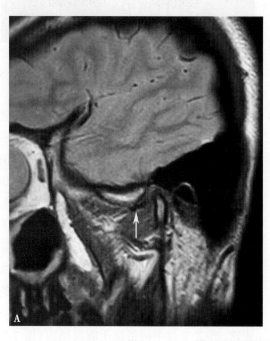
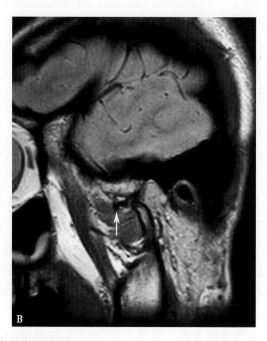

图 7-7-2 不可复性盘前移位

颞下颌关节 MRI 斜矢状位 PDWI 示不可复性盘前移位，A. 闭口位关节盘位于髁突横嵴前方（箭）；B. 开口位关节盘未恢复正常位置（箭）

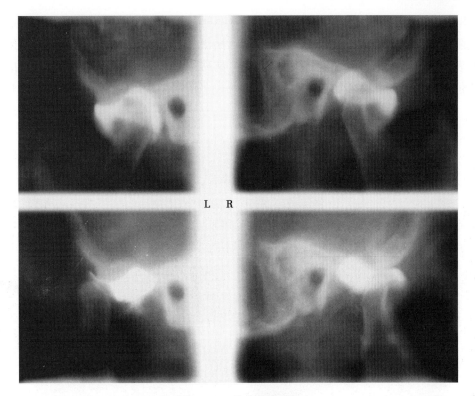

图 7-7-3　关节盘前移位

颞下颌关节造影，示右侧关节不可复性盘前移位，左侧关节可复性盘前移位

位。在关节上腔造影许勒位片闭口片上显示关节外部"S"形造影剂正常形态消失；盘内移位时表现为明显过度充盈、增宽，盘外移位时表现为受压变薄或中断（图 7-7-4）。在磁共振斜冠状面图像上表现为关节盘外侧最低点位于髁突外极的下方，为盘外移位；如关节盘内侧最低点位于髁突内极的下方，则为盘内移位。

（4）关节盘旋转移位：即关节盘前移位基础上同时伴有侧向移位。在关节上腔造影许勒位片闭口片上显示关节上腔"S"形造影剂前部明显聚集，而后部明显变薄，甚至完全消失（图 7-7-5）。

在 MRI 图像上可分为前内旋转移位和前外旋转移位两种。同一侧关节在闭口斜矢状位图像呈现为盘前移位特征，而同时在冠状面图像上呈现为盘内侧移位，即为关节盘前内侧旋转移位；若同时在磁共振闭口斜冠状面呈现出盘外侧移位特征，则为关节盘前外侧旋转移位（图 7-7-6）

关节结构紊乱行关节造影检查时注意事项：①关节腔内造影剂注入过量的影响：可使开口位时关节前上隐窝造影剂不能完全回到后上隐窝，而造成前上隐窝内较多的造影剂滞留，易将可复性盘前移位诊断为不可复性盘前移位。此时，应仔细辨别关节盘的影像特征及其与髁突的位置关系，最终诊断取决于关节盘于开口位时位置是否恢复正常，而不应

简单地将关节前上隐窝是否有造影剂滞留作为最后诊断依据。②关节造影时摄片时间的影响：由摄片时间因素造成关节造影误诊主要发生于关节绞锁。关节绞锁为颞下颌关节紊乱病的一个常见临床表

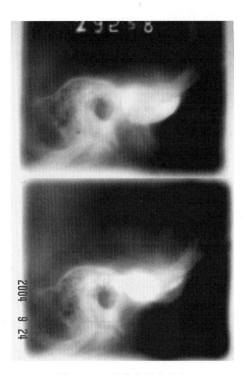

图 7-7-4　关节盘侧方移位

颞下颌关节造影，闭口位前后隐窝可见造影剂分布，中间则没有，开口位造影剂回到后隐窝

现,常表现为开口或闭口过程中的某一个特定部位上发生髁突受阻而发生开口或闭口过程的障碍。绞锁的出现往往表明患者处于由可复性盘前移位向不可复性盘前移位过渡的中间状态。如在髁突运动受阻时,即在髁突的运动受到了移位的关节盘阻挡时,拍摄关节造影开口位片,则可以显示为不可复性盘前移位图像;而当患者做一个特殊的动作,

使髁突绕过关节盘而解除开闭口运动障碍后,

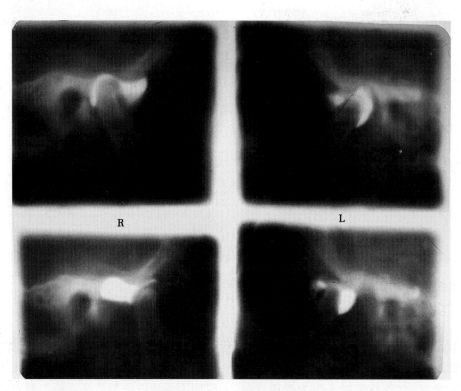

图 7-7-5 右关节盘旋转移位

颞下颌关节造影,闭口片上示右关节上腔造影剂在前部明显聚集,而后部明显变薄,左侧为不可复性盘前移位

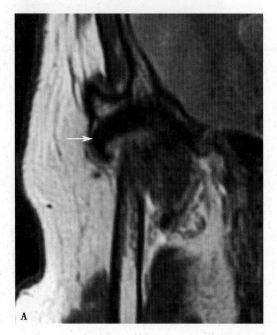
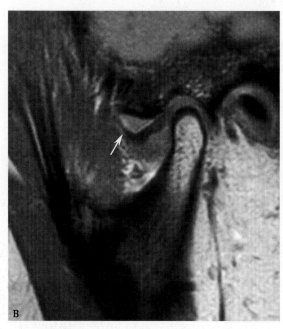

图 7-7-6 关节盘旋转移位(旋外)

A. 左侧颞下颌关节冠状闭口位 T_2WI 示关节盘向外侧移位(箭);B. 右侧闭口位斜矢状面 PDWI 示关节盘向前移,位于髁突横嵴前方

再做造影摄片检查,则可以显示为可复性盘前移位。在这种情况时,应与临床检查密切结合,以做出正确的判断。

2. **关节盘穿孔** 关节盘穿孔(disc perforation)多发生于颞下颌关节紊乱病晚期阶段。在开闭口、前伸及侧方运动时,关节内可能出现多声破碎音。在伴有髁突退行性变时,常可存在关节内摩擦音。关节盘穿孔患者多伴有不同程度的关节盘移位,因而可同时存在关节盘移位的体征及症状。当将造影剂单纯注入关节上腔或下腔,而另外一腔同时部分显影或充盈显影时,便可做出关节盘穿孔的诊断(图7-7-7、图7-7-8)。造影侧位体层开口位片造影剂分布不规则多系关节盘破裂变形而致。数字减影关节造影图像因消除了关节骨性结构及其他颅骨影像的重叠干扰,使造影剂图像更为清晰,显示关节盘穿孔更为确切。在斜矢状位磁共振PDWI上,在穿孔部位可见关节盘组织连续性中断,而出现骨-骨直接相对征象,即髁突密质骨板低信号影像与关节窝或关节结节密质骨板低信号影像之间无关节盘组织相分隔。或者在张口斜矢状位T$_2$WI图像上,见到关节上下腔之间有液体联通。

诊断与鉴别诊断:根据典型的影像学特征,关节盘穿孔较易诊断。但在依据关节造影诊断关节盘穿孔时需注意除外因操作者技术不熟练或遇到关节腔内注射困难时反复穿刺致使关节盘双板区受到损

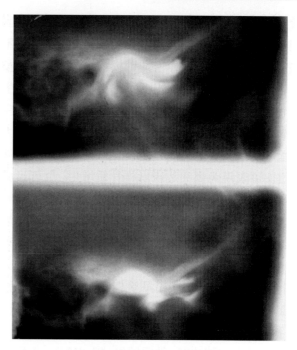

图7-7-8 关节盘穿孔
颞下颌关节造影示关节盘穿孔

伤而造成的上下腔交通假象。此时常可见造影剂分布较紊乱,关节盘双板区、前附着或关节周围组织内存在密度不均匀的造影剂。因此结合穿刺操作情况有助于鉴别诊断。

3. **滑膜炎及关节囊炎** 滑膜炎(synovitis)为关节滑膜的炎症,有时伴有粘连、关节盘移位和(或)关节腔内渗出。在无关节腔内渗液积聚时,普通X线检查无明显阳性发现。有关节积液时可于许勒位片及关节侧位体层片上显示为髁突向前下移位、关节间隙增宽等征象。磁共振检查对于滑膜炎及关节囊炎(capsulitis)的诊断具有重要意义。在T$_2$WI上显示关节上、下腔内出现高信号区域,为关节腔内积液的重要征象。而在双板区及关节囊等软组织区域出现高信号区域时,则提示为滑膜及关节囊炎症。

4. **骨关节病** 骨关节病(osteoarthrosis)为退行性关节病,可分为原发性骨关节病和继发性骨关节病两种。原发性骨关节病多发生于老年人,常伴髋、膝、腰椎及末端指趾关节受累,无先天性、创伤性及感染性关节病变,无活动性、炎性关节病的证据(血沉正常、类风湿因子试验阴性等)。继发性骨关节病有明确的局部致病因素,如颞下颌关节结构紊乱(包括各种关节盘移位,特别是不可复性盘前移位)、对颞下颌关节的直接创伤、关节的局部感染、先天性髁突发育异常等。

主要X线/CT表现为①髁突硬化:多表现为髁

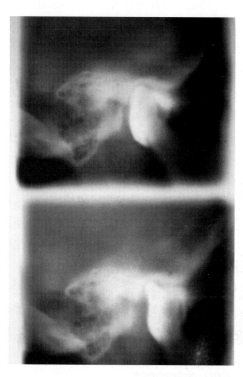

图7-7-7 关节盘幕状粘连
颞下颌关节造影示关节盘幕状粘连,可能为关节盘穿孔前改变

突前斜面密质骨板增厚，密度增高；亦可表现为髁突散在的、斑点状致密、硬化；②髁突破坏：可有不同表现，如髁突前斜面密质骨模糊不清，边缘不整齐；髁突小凹陷缺损，多发生于前斜面，但亦可发生于髁突横嵴处及后斜面，以及髁突较广泛破坏等；③髁突囊样变，多表现为在髁突密质骨板下有较大的囊样改变，周边有清楚的硬化边界；④髁突骨质增生，可表现为髁突边缘唇样骨质增生，也可形成明显的骨赘；⑤髁突磨平、变短小，表现为髁突横嵴及前斜面磨平、成角，髁突变短，为髁突长期受到创伤、磨耗而致；⑥关节结节、关节窝硬化，多表现为关节结节及关节窝密质骨板增厚，密度增高；⑦关节间隙狭窄，多为骨关节病晚期改变。诊断与鉴别诊断：①类风湿关节炎。与骨关节病可有近似的颞下颌关节症状，需进行鉴别诊断。骨关节病一般可表现出关节间隙狭窄、骨质硬化、髁突磨平、囊样变等典型X线改变。而类风湿关节炎则主要表现为骨质稀疏、骨质破坏，很少见有骨关节病的硬化及髁突磨平影像。但若类风湿关节炎病程较长时，则可有髁突骨赘形成。并由于骨承受压力分布的变化，可在原来类风湿病变的基础上，增加类似骨关节病样的改变。因而在疾病得到控制或治愈时，仅凭X线影像很难鉴别类风湿关节炎和骨关节病，而必须结合临床情况及其他检查。骨关节病多为单侧关节发病，且一般在关节运动时发生疼痛，并随活动增加、疲劳而加重。类风湿关节炎则多同时侵犯双侧颞下颌关节，而且颞下颌关节症状往往与全身类风湿活动情况有关。临床病史、全身情况及生化检查（如类风湿因子阳性、血沉快等）均有助于对类风湿关节炎做出诊断。②慢性创伤性关节炎。亦可存在关节弹响、不同程度的开口运动障碍及关节区疼痛。在后期，由于关节内存在器质性改变，可出现关节内摩擦音，其临床表现与骨关节病相似。依据病史及有的患者可见髁突陈旧性骨折征象，有助于鉴别诊断。③其他病变。由于某些其他活动性系统性关节炎累及颞下颌关节时，亦可产生与颞下颌关节紊乱病类似的症状，如牛皮癣性关节炎、强直性脊柱炎等。此时应结合临床整体情况进行鉴别。此外，某些关节内、外的肿瘤也可引起开口受限、关节区疼痛等临床症状，应注意进行全面的检查以进行鉴别诊断，如颞下颌关节骨瘤、骨软骨瘤、滑膜软骨瘤病等。某些关节恶性肿瘤如滑膜肉瘤、骨肉瘤以及关节外肿瘤如上颌窦癌、颞下窝肿瘤及鼻咽癌等亦均可引起开口受限，在临床上应予以足够的重视。

【影像检查技术与优选】

（1）关节造影一般可以对关节盘移位做出正确诊断，且可借助荧光透视屏幕进行动态观察。但其图像仅能显示关节盘的间接图像，需对患者进行穿刺操作以及接受X线照射等为其缺点。磁共振检查可获得十分清晰的关节盘直接图像，且对人体无损伤性操作，无放射损害，已广泛用于关节盘移位的诊断，较关节造影有明确的优越性，现已成为颞下颌关节紊乱综合征首选的影像学检查方法。

（2）关节盘穿孔的诊断以关节造影检查、特别是数字减影关节造影检查最为敏感，磁共振检查对关节盘穿孔的发现能力较差，特别是小穿孔，几乎无法发现。

（3）骨关节病主要依靠普通X线检查诊断，常用片位为许勒位片、髁突经咽侧位、曲面体层、关节正侧位体层片等。在疑有关节骨结构或面深部占位性病变、需与骨关节病进行鉴别时，应进行CT/CBCT检查。在疑有关节盘移位或关节盘穿孔时，应行关节造影或磁共振检查。

二、颞下颌关节强直

【概述】

颞下颌关节强直（ankylosis of temporomandibular joint）是指由于关节本身的病理改变而导致的关节活动丧失，主要临床表现为开口困难或完全不能开口。纤维性强直患者可以稍有开口活动，而骨性强直则几乎完全不能开口。儿童时期发生关节强直者，因影响下颌骨的发育，可致小颌畸形及关节紊乱，成年人或青春发育期之后发生关节强直者，可无明显颌骨畸形。

【影像学表现】

纤维性强直X线表现为关节骨性结构不同程度的破坏，形态不规则。虽然关节间隙模糊不清，但仍然可以辨别（图7-7-9）。骨性强直可见正常结构形态完全消失，无法分清髁突、关节窝、颧弓根部的形态及其之间的界限，而由一个致密的骨性团块所代替。病变广泛者可累及乙状切迹、喙突和颧弓，而于下颌升支侧位片上显示为T形骨性融合。儿童罹患本病，可影响颌骨正常发育形成颌骨畸形，X线检查可见有升支短小，角前切迹加深，牙萌出于下颌升支高处等。常可见喙突伸长、受累侧颌骨水平部变短小等（图7-7-10～图7-7-13）。

【诊断与鉴别诊断】

1. **咀嚼肌群痉挛** 可造成较严重的开口困难，

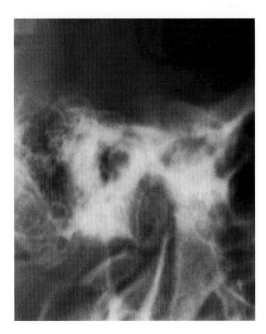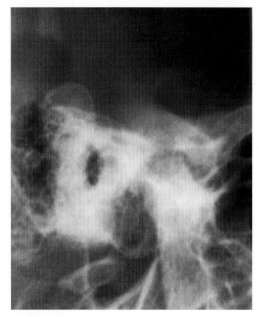

图 7-7-9 颞骨X线平片
颞下颌关节纤维性强直

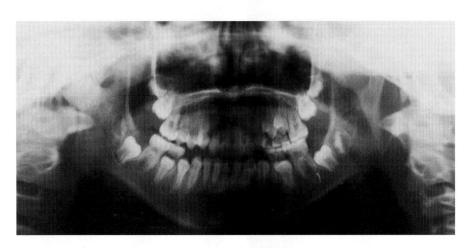

图 7-7-10 曲面体层片
右侧单侧关节骨性强直,角前切迹加深

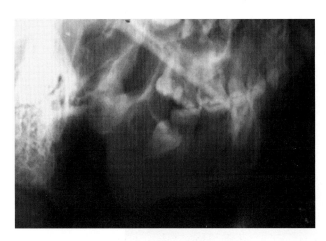

图 7-7-11 单侧关节骨性强直

但一般均在咬肌、颞肌等部位出现压痛,而且经治疗、肌痉挛一旦解除后,开口困难即可消失。X线检查一般无阳性发现。

2. 关节外强直 常有坏疽性口炎或上下颌骨较广泛的损伤史。多伴有口腔颌面部软组织瘢痕挛缩或缺损畸形,因为不是发生在关节内,故可称此种疾患为关节外强直。主要临床症状亦为开口困难或完全不能开口。X线检查可见关节骨性结构和关节间隙无明显异常征象。颌间瘢痕有骨化者,在颧骨后前位片上可见颌间间隙变狭窄,其中有密度增高的骨化影像。严重患者可形成上、下颌间广泛的骨性粘连。

3. 肿瘤 颞下窝、翼腭窝、上颌窦后壁的肿瘤以及鼻咽癌和颞下颌关节的肿瘤均可导致较严重的

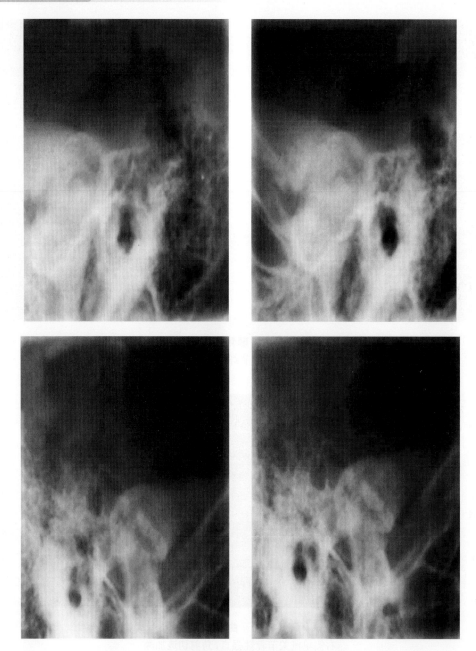

图 7-7-12 双侧关节骨性强直

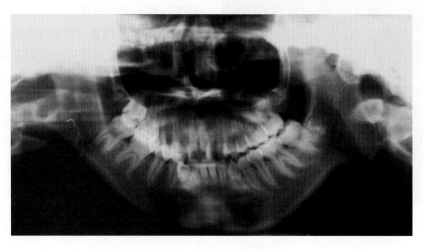

图 7-7-13 双侧关节骨性强直

开口受限，需注意鉴别。但肿瘤所致开口困难多伴有其他相应临床症状，如三叉神经分布区麻木、鼻塞、鼻出血、听力下降等，而且X线检查常可见受侵处骨破坏及软组织包块等，在检查时应该认真询问病史可有助鉴别。CT和MRI显示肿瘤的大小、部位十分准确，在鉴别诊断上的意义较大。

4. **喙突过长及喙突骨瘤或骨软骨瘤** 喙突过长及喙突骨瘤或骨软骨瘤可能引起开口困难，由于其在运动过程中受到颧牙槽嵴部位的阻碍，而引起开口受限。拍摄华特位片及升支侧位体层片有助于明确诊断。

三、颞下颌关节肿瘤

【概述】

颞下颌关节肿瘤（tumors of temporomandibular joint）在临床上并不多见，但在颞下颌关节病鉴别诊断中占有重要位置。良性肿瘤包括髁突骨瘤（osteoma of condyle）、骨软骨瘤（osteochondroma of condyle）及滑膜软骨瘤病（synovial chondromatosis）等；其中以髁突骨瘤及骨软骨瘤较为多见，而滑膜软骨瘤病则相对少见。恶性肿瘤中较为常见的为转移性肿瘤。原发性颞下颌关节恶性肿瘤以骨肉瘤（osteosarcoma）、滑膜肉瘤（synovial sarcoma）及软骨肉瘤（chondrosarcoma）相对较为常见。

【影像检查技术与优选】

对于髁突骨瘤的诊断主要依靠普通X线检查，如曲面体层片、关节正、侧位体层摄影等；对于疑为髁突骨软骨瘤者可行关节下腔造影检查；对于滑膜软骨瘤病的检查，除普通X线检查外，CT和MRI具有重要意义。对于破坏广泛的关节恶性肿瘤，CT、MRI检查可更有利于观察病变侵犯的范围及其与毗邻结构的关系。

【影像学表现】

1. **髁突骨瘤及骨软骨瘤** X线片和CT上常表现为髁突上有明确的骨性新生物，与髁突相连。骨性新生物可为完全致密性的骨性突起，亦可表现为外有密质骨覆盖，中间松质骨与髁突松质骨相通连（图7-7-14）。在髁突骨软骨瘤表面有明显软骨成分增生时，在做关节下腔造影时则可见在下腔造影剂与髁突之间有一低密度间隙，而在髁突骨瘤时，则不存在这一较宽的低密度带影。

2. **滑膜软骨瘤病** 发生于关节滑膜的软骨化生性病变。患者在许勒位片或关节侧位体层片常显示髁状突前下移位，关节间隙明显增宽。在关节内存在骨化较好的游离体时，则可见在关节腔内有数个不同大小的类圆形致密影。可伴有颞骨关节面/髁突骨质破坏，在髁突经咽侧位及关节侧位体层片可以清楚地显示。关节造影检查可见明确的造影剂充盈缺损，并常伴有上下腔穿通征象，但亦可表现为一类似关节盘肥厚的改变。对于此瘤，磁共振检查可提供更多、更可靠的诊断信息，如关节囊明显扩张、囊壁组织增厚及在增生的软组织内有散在的游离体所显示的低信号影等；亦可见关节腔内大量液体积聚，且其中可见散在游离体低信号影。

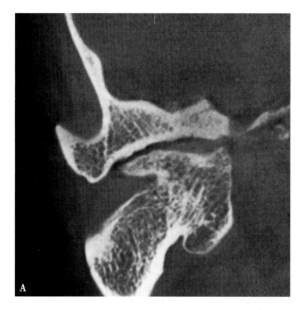
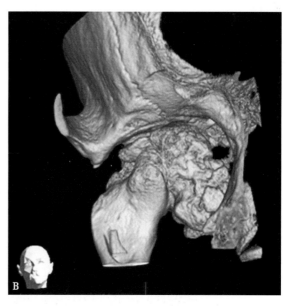

图7-7-14 髁突骨瘤

A. CT斜冠状面；B. CT SSD，右侧髁突骨瘤，呈高密度骨性突起，边缘不规则

3. 弥漫性腱鞘巨细胞瘤（pigmented villonodular synovitis，PVNS） 是一种累及关节、韧带和关节囊的滑膜或腱鞘增生性病变，女性稍多于男性，20～50岁多见。病理上表现为滑膜增生，有巨细胞分布、泡沫细胞和含铁血黄素沉积常见。影像学上病变形态不规则，边界清晰，由于病变内部常见含铁血黄素沉积，T_1WI 和 T_2WI 呈特征性的低信号。增强后病变周边和内部呈网格状强化，颞骨关节面和髁突可伴有骨质破坏，关节腔内可见积液。

4. 原发性关节恶性肿瘤 滑膜肉瘤、骨肉瘤等早期可无明显阳性X线征象，或仅有关节间隙增宽等，甚易误诊为颞下颌关节紊乱病。在中晚期则可出现广泛骨质破坏。颞下颌关节转移瘤可由其他部位恶性肿瘤经血行转移而来，也可由腮腺、外耳道及中耳的恶性肿瘤波及。主要X线改变为关节骨性结构的破坏性改变。

【诊断与鉴别诊断】

在临床上应特别注意颞下颌关节肿瘤的诊断，特别是关节的恶性肿瘤。由于其早期临床表现与颞下颌关节紊乱病颇为相似，极易造成误诊。当患者存在原因不明的重度开口受限、面部感觉异常、听力下降、鼻出血、关节局部肿胀等表现时，应特别注意关节内外肿瘤如鼻咽癌、胆脂瘤等的可能性。应进行全面的影像学检查，对于早期发现肿瘤有重要意义。

（董敏俊 陶晓峰）

参 考 文 献

1. 马绪臣. 口腔颌面医学影像诊断学. 第5版. 北京：人民卫生出版社，2008.

2. 王留兰，孙琦，董敏俊，等. 螺旋CT、锥形束CT与MRI在颞下颌关节紊乱病成像中的应用比较. 中国口腔颌面外科杂志，2015，13（1）：73-77.

3. 余强，王平仲. 颌面颈部肿瘤影像诊断学. 上海：上海世界图书出版公司，2009.

4. NCCN clinical practice guidelines in Oncology：Head and Neck Cancers（2018.V2）.

5. 韩孜祥，陈敏洁，杨驰，等. 171例颞下颌关节滑膜软骨瘤病MRI分析. 中国口腔颌面外科杂志，2017，15（1）：41-45.

6. Esposito DP. Diagnostic Imaging：Head and Neck. American Association of Neurological Surgeons，2011，104（6）：167-167.

7. Weissman JL. Diagnostic Imaging：Head and Neck，2nd ed. Radiology，2012（1）：60.

8. Primetis EC，Dalakidis AV. CT and MR Findings in Head and Neck Cancer // Imaging in Clinical Oncology. Springer Milan，2014：213-220.

9. Dammann F，Bootz F，Cohnen M，et al. Diagnostic imaging modalities in head and neck disease. Deutsches Ärzteblatt International，2014，111（23-24）：417.

10. Sham M E，Nishat S. Imaging modalities in head-and-neck cancer patients. Indian Journal of Dental Research，2013，23（6）：819.

11. 王铁梅，余强. 口腔医学口腔颌面影像分册. 北京：人民卫生出版社，2015.

12. 孟存芳. 口腔颌面部CT诊断学. 北京：人民卫生出版社，2013.

13. 韩萍，于春水. 医学影像诊断学. 北京：人民卫生出版社，2017.

14. 郭启勇，王晓明，刘士远. 放射诊断学. 北京：人民卫生出版社，2014.

15. 沙炎，罗德红，李恒国. 头颈部影像学 - 耳鼻咽喉头颈外科卷. 北京：人民卫生出版社，2014.

第八章　颈部影像学

第一节　影像学检查方法

颈部是连接头与躯干的枢纽，解剖结构复杂，影像学在颈部病变的定性及分期方面已成为必不可少的检查手段，越来越受到放射学及临床医师的重视。传统的 X 线检查已不能提供足够的诊断信息，现常用的影像检查方法主要包括 CT、MRI、B 超、核素、血管造影等，要得到足够的诊断信息，必须充分了解临床病史及体检资料，针对临床要求，使用正确、恰当的检查方法，使各种检查手段发挥其最大的效益。

一、X 线

平片目前多用于观察颈椎有无退行性病变，对观察颈部其他软组织病变已很少使用。正位片可观察气道是否狭窄、移位，软组织内是否有钙化。侧位片可以显示椎前软组织包括气道、甲状腺、喉。

二、CT

CT 为颈部各类病变的基本检查方法，现已广泛应用于颈部各种肿瘤及肿瘤样病变的检查，能明确病变的部位、大小、范围及有无颈部肿大淋巴结，尤其对肿瘤性病变的分期及疗效评估有重要意义。对于肿瘤及肿瘤样病变，CT 平扫难以全面显示病变特点及病变性质，如无碘剂使用禁忌证及主要器官严重功能障碍，应常规进行增强 CT 扫描。随着技术的进步，CT 新技术不断出现及发展。能谱 CT 的应用，为颈部疾病的诊断提供了更多的信息，有助于颈部疾病的综合评价。能谱 CT 扫描可获得高、低不同能量的图像，通过后处理技术可获得一系列衍生图像，进行物质定性及定量分析，实现形态学与功能学的完美结合。CT 灌注成像可对颈部肿瘤良恶性进行鉴别，并可评估肿瘤早期疗效。

（一）扫描体位

检查者取仰卧位，头部充分仰伸，双手尽量向足侧拉伸。扫描范围从颅底至主动脉弓水平。横断面为基本扫描体位，扫描基线为听眶下线。冠状面直接扫描或多平面重组获得，扫描/重建基线根据所需观察的器官、部位或需显示的结构确定。扫描曝光期间禁止吞咽动作。

（二）扫描及重建参数

1. **非螺旋方式扫描**　电压≥120kV，电流≥100mA。层厚 2～5mm，层间距 2～5mm。FOV 为 17～25cm，矩阵≥512×512，软组织算法重建，需观察骨质改变的患者同时采用骨算法重建，软组织窗：窗宽 300～400HU，窗位 30～50HU，骨窗：窗宽 1 500～4 000HU，窗位 300～700HU。

2. **螺旋方式扫描**　电压≥120kV，电流≥200mA。扫描层厚 1～2mm，重建间隔小于或等于扫描层厚的 50%，FOV 为 18～22cm，矩阵≥512×512。软组织算法重建，需观察骨质改变的患者同时采用骨算法重建，软组织窗：窗宽 300～400HU，窗位 30～50HU，骨窗：窗宽 1 500～4 000HU，窗位 300～700HU。

喉咽部、甲状腺及甲状旁腺冠状面或矢状面重建基线：冠状面重建基线在矢状面上与颈椎纵轴平行，矢状面重建基线在冠状面上与喉腔气道平行。

颈部间隙冠状面或矢状面重建基线：冠状面重建基线在矢状面上与颈动脉纵轴平行，矢状面重建基线在冠状面上与颈动脉纵轴平行，必要时使用最大密度投影（maximum intensity projection，MIP）技术可更直观地显示颈动脉影像。重组层厚为 2～5mm，重组间隔 2～5mm（对较小的病变层间距≤层厚）

3. **增强扫描**　根据临床需要选择增强方式。怀疑肿瘤病变，造影剂流率 2～3ml/s，总量 80～100ml，注射后 45～55s 行单期扫描，25～30s 及 45～55s 后行双期扫描。怀疑颈部血管病变，造影剂流率 4～5ml/s，总量 60～80ml，跟注 30～40ml 生理盐水。

4. **能谱扫描**　由足向头顺血流方向。管电压分别为 80kV、100kV/140kV，电流自动调节模式。

三、MRI

MRI 组织分辨率高，为颈部病变最有价值的检查方法，尤其适宜于观察病变与肌肉、神经及血管的关系。近年一些新的 MRI 成像技术在颈部肿瘤中的应用越来越广泛，如扩散加权成像（DWI）可显著提高颈部肿瘤良恶性的鉴别能力。不同病理类型肿瘤表观扩散系数（ADC）值不同，通过分析 ADC 值，还可评价肿瘤的疗效、复发等。相干运动磁共振成像（IVIM）既有扩散也有灌注的特性，联合时间 - 信号曲线，不仅可鉴别肿瘤的良恶性，还可进行病理分型。扩散峰度成像（DKI）可早期评价鼻咽癌新辅助化疗的疗效。

1. 扫描体位　横断面，扫描基线为听眶下线；冠状面及矢状面，根据扫描的器官、部位或需显示的结构确定。

2. 扫描线圈　颈部正交线圈或头颅多通道线圈、头颈联合线圈。

3. 扫描序列　横断面 T_1WI、T_2WI，冠状面（必要时加矢状面）：T_1WI，病变在横断面显示不佳时，需在显示较好的冠状面或矢状面行 T_2WI 扫描。

大部分颈部结构都连通头部与躯干，呈纵向走行。横断面能较好地显示解剖细节。冠状面扫描野大，能覆盖全颈，全面显示位于胸锁乳突肌深面的双侧颈深淋巴链及锁骨上淋巴结。矢状面的正中层面能显示舌根、会厌、气道前后壁及椎前软组织；外侧层面能显示颈深淋巴链、臂丛神经及其与血管的关系。

颈部 MRI 成像常规选用横断面，辅以冠状面，必要时加用矢状面。横断面扫描时基线应根据所需检查的部位进行选择。对检查口腔及以上部位者基线应与硬腭平行，口腔以下者则与下颌骨下缘平行，检查喉部则与喉室或声带平行。冠状面及矢状面应尽量与横断面垂直。

脂肪抑制技术：在显示病变的最佳断面行脂肪抑制后 T_2WI（不进行增强扫描时），如行增强扫描可不需要增强前脂肪抑制技术；如 T_1WI 显示病变内有高信号时，在显示病变的最佳断面行脂肪抑制后 T_1WI；场强低或化学位移脂肪抑制技术效果较差的设备可行 STIR（短反转时间反转恢复序列）。

增强扫描后：脂肪抑制后横断面、冠状面（必要时加矢状面）T_1WI（可只在一个断面使用脂肪抑制技术，场强低或化学位移脂肪抑制技术效果较差的设备不使用脂肪抑制技术）。

4. 扫描参数　层厚 3～5mm，层间距 0.3～1mm，FOV 为 20～25cm，矩阵≥224×256。

四、超声

高频 B 超扫描是颈部软组织病变初查的首选检查方法，亦是检查甲状腺病变的常规检查方法，对诊断颈部淋巴结病变及其他颈部肿瘤性病变有重要价值。B 超扫描对甲状腺病变的发现及良、恶性病变的鉴别有很高的准确性。B 超导引下的细针穿刺活检是最经济可靠的诊断方法，细胞学诊断为恶性病变者其可靠性可达 100%。近年来，一些新的超声技术逐渐应用于颈部检查，包括分析甲状腺声学结构定量（ASQ）值、超声剪切波弹性成像、新型 US 微血流评估 SMI 技术等。SMI 采用先进的混乱压制技术以获取大小血管的流动信号，从而将其信息显示在彩色重叠图像或者单色谱的血流图像上，可捕获更低的测量流速，获得更高的图像质量评分和显示更多的血管分支细节。

五、同位素扫描

核素扫描是检查甲状腺的主要方法，对确定甲状腺的功能及病变的性质有重要意义。

（韩　丹）

第二节　影 像 解 剖

一、影像解剖基础

颈部主要的体表标志是甲状软骨、胸锁乳突肌及胸骨柄、锁骨；主要的影像学解剖标志是下颌骨、舌骨、甲状软骨、环状软骨、颈椎、胸锁乳突肌。

胸锁乳突肌将颈部分为前、后三角区。前三角区由下颌骨下缘、中线及胸锁乳突肌构成。后三角区由胸锁乳突肌后缘、斜方肌及锁骨构成。

颈部筋膜分为颈浅筋膜和颈深筋膜，颈浅筋膜由皮下组织和颈阔肌组成，环绕全颈；颈深筋膜又分为浅层（披盖层）、中层（脏器层）及深层（椎周层），构成颈部十二个主要间隙，分别为舌下间隙、颌下间隙、颊间隙、咀嚼肌间隙、颈动脉间隙、颈后间隙、腮腺间隙、咽黏膜间隙、咽旁间隙、咽后间隙、脏器间隙及椎前（椎旁）间隙。相邻的间隙之间有的可相互沟通，肿瘤或感染可循此蔓延播散。筋膜在正常影像上不能显示，在横断面像上能显示各间隙的主要内容，熟悉各间隙的影像解剖是认识颈部病变的基础。

（一）舌下间隙（sublingual space）

舌下间隙位于口底，为颈深筋膜浅层构成，前外缘为下颌骨、后方为下颌舌骨肌，下颌舌骨肌后外方的游离缘使舌下间隙与颌下间隙相互沟通。

舌下间隙内主要为颏舌肌、舌骨舌肌、茎突舌肌、舌中隔、脂肪、舌下腺、颌下腺深叶、颌下腺管、舌动脉、三叉神经第3支、舌咽神经、舌下神经。

（二）颌下间隙（submandibular space）

颌下间隙为颈深筋膜浅层构成，在舌下间隙的后外方，可相互沟通，内含颌下腺及淋巴结。

（三）咀嚼肌间隙（masticator space）

咀嚼肌间隙由颈深筋膜的浅层所包绕，位于咽旁间隙的前外方、腮腺间隙的前方、颊间隙后方。主要内容为下颌骨、咀嚼肌（翼内、外肌、嚼肌、颞肌），三叉神经下颌支亦在其内。

临床上此间隙的重要意义在于三叉神经下颌支自卵圆孔出颅后即进入咀嚼肌间隙，是中颅窝与颅外的通道。鼻或鼻旁肿瘤沿神经蔓延时可经此入颅，颅内的脑膜瘤亦可经此出颅。

（四）颊间隙（buccal space）

是咀嚼肌间隙前方、颊肌外方的三角区，内为颊脂肪垫。

（五）腮腺间隙（parotid space）

位于咀嚼肌间隙的后方、咽旁间隙的外方。自外耳道水平至下颌骨下缘，内含腮腺、腮腺管、腮腺内淋巴结、面神经及血管。

面神经是区别腮腺浅叶或深叶的标志，与下颌后静脉相邻。影像学检查常以下颌骨升支后方的下颌后静脉作为腮腺深、浅叶的分界。

（六）颈动脉间隙（carotid space）

颈动脉间隙是纵贯全颈部的一个最主要的间隙，由颅底一直伸延至主动脉弓。位于腮腺间隙及胸锁乳突肌内侧、咽旁间隙后外侧、颈后间隙前内侧、椎旁间隙前外侧、脏器间隙后外侧。又分为舌骨上及舌骨下区。间隙外、后侧为颈深筋膜的浅层形成，前方为中层形成，内侧为颈深筋膜深层包绕。

颈动脉间隙内有颈动脉、颈内静脉、第9～12对脑神经、交感神经链及颈内静脉链淋巴结。第9～12对脑神经在舌骨上区走行，位于颈动、静脉的后、内侧，除迷走神经延及舌骨下区自颈动脉间隙分出外，其余第9、11、12对脑神经均在舌骨上区即自此间隙分出至相应部位。淋巴结位于颈动、静脉的外侧、胸锁乳突肌的内侧。

对颈动脉间隙内血管、淋巴结、神经的病变可根

据其独特的解剖部位及结构改变来进行准确诊断。

（七）颈后间隙（posterior cervical space）

颈后间隙由颈深筋膜的深层及浅层所包绕，其前方为颈动脉间隙，前外方为胸锁乳突肌，后内方为椎旁肌。内容为脂肪、脊副神经、肩神经背支及脊副链淋巴结。

（八）咽黏膜间隙（pharyngeal mucosal space）

咽黏膜间隙由颈深筋膜的中层呈袖状包绕，由颅底至环状软骨水平。包绕鼻咽、口咽、下咽的黏膜及黏膜下层，内有小涎腺、淋巴组织、咽缩肌、咽鼓管咽肌。

影像学检查对评估起自咽黏膜间隙肿瘤的侵犯范围有重要价值。

（九）咽旁间隙（parapharyngeal space）

咽旁间隙起自颅底卵圆孔的内侧，达舌骨水平。外侧是咀嚼肌间隙和腮腺间隙，外后为颈动脉间隙，内为咽黏膜间隙，内后为咽后间隙。形状有如一倒置的锥体，与颌下间隙的下部相通。内容主要为脂肪，还有小涎腺、腮腺残余、三叉神经下颌支等。邻近间隙的病变常使此脂肪间隙受压移位，据此可提供重要的诊断信息。

（十）咽后间隙（retropharyngeal space）

咽后间隙位于脏器间隙之后、颈动脉间隙之内侧、颈长肌及危险间隙之前方。在颈深筋膜的中层及深层之间，自颅底伸延至纵隔，是颈部病变播散至胸部的通道。又分为舌骨上区及舌骨下区。舌骨上区内含咽后组淋巴结及脂肪，舌骨下区内则只含脂肪。

危险间隙（danger space）位于咽后间隙后方，为由翼状筋膜与椎前筋膜组成的一个潜在间隙，自颅底延伸至横膈水平。正常此间隙不能在影像上辨认，但它是颈部病变播散至胸部的潜在通道。

（十一）脏器间隙（visceral space）

脏器间隙位于中部，由颈深筋膜的中层所包绕，自舌骨伸抵纵隔。内有喉、下咽、甲状腺、甲状旁腺、气管、食管、气管旁淋巴结及喉返神经。

（十二）椎前/椎旁间隙（prevertebral/perivertebral space）

椎前/椎旁间隙由附着于颈椎横突的深筋膜包绕，分为前、后两部分。前部含有椎体、脊髓、颈丛及臂丛神经、膈神经、椎动脉、椎静脉、椎前肌及斜角肌。后部含有脊椎附件、椎旁肌。

椎旁间隙的重要结构是臂丛神经，在前、中斜角肌之间走行。

二、CT 影像解剖

颈部是连接头与躯干的枢纽，解剖结构复杂。颈部各类病变有不同的好发部位和各自的影像学特点，只要熟悉颈部正常解剖，尤其是颈部间隙的解剖，掌握不同病变的特点，颈部病变的定位、定性诊断不难。

颈部以舌骨为界分为舌骨上区及舌骨下区，舌骨上区主要包括咽黏膜间隙、咽旁间隙、咀嚼肌间隙、颊间隙、腮腺间隙、舌下间隙、颌下间隙，舌骨下区主要包括脏器间隙、颈前间隙、颈后间隙，咽后间隙，颈动脉间隙及椎周间隙纵贯舌骨上、下区。

颈部解剖尽管复杂，但双侧基本对称，且位置相对固定，除了繁杂的肌肉、神经、血管解剖外，掌握各主要颈部间隙的解剖不难，现以鼻咽、口咽、舌骨、真声带、甲状腺五个层面（图8-2-1）为基础描述颈部间隙解剖。

（一）鼻咽层面横断面解剖

横断面为最基本的影像，是其他各种剖面影像的基础，在观察冠状面、矢状面影像时必须参考横断面影像所见，以免误诊。

鼻咽腔在不同层面中形态各异，但咽鼓管隆突层面为典型的鼻咽层面。两侧侧壁半圆形突起为咽鼓管隆突，其前方含气凹陷为咽鼓管咽口，其后方较宽的斜行裂隙为咽隐窝。鼻咽的后壁由双侧的头长肌构成，其正中结构为咽缝，为三对咽缩肌附着处，其周围脂肪间隙为咽缝间隙。鼻咽壁的内表面主要为鼻咽黏膜及其下方的咽颅底筋膜，鼻咽壁的外侧主要为颈深筋膜中层所构成的颊咽筋膜环绕。

在咽鼓管咽口前方有两条分叉形的骨质结构，为翼内、外板，其后外侧附着的肌肉分别为翼内、外肌。翼内、外板的前部为翼突，在翼突前方和上颌窦后壁之间有一非常重要的缝隙，为翼腭窝，其内主要内容物为蝶腭神经节。翼腭窝有多个管道结构与鼻腔、颞下窝、眶尖、颅内相通，向后上经圆孔与海绵窦相沟通，向后经翼管连接破裂孔相通，向后下经腭鞘管与咽部相通，向前上经眶下裂与眼眶相通，向内经蝶腭孔与鼻腔相通，向外经翼下颌裂与颞下窝相通，向下经翼腭管、腭大管、腭小管与口腔相通。

鼻咽壁外侧为咽旁间隙，咽旁间隙外侧为咀嚼肌间隙，后壁后方为咽后间隙，后外侧为颈动脉间隙。

鼻咽部与颅底关系密切，在观察鼻咽部病变时需要观察病变与颅底的关系，尤其需要注意病变与颅底孔道、缝隙的关系。颅底与鼻咽病变密切相关的孔道有破裂孔、圆孔、卵圆孔、棘孔、颈动脉孔、颈静脉孔等。

（二）口咽部横断面解剖

口咽是软腭至会厌上缘水平位于口腔后方的咽部，包括软腭、舌的后 1/3、双侧壁、咽后壁。口咽后壁以椎前软组织与第 2、3 颈椎相对。口咽两侧壁有腭舌弓和腭咽弓，分别由腭舌肌、腭咽肌覆盖黏膜而成，两弓之间是腭扁桃体窝，内含腭扁桃体。

在口咽部横断面像上，口咽前界为软腭与舌根部，两侧壁由扁桃体及咽缩肌构成。双侧壁外侧为咽旁间隙，其后外侧为颈动脉间隙，外缘为翼内肌和下颌支。下颌支的外侧、后方可见腮腺间隙。咽后壁为头长肌，其后方为含有脂肪的咽后间隙。

（三）舌骨层面横断面解剖

舌骨为颈部的重要解剖结构，舌骨的前方可见口底的舌下间隙，外侧为颌下间隙，后外侧为颈动脉间隙，在此平面颈总动脉分出颈内及颈外动脉。舌骨的后方分别为舌会厌谷、会厌、喉前庭、梨状窝等结构。

（四）真声带层面横断面解剖

真声带层面可显示内含颈总动脉及颈内静脉的颈动脉间隙；颈动脉间隙前方为颈前间隙，后方为颈后间隙，内侧为喉及下咽。

下咽为自舌骨平面至环状软骨下缘水平的一段咽腔。其上口由声门上腔、两侧梨状窝等结构组成，下端连通食管入口，后壁位于第 4～6 颈椎体前方。

下咽分为梨状窝（pyriform sinus）、咽后壁（posterior wall of pharynx）和环后区（postcricoid region）三部分。梨状窝位于环甲膜、甲状软骨内表面与会厌披裂皱襞外表面之间。梨状窝前部在喉旁间隙的后方，最下方相当于喉真声带水平，内侧壁为会厌披裂皱襞的外表面。尽管会厌披裂皱襞为喉部结构，但也能认为是下咽的一部分。下咽后壁为口咽后壁的连续。在下方，下咽后壁与侧壁融入环咽肌，与颈段食管延续。颈深筋膜脏层围绕下咽缩肌，咽后间隙位于咽后壁的后方。环后区为下咽的下前壁，自环杓关节水平至环状软骨的下缘，紧贴杓状软骨与环状软骨的后缘。

喉腔上起自喉口与咽腔相通，下止于环状软骨下缘，与气管腔续连。喉腔内被覆黏膜，上部为鳞状上皮，其他部分为纤毛柱状上皮。除声带区的黏膜外，其余部分的喉黏膜均有腺体。杓会厌皱襞及声门下区的黏膜与黏膜下组织较疏松，故在炎症时

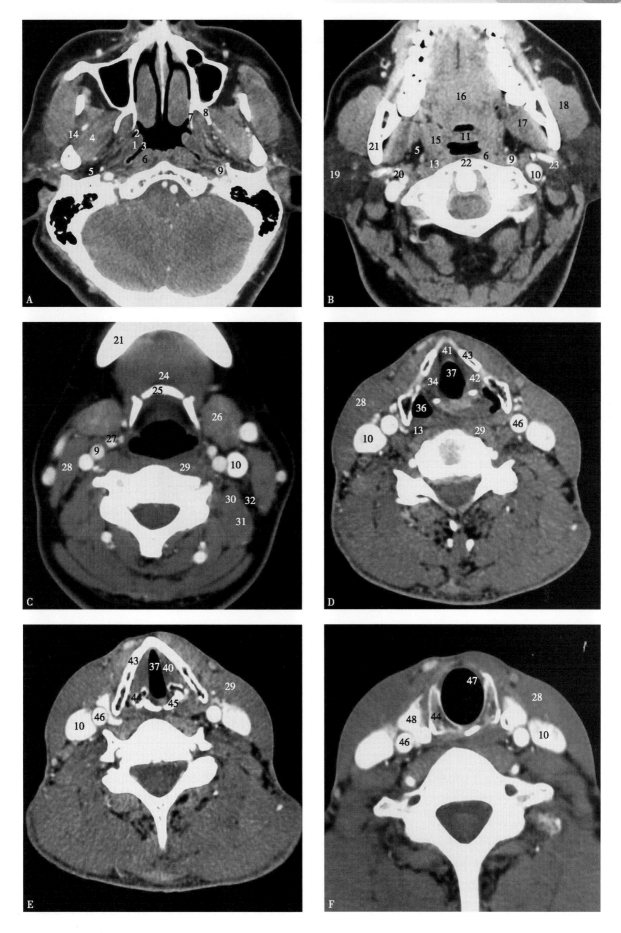

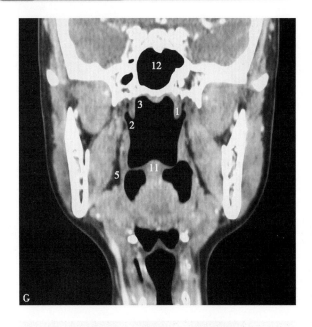

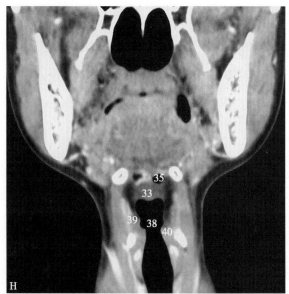

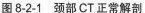

图 8-2-1　颈部 CT 正常解剖

1. 咽鼓管隆突；2. 咽鼓管咽口；3. 咽隐窝；4. 翼外肌；5. 咽旁间隙；6. 头长肌；7. 翼内板；8. 翼外板；9. 颈内动脉；10. 颈内静脉；11. 软腭；12. 蝶窦；13. 咽后间隙；14. 咀嚼肌间隙；15. 咽侧壁；16. 舌部；17. 翼内肌；18. 咬肌；19. 腮腺；20. 茎突；21. 下颌骨；22. 第一颈椎；23. 下颌后静脉；24. 颌下间隙；25. 舌骨；26. 下颌下腺；27. 颈外动脉；28. 胸锁乳突肌；29. 颈长肌；30. 前、中斜角肌；31. 肩胛提肌；32. 颈后间隙；33. 会厌；34. 会厌披裂皱襞；35. 舌会厌谷；36. 梨状窝；37. 喉前庭；38. 喉室；39. 室带；40. 声带；41. 前联合；42. 喉旁间隙；43. 甲状软骨；44. 杓状软骨；45. 环状软骨；46. 颈总动脉；47. 声门下区；48. 甲状腺；49. 斜坡

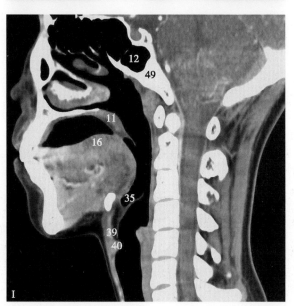

易发生肿胀。在喉腔中段，两侧黏膜自前至后向喉腔中央游离，形成两对皱襞，上面的一对为室皱襞（假声带），下面的一对为声皱襞（真声带）。

　　临床上常以声带为界，将喉腔分为声门区、声门上区和声门下区三部分。

（五）甲状腺层面横断面解剖

　　甲状腺层面结构相对简单，外侧可见颈动脉间隙，内侧为脏器间隙，包括甲状腺、气管、食管等。

　　甲状腺分为双侧对称的左、右叶及前方的峡部。

　　甲状旁腺可有 1～12 个，常见为上、下两对，上方甲状旁腺常位于甲状腺后方的上中 1/3 处，下方甲状旁腺多位于甲状腺下方的 1cm 之内。

三、MRI 影像解剖

　　MRI 为颈部最有价值的影像学检查方法，高质量的 MRI 可清晰地显示肌肉结构，有时能显示肿瘤沿肌肉、神经的蔓延。MRI 在显示骨质早期受侵方面优于 CT，但 CT 扫描对骨质的显示总体优于 MRI。

　　只要掌握 MRI 不同组织的信号特点，如 T_1 加权像肌组织呈灰黑色、筋膜呈黑色、脂肪组织呈白色、隆突软骨呈淡白色、骨组织呈黑色低信号等，参考 CT 解剖，明确 MRI 解剖不难。本节亦以鼻咽、口咽、舌骨、真声带、甲状腺五个层面（图 8-2-2）为基础描述 MRI 颈部解剖，具体文字则不再赘述。

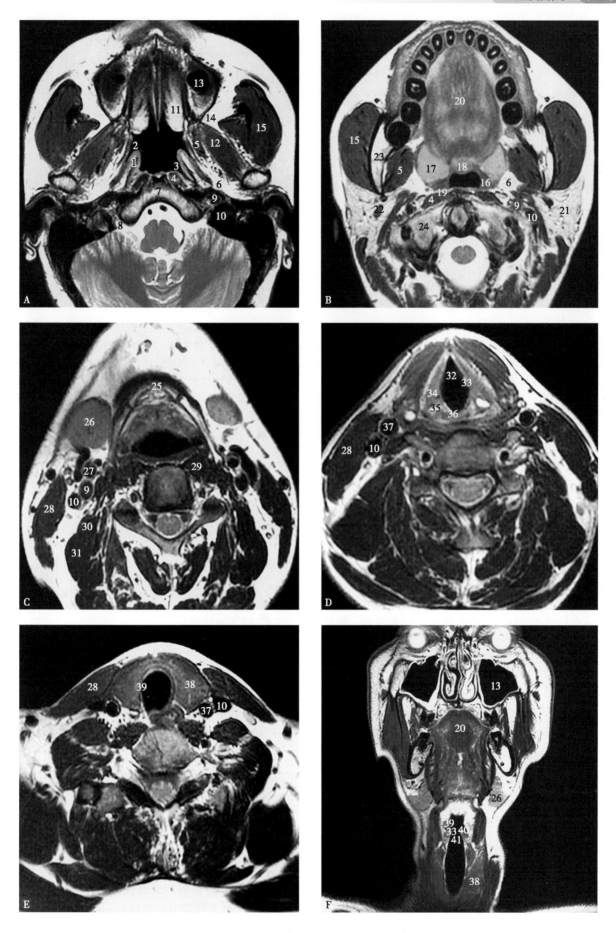

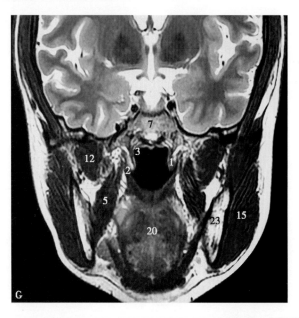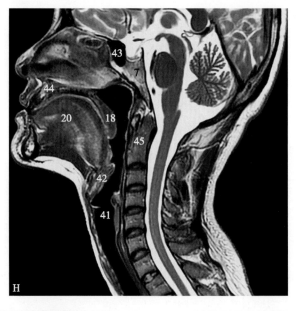

图 8-2-2　颈部 MRI 正常解剖

1. 咽鼓管隆突；2. 咽鼓管咽口；3. 咽隐窝；4. 头长肌；5. 翼内肌；6. 咽旁间隙；7. 斜坡；8. 舌下神经管及舌下神经；9. 颈内动脉；10. 颈内静脉；11. 下鼻甲；12. 翼外肌；13. 上颌窦；14. 翼腭窝；15. 咬肌；16. 咽侧壁；17. 腭扁桃体；18. 软腭；19. 咽后间隙；20. 舌；21. 腮腺；22. 下颌后静脉；23. 下颌骨；24. 第一颈椎；25. 舌骨；26. 下颌下腺；27. 颈外动脉；28. 胸锁乳突肌；29. 颈长肌；30. 前斜角肌；31. 中斜角肌；32. 喉腔；33. 声带；34. 喉旁间隙；35. 杓状软骨；36. 环状软骨；37. 颈总动脉；38. 甲状腺；39. 气管壁；40. 喉室；41. 声门下区；42. 会厌；43. 蝶窦；44. 硬腭；45. 第二颈椎

（韩　丹）

第三节　淋巴结病变

一、概述

头颈部淋巴结非常丰富，全身约有 800 个淋巴结，分布于头颈部约有 300 个。头颈部肿瘤、胸腹部肿瘤均容易引起颈部淋巴结转移。

触诊是颈部淋巴结的重要检查方法，但由于检查者的经验不一，以及淋巴结的大小、部位、外科手术后瘢痕或放射治疗后纤维化等因素，其准确率受到一定的影响。有经验的外科医师可以触及表浅的 0.5cm 大小或深部 1.0cm 大小的淋巴结，但难以触及位于胸锁乳突肌深面、气管食管沟及咽后组等深部的淋巴结。CT、高频 B 超、MRI 等现代影像学方法对于颈部淋巴结病变的评价有很高的敏感性与特异性，为淋巴结病变治疗计划的制定与实施提供了客观、准确的依据。

二、头颈部淋巴结的分区

熟悉头颈部淋巴结的分区，对头颈部淋巴结的定位、定性诊断及查找原发灶至关重要。

头颈部淋巴结解剖学的分区方法较为烦琐，主要分为：

（一）头部淋巴结

1. 枕淋巴结　又分浅、深二组。

2. 乳突淋巴结。

3. 腮腺淋巴结　分浅、深（腮腺内）二组。

4. 面淋巴结。

5. 颊下淋巴结。

6. 颌下淋巴结　分前、中、后、颌下腺囊内淋巴结四组。

（二）颈部淋巴结

1. **颈前淋巴结**　分浅、深二组，后者又分为喉前、甲状腺、气管前、气管旁组。

2. **颈外侧淋巴结**　分浅、深二组，或者又分为颈内静脉链淋巴结（上群、下群）、副神经淋巴结、颈横淋巴结。

3. **咽后淋巴结**　分内、外二组。

近年来结合外科颈清扫术的实际操作以及头颈部肿瘤的转移规律，将颈淋巴结简化为七分区，已为国际临床界所普遍接受及应用。

Ⅰ区　颏下及颌下淋巴结（submental and submandibular nodes），位于颏下及颌下三角区内，其边界为舌骨、下颌骨体及二腹肌后腹。

Ⅱ区　颈内静脉链上组（superior internal jugular

chain），位于颈内静脉周围，由颅底（二腹肌后腹）至面静脉（舌骨）水平。

Ⅲ区　颈内静脉链中组（middle internal jugular chain），舌骨至肩胛舌骨肌，相当于环状软骨下缘水平。

Ⅳ区　颈内静脉链下组（inferior internal jugular chain），肩胛舌骨肌（环状软骨下缘）至锁骨水平。

Ⅴ区　颈后三角区（posterior triangle），又称脊副链（spinal accessory chain）。胸锁乳突肌后缘、斜方肌前缘及锁骨构成的三角区，又按Ⅱ、Ⅲ、Ⅳ区的水平分为上、中、下区。

Ⅵ区　中央区淋巴结（central compartment nodes），包括喉前、气管前和气管旁淋巴结。上缘为舌骨，下缘为胸骨上切迹，两侧外缘为颈动脉间隙。

Ⅶ区　上纵隔淋巴结（superior mediastinal nodes）。

其他，包括咽后组、颊组、腮腺内、耳前、耳后、枕下组淋巴结，不包括在上述七分区内。

三、颈部淋巴结结核

【概述】

颈淋巴结是常见的肺外结核感染部位，近年来有增多趋势。颈淋巴结结核（cervical tuberculosis）好发于儿童及青年，以青年女性多见。

【临床特点】

临床主要表现为单侧或双侧颈部无痛性肿物，部分患者有低热、盗汗、体重减轻等结核中毒症状，少部分患者合并肺结核或既往有肺结核病史。触诊质硬，边界不清，少部分可伴有局部疼痛或（和）压痛。

【病理特点】

结核杆菌进入机体后被巨噬细胞吞噬，经过2～4周将产生细胞介导的免疫反应及迟发型变态反应，前者主要使淋巴细胞致敏，巨噬细胞增生，病变局限并产生特征性结核性肉芽肿，后者则引起细胞干酪坏死，造成组织破坏。以上两种免疫反应共同作用，在病理上表现为渗出、增生及干酪坏死。CT增强扫描所见能反映结核性淋巴结炎的各个病理阶段。

【影像检查技术与优选】

B超、增强CT为常用的检查方法，MRI为有价值的检查方法。

【影像学表现】

颈淋巴结结核好发部位为颈静脉链及颈后三角区淋巴结，以颈下深组及颈后三角下区最为多见。

淋巴结结核以增生为主时，CT表现为淋巴结呈边缘规则、明显强化、密度均匀的结节及肿物（图8-3-1A）。病理表现为多发结核性肉芽肿结构，其内无或仅见微小干酪坏死，包膜完整，因结核性肉芽肿血供丰富，且其内微小干酪坏死（一般小于0.2cm）CT不能显示。

淋巴结结核以干酪增殖为主时，CT表现为边缘明显强化，中央有较大的单发低密度区。病理上均为中央成片的干酪坏死及周围的结核性肉芽肿结构。当同一淋巴结内存在多个结核性肉芽肿及中心的片状干酪坏死区或多个干酪增殖淋巴结相互融合时，CT表现为肿物边缘环状强化，内有多个分隔及多个低密度区，呈"花环状"改变，为颈部淋巴结结核的特征性改变（图8-3-1）。

淋巴结结核以干酪坏死性为主时，CT表现为颈部单发或不规则肿物，中央见大片状低密度坏死区，周围见环形强化，病变侵犯周围组织，可形成"冷脓肿"。病理表现为淋巴结结构消失，有融合成片的干酪或液化坏死，周围为肉芽肿结构。

淋巴结结核累及周围组织时，CT表现为病变边界不清楚，周围脂肪间隙密度增高及短小索条影，为病变直接侵犯、感染及病变周围脂肪间隙内纤维组织增生。

【诊断要点】

1. 青少年多见，尤其是消瘦的青年女性。

2. 颈淋巴结结核好发部位为颈静脉链及颈后三角区淋巴结，以颈静脉下组及后三角组下区最为多见。

3. 单发或多发淋巴结肿大，边缘多不规则，周围脂肪间隙内密度增高。

4. 边缘环状强化，内有多个分隔及多个低密度区，呈"花环状"改变，为颈部淋巴结结核的特征性改变。

【鉴别诊断】

1. **颈部淋巴结转移瘤**　常有原发肿瘤病史，中老年多见。可为单侧或双侧发生，常见于颈静脉链周围淋巴结肿大。喉癌及下咽癌淋巴结转移有边缘不规则强化、内部坏死，但罕有淋巴结相互融合、内有多个分隔及多个低密度区的表现。甲状腺癌转移淋巴结血供丰富，且有甲状腺组织的吸碘特性，可明显强化，略低于或与正常甲状腺密度一致。淋巴结内颗粒状钙化、囊性变、壁内明显强化的乳头状结节为甲状腺癌淋巴结转移的特点。

2. **淋巴瘤**　淋巴结受侵部位广泛，主要为咽后组、颈静脉链周围及颈后三角区淋巴结，有时可侵

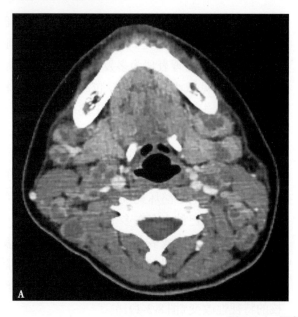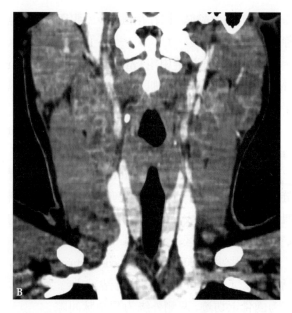

图 8-3-1 颈部淋巴结结核

A. 增强 CT 横断面；B. CT 冠状面，双侧颈部多发淋巴结肿大，环形强化，部分淋巴结融合

及颌下及腮腺内淋巴结，常为双侧侵犯。淋巴结边缘较清楚，密度均匀，但也可呈薄壁环状，中央呈低密度或二者兼有。绝大部分 CT 增强后淋巴结无明显强化，与颈后三角区肌肉密度一致。

3. 神经源性肿瘤 多位于颈动脉间隙、椎旁间隙，位于颈动脉间隙神经源肿瘤多位于颈动脉鞘的后、内侧，将颈动脉向前或外方推移，茎突前移。多为单发病变，边缘规则。增强 CT 扫描无明显强化，神经鞘瘤肿物内部可有斑驳状高、低混杂密度。MRI 示肿瘤在 T_1WI 与肌肉等信号，T_2WI 可以因周边黏液性间质所致高信号环，中央则因纤维组织所致低信号，也可以是不均匀的高信号。

【小结】

多发生于青少年，尤其是青年女性，淋巴结边缘环状强化，内有多个分隔及多个低密度区为其有特征性的影像表现。

四、颈部淋巴结转移瘤

【概述】

颈部淋巴结不仅是头颈部恶性肿瘤常见的转移部位，也是胸腹部肿瘤的终末淋巴结转移站。上呼吸道、消化道鳞癌及甲状腺癌是头颈部常见的恶性肿瘤，如果原发肿瘤能被控制，有无颈部淋巴结转移是影响预后的最重要因素。对于上呼吸道、消化道鳞癌，无论原发肿瘤的部位，同侧有颈淋巴结转移患者的 5 年生存率将降低 50%，如对侧或双侧有淋巴结转移，其 5 年生存率又降低 50%。对于甲状腺癌，如有淋巴结转移，肿瘤的复发率将提高二倍。目前诊断颈部淋巴结转移的主要方法有临床触诊、影像学诊断及病理诊断。但由于颈部解剖结构复杂，临床触诊对有无淋巴结转移进行判断的假阳性率及假阴性率均高达 30%。颈部淋巴结转移的影像学检查对临床制定治疗方案、治疗后追随观察及预后评估有重要价值。

【临床特点】

中老年多见，临床主要表现为单侧或双侧颈部单发或多发肿物，多无明显症状。触诊质硬，边界不清，少部分可伴有局部疼痛或（和）压痛。

【影像检查技术与优选】

CT、MRI 增强扫描是主要检查方法，B 超为有价值的检查方法，尤其可作为筛查方法。

【影像学表现】

1. CT 增强 颈部转移淋巴结的 CT 诊断指标主要根据淋巴结的大小、分布、密度、内部结构、边缘、形态、数目和周围组织结构的改变。

（1）大小：早期文献报道颈淋巴结转移的 CT 诊断，以最大径≥15mm 作为颈静脉、二腹肌及颌下淋巴结的诊断指标，最大径≥10mm 为其他颈区转移淋巴结的诊断阈，诊断准确率约 80%。近年的研究表明，诊断头颈部鳞状细胞癌的颈静脉链转移淋巴结以最小径≥8mm 为宜，甲状腺癌的转移淋巴结较鳞状细胞癌小，最小径 5～8mm 的淋巴结也应引起警惕，甲状腺癌患者出现气管食管沟区的任何大小的淋巴结均应高度警惕为转移的可能。此外，有文献提出,以淋巴结长短径之比判断淋巴结良恶性较单纯测量最大径、最小径更有价值,转移淋巴结长短径之比常<2,良性淋巴结长短径之比常>2。

(2)分布:转移淋巴结位置与原发肿瘤引流区域有关,有时根据转移淋巴结分布可指导寻找原发肿瘤。口腔癌淋巴结转移主要发生Ⅰ、Ⅱ、Ⅲ区,口咽癌、下咽癌和喉癌主要发生Ⅱ、Ⅲ区,Ⅵ区为甲状腺癌常见转移区。鼻咽癌常转移到Ⅴ区淋巴结。除中线位置肿瘤或具有双侧淋巴引流如软腭、舌根和咽壁等部位的肿瘤外,对侧淋巴结转移发生较少见。有文献报道Ⅳ、Ⅴ区出现转移淋巴结预后更差。

(3)密度和内部结构:肿瘤细胞取代了淋巴结髓质正常结构或引起坏死,在增强扫描时显示为皮质不规则强化,对比之下,髓质内的不规则低密度区更为明显,皮质强化的形态、大小、厚度不一,是可靠的诊断转移瘤的指征。如果已知为头颈部鳞状细胞癌的患者,近期无颈部手术或急性感染或结核史,出现上述征象可以明确诊断为淋巴结转移。

(4)形态和数目:正常或反应性增生的淋巴结一般呈肾形,长径与短径之比近似于2。转移淋巴结多呈球形,长、短径相仿。头颈部恶性肿瘤患者在淋巴引流区3个或以上相邻的淋巴结,即使每个淋巴结的最小径较小,为5~8mm,也应警惕有转移淋巴结之可能。

(5)淋巴结的包膜外侵犯:转移淋巴结有包膜外侵犯与无侵犯者比较,其局部复发的危险性增加10倍,生存率降低50%。包膜外侵犯可见于增大的淋巴结,也可见于正常大小的淋巴结,约占23%。

在增强CT扫描中包膜外侵犯表现为淋巴结边缘不完整、模糊,有不规则强化,周围脂肪间隙消失,外侵明显的肿瘤尚可侵犯周围重要结构。

2. MRI　MRI评价颈部淋巴结转移瘤的大小、形态、数目等诊断指标与CT相仿。T_1WI像多呈中、低信号,T_2WI呈中、高信号。如果淋巴结内部有坏死成分时,T_2WI为高信号。

乳头状甲状腺癌转移淋巴结有囊变者,T_1WI及T_2WI上的信号强度同囊内的甲状球蛋白含量高低或有无出血有关,但也可以有如一般的囊性病变即T_1WI呈低信号,T_2WI呈高信号。

MRI增强扫描后的表现与CT相似,T_2WI淋巴结周边是高信号,中央是低信号。

3. B超　B超评价转移淋巴结的大小、形态、数目的诊断指标与CT、MRI相仿。转移淋巴结多呈低回声。有时回声不均。当B超扫描发现低回声的圆形淋巴结时,即使最小径<8mm,也应警惕为转移。B超导引下细针穿刺细胞学检查有助于良、恶性的鉴别。

4. 不同原发肿瘤颈部淋巴结转移的特点　不同的原发肿瘤有不同的转移好发部位及密度特点,上呼吸道、消化道鳞癌及甲状腺癌三大类肿瘤的颈部淋巴结转移有明显差异,且不同原发部位的上呼吸道、消化道鳞癌之间亦有所不同。了解不同原发肿瘤的颈部淋巴结转移的特点,能指导查找原发灶、发现淋巴结转移灶,并对临床制定治疗方案、治疗后追随及评估预后有重要价值。

(1)上呼吸道、消化道鳞癌淋巴结转移的影像学特点:转移淋巴结发生部位和原发肿瘤的淋巴引流区域相关,鼻咽癌转移淋巴结多为双侧发生,常见于咽后组、颈静脉链周围及颈后三角区淋巴结(图8-3-2、图8-3-3)。咽后组、颈后三角区为鼻咽癌淋巴结转移的特征性部位,其中咽后组淋巴结是鼻咽引流的首站淋巴结,如咽后组淋巴结肿大时,应首先考虑鼻咽癌的可能。

口咽癌、下咽癌及喉癌转移淋巴结可为单侧或双侧发生,常见于颈静脉链周围淋巴结转移。约80%鼻咽癌淋巴结转移形态规则,边缘清楚,约80%的喉癌及下咽癌淋巴结转移形态不规则且边缘不清,常有明显外侵征象,口咽癌淋巴结转移的边缘情况介于鼻咽癌与喉、下咽癌之间(图8-3-4)。

边缘不规则强化伴中央低密度为鳞癌转移淋巴结的CT特征性表现。鼻咽癌淋巴结转移相对于口咽、喉、下咽鳞癌的淋巴结转移密度较均匀,常呈中等度强化,内部可有小低密度区,典型的边缘环状强化、内部坏死不多,仅约26%鼻咽癌淋巴结转移为此征象,而喉、下咽鳞癌的淋巴结转移约80%有边缘不规则强化、内部坏死(图8-3-5~图8-3-7)。

(2)甲状腺癌淋巴结转移的影像学特点:转移部位为颈静脉链周围淋巴结,其中又以颈下深组(包括锁骨上窝)最多,颈上中深组次之,其他依次为气管食管沟、甲状腺周围淋巴结,上纵隔亦为甲状腺癌淋巴结转移的好发部位(图8-3-8)。少有咽后组及颈后三角区淋巴结转移。

与上呼吸道、消化道鳞癌相比较,甲状腺癌颈部转移淋巴结相对较小,尤其以气管食管沟区更为突出。甲状腺癌转移淋巴结边缘大多规则,无明显外侵征象,尤以乳头状甲状腺癌更为显著。甲状腺癌转移淋巴结血供丰富,且有甲状腺组织的吸碘特性,可明显强化,略低于或与正常甲状腺密度一致。

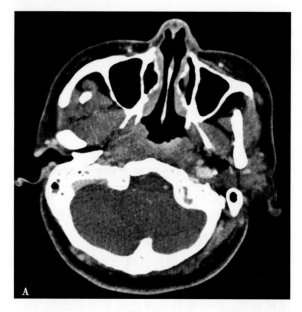
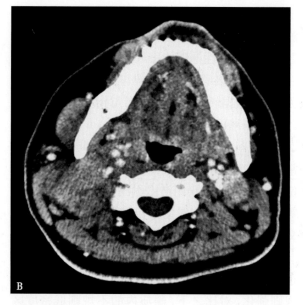

图 8-3-2　鼻咽癌颈淋巴结转移

增强 CT 横断面，A：鼻咽顶后壁、右侧壁增厚，呈轻度强化；B：颈部双侧颈静脉链周围多发肿大淋巴结影，边缘尚清，密度均匀，呈轻 - 中度强化

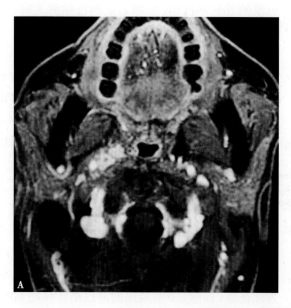
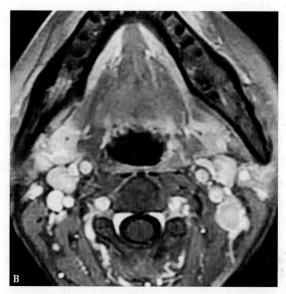

图 8-3-3　鼻咽癌颈部淋巴结转移

A、B. 横断面脂肪抑制增强 T_1WI，示右侧咽后组及颈上深组多发大小不等淋巴结，边缘规则，大部分密度均匀，中度强化

　　淋巴结囊性变、壁内明显强化的乳头状结节为乳头状甲状腺癌的特征性密度 / 信号改变，25%～28% 的乳头状甲状腺癌转移淋巴结有此特征性征象，淋巴结内细颗粒状钙化亦为乳头状甲状腺癌的特征性密度改变，约 15% 的乳头状癌转移淋巴结内有此改变。

　　【诊断要点】

　　1. 中老年患者多见，常有原发肿瘤病史。

　　2. 单侧或双侧结节及肿物，边缘规则或不规则。

　　3. 鼻咽癌淋巴结转移好发部位为咽后组及颈静脉链组淋巴结，淋巴结多边缘规则，CT 增强扫描常呈轻、中度均匀强化。

　　4. 边缘不规则强化伴中央坏死为鳞癌转移淋巴结的特征性影像表现，尤以喉癌及下咽癌多见。

　　5. 甲状腺癌转移部位为颈静脉链周围淋巴结、气管食管沟、甲状腺周围及上纵隔淋巴结，淋巴结颗粒状钙化、囊性变、壁内明显强化的乳头状结节为乳头状甲状腺癌的特征性密度改变。

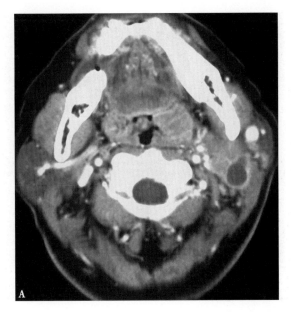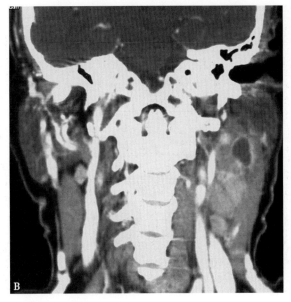

图 8-3-4 口咽鳞癌颈部淋巴结转移

A、B. 增强 CT 横断面、冠状面示左侧口咽壁肿物，左颈上、中深组多发淋巴结肿大，边界不清楚，增大部分呈中度强化，内部可见囊性变

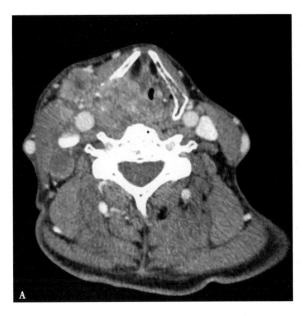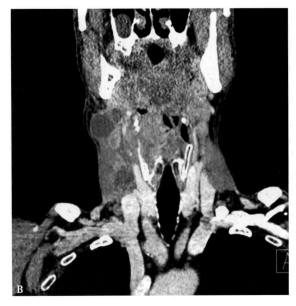

图 8-3-5 下咽癌淋巴结转移

A、B. 增强 CT 横断面及冠状面示下咽部不规则软组织肿物，边界欠清，不均匀度强化，双侧颈上、中深组多发肿大淋巴结，形态不规则，部分囊变

【鉴别诊断】

1. **颈部淋巴结结核** 青少年多见，多数边界不清楚，浸润周围脂肪组织，淋巴结可相互融合，如出现不规则环形强化，内有多个分隔及多个低密度区，呈"花环状"改变，为颈部淋巴结结核的特征性改变，严重者可有窦道或"冷脓肿"。

2. **淋巴瘤** 淋巴结受侵部位广泛，主要为咽后组、颈静脉链周围及颈后三角区淋巴结，淋巴结边缘较清楚，密度均匀。最主要的鉴别点为 CT 增强后淋巴结强化程度轻，与颈后三角区肌肉密度一致。

咽后及颈后三角区淋巴结受侵时，需与鼻咽癌的淋巴结转移鉴别，主要从淋巴结的边缘、内部密度变化及增强后强化程度来鉴别。鼻咽癌转移淋巴结边缘可不规则，内部密度不均匀，有小低密度区或大片坏死，最主要的是鼻咽癌转移淋巴结增强后呈中等强化可资区分。

3. **巨淋巴结增生（castelman's disease）** 多数为单发肿大淋巴结，边缘光整或呈浅分叶状。CT 平

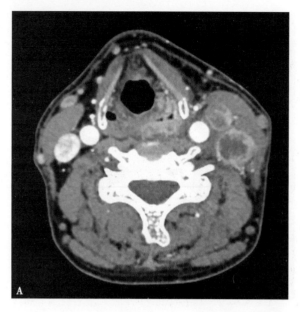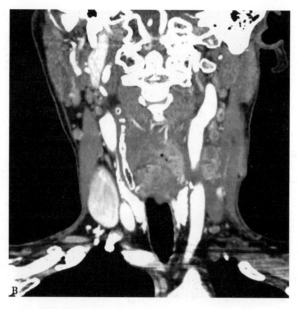

图 8-3-6 下咽癌伴左侧颈部淋巴结转移

A、B. 增强 CT 横断面及冠状面示左侧梨状窝软组织增厚并强化，左侧颈深组多发肿大淋巴结，不规则环形增厚、强化，淋巴结内大片不规则无强化坏死区

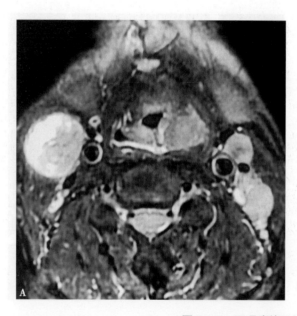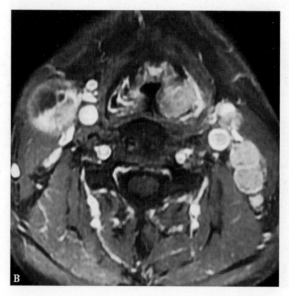

图 8-3-7 下咽癌伴双侧颈部多发淋巴结转移

A、B. 横断面脂肪抑制 T_2WI 及脂肪抑制增强 T_1WI 示左侧梨状窝内可见肿物，边缘不规则，脂肪抑制 T_2WI 呈稍高信号，增强后呈不均匀中等度强化。左颈部多发淋巴结肿大，右侧颈中深组淋巴结内见不规则坏死区

扫密度均匀，增强扫描呈特征性均匀显著强化，部分可显示淋巴结周围的引流血管。MRI 表现为 T_1WI 呈均匀低信号，T_2WI 呈均匀中高信号。

4. 神经源性肿瘤 多位于颈动脉间隙、椎旁间隙，位于椎旁间隙神经源性肿瘤容易与淋巴结转移鉴别，位于颈动脉间隙神经源肿瘤多位于颈动脉鞘的后、内侧，将颈动脉向前或外方推移，而淋巴结病变多位于颈动、静脉的前方、外侧和后方。神经源性肿瘤多为单发病变，边缘规则。增强 CT 扫描无

明显强化，尤其是边缘呈低密度，内部可有斑驳状高、低混杂密度，与部分淋巴结转移边缘环状强化、内部呈低密度相反。

【小结】

如有原发肿瘤病史，颈静脉链淋巴结最小径 ≥8mm 可诊断淋巴结转移，甲状腺癌颈部淋巴结最小径 5～8mm 或气管食管沟区的任何大小的淋巴结即需警惕转移。颈部各种原发肿瘤颈部淋巴结转移有不同的影像特点。

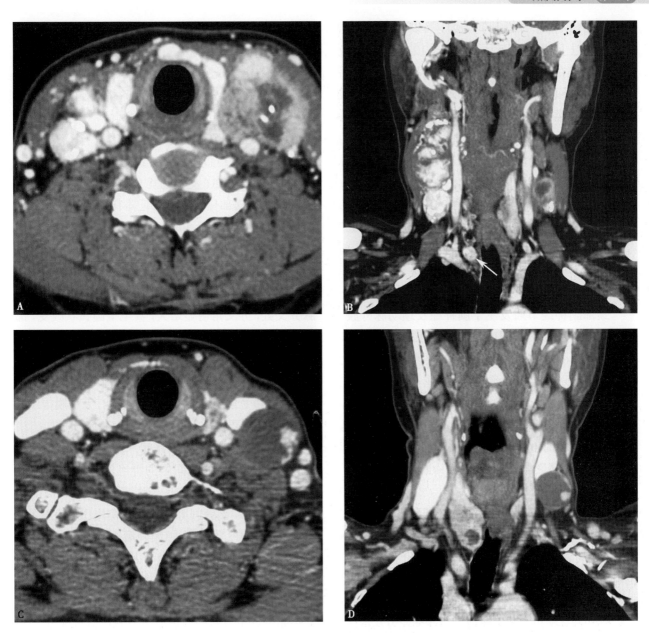

图 8-3-8　乳头状甲状腺癌颈部淋巴结转移
A、B. 增强 CT 横断面及冠状面示双侧颈深组、右侧气管食管沟（箭）多发肿大淋巴结，呈均匀或不均匀明显强化，边缘规则，部分淋巴结内可见结节状钙化；C、D. 增强 CT 横断面及冠状面示右侧甲状腺增大，内见不规则低密度区，左下颈部可见肿大淋巴结，呈囊性，外侧囊壁可见明显强化的乳头状结节

（韩　丹）

第四节　肿瘤及肿瘤样病变

一、概述

　　颈部各类结构非常丰富，可发生各种类型的肿瘤及肿瘤样病变，除淋巴结病变外，尚可发生各种神经、血管、淋巴管、先天性囊性病变及各种结缔组织病变。神经源性肿瘤主要包括神经鞘瘤、神经纤维瘤及副神经节瘤等，囊性病变主要为鳃裂囊肿、甲状舌管囊肿、咽囊囊肿等。

二、神经源性肿瘤

【概述】

　　神经源性肿瘤（neurogenic tumor）在颈部肿物中仅次于淋巴结肿物，占第二位。在全身神经源肿瘤中颈部属最好发的部位。起源于周围神经鞘的良性肿瘤有神经鞘瘤（schwannoma）及神经纤维瘤（neurofibroma）。副神经节瘤（paraganglioma）起源于副神经节组织。

　　颈部周围神经来源肿瘤根据其发病部位分为内组（第 9～12 对脑神经、交感神经链）及外组（颈丛、臂丛）。内组位于颈动脉间隙内，又以舌骨为标志分为舌骨上区及舌骨下区。第 9～12 对脑神经及交感神经链在舌骨上区位于颈动、静脉之内侧及后方，至舌骨下区时第 9、11、12 对脑神经已分出，只剩下交感神经链、迷走神经走行于大血管的内后方及颈动、静脉之间。颈丛及臂丛均走行在椎旁间隙内，臂丛神经在前及中斜角肌之间，与锁骨下动脉相邻。

特定的解剖部位对颈部周围神经来源肿瘤的诊断有重要价值：如椎间孔扩大为来自脊神经根的肿瘤；颈动、静脉后移为来自舌下神经降支的肿瘤；前斜角肌后移则为来自膈神经根的肿瘤；斜角肌间隙消失为来自臂丛神经根的肿瘤等。

颈部副神经节瘤发生于脑神经及颈动脉外膜，以颈动脉体瘤最为多见，继而依次为颈静脉球、鼓岬区 Jacobson 神经、迷走神经节、喉等。约 10% 为多发，可以分布于两侧颈动脉体，或是同时发生在颈动脉体、鼓岬、迷走神经等处。约 10% 有恶变。恶变者无组织学特征，只能根据其生物学行为诊断。

了解颈部的正常解剖结构和各种肿瘤的好发部位、病理特点是影像学定位、定性诊断的基础。

【临床特点】

肿瘤可发生于任何年龄，颈部神经源肿瘤的临床表现为颈部无痛性的坚实肿物，上、下方向的移动性差，可沿左、右方向移动。少数可有肿物引起的局部不适感或病变神经支配区域的轻度感觉、运动障碍。

颈动脉体瘤可有搏动感及血管性杂音为其特征，约 10% 颈动脉体瘤为双侧生长，10% 异位生长，10% 为恶性。据相关文献报道可能与 *SDH* 基因突变有关，男女比例约为 1:2，有家族史者达到 7%～25%。

颈静脉球瘤是发生于颈静脉孔处的副神经节瘤，临床上少见，其发病率仅占头颈部肿瘤的 0.06%，临床上主要有单侧搏动性耳鸣，无明显诱因头痛、耳痛、听力障碍或丧失等。

【病理特点】

神经鞘瘤起源于神经鞘细胞（Schwann 细胞，施万细胞），组织学主要由细胞排列紧密的 Antoni A 组织及细胞少而富含脂质、黏液样基质的 Antoni B 组织构成，无其他神经成分。肿瘤有包膜，边缘清楚。多为单发，极罕有恶变。

神经纤维瘤内含有包括施万细胞的全部神经组成成分，常使神经增粗。肿瘤无包膜，可有出血囊变，但不多见。发生于神经纤维瘤病（neurofibromatosis）

者约有 8% 可以恶变。

颈动脉体瘤常有不完整的假包膜，组织结构上肿瘤细胞排列成圆形或椭圆形大小不一的巢状结构。副神经节瘤的细胞形态有多种，最主要的类型是来源于神经内分泌细胞的主细胞。

【影像检查技术与优选】

传统 X 线检查对颈部神经源肿瘤无诊断价值。CT 增强扫描、MRI 及 B 超均有助于显示肿物，能了解肿瘤的发病部位及其与邻近器官结构的关系。以 CT 增强扫描应用最为普遍。随着 CT 后处理功能日益强大，在诊断上发挥着越来越重要的作用，尤其是对颈动脉体瘤的诊断上，多平面重建、最大密度投影、容积重建能清楚显示瘤体位于颈内、外动脉分叉处，分叉角明显增大，甚至呈圆弧状改变，部分病例可见瘤体肿块部分包绕颈内、外动脉，甚至部分包绕颈总动脉；能清晰显示肿块与周围骨质等邻近结构的关系。MRI 有助于显示肿瘤内部信号特征、肿瘤和受累神经及椎管的关系、有无包膜等。

【影像学表现】

1. **神经鞘瘤和神经纤维瘤** 根据上述解剖关系，可以理解位于颈动脉间隙的神经源性肿瘤处于颈动、静脉的内、后方，多使颈动、静脉向外或向前移位，茎突前移，咽旁间隙向前及内侧受压并变窄（图 8-4-1、图 8-4-2）。迷走神经肿瘤则可以使颈动、静脉分离（图 8-4-2）。颈丛及臂丛神经肿瘤可以压迫推移邻近的肌肉，主要使前斜角肌前移，也可经椎间孔延伸至椎管内，使椎间孔扩大（图 8-4-3）。恶性神经源肿瘤可以浸润邻近肌肉及破坏邻近骨骼。

CT 平扫示肿物边缘清楚，密度低于肌肉，可均匀或不均匀，偶尔可呈囊状。

CT 增强扫描中 Antoni A 组织强化，Antoni B 组织呈低密度，两种组织在肿瘤内部构成比例及分布不同，其影像表现也各异。神经鞘瘤及神经纤维瘤为少血供肿瘤，但多数增强后有强化，其密度与肌肉相仿，可能由于造影剂进入瘤床细胞外间隙所致。

神经鞘瘤强化后可以是低密度区包绕中央团状或岛状的高密度区，也可以是高密度区包绕裂隙状的低密度区或是高、低密度区混杂存在。以 Antoni A 区为主时表现为均质较高密度肿块，以 Antoni B 区为主时呈均质低密度肿块。如二者等同混合存在时，即呈斑驳样不均质低密度肿块，该征象较具特征性，有定性诊断价值。

神经纤维瘤大多为实性，但也可见中央单发或多发囊性改变。神经纤维瘤中含有神经的各种成

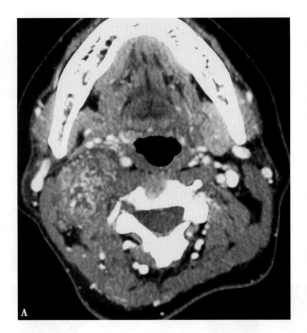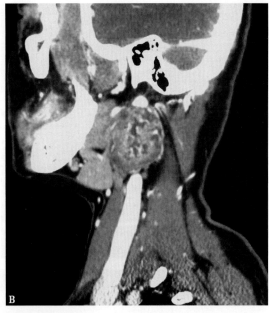

图 8-4-1 颈部神经鞘瘤
增强 CT 横断面及矢状面示右侧颈动脉间隙肿物,边界清楚,呈斑驳状高低混杂密度

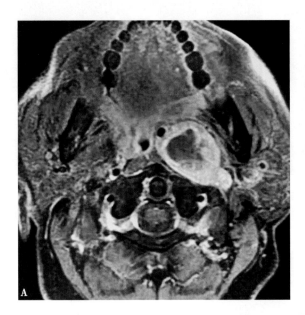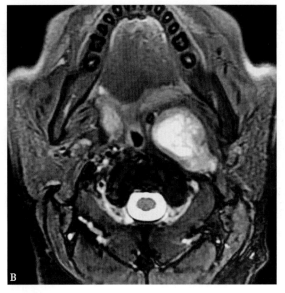

图 8-4-2 颈部神经鞘瘤
横断面脂肪抑制增强 T_1WI 及脂肪抑制 T_2WI 显示左侧颈动脉间隙椭圆形肿物,边界清楚,其内见大片囊变区,实性成分强化明显。颈动、静脉受压分离,咽旁间隙向内侧移位。为迷走神经鞘瘤

分,因此也可含有施万细胞,影像表现也可以与神经鞘瘤相仿。一般而言二者不易鉴别,但是边缘光整有低密度区环绕着岛状或云雾状高密度区者以神经鞘瘤可能性大,实性或有大的囊性变者以神经纤维瘤可能性大(图 8-4-4)。神经纤维瘤术后可以复发,也可以恶变,表现为轮廓和边缘不清楚、密度不一的肿物,瘤周的脂肪间隙模糊。神经鞘瘤极少复发或恶变。神经纤维瘤可以侵犯同一区域内多条神经,表现为囊状或多个团状肿物。

MRI 示肿瘤在 T_1WI 与肌肉等信号;T_2WI 可以因周边黏液性间质而致高信号环,中央则因纤维组织所致低信号,也可以是不均匀的高信号(图 8-4-2)。神经鞘瘤和神经纤维瘤内的信号改变相仿,不易鉴别。但 70% 的神经鞘瘤在 MRI 可显示包膜。MRI 的矢状面或冠状面像可以显示神经与肿瘤的关系以及脊椎的改变。正常神经为低信号的条索状结构,神经鞘瘤可见正常神经在其周边绕行,而神经纤维瘤则可见神经自瘤中穿行。

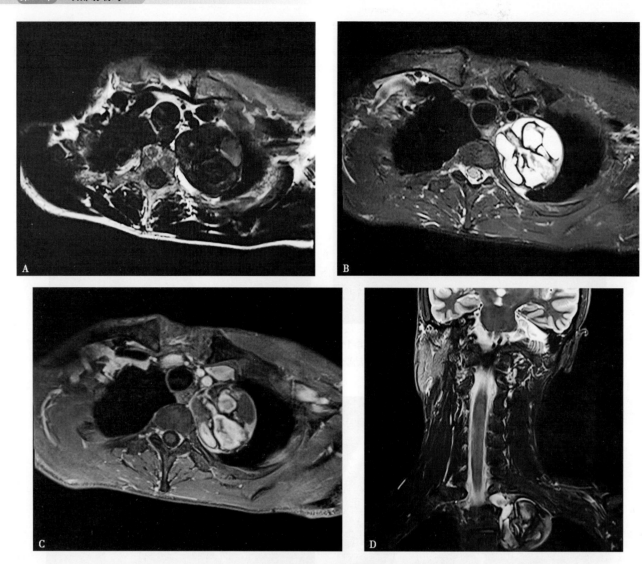

图 8-4-3　颈部神经鞘瘤

A～C. 横断面 T_2WI 及增强 T_1WI 示左侧椎旁间隙高低混杂信号肿物, 边界清楚, 增强后 (B、C) 可见其内分隔样强化; D. 冠状面示肿物侵入左侧椎间孔, 致椎间孔增宽

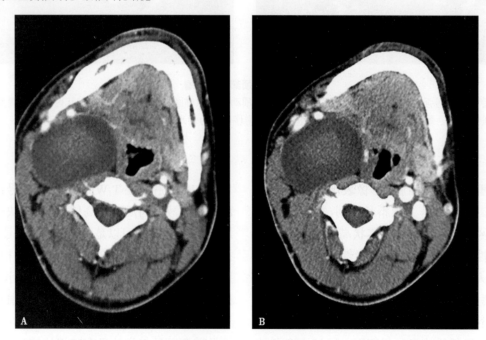

图 8-4-4　颈部神经纤维瘤

A、B. 颈部增强 CT 横断面示右侧颈部肿块, 边界清楚, 内可见片状强化影, 部分囊变

2. 副神经节瘤 颈动脉体瘤（carotid body tumor）位于舌骨水平，肿瘤使颈动、静脉向外侧移位，也可以突向咽旁间隙。主要影像表现为颈总动脉分叉角度增大，呈典型的"高脚酒杯"征。肿瘤血供丰富，CT 增强扫描时强化明显，密度与邻近的血管相仿，小的肿瘤密度均匀，大的肿瘤中可见有小的低密度区（图 8-4-5A、B）。瘤周可见有小的供血动脉及引流静脉。

颈静脉球瘤（glomus jugular tumor）可使颈静脉孔扩大，呈浸润性骨破坏。迷走神经球瘤（glomus vagale）起源自迷走神经的颅外部分，多见于咽旁间隙内。

副神经节瘤在 MRI 的 T_1WI 呈与肌肉相仿的中等信号，有时可见高信号的出血灶。由于血液流空现象所致的无信号区与增强后的肿瘤混杂在一起，形成所谓"盐-胡椒"征（salt and pepper sign）。T_2WI 信号高，Gd-DTPA 增强扫描 T_1WI 见肿瘤明显强化（图 8-4-5C、D、E），其原理与 CT 增强扫描相仿。颈动脉体瘤的 MRA 像示颈外动脉与颈内动脉分离现象。

【诊断要点】

1. 神经鞘瘤和神经纤维瘤

（1）位于颈动脉间隙神经鞘瘤或神经纤维瘤多位于颈动脉间隙的后、内侧，将颈动脉向前或外方推移，茎突前移。迷走神经肿瘤则可以使颈动、静脉分离。

（2）肿瘤位于椎旁间隙，可呈"哑铃状"跨椎管内外生长，可有邻近脊椎的骨质破坏或椎间孔扩大。

（3）CT 扫描肿物边界清楚，平扫密度均匀或不均匀，增强扫描可呈均匀或不均匀强化，多数强化程度低于肌肉，神经鞘瘤内部多有斑驳状高低混杂密度，偶尔呈无强化囊性改变。神经纤维瘤可观察到邻近的神经增粗。

（4）MRI 示肿瘤在 T_1WI 与肌肉等信号，T_2WI 可以因周边黏液性间质而致高信号环，中央则因纤维组织所致低信号，也可以是不均匀的高信号，70%的神经鞘瘤在 MRI 可显示包膜。

2. 副神经节瘤

（1）颈动脉体瘤位于颈总动脉分叉处，使颈总动脉分叉增宽。颈静脉球瘤位于颅底颈静脉孔处，可使颈静脉孔扩大，可呈浸润性骨破坏。

（2）肿瘤血供丰富，CT 增强扫描时强化明显，密度与邻近的血管相仿。

（3）副神经节瘤 MR 表现 T_1WI 呈中、低信号，T_2WI 呈中、高信号，其内可见流空的肿瘤血管，为典型的"盐-胡椒"征。

【鉴别诊断】

1. 各种神经源肿瘤之间的区分，把握各种神经源性肿瘤的部位特点及密度、信号改变，鉴别不难。

2. 各种淋巴结病变

（1）部位为其鉴别的要点，如位于颈动脉间隙，淋巴结病变多位于颈动、静脉的前方、外侧、后方，多使血管向内侧、前方移位，神经源肿瘤多位于血管的内侧、后方，多使血管向外侧移位。

（2）淋巴结病变多有不同程度强化，典型的鳞癌及结核常为边缘强化、内部呈低密度。神经鞘瘤和神经纤维瘤血供不丰富，神经鞘瘤常为边缘低密度，内部呈斑驳状高低混杂密度。副神经节瘤血供丰富，增强后与周围血管密度一致，MRI 有典型的"盐-胡椒"征。

（3）病变的数目，淋巴结病变多为多个，神经源肿瘤常为单个。

3. 椎旁间隙软组织来源肉瘤

（1）肉瘤多位于肌肉或肌肉间隙内。

（2）可沿肌肉长轴生长。

（3）可侵犯椎体及椎管，但不会呈"哑铃状"跨椎管内外生长，无椎间孔扩大表现。

4. 涎腺肿块 涎腺肿块（腮腺深叶、小涎腺肿瘤）主要在咽旁间隙内，体积略小，密度均匀，腮腺深叶肿瘤与腮腺解剖分不清，而咽旁间隙的神经源性肿瘤与腮腺深叶有薄的脂肪层将二者区分开。

三、淋巴管瘤及血管瘤

【概述】

淋巴管瘤（lymphangioma）淋巴管瘤常为淋巴系统的先天畸形，为正常的淋巴管不能与静脉系统相通所致。在全身以颈部最常见，约占 80%，占婴、幼儿所有良性病变的 5.6%。无明显性别及种族差异。

血管瘤（hemangioma）是良性、能够自行消退的真性肿瘤，（病理表现为血管内皮增生，细胞核分裂象增多。）淋巴管瘤与血管瘤可以在同一个肿瘤内同时存在。

【临床特点】

1. 淋巴管瘤 50%～60% 在出生时即存在，将近 80%～90% 在 2 岁前被发现。当肿块位于舌骨上时，可引起吞咽困难或呼吸困难。

2. 血管瘤 是婴、幼儿头颈部最常见的肿瘤，大部分在出生后不久发生，以女性多见，约为 4:1。血

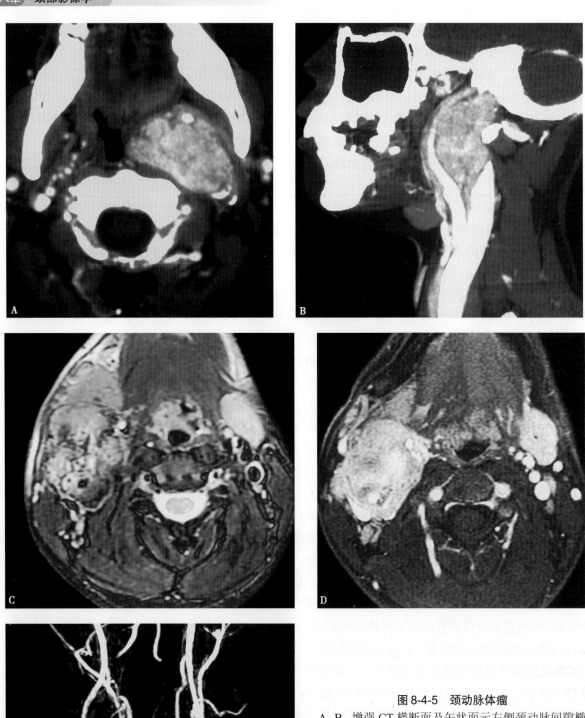

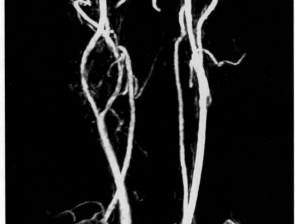

图 8-4-5 颈动脉体瘤

A、B. 增强 CT 横断面及矢状面示左侧颈动脉间隙椭圆形肿物,边界清楚,呈明显强化,颈内、外动脉向前、外方向分离、移位,肿物明显包绕颈内动脉;C~E. 横断面脂肪抑制 T_2WI、脂肪抑制增强 T_1WI 及 MRA 显示右侧颈动脉间隙类圆形肿物,边界清楚,T_2WI 其内可见多个流空的血管影,呈"盐 - 胡椒"征,增强后明显强化,MRA 示颈总动脉分叉扩大,颈内、外动脉分离、移位

管瘤占所有软组织良性肿瘤的 7%,在全身血管瘤中占 14%~21%。分为浅表型及深在型。肌肉内血管瘤以侵犯咬肌及斜方肌最为多见。分海绵状、毛细血管型及混合型三种病理亚型。

【病理特点】

1. **淋巴管瘤** 淋巴管瘤(尤其是囊状型)由扩张的薄壁囊腔组成,其内充满嗜伊红蛋白性液体,内衬扁平内皮细胞。

海绵状淋巴管瘤是海绵状淋巴间隙轻度扩张的皮下组织病变,扩张的囊性病变小于囊性水瘤大于毛细管性淋巴管瘤。

毛细管性淋巴管瘤少见,病变主要由淋巴管网组成。

血管淋巴管畸形则由淋巴管与血管成分共同构成。

2. **血管瘤** 主要组成成分为血管内皮细胞、大小不一的血管,同时有纤维组织、平滑肌、脂肪、淋巴管等。自然病程经历增殖期、消退期和消退完成期 3 期,血管瘤在增殖期可快速生长,由增殖期的血管内皮细胞显著增生、血管内皮基底膜增厚并出现大量肥大细胞等,到消退期内皮细胞逐渐减少并代之以纤维脂肪沉着、基底膜呈单层表现、肥大细胞数正常等。

【影像检查技术与优选】

增强 CT、MRI 是首选检查方法,如怀疑为血管瘤应行延迟扫描。B 超可作为筛查方法。文献报道多层螺旋 CT VR 成像对血管瘤及血管畸形有鉴别作用,可区分血管瘤与 AVM 和静脉畸形,一般血管瘤呈分叶状肿块表现,有 2~3 条供养血管,而 AVM 为结构紊乱的血管团,有粗大迂曲的供养及引流血管。静脉畸形为低血循脉管畸形,见异常管腔,并可伴有静脉石。

【影像学表现】

1. **淋巴管瘤** CT 平扫表现为颈部多房或单房性薄壁水样密度肿块,密度均匀,大小不等,弥漫分布,向上可达颌下间隙、甚至颞部,向下达下纵隔,向外达腋窝。典型特征为沿疏松组织间隙呈"匍行性生长",其形态与局部间隙往往吻合,周围肌肉或脂肪组织结构清晰。和其他囊性病变一样,如囊肿合并感染、出血或脂质含量增加时,囊内 CT 值增高,容易误诊。因此,诊断需密切结合临床。其中出血时可出现液液平面。有四种组织类型:囊性水瘤(cystic hygroma)或淋巴管瘤(lymphangioma)、海绵状淋巴管瘤(cavernous lymphangioma)、毛细

管性淋巴管瘤(capillary lymphangioma)或单纯性淋巴管瘤(simple lymphangioma)和血管淋巴管畸形(vasculolymphatic malformation)或淋巴管血管瘤(lymphangiohemangioma),四种亚型常同时混合存在。腋下、颈部、胸部皮下脂肪疏松处以囊性水瘤多见,唇部、舌、颊部结构紧密区域以海绵状淋巴管瘤多见,在坚韧的外皮则以毛细管性淋巴管瘤多见。

囊性水瘤为最常见的淋巴管瘤,为直径数毫米至巨型的单房或多房囊性病变。发病部位以颈部最多(75%),尤其是后颈,继为腋部(20%)、纵隔(5%),由颈部延伸至纵隔者约超过 10%。大的肿物可以越过胸锁乳突肌至颈前部软组织并越过中线,向上可达腮腺、颊部、口底及舌根部,向下可达腋部及纵隔。

囊性水瘤的 CT 表现为单或多房的薄壁囊性肿物,呈水样密度(图 8-4-6),如有出血则密度可增高。边界清楚,也可以楔入肌肉之间。如合并感染,囊壁增厚和强化,周围脂肪结构内可有炎性浸润。

MRI 的 T_1WI 呈低信号,有囊内出血或囊液脂肪含量高者呈高信号,偶可见液 - 液平面;T_2WI 呈高信号。冠状面及矢状面对显示肿物的上、下边界及轮廓更为有利。

海绵状淋巴管瘤为多发迂曲扩张的较大淋巴管形成,聚集而呈蜂窝状结构,病灶囊腔较囊性水瘤小,边缘不规则,部分可沿组织间隙延伸、包绕,与邻近组织分界欠清。

2. **血管瘤** 内可有钙化的静脉石(图 8-4-7A、B),CT 平扫显示边界清晰。平扫时肿瘤的密度与肌肉相仿,增强扫描病变明显强化,可呈多灶性结节状及迂曲血管状。海绵状血管瘤增强扫描有"渐进性

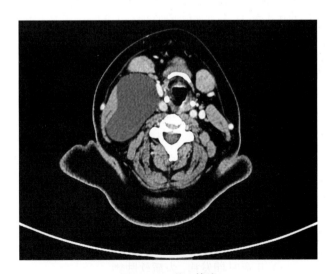

图 8-4-6 淋巴管瘤
增强 CT 横断面,示右侧颈动脉间隙囊性肿物,囊壁薄,边界清楚,无强化,周围结构受压推移

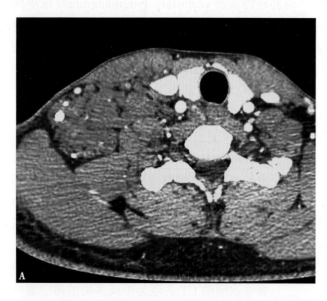
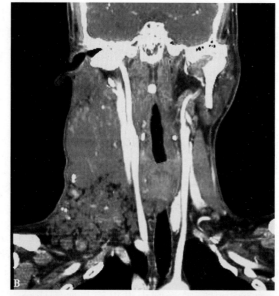
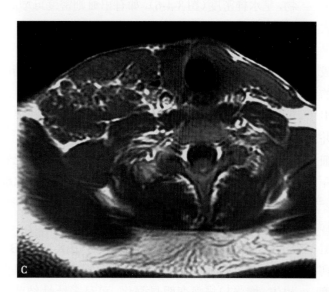
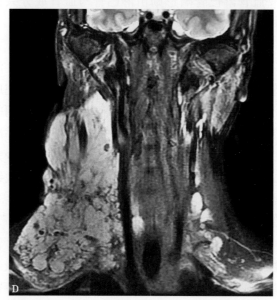

图 8-4-7　颈部血管瘤

A、B. 增强 CT 动脉期横断面、冠状面示右颈部不规则肿物,呈多结节状,边界清楚,内见散在类圆形致密钙化,肿物内见少许条状强化区;C. 横断面 T_1WI 示右侧颈后部肿物,大部分呈低信号,与肌肉相仿,内可见点状高信号,可能为出血改变;D. 冠状面脂肪抑制增强 T_1WI 显示肿物范围显示清晰,呈不均匀强化,内见血管样条状强化区

强化"的特点。MRI 的 T_1WI 信号与肌肉相仿,T_2WI 呈不均匀高信号,MRI 增强扫描示肿瘤明显强化(图 8-4-7C、D)。

【诊断要点】

1. 淋巴管瘤

(1)婴、幼儿发病,触诊质软。

(2)颈侧、后部边缘规则的囊性肿物。

2. 血管瘤

(1)儿童时期发病,为质软肿物。

(2)边缘规则的软组织肿块,增强 CT、MRI 病变明显强化。

【鉴别诊断】

1. 鳃裂囊肿

(1)典型部位为颈动脉间隙的外侧、颌下腺的后方、胸锁乳突肌的前缘。

(2)非感染的病变表现为壁薄而光滑的囊肿。

(3)感染的囊肿 CT 表现为不规则囊壁增厚,增强后有强化。

2. 甲状舌管囊肿

(1)舌骨上区的甲状舌管囊肿绝大多数位于中线部位,且位于舌骨附近。

(2)非感染的囊肿壁薄而光滑,CT 表现为黏液密度。感染后囊肿壁厚，增强后有强化，且囊肿内密度增高，与周围肌肉密度相近。

（3）由于囊肿内蛋白含量不一，MRI 的 T_1WI 表现为低至高等信号不等，T_2WI 为高信号。

3. 神经鞘瘤囊变

（1）神经鞘瘤多位于颈动脉鞘内侧或椎旁。

（2）囊变的神经鞘瘤可有部分实性成分，实性部分有强化。

4. 动脉瘤

（1）颈动脉瘤主要表现为搏动性的颈部肿物。主要与血管粥样硬化、纤维肌肉病变、血管夹层和损伤有关。

（2）动脉瘤常生长在颈内动脉的下 1/3，假性动脉瘤远多于真性动脉瘤。

（3）增强 CT 明显强化，MRI 有明显血管流空效应。

四、脂肪类肿瘤

【概述】

头颈部脂肪类肿瘤主要包括脂肪瘤、脂肪肉瘤等。

【临床特点】

1. 头颈部脂肪瘤在全身脂肪瘤中约占 10%，90% 以上发生于中、老年男性。最常见的部位是颈后部，锁骨上及颈部前、外侧亦不少见。

2. 脂肪肉瘤是成人最常见的软组织肉瘤之一，占全身所有软组织恶性肿瘤的 15%～18%。好发于中、老年，多发生在下肢、腹膜后、肾周、肠系膜及肩部。头颈部不常见，在全身脂肪肉瘤中约占 3%。

【病理特点】

1. 为成熟的脂肪细胞所构成，有包膜，不侵犯邻近组织。

2. 质地较软，切面呈浅黄色或黄白色，可呈黏液样，常有出血、坏死、囊性变。脂肪肉瘤病理上可分为多型，共同的形态学特征是有脂肪母细胞。

【影像检查技术与优选】

B 超、CT 及 MRI 均为常用的检查方法。

【影像学表现】

1. **脂肪瘤** CT 扫描示肿瘤呈典型的脂肪密度（图 8-4-8），推移邻近器官结构，但包膜薄，CT 图像显示困难。MRI 也显示为脂肪性肿物，T_1WI 及 T_2WI 均呈高信号，用脂肪抑制序列时脂肪瘤脂肪成分被抑制呈低信号。

2. **脂肪肉瘤** CT 扫描表现为普通的脂肪密度影或在脂肪密度影内有软组织密度区。分化好的脂

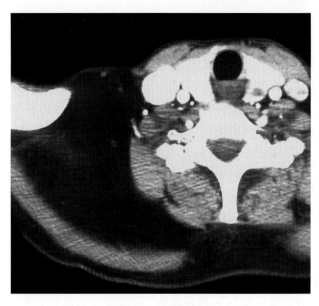

图 8-4-8 颈部脂肪瘤

增强 CT 横断面示右侧颈部脂肪密度肿物，形态不规则，未见明确包膜，无明显强化

肪肉瘤在 MRI 上 T_1WI 及 T_2WI 均呈高信号，分化不好的脂肪肉瘤则为 T_1WI 低信号，内有散在脂肪高信号及分隔，T_2WI 均呈中、高信号。

【诊断要点及鉴别诊断】

无论脂肪瘤或脂肪肉瘤均含有大量的脂肪成分，诊断及鉴别诊断不难，主要需与畸胎瘤鉴别。

【小结】

头颈部出现主要为脂肪成分的肿物时需考虑脂肪瘤或脂肪肉瘤，但脂肪组织中出现软组织密度影时需考虑脂肪肉瘤。

五、颈部先天性囊肿

【概述】

头颈部先天性囊肿主要包括鳃裂囊肿、甲状舌管囊肿等。

【临床特点】

1. **鳃裂囊肿** 通常表现为舌骨到胸骨上切迹、胸锁乳突肌前缘的一个无痛性结节，无性别差异，75% 的患者确诊时年龄为 20～40 岁，多为单侧发病，双侧发病少见。典型临床表现为反复出现的颈部质软肿物，多在上呼吸道感染后增大，经抗生素治疗后可缩小。单纯囊肿常无明显症状。颈外侧部和颌下区囊性肿块应考虑第二鳃裂囊肿的可能，耳前区和腮腺上极反复感染和瘘道应考虑第一鳃裂囊肿。

2. **甲状舌管囊肿** 为最常见的先天性颈部肿物，约占颈部非牙源性先天性囊肿的 90%。甲状舌

管囊肿 90% 位于中线，10% 偏于一侧，以左侧居多（95%）。20%～25% 位于舌骨上区，15%～50% 位于舌骨水平，25%～65% 位于舌骨下区，但最常发生在舌骨周围，可位于舌骨的上、下、前或后方。根据囊肿位置不同分为中心型和偏心型两型。典型的临床表现为颈部中线逐渐增大的肿物，活动性好，质软。当有感染时，肿物快速增大，局部皮肤可有红肿。一般皮肤瘘管罕见。尽管它是先天性疾病，近 50% 的患者在 30 岁前被发现，15% 在 50 岁以后才被诊断。

【病理特点】

1. 在胚胎发育过程中有 5 对鳃囊和 5 对鳃沟，每一鳃囊各自演变为不同的器官，第一鳃囊演变为咽鼓管和中耳；第二鳃囊演变为扁桃体上窝；第三鳃囊背侧演变为甲状旁腺，腹侧演变为胸腺导管；第四鳃囊背侧演变为上甲状旁腺，腹侧演变为胸腺；第五鳃囊演变为鳃体，将来参与甲状腺的形成。鳃裂囊肿、瘘管或窦道为胚胎期鳃器官异常发育所致，主要原理为胚胎发育期鳃器官未完全消失而残留或胚胎上皮细胞休眠而异位至其他特性的组织内，从而生长形成鳃裂囊肿、窦道或瘘管。第二鳃裂病变占所有鳃裂病变的 92%～99%，其中绝大部分为鳃裂囊肿。鳃裂囊肿腔内被衬复层鳞状上皮（90%）、呼吸上皮（8%），或两者均有（2%）。腔内含有角化碎片。第一鳃裂囊肿占所有鳃裂囊肿的 5%～7%，临床上表现为耳前区反复发作的脓肿或其他形式的感染。

2. 在胚胎第三周末咽底部奇结节出现一内胚层增厚区，很快外突形成甲状舌管，此管向下移行于第一和第二鳃弓间，随后实心化，变为舌甲舌管，此导管在胚胎第五和第六周间开始退化，远端形成甲状腺。到胚胎第十周时导管完全消失，仅在舌根背侧遗留一盲孔。如导管上皮细胞残留，可在甲状舌管行程途中任何区域形成囊肿。

【影像检查技术与优选】

主要影像学检查方法为超声、CT、MRI，可清楚显示病变大小、部位及囊性结构。

【影像学表现及诊断要点】

1. 鳃裂囊肿

（1）典型部位为颈动脉间隙的外侧、颌下腺的后方、胸锁乳突肌的前缘（图 8-4-9）。

（2）非感染的病变 CT 表现为黏液密度囊肿，壁薄而光滑。

（3）当囊肿边界模糊，与周围结构间隙欠清晰，囊壁增厚不规则，囊内密度稍高，增强后边缘有强化，提示感染可能。

（4）MRI T_1WI 表现为低至中等信号，T_2WI 为高信号（图 8-4-9）。有慢性感染时，MRI 可表现为 T_1WI 高信号，与囊肿内蛋白含量相关。

2. 甲状舌管囊肿

（1）舌骨上区的甲状舌管囊肿绝大多数位于中线部位，且位于舌骨附近（图 8-4-10A、B）。

（2）少数甲状舌管囊肿可位于舌骨上区的外侧，与第二鳃裂囊肿类似，但甲状舌管囊肿多有内突尾巴样改变指向舌骨，可与鳃裂囊肿鉴别。

（3）发生在舌骨近尾侧的甲状舌管囊肿，囊肿位于喉的甲状舌骨膜水平，可向后方压迫、拉伸甲状舌骨膜，影像表现囊肿位于喉的会厌前间隙，事实上囊肿仍位于喉的外侧。

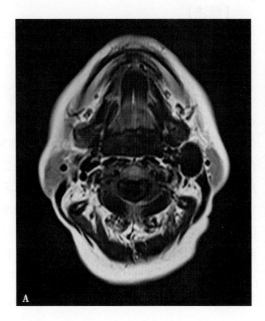

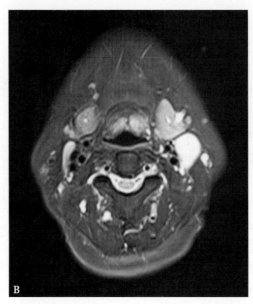

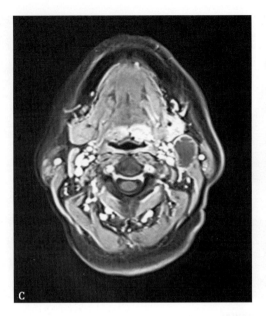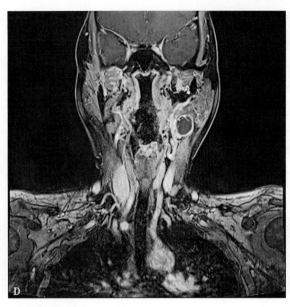

图 8-4-9　颈部鳃裂囊肿
A、B. 横断面 T_1WI、T_2WI 示左侧颌下腺后方类圆形肿块，T_1WI 低信号，T_2WI 高信号；C. 横断面增强后脂肪抑制图像示病变边缘环形强化；D. 冠状面 T_1WI 增强后脂肪抑制图像示囊壁强化

（4）舌骨下区的甲状舌管囊肿位于颈部中线的附近，多贴邻于甲状软骨外表面，偶尔可发生于下颈部，囊肿位于中线或中线附近。

（5）非感染的囊肿壁薄而光滑，CT 表现为黏液密度。感染后囊肿壁厚，增强后有强化，且囊肿内密度增高，与周围肌肉密度相近。

（6）由于囊肿内蛋白含量不一，MRI 的 T_1WI 表现为低至高信号不等，T_2WI 为高信号（图 8-4-10C、D）。

【鉴别诊断】

1. 鳃裂囊肿与甲状舌管囊肿的鉴别要点主要为病变部位。

2. 转移淋巴结及化脓性淋巴结炎

（1）多表现为多发或融合淋巴结。

（2）液化坏死周围的壁较厚，不规则。

（3）增强扫描呈不规则环形强化。

3. 神经鞘瘤囊性变

（1）神经鞘瘤多位于颈动脉鞘内侧或椎旁。

（2）囊变的神经鞘瘤可有部分实性成分，实性部分有强化。

4. 颈前异位甲状腺　CT 平扫为高密度，静脉增强呈明显强化，必要时行核素检查可资鉴别。

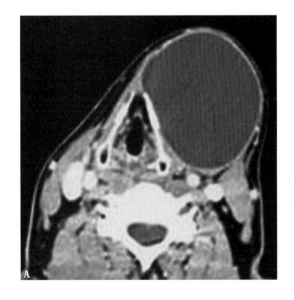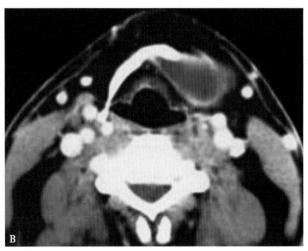

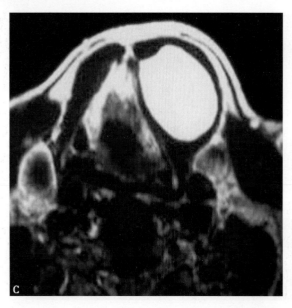
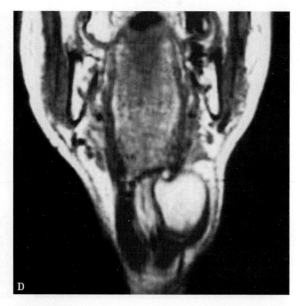

图 8-4-10　甲状舌管囊肿

A、B. 增强 CT 横断面示舌骨左旁囊性肿物,边界清楚,边缘规则,内部密度均匀,无明显强化;C. 横断面 T_2WI 示左侧甲状软骨前方囊性肿物,囊壁薄而均匀,边界清楚,信号均匀,压迫邻近肌肉;D. 冠状面 T_2WI 示囊肿位于左侧甲状腺与舌骨之间,呈均匀高信号

（周正荣）

第五节　甲状腺病变

一、概述

正常甲状腺位于喉与气管的前外侧,分为左、右两叶,中间有峡部相连,呈"H"形或"U"形。

甲状腺病变包括良性病变及恶性病变,常见的良性病变包括甲状腺炎、结节性甲状腺肿、甲状腺腺瘤等。恶性病变主要为甲状腺癌,包括乳头状癌、滤泡癌、髓样癌和未分化癌等。

主要表现为前中下颈无痛性结节或肿物,可随吞咽运动,良性病变多质中或质软,活动性好。恶性病变多质硬,活动度差,边缘不规则,边界不清,常伴有颈部淋巴结肿大,其中分化型甲状腺癌有 20%~50% 淋巴结转移。病史可长可短,最长者可达数十年,如有近期病变增大,需警惕病变恶变或病灶内出血可能。

高频 B 超扫描是检查甲状腺病变的常规检查方法,对甲状腺病变的发现及良、恶性病变的鉴别有一定价值。

CT 扫描为评价甲状腺病变极有价值的检查方法,能明确大部分甲状腺病变的性质,对颈部、上纵隔及咽后淋巴结转移的评价亦有很高的准确性,对于胸骨后甲状腺病变或较大的甲状腺肿物,CT 能明确评价病变范围及与周围重要结构的关系。

MRI 目前在甲状腺的检查方面应用不多,可能与颈胸交界处伪影较重有关,其主要通过多方位、多参数以及功能成像用于甲状腺病变定性、甲状腺癌术前分期及术后复发的准确评估。甲状腺核素扫描是检查甲状腺及甲状腺病变功能的有效方法。热结节提示功能增高,核素摄取增多,95% 以上为良性病变;温结节提示病变吸碘功能与周围正常甲状腺相似多见于腺瘤、结节性甲状腺肿、桥本氏甲状腺炎等;凉结节多见于甲状腺癌、甲状腺囊肿及亚急性甲状腺炎急性期;冷结节常见于甲状腺癌。

当甲状腺可疑有病变时,首先应用高频 B 超发现病变,明确病变性质,如定性困难或病变较大需观察病变与气管、食管、颈动脉、纵隔等重要结构关系应选用 CT 或 MRI 检查。

二、甲状腺炎

【概述】

甲状腺炎包括急性甲状腺炎(acute thyroiditis)、亚急性甲状腺炎(subacute thyroiditis)、桥本氏甲状腺炎(Hashimoto thyroiditis)、Reidel 甲状腺炎(Reidel's thyroiditis)等。

急性甲状腺炎是一种少见的甲状腺炎,常为上呼吸道炎的并发症,多为细菌引起,经局部扩散或血行播散至甲状腺。

亚急性甲状腺炎又称为亚急性肉芽肿性甲状腺炎、假结核性甲状腺炎、肉芽肿性甲状腺炎等。病因不明,一般倾向病毒感染所致。为自限性疾病,病程为数周至数月。

桥本氏甲状腺炎又称慢性淋巴细胞甲状腺炎,是一种自身免疫性疾患,为最常见的甲状腺炎。

Reidel 甲状腺炎罕见,病因不明,以往认为与桥本氏甲状腺炎有关,现认为二者无关系。

【临床特点】

1. **急性甲状腺炎** 表现为甲状腺肿胀、压痛,但功能影响不大。炎症一般较局限,但严重时可扩散至周围重要结构,如气管、食管、纵隔或引起皮肤破溃。

2. **亚急性甲状腺炎** 多为中年女性,甲状腺区域压痛,常有全身虚弱、发热等。病变可局限于甲状腺一部分,表现为不规则结节,亦可侵及甲状腺一叶或全部双叶。

3. **桥本氏甲状腺炎** 多见于中年女性,表现为甲状腺弥漫性对称性增大,常呈矩形,边缘规则、锐利,表面光滑或结节状,病变区域甲状腺质韧如橡皮样。

4. **Reidel 甲状腺炎** 多见于中、老年女性,可伴有甲低。病变甲状腺大小正常或稍大,病变质地硬且与周围组织紧密粘连,常使甲状腺压迫气管、食管造成呼吸、吞咽困难。

【病理特点】

1. **急性甲状腺炎** 为一般急性炎症改变,主要为中性粒细胞浸润,可形成大小不等脓肿。

2. **亚急性甲状腺炎** 早期病变炎症活跃,部分滤泡破坏被中性粒细胞替代。病程进展胶质从破裂滤泡中溢出,其周围有组织细胞和多核巨细胞包绕,形成肉芽肿,间质内可含有嗜酸性粒细胞、淋巴细胞和浆细胞。

3. **桥本氏甲状腺炎** 切面灰白或灰黄色,分叶明显,无出血变性或坏死。甲状腺组织内有大量淋巴细胞、浆细胞和巨噬细胞浸润,形成许多有生发中心的淋巴滤泡。

4. **Reidel 甲状腺炎** 甲状腺组织呈广泛纤维化,有少到中量的淋巴细胞浸润,病变内有增生活跃的纤维组织,这种纤维组织破坏甲状腺实质、破坏包膜,并侵及邻近组织,造成广泛、紧密的粘连。

【影像检查技术与优选】

高频 B 超扫描是检查甲状腺病变的常规检查方法,对甲状腺病变的发现及良、恶性病变的鉴别有一定价值。

对于甲状腺肿物较大、需评估病变与周围重要器官关系时应采用 CT 扫描。

MRI 主要应用于评价病变范围及与动脉、气管、食管及周围肌肉的关系。

【影像学表现】

1. **急性甲状腺炎** 主要表现为急性炎症改变,甲状腺一叶或双叶增大,B 超呈低回声,血流丰富。CT 扫描示甲状腺内有片状或结节状低密度影,且边缘模糊,病变内可有多个分隔,炎症累及周围结构时可有皮下脂肪组织密度增高及局部皮肤增厚(图 8-5-1)。MRI 表现为 T_1WI 等 / 低信号,T_2WI 信号增高,增强 MRI 表现为边缘强化,内部强化不明显。

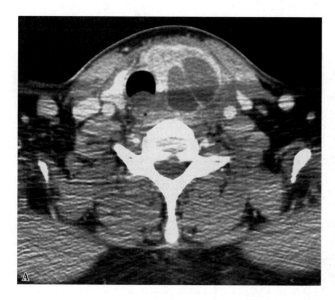
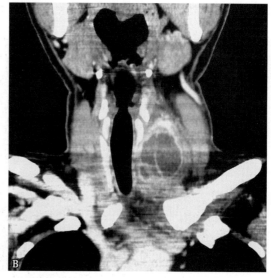

图 8-5-1 急性甲状腺炎

A、B. 增强 CT 横断面及冠状面示甲状腺左叶增大,内见边缘模糊的异常密度区,呈大片均匀低密度,并可见多个分隔,为脓肿形成

2. **亚急性甲状腺炎** 多表现为甲状腺弥漫性增大，B超示内部回声不均匀，回声低、稀疏，可有单个或多个边界不清的低回声结节。CT平扫甲状腺密度低，增强后病变区密度亦低于正常甲状腺组织，双期增强扫描病变内高密度区及低密度区均表现为动脉期强化不明显，而静脉期CT值进一步增高，这是因为，炎症区域的淋巴细胞及浆细胞取代了血供丰富、碘含量高的正常甲状腺组织，故动脉期强化不明显，而后期强化主要是由于炎症区域细胞外间隙造影剂不断聚积而形成（图8-5-2）。MRI表现为T_1WI病变信号高于正常甲状腺，T_2WI表现为更高信号（图8-5-3）。

3. **桥本氏甲状腺炎** 典型表现为双侧对称性弥漫性增大，边界清楚。

B超示腺体内部回声降低、不均匀，可见强回声条或强光点，局灶性桥本氏甲状腺炎可表现为边界不清低回声区。

CT平扫近似肌肉密度，增强扫描强化不均匀，可见相对高密度灶。两侧甲状腺密度相似，病变边缘清晰、边界规则，病变内可有散在斑片、条索状稍高密度（图8-5-4），病变内少有钙化，一般不伴颈部淋巴结肿大。

MRI T_1WI为等/低信号，T_2WI信号增高，其间有粗的低信号纤维带，可有/无扩张的血管（图8-5-5）。

4. **Reidel甲状腺炎** 极为罕见，甲状腺不大或稍大，超声呈低回声。CT平扫多呈均一性低密度，增强后可轻度强化，病变可侵及、压迫气管及食管。T_1WI、T_2WI均呈低信号，增强MRI强化不明显。

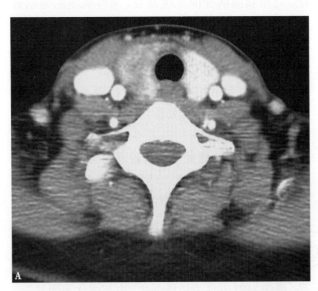
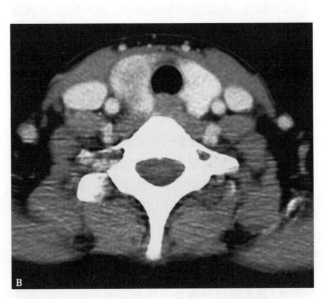

图8-5-2 亚急性甲状腺炎
A. 增强CT动脉期；B. 静脉期，右侧甲状腺病变密度低于正常甲状腺，边缘模糊，但静脉期病变密度略高于动脉期

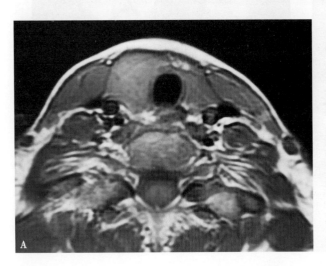
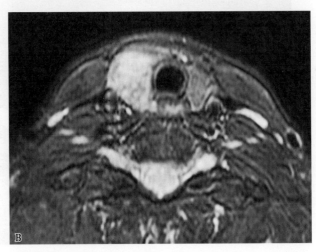

图8-5-3 亚急性甲状腺炎
A. 横断面T_1WI示甲状腺右叶稍增大，内可见边缘模糊的稍高信号结节灶；B. 横断面T_2WI抑脂示病变呈更高信号，信号不均，边界不清，无周围侵犯征象

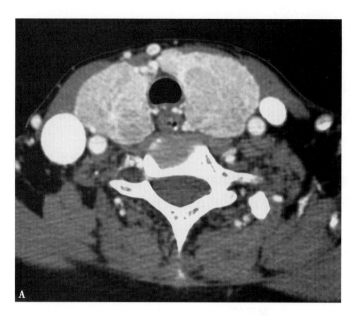
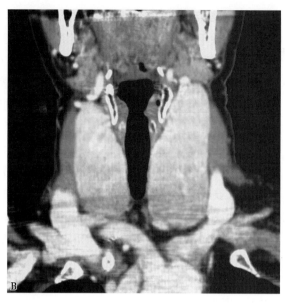

图 8-5-4　桥本氏甲状腺炎

A、B. 增强 CT 横断面及冠状面示双侧甲状腺弥漫性、对称性增大, 无明显低密度结节及肿物, 病变内可见高密度索条状影

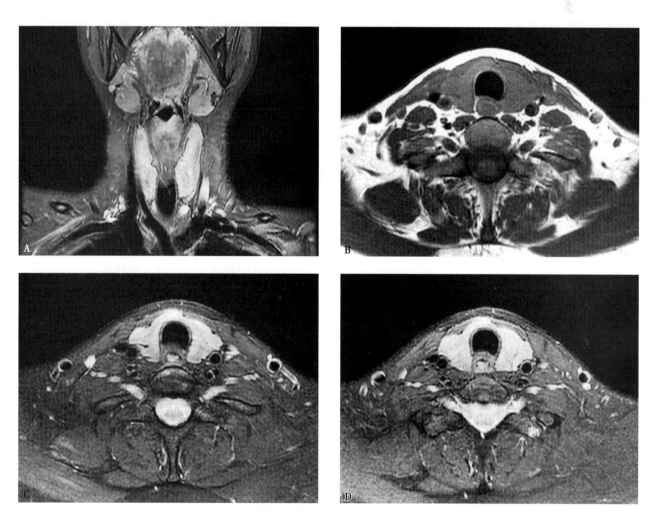

图 8-5-5　桥本氏甲状腺炎

A. 冠状位 T_2WI; B. 横断面 T_1WI; C、D. 横断面 T_2WI 抑脂, 示甲状腺体积弥漫性增大, 峡部增厚, 相对于肌肉呈等 T_1 信号改变, T_2 信号增高, 内夹杂条索状低信号纤维带及扩张的流空血管

【诊断要点】

1. 急性甲状腺炎

（1）局部红、肿、热、痛的急性炎症表现。

（2）甲状腺内有片状或结节状低密度影，病变内有多个分隔、皮下脂肪组织密度增高及局部皮肤增厚为其重要特点。

2. 亚急性甲状腺炎

（1）中年女性，甲状腺区肿胀和触痛，可伴有典型的全身虚弱、发热等症状，早期出现血清甲状腺激素浓度升高与甲状腺摄碘率降低的双向分离现象。

（2）甲状腺弥漫性增大，CT 平扫甲状腺密度低，增强后病变甲状腺组织密度亦低于正常甲状腺。

（3）MRI 表现为 T_1WI 病变信号高于正常甲状腺，T_2WI 表现为更高信号。

3. 桥本氏甲状腺炎

（1）双侧甲状腺对称性弥漫性增大，边界清楚。

（2）B 超示腺体内部回声降低、不均匀，可见强回声条或强光点。

（3）CT 增强扫描强化不均匀，病变内可有散在斑片、条索状稍高密度。

（4）甲状腺呈不均匀或弥漫性 T_2 高信号（相对肌肉组织），内间隔网格状低信号纤维增生组织，或伴有流空的扩张血管。

4. Reidel 甲状腺炎

（1）中、老年女性，可伴有甲低。病变甲状腺大，病变质地硬且与周围组织紧密粘连，常使甲状腺压迫气管、食管造成呼吸、吞咽困难。

（2）CT 平扫多呈均一性低密度，增强后可轻度强化，病变可侵及、压迫气管及食管。

（3）T_1WI、T_2WI 均呈低信号，增强 MRI 强化不明显。

【鉴别诊断】

1. 各种甲状腺炎　相互鉴别困难，尽管各种甲状腺炎有不同的临床及影像特点，但在实际工作中明确诊断仍有一定难度，只有典型的急性甲状腺炎、桥本氏甲状腺炎较容易区分，具体见各种甲状腺炎的诊断要点。

2. 结节性甲状腺肿

（1）甲状腺不规则增大，罕有对称性增大。

（2）甲状腺内多个、散在、规则的低密度结为结节性甲状腺肿的特征性改变。

（3）常有钙化，多为斑片、斑点状粗钙化，颗粒状小钙化少见。

3. 甲状腺瘤　甲状腺瘤与结节性甲状腺肿鉴别诊断困难，甲状腺瘤多有结甲背景，而结甲常合并有腺瘤样增生，如在甲状腺内出现边缘规则单发肿物，应考虑有甲状腺瘤可能。

4. 甲状腺癌

（1）病变形态不规则、边缘模糊，部分有甲状腺外侵犯征象。

（2）甲状腺内不规则高密度区内混杂不规则低密度灶或不均匀强化高信号为其典型表现，囊性变伴有明显强化的乳头状结节为乳头状甲状腺癌的特征性表现。

（3）颗粒状或点状微钙化，尤其是中心钙化。

（4）具有甲状腺癌淋巴结转移特点的颈部或纵隔淋巴结肿大。

5. 淋巴瘤

（1）分继发性和原发性，后者好发于中老年桥本甲状腺炎女性。

（2）肿物侵犯单侧或双侧甲状腺，病变不对称，边界不清楚。

（3）病变无明显强化，密度不均匀，MRI DWI 显示病变明显扩散受限，呈高信号改变。

（4）常有颈部无明显强化的肿大淋巴结。

【小结】

各种甲状腺炎有不同的临床表现，结合临床对诊断及鉴别诊断很有价值。桥本氏甲状腺炎可伴有身体其他部位的淋巴瘤，需要注意鉴别。

三、甲状腺良性结节／肿物

【概述】

甲状腺良性结节／肿物主要包括结节性甲状腺肿（nodular goiter）及甲状腺腺瘤（thyroid adenoma）。

结节性甲状腺肿是单纯性甲状腺肿的一种常见类型，是甲状腺激素合成不足，引起垂体促甲状腺素增多，刺激甲状腺滤泡上皮增生，滤泡肥大所致。可分为地方性或散发性，地方性甲状腺肿是指一个地区 10% 以上人口有弥漫或局限性甲状腺肿大。结节性甲状腺肿的病因主要为缺碘。

甲状腺腺瘤为起源自滤泡上皮的良性肿瘤，约占甲状腺上皮性肿瘤的 60%。好发于 30 岁以上的妇女，常为单发，平均直径为 2～6cm，影像学检查及细胞学穿刺不能够区分甲状腺腺瘤与腺癌。

结节性甲状腺肿与甲状腺腺瘤可合并存在，甲状腺腺瘤往往有结节性甲状腺肿的背景。

【临床特点】

1. 结节性甲状腺肿　主要表现为颈前无痛性肿

物,可在体检时偶然发现,结节性甲状腺肿体积可很大,重者可超过 2 000g,可压迫邻近结构产生呼吸困难、吞咽困难等。

2. 甲状腺腺瘤 表现为颈前无痛性肿物,边缘规则,质地中等,当内部出现大部囊变时可质韧或质软。

【病理特点】

1. 结节性甲状腺肿 结节性甲状腺肿发展分三个时期:①增生期;②胶质潴积的静止期,滤泡腔内充满胶质;③结节期,长时间交替发生的增生和退缩过程使甲状腺内纤维组织增生,小叶或一群充满胶质的滤泡周围有纤维组织包绕,从而形成结节,结节内常见出血、坏死、胶样变性、囊性变及钙化。

2. 甲状腺腺瘤 绝大多数腺瘤为滤泡性腺瘤。腺瘤大体形态为甲状腺内有完整包膜的单个结节,直径一般 4cm 以下,大腺瘤内常有出血、坏死、囊性变、纤维化和钙化。

【影像检查技术与优选】

高频 B 超扫描是检查甲状腺病变的常规检查方法。

对于甲状腺肿物较大需评估病变与周围重要器官关系时应采用 CT 扫描,结节性甲状腺肿约 30% 可向下延伸进入纵隔内,扫描时应常规包括上纵隔。

MRI 主要应用于评价病变范围及与动脉、气管、食管及周围肌肉的关系。

【影像学表现】

1. 结节性甲状腺肿 超声常表现为一侧或双侧甲状腺增大,回声减低,可见单个或多个低回声结节。结节有囊性变时,表现为无回声,后方透声增强,病灶内有钙化时,可见高回声区伴后方声影。

CT 表现:病变边缘大多清晰,即使肿物很大,与邻近的器官结构仍可有脂肪间隙相隔,无明显侵犯或浸润征象。甲状腺内多个、散在、规则的低密度结节为其特征性改变(图 8-5-6A、B)。病变内常含有钙化,多为斑片、斑点状粗钙化,颗粒状小钙化少见。约 30% 的肿物可向下延伸至纵隔。少有淋巴结肿大,所有良性甲状腺病变中仅有不多于 5% 合并有颈部淋巴结肿大。低剂量增强双期扫描多数表现为低密度区静脉期密度高于动脉期(图 8-5-6C、D),而高密度区增强幅度可增加或降低。这种表现与结节性甲状腺肿的组织病理学形态密切相关,其中低密度区为滤泡中潴留的胶质成分,由于结节对周围组织的压迫而使造影剂停留于间质中,造影剂的存留是缓慢而持续的过程,故大部分低密度区表

现为强化程度轻度增高。而结节性甲状腺肿中高密度区可呈现出静脉期较动脉期强化降低或进一步增强两种表现。

MRI 表现:结节无包膜,边界多清楚。信号不均,其形态、信号取决于内部的结构。T_1WI 可为低(囊性变)、中或高(蛋白含量高的胶体、出血)信号。T_2WI 常呈高信号,钙化斑为无信号区(图 8-5-7)。

2. 甲状腺腺瘤 B 超表现为一侧甲状腺内低回声单个结节或肿物,多有完整包膜。结节有囊性变时,表现为无回声,后方透声增强。

CT 表现多为边缘规则的结节或肿物,部分肿瘤与周围结构之间有明显被压缩的脂肪间隙,依据病理成分不同,肿瘤可表现为均匀密度或不均匀密度(图 8-5-8A)。如肿瘤主要由含胶质较少的增生滤泡上皮组成,则多为均匀实性密度;如肿瘤由充满胶质的大滤泡或巨大滤泡构成,影像表现为边缘规则的囊性低密度病变(图 8-5-8B)。低剂量双期增强扫描动脉期结节明显强化,静脉期密度明显降低(图 8-5-9)。

MRI 表现为实性的肿瘤,T_1WI 信号不一,与正常甲状腺比较呈中、低信号,出血部分呈高信号,T_2WI 呈高信号。可以见到完整的低信号晕环(包膜),其厚薄不一。如果有出血、囊变者信号不均匀。其信号特征据出血或液性囊变而异。一般而言,见有完整包膜的单发肿物常提示为甲状腺腺瘤(图 8-5-10)。

【诊断要点】

1. 结节性甲状腺肿

(1)颈前无痛性结节及肿物,边界清楚。

(2)病变边缘大多清晰,即使肿物很大,与邻近的器官结构仍可有脂肪间隙相隔,无明显侵犯或浸润征象。

(3)甲状腺内多个、散在、规则的低密度结节为其特征性改变。

(4)少有淋巴结肿大,即使肿物较大亦无甲状腺癌淋巴结转移特点的肿大淋巴结。

2. 甲状腺腺瘤

(1)甲状腺内单发囊性或实性结节或肿物。

(2)有包膜,边缘锐利,与周围组织常有脂肪间隙相隔。

(3)颈部无明显肿大淋巴结。

【鉴别诊断】

1. 桥本氏甲状腺炎

(1)典型表现为双侧甲状腺对称性弥漫性增大,边界清楚。

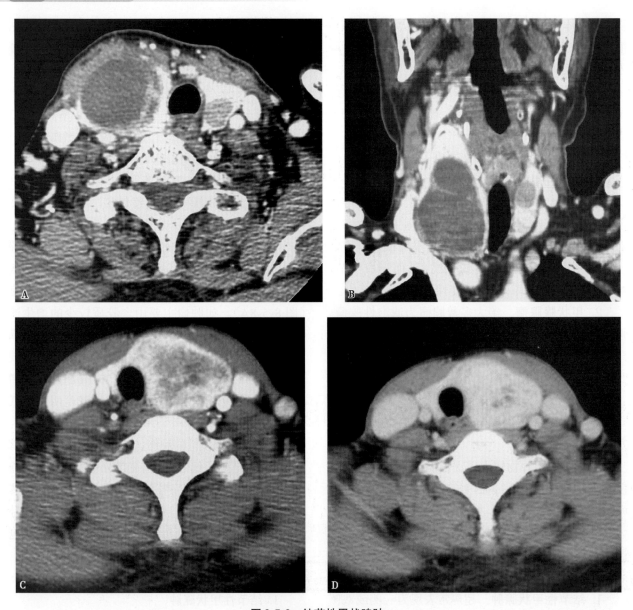

图 8-5-6 结节性甲状腺肿

A、B. 增强 CT 横断面及冠状面示双侧甲状腺弥漫性增大，密度不均匀，内见多个散在、孤立、规则的低密度结节。颈部未见明确肿大淋巴结；C. 增强 CT 横断面动脉期示甲状腺左叶明显增大，内见片状低密度区，不均匀强化，边缘模糊；D. 增强 CT 横断面延迟期示病变呈延迟强化，强化程度高于动脉期图像

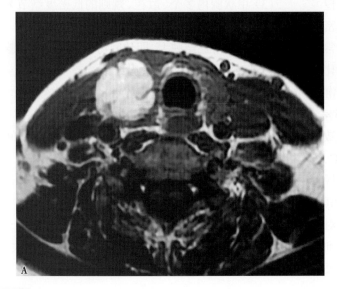

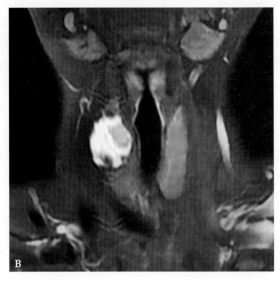

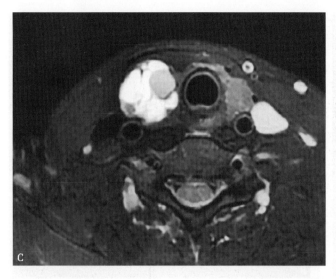
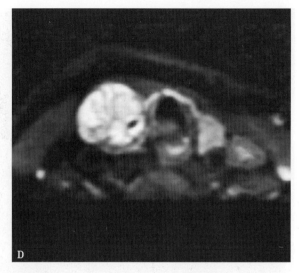

图 8-5-7 结节性甲状腺肿

A. 横轴位 T_1WI 示甲状腺右叶结节呈混杂信号，大部分胶样物质呈中、高信号，内可见分隔；B、C. 冠状位及横轴位 T_2WI 示病变呈高信号，部分出血区为等、低信号；D. 横断面 DWI 示病变内胶样物质及出血亦呈不均匀高信号改变

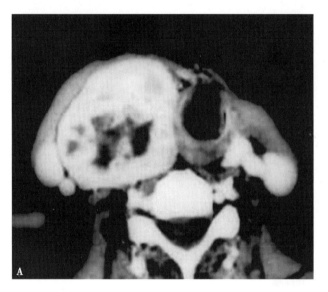
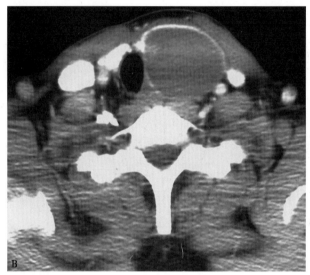

图 8-5-8 甲状腺腺瘤

A. 增强 CT 横断面示甲状腺右叶肿物，分叶状，边界清楚，其内呈不均匀明显强化；B. 增强 CT 横断面示甲状腺左叶内单发肿物，边界清楚，形态规则，大部分呈囊性无明显强化，内侧壁可见少许结节状强化区

（2）病变内可有散在斑片、条索状稍高密度影为其 CT 特点。

（3）T_1WI 为等/低信号，T_2WI 信号增高，其间有粗的低信号纤维带，可有/无扩张的血管。

2. 甲状腺癌

（1）病变形态不规则、边缘模糊，部分有甲状腺外侵犯征象。

（2）甲状腺内不规则高密度区内混杂不规则低密度灶或不均匀强化高信号为其典型表现，囊性变伴有明显强化的乳头状结节为乳头状甲状腺癌的特征性表现。

（3）颗粒状或点状微钙化，尤其是中心钙化。

（4）具有甲状腺癌淋巴结转移特点的颈部或纵隔淋巴结肿大。

3. 淋巴瘤

（1）主要发生在儿童和青少年，也可发生于老年桥本甲状腺炎女性。

（2）肿物侵犯单侧或双侧甲状腺，病变不对称，边界不清楚。

（3）病变无明显强化，密度不均匀，MRI DWI 显示病变明显扩散受限，呈高信号改变。

（4）常有颈部无明显强化的肿大淋巴结。

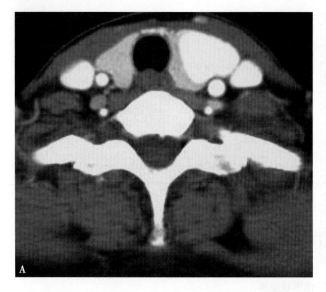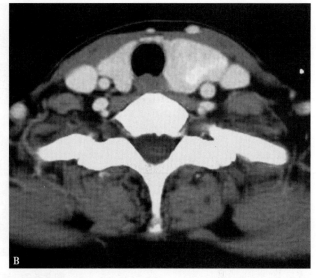

图 8-5-9　甲状腺腺瘤

A. 增强 CT 横断面动脉期示甲状腺左叶单发肿物,边界清楚,形态规则,明显均匀强化,密度高于邻近正常甲状腺;B. 增强 CT 横断面延迟期示肿物密度不均匀,大部分区域强化程度减低,与邻近正常甲状腺密度相仿

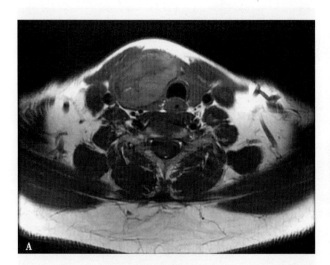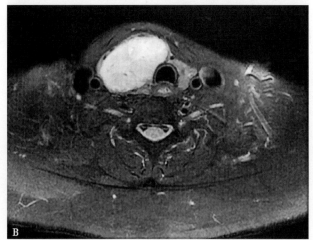

图 8-5-10　甲状腺瘤

A. 横断面 T_1WI 示甲状腺右叶肿大,内可见一肿物,呈等、低信号,边界清晰;B. 横断面 T_2WI 示病变信号不均,内可见高信号囊变区,病变边缘可见完整低信号包膜

【小结】

甲状腺腺瘤常有结节性甲状腺肿背景,二者区分困难,一般认为甲状腺内单发有包膜的结节或肿物可考虑甲状腺腺瘤,如甲状腺内可见多个结节及肿物,结节性甲状腺肿可能性大。与甲状腺癌的鉴别主要从边缘、密度及有无肿大淋巴结三个方面区分,但须注意影像学检查及细胞学穿刺不能够完全区分甲状腺腺瘤与腺癌。

四、甲状腺癌

【概述】

甲状腺癌(thyroid cancer)在人体内分泌性恶性肿瘤中居首位。病理类型主要有乳头状癌、滤泡癌、未分化癌及起源自滤泡旁细胞(C 细胞)的髓样癌。

在甲状腺癌中,乳头状癌最常见,占甲状腺癌的 60%~70%,其次是滤泡状癌,约占 20%,髓样癌占 3.5%~10%,未分化癌占 5%~10%。

甲状腺癌的预后与性别、年龄、病理类型、肿瘤的大小及侵犯范围有关。青年女性、分化型癌、局限性侵犯者预后较好。

【临床特点】

乳头状癌多见于儿童及青少年,髓样癌女性多见,男女比例为 1:3~1:2,乳头状癌生长缓慢预后好,但淋巴结转移率高,一般 2~3cm 乳头状癌约

60%有淋巴结转移。

滤泡癌多数患者在 40 岁以上，女性较男性多 2~3 倍，常见于长期缺碘的患者，也可有散发病例。血行转移率高，淋巴结转移率低。

髓样癌多见于 40~60 岁，亦可见于青少年及儿童，性别差异不大。髓样癌起源于滤泡旁细胞（C 细胞），能产生降钙素，可导致严重腹泻，肿瘤尚可分泌多种异位激素，可产生 Cushing 综合征或类癌综合征。

未分化癌多见于 50 岁以上妇女，恶性程度极高，生长迅速，容易侵犯周围结构及发生远处转移。

各种甲状腺癌主要表现为颈前无痛性肿物，边缘规则或不规则，肿物较大时，可压迫、侵犯邻近结构，产生声嘶、痰血、呼吸困难、吞咽困难等症状。

【病理特点】

1. 乳头状癌 大体病理呈灰白色实性肿物，质硬，常位于甲状腺包膜附近，多无明显包膜，呈浸润性生长，部分有囊变或钙化的沙砾体，肿瘤常为多中心生长。组织学可分纯乳头状癌和乳头滤泡混合型。只有少数为纯乳头状癌，半数以上为混合型，混合型的生物学行为与乳头状癌相同。

2. 滤泡癌 大体病理为灰白色，内部可有出血、坏死、囊性变、纤维化和钙化，肿瘤常有明显外侵。镜下见从分化极好像正常甲状腺的滤泡结构到明显恶性的癌，其间有种种过渡型。癌细胞排列成滤泡、实性巢索或小梁。

3. 髓样癌 可有或无包膜，界限清楚，切面灰白色质实。癌细胞呈圆形、多角形或梭形，肿瘤可呈典型的内分泌肿瘤样结构，间质内有淀粉样物质沉着。

4. 未分化癌 肿瘤体积大，固定，石样硬。切面有出血、囊性变及坏死灶。镜下示癌细胞分化不良，正常和不正常核分裂多见，肿瘤内常可见滤泡癌或乳头状癌成分。

【影像学表现】

1. 超声表现 表现为一侧或双侧甲状腺内低、中回声结节或肿物，回声不均匀，边缘不规则，部分呈明显浸润性生长，多无包膜。

2. CT 表现

（1）病变形态不规则、边缘模糊，由于甲状腺癌多呈浸润性生长，约 90% 边缘不规则或中断，边界模糊不清（图 8-5-11、图 8-5-12A~C、图 8-5-13、图 8-5-14），部分有明显外侵征象，需注意肿物与气管、食管、颈动脉等重要结构的关系。

（2）甲状腺内不规则高密度区内混杂不规则低密度灶为甲状腺癌特征性改变，病变内密度不均匀，约 55% 的甲状腺癌内出现不规则高密度区内混杂不规则低密度灶（图 8-5-11），是其有特征性的密度改变。

低剂量双期增强 CT 扫描，增强后动脉期肿瘤密度不均匀增高，静脉期密度降低（图 8-5-12B、C），这是由于甲状腺恶性肿瘤组织中有大量新生血管，增强 CT 动脉期表现为明显强化，但虽然恶性肿瘤与腺瘤高密度区动脉期均强化明显，但恶性组 CT 值仍低于正常甲状腺组织及腺瘤，原因可能是肿瘤

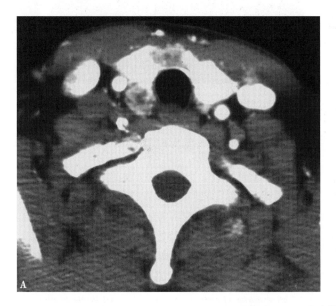
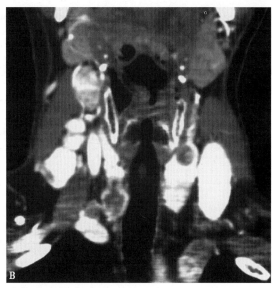

图 8-5-11 乳头状甲状腺癌

A、B. 增强 CT 横断面及冠状面示双侧甲状腺增大，内见多个低密度结节，形态不规则，边界不清楚，不均匀强化，伴颈部多发肿大、异常强化淋巴结

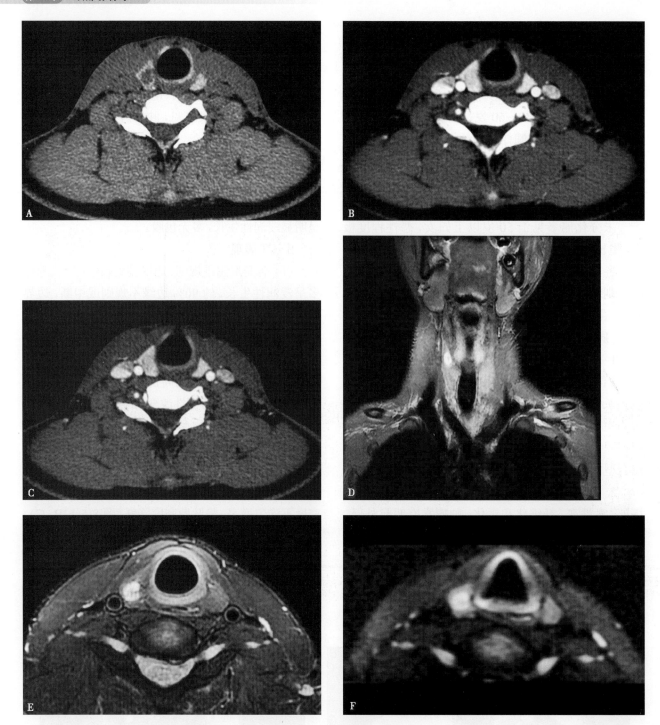

图 8-5-12　微小乳头状甲状腺癌

A. 平扫 CT 横断面示甲状腺右叶单发低密度结节灶,内可见颗粒状微小钙化灶;B、C. 增强 CT 横断面动脉期及静脉期示结节呈不均匀强化,静脉期强化程度较动脉期不均匀减低;D、E. 冠状面及横断面 T$_2$WI 示甲状腺右叶内不均匀高信号结节灶,边界不规则;F. 横断面高分辨率 DWI 示甲状腺右叶病变明显扩散受限,呈高信号改变

组织内虽然有大量的新生血管生成,但同时这种恶性生长又会破坏大量的组织结构和血管,所以强化幅度较正常甲状腺和腺瘤低。

(3)病变内出现囊性变伴有明显强化的乳头状结节为乳头状甲状腺癌的特征性表现(图 8-5-15A、B)。约 25% 的乳头状甲状腺癌可出现囊性变伴有

明显强化的乳头状结节。

(4)15%~18% 的甲状腺癌可有颗粒状微小钙化,粗钙化、环状钙化,对良恶性鉴别无意义。但是颗粒状微钙化(图 8-5-12A),可以作为恶性病变定性诊断的指征。

(5)颈部或纵隔淋巴结转移:58%~69% 的甲状

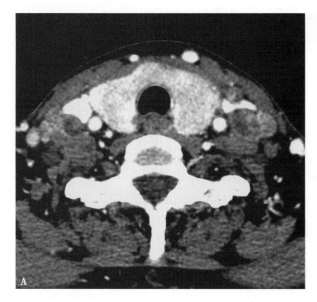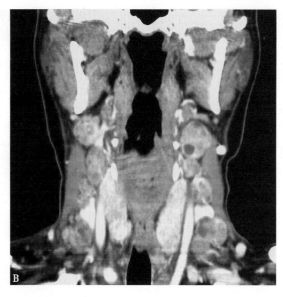

图 8-5-13 滤泡状甲状腺癌

A、B. 增强 CT 横断面及冠状面示双侧甲状腺及峡部增大,呈大片低密度区,强化密度略高于肌肉,边界不清楚,内部未见具体结节及肿物,双侧颈深组可见多发肿大淋巴结,淋巴结密度不均匀,大部分区域与甲状腺肿物密度相仿

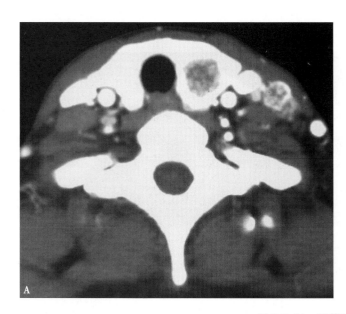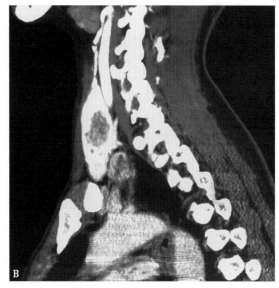

图 8-5-14 甲状腺髓样癌

A、B. 增强 CT 横断面及矢状面示甲状腺左叶增大,内见单发结节,边界清楚,形态不规则,密度不均匀

腺癌伴有颈部淋巴结转移,是甲状腺恶性病变定性诊断的可靠的间接诊断指标。

3. **MRI 表现** 肿瘤在 T_1WI 像呈中等或低信号,如有出血可呈高信号。T_2WI 信号明显增高,均匀或不均匀(图 8-5-12D、E,图 8-5-15~图 8-5-17)。偶可有不完整的包膜,囊性变者其壁厚薄不均。钙化为低/无信号。MRI 对钙化的检出不如 CT 敏感,但对多灶的肿瘤由于其在 T_2WI 像信号明显增高,对比强烈,故敏感性高于 CT。

4. **各种类型甲状腺癌的影像表现特点** 乳头状癌的特征性表现为肿瘤囊性变及囊壁明显强化的乳头状结节、颗粒状微钙化,伴有颈部淋巴结囊变、钙化、不均匀强化等。

滤泡癌影像表现为大的不规则肿物,无包膜或包膜不完整,强化较明显,常可见侵犯邻近器官结构,血行转移常见,少见淋巴结转移(图 8-5-13、图 8-5-16)。

髓样癌多为单发,常有粗或细的钙化,边界清楚,血供丰富,增强后可见明显强化,很少出血、囊变,约半数有淋巴结转移,且常有淋巴结包膜外侵犯(图 8-5-14、图 8-5-17)。

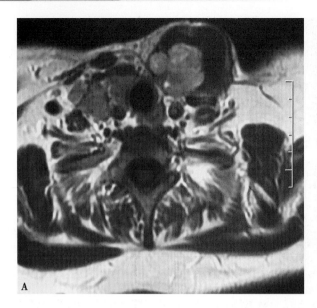
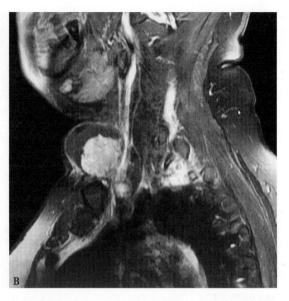

图 8-5-15　乳头状甲状腺癌

A. 横断面 T_1WI 示甲状腺左叶内肿物，部分呈低信号，为囊性区，内后壁可见乳头状结节，呈中等信号；B. 矢状面增强 T_1WI 示乳头状结节明显强化，囊变区无明显强化

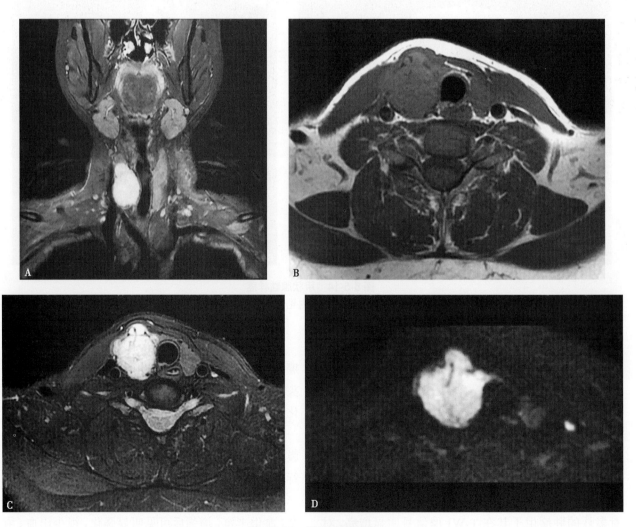

图 8-5-16　甲状腺滤泡癌

A、C. 冠状面及横断面 T_2WI 示甲状腺右叶单发高信号肿物，形态不规则，侵犯邻近包膜；B. 横断面 T_1WI 示病变呈等、稍高信号，内可见流空血管；D. 高分辨率 DWI（b=1 000）示病变呈明显高信号

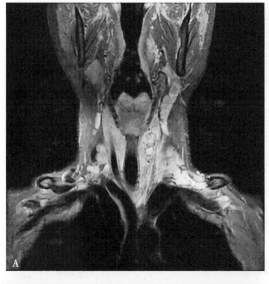
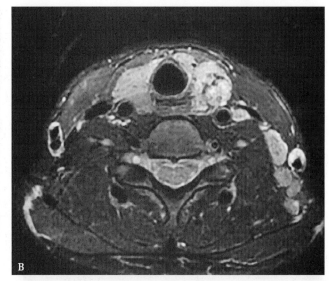
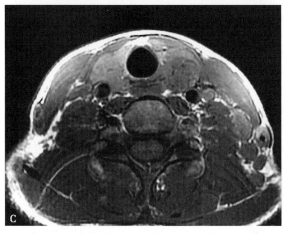
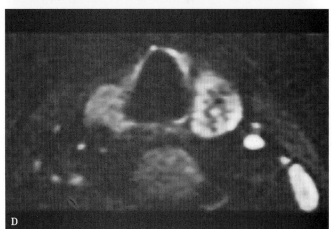

图 8-5-17 甲状腺髓样癌

A、B. 冠状面及横断面 T$_2$WI 示甲状腺左叶不规则混杂信号结节灶，边界模糊，伴双侧颈部多发肿大淋巴结；C. 横断面 T$_1$WI 示甲状腺左叶结节呈低信号，内可见斑点状无信号灶（钙化），左侧颈深组肿大淋巴结信号不均，部分呈稍高信号改变；D. 横断面高分辨率 DWI 示左叶病变呈显著不均匀高信号，内夹杂多发斑点状无/低信号

未分化癌肿物在短期内迅速增大，影像检查示大的具有恶性特征的肿物，广泛侵犯邻近结构（图8-5-18）。

【影像检查技术与优选】

高频 B 超扫描是检查甲状腺癌的常规检查方法。

对于甲状腺肿物较大需评估病变与周围重要器官关系时应采用 CT 扫描，甲状腺癌常侵入纵隔或有纵隔淋巴结转移，扫描时应常规包括上纵隔。

MRI 主要应用于评价病变范围及与动脉、气管、食管及周围肌肉的关系。

【诊断要点】

1. 病变形态不规则、边缘模糊、中断。

2. 甲状腺内不规则高密度区内混杂不规则低密度灶为其特征性改变。

3. 病变内出现囊性变伴有明显强化的乳头状结节为乳头状甲状腺癌的特征性表现。

4. 颗粒状微钙化，可以作为恶性病变定性诊断的指征。

5. 颈部或纵隔具有甲状腺癌转移特点的肿大淋巴结。

【鉴别诊断】

主要需与甲状腺炎、结节性甲状腺肿、甲状腺瘤、甲状腺淋巴瘤鉴别，具体请参考甲状腺炎和甲状腺良性结节/肿物章节。

【小结】

不同的甲状腺癌影像表现有一定的差异，但通过影像表现明确是何种类型甲状腺癌非常困难。甲状腺癌预后有极大差异，乳头状甲状腺癌预后很好，而甲状腺未分化癌预后极差。甲状腺癌的诊断及鉴别诊断要点为病变的边界、密度及信号改变以及有无具有甲状腺癌转移特点的肿大淋巴结，把握上述三个要点，90% 左右的甲状腺病变能鉴别出良恶

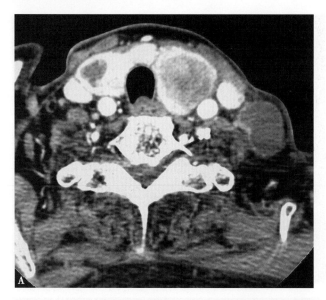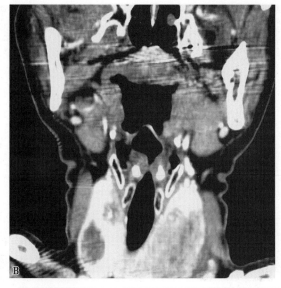

图 8-5-18　甲状腺未分化癌

A、B. 增强 CT 横断面及冠状面示双侧甲状腺增大,内见多个结节及肿物,密度不均匀,形态不规则,大部分边缘模糊,其中右叶肿物内可见粗大钙化,左颈深组可见多发肿大淋巴结。病理证实左叶肿物为甲状腺未分化癌,右叶肿物为乳头状甲状腺癌

性,但影像表现,尤其是 CT、MRI 难以诊断甲状腺内微小癌。

五、异位甲状腺

【概述】

异位甲状腺(ectopic thyroid)是胚胎时期甲状腺始基在发育过程中部分或全部停止移动,停止在原位、或下降过程中的任何部位,均可发育为异位甲状腺,可以分布在从口腔至膈肌的任何部位。除罕见情况外,约 90% 的异位甲状腺位于舌根部。约75% 完全停止移动,没有颈部甲状腺,25% 部分停止移动,颈部有甲状腺。

【临床特点】

异位甲状腺女性发病率高,为男性的 3～4 倍。临床症状有咽痛不适、吞咽困难、呼吸困难及发声困难等。临床检查表现为舌根部充血性肿物,表面光滑。异位甲状腺亦可合并甲状腺功能异常以及发生包括炎症、良恶性结节等疾病,其临床表现与其发生部位、病变大小及性质等有关。

【病理特点】

位于所在位置表面黏膜的下方,可以进入舌肌之间,由立方上皮形成的含有胶质的异位甲状腺滤泡。

【影像检查技术与优选】

主要影像学检查方法为 CT 扫描、MRI 检查,放射性同位素检查可判断甲状腺组织的大小、位置和功能。

【影像学表现】

1. 舌根部近中线处圆形或类圆形肿物,边界清楚,增强 CT 扫描肿物明显强化,且强化均匀一致(图 8-5-19)。

2. 肿物 MRI 的 T_1WI 信号高于舌肌肉,T_2WI 呈高信号,增强 MRI 肿物信号明显均匀增高(图 8-5-20)。

3. 舌以外部位的异位甲状腺,如颈部异位甲状腺、胸内甲状腺,主要根据软组织影的密度或信号改变与正常甲状腺相仿来区分。

【诊断要点】

1. 多为舌中线或中线旁肿物,直径 1～3cm,卵圆形,边缘规则。

2. CT 平扫多为高密度肿物,增强 CT 扫描肿物明显均匀强化。

3. 肿物 T_1WI 信号高于舌肌肉,T_2WI 呈高信号,增强 MRI 肿物信号明显均匀增高。

4. 正常甲状腺缺失或很小。

【鉴别诊断】

1. **甲状舌管囊肿**　沿甲状舌管走行的颈中线囊性病变。边缘规则,密度均匀。

2. **皮样囊肿或表皮样囊肿**　颌下或舌下间隙囊性病变,边缘规则,常有脂肪成分。

3. **舌扁桃体癌**　舌下黏膜肿物,边缘不规则,呈浸润性生长。增强 CT 有不均匀强化。可伴有淋巴结转移。

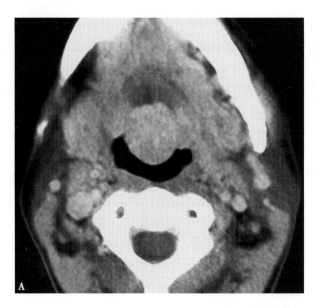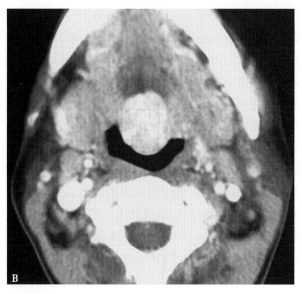

图 8-5-19 异位甲状腺

A. CT 横断面平扫示舌根部椭圆形肿物,呈中、高密度,略高于肌肉,边界清楚;B. 增强 CT 横断面示肿物明显强化,密度均匀

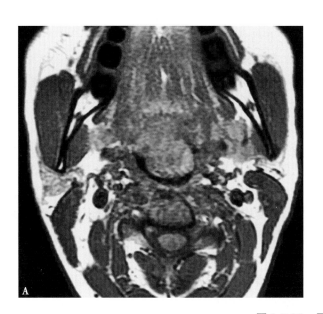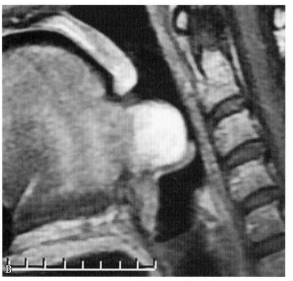

图 8-5-20 异位甲状腺

A. 横断面 T_1WI 示肿物信号略高于肌肉;B. 矢状面增强 T_1WI 示肿物明显强化,信号均匀

（郝永红　潘　初）

第六节　甲状旁腺病变

一、概述

甲状旁腺(parathyroid gland)为人体重要的内分泌腺体之一,体积小,具有调节钙磷代谢及分布的功能。异常时往往引起钙磷和骨代谢紊乱。了解其解剖位置、功能、大小有助于甲状旁腺病变的诊断和治疗。正常甲状旁腺呈橘黄色,卵圆形,位于甲状腺侧叶后方真假被膜之间,上下两对,每个腺体长 2～6mm,宽 3～4mm,前后径 1～2mm。也可位于甲状腺实质内,或在假被膜之外的气管周围的结缔组织内。上对甲状旁腺位置比下甲状旁腺恒定,通常位于甲状腺叶上极或中部的后方,在甲状腺上动脉与下动脉之间。下对甲状旁腺紧邻甲状腺

叶的下极。胚胎学上，上对甲状旁腺和甲状腺共同起于第四咽囊，胎儿发育中，上甲状旁腺可位于甲状腺内（1%～3%）、食管后（1%）、颈血管鞘内（1%）或后纵隔内（5%）。下对甲状旁腺与同侧胸腺叶共同起于第三咽囊。随胚胎发育，两者在下降过程中发生分离，下甲状旁腺停止在甲状腺叶下极下方、后方或外侧方，而胸腺继续下降至前纵隔内。下甲状旁腺可以滞留和异位于上颈部舌骨水平（1%）、颈根乃至前纵隔内，其中最常见的部位为胸腺旁或甲状腺胸腺韧带内（10%～15%）。甲状旁腺数目可多于或少于4枚。甲状旁腺通过分泌甲状旁腺素（parathyroid hormone，PTH）发挥其生理作用。PTH生理作用：①抑制肾小管对磷的再吸收，增加肾脏对磷的排泄，使血清磷降低而尿磷增高；②增加肾小管对钙的再吸收，并可直接作用骨组织，使骨质溶解。依据甲状旁腺素分泌水平和靶器官对甲状旁腺素反应异常而分为甲状旁腺功能亢进、甲状旁腺功能低下和假性甲状旁腺功能低下等类型。其中后两者常引起神经系统异常（详见神经系统有关章节）。前者又分为原发性和继发性甲状旁腺功能亢进，引起全身骨质代谢和泌尿系统异常。本节着重介绍引起原发甲状旁腺功能亢进影像诊断和鉴别诊断。

二、原发性甲状旁腺功能亢进

【概述】

原发性甲状旁腺功能亢进（primary hyperparathyroidism）是由于甲状旁腺激素分泌过量，从而导致的全身性钙、磷和骨代谢异常。女性患者为男性的2～3倍，发病年龄多为20～50岁。其主要病因为肿瘤性激素的异常分泌。甲状旁腺功能亢进临床诊断不难，只要甲状旁腺素（parathyroid hormone，PTH）增高即可诊断。影像检查的目的主要是寻找甲状旁腺功能亢进的病因，帮助临床准确定位，明确病变数目，指导手术。

【临床表现】

临床主要以骨钙、磷代谢异常、泌尿系统结石和消化性溃疡等为首发症状。如反复多发骨折，身高缩短、鸡胸、驼背，多发和复发性泌尿系统结石等，这些症状和体征可单独存在或并存。实验室检查血清钙增高、血清磷减低、尿钙磷和羟脯胺酸及血碱性磷酸酶增高。PTH增高对诊断起决定性作用。

【病理特点】

引起甲状旁腺功能亢进，主要病理基础为甲状

旁腺腺瘤、甲状旁腺增生和癌。甲状旁腺腺瘤约占甲状旁腺功能亢进的80%～90%。其次为甲状旁腺增生症，占7%。极少数为甲状旁腺癌，大约占1%。此外，特殊类型甲状旁腺功能亢进还可见于多发内分泌肿瘤（MEN）Ⅰ型和Ⅱ型，系由腺瘤或增生所致。腺瘤包膜完整，瘤组织内可见腺状结构，间质中血管丰富，可以有出血、坏死、囊性变及钙化。根据主要细胞成分不同可分为主细胞型、透亮细胞型和嗜酸性细胞型，以前者常见。增生表现为腺体细胞增生、聚集为多个小结节，无包膜。癌常无包膜，且与周围组织广泛粘连。光镜下细胞丰富，核大，分裂象多。诊断恶性的主要依据包括：浸润血管，浸润包膜和周围组织；局部淋巴结和远处转移。后者为其恶性的可靠依据。

【影像检查技术与优选】

CT、MRI、超声和核素显像均可用于甲状旁腺肿瘤术前定位。核素显像尤其对异位甲状旁腺的定位诊断敏感性高。

【影像学表现】

1. **甲状旁腺腺瘤** 为甲状腺后方单个类圆形结节，边界清楚光滑。CT平扫密度稍低于甲状腺，MRI上 T_1WI 为稍低信号，T_2WI 为稍高信号，囊变者信号更高。增强扫描实性部分强化，强化程度低于甲状腺（图8-6-1～图8-6-3）。

2. **甲状旁腺增生** 表现为多个甲状旁腺弥漫增大，密度均匀，MRI上信号与正常甲状旁腺类似，增强扫描不强化（图8-6-4）。

3. **甲状旁腺腺癌** 结节边界不清，浸润周围组织，密度不均。MRI上信号不均匀，增强后结节不均匀强化。可有局部淋巴结和远处转移（图8-6-5）。

【诊断要点】

1. 临床确诊甲状旁腺功能亢进。

2. 影像检查主要是术前定位。通常在甲状旁腺常见的甲状腺后方寻找。常见的位置没有发现，则须在甲状旁腺有可能异位的区域如甲状腺内、食管旁、胸骨后、上纵隔内寻找。

3. 如发现多个结节可能为甲状旁腺增生。甲状旁腺增生多继发于尿毒症肾功能不全患者，详细询问病史，临床实验室检查有助于诊断。

4. 结节边界不清、周围结构浸润，邻近淋巴结和远处转移者是诊断恶性即甲状旁腺癌的重要依据。

【鉴别诊断】

主要与甲状腺内结节鉴别。主要鉴别点为结节位置。甲状旁腺腺瘤或癌位于甲状腺后方。

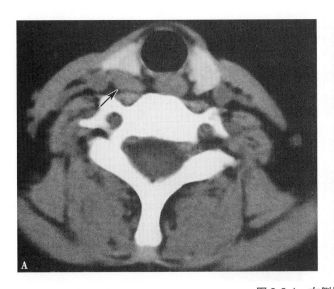
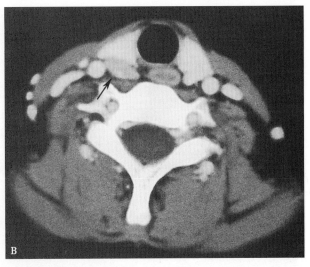

图 8-6-1 右侧甲状旁腺腺瘤

A. CT 横断面平扫；B. CT 横断面增强，示右侧甲状腺后方长圆形小结节，均匀强化（黑箭），强化程度低于甲状腺

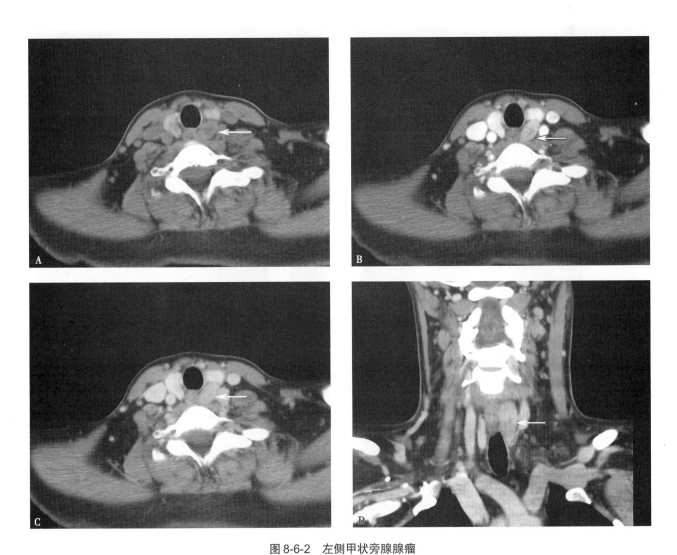

图 8-6-2 左侧甲状旁腺腺瘤

A. CT 横断面平扫；B～D. CT 增强横断面及冠状面重建，示左侧甲状腺后下方长圆形肿块（白箭），中心可见低密度区；增强后强化不均匀

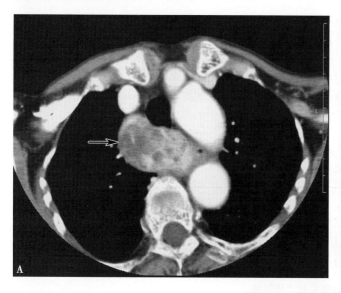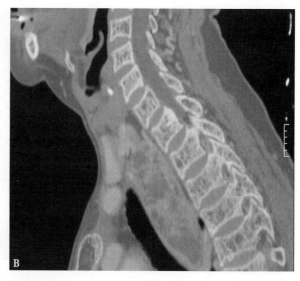

图 8-6-3　后纵隔甲状旁腺腺瘤

A. 增强 CT 横断面示肿块向下延伸位于气管主动脉弓后（箭），强化不均匀；B. CT 矢状面骨窗示甲状腺 - 后纵隔肿块，脊椎普遍性骨质疏松

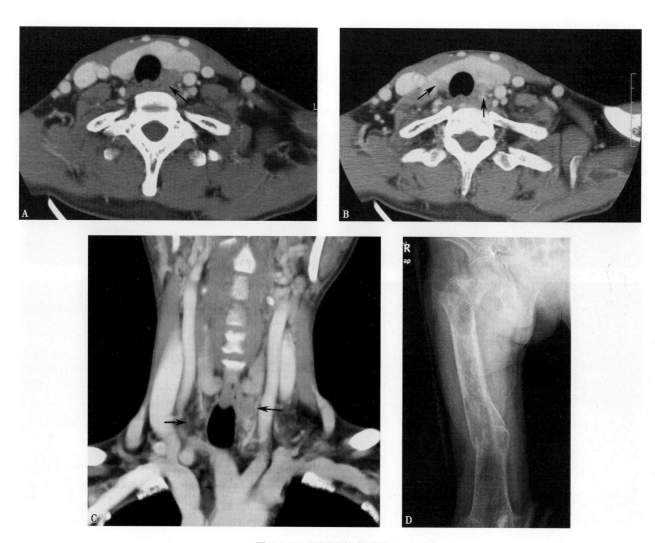

图 8-6-4　双侧甲状旁腺增生

A、B. 增强 CT 横断面，C. 冠状面，示双侧甲状旁腺增生，双侧甲状旁腺均增大（黑箭），继发于肾功能衰竭；D. 右侧股骨正位片显示骨质疏松、囊性纤维骨病、棕色瘤并病理性骨折

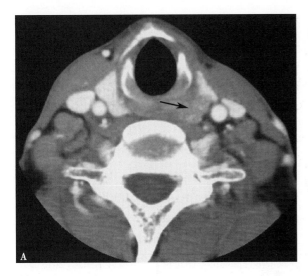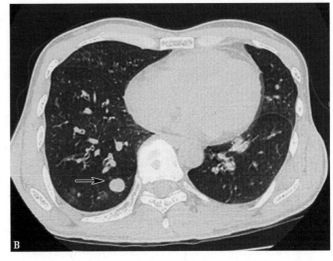

图 8-6-5　甲状旁腺癌

A. 增强 CT 横断面示左侧甲状腺后肿块，边界不清（黑箭）；B. 胸部 CT 肺窗示右下肺类圆形结节（黑箭），手术病理证实为甲状旁腺癌肺转移

三、甲状旁腺囊肿

【概述】

甲状旁腺囊肿（parathyroid cyst）临床罕见，占甲状旁腺肿瘤的 1.5%～3.2%。自 1905 年 Crois 首例报道以来，迄今为止，世界文献报道约 200 余例。本病好发于女性，男女发病率比为 1∶（2.0～3.5）。甲状旁腺囊肿常由于先天性囊肿残留、微囊肿融汇或囊液潴积以及腺瘤囊性退行性变而形成。好发于双侧甲状腺后下方，左侧多见，偶可见于纵隔内。

【临床表现】

甲状旁腺囊肿根据是否伴有高钙血症分为功能性和非功能性二类。非功能性者占多数，常无明显临床症状，根据肿物大小、位置不同，偶尔出现肿物压迫症状如吞咽困难，呼吸困难，声音嘶哑等。功能性甲状旁腺囊肿患者常伴有骨骼、泌尿、消化系统等甲状旁腺功能亢进症状。

【病理特点】

甲状旁腺囊肿壁薄，内衬单层立方上皮，囊壁间有巢状分布的甲状旁腺主细胞，免疫组化：嗜铬素（+）、细胞角蛋白（+）、突触素（+）。

【影像检查技术与优选】

CT、MRI、超声均可用于甲状旁腺囊肿术前定位。核素显像尤其对异位功能性甲状旁腺囊肿的定位诊断敏感性高。

【影像学表现】

表现为甲状腺后方或纵隔内薄壁囊肿，CT 上为均匀低密度影。MRI 上 T_1WI 为低信号，T_2WI 为高信号影。非功能性囊肿壁薄光滑，功能性囊肿壁稍厚（图 8-6-6）。

【诊断要点】

1. 甲状旁腺囊肿罕见，与颈部其他囊肿影像学表现类似。

2. 如囊肿位于典型的甲状腺后下方，同时合并甲状旁腺功能亢进者要考虑该囊肿。

【鉴别诊断】

主要与颈部淋巴管囊肿、鳃裂囊肿、纵隔内气管或食管囊肿。功能性甲状旁腺腺瘤位于典型位置可以诊断。非功能性甲状旁腺腺瘤与其他囊肿，单纯影像学上很难鉴别，需依赖病理。

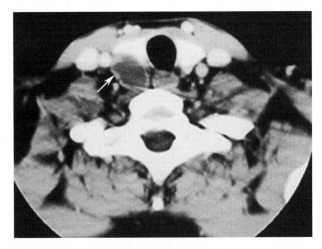

图 8-6-6　甲状旁腺囊肿

增强 CT 横断面示甲状腺右叶后方低密度囊性肿物，壁稍厚（白箭）

（杨智云　杨　亮　罗德红）

参 考 文 献

1. 范新东,郑连洲. 头颈部血管瘤及血管畸形的诊断和介入治疗. 中国眼耳鼻喉科杂志,2012,12(03):137-144.

2. 舒艳艳,韩志江,孙承. CT 对原发性甲状旁腺功能亢进的诊断价值. 中国临床医学影像杂志,2012,(3):198-200.

3. 韩志江,舒艳艳,吴志远,等. 原发性甲状旁腺功能亢进的CT 诊断价值. 中华内分泌外科杂志,2014,(2):150-155.

4. 王靖,张新疆,陶晶晶. 多层螺旋 CT 在甲状旁腺腺瘤诊断中的应用价值. 实用放射学杂志,2015,(9):1566-1567,1580.

5. Bahl M, Sepahdari AR, Sosa JA., et al. Parathyroid Adenomas and Hyperplasia on Four-dimensional CT Scans: Three Patterns of Enhancement Relative to the Thyroid Gland Justify a Three-Phase Protocol. Radiology, 2015, 277(2): 454-462.

6. 黎晓萍,李恒国. DCE-MRI 结合 DWI 对颈部淋巴结病变的鉴别诊断价值. 临床放射学杂志,2016,35(6):857-861.

7. 梁久平,徐茂盛,宋建勋,等. 颈部咽后淋巴结的 MRI 表现与鼻咽病变的关系,中国医学影像学杂志,2014,22(12):904-907.

8. 郭炜,罗德红,李琳,等. 多参数 MRI 预测舌癌颈部淋巴结转移的价值. 中华放射学杂志,2016,50(5):353-356.

9. 冀晓东,闫铄,夏爽,等. 动态增强 MRI 对头颈部腺样囊性癌及多形性腺瘤的诊断价值. 实用放射学杂志,2015(5):735-739.

第九章　颅底影像学

第一节　影像学检查方法

颅底结构解剖关系复杂，涉及面广，位置深在，解剖变异较大，一直是影像学研究的难点。X 线平片上重叠结构较多，仅能利用某些特殊体位显示部分重叠较少的结构。随着 CT 技术的不断发展，尤其是高分辨 CT 的应用，其密度和空间分辨率均得到很大的提高，对颅底骨性微细结构可清晰显示，目前已成为观察颅底骨结构的首选检查方法。MRI 以其清晰的软组织分辨率、无骨性伪影、多方位成像等特点在显示正常颅底神经、血管等结构及其病变的诊断方面表现出了强大的优势。

一、X 线

普通 X 线摄影即平片，是临床上最常用、最基本的检查手段，应用范围广，照片空间分辨率高，便于对比和会诊，患者接受的 X 线量较少。对于颅底的检查，虽然 CT 可提供更多的影像信息，但一些经典的投照体位一直被临床沿用。

1. **颏顶位**　患者仰卧，头部尽量后仰，听眦线尽量与胶片平行，中心线对准两侧下颌角连线中点，与听眦线垂直或成 105° 角射入暗盒中心。此位置为显示颅底的横断位影像，可显示颞骨岩部、乳突、卵圆孔、棘孔、颈动脉管、枕骨大孔、寰枢椎等结构，尤其能很好地显示颧弓，适用于判断颧弓的骨折等病变（图 9-1-1）。

2. **许氏位（Schüller 位）**　俯卧，外耳孔放于暗盒中心前方和上方 1cm 处，头部矢状面与暗盒平行，中心线向足侧倾斜 25°～30°，对准外耳孔后方 2cm 和上方 7cm 射入暗盒中心。此位置主要用于显示乳突侧位影像，其次还可显示鼓室盖、颞颌关节、内外耳孔等结构的侧位影像。

3. **梅氏位（Meyer 位）**　仰卧，头部矢状位与暗盒成 45° 角，听眦线与暗盒垂直，中心线向足侧倾斜

35°～45°，对准对侧眼眶上方的额部射入暗盒。此位置为显示颞骨岩部长轴方向的横断位，对显示岩部病变如胆脂瘤等很有价值。此外，还可显示乳突窦、内外耳孔、颈动脉管、迷路部位和颞颌关节等结构。

4. **瑞氏位（Rhese 位）**　又名视神经孔位，俯卧，颧弓、鼻尖和下颌隆突部三点紧靠暗盒，头部矢状面与暗盒成 53° 角，听鼻线与暗盒垂直，中心线对准被检侧眼眶中心，与暗盒垂直。此位置使视神经孔在眼眶的外下方显影，是显示视神经孔最常规的体位。

二、CT

CT 的发展促进了医学影像学的进展，尤其是多层螺旋 CT 的应用是 CT 发展史上一个重要里程碑。螺旋 CT 的薄层大矩阵扫描及强大的后处理技术对颅底解剖结构及病变的显示具有极高的价值，目前

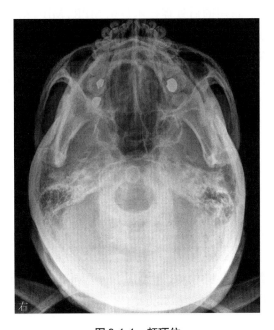

图 9-1-1　颏顶位
颅底 X 线片，示颞骨岩部、乳突、卵圆孔、棘孔、枕骨大孔、寰枢椎等结构，尤其能很好地显示颧弓

对于颅底的检查,高分辨 CT 扫描已逐渐代替了常规 CT 扫描。

(一)高分辨 CT(high resolution computed tomography,HRCT)

螺旋 CT 薄层高分辨扫描的特点包括薄层、大矩阵、小 FOV、骨算法及高电压等。骨算法的图像像素小,数目多,因此图像细致、清楚,空间分辨率高。不过,其噪声较大,密度分辨率较低,但颅底由于骨骼、软组织和空气之间的密度差别非常大,本身自然的密度分辨率已经很高,因此高分辨 CT 对显示颅底的结构及其病变具有很高的临床价值,常为首选的影像学方法。颅底的高分辨 CT 电压≥120kV,电流≥300mA,矩阵一般≥512×512,FOV 为 14～18cm,层厚 1.0～1.5mm,窗宽 3 000～4 000HU,窗位 500～700HU。此时骨结构显示较为清楚,尤其是颅底的细微骨折较常规 CT 扫描显示率明显增高。高分辨 CT 对耳部微细结构及病变的观察具有极高的诊断价值,可清晰显示鼓膜、听小骨、半规管及内耳迷路等诸多细微结构,对外伤性的骨膜穿孔、锤骨柄骨折、砧骨长脚骨折、锤砧关节分离等征象显示清晰,有助于诊断。此外,对于显示颅底自然孔道,高分辨 CT 扫描为首选的检查方法。例如,面神经管、视神经管骨折的诊断为临床解释面瘫及视力下降提供了可靠的影像学依据。

(二)螺旋 CT 后处理技术的应用

螺旋 CT 为容积扫描,其强大的后处理功能为显示颅底的正常解剖及其病变提供了更为丰富的影像信息。常用的后处理技术包括 MPR、MIP、MinIP、SSD、CPR、VR 等。这些技术的应用在外伤、先天发育畸形、占位性病变的诊断及临床手术等方面提供了更多的诊断依据和参考信息。利用 MPR 技术不仅清晰地显示了颅底正常孔道的位置、形态,同时可观察其走行及其交通位置关系。如翼腭窝的多平面成像可显示其与鼻腔、口腔、中颅窝、眼眶及鼻窦等的交通关系;利用 VR 技术可清晰显示听骨链和骨迷路的三维图像,可显示颅底孔道的结构(图 9-1-2,见文末彩插);利用 CPR 技术可显示出面神经管的走行;利用 MinIP 技术可去除膜迷路周围结构,仅对骨迷路腔内膜迷路进行重建获得膜迷路的三维图像。还可利用 VR 和 MIP 技术对耳先天性畸形的手术可行性进行判断。

三、MRI

对于颅底骨质结构的显示,CT 优于 MRI。而

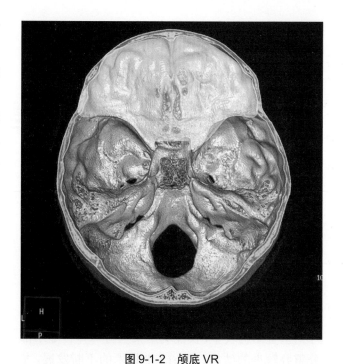

图 9-1-2　颅底 VR
多层螺旋 CT 的 VR 图像可清晰显示前、中、后颅底的全貌及自然孔道

对于颅底的某些肿瘤及肿瘤样病变的诊断,MRI 具有明显的优势,尤其是一些微小结构内的小的病变的检出及诊断或是某些具有明显 MRI 特征性表现的病变,都应选择 MRI。例如内耳道小的听神经瘤,MRI 的检出率明显高于 CT。一些小的病变还往往需要通过增强 MRI 进行确诊,如垂体的微腺瘤;而颈静脉球瘤由于表现为典型的"盐-胡椒"征,行增强 MRI 检查诊断更为明确。常用的颅底 MRI 检查序列如下:

(一)MRI 二维成像序列

1. 自旋回波序列(spin echo,SE)　为 MRI 最常用的基本序列,具有以下优点:①序列结构简单,信号变化容易解释;②图像具有良好的信噪比;③图像的组织对比良好;④磁化伪影轻微;⑤ T_1WI 采集时间较短。SE 序列目前多用于获取头颅常规扫描的 T_1WI,在颅底的 MRI 检查中,由于对微细结构采用薄层大矩阵扫描,现已采用梯度回波序列获取 T_1WI 序列。

2. 快速自旋回波序列(fast spin echo,FSE)　2D-FSE 序列是目前临床上应用最广的序列之一,主要用于获取 T_2WI。其优点是成像速度快、对磁场不均匀性不敏感;缺点是图像的模糊效应、不利于一些能够增加磁场不均匀的病变如出血等的检出。

(二)MRI 三维梯度回波序列

1. 三维快速自旋回波序列(three-dimension fast

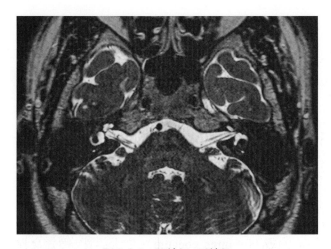

图 9-1-3　面神经、听神经
3D-FSE T$_2$WI 可清晰显示双侧桥小脑角及内听道内的面神经、听神经

spin echo，3D-FSE） 3D-FSE 与 2D-FSE 的区别在于射频脉冲加在一定厚度的层面上，再施加 180° 重聚相位脉冲，取得回波及相位编码。目前通常采用 3D-FSE 成像，颅底结构的成像质量，特别是脑神经等微细结构，有了很大提高（图 9-1-3）。

2. **梯度回波序列（gradient echo，GRE）** 三维梯度回波序列是将射频脉冲加在有一定厚度的层面上，再通过选层梯度场使每层的相位产生差异，从而获得相对较薄层的图像，其特点是大大提高了空间分辨力，有利于观察细微结构，如脑神经的显示。因此对于颅底的扫描，常采用 GRE 获得 T$_1$WI 图像，较 SE 序列大大缩短了扫描时间。

3. **平衡式稳态自由进动序列（balance steady state free precession，Balance-SSFP）** 此序列在各厂家名称不同，包括平衡快速梯度回波序列（balance-fast field echo，B-FFE）、稳态采集快速成像序列（fast imaging employing steady state acquisition，FIESTA）、真稳态进动快速成像（true fast imaging with steady precession，true-FISP）。上述三种序列产生的信号成分由于多是经历了两、三个 TR 后获取的，可产生明显的 T$_2$ 加权效果，因而主要用于获取 T$_2$ 对比图像，在颅底主要用于耳蜗水成像、测量正常内耳结构及显示解剖变异；用以诊断先天性神经性耳聋的病因，发现内耳小的肿瘤，与增强 T$_1$WI 结合确定肿瘤与耳蜗神经的关系等。

（三）MRI 断层血管成像（MRI tomographic angiography，MRTA）

MRTA 主要多采用三维时间飞越法（time of flight，TOF），TOF 的成像原理是流动相关增强效应，在成像区域内流动的血液呈高信号，周围静止组织信号

被饱和，从而使流动血液与周围组织呈现较高的信号对比。对于原发性三叉神经痛和面肌痉挛的患者，该技术可以较好地显示神经血管压迫，具有较高的诊断价值。

（四）脂肪抑制序列

1. **STIR 序列** STIR 为短时反转恢复序列（short time inversion recovery，STIR）STIR 脉冲序列是选择较短的反转恢复时间（150～175ms），恰好使脂肪质子的纵向磁化恢复到 0 点或称转折点时施 90° 脉冲，因此在其后脂肪质子无横向磁化而无信号产生，起到抑制脂肪组织的作用。

此序列应用于颅底检查可提高小病灶的检查率，鉴别病灶内有否脂肪成分，并能使与脂肪相邻的其他短 T$_1$ 结构显示得更清楚。应注意此序列不应用于增强检查，因为强化的病变组织的 T$_1$ 值与脂肪组织的 T$_1$ 值相近时，可能与脂肪一起被抑制掉。

2. **FATSAT 序列** FATSAT 序列是一种脂肪饱和（fat saturation，FATSAT）序列，是一种射频频率选择性的脂肪抑制技术，此技术可用于 MRI 所有的脉冲序列上，且对脂肪组织具有高选择性，对其他组织的影响较小。此序列对于场强的依赖性较大，对磁场的均匀性要求较高，不适用大 FOV 的扫描。因其较 STIR 相比，增加了人体的射频吸收能量，且减少同一 TR 内的采集层数，因此我们常常更多地采用 STIR 技术进行颅底的扫描。

（五）动脉自旋标记灌注成像（arterial spin labeling，ASL）

动脉自旋标记灌注成像技术是一种非创伤性的 MRI 灌注技术，无需注射造影剂，以磁标记的动脉血作为内源性造影剂，待标记血进入组织，与组织发生交换后成像，所成图像（即标记像）包括原来的静态组织和流经成像区组织标记血的量，为了消除静态组织的信号，对感兴趣区进行另外一次未标记血成像（即控制像），标记像与控制像减影，所得的差值像只与流入成像平面的标记血有关。ASL 的信噪比很小，多次采集后使得信号均匀。目前应用最广泛的是伪连续动脉自旋标记（pseudo-continous arterial spin labeling，pCASL）成像技术。

颅底病变的生长很大程度上依赖于血管生长的进程。虽然经典的动态磁敏感增强（dynamic susceptibility contrast magnetic resonance imaging，DSC-MRI）灌注检查已经成为颅内肿瘤性病变的完善性检查，但是对评估颅底轴外病变仍存在磁敏感伪影的局限性。而利用 pCASL 成像的参数肿瘤血流量

（tumor blood flow，TBF）可对颅底一些形态学表现相近的肿瘤进行鉴别。例如，颅底的软骨肉瘤与副神经节瘤、鞍区的垂体腺瘤与脑膜瘤有时在形态学上容易混淆，但 TBF 显示后两者的血供相对丰富，可对鉴别诊断提供有价值的信息。

总之，颅底的解剖结构错综复杂，对于观察颅底的骨性结构，多层螺旋 CT 高分辨扫描为首选；同时，MRI 各序列的合理选择和应用，对于发现颅底微小病变、确定病变的组织成分以及明确与周围组织的位置关系等具有较高的临床价值。

（钟　进　刘　筠）

第二节　影像解剖

颅底（skull base）主要由额骨眶板、筛骨筛板、蝶骨、枕骨及左右两块颞骨岩部构成。从前向后呈台阶状逐级降低，颅底骨面凹凸不平。

颅底分区目前尚无统一标准。根据朝向，颅腔面称为内颅底，背面称为外颅底。以蝶骨大、小翼、颞骨岩部为界，内颅底从前至后又可划分为前、中、后三部分，文献中多采用这种分区。部分作者将内颅底正中矢状线两旁的长条状区域称为中央颅底，分布众多骨孔和裂隙，走行多条神经及血管，是颅底病变蔓延的重要途径。

外颅底无明显自然标记与内颅底分界相对应，分区困难，为适应临床手术入路解剖定位要求，有学者提出侧颅底的概念（沿眶下裂和岩枕裂各作一延长线，向内交角于鼻咽顶，向外分别指向颧骨和乳突后缘，两线之间的三角形区域称为侧颅底），使该区域的病变诊断有了定位基础。此外，由枕骨、寰椎、枢椎及其邻近结构构成的颅颈交界区，也与颅底关系密切。

一、前颅底

前颅底前起额骨鳞部，后界为蝶骨小翼及鞍结节。底壁主要由额骨眶板构成，中央部分骨壁由筛骨水平板构成，具有两侧高中央低的特点，表面起伏不平。额、筛骨交界区有盲孔，其后方骨性突起为鸡冠。鸡冠位于筛骨水平板中部，分隔左右两块筛板，每侧筛板上分布近 40 多个筛孔，是嗅丝入颅的通道。此外，额骨眶板与蝶骨小翼之间为蝶额缝，外伤时不要误诊为骨折。

盲孔（foramen coecum）：位于额骨、筛骨交界区，鸡冠前方。儿童期有导静脉通过，成年后大多封闭。普通 X 线及 MRI 难以显示。儿童头颅 CT 薄层扫描可分辨盲孔，于横断面呈低密度圆形小孔，于矢状面呈不完全性细小骨管，向前下走行，自颅腔向鼻腔延伸（图 9-2-1），囟门型脑膜脑膨出时可见扩大。

鸡冠（crista galli）：位于筛骨水平板中部，是大脑镰的附着点，为前颅底中线结构的重要骨性标志。在普通 X 线及 CT 片上呈杏仁状或菱形高密度影，位于两侧眼眶之间（图 9-2-2B）。在 MRI 上其骨皮质呈低信号，骨松质内因含骨髓组织呈中等高信号。

筛孔（cribriform foramina）：位于筛骨水平板上，沟通鼻腔与颅腔，孔径细小，来自鼻腔的嗅丝由此分侧入颅汇集成两侧嗅球，由鸡冠分隔，向后移行为嗅束，至前穿质处形成嗅三角。普通 X 线无法显示。CT 多平面重组（multiplanar reformation，MPR）矢状面及冠状面可以清晰显示筛孔的形态（图 9-2-2）。高分辨 MRI 冠状面可识别嗅球及嗅束，嗅丝结构纤细，常规 MRI 成像难以识别。

蝶额缝：普通 X 线及 MRI 难以显示。在 CT 横断面上表现为锯齿状低密度线影，横跨前颅底。

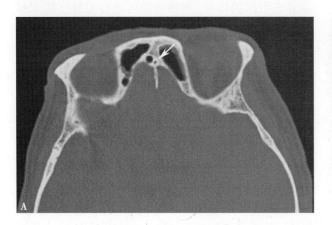
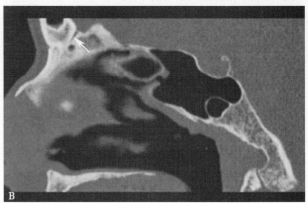

图 9-2-1　盲孔
A. CT 横断面；B. CT 矢状面，清晰显示盲孔（箭）

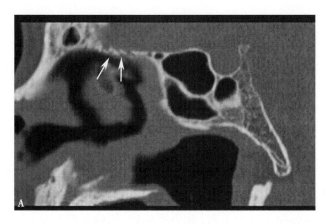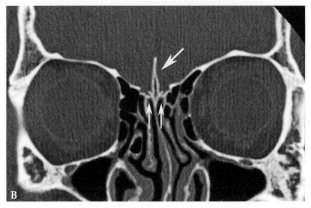

图 9-2-2 筛孔
A. CT 矢状面；B. CT 冠状面。显示筛孔（细箭）和鸡冠（粗箭）

二、中颅底

中颅底中间狭小，两侧宽阔，呈蝴蝶展翅状。前以蝶骨大、小翼及鞍结节与前颅底分隔，后以颞骨岩部与后颅底分隔。底壁主要由蝶骨体及两侧的蝶骨大翼构成。颞骨鳞部构成部分外侧底壁，与蝶骨大翼外缘形成蝶鳞缝。

蝶骨体上方为蝶鞍。蝶鞍前壁为鞍结节，蝶鞍后壁为鞍背。蝶鞍下方为蝶窦，上方为鞍上池，两侧为海绵窦及 Meckel 腔。

蝶骨大翼内缘分布圆孔、卵圆孔和棘孔，由前内向后外弧形依次排列，两侧对称，呈"八"字型。此外，中颅底骨质内尚有翼管穿行。

视神经管（optic canal）：位于中颅底前端的中线旁，双侧各一，由蝶骨小翼的两个根与蝶骨体的外侧缘围合而成，内衬硬脑膜，沟通眼眶和中颅窝。视神经由此入颅，沿交叉前沟到达视交叉，此外眼

动脉在视神经下方穿过视神经管，向前进入眶尖，二者之间由纤维结缔组织分隔。

53° 后前斜位摄片（瑞氏位）是视神经管传统 X 线检查方法，其位于眼眶外下象限和眶上裂的内上方，呈圆形或卵圆形透亮影。眼动脉与视神经之间的结缔组织钙化，可使视神经管呈双孔状或葫芦状。CT 横断面显示视神经管呈狭长的骨管，长 4～9mm，宽 4～6mm，由前外向后内斜行；冠状面重组有利于双侧对比，准确了解管壁细微结构改变，是筛查外伤患者视神经管骨折的首选检查手段（图 9-2-3）。

眶上裂（superior orbital fissure）：位于视神经管外侧，由蝶骨大、小翼围成，呈底向内侧的狭长三角形，长约 22mm。眶上裂内侧部宽大，外侧部狭小。内侧部有动眼神经、鼻睫神经及其睫状神经节感觉支、展神经和眼下静脉穿行；外侧部有眼上静脉、泪腺神经、滑车神经、额神经和泪腺动脉脑膜支穿过，间隙填充脂肪组织。眶上裂沟通眶尖与海绵窦前

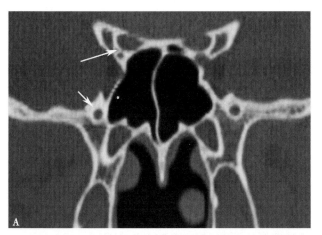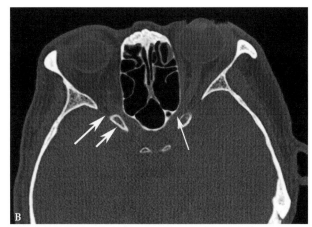

图 9-2-3 视神经管
A. CT 冠状面，示视神经管（长白箭），圆孔（短白箭）断面呈椭圆形、圆形低密度影；B. CT 横断面，显示眶上裂（长粗箭）与视神经管（长白箭）由蝶骨小翼根部（短粗箭）分隔

部,该部位损伤,患者可表现眶上裂综合征。

普通 X 线 20° 后前位(眼眶正位)或 23° 后前位(柯氏位,即 Caldwell 氏位),眶上裂呈倒置的逗点状,投影于眼眶内下象限,双侧对称呈倒八字形排列。于 CT 横断面显示为眼眶后外侧壁宽阔的骨质缺损区,其内侧斜行致密骨影为蝶骨小翼根部(图 9-2-3B);于 MRI 骨壁呈低信号黑影,裂隙内脂肪呈短 T_1 长 T_2 信号,其内穿行的神经束呈点状或线状等信号影。

蝶鞍(sella turcica):位于蝶骨体上方,状如马鞍,容纳垂体,又称垂体窝,前后径 7~16mm,平均 11.7mm;深径 7~14mm,平均 9.5mm。

普通 X 线及 CT 均能清晰显示蝶鞍形态(图 9-2-1B)。正常成人蝶鞍以椭圆形最多见,其次为圆形,扁平型。少数病例前后床突之间可出现线状致密影,呈桥状封闭蝶鞍上部,系鞍膈钙化所致。

垂体位于蝶鞍内,于 MRI 呈椭圆形等信号影,一般高径小于 8mm,不低于 3mm;平均宽径 10~12mm;前后径约 8mm,上缘通常平直或下凹,年轻生育期妇女可轻度上凸,垂体后叶可见点状或结节状短 T_1 高信号,垂体柄经鞍膈孔向上进入鞍上池,于视交叉后上方止于丘脑下部。

海绵窦(cavernous sinus):位于蝶鞍两侧,硬脑膜在此分为两层并折返形成腔隙,内层构成海绵窦下壁和内壁,外层构成外壁和上壁,四壁向前床突集中,使海绵窦呈尖向眶尖的圆锥形。海绵窦外壁的硬脑膜又分为三层,分隔成外侧较窄的硬膜间隙区和内侧宽阔的血液间隙区。硬膜间隙区自上而下依次穿行第Ⅲ、Ⅳ、V_1(眼神经)和 V_2(上颌神经)脑神经。血液间隙区走行颈内动脉、第Ⅵ脑神经及部分交感神经丛。除 V_2 脑神经向前经圆孔入翼腭窝之外,其余脑神经出海绵窦后由眶上裂入眶。

普通 X 线不能显示海绵窦。CT 显示为鞍旁的均匀高密度腔隙影。MRI 是海绵窦的首选检查方法,以横断面和冠状面显示较好,窦腔呈长 T_1 长 T_2 信号,增强检查窦腔明显均匀强化,其内的颈内动脉呈流空信号黑影,除展神经外,其余在海绵窦内走行的神经均难以分辨。

Meckel 腔:位于海绵窦后方的硬脑膜腔隙,容纳三叉神经半月节,周围充填脑脊液,两侧对称,呈"八"形排列。

普通 X 线不能显示。CT 薄层扫描骨窗可显示其位于颞骨岩尖处的三叉神经压迹(图 9-2-4A)。常规 MRI 横断或冠状面呈三角形长 T_1 长 T_2 信号腔

隙,边缘清楚光滑,增强检查边缘的硬膜可轻度强化(图 9-2-4B、C),若腔内出现异常强化或一侧明显增大,则高度提示病变。

圆孔(foramen rotundum):位于眶上裂下方,蝶骨大翼内缘,连接中颅窝和翼腭窝,有上颌神经、圆孔动脉及导静脉通过。圆孔与蝶窦外侧壁关系密切,依据二者的空间关系,圆孔分为窦旁型、部分窦内型、完全窦内型。有时圆孔下方出现骨管连通颞下窝或翼板间隙称为圆下管;在圆孔外侧出现骨管向外向下通颞下窝,称为圆外管,均属正常变异,前者多见,后者少见。

普通 X 线眼眶 20° 后前位,圆孔显示于眼眶内下部;于瓦氏位(Water 氏位)位于上颌窦内上方,呈圆形透亮影。CT 横断及冠状面可显示圆孔的真实形态,名为孔,实为长 3.1~3.6mm 的短骨管,管壁光滑锐利(图 9-2-5A、B,图 9-2-3A)。MRI 上圆孔较难分辨。

卵圆孔(foramen ovale):位于圆孔后外方,椭圆形,大小约 4.2mm×9.0mm,连接中颅窝和颞下窝,其内走行三叉神经下颌支、导静脉、副脑膜中动脉。

额顶位 X 线片卵圆孔呈椭圆形低密度影(图 9-1-1),内后缘骨壁可部分缺如,不要误诊为病变。卵圆孔于 CT 显示更为清晰(图 9-2-6A),自中颅窝向前外下斜行贯穿蝶骨大翼,沟通颞下窝。于 MRI 冠状面可辨认等信号的下颌神经自 Meckel 腔发出,向外下进入卵圆孔,周围脂肪组织间隙呈高信号(图 9-2-6B)。

棘孔(foramen spinosum):位于卵圆孔的后外侧,呈圆形,直径 3~4mm,沟通中颅窝与颞下窝,脑膜中动脉由此入颅。

棘孔于普通 X 线片及 MRI 上常难识别,于 CT 横断面呈边缘清楚的低密度骨孔(图 9-2-6A),CT 血管造影(CT angiography,CTA)可显示脑膜中动脉由此穿行。棘孔变异包括双棘孔和棘孔缺如。

颈动脉管(carotid canal):位于颞骨岩部内,自后外向前内接近水平走行,外口位于颈静脉孔外口的前方,内口连破裂孔,沟通海绵窦与颈动脉间隙,其内通过颈内动脉和交感神经丛。

颈动脉管于普通 X 线片常难识别,常规 CT 横断面呈管道状低密度影,前邻咽鼓管、外邻中耳鼓室,管壁光滑清晰,有时管壁可见斑片状致密影,系动脉壁钙化所致(图 9-2-7A)。

破裂孔(foramen lacerum):由颞骨岩尖内侧、蝶骨体、枕骨斜坡外侧缘围成,其内口与颈动脉管内

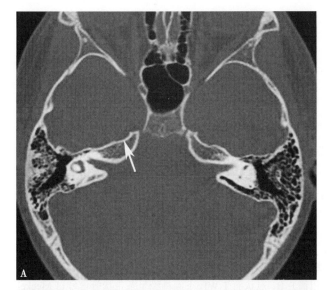

图 9-2-4　Meckel 腔

A. CT 横断面，颞骨岩尖前缘弧形压迹为三叉神经压迹（粗箭）；B. 横断面 T₂WI，示 Meckel 腔呈高信号腔隙位于鞍旁（白箭）；C. 横断面增强 T₁WI，Meckel 腔边缘线状强化

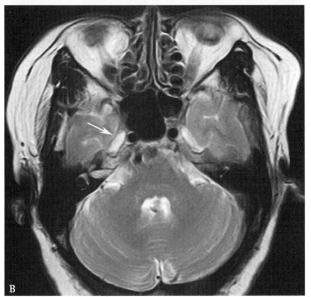

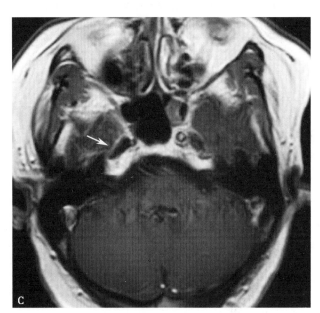

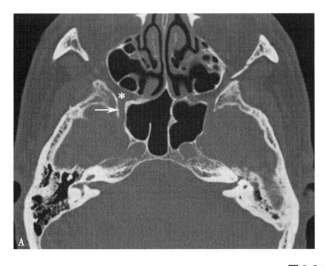

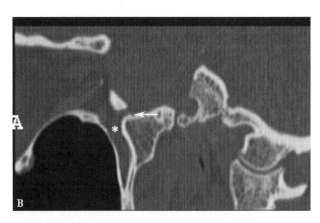

图 9-2-5　圆孔

A. CT 横断面；B. CT 矢状面，示圆孔（箭）表现为一短骨管连接中颅底与翼腭窝（*）

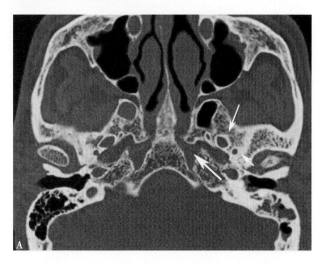

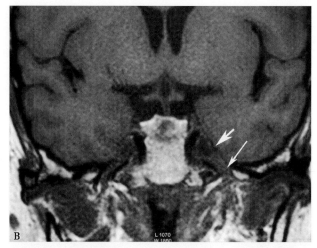

图 9-2-6　卵圆孔与棘孔

A. CT 横断面，示卵圆孔（长细箭）、棘孔（短细箭）和破裂孔（长粗箭）；B. 冠状面 T₁WI，下颌神经呈条带状等信号自 Meckel 腔（短粗箭）向下外方进入卵圆孔（长细箭）

口相通，外口由下蝶岩韧带封闭，咽升动脉的脑膜支及其静脉以及交感神经由此走行。

破裂孔于普通 X 线片及 MRI 上常难识别。常规 CT 横断面呈不规则形低密度影，位于颞骨岩尖内侧（图 9-2-7A）。

翼管（pterygoid canal）：位于蝶骨下方，圆孔内侧，自前向后贯穿翼突根部，长（14.74±1.64）mm，前接翼腭窝，后连破裂孔，内有翼管动脉及翼管神经通过。

普通 X 线及 MRI 不能显示翼管。CT 薄层扫描可清晰显示翼管影像，矢状面表现为前口稍宽的狭长细管，CT 横断面和矢状面能清晰显示翼管与蝶窦腔的空间关系（图 9-2-7）。翼管与蝶窦关系密切，主要与发育有关。蝶窦手术时，要特别注意避免损伤翼管的神经和血管。

三、后颅底

后颅底主要由颞骨岩部、枕骨构成，呈漏斗状开口于椎管，最低点为枕骨大孔，其两侧的骨壁内穿行舌下神经管及髁管。

后颅底前界为枕骨斜坡，并向上与鞍背相接，于儿童期形成蝶枕软骨联合，成年后闭合；前外侧界为颞骨岩部，后缘有内耳道的开口，岩枕裂后部为颈静脉孔；后界为枕内隆凸及横窦沟；两侧界为乙状窦沟，向后连接横窦沟，向前内开口于颈静脉孔。

内耳道（internal auditory canal）：位于颞骨岩部内的骨性管道，由内向外接近水平走行，正常成人长 10～20mm，开口于桥小脑角池，其内有听面神经及迷路动静脉穿行。

在内耳道经眶位 X 线片上，内耳道呈横行管状

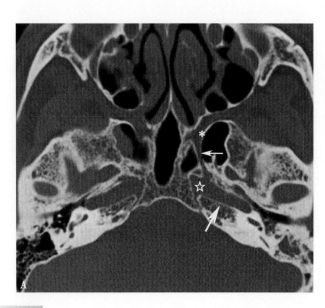

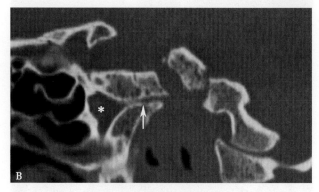

图 9-2-7　翼管

A. CT 横断面；B. CT 矢状面。翼管显示为狭长的骨管（细箭）连接翼腭窝（*）及破裂孔（☆），图 A 同时可见颈动脉管（粗箭）

或壶腹状低密度影，成人平均宽径 5.5mm，最大不超过 10mm，双侧基本对称，相差不超过 0.5mm，如超过 2mm 可认为内耳道扩大。HRCT 显示内耳道更为清晰，对细微骨质改变判断更为准确（图 9-2-4A）。MRI 重 T₂WI 序列可直接显示内耳道的神经血管，脑脊液呈均匀高信号，面、听神经呈线状等信号影，小动脉因流空效应呈无信号黑影（图 9-1-3）。薄层横断面 MRI 有助于识别内耳道中的面听神经，在内耳道上部层面，面神经居前，前庭上神经居后；在内耳道下部层面，耳蜗神经居前，前庭下神经居后。

颈静脉孔（jugular foramen）：由颞骨岩部的颈静脉切迹与枕骨的同名切迹围成，是一个具有内口、孔腔和外口的不规则管道。内口与乙状窦沟连接，外口与舌下神经管以一薄骨板相隔。孔腔部紧邻下鼓室并自颞骨岩部向下发出骨突（颈静脉内突），将颈静脉孔分为前内侧的神经部和外后方的血管部。神经部走行岩下窦及舌咽神经，血管部走行迷走及副神经、颈内静脉及咽升动脉脑膜支。

70° 颏顶位 X 线片，颈静脉孔呈卵圆形透亮影，位于岩枕裂后端。CT 横断面显示颈静脉孔形态不规则，神经部狭小近呈三角形，血管部宽阔呈圆形或椭圆形，骨壁光滑清晰（图 9-2-8）。两侧颈静脉孔常不等大（70% 右侧大于左侧）且不等高。MRI 颈静脉孔区信号较为复杂，血流快速时呈流空黑影，流速缓慢时可呈球形高信号，不要误诊肿瘤。薄层重 T₂WI 横断面，在高信号的脑脊液衬托下，可见到后组脑神经混合束（第 Ⅸ～Ⅺ 脑神经）呈线状等信号影，自延髓斜向前外方进入颈静脉孔。

舌下神经管（hypoglossal canal）：位于枕骨髁上方，向前外方贯穿骨质。内口位于枕骨大孔前上部，外口位于颈静脉结节下方。内壁衬硬膜，走行舌下神经、舌下神经管静脉丛及咽升动脉脑膜支。

普通 X 线不能显示。CT 显示舌下神经管与颈静脉孔毗邻，双侧位置对称，管径等宽（图 9-2-8、图 9-2-9A）。MRI 也可清晰显示，管壁骨皮质呈清晰锐利的低信号影像，高分辨成像可见到管腔内等信号的舌下神经。

髁管（condylar canal）：不恒定出现，外口位于枕骨髁后的髁窝内，绝大部分内口位于颈静脉孔内，4.3% 汇入舌下神经管，其内走行髁导静脉，沟通枕下静脉丛和乙状窦。

普通 X 线及 MRI 无法显示髁管，CT 横断面显示为斜穿枕骨髁的小骨管，管径 1.9～8.2mm，低于舌下神经管层面（图 9-2-9B）。

枕骨大孔：由枕骨基底部围成，椭圆形，前后径大于左右径，延髓及椎动脉由此出入颅。

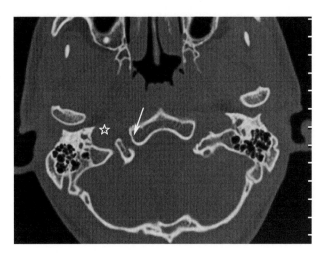

图 9-2-8　颈静脉孔
CT 横断面，示颈静脉孔（☆）与舌下神经管（箭）

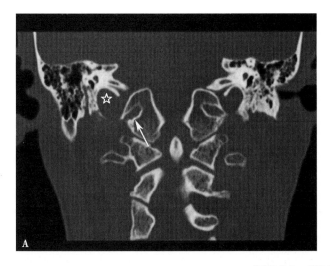

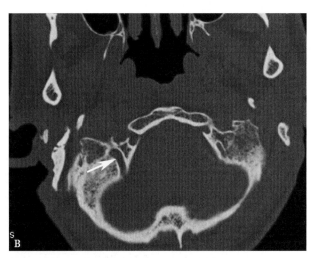

图 9-2-9　舌下神经管与髁管
A. CT 冠状面，示舌下神经管（细箭）与颈静脉孔（☆）；B. CT 横断面示髁管（粗箭）

普通 X 线、CT 及 MRI 均可清晰显示。

四、颅颈交界区

颅颈交界区由枕骨、寰椎、枢椎及其韧带共同围成，走行延髓及部分颈段脊髓、第Ⅸ～Ⅻ对脑神经、第1～2颈神经及椎动脉等重要神经血管结构。

（一）重要关节结构

寰枕关节（atlanto-occipital joint）：由枕骨髁与寰椎上关节面吻合而成，关节面向内并向后倾斜，双侧各一。

寰枢椎间关节：共有四个关节。寰椎下关节突与枢椎上关节突构成寰枢关节（atlanto-axial joint），关节面前后水平并向外倾斜，左右各一；枢椎齿状突前缘与寰椎前弓后缘形成齿状突前关节，即寰齿关节（atlanto-odontoid joint）；齿状突后缘与横韧带前缘形成齿状突后关节。

普通 X 线颈椎开口正位片，口腔正中为枢椎体及齿状突，齿状突两侧为梯形寰椎侧块，寰枕关节通常显示不清，寰枢关节向外倾斜，双侧对称呈"八"字形，关节面清晰致密，关节间隙宽度一致。颈椎侧位片上乳突与寰枕关节影重叠，寰枢关节面接近水平走行，正常寰齿前间隙（ADI）成人不超过 3mm，儿童不超过 4mm。部分人群寰椎斜韧带骨化，完全或部分封闭椎动脉沟，形成寰椎后桥。CT 薄扫 MPR 重组技术对骨性结构的显示有明显优势，可灵敏反映椎体形态及骨密度的细微改变，此外能弥补普通 X 线对寰枕关节显示的不足。MRI 可较 CT 更敏感的反映骨髓信号的改变。

（二）重要韧带

颅颈交界区有多条韧带、纤维膜结构维持骨间的稳定，由脊椎前向后依次排列为寰枕前膜、齿突尖韧带、翼状韧带、十字韧带（横部及垂直部）、覆膜及寰枕后膜，以十字韧带横部即横韧带、翼状韧带与覆膜的稳定作用最重要。

横韧带（ligamentum transversum）：附着于寰椎两侧块内侧的结节，将寰椎管分成前小后大两部分，前部容纳齿状突，后部容纳脊髓，限制齿状突过度活动，防止寰椎向前移位，是寰枢椎间最重要的稳定结构。

翼状韧带（alar ligament）：起自齿状突尖，向外上斜行止于枕骨髁内下缘，双侧各一，双侧协同限制头及寰椎过度旋转及侧方半脱位。

覆膜（tectorial membrane）：为后纵韧带的向上延续，起自枢椎体的后方，上达枕骨大孔前方枕骨基底部的上部。覆膜宽而强韧，有防止枕骨纵向分离的作用。

普通 X 线不能显示韧带结构，主要依据寰齿前间隙（ADI）宽度间接判定横韧带是否损伤，ADI 达 3～5mm 提示横韧带部分撕裂，超过 5mm 则提示横韧带断裂。CT 扫描韧带呈条带状稍高密度影。MRI 高分辨质子序列是韧带的最佳显示手段，翼状韧带以冠状面显示最好，表现为灰黑色带状信号影，双侧对称，呈翼状连接于齿状突尖与枕骨髁内下缘之间（图 9-2-10A）；横韧带以横断面显示最佳，呈灰色或黑色纤维束，弓形越过齿状突断面的后部（图 9-2-10B）；覆膜以矢状面显示最佳，呈粗线状的黑影附着于枕骨基底部和枢椎体后缘（图 9-2-10C）。

（三）重要神经血管

椎动脉：沿 C_6～C_1 横突孔上行，在寰枢椎横突之间形成血管袢。椎动脉穿过寰椎横突孔，向后向外绕过寰椎侧块，沿椎动脉沟向内前行，穿透硬膜入椎管，经枕骨大孔入颅。

C_1～C_2 脊神经：C_1 脊神经由 C_1 椎板间隙（枕骨与寰椎后弓之间）出椎管，分为背侧支和腹侧支，走行于寰椎后弓与椎动脉间。C_2 脊神经由 C_2 椎板间隙（寰、枢椎椎板之间）出椎管，周围环绕椎静脉丛，并在硬膜外形成脊神经节，节后分为两支。

CTA 及 MRA 均可显示椎动脉。过寰椎侧块的 MRI 矢状 T_2WI 像，C_1 椎板间隙迂曲的流空信号影为椎动脉，其前下方可见点状或短线状等信号为 C_1 神经，位于椎动脉与寰椎后弓之间；C_2 脊神经节呈圆形等信号影，位于 C_2 椎板间隙中央，周围环绕的静脉丛及脂肪组织呈高信号影（图 9-2-10D）。

五、侧颅底

侧颅底特指以鼻咽顶壁为中心，向前外经翼腭窝达眶下裂前端，向后外经颈静脉窝到乳突后缘两条假想线围成的三角区域。Van 等学者将其分为 6 个区。①颞下区：前界为眶下裂，外界为颞下脊，内界为茎突。区内有卵圆孔、棘孔沟通颅中窝及颞下窝。②咽鼓管区：位于鼻咽区外侧，为咽鼓管骨部，腭帆张肌和腭帆提肌附着处，前方为翼突基底部构成的舟状窝。③鼻咽区：以鼻咽在颅底的附着线为界，外侧为咽隐窝，前方至翼内板，后达枕骨髁及枕骨大孔前缘。两侧的鼻咽区共同构成鼻咽顶。④关节区：位于听区前外侧，以颞颌关节囊附着处为界限，内有下颌骨的髁状突。⑤听区：为颞骨鼓部构成，前界为鳞鼓裂，后界为茎突。⑥神经血管区：位

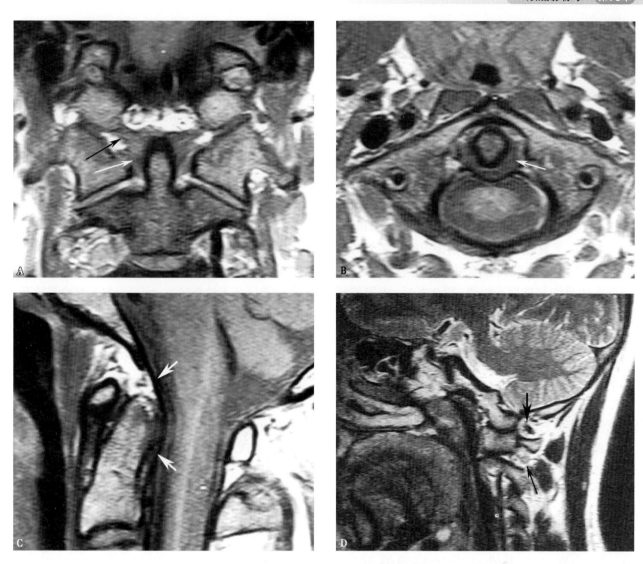

图 9-2-10　颅颈交界区韧带与神经

A～C. MRI 高分辨质子序列冠状面、横断面和矢状面，示翼状韧带（长细黑箭）、横韧带（长细白箭）及覆膜（短粗白箭），呈均匀黑带或灰带影；D. 矢状面 T_2WI，示 C_2 神经节（长细黑箭），短管状黑影为椎动脉（短粗黑箭），其前下方点状等信号为 C_1 神经

于咽鼓管区后方，由颈内动脉管外口，颈静脉孔，舌下神经孔和茎乳孔构成（图 9-2-11）。

　　侧颅底重要孔道包括颈内动脉管外口、颈静脉孔外口、颞下窝、翼腭窝等。

　　颈内动脉管外口：颈内动脉管外口位于颞骨底面的后外侧部，形状不规则，呈前外低后内高的形态。颈内动脉管外口前方与咽鼓管相毗邻；后方与颈静脉窝相毗邻；前外侧与鼓室相邻。结合 CT 和 MRI 能显示颈内动脉管的骨性结构及其周围的神经、血管。

　　颈静脉孔外口：颈静脉球在颈静脉外口延续于颈内静脉。管道外上部为岩骨皮质；内下壁为枕骨皮质；内邻颈静脉结节。高分辨率 CT 和 MRI 所提供的信息是相互补充的，高分辨率 CT 对骨性结构的显示具有明显的优势，MRI 采用特殊的序列，能

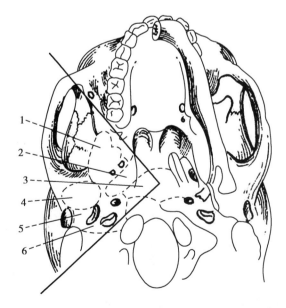

图 9-2-11　侧颅底分区

1. 颞下区；2. 咽鼓管区；3. 鼻咽腔；4. 关节区；5. 听区；
6. 神经血管区

有效地显示神经和血管结构。

颞下窝（fossa infratemporal）：颞下窝是位于颞弓内侧，蝶骨大翼下方的软组织间隙，其内包含翼内肌、翼外肌、颞肌深头和上颌内动脉、上、下颌神经及静脉丛。CT 能清晰地显示上述骨及软组织结构。增强 CT 和 MRI 能显示其内的血管结构。

翼腭窝（pterygopalatine fossa）：由蝶骨、上颌骨及腭骨构成的不规则的狭长扁状骨性间隙，内含上颌动脉、三叉神经分支、翼管神经和翼腭神经节等结构。有很多骨性孔道开口于此并与相邻结构相通，如前方的眶下裂与眼眶相通；前下方的翼腭管与口腔相通；后上方的圆孔与颅中窝相通（图 9-2-5）；后下方的翼管与破裂孔相通（图 9-2-7）；内侧的蝶腭孔与鼻腔相通；外侧的翼上颌裂孔与颞下窝相通（图 9-2-7A）。CT 对此区结构的显示优于 MRI，两者联合应用更能清晰显示其结构和与周围毗邻的关系。

侧颅底病变可见于上述分区的某一区域或几个区域内。影像科医生可以根据分区情况精确报告病灶的部位，根据不同的区域判断病变的起源、良性抑或恶性肿瘤的不同发展阶段，进而为临床医生设计精确的手术入路提供依据，提高病变的治愈率。

（许　亮　张晓宏　刘　筠）

第三节　先天性病变和脑脊液漏

一、概述

颅底先天性病变主要包括寰枕部（骨性结构）畸形、小脑扁桃体下疝畸形、脑膜（脑）膨出。寰枕部（骨性结构）畸形包括扁平颅底、颅底凹陷、寰枕融合等，这些畸形可单独或合并存在。

脑脊液漏可以是自发性的，也可以是外伤后造成的。脑脊液漏患者，有的表现为身体前倾时流清涕，有的表现为吞咽脑脊液，也有的表现为外耳道溢液，与脑脊液漏的发生部位有关。

骨算法高分辨三维 CT 能够清晰显示颅底骨性结构和缺损，MRI 可以清晰显示颅底及其相关神经系统的解剖结构，对疾病的诊断有极大价值。

二、扁平颅底

【概述】

扁平颅底（platybasia），是以颅底平坦为特征的颅颈交界区先天性骨畸形，因颅后窝发育位置较高，前、中颅窝失去逐渐降低的阶梯排列关系所致。

【临床特点】

扁平颅底单独存在时一般不出现症状，与颅底凹陷合并存在时可引起相应的脊髓、神经症状。

【病理特点】

本病为先天性骨畸形，表现为颅底位置的异常。

【影像检查技术与优选】

骨算法高分辨三维 CT 是扁平颅底相关测量的首选检查手段，颅底 MRI 成像可显示相关脊髓、神经改变。

【影像学表现】

1. CT 表现　扁平颅底的 CT 测量方法主要包括 Welcher- 基底角、Boogard 角和 Bull 角。

Welcher- 基底角，是鼻根部 - 鞍结节连线与鞍结节 - 枕骨大孔前缘连线的夹角，该夹角的正常值为 120°～140°，平均值 132°，大于 140° 为扁平颅底（图 9-3-1）。

Boogard 角，是枕大孔前后缘连线（McRae 线）

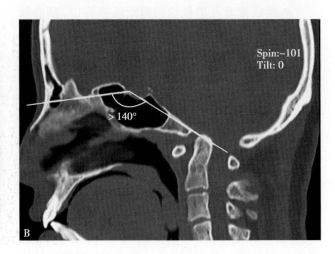

图 9-3-1　Welcher- 基底角
A. 三维 CT 矢状位 MPR，示 Welcher- 基底角，正常；B. 三维 CT 矢状位 MPR，示 Welcher- 基底角，扁平颅底

与过枕骨斜坡后缘直线（Wackenheim 线）的夹角，正常值为 126°±6°，大于 136° 为扁平颅底（图 9-3-2）。

Bull 角，是过硬腭的直线与过寰椎上缘直线的夹角，正常值为小于 13°，大于 13° 为扁平颅底（图 9-3-3）。

2. **MRI 表现** MRI 是多方位采集，因此可以采用 CT 所用的各种测量方法。但需注意，在 T_1WI 上，骨结构的边缘不好界定，测量时需要以低信号的皮质边缘为准。

【诊断要点】

本病的诊断主要依靠影像学测量。

【鉴别诊断】

1. **颅底凹陷** 主要是以枕骨大孔为中心的颅底骨组织内翻，寰椎向内陷入，枢椎齿突高出正常水平进入枕骨大孔区并导致颅后窝体积缩小。

2. **寰枕融合** 寰椎的一部分或全部与枕骨融合在一起，三维 CT 冠、矢状位显示清楚。

三、颅底凹陷

【概述】

颅底凹陷（basilar invagination），是枕骨大孔周围的颅底骨（如枕骨基底部、髁部）向上方凹陷进颅腔，并使之下方的寰枢椎，特别是齿状突升高甚至进入颅底。先天畸形是该病的常见原因，如枕骨斜坡、枕骨髁发育不全，该病常合并扁平颅底或寰枕融合，33%～38% 的患者合并 Chiari 畸形。

【临床特点】

颅底凹陷可致脊髓受压，引起相应神经症状，包括眼球震颤、吞咽困难、共济失调或脑神经麻痹；也可因脑脊液循环阻塞导致脊髓空洞症，导致运动和感觉异常，或神经营养性骨关节病。也可引起非神经症状，主要表现为劳累性、咳嗽性或性交性枕部头痛。

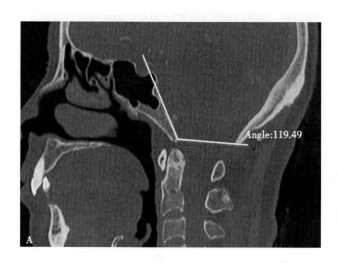
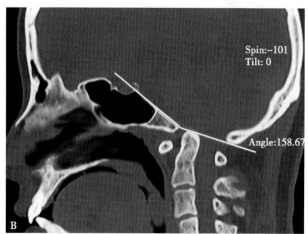

图 9-3-2 Boogard 角
A. 三维 CT 矢状位 MPR，示 Boogard 角，正常；B. 三维 CT 矢状位 MPR，示 Boogard 角，扁平颅底

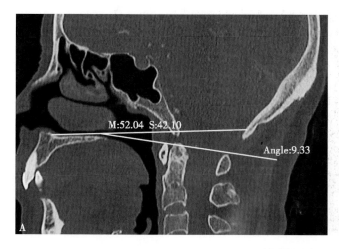
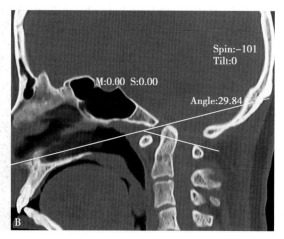

图 9-3-3 Bull 角
A. 三维 CT 矢状位 MPR，示 Bull 角，正常；B. 三维 CT 矢状位 MPR，示 Bull 角，扁平颅底

【病理特点】

本病主要表现为颅底骨或软骨发育不全,骨组织未见明显异常。

【影像检查技术与优选】

骨算法高分辨三维 CT 是颅底凹陷相关测量的首选检查手段,颅底 MRI 成像可显示相关脊髓、神经改变。

【影像学表现】

1. CT 表现　颅底凹陷的 CT 测量方法中,最常用的是 Chamberlain 线、McGregor 线和 McRae 线三种方法,其他方法包括 Wackenheim 线、双乳突线、二腹肌沟连线、Klaus 高度指数等。

Chamberlain 线,又称腭枕线,是硬腭后端上缘—枕骨大孔后上缘的连线,通常认为齿突尖不超过此线上 2.5mm 为正常,超过此线 3mm 即被认为是颅底凹陷(图 9-3-4)。

McGregor 线,是硬腭后端上缘—枕骨大孔后缘最低点的连线,通常认为齿突尖不超过此线上 4.5mm 为正常,超过此线 6mm 即被认为是颅底凹陷(图 9-3-5)。

McRae 线,是枕骨大孔前下缘—枕骨大孔后上缘的连线,通常认为齿突尖低于此线 5mm 为正常,超过此线即被认为是颅底凹陷(图 9-3-6)。

Wackenheim 线,是颅底斜坡后缘延长至椎管的直线,正常时齿突尖与此线相切,超过此线即被认为是颅底凹陷(图 9-3-7)。

双乳突线,是双侧乳突尖的连线,通常认为齿突尖不超过此线上 10mm 为正常,超过此线上 10mm 即被认为是颅底凹陷(图 9-3-8)。

二腹肌沟连线,是双侧乳突基部内侧面的连线,通常认为齿突尖位于此线下 11mm 为正常,接近或超过此线即被认为是颅底凹陷(图 9-3-9)。

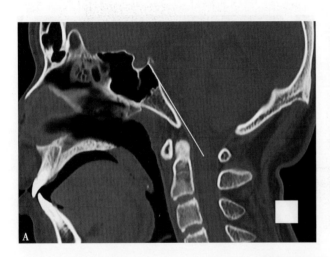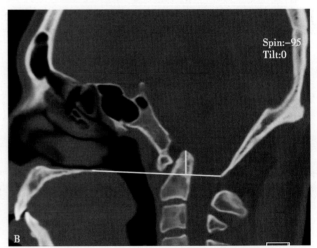

图 9-3-4　Chamberlain 线

A. 三维 CT 矢状位 MPR,示 Chamberlain 线,正常;B. 三维 CT 矢状位 MPR,示 Chamberlain 线,颅底凹陷

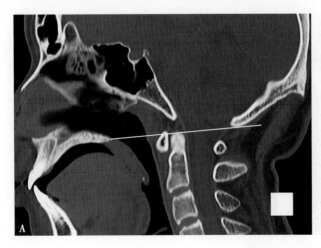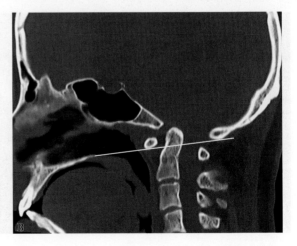

图 9-3-5　McGregor 线

A. 三维 CT 矢状位 MPR,示 McGregor 线,正常;B. 三维 CT 矢状位 MPR,示 McGregor 线,颅底凹陷

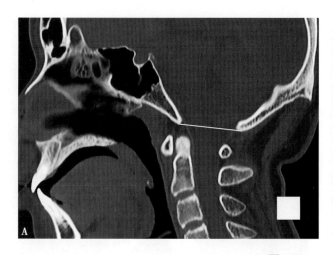
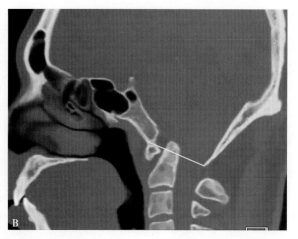

图 9-3-6　McRae 线

A. 三维 CT 矢状位 MPR，示 McRae 线，正常；B. 三维 CT 矢状位 MPR，示 McRae 线，颅底凹陷

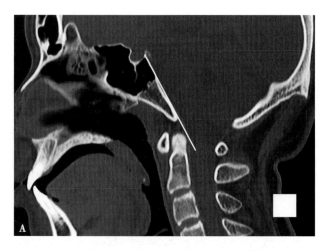
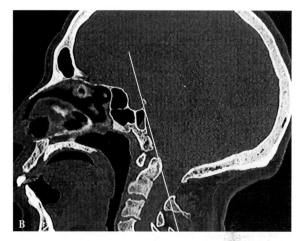

图 9-3-7　Wackenheim 线

A. 三维 CT 矢状位 MPR，示 Wackenheim 线，正常；B. 三维 CT 矢状位 MPR，示 Wackenheim 线，颅底凹陷

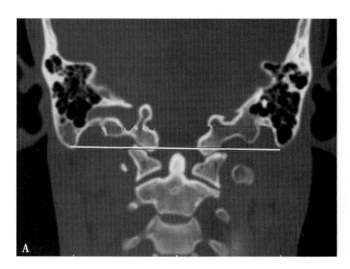
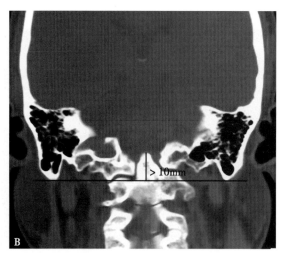

图 9-3-8　双乳突线

A. 三维 CT 冠状位 MPR，示双乳突线，正常；B. 三维 CT 冠状位 MPR，示双乳突线，颅底凹陷

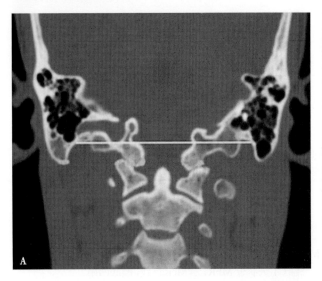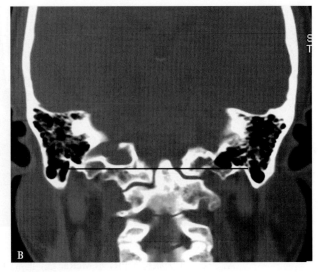

图 9-3-9　二腹肌沟连线

A. 三维 CT 冠状位 MPR，示二腹肌沟连线，正常；B. 三维 CT 冠状位 MPR，示二腹肌沟连线，颅底凹陷

Klaus 高度指数，是齿突尖到鞍结节与枕内隆突连线的垂直距离，正常值为 44～45mm，通常认为该高度小于 30mm 为颅底凹陷（图 9-3-10）。

2. **MRI 表现**　MRI 是多方位采集，因此可以采用 CT 所用的各种测量方法。但需注意，在 T1WI 上，骨结构的边缘不好界定，测量时需要以低信号的皮质边缘为准。

【诊断要点】

本病的诊断主要依靠影像学测量。

【鉴别诊断】

1. **扁平颅底**　后颅底高抬，前、中颅底失去逐渐降低的阶梯排列关系。

2. **寰枕融合**　寰椎的一部分或全部与枕骨融合在一起，三维 CT 冠、矢状位显示清楚。

四、寰枕融合

【概述】

寰枕融合（atlanto-occipital assimilation），是指胚胎发育过程中第四枕节和第一颈节分节失败所致，也称为寰椎枕骨化，寰椎的一部分或全部与枕骨融合在一起，是颅颈交界区最常见的畸形，发病率为 0.14%～0.25%。

【临床特点】

寰枕融合常表现为发际线低，短颈、颈部运动受限等，约 20% 患者合并唇腭裂、先天性外耳道畸形、颈肋、尿道下裂和输尿管畸形等。

【病理特点】

主要表现为寰椎与枕骨融合，可以局限于寰椎前弓、后弓、侧块、也可以累及寰椎全部。

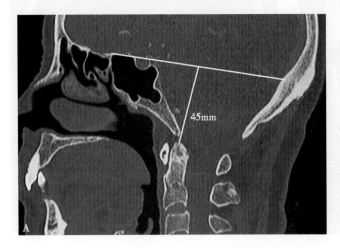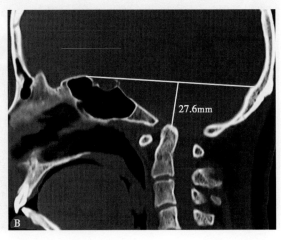

图 9-3-10　Klaus 高度指数

A. 三维 CT 矢状位 MPR，示 Klaus 高度指数，正常；B. 三维 CT 矢状位 MPR，示 Klaus 高度指数，颅底凹陷

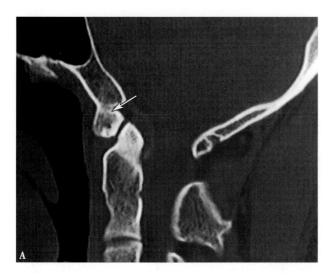 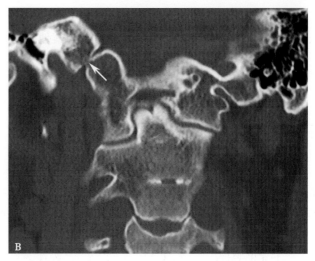

图 9-3-11 寰枕融合

A. 三维 CT 矢状位 MPR，B. 三维 CT 冠状位 MPR，示寰椎侧块与枕骨骨质相连

【影像检查技术与优选】

骨算法高分辨三维 CT 是寰枕融合的首选检查手段，颅底 MRI 成像可同时显示相关脊髓、神经改变。

【影像学表现】

1. **CT 表现** 寰椎侧块与枕骨骨质相连（图 9-3-11），寰枕关节间隙消失，枢椎与融合的寰枕间形成"倒八"型关节间隙。

2. **MRI 表现** 寰椎侧块与枕骨骨髓信号相连（图 9-3-12），寰椎前弓呈特征性的","形态，同时显示相应的颅颈交界结构受压，小脑扁桃体移位等。

【诊断要点】

冠状位 CT 显示寰椎的一部分或全部与枕骨融合在一起。

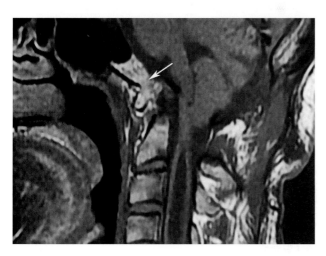

图 9-3-12 寰枕融合

MRI T$_1$WI 矢状面，示寰椎与枕骨骨髓信号相连

【鉴别诊断】

1. **扁平颅底** 后颅底高抬，前、中颅底失去逐渐降低的阶梯排列关系。

2. **颅底凹陷** 主要是以枕骨大孔为中心的颅底骨组织内翻，寰椎向内陷入，枢椎齿突高出正常水平进入枕骨大孔区并导致颅后窝体积缩小。

五、小脑扁桃体下疝畸形

【概述】

小脑扁桃体下疝畸形（tonsillar hernia malformation），也称 Chiari 畸形，为后脑先天发育异常，小脑扁桃体过长、变形疝入枕骨大孔平面以下，延髓及第四脑室也可向下延伸。

【临床特点】

Chiari Ⅰ型畸形：高达 50% 的患者无症状，如椎管直径小于 19mm，多可伴有症状性头痛（咳嗽或打喷嚏时，因脑脊液回流受阻所致的头痛），症状性脑干受压（嗜睡、球部体征、颈或背痛、斜颈、共济失调）、症状性脊髓空洞（发作性肌张力障碍、步态不稳、尿便失禁、神经营养性关节病）等；Chiari Ⅱ型畸形：常表现为头颅增大、下肢瘫痪，括约肌功能障碍、球部体征等；Chiari Ⅲ型畸形：多见于婴儿和新生儿，枕部 / 上颈部脑膨出、小头畸形，发育延迟、痉挛、肌张力降低、癫痫发作等；Chiari Ⅳ型畸形：多见于婴儿期，表现为共济失调等。

【病理特点】

Chiari Ⅰ型：小脑扁桃体向下疝至枕骨大孔平面以下，延髓与第四脑室位置正常，常伴有脊髓空洞。

Chiari Ⅱ型：在Ⅰ型基础上，延髓与第四脑室下疝至枕骨大孔平面以下，常伴有脑积水和其他颅内畸形。

Chiari Ⅲ型：小脑和延髓疝入高颈部的脊膜膨出内。

Chiari Ⅳ型：严重小脑发育不全或缺失。

【影像检查技术与优选】

颅颈交界部矢状位 MRI 薄层成像是目前最佳影像学检查手段，CT 三维容积扫描后行冠、矢状位 MPR 重组可同时显示颅底骨质情况。

【影像学表现】

1. CT 表现

Chiari Ⅰ型畸形：枕大孔"拥挤"，小脑扁桃体变尖，呈三角形（钉形），下移，低于枕大孔≥5mm，延髓及第四脑室位置正常，伴有脊髓空洞（图 9-3-13）。

Chiari Ⅱ型畸形：在Ⅰ型基础上伴有延髓下移并扭曲，颞骨岩部呈"扇形"，斜坡有"凹口"。

Chiari Ⅲ型畸形：在Ⅱ型基础上伴有低枕或高颈部脑膜脑膨出。

Chiari Ⅳ型畸形：小脑缺失或发育不全。

2. MRI 表现

Chiari Ⅰ型畸形：尖的、三角形的扁桃体低于枕大孔≥5mm，脑池消失，上颈髓水肿、空洞（图 9-3-14）。

Chiari Ⅱ型畸形：小脑向前包裹延髓，延长的第四脑室进入颈椎椎管。矢状位示"鸟嘴状"顶盖，延髓后方"瀑布样"组织疝出至枕大孔外。

Chiari Ⅲ型畸形：脑膜脑膨出内脑膜、小脑、脑

干、上段颈髓显示清楚。

Chiari Ⅳ型畸形：小脑缺失或发育不全。

【诊断要点】

后颅窝拥挤，根据枕大孔下疝组织的不同，可以清楚诊断各型小脑扁桃体下疝畸形。

【鉴别诊断】

1. 后天性获得性小脑扁桃体下疝　多由于颅内压升高、占位效应所致，可见伴随肿瘤等病变。也可见于腰穿后椎管压力减低所致的被动性脑干下陷。

2. 孤立的枕部脑膨出　缺少小脑扁桃体下疝畸形的表现。

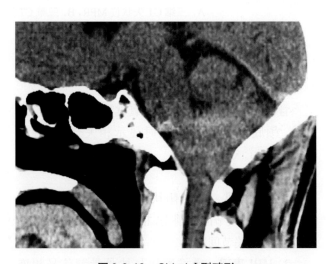

图 9-3-13　Chiari Ⅰ型畸形

CT 矢状面重建软组织窗，示小脑扁桃体下缘变尖，位置下移至枕骨大孔平面以下，枕骨大孔区"拥挤"

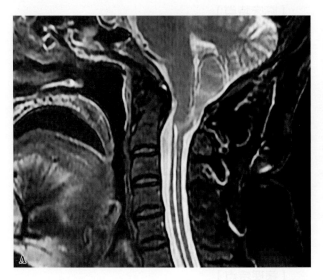

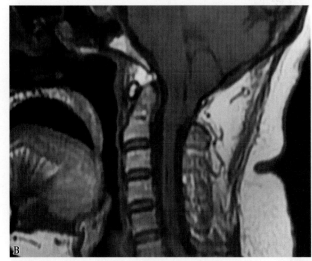

图 9-3-14　Chiari Ⅰ型畸形

A. MRI 矢状面 T_2WI；B. MRI 矢状面 T_1WI，示小脑扁桃体下缘变尖，位置下移至枕骨大孔平面以下，上颈髓可见长 T_1 长 T_2 信号空洞形成

六、脑膜膨出和脑膜脑膨出

【概述】

脑膜膨出(meningocele)和脑膜脑膨出(meningoencephalocele),为脑膜、脑脊液或部分脑组织通过颅骨的缺损区突出至颅外,多数因胚胎发育期神经管闭合不全发生颅裂,脑膜、脑脊液或脑组织经此裂突出于颅外所致,少数为创伤后发生。

【临床特点】

男:女比例为2:1,一般自出生即可发现,并随年龄增长而长大。枕部、顶部、前额、鼻根部、眶内和颅底区都可发生。发生于枕部、顶部、前额、鼻根部者,可见到相应区的圆形或椭圆形的囊性肿块,质软而有弹性,触压可有波动感和颅内压增高。哭闹时可见肿块增大而张力增高,透光试验阳性,有时可见到膨出的脑组织阴影。发生于颅底者多伴有脑脊液漏。轻者无明显神经系统的症状,重者可出现与脑膨出发生部位及受损程度相关的智力下降、癫痫和瘫痪等神经系统功能障碍表现。

【病理特点】

脑膜膨出内容物为脑膜和脑脊液,脑膜脑膨出内容物为脑组织、脑膜和脑脊液,严重者膨出组织中见部分脑室,可伴有脑脊液漏,如脑脊液鼻漏、脑脊液耳漏。

【影像检查技术与优选】

首选 CT 三维容积扫描后行冠、矢状位 MPR 重组,可显示颅骨骨质缺损部位和大小。MRI 是显示脑膜(脑)膨出内部成分的最佳影像学检查手段。T_2WI 和重 T_2WI 可显示颅内外是否相通以及膨出物中是否含有脑组织。

【影像学表现】

1. CT 表现　颅骨缺损部位多呈类圆形或梭形,边缘光滑,有硬化边,呈膨胀压迫性改变。脑膜膨出表现为脑脊液低密度影,脑膜脑膨出表现为脑脊液低密度影和脑组织等密度影(图 9-3-15A)。

2. MRI 表现　脑膜膨出显示与颅内脑脊液相通的脑脊液信号影(T_1WI 低信号、T_2WI 高信号),脑膜脑膨出显示与颅内相通的脑组织信号影(等 T_1 等 T_2 信号)及其周围的脑脊液信号影(图 9-3-15B)。对比增强 MRI 可显示脑膜是否增厚强化,如伴感染,膨出的脑膜增厚、强化;不伴感染,膨出脑膜不强化。

【诊断要点】

1. 根据病史、临床表现和肿物的部位、性质、外观、透光试验阳性等即可做出诊断。

2. 发生于颅底的脑膜(脑)膨出的诊断和膨出组织性质的判断需 CT 和 MRI 检查。

【鉴别诊断】

1. 额、筛窦囊肿　多见于成人,CT 示囊肿局限于鼻窦内,窦壁完整,与颅内无沟通。

2. 皮样、表皮样囊肿　无搏动、体积无变化、颅骨无缺损。

3. 鼻息肉　CT 示鼻腔内或窦腔内类圆形软组织影,MRI 呈等 T_1 高 T_2 信号,与颅内无沟通。

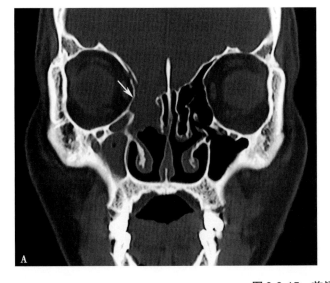
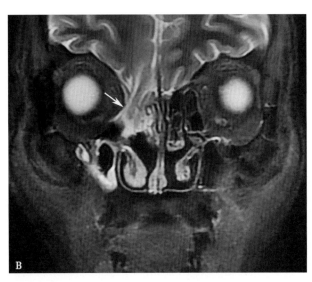

图 9-3-15　前颅底脑膜脑膨出
A. CT 冠状面骨窗,显示右侧前颅底骨质缺损,可见软组织密度影向下突出;B. MRI 冠状面 T_2WI 脂肪抑制图像,示额叶脑组织及脑膜突破前颅底向右侧筛窦膨出

七、脑脊液漏

【概述】

脑脊液漏（cerebral spinal fluid leakage）是指各种原因导致颅盖和（或）颅底骨折或缺损，使硬脑膜和蛛网膜破裂，脑脊液由骨质缝隙经鼻腔、外耳道或开放伤口流出，使颅腔与外界相交通。脑脊液漏包括先天性和获得性两种，先天性脑脊液漏罕见，获得性脑脊液漏多由外伤引起，部分为手术的医源性因素所致。与颅底骨相关的脑脊液漏包括脑脊液鼻漏（cerebral spinal fluid rhinorrhea）和脑脊液耳漏（cerebral spinal fluid otorrhea）。

【临床特点】

1. 脑脊液漏可在伤后立刻出现，表现为血性脑脊液漏；也可在外伤一段时间后发生，称为迟发性脑脊液漏，表现为清凉脑脊液漏。

2. 脑脊液鼻漏一般表现为坐起、低头时特别是清晨起床后鼻腔漏液增加，仰卧位时鼻腔漏液减轻或停止（脑脊液常经后鼻道流入咽部）。

3. 脑脊液耳漏的临床主要表现为外耳道流水及伴随的其他表现。伴随颞骨骨折时常有鼓膜撕裂、伤时剧痛、耳聋，50%的患者合并面瘫。

【病理特点】

脑脊液鼻漏最常见于前颅窝，因筛窦顶壁和额窦后壁骨板很薄，外伤骨折后极易伤及硬脑膜和蛛网膜导致其破裂引起脑脊液鼻漏；中颅窝骨折伤及蝶窦顶壁时也可引起脑脊液鼻漏。

先天性脑脊液耳漏常伴有内耳畸形，获得性脑脊液耳漏多由于颞骨骨折、炎症或肿瘤等引起。

【影像检查技术与优选】

CT三维容积扫描后行冠、矢状位MPR重组，可显示颅底骨质缺损区、缺损区邻近鼻窦或鼓室内积液和液平，从而提示脑脊液漏的位置。

MRI水成像可明确漏口的位置和大小，是较佳影像学检查方法。MRI冠状位和矢状位T$_2$WI是显示脑脊液漏是否合并脑膜（脑）膨出的最佳影像学检查方法。俯卧位是脑脊液鼻漏最易漏出的体位。

【影像学表现】

1. **CT表现** 先天性脑脊液漏可见相应区域骨缺损区，骨缺损区和邻近颅外结构内有密度增高影和液体（图9-3-16A），同时可显示伴随的畸形（如脑脊液耳漏伴随的内耳畸形）；获得性脑脊液漏可见骨折或骨质破坏形成的骨缺损区，脑膜（脑）膨出以及伴随的外伤、炎症或肿瘤等表现。

2. **MRI表现** T$_2$WI和水成像显示颅腔内、外脑脊液高信号影直接相连，俯卧位有助于活动性脑脊液鼻漏的术前评估；伴随的外伤、炎症、肿瘤或内耳畸形等表现；增强后T$_1$WI可见伴随的脑膜炎和（或）颅内脓肿等表现（图9-3-16B）。

【诊断要点】

1. 脑脊液漏具有以下特征：流出液体内含葡萄糖，当葡萄糖含量大于30mg/dl时高度提示为脑脊液；发现转铁蛋白有助于鉴定脑脊液；

2. CT显示颅腔与鼻窦或中耳鼓室/内耳之间有骨质缺损，MR水成像显示蛛网膜下腔与鼻窦或中耳鼓室/内耳直接相通。

【鉴别诊断】

1. **鼻窦炎** 多见于成人，鼻窦内有液体，但窦

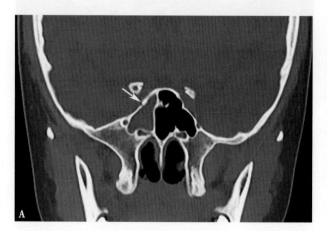
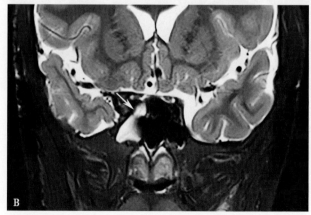

图9-3-16 脑脊液鼻漏

A. CT冠状面骨窗，显示右蝶窦外上壁骨质断裂，窦腔内可见软组织密度影；B. MRI冠状面T$_2$WI脂肪抑制图像，示线状长T$_2$信号影贯穿蝶窦内外，右蝶窦内见水样信号影

壁完整,与颅内无沟通。

2. 急性中耳乳突炎 中耳乳突内有液体,但没有骨折病史。

(张 军 郝大鹏)

第四节 骨 折

【概述】

颅脑损伤中,伴发颅底骨折常见。骨折本身意义不大,主要是骨折导致的神经血管损伤、脑膜撕裂导致的脑脊液瘘,需要给予特别关注。

【临床特点】

颅底骨折并不少见,几乎总与严重的面部或(和)颅盖骨折伴随,常见于交通事故、高处坠落和其他损伤。损伤早期,出血头皮挫裂伤,局部变形,鼻出血和眶周皮下出血(熊猫眼)等。损伤海绵窦段导致颈动脉 - 海绵窦瘘,可表现突眼、结膜充血红肿,颞区有时可闻及吹风样血管杂音。脑积液鼻漏或耳漏,出现相应症状和体征。单侧视神经损伤可表现视力下降,直接对光反射消失,间接对光反射存在。眼球运动神经损伤,出现复视、眼球位置和运动异常。

【影像检查技术与优选】

主要依赖薄层颅底 CT 和磁共振扫描。嗅路检查,薄层(2~3mm)冠状面 T_2WI 扫描为主,与前颅窝底垂直,覆盖前中颅窝。前颅中窝脑脊液漏大致用同样方案。视神经管骨折,以薄层 CT 横断面和冠状面为主,视神经直接观察可采用磁共振扫描,可沿视神经长轴安排扫描方案。怀疑血管病变,CTA 是很好的选择,诊断不明可辅助 DSA 脑血管造影。

【影像学表现】

前颅窝由额骨眶板、筛板、蝶骨体前部和蝶骨小翼构成。两侧为筛板,嗅丝经筛板上筛孔,入颅组成嗅丝和嗅神经。筛板很薄,容易出现骨折,碎骨片移位时,可损伤嗅神经,导致嗅觉功能不同程度减退甚至消失。嗅神经损伤早期容易忽略,后期其他严重损伤稳定后,外伤性失嗅逐渐受到关注。冠状面薄层 T_2WI 图像,可直接显示嗅球和嗅束损伤情况,表现嗅球和嗅束变形或中断,局部长 T_2 信号。邻近的直回或内侧眶回挫裂伤,间接提示嗅路损伤。

颅底骨板与硬脑膜紧密结合,形成骨折时常伴有硬脑膜撕裂,临床上出现脑脊液鼻漏,冠、矢状面薄层 T_2WI 图像,结合薄层高分辨 CT 颅底扫描、冠、矢状面重建,可显示损伤部位。

视神经管位于蝶骨小翼基底,由鞍窝向前、外下伸向眶尖,视神经、眼动脉和交感神经分支等穿过此管。眶上裂位于蝶骨大小翼之间,内侧与视神经管毗邻,空间狭小,其内穿行神经和血管众多,包括第Ⅲ、Ⅳ、Ⅵ脑神经、第Ⅴ脑神经眼支、眼上静脉、脑膜中动脉眶支和交感神经等。

视神经管骨折,移位碎骨片可直接损伤神经或压迫神经,通常薄层高分辨 CT 轴位和冠状面重建,可很好观察视神经管骨折情况,蝶窦积液只是间接提示损伤。视神经磁共振检查,神经受压和挫裂伤肿胀,间接提示视神经管骨折可能(图 9-4-1)。

眶上裂骨折,导致眼球运动神经损伤,严重的创伤会导致眶尖综合征或眶上裂综合征,加上视神经受损,临床表现为瞳孔放大、眼睑下垂、眼外肌功能障碍及视力丧失。

根据骨折线与颞骨纵轴关系,颞骨骨折分为纵行、横行及混合性骨折。薄层高分辨 CT 扫描可很好显示骨折线和损伤情况。纵行骨折最常见,即骨折线与岩锥平行。常累及颞骨鳞部、乳突部、外耳道,主要损伤中耳结构,可合并听小骨脱位,在轴位、矢状位上显示清楚。横行骨折较重,相对少见,常因额枕部外伤所致,骨折线常经前庭横穿迷路,在轴位、冠状位显示清楚。面神经损伤是颞骨骨折常见并发症,纵行骨折易损伤面神经鼓室段和乳突段;横行骨折易损伤面神经迷路段;尽管纵行骨折比横行骨折发病率高,但后者更易损伤面神经。当骨折累及鼓室盖时,常伴硬脑膜撕裂,导致脑脊液漏,与中耳相通,大部分经外耳道流出,形成脑脊液耳漏。少部分经咽鼓管流出,形成脑脊液鼻漏。

当颞骨骨折线越过岩骨尖、蝶骨体、蝶鞍时会损伤颈内动脉(图 9-4-2)。颈内动脉入颅后,在颅底海绵窦侧壁行走,有硬膜固定,没有活动的余地,在海绵窦内受纤维束牵拉不易收缩。损伤方式通常包括:①外伤性颈内动脉海绵窦瘘;②外伤性假性动脉瘤或夹层动脉瘤;③颈内动脉或其分支破裂急性大出血;④外伤性颈内动脉血栓形成。外伤性颈内动脉海绵窦瘘,临床上常出现突眼,结膜充血水肿,颞部或眼球听诊,可闻及吹风样杂音。除颅底 CT 观察外,颈内动脉颅底段损伤,需要 CTA、MRA 甚至 DSA 协助诊断。

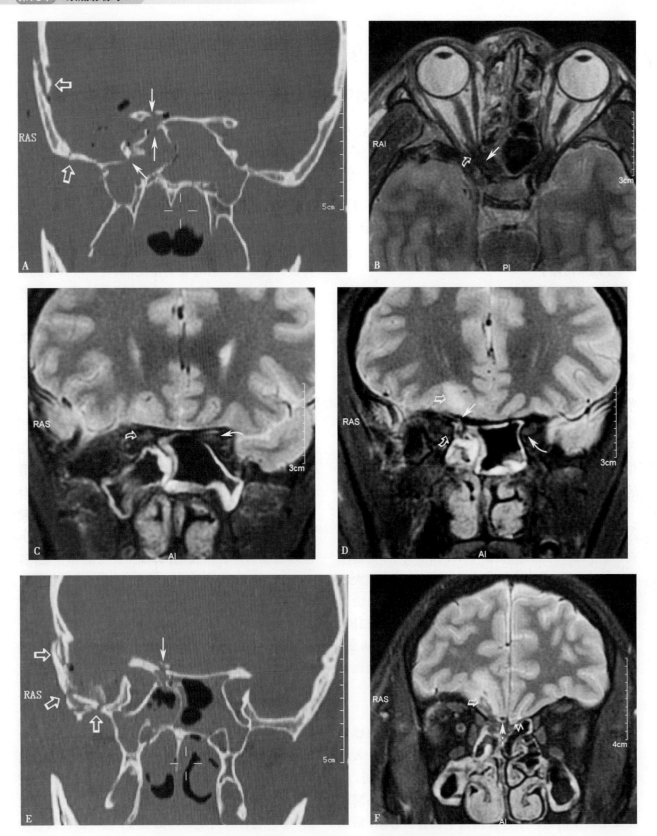

图 9-4-1　颅底骨折，累及视神经管，并导致脑脊液鼻漏和外伤性失嗅

A. 右视神经管骨折，累及蝶窦侧壁（细箭），同侧蝶骨大翼骨折（空箭）；B～E. 右视神经受压且挫裂伤，神经变形，局部轻度长 T_2 信号（弯空箭），对侧正常视神经形态规则，信号未见异常（弯细箭）。蝶骨平台骨折，脑膜撕裂（图 D～E，细箭），脑积液下漏入蝶窦；F. 右额眶内侧回和直回挫裂伤（斜空箭），同侧嗅球挫裂伤和血肿（虚箭），对侧正常嗅球（折箭）

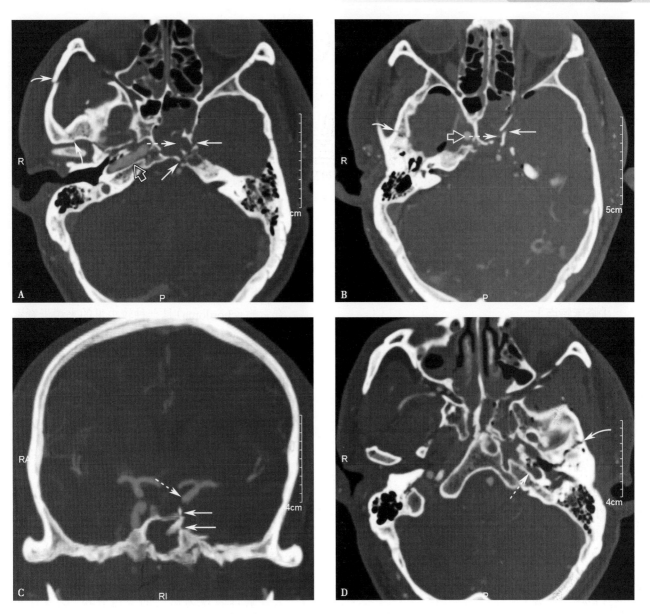

图 9-4-2　颅底骨折累导致同侧颈内动脉岩骨内段夹层和闭塞

A、B. 左岩尖骨折（细箭），导致同侧颈内动脉夹层闭塞（虚箭），右侧正常颈动脉（空箭）。右颧弓、颞骨颧突和颞骨鳞部骨折（弯细箭）；C. 左蝶窦侧壁骨折（细箭），同侧颈内动脉海绵窦段夹层闭塞，海绵窦以上未受累血管端（虚箭）显影；D. 同时左蝶骨大翼和颞骨岩部横行骨折（细箭），累及中耳鼓室，鼓室和乳突积液。颈动脉管外口处颈动脉闭塞（虚箭）

（徐雷鸣）

第五节　肿瘤及肿瘤样病变

一、概述

　　颅底肿瘤是包括源于颅底及颅底内、外累及颅底的良恶性肿瘤的集合，其组织学来源多样，常见的肿瘤有神经鞘瘤、垂体瘤、脑膜瘤、脊索瘤、转移瘤、软骨瘤和软骨肉瘤等。按肿瘤最初发生的部位是否在颅底，颅底肿瘤可分为原发性和继发性，继发性颅底肿瘤为由身体其他部位的恶性肿瘤转移至颅底所致，如肺癌、乳腺癌、前列腺癌、肾癌、食管癌等均可转移至颅底。颅底肿瘤样病变常见的主要为骨纤维异常增殖症、嗜酸性肉芽肿等。总之，颅底解剖结构复杂、病种多样，常规 X 线检查诊断颅底病变有很大的局限性，近年来，CT、MRI 的迅速发展，大大提高了颅底病变的诊断准确性，并可清楚显示颅底病变的大小、部位、范围、内部结构及对邻近结构的浸润，对颅底病变的诊断和鉴别诊断具有重要意义，对指导临床治疗亦具有极大的价值。

二、软骨源性肿瘤

【概述】

软骨源性肿瘤(chondrogenic tumors)主要包括软骨瘤(chondroma)及软骨肉瘤(chondrosarcoma),多见于长骨、骨盆及肩胛骨,发生于颅底者罕见,多见于蝶筛骨、蝶枕(斜坡)和颞枕骨等颅骨软骨结合处。颅底软骨肉瘤较软骨瘤常见,占所有颅内肿瘤的0.15%,占颅底肿瘤的6%,一般体积较大,呈膨胀性生长并具侵袭性,5~79岁均可发病,但成年以后多见,男女发病相近,40岁左右多见。颅底软骨瘤生长缓慢,进程较长,其发病无性别差异,患者年龄多在20~60岁,高峰在30~40岁之间。

【临床特点】

临床表现主要取决于肿瘤所在的部位、大小及生长速度,主要是肿瘤造成局部压迫的神经功能障碍、周围结构重建及高颅压的症状和体征。

【病理特点】

大体病理表现为有分叶的肿块,切面呈发光的灰白色;镜下表现为由软骨细胞组成的肿瘤,软骨瘤细胞分化较好,无异型细胞、多核细胞及细胞分裂活动,软骨肉瘤常为双核或多核细胞,核浓染,呈异型性,核仁明显。

【影像检查技术与优选】

CT是首选检查方法,MRI可显示肿瘤生长方式以及肿瘤与邻近结构的关系,可作为补充。

【影像学表现】

1. **CT表现**　颅底软骨瘤及软骨肉瘤在影像学上较难区分,主要表现为颅底混杂密度灶,伴不同程度钙化及骨质破坏(图9-5-1A),增强后不均匀强化。大量环形、半环形钙化灶提示肿瘤分化好、恶性度低,而散在分布的少量不规则形钙化或云絮状低密度钙化往往提示肿瘤低分化、恶性度高。

2. **MRI表现**　病灶在T_1WI上呈低、等信号,在T_2WI上呈不均匀高信号或混杂信号,钙化与纤维软骨成分在T_1WI上呈低信号,在T_2WI随回波时间延长仍呈低信号改变,增强扫描可见不均匀强化(图9-5-1B~D)。

【诊断要点】

1. 好发于颅底软骨结合处,偏离中线。

2. CT上表现为混杂密度灶,伴钙化及骨质破坏,增强后不均匀强化。

3. MRI T_1WI上呈低、等信号,在T_2WI上呈不均匀高信号或混杂信号,增强后不均匀强化。

【鉴别诊断】

1. **脑膜瘤**　可有钙化,但程度较轻,呈明显均匀增强,肿瘤边缘可见硬膜增厚的"尾征"。

2. **颅咽管瘤**　典型表现为鞍上"蛋壳"样钙化,位于中线上,囊实性肿块,实质部分呈均匀增强。

3. **脊索瘤**　起源于残存的脊索,常位于中线部斜坡和鞍区,动态增强扫描缓慢持续强化是其特征,而软骨瘤及软骨肉瘤通常起源于侧方结构(蝶岩斜结合部),然后向中线结构生长,易产生线状、球形钙化,最终鉴别仍需依靠病理检查和免疫组化。

三、脊索瘤

【概述】

脊索瘤(chordoma)是一种较少见的来源于脊索胚胎残存物或为迷走脊索组织的低度恶性骨肿瘤,其发生率占原发骨恶性肿瘤的3%~4%。好发于脊柱的两端,约50%发生在骶尾部,35%发生在颅底蝶枕交界部,15%发生在椎体。颅底脊索瘤占颅内肿瘤的1%,多集中于斜坡和鞍区,部分可位于岩骨尖或蝶窦。肿瘤生长缓慢,好发年龄40~60岁,男女发病率约为2:1。

【临床特点】

斜坡区脊索瘤临床常有脑神经的症状和脑干受压症状;鞍内脊索瘤常伴有视交叉移位和垂体功能低下;鞍旁脊索瘤常伴有动眼神经麻痹和视束受压。

【病理特点】

大体病理表现为透明的灰色肿块(黏液样基质)。典型的脊索瘤在组织学上由含空泡的细胞-液滴细胞与黏液样细胞间质构成。

【影像检查技术与优选】

MRI平扫及增强为首选最佳影像检查方法;CT可显示骨质破坏及钙化,可作为补充。

【影像学表现】

1. **CT表现**　好发于颅底中线区域,尤以斜坡和鞍区多见。主要表现为不均匀稍高密度肿块影,伴不同程度溶骨性骨质破坏,并可见散在不规则斑片状高密度影,为肿瘤内的钙化影及骨质破坏的残片(图9-5-2A),增强后肿块不均匀强化。

2. **MRI表现**　主要表现为斜坡和鞍区不规则的异常信号软组织肿块,边界大部分清楚,T_1WI呈不均匀等低信号,T_2WI呈中度或明显不均匀高信号(图9-5-2B、C)。广泛浸润者由于多合并有出血、囊变、骨结构破坏及钙化,表现为弥漫混杂信号。增强扫描病灶不均匀强化(图9-5-2D),有时可见较多

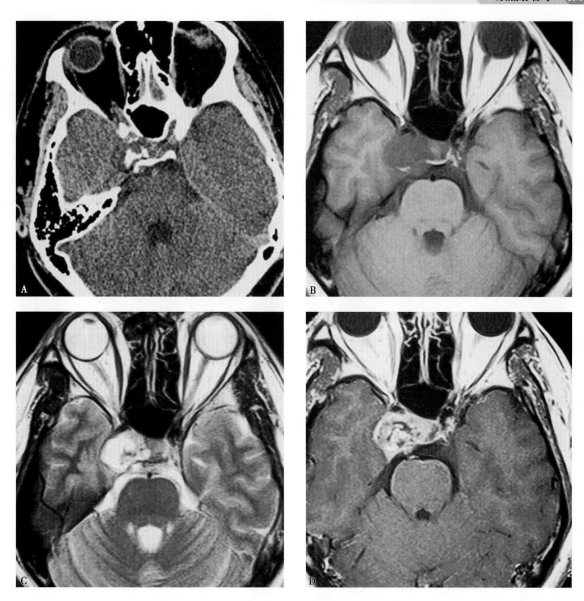

图 9-5-1 软骨肉瘤

A. 横断面 CT 平扫，示右侧鞍旁混杂密度灶，可见斑片状钙化；B. 横断面 T_1WI，示肿块呈低信号，内见少许弧形高信号影；C. 横断面 T_2WI，示肿块呈不均匀高信号，内见散在低信号灶；D. 横断面增强 T_1WI，示肿块不均匀明显强化，内见条索状低强化区

囊样非强化区。有研究认为脊索瘤动态增强扫描以缓慢持续强化为其特征性改变。

【诊断要点】

1. 肿块多位于斜坡及鞍区。

2. CT 呈不均匀稍高密度肿块伴溶骨性骨质破坏，可见不规则钙化及残存骨片。

3. MRI T_1WI 呈不均匀等低信号，T_2WI 呈中度或明显不均匀高信号，增强扫描不均匀强化。

4. 动态增强扫描呈缓慢持续强化。

【鉴别诊断】

1. **垂体瘤** 不能见到正常垂体，蝶鞍扩大。

2. **颅咽管瘤** 典型表现为鞍上"蛋壳"样钙化，呈囊实性，骨质破坏少见。

3. **软骨瘤及软骨肉瘤** 多发生于岩枕裂或鞍旁，边界清楚，易产生线状、球形钙化，发生于颅底中线区域时可与脊索瘤鉴别困难，最终仍需依靠病理检查和免疫组化。

四、转移瘤

【概述】

颅底转移瘤（skull base metastases）是指来自远处的肿瘤对颅底的侵犯，而不包括邻近肿瘤直接浸润颅底者，多经血行转移而来，经淋巴道转移者少见，好发于 40 岁以上的患者，占恶性肿瘤远处转移的 4%，常见的原发肿瘤为乳癌、肺癌、前列腺癌，其他少见的肿瘤包括结肠癌、肾癌、甲状腺癌、淋巴

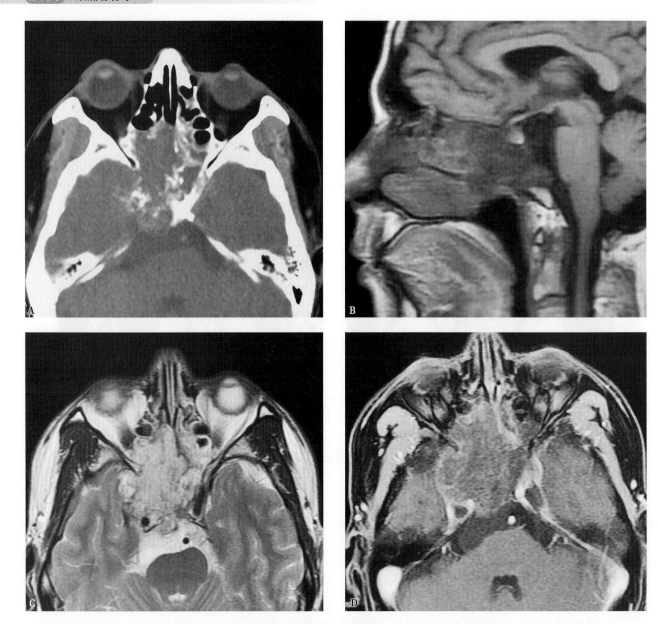

图 9-5-2 脊索瘤

A. 横断面 CT 平扫, 示鞍底蝶窦为中心软组织肿块伴骨质破坏, 见点片状残留骨或钙化高密度影; B. 矢状面 T_1WI, 示鞍底蝶窦区不规则等和略低信号肿块影, 累及鼻腔顶部; C. 横断面 T_2WI, 示肿块呈不均匀高信号, 其内可见低信号分隔影; D. 横断面 T_1WI 增强扫描, 示肿块不均匀轻中度强化

瘤、恶性黑色素瘤及神经母细胞瘤等。颅底转移瘤常见的部位为中颅窝、枕骨、鞍旁、颈静脉孔区及眼眶。20%~100% 颅底转移的患者有身体其他部位的转移灶或骨转移, 而约 28% 患者以颅底转移为首发症状。

【临床特点】

临床表现取决于转移灶的部位, 主要为疼痛及脑神经麻痹的症状。

【病理特点】

肉眼观肿瘤组织多呈灰白色, 常伴有出血、坏死。镜下转移瘤的形态结构一般与其原发瘤相同。

【影像检查技术与优选】

MRI 为首选检查方法, CT 可作为补充。

【影像学表现】

1. **CT 表现** 可分为溶骨型、成骨型和混合型。溶骨型转移表现为不规则低密度骨缺损区, 边缘较清楚, 无硬化, 常伴有软组织肿块(图 9-5-3)。成骨型转移表现为斑点状、片状、棉团状或结节状边缘模糊的高密度灶, 一般无软组织肿块。混合型则兼有上述两型病灶的表现。增强后可均匀或不均匀强化。

2. **MRI 表现** MRI 对含脂肪的骨髓组织中的

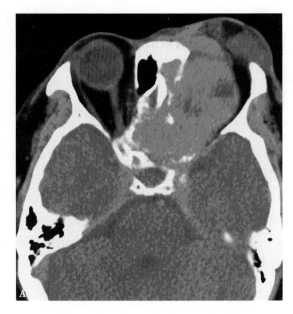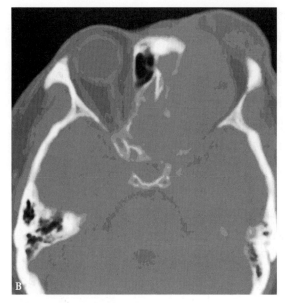

图 9-5-3 肾癌眼眶转移瘤

A. CT 横断面平扫（软组织窗），示左侧眼眶不规则巨大软组织肿块，呈略高密度，内见片状低密度区；B. CT 横断面平扫（骨窗），示左眶内侧壁、眶尖、筛窦气房间隔及蝶鞍前壁广泛骨质破坏

肿瘤组织非常敏感，因此能检查 X 线平片、CT 不易发现的颅底转移灶。大多数颅底转移瘤表现为 T_1WI 颅底正常骨髓高信号被低信号的病灶所代替，在 T_2WI 上呈程度不同的高信号，增强后可有不同程度强化。

【诊断要点】

1. 常为多发，有明确肿瘤病史，可有身体其他部位的转移灶。

2. CT 上可表现为溶骨型、成骨型和混合型，增强后可均匀或不均匀强化。

3. MRI T_1WI 颅底正常骨髓高信号被低信号病灶所代替，T_2WI 呈程度不同的高信号，增强后可有不同程度强化。

【鉴别诊断】

1. **脊索瘤** 中心位于斜坡或鞍区，动态增强扫描缓慢持续强化是其特征。

2. **软骨瘤及软骨肉瘤** 多发生于岩枕裂或鞍旁，边界清楚，易产生线状、球形钙化。

五、垂体腺瘤

【概述】

垂体腺瘤（pituitary adenoma）是鞍区最常见的良性肿瘤，占颅内肿瘤的 8%～12%。肿瘤生长缓慢，好发年龄 25～60 岁，女性发病率明显高于男性。垂体大腺瘤具有多方向生长的特点，其中以向鞍上生长最多见；少数肿瘤生物学行为表现特殊，肿瘤发生于鞍内而向颅底侵犯，即颅底型垂体瘤。

【临床特点】

75% 可引起内分泌症状，包括泌乳素瘤、生长激素腺瘤、促肾上腺皮质激素腺瘤、促甲状腺激素腺瘤、卵泡刺激素 - 黄体生成素腺瘤等，其中泌乳素瘤最常见，表现为闭经、泌乳综合征。25% 为无功能腺瘤，主要表现为肿瘤压迫侵袭邻近结构引起的症状及脑神经麻痹症状。

【病理特点】

大体病理表现为棕红色、有分叶的肿块。镜下表现为单层均一的细胞，常需要采用免疫组织化学染色来辨别细胞类型。

【影像检查技术与优选】

MRI 冠状面和矢状面平扫及增强扫描为首选检查方法，CT 可显示颅底骨质情况，可作为补充。

【影像学表现】

1. **CT 表现** 鞍区等密度或稍高密度肿块（图9-5-4A），密度多较均匀，少数因囊变、坏死及钙化导致密度不均，钙化少见，约占 1%～14%，鞍上池受压变形或消失，增强后肿块均匀或环形中度强化。骨窗可显示鞍底骨质情况，如垂体窝扩大，骨质压迫吸收等。

2. **MRI 表现** 肿瘤组织 T_1WI 呈等或等低信号，T_2WI 呈等或等高信号（图 9-5-4B、C），可合并囊变、坏死、出血。增强后肿瘤明显强化（图 9-5-4D），边界清楚，多数强化不均匀。肿瘤可突破鞍膈向上生长，形成特征性的"腰身"或"8"字征。肿瘤向鞍上生长可使鞍上池闭塞，视交叉受压和上抬（图 9-5-4B～D）。

向鞍旁生长可侵犯海绵窦，包绕颈内动脉。肿瘤还可以向下侵犯蝶窦、斜坡骨质，突破鞍底形成软组织肿块者称为颅底型垂体瘤，T_2WI 在等或稍高信号背景上散布多个小灶性圆形或类圆形高信号小泡影是其特征征象。

【诊断要点】

1. 鞍区肿块，向上突破鞍膈形成特征性的"腰身"或"8"字征，并可使鞍上池闭塞，视交叉受压，向两侧累及海绵窦，向下侵犯蝶窦、斜坡骨质，不能看到正常的垂体组织。

2. CT 表现为鞍区等或稍高密度肿块，增强后均匀或环形中度强化。

3. MRI 呈等 T_1 等 T_2 信号，信号不均匀，可合并囊变、坏死、出血，增强后明显不均匀强化。T_2WI 在等或稍高信号背景上散布多个高信号小泡影是颅底型垂体瘤的特征征象。

【鉴别诊断】

1. **脊索瘤**　常以斜坡或鞍区为中心，可见正常垂体。

2. **脑膜瘤**　可见垂体，蝶鞍无扩大，并可见脑膜尾征。

3. **颅咽管瘤**　可见垂体，蝶鞍无扩大，囊实性肿块和壁结节较具特征。

4. **软骨瘤及软骨肉瘤**　多发生于岩枕裂或鞍旁，边界清楚，易产生线状、球形钙化。

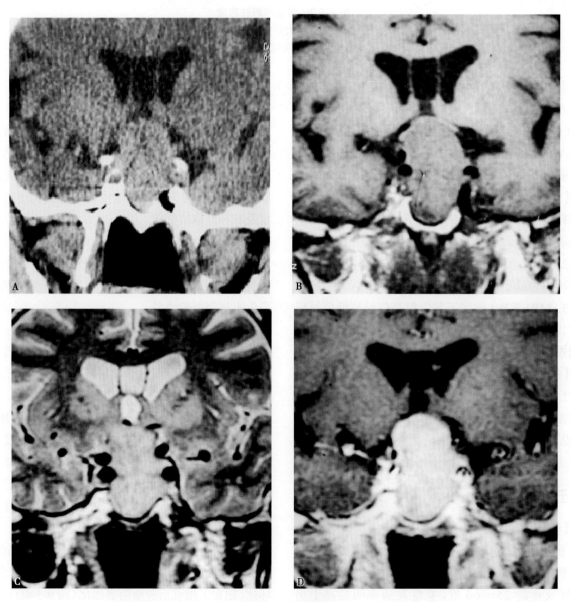

图 9-5-4　垂体腺瘤

A. CT 冠状面平扫，示鞍区一略高密度肿块影，密度较均匀，蝶鞍扩大，鞍底下陷，鞍上池受压闭塞；B. 冠状面 T_1WI，示肿块呈等信号，信号均匀，视交叉受压上抬；C. 冠状面 T_2WI，示肿块呈略高信号，信号均匀；D. 冠状面增强 T_1WI，示肿块明显均匀强化

六、神经源性肿瘤

【概述】

神经源性肿瘤（neurogenic tumor）可分为神经鞘瘤（schwannoma）和神经纤维瘤（neurofibroma），前者是起源于神经束膜施万细胞的良性肿瘤，后者起源于神经束膜结缔组织。颅底的神经源性肿瘤发生在脑神经走行的特定部位，好发于Ⅴ、Ⅶ-Ⅻ对脑神经。神经鞘瘤生长缓慢，可发生在任何年龄，常见于20~50岁，女性多于男性。神经纤维瘤好发于30~40岁，无性别差异，常合并Ⅰ型神经纤维瘤病。颅底的神经鞘瘤常见，神经纤维瘤少见。面神经和听神经来源的肿瘤详见相关章节叙述。

【临床特点】

临床表现与肿瘤的起源、大小及累及的部位有密切关系，主要为脑神经麻痹的症状。

【病理特点】

神经鞘瘤大体病理表现为表面光滑的肿块，常合并囊变和出血。组织学显示肿瘤由 Antoni A 区和 Antoni B 区组成。Antoni A 区细胞紧密排列成栅状结构，呈束状交叉成旋涡结构，或洋葱皮样结构。Antoni B 区细胞呈星芒状，排列疏松而零乱，细胞内和细胞间有许多空泡或水样液体，形成微囊或较大的囊腔。

【影像检查技术与优选】

MRI 平扫及增强是最佳检查方法，CT 可观察骨质改变及有无钙化，可作为补充。

【影像学表现】

1. CT 表现　肿瘤发生在神经走行的特定部位，三叉神经肿瘤骑跨颅中、后窝生长，呈哑铃状；听神经肿瘤为内耳道扩大，并与桥小脑角区肿瘤相连；面神经肿瘤可有面神经管扩大、面神经增粗及鼓室内软组织肿块等；舌咽、迷走、副神经肿瘤位于颈静脉孔区，往往伴有颈静脉孔扩大；舌下神经肿瘤位于舌下神经管区，可跨颅内外生长，常伴有舌下神经管扩大和舌下神经增粗（图 9-5-5A）。病灶呈等或稍低密度，可有囊变，周围骨质变薄、吸收，少数可有骨质破坏。增强扫描中等强化，强化可不均匀，囊变区无强化（图 9-5-5B）。

2. MRI 表现　T_1WI 呈等或略低信号（图 9-5-5C），T_2WI 呈不均匀高信号或等高混杂信号（图 9-5-5D），信号表现与神经鞘瘤内 Antoni A 和 Antoni B 细胞区的含量和分布有关，Antoni A 细胞区为实性细胞区，呈等 T_1 等 T_2 信号，Antoni B 细胞区为疏松黏液区，呈长 T_1 长 T_2 信号。增强扫描可显示病变有明显强化，强化多不均匀（图 9-5-5E），Antoni A 细胞区明显强化，Antoni B 细胞区轻度强化或不强化，囊变区亦不强化。如能发现相关的脑神经有异常信号改变，则有助于定位诊断（图 9-5-5F）。

【诊断要点】

1. 肿瘤发生在神经走行的特定部位。

2. CT 上呈等或稍低密度，可有囊变，增强扫描明显强化，囊变区无强化。

3. MRI T_1WI 呈等或略低信号，T_2WI 呈不均匀高信号或等高混杂信号，增强扫描明显不均匀强化，囊变区无强化。

【鉴别诊断】

1. 脑膜瘤　多为等 T_1 等 T_2 信号，信号较均匀，增强扫描明显均匀强化，并可见脑膜尾征。

2. **颈静脉球瘤**　为颈静脉孔区软组织肿块，T_1WI 呈等信号，T_2WI 呈高信号，T_1WI、T_2WI 肿瘤均可见曲线状、点条状血管流空影即"盐-胡椒"征，增强后病灶明显强化，其内仍可见流空血管影。

3. **胆脂瘤**　形态不规则，常沿着邻近的脑池生长、蔓延，T_1WI 呈等或略低信号，T_2WI 呈高信号，增强后无强化或囊壁假包膜强化。

七、脑膜瘤

【概述】

脑膜瘤（meningioma）是颅内常见肿瘤，占颅内肿瘤的15%~20%。WHO 将其分为脑膜瘤（典型良性脑膜瘤）、非典型脑膜瘤、间变性脑膜瘤（恶性脑膜瘤）。13~88岁均可发病，好发年龄为40~60岁，女性多见，男女比例为1:2。第22位染色体的异常在脑膜瘤的病因学上起重要作用。肿瘤好发于脑表面有蛛网膜颗粒的部位，幕上占85%，幕下占15%，其中以大脑凸面和矢状窦旁最多见，颅底脑膜瘤常见于嗅沟、颅前窝底、鞍结节、海绵窦、蝶骨嵴、斜坡、枕骨大孔等区。肿瘤多为单发，偶为多发，还可与听神经瘤或神经纤维瘤并发。

【临床特点】

肿瘤起病慢，病程长，初期症状和体征不明显，以后逐渐出现颅内高压症及局部定位症状和体征。

【病理特点】

大体病理表现为球形或分叶状质地坚硬、包膜完整的肿块。镜下可分为脑膜上皮型、纤维型、移行型、沙砾性、血管瘤型、微囊型、分泌型、透明细胞型、脊索样型及淋巴浆细胞型。

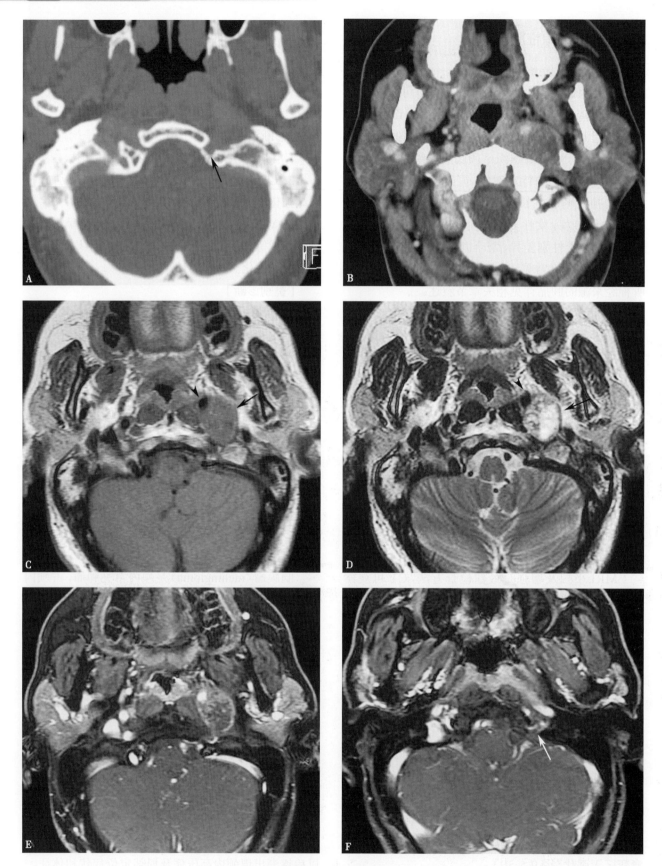

图 9-5-5　神经鞘瘤

A. 横断面 CT 骨窗，示左侧舌下神经管扩大；B. 横断面 CT 增强，示左颈内动脉后方肿块，不均匀中等强化，颈内动脉向内前方移位；C～F. 横断面 T_1WI，示肿块呈等或略低信号（C），横断面 T_2WI，示肿块呈不均匀等高混杂信号（D），横断面 T_1WI 脂肪抑制增强，示病变强化不均匀（E），左侧舌下神经增粗强化（F 图箭）

【影像检查技术与优选】

MRI 及 CT 平扫及增强为首选检查方法,CT 并可显示钙化及骨质增生可帮助鉴别诊断。

【影像学表现】

1. CT 表现　平扫为颅底类圆形稍高密度边界清楚肿块,以广基底与骨板、大脑镰或天幕密切相连,骨窗见骨质增生或受压变薄,偶见骨质破坏。瘤内可见沙砾样或不规则钙化,增强扫描多呈明显均匀强化。

2. MRI 表现　肿瘤具有脑外占位的征象,主要表现为白质塌陷征、肿瘤以广基底与硬膜相连等。多数肿瘤表现为等 T_1 等 T_2 信号,信号较均匀,T_1WI 肿瘤周边可见假包膜形成的低信号环,肿瘤压迫回

流静脉或静脉窦可引起不同程度脑水肿,T_2WI 显示清楚,增强扫描肿瘤明显均匀强化,并可见脑膜尾征(图 9-5-6)。

【诊断要点】

1. 肿瘤广基底位于脑膜,具有脑外占位征象。

2. CT 平扫略高密度肿块,可有钙化,骨窗见骨质增生或受压变薄,偶见骨质破坏,增强明显均匀强化。

3. MRI 呈等 T_1 等 T_2 信号,信号较均匀,增强扫描明显均匀强化,并可见脑膜尾征。

【鉴别诊断】

1. 垂体腺瘤　正常垂体消失,蝶鞍扩大,易侵犯两侧海绵窦。

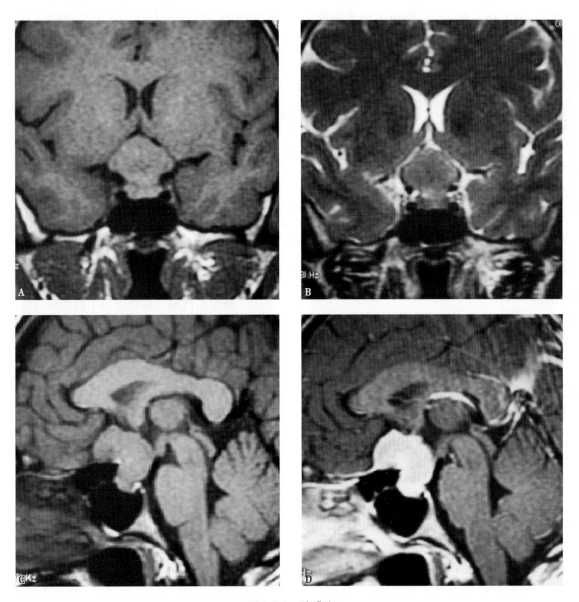

图 9-5-6　脑膜瘤

A. 冠状面 T_1WI,示鞍上一不规则肿块,呈等略高信号,信号较均匀,垂体可见,信号正常;B. 冠状面 T_2WI,示肿块呈等略高信号;C. 矢状面 T_1WI,示肿块以宽基底附于颅底,垂体信号尚可见;D. 矢状面增强 T_1WI,示肿块明显均匀强化,邻近脑膜强化,称脑膜尾征

2. **脊索瘤**　常以斜坡或鞍区为中心溶骨性破坏，T_2WI不均匀高信号，动态增强缓慢持续强化。

3. **软骨瘤及软骨肉瘤**　多发生于岩枕裂或鞍旁，边界清楚，易产生线状、球形钙化。

八、朗格汉斯细胞组织细胞增生症

【概述】

朗格汉斯细胞组织细胞增生症（Langerhans cell histiocytosis）曾称为组织细胞增生症 X，包括：嗜酸性肉芽肿（eosinophilic granuloma）、韩 - 薛 - 柯病（Hand-Schüller-Christian disease，HSC）、勒 - 雪病（Letterer-Siwe disease）。嗜酸性肉芽肿是其中一种局限于骨的良性病变，占 60%～80%，好发于 5～15 岁儿童和青少年，男性多于女性，多发生于颅骨、长骨、肋骨、椎骨等。韩 - 薛 - 柯病又称黄脂瘤病（xanthomatosis），为多骨性病变且具有骨外网状内皮系统及垂体的侵犯，多发生于 5 岁以下儿童，男多于女。勒 - 雪病为全身播散性暴发型，多见于 2 岁以内婴幼儿，死亡率高。颅底的朗格汉斯细胞组织细胞增生症好发于颞骨岩部、鳞部、乳突部，少数也可发生于斜坡、颈静脉孔等处。

【临床特点】

嗜酸性肉芽肿全身症状较少，局部主要有疼痛、肿胀和肿块，可有病理性骨折。韩 - 薛 - 柯病典型临床表现有颅骨缺损、尿崩症和突眼三大症状。勒 - 雪病起病急，病程进展快，病死率高，主要表现有肝、脾、淋巴结肿大，全身紫癜性皮疹，出血性素质及骨骼病变。

【病理特点】

为朗格汉斯细胞增生，可伴有巨噬细胞、淋巴细胞和嗜酸性粒细胞浸润，电镜下朗格汉斯细胞质内可见特征性的杆状 Birbeck 颗粒。

【影像检查技术与优选】

CT 为最佳影像检查方法；MRI 是评价神经系统受累情况的首选检查。

【影像学表现】

1. **CT 表现**　颅底的朗格汉斯细胞组织细胞增生症常表现为单发或多发圆形或椭圆形溶骨性骨质破坏，破坏病灶内可见残留小骨片，典型为"纽扣样"死骨，破坏区边缘清楚、锐利，周围可有软组织肿块（图 9-5-7A、B）。破坏区内大多呈软组织密度，部分病变内可显示有脂质存在，CT 值为负值。朗格汉斯细胞组织细胞增生症的三种类型骨质改变 CT 表现相似，但嗜酸性肉芽肿为主要累及骨的良性病变；韩 - 薛 - 柯病为较重的全身型，病灶范围较大，常为多骨侵犯，且常累及肺部及下丘脑 - 垂体轴，临床上可有颅骨缺损、尿崩症和突眼三大典型症状；勒 - 雪病为严重的全身性暴发型，死亡率高，常以全身各脏器病变为主，骨骼改变不明显。

2. **MRI 表现**　病灶在 T_1WI 上呈低等信号，T_2WI 上呈不均匀高信号，增强扫描可见明显强化，边界清晰（图 9-5-7C、D）。累及垂体可表现为垂体柄增粗，垂体后叶高信号消失（图 9-5-7E、F）。

【诊断要点】

1. 好发于儿童和青少年，其中嗜酸性肉芽肿好发于 5～15 岁，韩 - 薛 - 柯病好发于 5 岁以下，而勒 - 雪病多见于 2 岁以内婴幼儿。

2. CT 见单发或多发溶骨性骨质破坏，典型可见"纽扣样"死骨，破坏区边缘清楚、锐利，周围可有软组织肿块，部分破坏区内可有脂质存在。

3. MRI T_1WI 呈等低信号，T_2WI 呈不均匀高信号，增强后明显强化。

4. 嗜酸性肉芽肿为主要累及骨的良性病变；韩 - 薛 - 柯病的病灶范围较大，常为多骨侵犯，且常累及肺部及下丘脑 - 垂体轴，临床上可有颅骨缺损、尿崩症和突眼三大典型症状；勒 - 雪病进展快，恶性进程，常以全身各脏器病变为主，骨骼改变不明显。

【鉴别诊断】

1. **血管瘤**　颅骨板障膨胀，内外板破坏，有硬化，典型时可见由中心向四周放射状排列的骨间隔，切线位上垂直于颅板，增强后明显强化。

2. **横纹肌肉瘤**　可表现为不规则溶骨性骨质破坏伴软组织肿块，进展较快，可有出血及坏死，确诊依赖病理活检。

3. **转移瘤**　成年人多见，有原发肿瘤病史，病程较短。

九、骨纤维异常增殖症

【概述】

骨纤维异常增殖症（fibrous dysplasia of bone）又称骨纤维结构不良，是以纤维组织大量增殖，代替了正常骨组织为特征的骨的良性疾患，可分为单骨型和多骨型，部分多骨型病例合并皮肤色素沉着及性早熟，称为 Albright 综合征。病变进展缓慢，一般在儿童期发病，青年或成年时就诊，就诊年龄以 11～30 岁最多，占 70%，男女之比约 3∶2。许多学者认为本病是原始间叶组织发育异常，骨骼内纤维组织增生所致，最新研究证实病变是由位于 G 蛋白激活

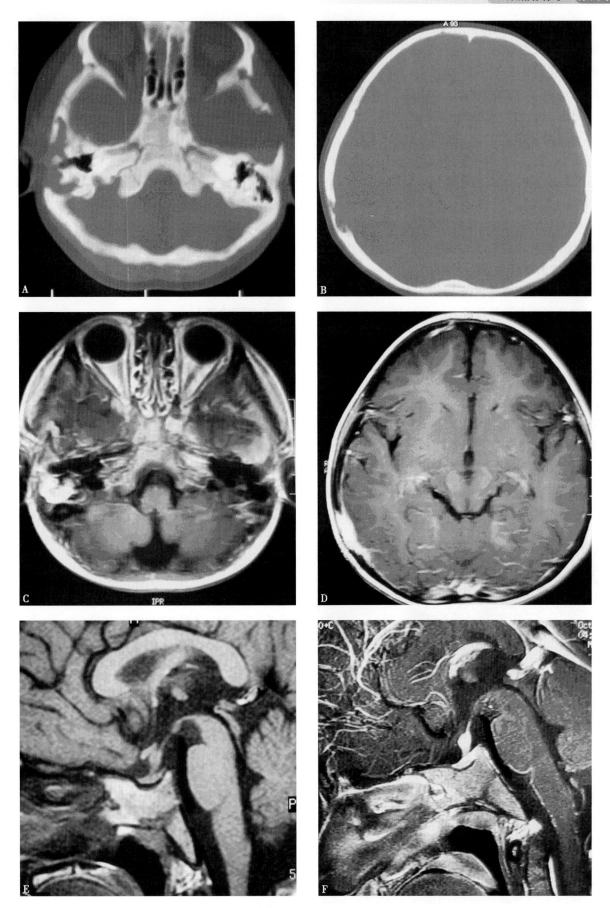

图 9-5-7　韩 - 薛 - 柯病

A、B. CT 横断面平扫（骨窗），示双侧颞骨鳞部、右岩锥后外侧及右顶骨不规则骨质破坏，边界清，无硬化边；C、D. 横断面增强 T$_1$WI，示骨质破坏区明显均匀强化；E. 矢状面 T$_1$WI 示垂体后叶高信号消失，垂体柄结节状增粗；F. 矢状面增强 T$_1$WI，示垂体柄呈明显结节状强化

物 a 亚单位上的 GNAS-1 基因的蛋白转录因子突变导致的。多发生于四肢长骨，其次为肋骨、颅面骨，颅底的骨纤维异常增殖常发生于前、颅中窝的筛骨、蝶骨、额骨和颞骨，少数可发生于斜坡。2%～4% 可恶变为骨肉瘤、骨纤维肉瘤、软骨肉瘤等。

【临床特点】

病程进展缓慢，自幼发病，早期多无症状，少数有局部疼痛，晚期可发展为畸形。

【病理特点】

大体病理呈褐黄色 - 白色，质地可表现为软橡胶状变化至硬沙砾状。镜下观病变主要为纤维结缔组织及新生骨组织组成。

【影像检查技术与优选】

CT 为首选的最佳检查方法。

【影像学表现】

1. **CT 表现**　颅底的骨纤维异常增殖症可分为 3 种类型，变形性骨炎型：骨体膨胀肥厚，表现为均匀或不均匀的磨玻璃样改变（图 9-5-8）；硬化型：表现为均匀一致的高密度区；囊变型：表现为球形或卵圆形透亮区，外围为致密骨壳包绕。

2. **MRI 表现**　多数情况下，病变 T_1WI 呈略低信号，T_2WI 可呈高、中、低信号，T_2WI 信号差异取决于病灶内胶原纤维的含量、骨小梁的多少及有无坏死液化等。合并出血及囊变可出现相应的信号改变。增强扫描硬化型病变可无明显强化，其余类型可呈轻、中度强化，强化程度与纤维组织含量呈正比，与骨组织含量呈反比。

【诊断要点】

1. 常为多骨性病变，病程长，进展慢，常在儿童期发病，于青年或成年才被发现，就诊年龄以 11～30 岁最多见。

2. CT 可分为变形性骨炎型、硬化型及囊变型 3 种类型，其中以磨玻璃样表现最具特征性。

3. MRI T_1WI 呈略低信号，T_2WI 可呈高、中、低信号，增强扫描无明显强化或轻、中度强化。

【鉴别诊断】

1. **畸形性骨炎（Paget 病）**　常见于 40 岁以后，多累及颞骨及颅盖骨，CT 显示"棉团样"有助于诊断。

2. **骨瘤**　边界清晰的孤立性病变，CT 为骨性高密度影。

3. **骨化性纤维瘤**　多为单骨性病变，呈边界清晰的膨胀性病变，中心密度较低，边缘为较厚的骨性包壳。

（沙　炎　张　放）

参 考 文 献

1. 张云亭. 医学影像检查技术学. 北京：人民卫生出版社，2008.

2. 王振常，鲜军舫，兰宝森，主编. 中华影像医学•头颈部卷. 第 2 版. 北京：人民卫生出版社，2010.

3. 夏成雨，张荣. 原发性颅底软骨肉瘤. 中国临床神经科学，2008，16（4）：423-427.

4. Hugh D. Curtin, Mari Hagiwara, and Peter Som. Pathology of the Central Skull Base. In: Som PM. and Curtin HD. Head and Neck Imaging. Fifth edition. Elsveier-Mosby 2011, Pp: 1006-1007.

5. Raut AA, Naphade PS, and Chawla A. Imaging of skull base: Pictorial essay. Indian J Radiol Imaging. 2012, 22（4）：305-316.

6. 鲜军舫，王振常，罗德红，等. 头颈部影像诊断必读. 北京：人民军医出版社，2018.

7. Pinter NK, McVige J, Mechtler L. Basilar Invagination, Basilar Impression, and Platybasia: Clinical and Imaging Aspects. Curr Pain Headache Rep, 2016, 20: 49.

8. Xu S, Gong R. Clivus height value: a new diagnostic method for basilar invagination at CT. Clin Radiol, 2016,

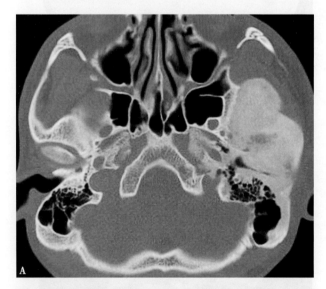

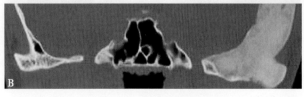

图 9-5-8　骨纤维异常增殖症

A. 颞骨 HRCT 横断面；B. 颞骨 HRCT 冠状面，示左侧颞骨鳞部为主骨体膨大增厚，密度均匀，呈磨玻璃样改变，未累及蝶骨大翼

71：1200.e1-5.

9. Kwong Y，Rao N，Latief K. Craniometric measurements in the assessment of craniovertebral settling：are they still relevant in the age of cross-sectional imaging? AJR Am J Roentgenol，2011，196：W421-5.

10. Ric Harnsberger，Patricia Hudgins，Richard Wiggins，et al. Diagnostic Imaging：Head and Neck（2e）. Amirsys，2010.

11. 郑婉静，曹代荣，邢振，等. 对比分析颅底软骨肉瘤与脊索瘤 CT 和 MRI 征象. 中国医学影像技术，2018，34（11）：1699-1702.

中英文名词对照索引

CT 仿真内镜（CT virtual endoscopy，CTVE） 176，400
CT 血管成像（CT angiography，CTA） 2
Michel 畸形（Michel dysplasia） 193
Mikulicz 病（Mikulicz disease） 493
NK/T 细胞淋巴瘤（NK/T cell lymphoma） 344
Reidel 甲状腺炎（Reidel's thyroiditis） 570
Warthin 瘤（Warthin tumor） 504
Wegener 肉芽肿（Wegener's granulomatosis） 325

A

癌发生在多形性腺瘤中（carcinoma arising in a pleomorphic adenoma） 521
癌发生在良性混合瘤中（carcinoma arising in a benign mixed tumor） 521
癌在多形性腺瘤中（carcinoma ex pleomorphic adenoma，Ca-ex-PA） 521
癌在良性混合瘤中（carcinoma ex benign mixed tumor） 521
癌在淋巴上皮病中（carcinoma ex lymphoepithelial lesion） 519

B

斑痣性错构瘤病（phakomatosis） 27
半规管畸形（semicircular canal dysplasia） 199
半月裂（hiatus semilunaris） 276
伴淋巴样间质未分化癌（undifferentiated carcinoma with lymphoid stroma） 519
暴力性喉外伤（blunt trauma） 410
钡剂造影检查（barium examination） 352
鼻唇囊肿（nasolabial cyst） 456
鼻窦黏液囊肿（mucocele of paranasal sinus） 313
鼻窦炎（sinusitis） 297
鼻窦炎颅内并发症（intracranial complication of sinusitis） 303
鼻窦炎眼眶并发症（orbital complication of sinusitis） 301
鼻腭管囊肿（nasopalatine duct cyst） 288
鼻腭囊肿（nasopalatine cyst） 456
鼻前庭（nasal vestibule） 275
鼻前庭囊肿（nasal vestibular cyst） 288
鼻腔鼻窦黑色素瘤（sinonasal melanoma） 341
鼻腔鼻窦淋巴瘤（sinonasal lymphoma） 343
鼻腔鼻窦未分化癌（sinonasal undifferentiated carcinoma） 340

鼻腔鼻窦腺癌（sinonasal adenocarcinoma） 340
鼻腔鼻窦转移瘤（sinonasal metastasis） 348
鼻丘（agger nasi） 276
鼻息肉（nasal polyp） 316
鼻咽癌（nasopharyngeal carcinoma） 373
鼻咽纤维血管瘤（nasopharyngeal fibroangioma） 371
鼻咽腺样体增生（adenoid hypertrophy） 369
鼻硬结病（rhinoscleroma） 323
扁平肥厚型脑膜瘤（en plaque meningioma） 27，87
扁平颅底（platybasia） 602
扁桃体肥大、增生（tonsillar hypertrophy） 364
扁桃体周围脓肿（peritonsillar abscess） 364
变应性真菌性鼻窦炎（allergic fungal sinusitis） 307
杓状软骨（arytenoid cartilage） 402
表面遮盖成像（surface shaded display，SSD） 399
表皮样癌（epidermoid carcinoma） 523
表皮样囊肿（epidermoid cyst） 480

C

成人复发性腮腺炎（adult recurrent parotitis） 488
成釉细胞瘤（ameloblastoma） 460
出血坏死性鼻息肉（hemorrhagic and necrotic nasal polyp） 318
垂体腺瘤（pituitary adenoma） 617
磁共振血管成像（magnetic resonance angiography，MRA） 2
丛状神经纤维瘤（plexiform neurofibroma） 27

D

大量渗出性视网膜病（massive exudative retinopathy） 20
大前庭导水管综合征（large vestibular aqueduct syndrome，LVAS） 199
单纯性淋巴管瘤（simple lymphangioma） 565
单纯性舌下囊肿（simple ranula） 501
胆固醇肉芽肿（cholesterol granuloma） 215
低血流（low flow） 483
蝶鞍（sella turcica） 596
蝶窦（sphenoid sinus） 277
动静脉畸形（arteriovenous malformation，AVM） 133，528
动静脉性（arteriovenous） 483

动态增强扫描（dynamic contrast-enhanced MR imaging, DCE-MRI） 2
动眼神经（oculomotor nerve） 148
动眼神经副核（accessory nucleus of oculomotor nerve） 148
动眼神经核（nucleus of oculomotor nerve） 148
窦（sinus） 478
窦口鼻道复合体（ostiomeatal complex, OMC） 275
短时反转恢复序列（short time inversion recovery, STIR） 593
多发性硬化（multiple sclerosis, MS） 140
多平面重组（multiplanar reconstruction, MPR） 1, 399
多形性网织细胞增生症（polymorphic reticulosis） 344
多形性腺瘤（pleomorphic adenoma） 83, 503

E

额窦（frontal sinus） 277
恶性多形性腺瘤（malignant pleomorphic adenoma） 521
恶性混合瘤（malignant mixed tumor） 521
恶性淋巴瘤（malignant lymphoma, ML） 37
恶性淋巴上皮病（malignant lymphoepithelial lesion） 519
恶性外耳道炎（malignant external otitis, MEO） 207
儿童复发性腮腺炎（juvenile recurrent parotitis） 488
耳海绵化症（otospongiosis） 234
耳囊（otic capsule） 235
耳蜗不完全分隔Ⅰ型（incomplete partition type Ⅰ, IP-Ⅰ） 195
耳蜗不完全分隔Ⅱ型（incomplete partition type Ⅱ, IP-Ⅱ） 196
耳蜗不完全分隔Ⅲ型（incomplete partition type Ⅲ, IP-Ⅲ） 198
耳蜗导水管扩大（enlarged cochlear aqueduct） 199
耳蜗发育不全（cochlea hypoaplasia） 195
耳蜗未发育（cochlea aplasia） 194
耳硬化症（otosclerosis） 234

F

发育不全（aplasia of salivary gland） 477
放射性颌骨骨髓炎（radiation osteomyelitis of jaws） 449
非上皮性骨囊肿（nonepithelial bone cyst） 456
非特异性腺癌（adenocarcinoma, no otherwise specified） 517
菲-罗间隙（Virchow-Robin spaces） 140
副神经节瘤（paraganglioma） 224, 559
覆膜（tectorial membrane） 600

G

干燥综合征（sicca syndrome） 493
高分辨 CT（high resolution computed tomography, HRCT） 592
高血流（high flow） 483
根尖囊肿（radicular cyst） 452
共腔畸形（common cavity deformity） 194
钩突（uncinate process） 276
骨关节病（osteoarthrosis） 539
骨化性纤维瘤（osseous fibroma） 332

骨瘤（osteoma） 327
骨软骨瘤（osteochondroma of condyle） 543
骨髓炎（osteomyelitis） 300
骨纤维异常增殖症（fibrous dysplasia of bone） 25, 475
固有鼻腔（cavum nasi proprium） 275
关节盘穿孔（disc perforation） 539

H

海绵窦（cavernous sinus, CS） 152
海绵状（cavernous） 483
海绵状淋巴管瘤（cavernous lymphangioma） 486, 565
海绵状血管瘤（cavernous hemangioma） 65
含牙囊肿（dentigerous cyst） 453
韩-雪-柯病（Hand-Schüller-Christian disease, HSC） 232
颌骨的囊肿（cyst of jaws） 452
颌骨骨肉瘤（osteosarcoma of jaws） 466
颌骨骨髓瘤（myeloma） 470
颌骨结核性骨髓炎（tuberculosis osteomyelitis of jaws） 451
颌骨软骨肉瘤（chondrosarcoma of jaws） 466
颌骨纤维肉瘤（fibrosarcoma of jaws） 470
颌骨中心性血管瘤（central hemangioma of jaw） 464
颌骨转移瘤（metastases of jaws） 471
颌面部神经纤维瘤（maxillofacial neurofibroma） 475
颌面骨发育不全（mandibulofacial dysostosis, Franceschetti Klein 综合征，又称 Treacher Collins 综合征） 30
颌面血管瘤（maxillofacial hemangioma） 472
颌下间隙（submandibular space） 547
横韧带（ligamentum transversum） 600
横纹肌肉瘤（rhabdomyosarcoma） 79, 230, 348
虹膜黑色素瘤（iris melanoma） 43
喉（larynx） 399
喉癌（carcinoma of larynx） 419
喉淀粉样变（amyloid disease of larynx） 416
喉结（laryngeal prominence） 402
喉结核（tuberculosis of larynx） 412
喉乳头状瘤（papilloma of larynx） 414
喉血管瘤（haemangioma of larynx） 414
后连合-闩平面（posterior commissure-obex plane, PC-OB） 102
滑车神经（trochlear nerve） 149
滑车神经核（nucleus of trochlear nerve） 149
滑膜软骨瘤病（synovial chondromatosis） 543
滑膜炎（synovitis） 539
化脓性颌骨骨髓炎（pyogenic osteomyelitis of jaws） 448
化学感受器瘤（chemodectoma） 224
坏死性外耳道炎（necrotizing external otitis） 207
环后区（postcricoid region） 548
环甲关节（cricothyroid joint） 402
环甲中韧带（median cricothyroid ligament） 402
环状软骨（cricoid cartilage） 402

环状软骨板（cricoid lamina） 402
环状软骨弓（cricoid arch） 402
寰齿关节（atlanto-odontoid joint） 600
寰枢关节（atlanto-axial joint） 600
寰枕关节（atlanto-occipital joint） 600
寰枕融合（atlanto-occipital assimilation） 606
会厌软骨（epiglottic cartilage） 402
混合瘤（mixed tumor） 503
混合性表皮样和黏液分泌癌（mixed epidermoid and
　　mucus secreting carcinoma） 511
混合性血管畸形（mixed haemangioma） 483
获得性后巩膜葡萄肿（acquired posterior staphyloma） 24

J

肌上皮瘤（myoepithelioma） 508
肌上皮腺瘤（myoepithelial adenoma） 508
肌突（muscular process） 402
鸡冠（crista galli） 594
基底细胞腺瘤（basal cell adenoma，BCA） 509
急性暴发性真菌性鼻窦炎（acute fulminant fungal
　　sinusitis） 311
急性鼻窦炎（acute sinusitis） 297
急性化脓性中耳乳突炎（acute suppurative otitis media
　　and mastoiditis） 208
急性甲状腺炎（acute thyroiditis） 570
棘孔（foramen spinosum） 596
脊副链（spinal accessory chain） 553
脊索瘤（chordoma） 614
计算机体层成像（computed tomography，CT） 274
加德纳综合征（Gardner syndrome） 327
颊间隙（buccal space） 547
甲状旁腺（parathyroid gland） 585
甲状旁腺囊肿（parathyroid cyst） 589
甲状软骨（thyroid cartilage） 401
甲状舌骨侧韧带（lateral thyrohyoid ligament） 402
甲状舌骨膜（thyrohyoid membrane） 402
甲状舌骨中韧带（median thyrohyoid ligament） 402
甲状腺癌（thyroid cancer） 578
甲状腺腺瘤（thyroid adenoma） 574
甲状腺相关性免疫眼眶病（thyroid-related immune
　　orbitopathy，TRIO） 31
假囊肿（pseudocyst） 501
渐进性强化（progressive enhancement pattern） 331，415，528
浆液细胞腺癌（serous cell adenocarcinoma） 515
结核（tuberculosis） 491
结节病（sarcoidosis） 497
结节性甲状腺肿（nodular goiter） 574
睫状体黑色素瘤（ciliary body melanoma） 43
睫状体髓上皮瘤（medulloepithelioma） 48
解剖 - 功能柱（anatomic-functional bundles） 108

茎突综合征（styloid procces syndrome） 386
颈动脉管（carotid canal） 596
颈动脉海绵窦瘘（carotid cavernous fistula，CCF） 70
颈动脉间隙（carotid space） 547
颈动脉体瘤（carotid body tumor） 563
颈后间隙（posterior cervical space） 547
颈后三角区（posterior triangle） 553
颈静脉孔（jugular foramen） 599
颈静脉球瘤（glomus jugular tumor） 563
颈淋巴结结核（cervical tuberculosis） 553
颈内静脉链上组（superior internal jugular chain） 552
颈内静脉链下组（inferior internal jugular chain） 553
颈内静脉链中组（middle internal jugular chain） 553
静脉畸形（venous malformation） 528
静脉曲张（varix） 70
静脉性（venous） 483
咀嚼肌间隙（masticator space） 547
巨淋巴结增生（castelman's disease） 557
卷曲脑回状（convoluted cerebriform pattern） 329

K

颏下及颌下淋巴结（submental and submandibular nodes） 552
髁管（condylar canal） 599
髁突骨瘤（osteoma of condyle） 543
克雷伯鼻硬结杆菌（klebsiella rhinoscleromatis，KR） 323
口底鳞癌（floor of mouth squamous cell carcinoma） 531
口底腺样囊性癌（floor of mouth adenoid cystic
　　carcinoma） 533
口底炎性病变（floor of mouth inflammatory disease） 524
口内型舌下囊肿（intraoral ranula） 501
口咽癌（oropharyngeal carcinoma） 378
快速自旋回波序列（fast spin echo，FSE） 592
眶壁骨瘤（osteoma） 87
眶隔前蜂窝织炎（preseptal cellulitis） 301
眶骨膜下脓肿（orbital subperiosteal abscess） 301
眶上裂（superior orbital fissure） 595
扩散加权成像（diffusion weighted imaging，DWI） 427

L

朗格汉斯细胞组织细胞增生症（Langerhans cell
　　histiocytosis，LCH） 232，622
勒 - 雪病（Letter-Siwe disease，LS） 232
泪腺多形性腺癌（malignant pleomorphic adenoma） 85
泪腺样囊性癌（adenoid cystic carcinoma） 85
梨状窝（pyriform sinus） 548
粒细胞肉瘤（granulocytic sarcoma） 81
良性反应性淋巴组织增生（reactive lymphoid hyperplasia，
　　RH） 37
良性肌上皮瘤（benign myoepithelial tumour） 508
淋巴管畸形（lymphatic malformation） 485，528

淋巴管瘤（lymphangioma）　　　　67，485，563，565
淋巴管血管瘤（lymphangiohemangioma）　565
淋巴瘤（lymphoma）　383
淋巴囊腺瘤（cystadenolymphoma）　504
淋巴上皮癌（lymphoepithelial carcinoma，LEC）　519
淋巴上皮病（lymphoepithelial lesion）　493
淋巴上皮瘤样癌（lymphoepithelioma-like carcinoma）　519
淋巴上皮囊肿（lymphoepithelial cyst）　477
淋巴组织不典型增生（atypical lymphoid hyperplasia，AH）　37
鳞状细胞癌（squamous cell carcinoma）　336
流行性腮腺炎（mumps）　490
颅底（skull base）　594
颅底凹陷（basilar invagination）　603
颅底转移瘤（skull base metastases）　615
颅面骨发育不全（craniofacial dysostosis，Crouzon综合征）　30
绿色瘤（chloroma）　81
卵圆孔（foramen ovale）　596

M

脉络膜出血（choroidal hemorrhage）　51
脉络膜骨瘤（choroidal osteoma）　50
脉络膜黑色素瘤（choroidal melanoma）　43
脉络膜视网膜缺损（chorioretinal coloboma）　22
脉络膜脱离（choroidal detachment，CD）　53
脉络膜血管瘤（choroidal hemangioma）　48
慢性鼻窦炎（chronic sinusitis）　297
慢性复发性腮腺炎（chronic recurrent parotitis）　488
慢性化脓性中耳乳突炎（chronic suppurative otitis media and mastoiditis）　210
慢性侵袭性真菌性鼻窦炎（chronic invasive fungal sinusitis）　310
慢性咽炎（chronic pharyngitis）　363
慢性增生性喉炎（chronic hyperplastic laryngitis）　411
慢性阻塞性涎腺炎（chronic obstructive sialadenitis）　490
盲袋（blind pouch）　477
盲孔（foramen coecum）　594
毛发上皮瘤（trichoepithelioma）　510
毛细管性淋巴管瘤（capillary lymphangioma）　565
毛细血管瘤（capillary hemangioma）　68
毛细血管性（capillary）　483
毛细血管性或单纯性淋巴管瘤（capillary or single lymphangioma）　486
梅尼埃病（Ménière's disease，MD）　255
弥漫大 B 细胞淋巴瘤（diffuse large B cell lymphoma）　345
弥漫性腱鞘巨细胞瘤（pigmented villonodular synovitis，PVNS）　544
迷路炎（labyrinthitis）　212，256
迷走颈内动脉（aberrant internal carotid artery）　188

迷走神经球瘤（glomus vagale）　563
面肌痉挛（hemifacial spasm，HFS）　244
面裂囊肿（facial fissural cyst）　288
面神经炎（facial neuritis）　242
膜状型（membranous type）　510

N

内耳道（internal auditory canal）　598
内耳道发育畸形（malformation of internal auditory canal）　202
内翻性乳头状瘤（inverted papilloma）　327
囊性水瘤（cystic hygroma）　485，486，565
脑脊液鼻漏（cerebral spinal fluid rhinorrhea）　610
脑脊液耳漏（cerebral spinal fluid otorrhea）　610
脑脊液漏（cerebral spinal fluid leakage）　610
脑膜瘤（meningioma）　619
脑膜脑膨出（meningoencephalocele）　283，609
脑膜膨出（meningocele）　609
脑 - 三叉神经分布区皮肤血管瘤病（encephalotrigeminal angiomatosis）　137
黏膜下囊肿（submucous cyst of paranasal sinus）　313
黏膜相关性淋巴组织肿瘤（mucosa associated lymphoid tissue，MALT type lymphoma）　38
黏液表皮样癌（mucoepidermoid carcinoma）　511
黏液潴留性囊肿（mucous retention cyst）　501
颞骨先天性胆脂瘤（congenital cholesteatoma）　219
颞下颌关节强直（ankylosis of temporomandibular joint）　540
颞下颌关节造影（arthrography of temporomandibular joint）　434
颞下颌关节肿瘤（tumors of temporomandibular joint）　543
颞下窝（fossa infratemporal）　602
脓囊肿（pyocele）　313

P

帕萨凡特氏嵴（Passavant's ridge）　359
胚胎期鳃器（branchial apparatus）　477
皮肤圆柱瘤（dermal cylindroma）　510
皮样囊肿（dermoid cyst）　525
皮脂腺囊肿（sebaceous cyst）　480
皮质盲（cortical blindness）　131
平衡式稳态自由进动序列（balance steady state free precession，Balance-SSFP）　593
破裂孔（foramen lacerum）　596
葡萄膜黑色素瘤（uveal melanoma）　43
葡萄膜转移瘤（uveal metastases）　46

Q

牵牛花综合征（morning glory syndrome）　22
前角（anterior horn）　402
前庭导水管扩大（enlarged vestibular aqueduct）　199
前庭畸形（vestibular dysplasia）　198

前庭神经炎（vestibular neuritis，VN） 258
前庭阵发症（vestibular paroxysmia，VP） 258
前柱（anterior pole） 107
潜跃性舌下囊肿（diving ranula） 501
桥本氏甲状腺炎（Hashimoto thyroiditis） 570
切牙管囊肿（incisive canal cyst） 456
球颌囊肿（globulomaxillary cyst） 288
球后视神经炎（retrobulbar neuritis） 301，303
球状上颌囊肿（globulomaxillary cyst） 456
曲面体层摄影（panoramic tomography） 434
曲面重组（curved planar reconstruction，CPR） 176
缺损性小眼球（colobomatous microphthalmia） 24

R

容积再现（volume rendering，VR） 176，400
乳头状淋巴囊腺瘤（papillary cystadenoma lymphomatosum） 504
软骨源性肿瘤（chondrogenic tumors） 614

S

腮腺间隙（parotid space） 547
鳃裂瘘（branchial cleft fistula） 478
鳃裂囊肿（branchial cleft cyst） 477
三侧性视网膜母细胞瘤（trilateral retinoblastoma） 41
三维快速自旋回波序列（three-dimension fast spin echo，3D-FSE） 592
筛窦（ethmoid sinus） 277
筛孔（cribriform foramina） 594
筛漏斗（ethmoidal infundibulum） 276
筛泡（bulla ethmoidalis） 276
上半规管裂综合征（superior semicircular canal bonydehiscence，SSCD） 258
上颌窦（maxillary sinus） 277
上颌窦后鼻孔息肉（antrochoanal polyp） 318
上颌骨骨折（fractures of maxilla） 444
上颌 - 瞬目综合征（Marcus Gunn syndrome） 156
上斜肌腱鞘综合征（Brown syndrome，BS） 156
上纵隔淋巴结（superior mediastinal nodes） 553
舌下间隙（sublingual space） 547
舌下囊肿（ranula） 501
舌下神经管（hypoglossal canal） 599
舌下腺黏液囊肿（sublingual gland mucocele） 501
神经鞘瘤（neurilemmoma） 529
神经纤维瘤（neurofibroma） 48，76，559
神经纤维瘤病（neurofibromatosis，NF） 76
神经 - 眼球基线（neuro-ocular plane，NOP） 101
神经源性肿瘤（neurogenic tumor） 619
声带突（vocal process） 402
声带息肉（polyps of vocal cord） 412
声门区（glottic portion） 402

声门上区（supraglottic portion） 403
声门下区（infraglottic portion） 403
施万细胞瘤（Schwannoma） 529
时间飞越法（time of flight，TOF） 593
视放射（optic radiation） 107
视交叉点（chiasmatic point） 101
视交叉 - 连合平面（chiasmato-commissural plane，CH-PC） 101
视交叉 - 乳头体 - 后连合层面（chiasmato- mammilla- postcommissural plane） 106
视脚（optic peduncle） 108
视觉通路（visual pathway） 101
视觉中枢（visual center） 109
视盘玻璃疣（drusen of optic papilla） 51
视盘畸形（excavated optic disc anomalies） 114
视神经挫伤（contusion of optic nerve） 118
视神经断裂（rupture of optic nerve） 118
视神经管（optic canal） 595
视神经鞘膜下出血或血肿（bleeding or haematoma of optic nerve sheath） 118
视神经撕脱（avulsion of optic nerve） 119
视神经萎缩（optic atrophy） 123
视束（optic tract） 104
视网膜瘤（retinoma） 42
视网膜母细胞瘤（retinoblastoma，Rb） 41
视网膜胚瘤（diktyoma） 48
视网膜脱离（retinal detachment，RD） 52
视网膜细胞瘤（retinocytoma） 42
视网膜下出血（subretinal hemorrhage） 51
视网膜血管瘤样增生（retinal angiomatous proliferation，RAP） 51
嗜酸性粒细胞淋巴肉芽肿（eosinophilic lymphogranuloma） 495
嗜酸性肉芽肿（eosinophilic granuloma，EG） 232
水平注视麻痹（horizontal gaze palsy） 156
睡眠呼吸障碍性疾病（sleep breathing disorders，SBD） 392
四侧性视网膜母细胞瘤（tetralateral retinoblastoma） 41

T

特发性膜迷路积水（idiopathic endolymphatic hydrops，IEH） 255
特发性眼眶炎症（idiopathic orbital inflammatory syndrome，IOIS） 34
梯度回波序列（gradient echo，GRE） 593
体素内不相干运动扩散加权成像（intravoxel incoherent motion diffusion weighted imaging，IVIM-DWI） 396
听骨链外伤（trauma of the ossicular chain） 205
听神经发育异常（vestibulocochlear nerve abnormalities） 202
听神经瘤（acoustic neuroma） 222
吞咽障碍（deglutition disorders） 387

W

外侧膝状体（lateral geniculate body，LGB） 106

外耳道闭锁（aural atresia） 186

外耳道骨瘤（osteoma） 233

韦氏环（Waldeyer ring） 383

未分化癌（undifferentiated carcinoma） 519

纹状皮质（striate cortex） 109

蜗神经孔异常（cochlear aperture abnormalities） 202

X

膝距束（geniculocalcarine tracts） 107

膝上核（suprageniculear nucleus） 149

下颌骨骨折（fractures of mandible） 445

下咽癌（hypopharyngeal cancer） 380

夏科 - 莱登（Charcort-Leyden） 307

先天性鼻皮样囊肿、表皮样囊肿和瘘管（congenital dermoid cyst，epidermoid cyst and fistula of nose） 285

先天性后鼻孔闭锁（congenital choanal atresia） 283

先天性巨眼球（macrophthalmia） 24

先天性内耳畸形（congenital malformation of inner ear） 193

先天性脑神经异常支配（congenital cranial dysinnervation disorders，CCDDs） 156

先天性外耳畸形（congenital malformations of the external ear） 186

先天性无眼球（anophthalmia） 24

先天性涎瘘（congenital salivary fistulae） 477

先天性涎腺导管闭锁（congenital duct atresia） 477

先天性小眼球（microphthalmia） 24

先天性眼 - 面麻痹综合征（Möbius syndrome，MS） 156

先天性眼外肌纤维化（congenital fibrosis of extraocular muscles，CFEOM） 156

先天性中耳畸形（congenital malformation of middle ear） 188

涎瘘（salivary fistula） 487

涎石病（sialolithiasis） 487

涎腺结核（tuberculosis of salivary gland） 491

涎腺先天性缺失（congenital absence of salivary gland） 477

涎腺异位（ectopic salivary gland） 477

涎腺造影（sialography） 434

腺淋巴瘤（adenolymphoma） 504

腺泡细胞癌（acinic cell carcinoma） 515

腺泡细胞腺癌（acinic cell adenocarcinoma or acinous cell carcinoma） 515

腺样囊性癌（adenoid cystic carcinoma） 338，514

小角软骨（corniculate cartilages） 402

小脑扁桃体下疝畸形（tonsillar hernia malformation） 607

楔状软骨（cuneiform cartilages） 402

信号流空（signal void） 484

嗅神经母细胞瘤（olfactory neuroblastoma） 343

血管畸形（vascular malformation） 483

血管淋巴管畸形（vasculolymphatic malformation） 486，565

血管瘤（hemangioma） 225，330，481，563

血管内皮瘤（hemangioendothelioma） 71

血管球瘤（glomus tumor） 224

血管外皮瘤（hemangiopericytoma） 71

Y

牙源性角化囊肿（odontogenic keratocyst） 454

牙源性囊肿（odontogenic cyst） 452

亚急性甲状腺炎（subacute thyroiditis） 570

咽部囊肿（pharyngeal cyst） 371

咽部炎性增生性病变（pharyngeal inflammatory hyperplasia） 367

咽后壁（posterior wall of pharynx） 548

咽后间隙（retropharyngeal space） 547

咽后脓肿（retropharyngeal abscess） 366

咽黏膜间隙（pharyngeal mucosal space） 547

咽旁间隙（parapharyngeal space） 547

咽 - 食管异物（pharyngoesophageal foreign body） 361

"盐 - 胡椒"征（salt and pepper sign） 563

岩尖炎（petrositis） 214

炎性肌成纤维细胞瘤（inflammatory myofibroblastic tumor，IMT） 367

眼眶蜂窝织炎（orbital cellulitis） 301

眼眶淋巴瘤（orbital lymphoma） 38

眼眶淋巴组织增生性病变（lymphoproliferative disease of orbit） 37

眼眶脓肿（orbital abscess） 301，303

眼眶炎性假瘤（orbital pseudotumor） 34

眼球后退综合征（Duane retraction syndrome，DRS） 156

眼球筋膜炎（ocular tenonitis） 32

眼球痨（phthisis bulbi） 42

医源性喉损伤（iatrogenic laryngeal injuries） 408

异位甲状腺（ectopic thyroid） 584

翼腭窝（pterygopalatine fossa） 278，602

翼管（pterygoid canal） 598

翼状韧带（alar ligament） 600

影像组学（radiomics） 397

永存镫骨动脉（persistent stapedial artery） 188

永存原始玻璃体增生症（persistent hyperplastic primary vitreous，PHPV） 20

原发性骨内癌（primary intraosseous carcinoma） 463

原发性甲状旁腺功能亢进（primary hyperparathyroidism） 586

原发性鳞状细胞癌（primary squamous cell carcinoma，PSCC） 523

原发性视网膜血管扩张症（primary retinal telangiectasis） 20

原发性外、中耳癌（primary carcinoma of external and middle ear） 228

圆孔（foramen rotundum） 596

Z

脏器间隙（visceral space） 547

早产儿视网膜病（retinopathy of prematurity） 20

栅栏状（fence-like pattern） 329

展旁核（paraabducens nucleus） 149

展神经（abducent nerves） 149

展神经核（nucleus of abducens nerves） 149

真菌球（fungus ball） 306

真菌性鼻窦炎（fungal sinusitis） 306

正中囊肿（medial cyst） 288，456

致残性位置性眩晕（disabling positional vertigo，DPV） 258

致死性中线肉芽肿（lethal midline granuloma） 344

中鼻甲（middle concha） 275

中耳结核（tuberculous otomastoiditis） 216

中耳乳突炎（otomastoiditis） 208

中线恶性网织细胞增生症（midline malignant reticulosis） 344

中央区淋巴结（central compartment nodes） 553

中央型骨化纤维瘤（central ossifying fibroma） 462

中央型颌骨癌（central carcinoma of jaws） 462

柱状（columnar pattern） 329

转移瘤（metastasis） 79

椎前／椎旁间隙（prevertebral/perivertebral space） 547

锥形束 CT（cone beam CT，CBCT） 435

自旋回波序列（spin echo，SE） 592

总腱环（annulus of Zinn） 168

阻塞性睡眠呼吸暂停低通气综合征（obstructive sleep apnea-hypopnea syndrome，OSAHS） 392

阻塞性睡眠呼吸暂停综合征（obstructive sleep apnea syndrome，OSAS） 392

最大密度投影（maximum intensity projection，MIP） 2，176，545

致　谢

　　继承与创新是一部著作不断完善与发展的主旋律。在本书付梓之际，我们再次由衷地感谢那些曾经为本书前期的版本做出贡献的作者们，正是他们辛勤的汗水和智慧的结晶为本书的日臻完善奠定了坚实的基础。以下是本书前期的版本及其主要作者：

《中华影像医学·头颈部卷》（2002 年出版，丛书总主编：吴恩惠）

主　编　兰宝森

《中华影像医学·头颈部卷》（第 2 版，2011 年出版，丛书总主编：吴恩惠）

主　编　王振常　鲜军舫　兰宝森
编　委　（以姓氏笔画为序）
王振常　首都医科大学附属北京同仁医院
兰宝森　首都医科大学附属北京同仁医院
巩若箴　山东省医学影像学研究所
庄奇新　上海交通大学附属第六人民医院
刘　筠　天津市人民医院
刘中林　首都医科大学附属北京同仁医院
杨本涛　首都医科大学附属北京同仁医院
杨智云　中山大学附属第一医院
肖家和　四川大学华西医院
余　强　上海交通大学附属第九人民医院
沙　炎　复旦大学附属眼耳鼻喉科医院
罗德红　中国医学科学院肿瘤医院
柳　澄　山东省医学影像学研究所
唐光健　北京大学第一医院
鲜军舫　首都医科大学附属北京同仁医院
燕　飞　首都医科大学附属北京同仁医院

编　者　（以姓氏笔画为序）
王　虎　四川大学华西口腔医院
王振常　首都医科大学附属北京同仁医院
王道才　山东省医学影像学研究所

付　琳　首都医科大学附属北京同仁医院
兰宝森　首都医科大学附属北京同仁医院
巩若箴　山东省医学影像学研究所
全　勇　山东省医学影像学研究所
庄奇新　上海交通大学附属第六人民医院
刘　凯　山东省医学影像学研究所
刘　莉　四川大学华西口腔医院
刘　筠　天津市人民医院
刘中林　首都医科大学附属北京同仁医院
刘兆会　首都医科大学附属北京同仁医院
刘志兰　哈尔滨医科大学附属第一临床医学院
许　亮　天津市人民医院
许庆刚　首都医科大学附属北京同仁医院
李　勇　首都医科大学附属北京同仁医院
李　琳　中国医学科学院肿瘤医院
李书玲　首都医科大学附属北京同仁医院
李树荣　中山大学附属第一医院
李晓敏　四川大学华西口腔医院
杨本涛　首都医科大学附属北京同仁医院
杨智云　中山大学附属第一医院
肖家和　四川大学华西医院
何立岩　首都医科大学附属北京同仁医院
余　强　上海交通大学附属第九人民医院
沙　炎　复旦大学附属眼耳鼻喉科医院
张　青　首都医科大学附属北京同仁医院
张　放　复旦大学附属眼耳鼻喉科医院
张征宇　首都医科大学附属北京同仁医院
张晓宏　天津市东丽医院
陈青华　首都医科大学附属北京同仁医院

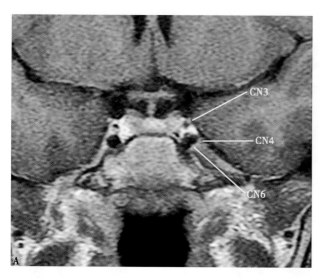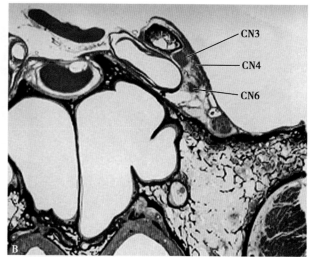

彩图 2-3-4　海绵窦中部冠状面层面

A. 增强冠状面 T₁WI；B. 冠状面组织学标本切片，均显示动眼神经位于颈内动脉外上方，滑车神经位于颈内动脉外侧，展神经位于颈内动脉内侧下方

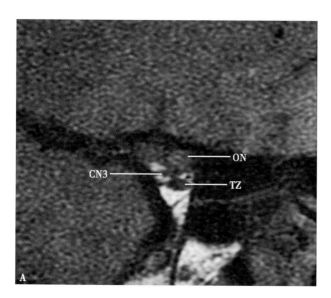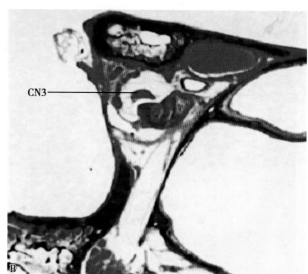

彩图 2-3-5　冠状面总腱环层面

A. 增强冠状面 T₁WI；B. 冠状面组织学标本切片，CN3 为动眼神经下干，自动眼神经孔入眶，行走于肌锥内间隙，因粗大而显示清楚，在眶尖部的总腱环水平，动眼神经下干位于视神经（ON）外下方

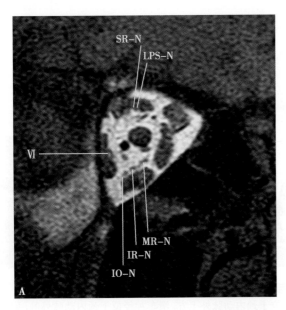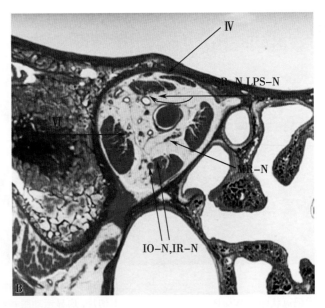

彩图 2-3-6　冠状面筛后动脉管层面

A. 增强冠状面 T₁WI；B. 冠状面组织学标本切片，Ⅵ为展神经最先进入外直肌，MR-N 为动眼神经下干向鼻侧分出的内直肌支，经视神经下方向内斜行至内直肌，IO-N 和 IR-N 分别为下直肌支及下斜肌支；上直肌与视神经之间，紧贴上直肌球面，SR-N 和 LPS-N 为上直肌和上睑提肌支并列呈小点状阴影；提上睑肌与眶上壁之间鼻侧为滑车神经Ⅳ

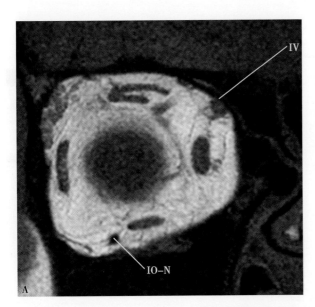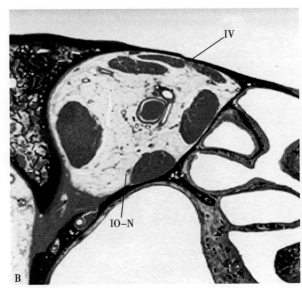

彩图 2-3-7　冠状面筛前动脉管层面

A. 增强冠状面 T₁WI；B. 冠状面组织学标本切片，Ⅳ为滑车神经呈点状阴影斜行于眶上壁与提上睑肌之间的肌锥外间隙；IO-N 为下斜肌神经位于下直肌颞侧前行至下斜肌腹下面进入

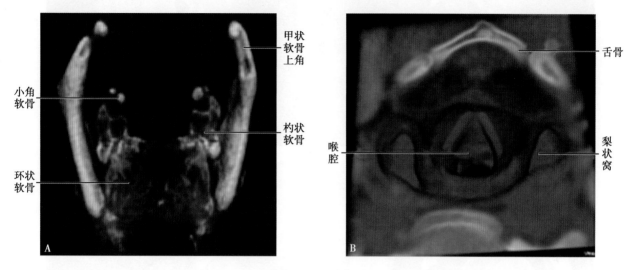

甲状软骨上角

小角软骨

环状软骨

构状软骨

舌骨

喉腔

梨状窝

彩图 6-1-3　喉部 VR

A. 正面观；B. 上面观

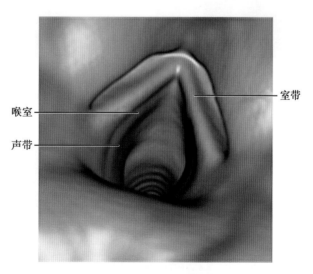

喉室

声带

室带

彩图 6-1-4　喉 CT 仿真内镜

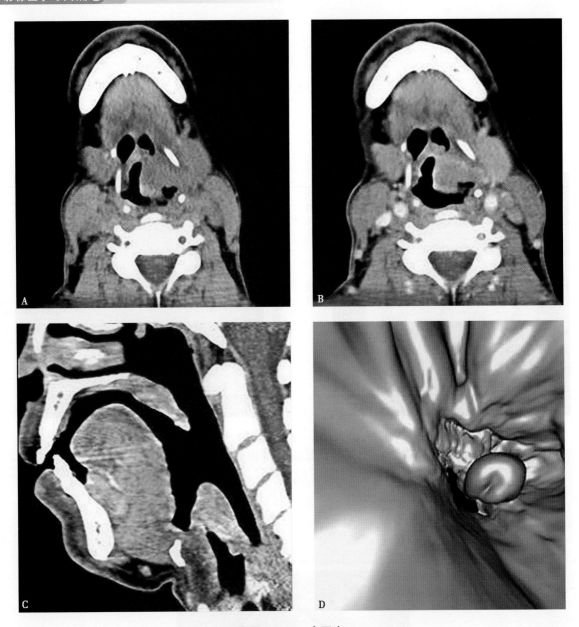

彩图 6-5-11 会厌癌

A. 横断面平扫 CT，示会厌密度不均肿物影；B. 横断面增强 CT，示肿物不均匀强化，侵犯左侧杓会厌皱襞及梨状窝；C. 矢状面；D. CTVE 图示会厌肿胀、增厚

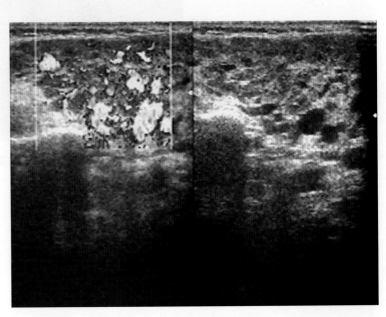

彩图 7-5-6 腮腺区血管瘤

超声图示腮腺区肿块状混合性低回声区，边界欠清晰。病变内有大量管腔样或条束状结构，后方回声增强，CDFI 提示病变内有较丰富的血流信号

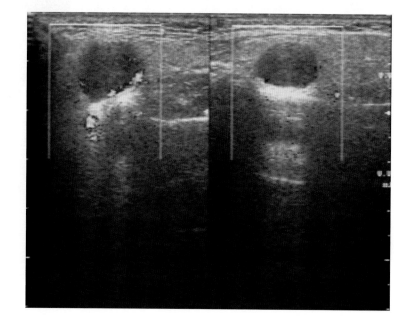

彩图 7-5-35 腮腺多形性腺瘤
超声图示腮腺内类圆形实质性低回声肿块,回声欠均匀,境界清晰,有包膜反射光带,后方回声稍增强

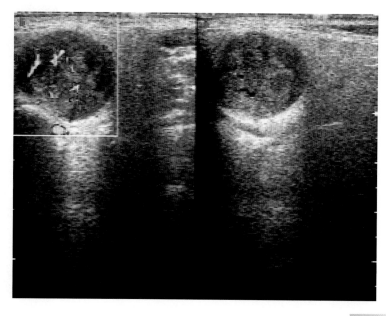

彩图 7-5-42 腮腺肌上皮瘤
超声图示腮腺内类圆形混合低回声肿块,境界清晰,后方回声增强

彩图 7-5-45 腮腺基底细胞腺瘤
超声图示腮腺内类圆形肿块呈混合低回声改变,病变后方回声增强,境界清晰,有包膜反射光带

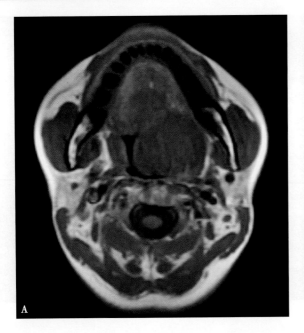

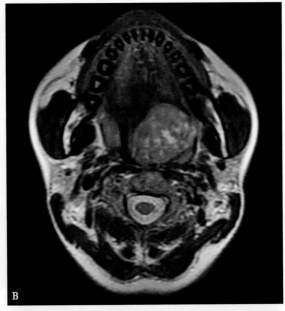

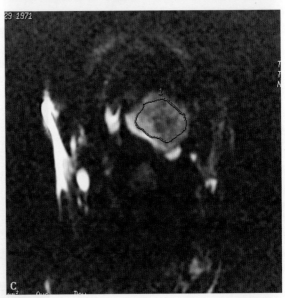

彩图 7-6-6　左侧舌根神经鞘瘤
A. 横断位 T_1WI 显示左侧舌根软组织肿块呈等信号，边缘清晰；B. 横断位 T_2WI 显示病灶信号不均，呈稍高信号，其内混杂散在斑点状、斑片状更高信号影，边缘光滑锐利；C. DWI 图显示病灶呈稍高信号，ADC 值为 $1.6 \times 10^{-3} mm^2/s$

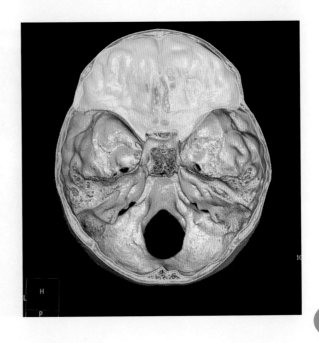

彩图 9-1-2　颅底 VR
多层螺旋 CT 的 VR 图像可清晰显示前、中、后颅底的全貌及自然孔道

10